제2판

통합의학과 수기의학을 위한 기능신경학

FUNCTIONAL NEUROLOGY
FOR PRACTITIONERS OF MANUAL MEDICINE

Randy W Beck 저/인창식 · 우영민 역

| 저자 소개 |

Randy W. Beck; BSc(Hons), DC, PhD, DACNB, FAAFN, FACFN

- Murdoch University(호주)
- Carrick Institute for Graduate Studies(미국)
- Institute of Functional Neuroscience(호주)

Matthew D. Holmes; BAppSc, BCSc, DC(UK), DACNB, FAAFN, FACFN

- RMIT University(호주)
- Diamond Valley Brain Center(호주)

| 역자 소개 |

인창식

- 경희대학교 한의과대학 침구경락과학연구센터 부교수
- 차의과학대학 통합의학대학원 강사 및 대체의학 · 난치병센터 진료과장 역임
- 경희대학교 한의과대학 졸업
- 침구과 전문의
- 미국 기능신경학 전문의(FACFN)
- **저서 및 번역서**: 침구의학의 뿌리, 봉독약침요법, 응용근신경학 외

우영민

- 미국 FR Carrick 연구소 임상교수
- 경희대학교 한의과대학 졸업
- 침구과 전문의
- 호주 RMIT 카이로프랙틱 대학 졸업
- 호주 카이로프랙틱 의사
- 미국 카이로프랙틱 신경과 전문의(DACNB)
- 미국 기능신경학 전문의(FACFN)
- **번역서**: 소아청소년기의 신경행동장애, 좌우뇌 불균형 아이들

역자 범례: 본서는 Functional neurology for practitioners of manual medicine, 2nd edition, by Randy W. Beck (2011)의 완역본이다.
본서의 번역어는 대한의사협회 의학용어집 5판 (2009)을 따랐으며, 대한신경과학회 신경학용어집과 대한해부학회 해부학용어집 등을 참고했다.
번역은 1~18장은 인창식이, 19~20장은 우영민이 담당했다.

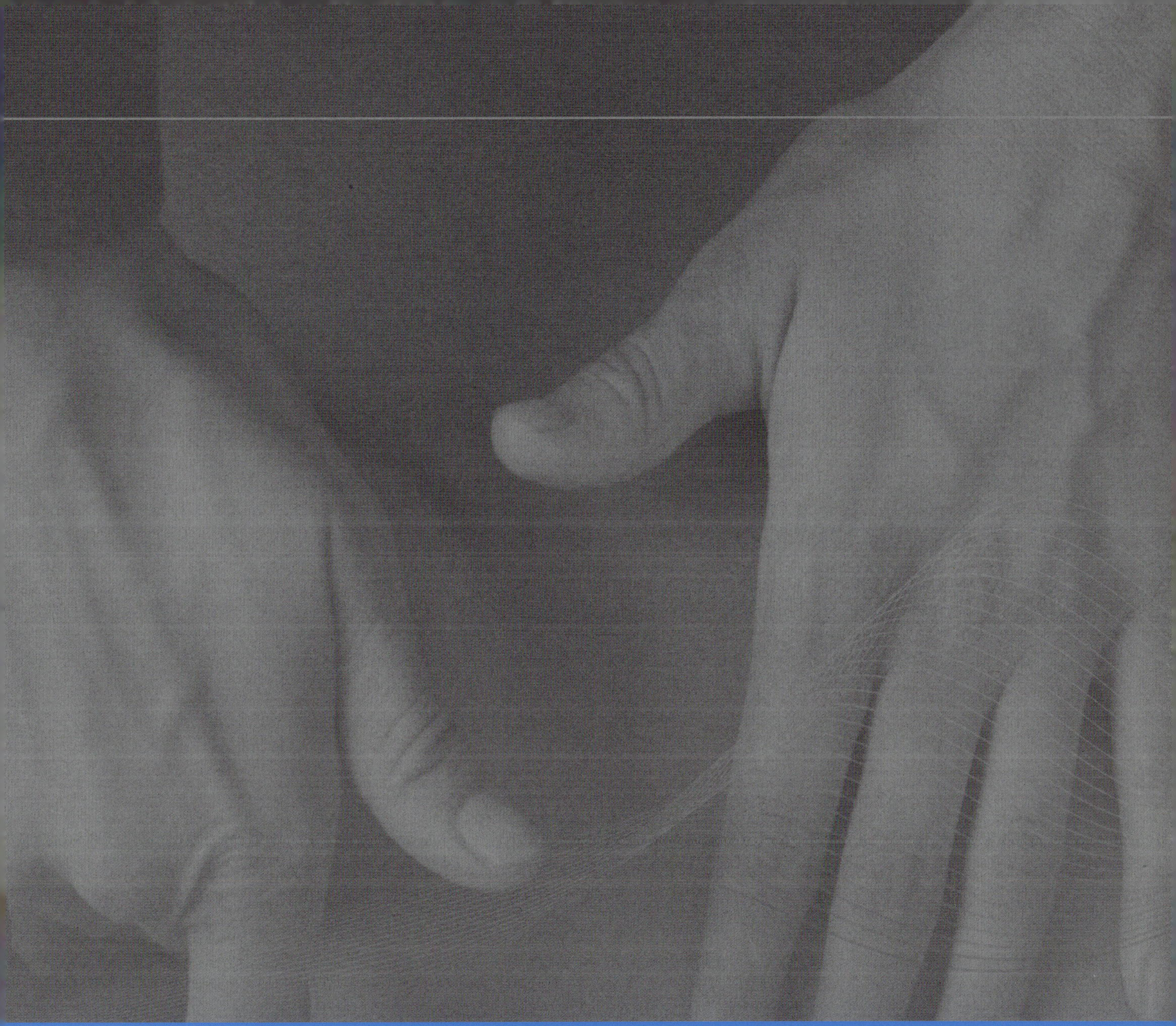

제 2 판

통합의학과 수기의학을 위한 기능신경학

FUNCTIONAL NEUROLOGY FOR PRACTITIONERS OF MANUAL MEDICINE

Randy W Beck 원저

인창식 · 우영민 역

CHURCHILL LIVINGSTONE
ELSEVIER

JMK

This edition of ***Functional Neurology for Practitioners of Manual Medicine, 2e.*** by **Randy Beck** is published by arrangement with Elsevier Limited.

Original Edition ISBN : 978-0-7020-4062-7
Translated Edition ISBN : 978-89-967231-5-8
Publication Date in Korea : 2013. 1. 25

Translated by JMK
Printed in Korea

헌 사 Dedication

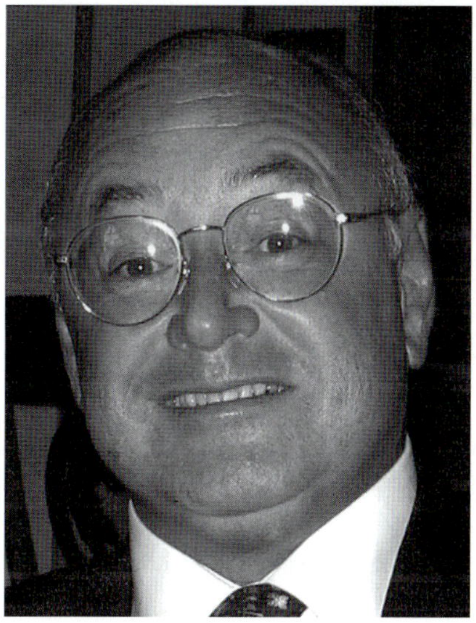

Frederick Carrick 교수

기능신경학(Functional Neurology)의 창시자인 Frederick Carrick 교수는 다양한 기존 치료법에 무반응적인 여러 신경학적 질환을 성공적으로 치료하여 세계적인 명성을 얻었다. 그의 전문가로서의 삶은 나눔의 과정이었으며, 다른 사람들을 위한 봉사의 삶이었다. 복잡한 임상신경학을 효과적으로 설명하는 탁월한 능력이 그의 임상 기술을 뒷받침하였다. 그는 여러 전문영역, 정부, 학회로부터 많은 상을 받았으며, 그가 행한 경이로운 업적과 헌신적인 삶에 대한 환자나 동료의 찬사에도 불구하고 그는 변함없이 소박한 봉사자의 길을 자처하였다. 모든 환자의 삶의 질을 향상시키려 했던 그의 헌신적인 삶이야말로 많은 이들이 자발적으로 이러한 헌신의 여정에 동참하게 되었던 힘의 원천이었다. Carrick 교수의 평생에 걸친 성과에 힘입어 무수히 많은 임상가와 환자들이 신경계통을 더 잘 이해하고 임상에 적용하게 되었으며, 기능신경학의 발전에 지대한 영향을 끼쳤다.

제1판 머리말 Foreword to the First Edition

Randy Beck 박사가 기능신경학 전문 교재가 필요하다는 목소리에 답을 내놓았다. 전 세계의 여러 임상가들이 기존 약물이나 수술 외의 새로운 치료법에 필요한 폭넓고 깊은 지식, 임상응용 지식에 적합한 지식체계를 학수고대해 왔으며, 그에 대한 답으로 Randy Beck 박사가 ≪기능신경학≫을 출간한 것이다. Beck 박사의 저술은 독자들에게 사람 신경계 속으로 떠나는 긴 여정의 안내자 역할을 하고 있다. 본 교재에서는 실용적인 관점으로 기능에 대해 접근하며, 신경계통의 작용 원리를 전형적인 신경병리학에서 다루는 내용보다 훨씬 폭넓고 풍부하게 다룬다. 특히, Beck 박사는 인체 신경계통의 매우 복잡하고 어려운 주제를 임상적으로 매우 쉽게 누구나 이해할 수 있는 형식으로 기술하고 있다.

본 교재는 신경학적 질병의 감별진단 내용을 검토하기 위한 책이 아니다. Beck 박사는 병리학이 아니라 기능에 초점을 맞추고 여러 독자가 건강과 질병에서 신경학적 과정을 이해하도록 했다. 이 책은 기존 신경학 교재와는 판이하게 다른 고유한 독창적인 접근법을 시도하고 있으며, 최신 내용과 함께 참고문헌이 비교적 충실하게 명기되어 있다. 또한 건강에 대한 신경학적 접근법 프로그램에 필수적인 교재가 될 것으로 확신한다. Beck 박사는 신경학적 기능 모형과 결합된 도수교정 기법에 대해서도 상당한 분량을 할애하였다. 또한 이 책 속에는 학생과 현장의 임상가들에게 꼭 필요한 여러 임상기법에 대해 사진자료가 충실히 제시되었다.

본 교재를 읽는 것은 내겐 큰 기쁨이었으며, 이제 더욱 큰 기쁨으로 독자 여러분들에게 본 교재를 추천하는 바이다.

Frederick Carrick 교수
플로리다 주 케이프 케내버럴의
Carrick Institute for Graduate Studies에서

저자 서문 Preface

본 교재에서 다루는 기능신경학 이론은 시대의 변화에 따라 빠르게 변화하는 개념이다. 본 저자는 가장 최신 정보를 활용하여 과학과 임상적용을 접목시키는 독특한 방법으로 제시하고자 노력하였다. 아울러 본 주제에 대한 기초적 내용을 이해하기 위해서는 여러 참고 교재가 필요하다는 사실을 토대로 하여, 수많은 학생과 임상가들이 제시했던 다양하고 난해한 주제를 선별하였다. 기능신경학의 개괄적인 내용을 이해하기 위해 필요했던 참고 교재의 수를 줄이는 데에 본 교재가 도움이 되기를 바란다. 기능신경학의 각각의 영역을 심도 있게 공부하기 위해서는 여러 교재의 내용을 참고해야 할 필요가 있음은 분명한 사실이다. 본 교재에서는 학생들의 쉬운 이해를 위해 기능신경학 전반에 걸쳐 폭넓은 주제를 다루고 있다. 이 책에 등장하는 여러 개념과 임상적용법은 기능신경학 개념의 빠른 변화라는 한계 때문에 몇 십년의 과학 연구의 검토과정을 거치지는 않았지만, 지난 20여 년간 세계 수천 명의 임상가와 저자가 환자에게서 관찰했던 임상결과를 본 교재에 수록하였다. 또한 논란의 여지가 있는 개념을 다룰 때에는 참고문헌을 충분히 제시하였으며 독자들에게 1차 문헌정보를 제공하기 위해 힘썼다.

도수교정 부분은 백과사전식으로 여러 도수교정을 모아 놓으려는 취지가 아니며 구심 자극기법, 동작회복 도구의 하나로 도수교정법에 대한 일반적인 접근법을 학습하려는 임상가와 학생을 위한 일종의 개론과 지침이다. 감정 발달과 관련된 여러 개념에 대한 역사적인 개요를 상세하게 다룬 까닭은 사람의 여러 신경학적 기능에 대한 사고의 영향 방법을 이해하기 위해 접근할 때, 임상 과학과 심리 작용 사이의 연결 관계가 상호배제적인 역할을 하는 경우를 자주 관찰했기 때문이다. 본 교재의 이론적 개념은 과거의 전형적인 기능신경학 교재와는 다른 새로운 형태의 교재를 필요로 하는 여러 임상가와 학생의 요청을 받아 구상되었다. 많은 임상가와 학생들은 기능신경학의 여러 가지 이론적 개념에 매력을 느꼈지만, 매 년 기하급수적으로 늘어나는 자료의 양에 좌절을 느끼고 용기를 잃곤하였다. 본 책의 개념은 2004년 기능신경학 분야의 전문의인 뉴질랜드의 Kelly Holt 박사와 호주의 Stephen Sexton 박사와의 토론을 통해 구상되었다. 또한 미국의 Frederick Carrick 교수와 추가적인 토론을 하면서 본문을 구성해 작업 개요를 작성하였고, 이를 Elsevier 출판사에 제시하여 이 책이 출간하게 되었다.

교재 내용에 대해 여러 가지 의견과 방향을 제시하고, 복잡한 개념을 명확하고 효과적으로 나타낼 수 있는 도표와 그림 등을 제공해 준 Sexton 박사와 Holt 박사에게 감사의 말을 전한다. 이렇게 큰 프로젝트를 진행하는 동안 많은 어려움 속에서도 계속해서 지지를 보내주고 믿어 주었던 Elsevier의 편집담당 Claire Bonnett와 Sarena Wolfaard에게도 감사 드린다. 또한 원고의 순서, 내용, 본문의 명확성 등에 대해 여러 가지 제안을 해 주었던 여러 학생과 임상가에게 감사의 말을 전한다. 사랑으로 용기를 북돋아 주었으며 여러 가정 일 중에서도 시간을 내어, 빠른 원고 타이핑으로 출간에 힘써주었던 아내 Marianne에게 또한 감사 드린다. 마지막으로, 머리말을 써 주시고 지난 수년간 늘 확고한 지지와 격려를 보내주신 Frederick Carrick 교수께도 감사 드린다. Ted, 교수님은 진정한 친구이십니다.

본 책의 활용법

이 책은 기능신경학의 필수적인 개념을 순서대로 집필하여 독자가 내용을 쉽게 이해할 수 있도록 하였으며, 기능신경학의 전반적인 내용을 총 20개의 파트로 분류하여 서술하였다.

독자는 본문 학습을 시작하기 앞서 임상증례를 읽고 답을 함으로써 자신의 현재 지식수준을 확인할 수 있다. 또한 본문 학습을 통해 임상증례를 다시 생각해 보고 지금까지 학습한 원리를 적용하며 해부학, 기능회로, 개념 등을 명확히 이해할 수 있다. 각 장의 내용 전체를 학습하면서 해당 증례에 대한 검토한 뒤, 본문 끝부분에 제시되어 있는 증례연구에 대한 답을 참고한다.

본문 속 '요점'은 새롭게 등장한 관련 개념을 소개하거나 중요한 내용을 복습하기 위해 요점을 간략하게 설명한 학습 코너이다. 해당 내용을 빠르게 복습하는 데에 유용하기 때문에 시험대비 시 활용 가능하다.

아울러 다양한 증례연구를 추가로 수록하였다. 각 증례의 병력을 읽고 환자에 대한 감별진단 목록과 치료접근법을 스스로 생각하고 나서, 본문의 해당 증례의 진단치료에 관한 설명 부분을 읽는 것이 좋다. 이로써 여러 가지 개념과 정보에 대한 이해 정도를 파악할 수 있다.

해부학 동영상 활용법

효율적인 학습을 위해 DVD의 해부학 동영상을 3~5분간 본 뒤 동영상을 정지시키고, 해당 자료를 학습동료와 함께 복습하는 방법을 권장한다. 이어서 다음 동영상을 3~5분 보는 방식으로 전체 동영상을 학습한다.

교정 동영상 활용법

교정 동영상 학습을 위해 추천하는 방법은 복습하고자 하는 각 교정법의 전체 동영상을 3회 이상 시청하는 것이다. 이어서 학습동료에게 해당 교정법을 시술하고 다시 동영상을 보면서 교정법에서 일부 내용을 빠뜨리지 않았는지 혹은 부정확하게 시술하지 않았는지 확인한다.

우리는 본 교재의 내용이 더욱 효과적으로 활용될 수 있도록 개선하기 위해 늘 노력하고 있으며, 이에 대한 독자 여러분의 제안이나 아낌없는 충고를 적극 환영한다.

역자 후기 Foreword

기능신경학은 카이로프랙틱 신경학이라고도 한다. 인체 신경계의 기능적 측면에 주목하면서 신경계 기능의 음양균형을 분석하여 주로 비침습적 구심자극 치료법을 통해 유도되는 신경형성력 기전을 활용한다. 또한 신경계의 자기치유력, 자기조절력을 최대한 발휘할 수 있도록 접근하는 임상학문이다. 개인의 생활환경 속에서 신경계가 받는 영향, 신경계에 가해진 구심자극에 대한 각 개인 신경계의 고유한 특성과 개인별 반응 차이를 중요하게 고려한다. 신경해부학, 신경생리학, 임상신경학, 발생학, 세포학, 심리학, 유전학 등 여러 기초학문과 임상학문에서 도출한 기능신경학적 개념과 원리를 적용한다. 기능신경학은 각 개인에서 인간 존엄성이 최대한 고양되도록 돕는 학문이다.

기능신경학의 개념은 인체의 자생적 치유력(正氣)을 중시하고 다면적 생명현상에서의 음양균형 평가, 자연적 · 역동적 균형회복과 수행을 통한 치료와 삶의 향상을 지향해 온 전통 한의학뿐만 아니라 근래에 양방 · 한방 · 치과 의료계의 관심사로 떠오르는 통합의학의 치유 중심 관점에 부합하는 접근법이다. 또한 기능신경학은 그동안 대중의학(양방) 신경학에 효과적으로 통합되어 활용되어 오지는 못했으나 화학약물과 수술 외의 치료, 전인적 치유에 중요하게 다루어져야 할 신경생리학, 발생학, 심리학 등 다른 여러 학문 분야의 최신 개념과 과학 성과를 효과적으로 통합하여 임상에 적용하고 있다.

기능신경학은 미국의 Frederick Robert Carrick 교수에 의해 체계화되었다. 한국에는 1998년에 처음 소개되었는데, Logan College 전문의 프로그램의 일환으로서 1998년~2001년에 Carrick 교수와 이승원 선생님의 공동 강의로 서울과 동경에서 아시아 프로그램이 진행되었고, 이후에도 이승원 선생님과 윤승일 선생님이 소개한, 양방 · 한방 · 대체의학의 통합적 접근을 가능케 하는 기능신경학, 응용근신경학 등 최신 임상학문은 국내 양방 · 한방 · 치과 의료계에서 자연적 · 전인적 의료의 중요성을 환기시키며 관련 연구를 촉진하는 데에 중요한 역할을 담당해 왔다.

본 교재는 Beck 박사의 뛰어난 전문성에 힘입어 기능신경학의 전반적 개념을 담아 소개하는 첫 전문서이지만 저자가 밝혔듯이 기능신경학의 결론이라기보다는 빠르게 발전하는 신경학, 신경과학 분야의 성과에 따라 계속 심화발전해갈 기능신경학의 출발점이 되고자 했던 책이며, 수술과 화학약물 외의 치료법을 통한 전인의료를 지향하는 의료인에게 필수 지침서가 될 것이다. 특히 대중의학과 한의학이라는 세계에 보기 드문 이원화된 의료체계로 이루어진 국내 의료환경 속에서 날로 높아지는 통합의학적 전인의료에의 필요성에 적극적으로 부응하여 의료계의 새로운 장이 열리는 계기가 될 것으로 기대한다.

기능신경학이라는 임상학문을 처음 접하게 해 주셨던 이승원 선생님, 어려운 번역작업에 지지를 보내주셨던 차의과학대학 이영진 교수님, 경희대학교 이종하 교수님, 기능신경학에 대한 광범위한 지식과 풍부한 임상경험을 바탕으로 임상술기 부분(19장, 20장)의 번역을 맡아주신 Carrick Institute의 우영민 교수님께 감사의 말씀을 드리며, 끝으로 어려운 국내 출판환경 속에서도 번역과 편집과정 내내 이해와 지지를 보내주신 정문각 편집부에 감사 드린다.

2012년 11월

역자를 대표해서 **인창식** 씀

약 어 List of Abbreviations

1-AAD	1-amino acid decarboxylase, 1아미노산 디카르복실라아제
ACC	anterior cingulate gyrus, 앞띠이랑(전대상회)
ACh	acetylcholine, 아세틸콜린
ACTH	adrenocorticotrophic hormone, 부신겉질자극호르몬
AD	Alzheimer's disease, 알츠하이머병
ADP	adenosine diphosphate, 이인산 아데노신
aMCC	anterior midcingulate cortex, 앞중간띠겉질(전중간대상피질)
ANT	adenosine nucleotide transferase, 아데노신 뉴클레오티드 전달효소
APP	amyloid precursor protein, 아밀로이드 전구단백질
ATP	adenosine triphosphate, 삼인산아데노신
AV	atrioventricular, 방실
AVCN	anterior ventral cochlear nucleus, 앞달팽이핵 앞부분(앞배쪽 달팽이핵, 전복측 와우신경핵)
AVM	arteriovenous malformation, 동정맥기형
BPPV	benign paroxysmal positional vertigo, 양성돌발체위현기증
cAMP	cyclic AMP, 고리형 AMP
CEST	cognitive experiential self theory, 인지경험 자아이론
cGMP	cyclic GMP, 고리형 GMP
CGRP	calcitonin-gene-related-peptide, 칼시토닌유전자관련 펩티드
CHI	closed head injury, 폐쇄두부손상
CIEGr	cellular immediate early gene responses, 세포조기발현유전자 반응
CIS	central integrative state, 중심통합상태
CNS	central nervous system, 중추신경계
CREB	cAMP response element binding protein, cAMP 반응요소 결합단백질
CRPS	complex regional pain syndrome, 복합부위통증증후군
CSF	cerebral spinal fluid, 뇌척수액
CVLM	caudal ventrolateral medulla, 꼬리쪽 배가쪽 숨뇌(미측복외측 연수)
DA	dopamine, 도파민
DCN	dorsal cochlear nucleus, 뒤달팽이핵(등쪽 달팽이핵, 배측 와우신경핵)
DES	differential emotions scale, 감별감정척도
dPCC	dorsal posterior cingulate cortex, 등쪽뒤 띠겉질(배측후대상피질)
DRG	dorsal root ganglion, 뒤뿌리신경절(후근신경절)
DMN/DMV	dorsal motor nucleus (of the vagus), 미주신경등쪽핵(미주신경배측핵)
E	epinephrine, 에피네프린
ECF	extracellular fluid, 세포외액
EEG	electroencephalogram, 뇌파도
EMG	electromyography, 근전도검사
EPSPs	excitatory post-synaptic potentials, 흥분연접이후전위
EWN	Edinger-Westphal nucleus, 에딩거-베스트팔핵(덧눈돌림신경핵)
FADH	flavin adenine dinucleotide, 플라빈 아데닌 디뉴클레오티드
FEF	frontal eye fields, 이마엽 눈영역
FOF	frequency of firing, 발화빈도
FRA	flexor reflex afferent, 들신경 굽힘근반사
FSH	follicle-stimulating hormone, 난포자극호르몬
FTA-ABS	fluorescent treponemal antibody absorption test, 형광매독항체흡수검사
GABA	γ-aminobutyric acid, 감마아미노부티르산
GAD	generalized anxiety disorder, 범불안장애
GALT	gut-associated lymphoid tissue, 창자연관림프조직
GAP	growth associated proteins, 성장연관단백질
GBP	Guillain-Barre polyneuropathy, 길랭-바레 다발신경병증
GH	growth hormone, 성장호르몬
GPe	globus pallidus externa, 가쪽창백핵(외측담창구)
GPi	globus pallidus interna, 안쪽창백핵(내측담창구)
GTOs	Golgi tendon organs, 골지힘줄기관(골지건기관)
HD	Huntington's disease, 헌팅톤병
5-HT	5-hydroxy-tryptophan, 5-히드록시트립토판
IEG	immediate early genes, 조기발현 유전자
IML	intermediolateral, 중간가쪽(중간외측)
IMM	intermediomedial group, 중간안쪽(중간내측)
IPSPs	inhibitory post-synaptic potentials, 억제연접이후전위
KS	Kearns-Sayre syndrome, 컨스-세이어 증후군
LD	lateral dorsal, 가쪽등쪽(외측배측)

LGN	lateral geniculate nucleus, 가쪽무릎핵(외측슬상체핵)
LH	luteinizing hormone, 황체형성호르몬
LORETA	low-resolution tomographic analysis, 저해상도 단층촬영분석
LP	lateral posterior, 가쪽뒤(외측후)
MALT	mucosa-associated lymphoid tissue, 점막연관림프조직
MAO-B	monoamine oxidase-B, 모노아민 산화효소-B
MAPK	mitogen-activated protein kinase, 미토겐활성화 단백질 키나아제
MELAS	myoclonic epilepsy with lactic acidosis and stroke-like episodes, 젖산산증과 뇌졸중유사삽화 동반 근육간대간질
MGN	medial geniculate nucleus, 안쪽무릎핵(내측슬상체핵)
MHC	major histocompatibility complex, 주조직적합복합체
MLF	medial longitudinal fasciculus, 안쪽세로다발(내측종속)
MRF	mesencephalon reticular formation, 중간뇌 그물체
MTLE	mesial temporal lobe epilepsy syndrome, 안쪽관자엽간질 증후군
NADH	nicotinamide adenine dinucleotide, 니코틴아미드 아데닌 디뉴클레오티드
NE	norepinephrine, 노르에피네프린
NGF	nerve growth factor, 신경성장인자
NMDA	N-methyl-d-aspartate, N-메틸-D-아스파르테이트
NSAIDs	nonsteroidal anti-inflammatory drugs, 비스테로이드소염제
NTS	nucleus tractus solitarius, 고립로핵(고속핵)
OPK	opticokinetic, 눈운동(시선이동)
OR	opticokinetic reflex, 눈운동(시선이동반사)
OTR	ocular tilt reaction, 눈기울임반응(안구경사반응)
OxPhos	oxidative phosphorylation, 산화인산화
pACC	pregenual anterior cingulate cortex, 무릎앞앞띠겉질(슬전전대상피질)
PAG	para aqueductal grey, 수도관주위회색질
PET	positron emission tomography, 양전자방출단층촬영
PGE2	prostaglandin E2, 프로스타글란딘 E2
PKA/C	protein kinase A/protein kinase C, 단백질키나아제 A/단백질키나아제 C
PLRs	pupil light reflexes, 동공빛반사
pMCC	posterior midcingulate cortex, 뒤중간띠겉질(후중간대상피질)
PMRF	pontomedullary reticular formation, 다리뇌숨뇌 그물체
PNS	parasympathetic nervous system, 부교감신경계
PSDC	postsynaptic dorsal column, 연접이후 뒤기둥
PVCN	posteroventral cochlear nucleus, 앞달팽이핵 뒤부분(뒤배쪽 달팽이핵)
qEEG	quantitative electroencephalogram, 정량뇌파도
riMLF	rostral interstitial nucleus of the medial longitudinal fasciculus, 안쪽세로다발의 입쪽 사이질핵
RMP	resting membrane potential, 안정막전위
RPR	rapid plasma reagin, 신속 혈장 즉시과민항체
RSD	reflex sympathetic dystrophy, 반사교감신경이상증
RVLM	rostral ventrolateral medulla, 입쪽배가쪽 숨뇌
RVM	rostal ventral medulla, 입쪽배쪽 숨뇌
sACC	subgenual anterior cingulate cortex, 무릎밑앞띠겉질(슬하전대상피질)
SCM	sternocleidomastoid muscle, 목빗근(흉쇄유돌근)
SDH	subdural haematoma, 경막밑혈종(경막하혈종)
SNc	substantia nigra pars compacta, 흑색질 치밀부
SNr	substantia nigra pars reticulata, 흑색질 그물부(망상부)
SNS	sympathetic nervous system, 교감신경계
SP	senile plaques, 노년판
SSN	superior salivatory nucleus, 위침분비핵(상타액핵)
STT	spinothalamic tract, 척수시상로
SVV	subjective visual vertical, 주관 시수직
TENS	transepithelial electrical nerve stimulation, 경피전기신경자극
TMJ	temporal mandibular joint, 턱관절(악관절)
TND	transneural degeneration, 신경경유 변성
TSH	thyroid stimulating hormone, 갑상샘자극호르몬(갑상선자극호르몬)
TTA	time to activation, 활성화 소요시간
TTF	time to fatigue, 피로 소요시간
TTR	time to response, 반응 소요시간
TTS	time to summation, 가중 소요시간
TTSp	time to peak summation, 최고가중 소요시간
TVP	transverse process, 가로돌기(횡돌기)
V:A	vein-to-artery ratio, 정맥동맥비
VBI	vertebrobasilar insufficiency, 척추뇌바닥혈류부전
VBS	vertebrobasilar stroke, 척추뇌바닥뇌졸중
VCN	ventral cochlear nucleus, 앞달팽이핵(배쪽 달팽이핵)
VDRL	venereal disease research laboratory, 매독혈청검사
VHCs	ventral horn cells, 앞뿔세포(전각세포)
VORs	vestibulo-ocular reflexes, 안뜰눈반사(전정안구반사)
vPCC	ventral posterior cingulate cortex, 배쪽뒤띠겉질(복측후대상피질)
VPI	ventral posterior inferior, 배쪽뒤밑(복측후하)
VPL	ventral posterior lateral, 배쪽뒤가쪽(복측후외측)
VPM	ventral posterior medial, 배쪽뒤안쪽(복측후내측)

차 례 Contents

그림목록

제1장

제2장

제3장

제4장

제5장

제13장

제14장

제15장

제17장

제20장

요점 목록

표 목록

제 1 장
기능신경학의 기본 개념

Fundamental concepts in functional neurology

1

서 론

Introduction

사람 신경세포가 어떻게 기능하는지에 대해 오늘날 우리가 이해하는 내용의 많은 부분의 기초가 된 개념은 1950년대의 Eccles가 척수운동신경세포에 대한 연구를 근거로 개발해 구성한 '통합과 발화' 개념이다(Brock 등 1952). 이 모형에 따르면 척수운동신경세포에서 연접 활성을 통합하며 문턱값에 도달했을 때 활동전위를 발화한다. 활동전위를 발화하고 나서 일정기간 신경세포에서 추가적 자극에 대한 불응상태, 즉 과다분극상태가 된다. 이러한 초기의 통합과 발화 모형이 겉질과 중추신경계 등 신경계의 여러 다른 영역으로 외삽되었으며, 신경세포와 신경계 기능과 관련한 여러 이론이 개발되는 데에 큰 영향을 끼쳤다(Eccles 1951).

1970년대 초, 훨씬 복합적인 내인성 발화 특성을 보이면서 작동하는 신경세포가 존재한다는 연구가 나타나기 시작했다. 이들 신경세포와 신경세포계통의 기능 출력은 기존의 통합과 발화라는 가설로 설명할 수 없었다(Connor & Stevens 1971).

또한 이러한 복합 발화양상이 발견된 이후 여러 가지 다른 형태의 신경 상호작용과 조정작용이 발견되었다. 오늘날 알려진 바에 의하면 복합 발화양상 외에 신경세포는 다양한 형태의 화학적 연접전달, 틈새이음을 통한 전기적 커플링, 전기장과 자기장을 통한 상호작용 등을 거치면서 상호작용을 하고, 세로토닌이나 도파민과 같은 신경호르몬, 신경조절물질에 의해 조정될 수 있다.

신경기능에 대해 이해된 내용이 이렇게 근본적으로 변화하면서 여러 신경계의 기능적 상호 연결에 대한 새로운 이해, 새로운 연구방법, 신경계 기능이상의 치료법에 대한 새로운 기능적 접근법이 나타났다.

어떤 임상적 과학이 출현할 때에는 기본 개념과 정의를 분명히 이해하는 것이 핵심적이다. 이 책 전반에 걸쳐 다음의 여러 개념과 용어가 자주 논의되고 언급될 것이기 때문에 이들 개념을 독자의 마음속에서 잘 이해하고 나서 책의 다음 내용을 보는 것이 중요하다.

본 장은 아래의 여러 개념을 소개하고, 이들 개념은 책의 다음 부분에서 더 자세히 다루어질 것이다.

신경세포의 중심통합상태(CIS)

Central integrative state(CIS) of a neuron

신경세포의 중심통합상태(central integrative state, CIS)는 특정 시점에 신경세포가 받는 입력의 총 통합이고, 또한 신경세포가 하나 혹은 그 이상의 축삭에서 활동전위가 발생되기 위한 발화 요구량이나 분극상태를 기초로 하여 신경세포에서 활동전위가 발생될 확률이다.

특정 시점에 세포에 존재하는 물리적 분극상태는 해당 시점에 신경세포에서 처리한 모든 흥분성·억제성 자극의 시간가중 공간가중에 의해 결정된다. 성인 시각겉질 피라미드 신경세포의 연접연결이 12,000개에 달하고, 이마앞겉질의 어떤 신경세포는 특정 시점에 발화하는 연접이 80,000개에 달할 수 있다는 점을 생각하면 이러한 과정의 복잡성에 대해 넓은 시야로 볼 수 있을 것이다(Cragg 1975, Huttenlocher 1994).

신경세포의 발화 요구량은 대개 유전적으로 결정되지만 환경적으로 정립되며 신경세포에서 활동전위를 방전하기 전에 복합적 여러 계열의 자극양상이 나타나도록 요구할 수 있다. 신경세포에 존재하는 다양한 자극양상의 몇 가지 예를 살펴보면 겉질 연합운동영역에 위치한 '그리고 · 또는' 동기화 신경세포, 그리고 시상 중계세포에서 관찰되는 복합 반동 돌발파 양상 등이 있다.

'그리고' 양상 신경세포는 두 개 혹은 그 이상의 특정한 조건이 충족되는 경우에만 활동전위를 발화한다. '또는' 양상 신경세포는 하나 혹은 다른 특정 조건이 충족되는 경우에만 활동전위를 발화한다(Brooks 1984).

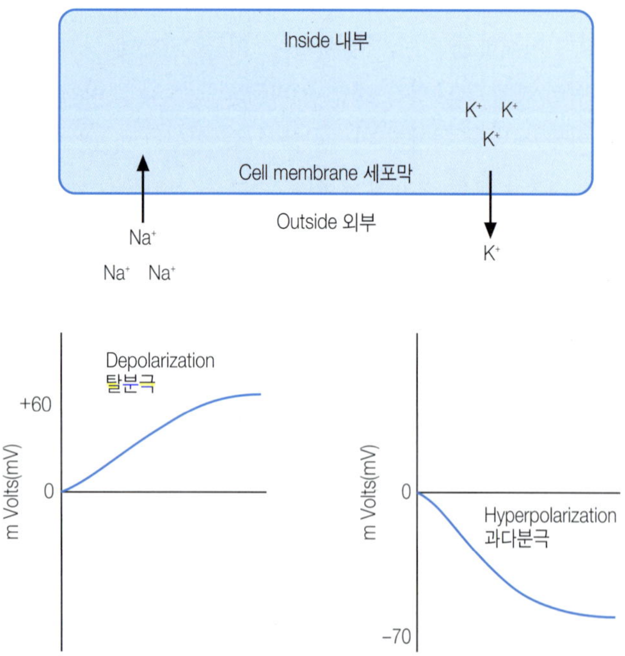

그림 1.1 신경세포 막을 가로지르는 이온 이동의 효과. 그림 왼쪽은 나트륨이 세포 속으로 이동했을 때의 탈분극 효과를 나타낸다. 그림 오른쪽은 칼륨이 세포 밖으로 이동할 때의 과다분극 효과를 나타낸다. 그래프는 각 이온이 막을 가로질러 이동할 때 세포 밖에 비해 상대적인 세포 내의 전위전압 변화를 나타낸다. 각 이온의 화학적 힘과 전기적 힘의 크기가 같을 때 나트륨과 칼륨이 각각의 평형전위인 +60mV와 -70mV에 도달하는 것에 보인다.

시상 중계세포에서는 복합 발화양상을 보인다. 일정기간 억제를 받은 상태가 아니라면 일반적인 통합과 발화 양상에 따라 겉질로 정보를 중계한다. 일정기간 억제자극을 받은 어떤 경우에 발생시킬 수 있는 돌발파는 낮은 문턱값의 극파 활동전위이며 이를 억제후 반동 돌발파라고 한다. 이러한 활성은 뇌파검사(EEG)로 측정하는 겉질활성의 뇌파기록에서 검출된다고 생각되는 시상겉질 고리경로의 활성화가 생성되도록 일부 역할을 담당할 수 있으며 내인성으로 생성되는 것으로 보인다(Destexhe & Sejnowski 2003).

신경세포가 상대적 탈분극 상태, 즉 세포의 막전위가 발화 문턱값 쪽으로 이동한 상태일 수 있다. 일반적으로 신경세포 속이 양성 쪽으로 변했고 막 내외의 전위차가 더 작아졌다는 뜻이다. 혹은 신경세포가 상대적 과다분극 상태, 즉 세포의 막전위가 발화 문턱값으로부터 멀어지는 방향으로 이동한 상태일 수 있다. 세포 속이 바깥환경에 비해 음성 쪽으로 변했고 막 내외의 전위차가 더 커졌다는 뜻이다(Ganong 1983)(그림 1.1).

막전위가 정립되고 신경세포의 막을 가로질러 유지되는 것은 이온의 급속흐름 때문이다. 칼슘 등 다른 여러 이온이 투과성 조정과 관련될 수 있겠으나 대개 나트륨(Na), 칼륨(K), 염소(Cl) 등이 가장 관련이 깊다. 이들 여러 이온의 신경세포 막을 가로지르는 움직임은 막의 선택적 통로를 통해 각 이온이 편하게 이동하는 정도, 즉 투과성상 변화에 따라 결정된다.

만일 나트륨 이온이 신경세포 막을 가로질러 신경세포 속으로 이동하면 나트륨 이온은 양성이어서 신경세포 바깥에 비해 신경세포 속의 상대적 양성 하전이 상승하므로 막 내외의 전위 감소, 즉 탈분극 상태로 된다. 만일 염소 이온이 신경세포 속으로 이동하면 염소 이온은 음성이어서 신경세포 바깥에 비해 신경세포 속의 상대적 음성 하전이 상승하므로 신경세포의 막전위 상승, 즉 과다분극 상태로 된다. 칼륨 이온이 신경세포 바깥쪽으로 이동할 때에도 칼륨 이온의 양성 하전이 상대적으로 상실되므로 같은 상황이 된다.

신경세포의 발화 문턱값은 활성화 구역인 축삭둔덕이라고 하는 신경세포 부위에 대개 밀집된 특수한 전압작동통로(voltage gated channel)의 활성화가 촉발되는 막전위이며, 축삭둔덕 영역 속으로 나트륨이 급속히 유입되고 그 결과 축삭에서 활동전위가 발생한다(Stevens 1979)(그림 1.2).

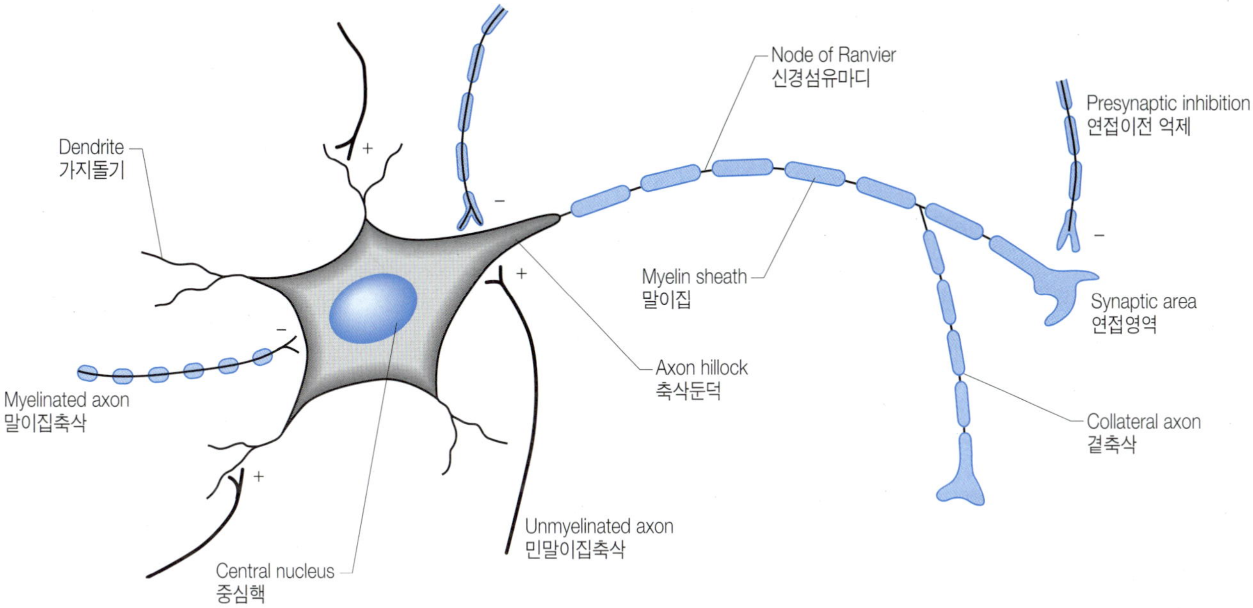

그림 1.2 건강한 신경세포의 해부학적 특징. 핵이 중심위치를 유지하는 것은 미세관과 미세잔섬유의 생산 때문이며 이를 위해서는 능동적인 단백질 합성이 필요하다. 말이집을 구성하는 것은 중추신경계에서는 희소돌기아교세포(oligodendrogliocyte)이고, 말초신경계에서는 슈반세포(Schwann cell)이다. 왼쪽부터 오른쪽으로 축삭가지돌기, 축삭세포체, 가지돌기, 축삭둔덕, 축삭축삭(시냅스이전) 등 여러 유형의 연접접촉이 보인다.

여러 신경세포 기능적 단위의 중심통합상태

Central integrative state of a functional unit of neurons

위에서 단일 신경세포와 관련해 설명한 중심통합상태(CIS) 개념은 기능적으로 하나의 단위인 신경세포 집단에 대해 느슨하게 외삽될 수 있다. 즉 기능적으로 하나의 단위 혹은 집단을 이루는 여러 신경세포의 중심통합상태는 특정 시점에서 신경세포 집단이 받아들여 통합된 총 입력 그리고 신경세포 집단으로부터 해당 집단의 발화 요구량과 분극상태에 기초를 두고 활동전위가 만들어질 확률로서 정의할 수 있다.

중심통합상태의 정의를 활용해 신경세포 혹은 신경세포 계통과 관련된 다음과 같은 여러 변수의 상태를 추정할 수 있다.

- 어떤 신경세포 혹은 신경세포 계통 쪽으로 가해진 자극이 해당 신경세포 혹은 신경세포 계통의 활성화를 일으킬 확률
- 해당 계통의 단백질 생산과 풋종양유전자 활성화 상태
- 해당 계통이 적절한 자극에 반응을 보이는 기간과 속도

신경경유 변성

Transneural degeneration

단일 신경세포 혹은 신경세포 계통의 중심통합상태는 모든 신경세포에 존재하고 또 필요한 3가지 기본적 기초활동에 의해 조정된다.

다음과 같은 활동이 있다.

1. 적절한 가스 교환, 즉 산소와 이산화탄소의 교환 — 혈류 그리고 혈액공급이 부적절한 것으로 인해 생길 수 있는 허혈이나 무산소 상태 등이 해당된다.
2. 적절한 영양공급, 즉 포도당, 필요한 여러 보조인자와 필수 화합물 등
3. 연접 활성화를 거치는 신경세포와 활성화와 억제 등 두 가지 모두를 포함하는 일종의 신경학적 의사소통으로서 적절하고 적합한 자극 — 신경세포의 연접 활성화의 결과 조기발현유전자(immediate early gene)와 둘째전령물질이 신경세포 내부에서 생산되고 여기에 자극받아 적합한 유전자의 DNA 전사, 그리고 최종적으로는 단백질이나 신경전달물질과 같은 필요한 세포 구

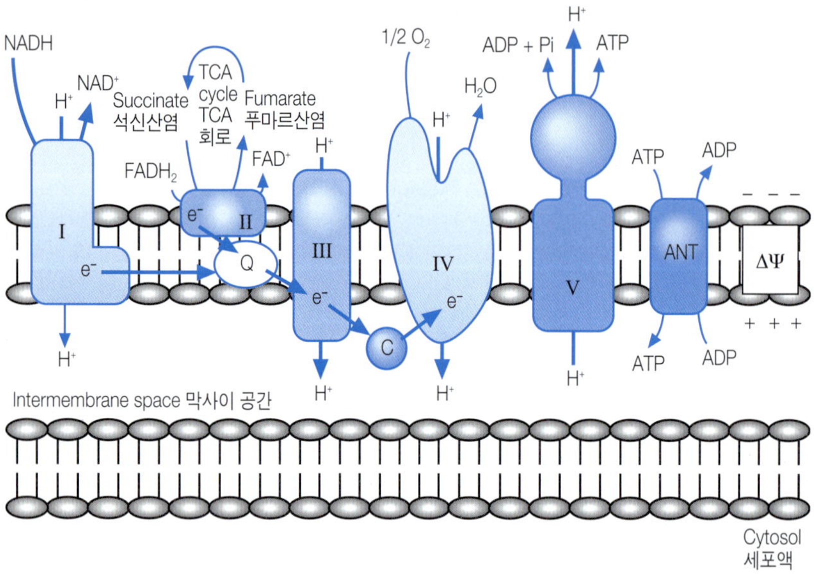

그림 1.3 산화인산화 효소. 미토콘드리아(사립체) 전자전달사슬 속으로 들어가는 전자(e^-)는 환원 니코틴아미드 아데닌 디뉴클레오티드(NADH), 환원 플라빈 아데닌 디뉴클레오티드($FADH_2$)와 같은 전자제공자(donor)로부터 나온다. 전자제공자는 NAD^+, FAD^+와 같은 산화형이 되어 떠난다. 전자는 복합체 1(I), 복합체 2(II), 기타 제공자로부터 보조효소 Q_{10}(Q) 쪽으로 이동한다. 보조효소 Q_{10}은 전자를 복합체 3(III) 쪽으로 옮긴다. 시토크롬 C(C)는 전자를 복합체 3으로부터 복합체 4(IV) 쪽으로 옮긴다. 복합체 1, 3, 4에서는 전자전달로부터 나온 에너지를 써서 수소(H^+)를 미토콘드리아 바탕질 밖으로 퍼내는 펌프작용을 하고 화학기울기와 전기기울기($\Delta\Psi$)를 미토콘드리아 속막을 가로질러 조성한다. 복합체 5(V)에서는 이 기울기를 이용해 인산염(Pi)을 이인산 아데노신(ADP)에 붙여 삼인산 아데노신(ATP)를 만든다. 아데노신 뉴클레오티드 전달효소(ANT)는 ATP를 바탕질 밖으로 이동시킨다(Wolf).

성요소의 생산이 이루어진다.

신경세포의 기능상 다른 여러 활동마다 산소나 여러 영양 공급 요소의 일부가 필요하겠지만 신경세포 속으로의 적절한 영양섭취와 적절한 가스교환이 필요한 주요 이유는 미토콘드리아(사립체)에서의 삼인산아데노신(ATP) 생산을 뒷받침하기 위해서이다.

미토콘드리아는 화학삼투커플링(chemiosmotic coupling)이라고 하는 과정을 통해 환경에서 얻은 식품으로부터 에너지를 동력화하여 대사과정과 세포과정에 활용한다. 식품의 화학적 산화과정을 촘촘하게 제어해 느리게 진행시키면서 얻은 에너지는 미토콘드리아 막에 위치한, 막에 결합된 양성자 펌프에서 사용해 수소 이온을 한쪽에서 다른 쪽으로 이동시켜 막을 사이에 두고 전기화학적 양성자 경사를 조성한다. 이 양성자 경사를 다양한 효소가 활용해 자신의 활동력으로 활용하며, 그 중의 하나인 아데노신 삼인산효소(ATPase)는 양성자 경사에 의해 조성된 잠재적 전기화학 에너지를 활용해 이인산아데노신(ADP) 인산화를 거쳐 ATP 생산을 유도한다(Alberts 등 1994). 미토콘드리아의 다른 여러 단백질이 양성자 경사를 활용해 대사물을 결합운반한다(그림 1.3).

위에서 설명한 미토콘드리아 기능, 즉 ATP 생산에 필요한 단백질을 비롯해 신경세포 기능을 뒷받침하기 위해 필요한 여러 단백질은 환경신호에 반응하여 생산되며 신경세포가 받아들이는 환경신호는 수용체와 호르몬 자극을 거쳐 신경세포에 도달한다. 즉 특정 시점의 신경세포에 존재하는 단백질의 종류와 양을 결정하는 요인은 가용한 산소와 영양소의 양 그리고 가장 최근에 신경세포가 받았던 자극의 종류와 양이다.

세포바깥 신호가 신경세포 막을 가로질러 메시지를 주고받아 단백질 생산에 변화가 일어나는 기전은 3장에서 다룬다. 여기에서는 신경세포에서 막 자극에 반응하여 여러 둘째전령물질 계통에 의해 조기발현유전자(immediate early gene, IEG)라고 하는 특별한 전달단백질이 활성화된다는 점을 지적하는 것으로 충분할 것이다(Mitchell & Tjian 1989). 1형 조기발현유전자 반응은 신경세포 핵 유전자 특이적 반응

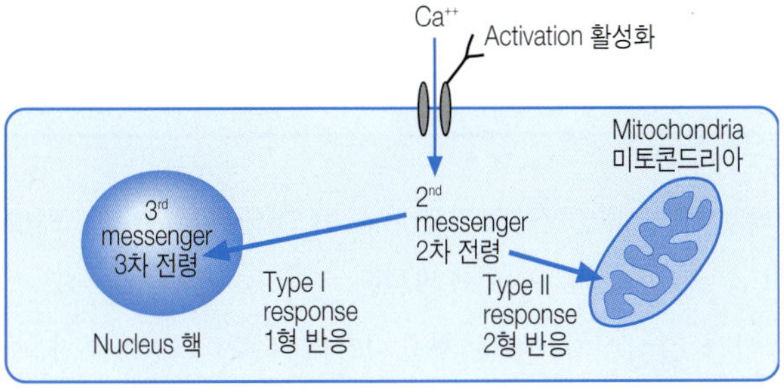

그림 1.4 1형과 2형 조기발현유전자 반응. 수용체 활성화 후 칼슘이온(Ca^{++})이 신경세포 속으로 들어오고 연속단계 반응 1형과 2형이 모두 활성화된다. 1형 연쇄반응에서는 3차 전령이 활성화되어 신경세포 핵 내부 DNA의 활성화 혹은 억제 조정을 한다. 2형 연쇄반응에서는 3차 전령이 활성화되어 신경세포 미토콘드리아 DNA의 활성화 혹은 억제 조정을 한다.

이며, 2형 조기발현유전자 반응은 미토콘드리아 DNA 특이적이다(그림 1.4).

단백질이 신경세포에서 수행하는 여러 가지 기능 중에는 미세관과 미세잔섬유의 세포뼈대잔섬유 구조 형성, 신경전달물질 생산, 세포내 신호전달, 막 수용체 형성, 막 통로 형성, 막 구조에 대한 지지, 효소 생산 등이 있다.

당연한 이야기이겠으나 세포에서 단백질이 충분히 생산되지 못하면 최적 수행능력을 발휘하는 데에 요구되는 정도이든 혹은 자신의 생존 자체를 유지하는 데에 요구되는 정도이든 세포에서 필요한 기능이 수행되지 못한다.

신경세포에 산소, 영양소, 자극 등이 적절히 공급되지 못하는 경우에는 단백질 생산이 하향조정된다. 이러한 기능변성을 신경경유 변성(transneural degeneration)이라 한다.

처음에 신경세포는 이러한 하향조정에 대한 반응으로 자극에 대한 민감도를 상승시켜서 그 결과 자극이 적더라도 단백질 생산이 자극을 받도록 한다. 이것은 필연적으로 신경세포가 막전위를 변화시켜서 막전위가 문턱값에 가까워진다는 뜻이다. 즉 탈분극 상태로 가까워지고 신경세포가 어떤 자극을 받는 경우에도 피자극성이 높아지게 된다.

일정한 시간이 흐른 후에도 신경세포가 부족한 요소를 충분히 공급받지 못한다면 탈분극 상태를 더 이상 유지할 수 없으며 에너지를 보존하고 생존을 확보하기 위한 최후의 몸부림으로 단백질 생산을 극적으로 떨어뜨리기 시작한다. 이 단계에서 신경세포는 여전히 자극에 반응을 보이기는 하지만 짧은 기간동안 밖에 반응하지 못하며 가용한 단백질과

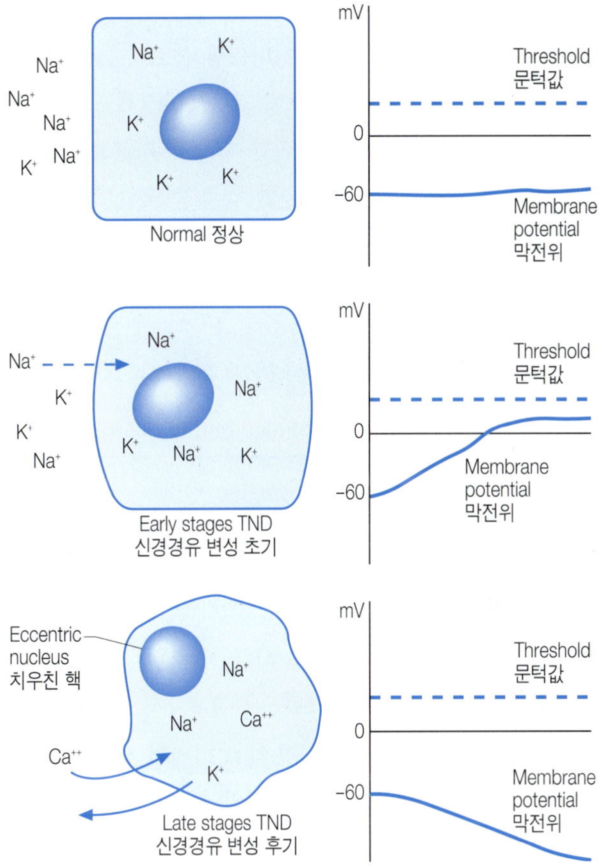

그림 1.5 신경세포에서 신경경유 변성의 진행. (**위**) 정상적인 건강한 신경세포에서는 나트륨(Na^+)과 칼륨(K^+) 이온이 막 내외에 정상적으로 분포하며 그 결과 정상적 안정막전위를 띤다. 중심위치 핵이 보인다. (**중간**) 신경경유 변성의 초기 단계. 이 단계에서는 나트륨-칼륨 펌프의 활성 상실과 막투과성 변화 때문에 세포의 나트륨 이온 농도가 증가하고, 그 결과 전위가 양성 쪽으로 변하며 신경세포 발화 문턱값에 가까워진다. 정상적인 경우 미흡한 자극을 받은 경우에도 이 상태의 신경세포는 활동전위를 발화하게 된다. 이렇게 부적절하게 발화하는 것을 생리적 피자극성이라 한다. 효소와 ATP가 충분히 공급되지 못하기 때문에 신경세포의 발화빈도가 잠시 동안밖에 유지되지 못하다가 피로 상태로 되어 활동전위를 더 만들지 못한다. (**아래**) 신경경유 변성의 후기 단계. 치우친 핵이 보이며, 미세잔섬유와 미세관의 붕괴 때문에 더 이상 핵 위치가 중심위치로 유지되지 못한다. 막에서는 이온을 분리시키는 능력이 상실되었고 고농도의 칼슘 이온이 신경세포 속으로 진입했으며 그 결과 세포는 결국 죽음을 맞게 될 것이다. 안정막전위는 발화문턱값으로부터 멀어지는 쪽으로 이동해 그 결과 신경세포는 과다한 자극을 받아야만 활동전위를 발화하게 된다.

ATP 저장량을 아주 빨리 소진하기 때문이다. 이 상태의 신경세포는 과자극에 대해 취약하며 과자극은 신경세포를 더 소진시키고 손상시킬 수 있다(그림 1.5).

신경경유 변성 과정이 신경세포의 생존과 사멸을 결정하는 하나의 측면이 되는 기간이 발생학적 발달기간이며, 이때

신경세포가 적절한 자극을 받지 못하면 대개 생존하지 못한다는 사실이 매우 명확하게 밝혀졌다(2장 참조).

신경경유 변성 개념을 적용할 수 있는 신경세포의 여러 집단이나 계통에서는 필요한 적절한 자극이나 영양소를 공급받지 못하는 경우 위에서 기술한 것과 비슷한 양상으로 신경세포가 반응을 한다.

신경계 혹은 신경세포의 발화빈도

Frequency of firing of a neuron or neuron system

신경세포의 발화빈도(frequency of firing, FOF)는 단순히 일정한 시간 기간 동안 신경세포에서 발생시키는 활동전위 수를 말한다. 일반적 규칙에 의하면 발화빈도는 신경세포의 중심통합상태에 대한 중요한 지표이다. 발화빈도가 높고 규칙적인 신경세포에서는 대개 해당 신경세포를 양호한 '건강' 상태로 유지할 만큼 높은 수준의 에너지와 단백질 생산성이 유지된다. 이 규칙의 한 가지 예외인 신경경유 변성 초기 단계의 신경세포에서는 높은 발화빈도를 보이지만 짧은 기간 동안밖에 유지하지 못한다.

신경계 혹은 신경세포의 활성화 소요시간

Time to activation of a neuron or neuron system

신경세포의 활성화 소요시간(time to activation, TTA)은 신경세포가 자극을 받은 시점부터 활성화 반응이 검출될 수 있는 시점까지 측정된 시간을 말한다. 분명히 임상 실제에서 개별 신경세포의 반응을 측정할 수는 없으나 빛에 대한 동공의 반응과 같은 신경세포 계통의 반응은 측정할 수 있다. 일반적으로 활성화 소요시간(TTA)은 신경세포 계통이 높은 수준의 통합성과 활성을 유지해 온 경우 더 짧을 것이고, 신경세포 계통이 높은 수준의 통합성과 활성을 유지해 오지 않았거나 혹은 신경경유 변성의 후기에 해당하는 경우 더 길 것이다. 또한 이 규칙의 예외적인 상황은 신경세포 계통이 신경경유 변성의 초기에 해당하고 자극에 대해 과민하며 빠른 반응을 보이는 경우이다. 이 때의 반응은 지속시간이 짧고, 짧은 기간 이후 더 유지되지 못한다.

신경계 혹은 신경세포의 피로 소요시간

Time to fatigue in a neuron or neuron system

신경세포에서 피로 소요시간(time to fatigue, TTF)은 해당 신경세포에 자극이 계속 가해지는 동안 반응이 지속될 수 있는 시간 길이이다. 피로 소요시간(TTF)은 신경세포가 지속적인 자극을 받으면서 활성화를 유지하는 능력에 대한 효과적인 측정수단이며, 신경세포에 저장된 ATP와 단백질 저장량에 대한 좋은 지표이다. 또한 신경세포의 건강상태에 대한 좋은 지표이기도 하다. 높은 수준의 통합성과 자극을 유지해 온 신경세포에서는 피로 소요시간이 더 길 것이고, 그렇지 않은 신경세포에서는 피로 소요시간이 더 짧을 것이다. 피로 소요시간은 반응 소요시간(time to response, TTR)이 빠른 경우에 신경세포 계통의 통합성이 높기 때문인지 혹은 신경세포 계통이 신경경유 변성의 초기에 해당하기 때문인지 판단할 때에 매우 유용하다.

예를 들어, 임상 실제에서 우리는 양쪽 동공의 빛에 대한 반응을 각각 비교해 볼 수 있다. 양쪽 동공이 모두 빛 자극에 대해 빠른 반응을 보이고(빠른 TTR) 양쪽 동공 모두 동공 수축을 3~4초 정도 유지한다면(긴 TTF) 이것은 양쪽 신경세포 회로가 모두 양호한 건강상태임을 뜻하는 좋은 지표이다. 하지만 만일 양쪽 동공이 모두 빠른 반응을 보이고(빠른 TTR) 오른쪽 동공이 빛 자극이 계속 들어오는 상황에서도 즉시 확장된다면(짧은 TTF) 이것은 오른쪽의 동공 수축과 관련된 신경세포 계통이 신경경유 변성 초기에 해당될 수 있으며 더 상세하게 진찰해 볼 필요가 있다는 의미이다.

기능해리

Diaschisis

기능해리(diaschisis)란 상류 신경세포 계통으로부터의 자극 저하에 대한 반응으로 하류 신경세포 계통에서 변성이 일어나는 과정을 말한다.

기능해리는 여러 신경세포 계통이 각각 고립되어 존재할 수 없으며 고도로 복합적이고 상호작용하는 그물로 관계되어 있다는 점을 다시 강조하는 개념이다. 그물의 어느 한 부분에서 간섭이나 파괴가 나타나면 그물의 다른 여러 부분에 충격을 줄 수 있다.

예를 들어, 소뇌에 영향이 미치는 손상이나 질병에서는 필연적으로 반대쪽 시상과 겉질 활성이 영향을 받게 된다.

지속 신경경로와 비지속 신경경로

Constant and non-constant neural pathways

모든 다중양식 통합 신경세포 계통은 건강한 중심통합상태(CIS)를 유지하려면 지속적 자극경로로부터의 입력을 받아야 하고, 또한 적절한 산소공급과 영양소 공급을 받아야 한다.

지속 자극경로는 신경수용계통이며, 여기에서 신경축 속으로 고정적인 입력을 제공하고 이 입력은 모든 다중양식 계통에 걸쳐 통합되어 해당 계통을 유지하고 발달시키는 데에 필요한 자극을 제공하게 된다. 즉 척주와 갈비뼈 등 중간선 구조물 혹은 축 구조물의 근육방추세포와 관절주머니에 위치한 관절과 근육의 위치수용체, 즉 중력 혹은 지속적 동작의 효과를 검출하는 수용체가 지속 자극경로의 예에 해당한다. 안뜰소뇌계통의 일부에서는 지속입력을 받아들이며 지속적 활성 상태이다. 심장 박동조율기 세포, 일부 시상 신경세포, 바닥핵의 일부 신경세포 등 일부 신경계통의 신경세포 집단에서는 선천적 박동조율기 탈분극 기전을 보인다.

다른 모든 수용체 계통은 비지속적 특성, 즉 활성화되면 지속적으로 유지되지 못하는 돌발파 활동을 보인다.

몇 가지 예를 살펴보면 이 개념이 분명해질 것이다. 시각겉질 세포 쪽으로 향하는 지속적 자극입력에 해당하는 곳은 망막세포에서 받은 시각정보를 시상 가쪽무릎핵으로부터 겉질 쪽으로 전달하는 시각부챗살이라고 생각될 것이다. 눈을 뜬 경우 대부분의 시간동안 이들 신경세포가 활성상태라는 점이 사실이기는 하지만 특히 잠자는 동안 매일 약 7~8시간 정도는 한 차례 긴 기간 동안 이 경로가 비활성상태이다. 이들 신경세포는 척추와 갈비뼈의 관절과 근육 수용체와 같은 중간선 구조물로부터 시상을 거쳐 올라오는 입력을 비롯한 다중양식 계통의 지속적 활성화 회로에서 발생되는 활성에 의해 건강한 중심통합상태(CIS)를 유지한다.

기억과 관련된 겉질 신경세포는 오랜 비활성 기간을 겪고 적당한 기억 정보를 공급해야 할 경우에만 문턱값 쪽으로 활성화될 수 있다. 이들 신경세포는 복합 다중양식 신경세포 계통에 의해 공급되는 문턱밑 활성화 작용에 의해 높은 수준의 중심통합상태에서 유지된다.

끝으로, 작은 비활성 근육에 대한 앞뿔 신경세포는 해당 운동단위에게 활동이 요구될 경우 이따금씩만 활성화된다. 이들 신경세포 역시 척수와 척수위 다중양식 신경세포 계통으로부터 오는 역치밑 자극에 의해 높은 수준의 중심통합상태로 유지된다.

신경형성력

Neural plasticity

신경형성력(neural plasticity)이 생기는 것은 내부 환경이나 외부 환경상 변화에 반응하여 신경축의 생리적 기능이 변화하는 경우이다(Jacobson 1991). 즉 신경계에서 연접이 발달하는 것은 해당 연접이 받아들이는 활성화 자극에 매우 의존적이다. 적절한 자극을 받아들인 연접은 강화되고 적절한 자극을 받아들이지 못한 연접은 약화되어 결국 제거된다(2장 참조).

신경축에서 연접 구조의 조직화에 따라 신경계의 자극양상이 대개 결정되며 따라서 신경축이 기능을 하는 방식도 대개 결정된다.

신경형성력이란 신경계가 외부 자극에 반응하고 이전에 개시되었던 반응의 결과를 근거로 하여 미래의 반응을 조정할 수 있는 방식을 말한다. 본질적으로 신경계의 학습능력은 신경형성력에 달려 있다.

대뇌 비대칭(반구성)

Cerebral asymmetry (hemisphericity)

뇌 비대칭, 즉 반구성(hemisphericity)에 대한 연구는 행동과학과 생의학 과학에서 오랜 역사를 지니지만 분명 오늘날 기능신경학에서 가장 논란이 많은 개념의 하나일 것이다.

사람의 뇌가 비대칭이라는 사실은 문헌에 상당히 잘 정립되어 있다(Geschwind & Levitsky 1968, leMay & Culebras 1972, Galaburda 등 1978, Falk 등 1991, Steinmetz 등

1991). 이러한 비대칭 설계와 각 반구에서 담당하는 기능제어가 서로 정확히 어떠한 관계인지에 대해서는 여전히 논란이 있다.

반구 비대칭, 즉 편측화(lateralization, 쪽치우침) 개념에 따르면 뇌의 양쪽 반구가 다양한 계열의 기능 중 비대칭적 여러 측면을 제어하며 양쪽 반구가 서로 다른 활성화 수준에서 기능할 수 있다고 간주한다. 각 반구가 기능을 발휘하는 수준이 의존성을 보이는 각 반구의 중심통합상태를 상당 정도까지 결정하는 요인은 각 반구가 말초로부터 받아들이는 들신경 자극 그리고 영양소와 산소공급 등이다. 들신경 자극은 뇌줄기와 시상을 거치면서 동기화되며, 뇌줄기와 시상 자체도 비대칭 구조물이고 각각의 같은쪽 겉질에 의해 간접적으로 조정된다(Savic 등 1994).

전통적으로 반구성 개념은 언어와 시각공간자극 처리에 대해 적용되었다. 오늘날 반구성 개념은 접근행동 혹은 회피행동, 진행 중 활동의 유지 혹은 중단, 행동의 긴장성 측면 혹은 위상성 측면, 긍정적 감정가치와 부정적 감정가치, 자율신경계의 비대칭적 제어, 감각 지각의 비대칭적 조정, 인지·주의력·학습·감정 과정 등을 다루는 더욱 정교한 이론으로 발전했다(Davidson & Hugdahl 1995).

겉질 반구만 왼쪽 구조물과 오른쪽 구조물로 된 것은 아니다. 시상, 편도핵, 해마, 꼬리핵, 바닥핵, 흑색질, 적색핵, 소뇌, 뇌줄기 핵, 말초신경계 등이 모두 양쪽 구조물에 해당하며 비대칭적으로 기능할 가능성을 안고 있다.

반구성은 척추를 비롯한 인체 여러 주요 계통의 기능이상을 초래할 수 있다. 다음은 반구성의 일부 척추징후이다.

- 아탈구(subluxation, 부분탈구)
- 척추 강직 — 폄근 긴장도 상승
- 척추증
- 선천 척추 위약 — 자세 긴장도 저하
- 목뼈와 허리뼈에서 앞뒤방향 곡선의 감소
- 등뼈에서 앞뒤방향 곡선의 증가
- 시상면과 관상면에서 체위동요 증가
- 골반바닥 위약

발생학적 상동관계

Embryological homological relationships

기능신경학을 임상적용할 때에는 동시에 태어난 여러 신경세포 사이의 발생학적 상동관계(embryological homological relationship)를 고려해야 할 경우가 많다.

발생학적 상동기관이라는 용어는 발달과정의 세포분화기에서 동시에 태어난 여러 신경세포 사이에 존재하는 기능적 관련성을 기술할 때 사용된다. 신경축 뇌실의 길이 방향을 따라 동시에 태어난 이들 여러 세포는 발달하면서 서로 연접접촉을 유지하며 그 중 많은 수는 기능적으로 성숙한 상태에서도 남아 있다. 이동한 후에도 여전히 기능적으로 연결된 여러 세포의 코호트는 세포유형이나 위치로는 관련이 없을지라도 문턱값에 이를 때 하나의 기능적 단위로서 발화할 수 있는 신경세포 집단이 된다. 관절동작과 근육수축을 검출하는 뒤뿌리신경절 세포 그리고 관절과 근육 쪽으로의 혈류를 제어하는 교감신경절 연접이후 신경세포는 이 개념을 잘 보여준다. 기능적으로 하나의 상동기둥으로서 활동하는 뇌줄기의 3번, 4번, 6번, 12번 뇌신경 운동기둥이 다른 사례에 해당한다. 발생학적으로 동일한 조직으로부터 발달하는, 신경축상 여러 기능영역에도 이 개념이 적용된다. 동일한 발생학적 조직으로부터 발달한 신경세포 계통은 대개 전 생애에 걸쳐 상호 연결을 유지한다. 예를 들어, 중간뇌는 신경축 중 미분화 상태에서 발달하는 영역이며 기능적 구조물은 모두 발생학적 상동기관으로 간주되기 때문에 전 생애에 걸쳐 상호 연결이 유지될 것으로 예상된다. 즉 적색핵, 흑색질, 눈돌림신경핵, 에딩거-베스트팔핵, 그물신경세포 등 중간뇌의 여러 구조물은 모두 긴밀한 기능적 연관성을 유지할 것이라는 뜻이다. 실제로 그러하다. 이 개념으로부터 나오는 또 하나의 개념은 동일한 조직으로부터 발달하는 여러 신경계통은 모두 더 분화된 이후에도 긴밀한 상호 접촉을 유지한다는 점이다. 예를 들어, 겉질과 시상은 앞뇌로부터 발달하고 각각 끝뇌와 사이뇌로 더 분화되지만 발생학적 상동기관으로 간주된다. 이들 두 구조물은 실제로 전 생애에 걸쳐 상호 연결을 유지한다. 마름뇌로부터 발달하는 구조물인 소뇌, 다리뇌, 뇌줄기 등도 이 사례에 해당한다.

신경계에서 신경생리적 흥분과 억제

Neurophysiological excitation and inhibition in neural systems

신경세포를 흥분시키면 신경세포 막전위가 문턱값 쪽으로 가까이 이동하며 활동전위를 발생시킬 확률이 높아진다.

신경세포를 억제시키면 신경세포 막전위가 문턱 전위로부터 멀어지는 쪽으로 이동하며 신경세포로부터 활동전위가 생길 확률이 낮아진다. 동일한 개념이 신경세포 계통에도 적용된다. 하지만 신경세포 계통에서는 여러 요소가 통합되어 해당 계통의 최종 출력으로 이어진다.

신경세포 계통의 요소에는 입력자극, 일련의 여러 통합 단계, 출력 등이 있다(Williams & Warwick 1980).

입력자극, 출력, 통합 과정의 여러 단계 등은 흥분성이거나 억제성 특성을 보일 수 있다(그림 1.6).

말초신경계 일차들신경세포로부터 들어오는 입력의 사실상 모든 경우와 겉질 출력의 대부분은 흥분성 특성을 보인다. 통합기, 즉 중추신경계 쪽으로 향하는 입력과 통합기로부터의 출력을 조정하기 위해 신경계에서는 복합적인 사이신경세포 억제 전략을 활용한다.

신경계에서 활용하는 이러한 억제전략의 몇 가지 사례를 살펴보면 직접 억제, 앞먹임 억제, 되먹임 억제, 탈억제, 되먹임 탈억제, 가쪽 억제, 주위억제 등이 있다.

직접억제에서는 표적 신경세포에 대해 과다분극 자극이 가해지며 그 결과 표적 신경세포가 문턱 전위에 도달해 활동전위가 발화될 단위 자극당 확률이 감소한다(그림 1.7).

앞먹임 억제에서는 어떤 경로에 대해 억제사이신경세포 연결을 통해 해당 경로의 다음 신경세포가 상대적 과다분극 상태로 되며 그 결과 해당 경로의 출력 활성화 확률이 감소한다(그림 1.8).

되먹임 억제에서는 억제사이신경세포가 자신이 그쪽으로 투사하는 신경세포로부터 자극을 받으며 따라서 역시 해당 신경세포를 억제시킨다(그림 1.9).

탈억제(disinhibition), 즉 억제의 억제에서는 두 개의 억제사이신경세포가 서로 연속해 연결되기 때문에 첫째 신경세포가 자극받으면 둘째 신경세포가 억제되고, 이어서 표적세포에 대한 둘째 사이신경세포의 억제성 출력이 감소한다. 탈억제의 전반적인 효과는 단위 자극당 효과기에서 문턱 전위에 도달할 확률 상승이다(그림 1.10).

되먹임 탈억제에서는 일련의 억제사이신경세포가 투사하는 쪽의 신경세포로부터 원래의 자극을 받는다. 하지만 이 경우 순 결과는 단위자극당 표적 신경세포가 문턱값에 도달할 확률의 상승이다(그림 1.11).

이 개념이 잘 나타난 경우로서 신경축 중 겉질줄무늬체-바닥핵-시상겉질 신경세포투사계통을 살펴볼 것이다(상세한 내용은 11장 참조).

선택성 피라미드 출력 신경세포는 겉질의 광범위한 여러 영역에 위치하며 새줄무늬체(꼬리핵과 조가비핵) 쪽으로 겉질줄무늬체 투사계통을 거쳐 투사된다. 겉질 신경세포는 꼬리핵과 조가비핵 신경세포에 대해 기본특성상 흥분성이다. 꼬리핵과 조가비핵 신경세포는 창백핵의 두 영역인 안쪽창백핵과 가쪽창백핵 신경세포 쪽으로 투사되며 기본특성상

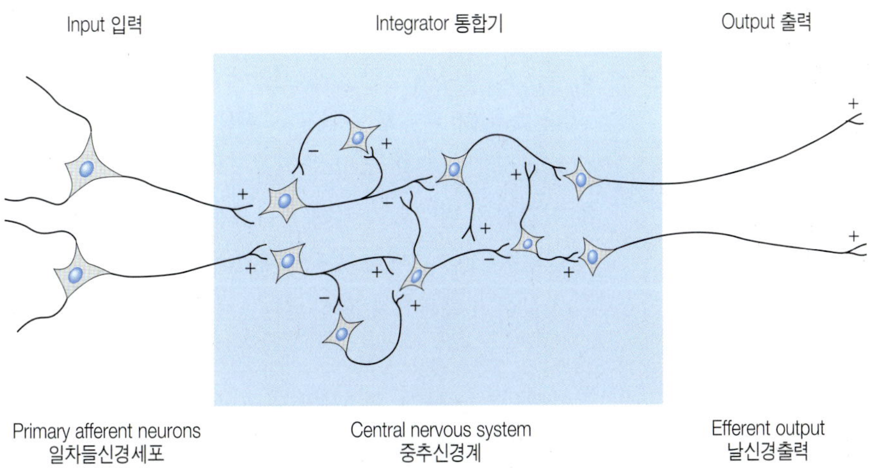

그림 1.6 신경계의 '통합과 발화' 모형. 일차들신경세포로부터 감각입력이 신경계 쪽으로 공급된다. 이어서 중추신경계 신경세포에 의해 감각입력이 통합되고 조정되며, 이어서 처음에 받았던 감각입력에 대한 반응으로 중추신경계로부터 적절한 날신경, 즉 운동 활성화 출력이 만들어진다.

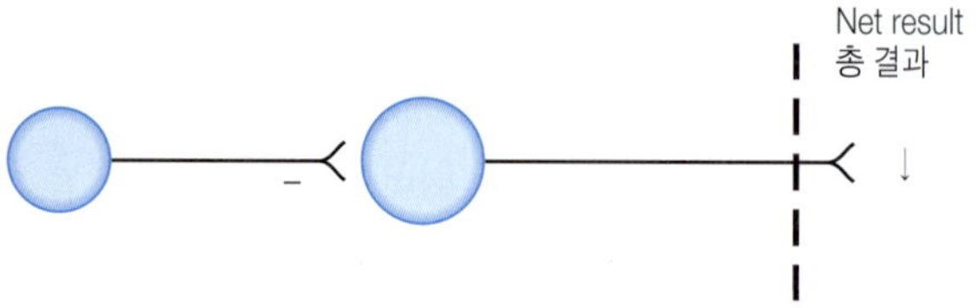

그림 1.7 직접 억제(direct inhibition). 직접억제 과정에서는 사이신경세포 없이 바로 상류의 신경세포에 의해 하류 신경세포가 억제된다.

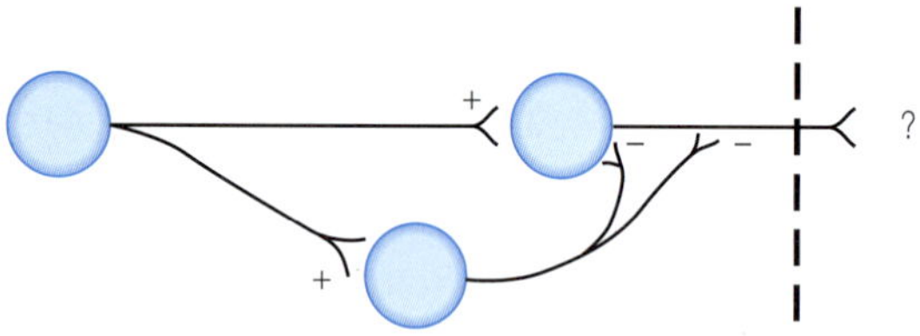

그림 1.8 앞먹임 억제(feedforward inhibition). 앞먹임 억제 과정에서는 표적 신경세포와 함께 억제성 사이신경세포가 활성화되며, 이어서 억제성 사이신경세포가 표적 신경세포를 억제한다.

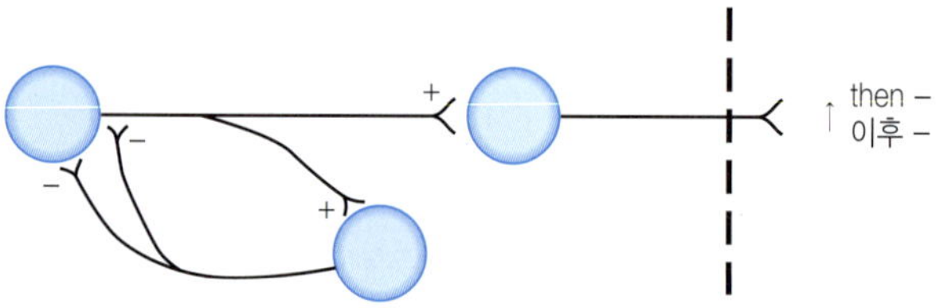

그림 1.9 되먹임 억제(feedback inhibition). 되먹임 억제에서는 하류 신경세포와 함께 억제성 사이신경세포가 활성화되며, 이어서 억제성 사이신경세포가 처음의 자극 신경세포를 억제한다.

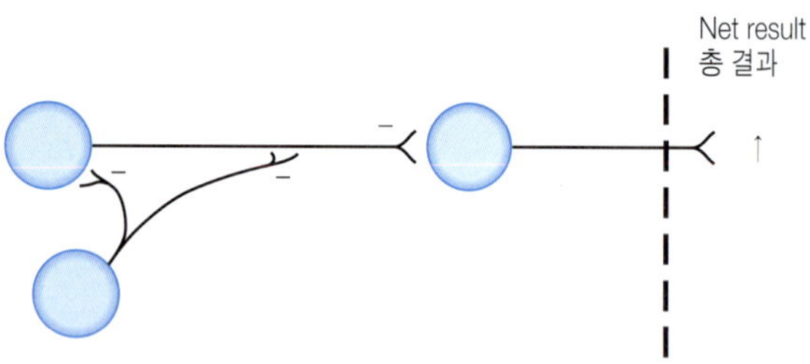

그림 1.10 탈억제(disinhibition). 탈억제에서는 억제성 사이신경세포가 억제된다. 탈억제 과정의 결과는 표적 신경세포의 억제 감소, 즉 표적 신경세포의 발화확률 상승이다.

억제성이다. 예시로서 살펴보기 위해 안쪽창백핵 쪽으로의 투사만을 고려해 보기로 한다. 안쪽창백핵은 바닥핵의 최종 출력핵이며 시상 쪽으로 향한다(더 전반적인 내용은 11장 참조).

안쪽창백핵 신경세포는 시상 신경세포 쪽으로 투사되며 기본특성상 억제성이다.

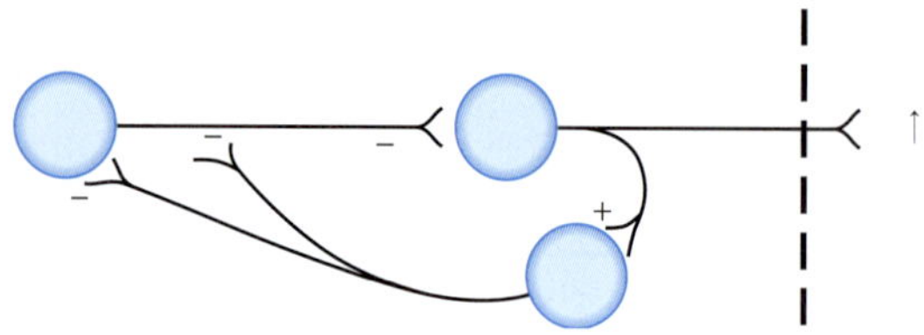

그림 1.11 되먹임 탈억제(feedback disinhibition). 되먹임 탈억제에서 자극받는 억제성 사이신경세포는 이어서 표적세포에 대한 일차 억제성 신경세포에 연접을 형성한다. 이러한 계통의 결과 표적 신경세포에 양성 되먹임 자극이 되는 경향이 있고, 사람에서는 이러한 계통이 드물다.

시상 신경세포는 겉질 신경세포 쪽으로 다시 투사되며 겉질 신경세포에 대해 기본특성상 흥분성이다.

이 계통을 통한 자극흐름을 따라가 보면(그림 1.12) 최종 결과는 시상 탈억제와 시상 신경세포에 의한 겉질 활성화 가능성 상승이라고 말할 수 있다.

신경계의 신경학적 '감아조이기'

Neurological 'wind-up' in a system

신경세포 계통에서 '감아조이기(wind-up)' 현상이 일어나는 경우가 있는데, 그 결과 과다흥분 상태의 활성이 생기게 된다. 이것이 대개 바람직하지 못한 까닭은 단위 입력당 신경세포 계통으로부터의 출력이 부적절해질 것이기 때문이다. 또한 만성 감아조이기로 인해 다음과 같은 여러 가지 방식으로 개별 신경세포나 전체 계통이 손상될 수 있다.

1. 글루탐산염 N-메틸-D-아스파르테이트(NMDA) 수용체의 과활성화로 인해 세포내 칼슘 이온 농도가 상승해 신경세포 흥분독성이 생길 수 있다.
2. 무산소 에너지 생산 경로 때문에 자유라디칼이 형성되어 막과 막 수용체 구조물을 손상시키고 혹은 DNA 돌연변이를 일으킬 수 있다.
3. 신경경유 변성으로 인해 과다흥분성에 따라 요구량이 상승한 것을 지탱하기에는 세포내 단백질과 에너지 저장량이 부족해질 수 있다.

감아조이기는 대개 신경세포 혹은 신경세포 계통이 흥분성 자극을 너무 많이 받는 경우 혹은 정상 수준 긴장성 억제

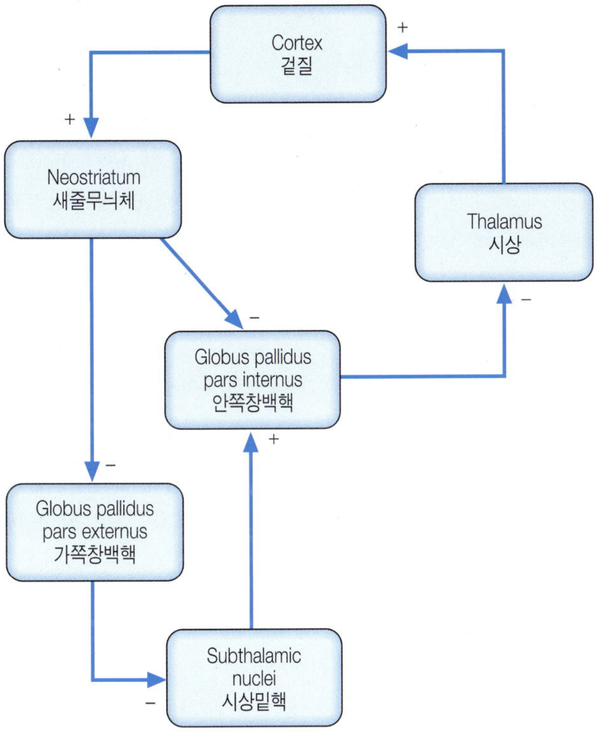

그림 1.12 바닥핵(basal ganglia)의 직접 기능경로와 간접 기능경로. 바닥핵 쪽으로의 입력은 겉질로부터 새줄무늬체를 거쳐 온다. 새줄무늬체로부터의 출력은 창백핵의 두 곳, 즉 안쪽창백핵(GPi)과 가쪽창백핵(GPe) 쪽으로 향한다. 새줄무늬체로부터 받는 자극은 안쪽창백핵과 가쪽창백핵 모두에 대해 억제성이다. 직접경로에 해당하는 것은 새줄무늬체로부터 안쪽창백핵 쪽으로의 투사, 안쪽창백핵으로부터 시상 쪽으로의 투사, 시상으로부터 겉질 쪽으로의 투사 등이다. 직접경로의 결과 시상에 대한 안쪽창백핵의 억제성 출력이 억제된다(억제의 억제). 그 결과 나타나는 동기화 양상은 탈억제, 즉 시상 신경세포의 발화확률 상승이다. 간접경로에 해당하는 것은 새줄무늬체로부터 가쪽창백핵 쪽으로의 투사, 가쪽창백핵으로부터 시상밑핵 쪽으로의 투사, 시상밑핵으로부터 안쪽창백핵 쪽으로의 투사, 안쪽창백핵으로부터 시상 쪽으로의 투사, 시상으로부터 겉질 쪽으로의 투사 등이다. 새줄무늬체로부터 가쪽창백핵 쪽으로의 투사는 가쪽창백핵에 대해 억제성이다. 가쪽창백핵으로부터 시상밑핵 쪽으로의 투사는 시상밑핵에 대해 억제성이다. 시상밑핵으로부터 안쪽창백핵 쪽으로의 투사는 흥분성이며, 안쪽창백핵으로부터 시상 쪽으로의 투사는 억제성이다. 간접경로 자극의 최종 결과인 동기화 기전은 시상 신경세포에 대한 억제 상승이며, 이어서 이것은 시상 신경세포로부터 겉질 쪽으로 들어가는 활성화 입력 저하를 초래한다. 요약하면, 직접경로 자극은 겉질 자극 상승을 초래하고 간접경로 자극은 겉질 자극 저하를 초래한다. 직접경로와 간접경로의 생리적 영향에 대해 이후에 더 자세히 논의할 것이다.

의 기능불량으로 인해 발생한다. 다음 사례는 이 개념을 잘 보여줄 것이다.

시상 속 신경세포가 긴장성으로 발생시키는 선천성 흥분 전위는 겉질 쪽으로 투사되며 겉질 신경세포의 흥분을 일으킨다. 정상 상황에서는 이러한 긴장성 흥분이 바닥핵 회로 안쪽창백핵(GPi)의 억제성 출력을 거쳐 조절된다. 하지만 흑색질 치밀부로부터의 억제가 상실되어 나타날 수 있는 새줄무늬체 출력의 상승과 같은 어떤 경우에는 창백핵이 새줄무늬체로부터 받는 억제성 입력이 상승한다. 이렇게 안쪽창백핵 쪽으로의 억제가 상승하면 시상이 안쪽창백핵으로부터 받는 억제가 감소한다. 그 결과 시상으로부터 겉질 쪽으로 향하는 선천성 긴장성 흥분이 상승하고, 이어서 겉질 신경세포의 과다흥분을 초래한다. 본 예에는 억제의 억제로 인해 신경세포 계통의 과다흥분이 초래되는 가정이 잘 보인다. 억제의 억제라는 개념은 다중양식 통합계통에서 생기는 여러 증상을 이해하는 데에 임상적으로 매우 중요하며 임상 실제에서 관찰하게 되는 경우가 많다.

제거병소와 생리적 기능이상 병소

Ablative and physiological dysfunctional lesions

제거병소(ablative lesion)는 신경조직이 사멸되거나 파괴되는 병소이다. 이런 유형의 병소가 흔히 나타나는 원인인 혈관성 뇌졸중에서는 조직이 치명적인 수준의 저산소증이나 무산소증 상태에 놓이고 그 결과 사멸한다. 머리 외상이나 채찍질 손상의 '타격 역타격' 손상과 같은 간접 외상 혹은 직접 외상 역시 조직이나 기능이 제거되는 결과를 초래할 수 있다. 손상 조직을 치환하는 과정은 일부 일어난다 하더라도 대개 매우 느리게 진행되며, 기능 회복 여부는 신경경로가 새로운 길을 마련하거나 새로운 연접연결이 다시 자라나는 것에 달려 있다.

생리적 병소(physiological lesion)는 기능적 병소이며 신경세포 계통의 과자극, 지나친 억제, 지나친 탈억제, 저자극 등으로 인해 생긴다. 이러한 기능적 병소의 교정 여부는 해당 계통에 대한 정상 수준의 활성화 자극을 회복하는 것에 달려 있다. 결과는 대개 비교적 빨리 나타나며 일부 증례에서는 거의 즉시 나타나기도 한다.

이러한 두 가지 유형의 병소는 증상표현이 매우 비슷하기도 하기 때문에 제거병소 가능성을 배제해야만 생리적 병소 진단을 내릴 수 있다.

예를 들어, *헌팅톤병(Huntington's disease)*에서는 새줄무늬체 신경세포가 변성된다. 변성이 더욱 뚜렷해 보이는 곳은 간접경로의 새걷질 출력 신경세포이다. 그 결과 가쪽 창백핵(GPe) 탈억제가 초래되고 이로 인해 시상밑핵 과억제가 생긴다. 시상밑핵의 기능적 과억제로 인해 시상밑핵에 대해 제거병소와 비슷한 상황이 초래되고 그 결과 운동과다성 운동장애가 생긴다. 이 경우 새줄무늬체 신경세포에 실제 변성이 일어났지만 그 결과 신경세포 계통의 과억제라는 생리적 기능상태가 초래되었기 때문에 순수한 생리적 병소는 아니다.

기본기능 투사계통

Fundamental functional projection systems

지금까지 논의한 신경생리학적 개념을 임상현장에 적용하려면 신경축의 광범위한 여러 영역에서 활성을 조정하기 위해 겉질에서 활용되는 기본기능 투사계통의 몇 가지 기초적 내용을 이해해야 한다.

겉질 출력 축삭의 약 90%는 신경축의 조정에 관계된다. 겉질 출력 축삭의 약 10%가 운동제어에 관계되며 겉질척수로를 형성한다.

신경축 조정 역할을 담당하는 90%의 출력 중 약 10%는 중간뇌 그물체(MRF) 쪽을 향해 양쪽성으로 투사되고, 90%는 다리뇌숨뇌 그물체(PMRF) 쪽을 향해 같은쪽으로 투사된다. 중간뇌 그물체와 다리뇌숨뇌 그물체 쪽으로 향하는 겉질 투사는 기본특성상 흥분성이다. 중간뇌 그물체 신경세포와 다리뇌숨뇌 그물체 신경세포 일부는 양측성으로 투사되어 T1에서 L2 척수 수준 척수 회색질의 중간가쪽(intermediolateral, IML) 세포기둥 신경세포를 흥분시킨다. 하지만 다리뇌숨뇌 그물체의 대부분은 같은쪽 특성을 유지한다(그림 1.13)(Nyberg-Hansen 1965). 중간가쪽(IML) 세포기둥은 교감신경계의 연접이전 출력 신경세포를 형성하며, 부교감신경계의 출력 신경세포를 형성하는 엉치척수 구역 신경세포 쪽으로 투사되어 이를 억제한다.

기능계통을 통한 자극의 흐름을 따라가 보면 높은 수준의 겉질 출력의 결과 높은 수준의 다리뇌숨뇌 그물체 출력에 이르고, 이로 인해 중간가쪽(IML) 세포기둥이 강하게 억제되며, 이어서 이로 인해 엉치 부교감신경 출력이 탈억제되는 것을 알 수 있다. 중간뇌 그물체의 양쪽성 흥분성 출력은 겉질로부터 다리뇌숨뇌 그물체 쪽으로 향하는 강력한 자극의 그늘 속으로 가려진다(그림 1.14).

임상적으로 겉질출력 비대칭(반구성)이 가져올 수 있는 잠재적인 충격을 더 살펴보기 위해 몸 한쪽에 대한 교감신경계와 부교감신경계 활성수준에 대한 겉질출력 비대칭의 효과를 생각해 보자. 뇌로의 연료전달(교감신경계) 그리고 나머지 몸 전체에 걸친 교감신경계와 부교감신경계에 대한 흥분성 영향과 억제성 영향의 통합 등이 반영되기 때문에 자율신경계 비대칭은 겉질 비대칭의 중요한 지표이다.

다리뇌숨뇌 그물체는 중간가쪽(IML) 신경세포에 대한 조정 외에 다른 조정작용도 한다. 다리뇌숨뇌의 조절적 상호작용에는 모두 임상적으로 관련성을 지니며 다음과 같은 것들이 있다.

1. 같은쪽 통증 억제
2. 근육 긴장도에 대해 촉진작용을 하는 같은쪽 앞뿔세포(ventral horn cell, VHC) 쪽으로 투사되는 억제사이신경세포의 억제. 이것은 위에서 말한 신경축상 억제에 해당하는 사례이다.
3. T6 위 앞근육군과 T6 밑 뒤근육군에 대한 억제

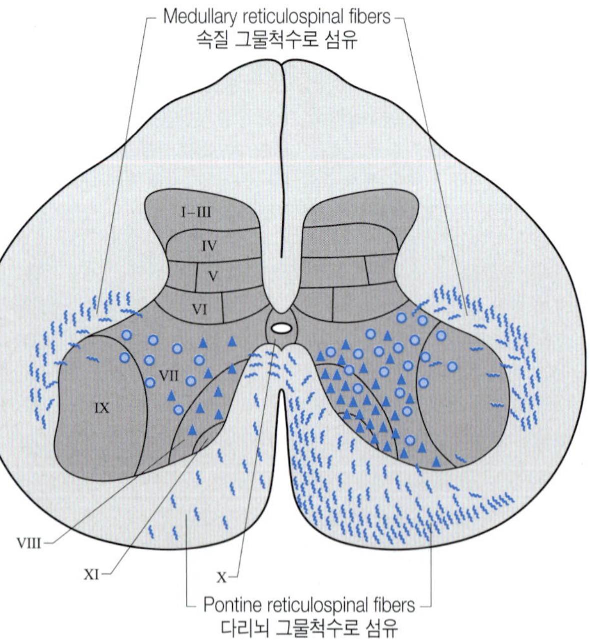

그림 1.13 다리뇌숨뇌 그물척수로(PMRF)의 투사섬유로와 신경세포체의 상대적 분포. 신경세포와 투사섬유 모두 양쪽에 분포하지만 대부분의 신경세포와 투사섬유는 기본적으로 같은쪽에 분포한다.

다음의 여러 현상이 초래될 수 있다는 점을 생각하면 다리뇌숨뇌 그물체의 비대칭 자극으로 인한 임상적 충격이 환자의 증상에 생길 수 있다는 개념이 분명하게 이해될 것이다.

- 다리뇌숨뇌 그물체 자극이 저하된 쪽에 대해 같은쪽의 혹은 전신적인 혈압 상승. 그 결과 몸 오른쪽과 왼쪽의 혈압에 차이가 생긴다.
- 정맥동맥비 상승. 이것은 망막을 진찰할 때 가장 뚜렷이 보인다.

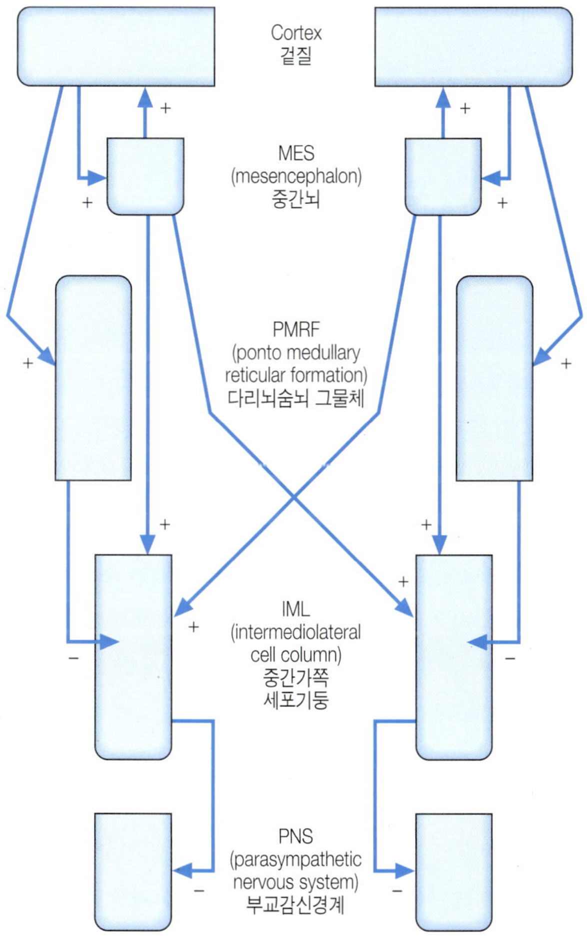

그림 1.14 교감신경계(SNS)와 부교감신경계(PNS) 쪽으로의 겉질 투사에 대한 단순 모형. 본 계통의 모든 출력은 중간뇌(MES)와 다리뇌숨뇌 그물체(PMRF) 모두에 대해 흥분성이다. 하지만 겉질 투사연결의 90%는 다리뇌숨뇌 그물체로 향하고 10%가 중간뇌로 향한다. 중간뇌로부터 중간가쪽(IML) 세포기둥 신경세포 쪽으로 향하는 양쪽성 흥분성 투사연결의 결과 교감신경 신경절이전 신경세포가 흥분한다. 다리뇌숨뇌 그물체로부터 중간가쪽 세포기둥 신경세포 쪽으로 향하는 같은쪽 억제성 투사연결의 결과 교감신경 신경절이전 신경세포가 억제된다. 투사섬유의 분포방식 때문에 겉질 활성화의 결과 같은쪽 중간가쪽(IML) 세포기둥 신경세포, 즉 교감신경계가 억제되며 같은쪽 부교감신경계가 활성화된다. 이러한 기능고리에 대해 이후에 더 자세히 논의할 것이다.

- 전체적으로 혹은 다리뇌숨뇌 그물체 자극이 저하된 쪽에 대해 같은쪽으로 발한 상승
- 전체적으로 혹은 다리뇌숨뇌 그물체 자극이 저하된 쪽에 대해 같은쪽으로 피부온도 저하
- 왼쪽 다리뇌숨뇌 그물체 자극저하 때 부정맥, 오른쪽 다리뇌숨뇌 그물체 자극저하 때 빠른맥 발생
- 다리뇌숨뇌 그물체 자극저하 쪽의 동공 커짐(중간뇌 통합의 저하로 인해서 발생하기도 함)
- 다리뇌숨뇌 그물체 자극저하 쪽에 대해 같은쪽의 통증증후군
- 다리뇌숨뇌 그물체 자극저하 쪽에 대해 같은쪽의 전반적 근육긴장도 저하
- 다리뇌숨뇌 그물체 자극저하 쪽에 대해 같은쪽 팔의 굽힘근 각형성
- 다리뇌숨뇌 그물체 자극저하 쪽에 대해 같은쪽 다리의 폄근 각형성

같은쪽 팔의 굽힘근 각형성과 다리의 폄근 각형성이라는 임상표현은 *피라미드 불완전마비(pyramidal paresis)*라고도 알려져 있으며 겉질기능 비대칭 상태의 많은 환자들에서 임상적으로 중요한 소견이다.

위에서 제시한 기본투사계통(그림 1.14)은 간략하게 소개하는 내용이며, 본 책의 나머지 부분 전체에 걸쳐 더 자세히 논의될 것이다.

신경축상 종축병소 수준

Longitudinal level of a lesion in the neuraxis

신경경로 중 한 지점 혹은 둘 이상의 지점에서 병소가 발생할 수 있다. 대개 환자에 대한 철저한 병력청취와 철저한 신체진찰을 통해 어느 곳 수준에서 병소가 발생했는지 확인하게 된다. 신경경로에서 기능이상 상태는 다음 중 하나나 둘 이상의 지점에서 나타날 수 있다.

- 수용체 수준
- 효과기 수준
- 말초신경의 날신경 축삭과 들신경 축삭
- 척수 수준

- 뇌줄기와 소뇌 수준
- 시상-바닥핵 수준
- 겉질 수준

수용체 수준에서의 병소는 제거병소, 습관화 상태로 인한 병소, 환경자극 저하로 인한 병소 등일 수 있다. 수용체의 민감도가 겉질에 의해 매개되는 경우가 많으며 겉질의 과민성이나 민감저하 상태를 수용체 병소와 혼동할 수 있다. 수용체의 반응 수준은 효과기관의 반응을 통해 측정하는 경우가 많으며 그렇기 때문에 수용체 병소와 효과기 기능이상을 혼동하게 될 수도 있다.

효과기나 종말기관 병소는 기본특성상 기능항진성 혹은 기능저하성일 수 있다. 뼈대근육에서 기능저하성 장애를 일으킬 수 있는 요인은 근육병증, 신경전달물질이나 신경수용체 기능이상, 산화인산화 장애, 불사용 등이다. 기능항진성 장애를 일으킬 수 있는 요인은 대사 불균형이나 이온 불균형 등이다. 앞뿔세포의 탈억제로 인해 종말기관 연축이나 경직과 같은 기능항진 상태가 초래되는 경우도 많다. 이것은 실제로는 척수(겉질척수로 병소) 혹은 척수위(위운동신경세포) 수준의 문제이며 종말기관 기능이상과 혼동될 수 있다.

말초신경 병소는 대개 운동기능과 감각기능 모두 문제된다. 말초신경의 분포는 해부학적으로나 기능적으로 상당히 정확하게 지도화되어 있으며, 이러한 분포지도를 활용해서 특정 말초신경 기능이상의 위치를 확인할 수 있다. 말초신경이 문제되면 근육과 같은 종말기관에서 특정한 형태의 활성(이완마비)이나 신경학적으로 유도된 위축(근육 소모)이 보이는 경우가 많다.

척수 병소는 척수에서 문제된 특정 영역에 따라 감각증상과 운동증상이 해리되어 표현될 수 있다. 뒤기둥 병소와 고유감각 소실과 같이 특정 경로의 병소에서 고전적인 증상이 나타나기도 하고 뒤가쪽 숨뇌 경색과 Wallenberg 증후군처럼 척수의 특정 영역이 문제된 환자에서 명확하게 정의된 증후군의 고전적 증상이 나타나기도 한다.

뇌줄기 기능이상을 동반하는 자율신경기능이상이나 인지기능 변화와 소뇌 변성의 경우처럼 뇌줄기와 소뇌 병소로 인해 겉보기에 무관해 보이는 여러 증상이 광범위하게 나타나는 경우가 많다. 상류 신경세포 계통과 하류 신경세포 계통이 모두 문제가 되고 기능변화를 수반하므로 뇌줄기와 소뇌는 가장 도전적인 병소 수준의 하나라 할 수 있을 것이다.

바닥핵과 시상 수준의 병소는 대개 통증장애와 같은 감각수용 장애와 운동장애를 초래한다. 바닥핵 장애는 다양한 인지기능장애와도 관련된다고 논의되었다.

겉질 수준 병소는 신경축의 어느 수준에서든 기능이상을 나타낼 수 있으며 그렇기 때문에 한 지점을 지목하기 매우 어려운 경우가 많다. 모든 겉질 기능까지는 아니더라도 겉질 기능의 많은 부분은 겉질의 넓은 여러 영역에 걸쳐 고도로 통합되어 있으며 이것 역시 특정 신경세포 회로를 지목하기 어려운 이유이다.

직접 직선성과 특이점 개념

The concepts of direct linearity and singularity

신경축에서는 단일연접 중계와 다연접 중계 등 여러 유형의 연접연결이 활용된다.

두 구조물 사이에 단일연접 연결이 존재한다면 문제된 두 구조물이 서로 기능적으로 중요한 관계라는 점을 시사한다. 다연접 연결 역시 중요하겠으나 그렇게 잘 파악되지 않았다. 예를 들어, 시상하부와 중간가쪽(IML) 부위 신경절이전 교감신경세포 사이의 단일연접 연결을 보면 교감신경계 출력과 시상하부 중심통합상태(CIS) 사이에 중요한 기능적 관계가 존재할 것으로 생각된다.

특이점(singularity) 영역이라는 신경세포 회로나 신경세포 계통은 그 활성을 조절할 수 있는 입력경로가 하나 혹은 매우 적은 수이다. 예를 들어, 창백핵은 새줄무늬체 신경세포로부터 나가는 투사연결을 거쳐야만 접근 가능하기 때문에 임상적으로 영향을 가하기 매우 어려운 신경축 부위인 반면, 척수 앞뿔신경세포는 여러 가지 다른 경로를 조절함으로써 영향을 가할 수 있다.

생리적 '맹점'을 통한 겉질 활성화 측정

The physiological 'blind spot' as a measure of cortical activation

시각영상은 눈 수정체를 지나면서 거꾸로 되고 뒤집힌 상태로 망막에 영상을 형성한다. 위 시야로부터 들어온 영상은 아래 망막 쪽으로 투사되고 아래 시야로부터 온 영상은 위 망막 쪽으로 투사된다. 왼쪽 시야는 두 눈 각각의 오른쪽 반쪽망막 쪽으로 투사되어 왼쪽 눈에서 오른쪽인 코쪽 반쪽망막과 오른쪽 눈에서 귀쪽 반쪽망막이 영상을 받는다. 중심 영상, 즉 시야 초점이 도달하는 망막 오목은 망막에서 망막세포가 가장 치밀하게 분포하는 곳이며 그렇기 때문에 시력이 가장 우수한 곳이다. 오목(fovea)이 받아들이게 되는 영상은 전체 시야의 중심 1~2° 정도이지만 시각신경 축삭의 약 50%에 해당하고 시각겉질 신경세포의 약 50%를 향해 투사된다. 오목 주변 부위는 황반(macula)에 해당되며 비교적 시력이 높은 곳이다. 시각신경유두(optic disc)는 각 망막에서 안쪽, 즉 코쪽으로 약 15° 지점에 위치하며 망막세포 축삭이 모여 망막을 벗어나면서 시각신경을 형성하는 곳이다. 이 부위가 기능적으로 중요하기는 하지만 광수용체가 없다. 그렇기 때문에 각 눈에는 중심 주시점으로부터 귀쪽 약 15° 부위에 맹점(blind spot)이 생긴다. 양쪽 눈이 기능을 하고 열려 있고 중심 주시점에 초점을 맞춘 상태에서는 맹점이 겹치지 않으며 그렇기 때문에 모든 시야가 겉질에 표현되고 사람은 시각 경험 속에서 맹점을 인식하지 못한다. 뒤통수엽 일차시각영역인 시각 줄무늬겉질 영역에는 맹점과 한눈초승달(monocular crescent)이 표현되고 둘 다 귀쪽 시야에 해당되며 교대독립 눈우세기둥이 들어 있지 않다. 즉 이들 영역은 한쪽 눈으로부터만 정보를 받아들인다는 뜻이다. 그쪽 눈을 감으면 망막 수용체 활성화가 없기 때문에 열린 눈의 맹점이 표현되는 영역이 활성화되지 않게 된다.

한쪽 눈을 감으면 이제 시야에는 시각입력이 표현되지 않는 영역이 생기며 맹점 부위에 아무것도 보이지 않는 것이 분명해질 것으로 예상된다. 하지만 이런 일은 일어나지 않는다. 맹점 영역에 해당하는 겉질 신경세포는 분명히 맹점이 존재하지 않는다는 착각을 만드는 다른 신경세포로부터 자극을 받아들인다. 이것이 실제 일어나는 일이며 시각 줄무늬겉질에 위치한 일련의 수평투사 신경세포를 통해 주변 초기둥이 서로 활성화시키는 과정을 통해 이루어진다. 이들 초기둥 사이의 수평연결에 의해 지각완성, 즉 '메우기'가 일어난다(Gilbert & Wiesel 1989, McGuire 등 1991).

즉 맹점이 꼭 한눈 현상인 것은 아니며 주변 신경세포로부터 오는 수평 연결의 발화빈도(FOF)에 따라 달라진다. 주변 신경세포를 활성화시키는 수용체와 경로는 어느 쪽 눈에서든 나올 수 있다.

지각완성(perceptual completion)이란 시각수용체가 없는 곳에 해당하는 시야를 뇌가 메우는 작용을 말한다. 지각완성은 일상생활 중에 왜 우리가 맹점을 인식하지 못하는지를 설명해 준다. 맹점의 크기와 모양은 4장에서 설명한 간단한 방법을 활용해 지도화할 수 있다.

맹점의 크기와 모양은 지각완성이 일어나도록 자극을 제공하는 겉질 수평신경세포의 중심통합상태(CIS)에 따라 상당 부분 달라진다. 수평신경세포의 통합상태를 상당 부분 결정하는 것은 전체 줄무늬겉질 신경세포의 활성 수준이다. 줄무늬겉질 신경세포의 중심통합상태(CIS)에 여러 인자가 영향을 끼칠 수 있으나 주요 자극원은 가쪽무릎핵(LGN) 상호 시상겉질 시각부챗살 경로를 거쳐 시상겉질 활성화로부터 온다. 가쪽무릎핵(LGN)에 도달하는 투사연결의 10~20% 정도만이 망막에서 직접 온다. 나머지 투사경로는 뇌줄기 그물체, 시상베개 그리고 줄무늬체로부터의 상호 투사로부터 온다.

이상의 내용에서 분명히 보이듯이 가쪽무릎핵에 도달하는 투사섬유는 대부분 망막세포로부터 온 것이 아니다. 이로부터 보면 가쪽무릎핵이 일종의 다중양식 감각통합 수렴점으로서 기능하고 이어서 줄무늬겉질 신경세포가 적절하게 활성화된다. 가쪽무릎핵이 활성화되는 정도는 시간적으로 그리고 공간적으로 여기로 수용되는 모든 다중양식 투사연결의 활성수준에 따라 달라진다.

1997년 Frederick Carrick 교수의 발견에 따르면 시상 쪽으로의 들신경 입력을 비대칭적으로 교대시키면 그 결과 각 눈의 맹점 크기에 대한 효과가 비대칭적이었다. 들신경 자극이 상승한 쪽에서는 맹점이 감소하는 것으로 확인되었다. 이것은 시상에서의 다중양식 감각통합 때문에 일어난 시상겉질 활성화로 인해 반대쪽 뇌기능이 상승했기 때문으로 생각되었다.

Carrick 교수가 연구 시 활용한 자극 방법은 위목뼈에 대한 도수교정이었으며, 위목뼈 도수교정은 시각 줄무늬겉질로 투사되는 뇌줄기와 시상 영역 다중양식 신경세포의 발화빈도(FOF)를 증가시킨다고 알려져 있다. 이곳의 상호연결에 의해 시각겉질 신경세포의 활성화 문턱값이 낮아진다. 시각겉질 신경세포의 발화 문턱값이 떨어지는 기전을 통해 도수교정의 결과 맹점이 작아지게 되었던 까닭은 기하학적으로 항구적인 맹점에 해당하는 구역 주변 영역이 반대쪽 시각신경유두에 바로 인접한 곳의 수용체 활성화에 반응하고 문턱값에 도달하기 쉽게 되었기 때문이다. 또한 맹점의 크기와 모양은 시각신경유두 인접 수용체와 연관된 신경세포의 활성화 정도와 연관성을 보인다. 시각신경유두 주위의 수용체는 시각신경유두를 통해 빠져나가는 시각신경을 형성하는 신경세포의 밑에 위치한다. 그래서 위를 지나는 섬유를 거쳐 빛이 통과할 때의 간섭 때문에 시각신경유두 인접 수용체 전위의 크기도 감소될 수 있으며 비록 발달과정에서 말이집 코팅이 없어진 상태일 것이기는 해도 그렇다. 이렇지 않다면 간섭이 훨씬 컸을 것이다. 간섭의 결과 수용체 전위의 크기가 감소하고 이어서 대응되는 일차 들신경의 발화빈도(FOF)가 감소되는 결과가 초래된다. 이 때문에 생리적 맹점은 맹점의 해부학적 진정한 크기보다 더 클 수 있다.

겉질의 중심통합상태(CIS)를 유지한다고 알려진 소뇌시상겉질 고리의 발화빈도(FOF)는 시상으로 수용되는 몸감각 수용체 전위의 크기에 따라 영향을 받기 때문에 맹점의 크기와 모양을 겉질과 시상 여러 영역의 중심통합상태(CIS)를 측정하는 지표로 활용할 수 있다는 개념에 이르게 되었다.

즉 시각 들신경입력의 발화 상태가 일정한 경우 근육신장이나 관절 기계수용체 전위에 의해 일차 들신경의 발화빈도가 변화하고 맹점의 겉질 감수영역과 연관된 시각 신경세포에 영향이 미치게 된다. Carrick 교수는 "하나의 수용체 기반 신경계에서 발화빈도가 변하면 다른 여러 환경적 양식과 연접을 공유하는 관계의 신경세포에서 중심통합상태가 반드시 영향을 받고, 그 결과 일반적으로 하나의 양식과 연관된 겉질 신경세포의 발현이 증가하거나 감소한다"는 견해를 제시했다(Carrick 1997).

맹점 크기의 변화를 초래했을 가능성이 있는 어떤 병리적인 혹은 기타 선행원인을 배제하기 전에 맹점의 크기에 임상적 의미를 너무 많이 부여하지 않도록 주의해야 한다. 맹점의 크기는 다음의 요인에 의해 커진다고 알려졌다.

- 다발성 소실성 백반 증후군(MEWDS)
- 급성 황반 시각신경망막병증
- 급성 특발성 맹점 확장 증후군(AIBSE)
- 다초점 맥락막염
- 가성 추정 눈히스토플라스마증
- 유두주위 망막 기능이상
- 전신 혈관병

따라서 검안경 검사는 기능신경학 검진의 중요한 요소이다. 4장에서 살펴본 몇 가지 기타 유용한 검안경 소견은 여러 신경세포 집단의 중심통합상태를 평가할 때 도움이 될 수 있다.

위운동신경세포와 아래운동신경세포

Upper and lower motor neurons

위운동신경세포 집단과 아래운동신경세포 집단 개념은 임상실제에서 병소의 신경축상 위치선정에서 매우 큰 가치를 지닌다. 위운동신경세포는 최종 공통 경로인 운동신경세포 쪽으로 직접 혹은 간접적으로 투사되는 모든 신경세포 집단이다. 아래운동신경세포는 뼈대근육 쪽으로 최종 공통 투사연결을 제공하는 신경세포이다. 이 개념을 잘 보여주는 몇 가지 사례가 있다.

운동겉질 피라미드 신경세포는 겉질척수로를 거쳐 척수의 앞회색질 영역 쪽으로 투사되며 이곳에서 앞뿔세포(VHC)와 연접을 형성한다. 앞뿔신경세포는 뼈대근육 쪽으로 향하는 최종 공통 경로이며 그렇기 때문에 아래운동신경세포에 해당한다. 겉질 신경세포와 겉질척수로 속 투사연결은 위운동신경세포에 해당한다.

뇌신경의 운동출력을 조절하는 겉질 신경세포에도 동일한 개념이 적용된다. 일차운동겉질 신경세포의 투사축삭은 겉질숨뇌로를 거쳐 뇌줄기의 뇌신경 운동핵 쪽으로 향하며 위운동신경세포에 해당한다. 뇌줄기의 뇌신경 운동신경세포는 신경지배를 제공하는 근육 쪽으로 향하는 최종 공통 경로이며 이 계통의 아래운동신경세포에 해당한다.

위운동신경세포와 아래운동신경세포 기능이상은 기능적 효과에서 차이가 나며 임상적으로 중요하다.

아래운동신경세포 병소로 인해 이완성 근육위약, 근육 위축, 근육섬유다발수축, 반사항진 등의 증상이 나타난다. 위운동신경세포 병소로 인해 경직성 근육위약, 반사항진 등의 증상이 나타난다. 겉질척수로의 위운동신경세포 기능이상에서는 대개 바빈스키 징후 혹은 바빈스키 반사라고 하는 고전적인 반사징후가 나타난다. 정상적인 경우라면 발바닥면을 쓸어내렸을 때 발가락 굽힘반사가 생긴다. 겉질척수로 기능이상의 경우 발바닥면을 쓸어내리면 엄지발가락의 '위로 가는' 징후, 즉 폄(신전)과 나머지 발가락의 부채폄 징후가 보인다. 이것을 바빈스키 징후, 양성 혹은 '위로 가는' 발바닥반사가 존재한다고 한다. 위운동신경세포 기능이상의 다른 반사 징후는 4장에서 살펴볼 것이다. 급성기에 처음에는 위운동신경세포 기능이상 징후가 아래운동신경세포 기능이상과 비슷하게 이완성 근육위약과 반사저하를 보일 수 있다. 몇 시간이 지나고 여러 날이 지남에 따라 이러한 징후가 진행성으로 변해 위운동신경세포 기능이상의 진짜 징후가 나온다. 위운동신경세포 기능이상이 장기간 지속되는 경우 문제된 근육이 불사용 때문에 위축되고 아래운동신경세포 문제와 같은 모양을 보일 수 있다.

참고문헌

Alberts, B., Bray, D., Lewis, J., et al., 1994. Energy conversion: mitochondria and chondroplasts in molecular biology of the cell. Garland, New York.

Brock, L.G., Coombs, J.S., Eccles, J.C., 1952. The recording of potential from motor neurones with an intercellular electrode. J. Physiol. 117, 431–460.

Brooks, V.B., 1984. The neural basis of motor control. Oxford University Press, Oxford.

Carrick, F.R., 1997. Changes in brain function after manipulation of the cervical spine. J. Manipulative Physiol. Ther. 20 (8), 529–545.

Connor, J.A., Stevens, C.F., 1971. Prediction of repetitive firing behaviour from voltage clamp data on an isolated neurone soma. J. Physiol. 23, 31–53.

Cragg, B., 1975. The density of synapses and neurons in normal, mentally defective, and aging human brains. Brain 98, 81–90.

Davidson, R.J., Hugdahl, K., 1995. Brain asymmetry. MIT Press, Cambridge, MA/London.

Destexhe, A., Sejnowski, T.J., 2003. Interactions between membrane conductances underlying thalamocortical slow wave oscillations. Physiol. Rev. 83, 1401–1453.

Eccles, J.C., 1951. Interpretation of action potentials evoked in the cerebral cortex. J. Neurophysiol. 3, 449–464.

Falk, D., Hildebolt, C., Cheverud, J., Kohn, L.A.P., Figiel, G., and Vannier, M., 1991. Human cortical asymmetries determined with 3D-MR technology. J. Neurosci. Methods 39 (2), 185–191.

Galaburda, A.M., LeMay, M., Geschwind, N., 1978. Right-left asymmetries in the brain. Science 199, 852–856.

Ganong, W.F., 1983. Excitable tissue: nerve Review of Medical Physiology. Lange Medical, Los Altos, CA.

Geschwind, N., Levitsky, W., 1968. Human brain: Left-right asymmetries in temporal speech regions. Science 161, 186–187.

Gilbert, C.D., Wiesel, T.N., 1989. Columnar specificity of intrinsic horizontal and corticocortical connections in the cat visual cortex. J. Neurosci. 9, 2432–2442.

Huttenlocher, P.R., 1994. Synaptogenesis, synapse elimination, and neural plasticity in human cerebral cortex. In: Nelson, C.A. (Ed.), Threats to Optimal Development: Integrating Biological, Psychological, and Social Risk Factors: The Minnesota Symposia on Child Psychology. L Erlbaum, Mahwah, NJ. pp. 35-54.

Jacobson, M., 1991. Developmental Neurobiology, third ed. Plenum Press, New York/London.

LeMay, M., Culebras, A., 1972. Human brain morphological differences in the hemispheres demonstrable by carotid arteriography. N. Eng. J. Med. 287, 168–170.

McGuire, B.A., Gilbert, C.D., Rivlin, P.K., et al., 1991. Targets of horizontal connections in macaque primary visual cortex. J. Comp. Neurol. 305, 370–392.

Mitchell, P.J., Tjian, R., 1989. Transcriptional regulation in mammalian cells by sequence specific DNA proteins. Science 245, 371–378.

Nyberg-Hansen, R., 1965. Sites and mode of termination of reticulospinal fibers in the cat. An experimental study with silver impregnation methods. J. Comp. Neurol. 124, 74–100.

Savic, I., Pauli, S., Thorell, J.O., Blomqvist, G., 1994. In vivo demonstration of altered benzodiazepine receptor density in patients with generalized epilepsy. J. Neurol. Neurosurg. Psychiatr. 57, 784–797.

Steinmetz, H., Volkmann, J., Jancke, L., Freund, H.J., 1991. Anatomical left-right asymmetry of language-related temporal cortex is different in left-handers and right-handers. Ann. Neurol. 29 (3), 315–319.

Stevens, C.F., 1979. The neuron. Sci. Am. (Sept). 241, 54.

Williams, P.L., Warwick, R., 1980. Some general features of neural organisation. Gray's Anatomy. Churchill Livingstone, Edinburgh. pp. 808–810.

추가 정보

Getting, P.A., 1989. Emerging principals governing the operation of neuronal circuits. Ann. Rev. Neurosci. 12, 185–204.

제 2 장
초기 발생학

Early developmental events

2

생각해 볼 임상증례 Clinical cases for thought

증례 2.1

젊은 한 쌍이 3주 된 남자 아이를 동반하고 진료실을 방문했는데 척추갈림증(spina bifida, 이분척추) 가능성에 대해 염려하고 있었다. 아버지의 말에 의하면 아이가 태어났을 때 의사가 그 부모에게 전하길 아이가 척추갈림증을 보이고 유전성일 가능성이 있다고 했다. 23세인 아버지는 지금까지 임상징후나 증상은 전혀 보이지 않았다.

질문
- 2.1.1 척추갈림증의 여러 유형 그리고 각 경우의 발달 기전에 대해 기술하시오.
- 2.1.2 척추갈림증 위험도가 가장 높은 결정적 발달 시기에 대해 기술하시오.
- 2.1.3 태아에서 척추갈림증 유무를 배제하기 위해 어떤 검사를 할 수 있는가?

서 론

Introduction

신경계의 기능을 생각하는 여러 임상가와 연구자가 신경계 기능이상을 위한 새로운 치료 가능성뿐만 아니라 뇌 기능에 대한 통찰을 제공하는 하나의 창문으로서 뇌와 신경계의 발달에 대해 더욱 주의를 집중하고 있다. 뇌의 발달이상 관련 기능이상의 범위는 겉질기능의 가벼운 저하로부터 영아자폐증, 정신분열병과 같은 심각한 정신장애에까지 이른다. 사람에게서 뇌와 신경계는 가장 복잡한 부위이다. 임신으로부터 몇 달 정도 시간이 흐르면 현미경상 하나의 점이던 신경모세포는 이미 수십억 개의 상호연결로 이루어진 복잡한 신경망으로 팽창한 상태가 되어 있다. 더 놀라운 사실은 이 연약한 구조물의 전체 덩어리가 손바닥 속으로 아주 잘 들어갈 정도라는 점이다! 5세가 되면, 사람의 뇌는 성인 무게의 90%에 달하며 겉질에서는 연접 연결이 최대 밀도의 정점에 도달했다가 이미 감소하기 시작한 상태이다. 과거 몇 년 동안 신경발달 관련 몇몇 기전에 대해 알고 이해하게 된 내용이 폭발적으로 증가했으나 이렇게 놀라운 사건이 어떻게 해서 펼쳐지는지에 대한 이야기는 인류의 큰 신비 중 하나이다. 뇌와 신경계는 내인성 기전과 외인성 기전의 상호작용으로부터 영향을 받으며 발달한다는 점을 인식하는 것이 중요하다. 선천적 사전계획 유전자와 화학 형태원(morphogen) 등이 내인성 기전에 해당한다. 발달과정 중 신경계의 환경과 상호작용이 외인성 기전에 해당한다.

신경계의 발달

Development of the nervous system

신경축, 즉 신경계로 발달 예정인 세포의 위치는 배란 후 약 18일째, 늦은 창자배 단계 배아에서 이미 분명할 가능성이 높다. 이 시점에 배아는 약 1.5mm 길이이다(Huttenlocher 2002).

신경계의 고유 발달이 처음 확인되는 시기는 임신 후 약 3주(21일) 시점이며 신경판이 보인다. 신경판은 처음에 탁구라켓 모양이다가 곧 명확한 신경고랑과 그 옆의 신경주름

모양으로 발달한다(그림 2.1). 신경주름은 신경고랑 깊은 곳으로 수축조직에 의해 당겨져 서로 가까워진다. 신경관이 처음 폐쇄될 때 그 벽의 구성은 단일층 신경상피세포이다. 이들 세포 각각이 속(속공간) 경계막과 바깥(바닥) 경계막에 접촉한다. 3주 말에서 4주 초면 주름이 융합되며, 일반적으로 나중에 목 부위 척수가 될 곳에 해당하고 이어서 지퍼처럼 확장되면서 입쪽으로 고유 뇌를 형성하고 꼬리쪽으로 가슴, 허리, 엉치, 꼬리부위 척수를 형성한다(그림 2.2).

신경관은 원래 입쪽과 꼬리쪽에 위치한 신경구멍에 의해 양막공간 쪽으로 개방된 상태이지만 4주 말에는 신경관이 막히면서 신경관의 양쪽 끝이 닫힌다. 입쪽 끝 신경관에서는 원시앞뇌가 두 개의 대뇌반구로 나뉘고 두 개의 가쪽뇌실과 셋째뇌실을 형성한다. 이 시점(32일) 발달단계에서 배아는 약 7mm 길이이다(Behrman & Vaughan 1987). 신경관이 막히고 나면 신경주름 입술을 형성하는 외배엽이 분리되어 신경능선조직을 형성한다(그림 2.3).

신경능선세포로부터 말초신경계와 여러 비 신경조직이 생긴다. 나중에 신경능선세포로부터 형성되는 조직에는 피부 색소세포, 부신 속질세포, 갑상샘 칼시토닌분비세포, 척추옆신경절 신경세포, 5번, 7번, 8번, 9번, 10번 뇌신경 신경절 신경세포 다수, 뒤뿌리신경절 신경세포 등이 있다(Leikola

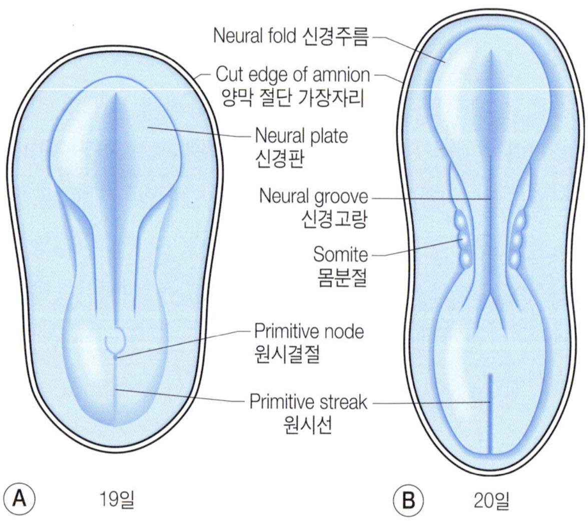

그림 2.1 사람 배아의 19일째(A), 20일째(B) 등쪽면. 발생 19일로부터 20일 시기에 몸분절(somite, 체절) 형성, 신경주름 출현, 신경고랑 깊어짐 등이 빠르게 진행되는 모습이 보인다.

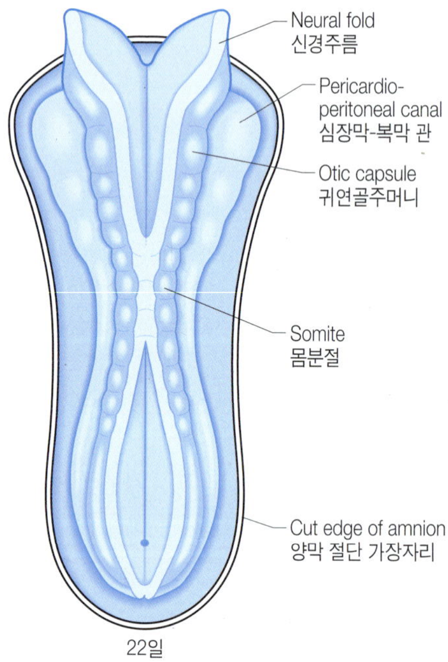

그림 2.2 사람 배아의 22일째 등쪽면. 신경주름이 처음 폐쇄되면서 신경관을 형성하는 것이 보이며, 이것이 꼬리쪽과 등쪽의 두 방향으로 진행해 완전 폐쇄에 이르게 된다. 꼬리쪽에는 양쪽으로 분지된 원시심실이 그리고 양쪽 귀기원판(otic placode)이 출현하는 것 역시 보여야 한다.

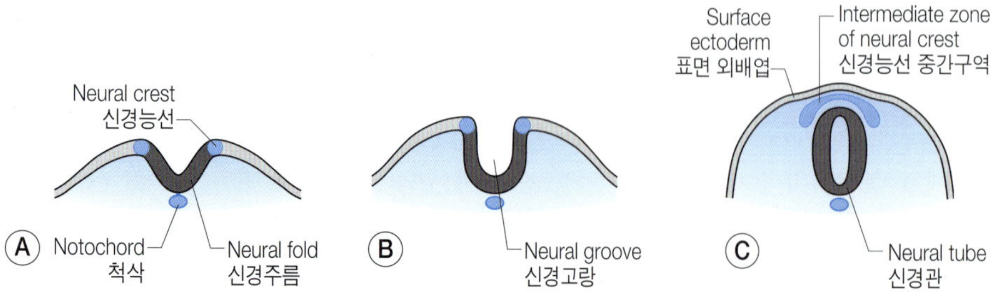

그림 2.3 신경능선 이동과 신경관 형성 진행에 대한 단면도. (A) 신경주름 형성과 신경능선 조직 분화. (B) 신경주름이 깊어져 신경고랑을 형성하고, 신경능선조직이 확장되고 가까워짐. (C) 신경고랑이 폐쇄되어 신경관을 형성함. 신경능선 조직이 신경관으로부터 분리되고 표면 외배엽 조직에 둘러싸인다. 신경능선 조직이 처음으로 중간구역과 연결되었다가 발달과정 진행에 따라 다시 분리된다. 위의 모든 과정에 척삭이 존재하는 것이 보이며 척삭은 나중에 추간판 속질핵(nucleus pulposus, 수핵)이 된다.

1976)(그림 2.4). 신경능선세포는 분산되어 명확한 경로를 따라 목적지로 이동한다. 각 세포의 표현형은 대개 마지막에 위치하게 되는 곳에 따라 결정되는 것으로 보인다(Le Douarin 1982). 예를 들어, 부신속질로 이동할 예정인 세포(노르에피네프린 분비세포)를 콜린성 세포(아세틸콜린 분비세포)가 생기는 곳으로 이식하는 실험이 진행되었다. 이식된 세포는 콜린성 분비 신경세포로 전환되었다(Cowan 1992).

신경관이 계속 성장하고 팽창하면서 외배엽성 기원판이라고 하는 여러 지점에서 표면쪽 외배엽 조직을 자극하게 된다. 이곳의 외배엽성 기원판이 발달해 감각상피와 뇌신경 신경절을 형성한다. 기원판이 발달하는 지점은 후각기원판, 삼차신경기원판, 귀·안뜰 기원판, 얼굴기원판, 미주신경기원판, 혀인두기원판 등으로 다양하다.

초기단계의 발달은 대개 일차 배아 유도과정 의존성이며 이것은 대개 유전자의 조절을 받는다(Williams & Warwick 1980).

육안형태 발달

Gross morphological development

신경관이 형성되고 조금 후에 신경관의 입쪽 끝에서 연속적인 3개의 소수포 모양의 부기가 나타난다. 이들 여러 부기로부터 앞뇌, 중간뇌, 마름뇌 부위 등 3개의 일차뇌포가 형성된다. 3개의 일차뇌포로부터 여러 양상의 주름형성 과정을 거쳐 나중에 성숙한 뇌 구조물이 생긴다. 다음의 과정을 밟

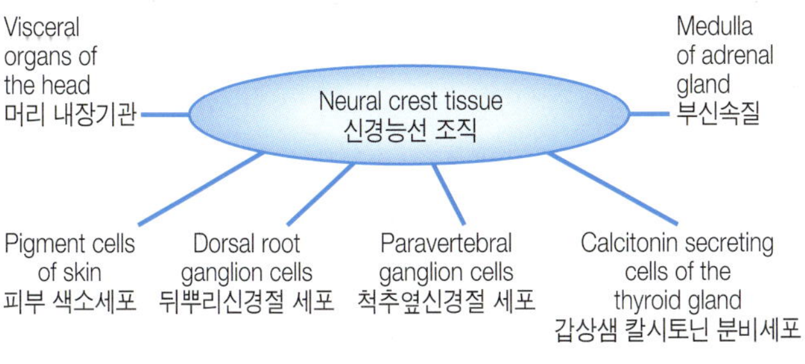

그림 2.4 신경능선 조직에서 기원하는 여러 구조물. 뒤뿌리신경절세포는 머리 및 목 이하에서 받아들이는 모든 감각의 기초를 형성한다. 척추옆신경절 세포는 교감신경계의 신경절이후 카테콜아민성(노르아드레날린) 출력세포의 대부분을 형성한다. 부신속질 세포는 시상하부-뇌하수체-부신 축의 주요 카테콜아민성(아드레날린) 출력을 형성하게 된다. 칼시토닌 호르몬은 혈중 칼슘 농도를 낮춘다. 앞으로 살펴볼 내용처럼 칼슘은 신경세포에서 주요 둘째전령물질이다. 멜라토닌의 분포와 형성이 변하면 신경섬유종증 같은 신경학적 기저 질환을 의미하는 것일 수 있다.

신경축 일차뇌소포의 발생학적 발달

앞뇌(forebrain)·······앞뇌(prosencephalon)··········끝뇌(telencephalon)
사이뇌(diencephalon)

중간뇌(midbrain)····중간뇌(mesencephalon)········중간뇌(mesencephalon)

마름뇌(hindbrain)···마름뇌(rhombencephalon)····숨뇌(myelencephalon)
뒤뇌(metencephalon)

신경축 이차뇌소포의 발생학적 발달

끝뇌(telencephalon)··········대뇌겉질(cerebral cortex)
바닥핵(basal ganglia)

사이뇌(diencephalon)········뇌하수체(pituitary gland)
시상(thalamus)
시상하부(hypothalamus)

중간뇌(mesencephalon)····사구체(corpora quadrigemina)
적색핵(red nucleus)
흑색질(substantia nigra)

뒤뇌(metencephalon)········소뇌(cerebellum)
다리뇌(pons)

숨뇌(myelencephalon)·······숨뇌(medulla oblongata)

그림 2.5 일차뇌소포와 이차뇌소포의 발달

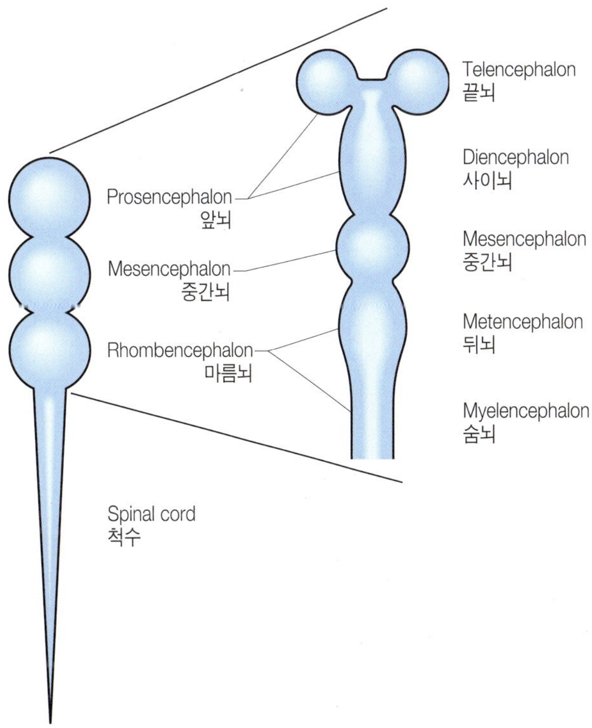

그림 2.6 전구체 일차뇌소포로부터 이차뇌소포의 발달. 앞뇌가 끝뇌와 사이뇌로 분화된다. 중간뇌는 여전히 미분화 중간뇌로서 유지된다. 마름뇌가 숨뇌와 뒤뇌로 분화된다.

으며 3개의 일차뇌포로부터 각각의 성숙한 여러 구조물이 발달한다. 즉 앞뇌 부위가 발달해 끝뇌와 사이뇌가 되고, 중간뇌는 미분화 상태를 유지하며 성숙한 중간뇌가 되고, 마름뇌가 발달해 숨뇌와 뒤뇌가 된다. 이러한 이차뇌포가 더 발달해 각각 사람 뇌의 성숙한 여러 구역으로 확인된다(그림 2.5, 2.6).

일차발달과정

Primary developmental processes

성숙한 신경계의 발달이 일어나는 일련의 여러 단계에는 진행성 과정과 퇴행성 과정이 있다(Cowan 1978). 세포증식, 신경세포 이동, 선택적 세포응집, 세포분화, 축삭증식, 연접형성 등의 여러 단계이다. 첫째 퇴행단계가 일어나는 것은 각 집단의 신경세포가 각자의 장래 투사 영역 내에서 연결을 형성하기 시작할 때 쯤이다. 이 단계의 특징은 장래 신경세포의 초기 집단 중 상당한 비율이(50%) 선택적으로 사멸되는 현상이다. 처음에 형성되었던 여러 연결이 제거되고 일부 축삭종말은 위축된다. 많은 수의 곁축삭 역시 이 단계에서 제거된다(Cowan 등 1985). 아래에서 각 단계에 대해 상세히 살펴본다.

세포증식기

Cell proliferative phase

신경관 벽을 처음에 형성하는 것은 거짓중층원주상피이며 바깥 바닥막 표면에 위치한다. 각 세포로부터 말초돌기가 나와 바깥(바닥) 층판과 신경관 속(속공간) 표면 양쪽을 향한다. 속공간 표면에서는 복합 이음부 연결에 의해 다른 세포와 연락을 하게 된다. 핵이 신경상피의 여러 수준에서 나타나지만 속공간 면에서 고정적으로 관찰되는, 유사분열 후기 단계에 해당하는 경우는 예외이다(Cowan 1981). 젊은 신경세포는 속판, 즉 속공간판으로부터 바깥판인 바닥판 쪽을 향해 중간기 핵 이동이라는 과정을 통해 지속적으로 이동한다. 이 과정 내내 신경세포는 말초돌기를 계속 수축시켰다가 재형성시켜야 한다. 발달 중 이 단계에서 신경관은 조직학적으로 두 개의 조직영역으로 구성되며, 뇌실막, 즉 종자세포층은 신경관의 속공간 면에서 관찰되고, 뇌실막구역인 바탕질층은 신경관의 나머지 영역에 걸치는 부위이고 바닥막에 접한다. 계속해서 세포가 분열해 신경관이 성장하고 팽창하는 방식은 3가지이다. 즉 신경관 표면상피의 전반적 팽창, 뇌와 척수의 빠른 성장, 아교세포와 신경세포 등 각기 다른 세포유형 계열의 분화 등이다. 이러한 분화기의 특징은 속공간으로부터 멀어지는 방향으로, 뇌실막구역으로부터 새로이 출현하는 중간구역 혹은 외투구역 쪽으로 일부 세포가 이동하는 현상이다. 중간구역 신경세포로부터 바깥쪽으로 바닥막을 향해 돌기가 나와 최종적으로 가장자리구역 속으로 들어간다. 요약하면, 이 시점(4주, 28일)에 신경관 발달은 조직학적으로 4개 층으로 구성된 단계에 이른다. 즉 뇌실막 혹은 종자층은 여기로부터 중추신경계의 모든 세포가 발달하게 되고, 뇌실 혹은 바탕질층은 유사분열과 중간기 핵 이동이 진행 중인 새로 형성된 세포로 구성되며, 중간구역 혹은 외투구역은 중간구역으로부터 이동하는 세포로 구성되고, 가장자리구역은 중간구역 세포의 연장된 세포질돌기로 구성된다. 여러 층 전체에 걸쳐 위치하는 발달중 아교세포에 해당하는 부챗살 아교세포는 이동 중 신경세포의 길잡이 세포 역할을 하는 것으로 보인다(그림 2.7).

신경세포 집단 각각은 배아나 태아 단계의 특정 기간에 생겨난다. 이 기간은 대개 상당히 짧으며 며칠로부터 1주 정도 범위이다. 동일한 코호트(집단)로 태어난 여러 세포는 발생학적 상동기관으로 분류할 수 있다. 각 신경세포 집단이 동일한 집단 내의 다른 여러 신경세포와 형성하는 관계는 해당 계통이 성숙하면서 매우 중요해진다. 이 관계를 임상적으로 활용해 하나의 신경세포 계통을 자극한 후 다양한 임상검사법을 통해 상동계통의 반응을 측정함으로써 다른

> **요점 2.1** Quick facts
>
> **신경 구조물의 발달을 연구하는 이유는?**
>
> 1. 신경세포가 어떻게 생기는가?
> 2. 신경세포는 축삭을 보낼 곳을 어떻게 아는가?
> 3. 여러 신경집단은 어떻게 연결되는가?
> 4. 여러 신경집단은 서로 어떤 기능적 관계인가?
>
> 우리는 발생학과 태아발달에 대한 지식을 활용해 발달과 관련된 그리고 기타 기능적 병리를 더 잘 이해하고 치료할 수 있는가?

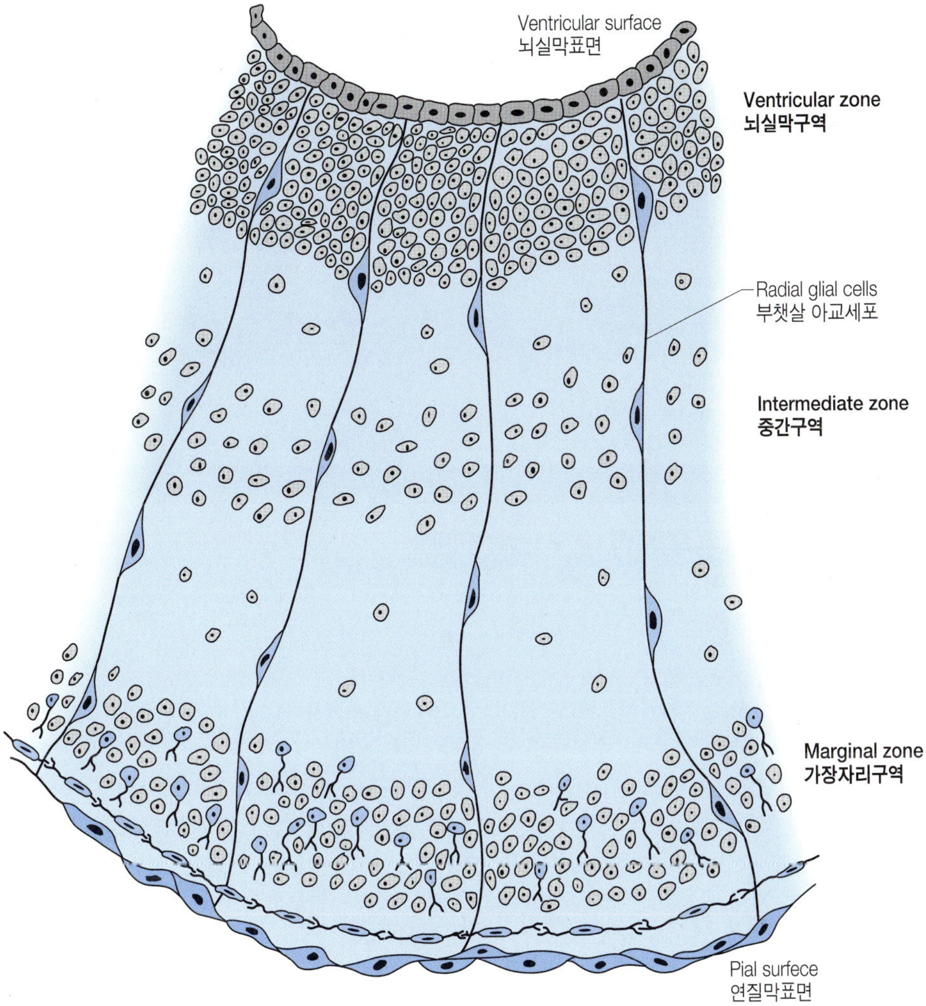

그림 2.7 이 그림은 뇌실막표면으로부터 신경관의 연질막표면 방향으로 이동하는 신경세포를 보여 준다. 신경아교세포라고 하는 고도로 전문화된 세포를 타고 이동한다. 신경 이동은 코호트 집단별로, 즉 동시에 혹은 비슷한 시기에 생겨난 신경세포는 동시에 이동하는 식으로 진행되는 것으로 보인다.

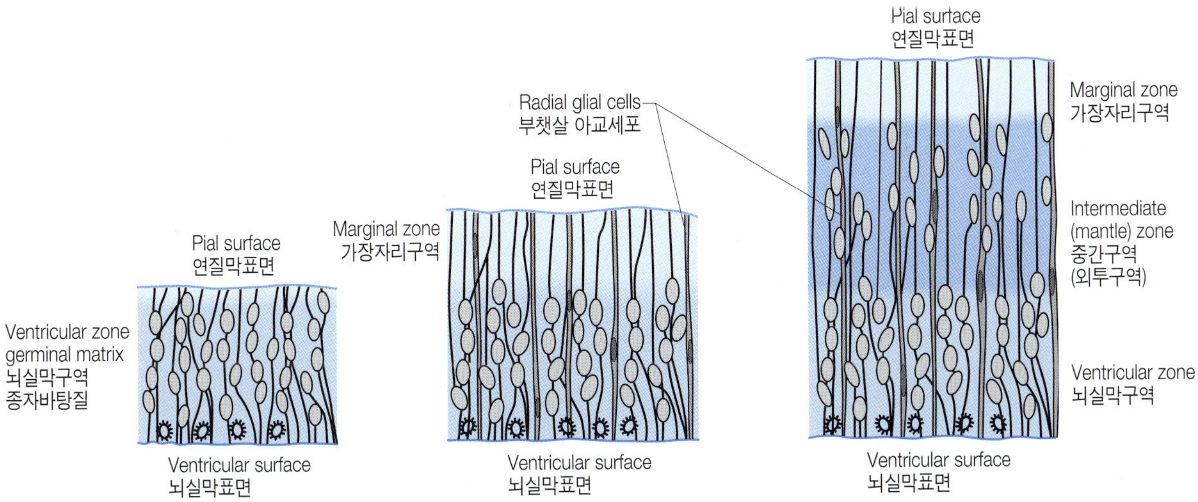

그림 2.8 그림 2.7의 도식적 확대영상. 다양한 세포증식 구역, 중간구역, 부챗살 아교세포를 거쳐 일어나는 신경세포 이동 등을 보여준다.

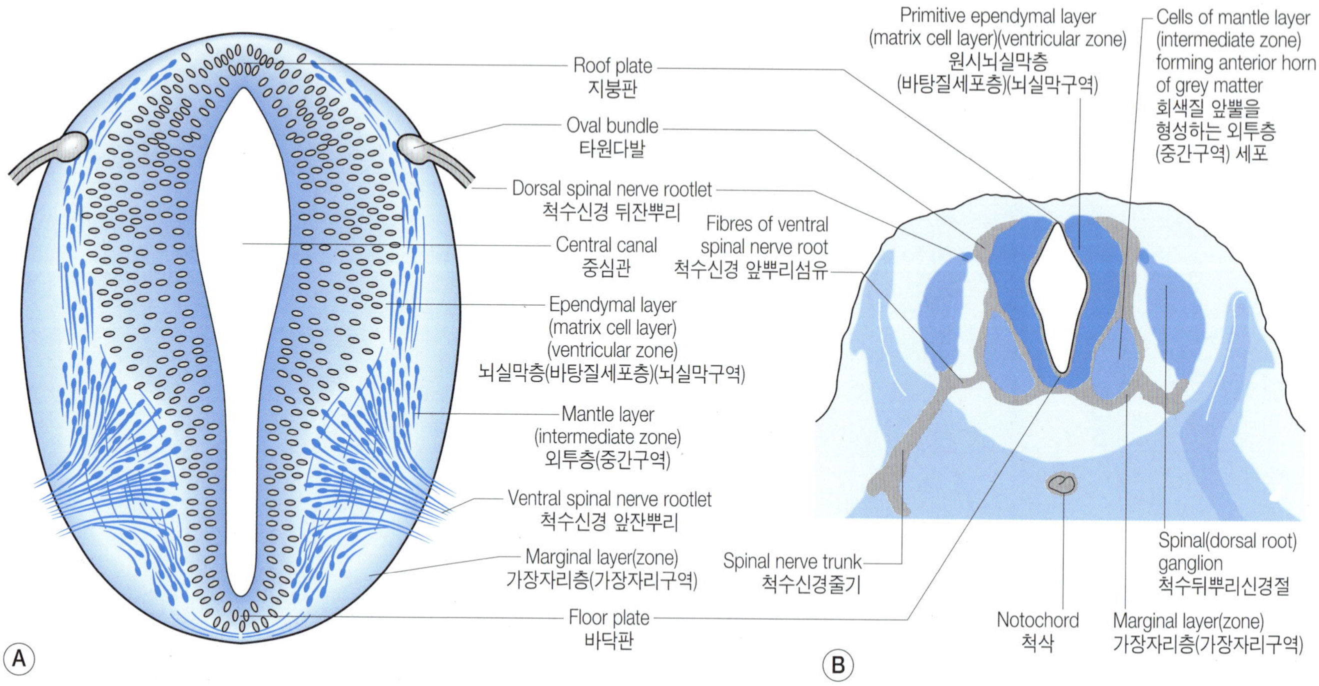

그림 2.9 4주 사람 배아에서 발달 중인 척수의 가로단면. (A) 실제 슬라이드의 도식적 그림. (B) 날개판(지붕판)과 바닥판이 보임.

관련된 상동기관 계통의 기능에 대한 통찰을 얻을 수 있다(본 장 뒤쪽의 발생학적 상동관계 참조). 세포가 증식 집단으로부터 빠져나오는 순서는 명확하게 정의된다. 예를 들어, 망막에서는 원래의 속공간 구역으로부터 가장 먼 곳의 신경절세포가 가장 먼저 생성되고, 다음에는 속핵층, 다음에는 광수용체의 순서이다. 부위에 따라 실제 순서는 다소 다르기도 하다. 예를 들어, 운동겉질에서는 정반대로 가장 깊은 곳의 세포가 가장 먼저 형성된다(그림 2.8).

신경발생은 공간적으로나 시간적으로 고도로 계획화된 듯하다. 크게 배쪽에서 등쪽으로, 목에서 엉치쪽으로 기울어 진행되는 듯하다(위, 아래, 속, 밖). 이러한 전략에 보조를 맞추면서, 배쪽에 위치한 바닥판 기원의 운동계통은 등쪽에 위치한 날개판 기원의 감각계통보다 먼저 발생한다(그림 2.9A, 2.9B).

신경세포와 아교세포는 과거 한때 생각했던 것처럼 따로 생겨나는 것이 아니라 동시에 발생한다는 사실은 이제 분명해졌다. 하지만 아교세포는 신경세포가 발생되고 오랜 후에 발달하며 증식하는 경향을 보인다. 축삭 형성 후 아교세포의 증식에 의해 말이집축삭이 형성되는 사례에도 이 점이 잘 나타난다.

대부분의 경우 한 계통에 속하는 큰 신경세포가 동일한 일반적 유형의 작은 신경세포보다 먼저 생성된다. 눈에 띄는 예외적 경우는 운동겉질에서 겉질의 작은 별세포가 큰 피라미드세포보다 먼저 발달하는 사례이다. 포유류의 개별 세포의 일생에서 유전적 결정사항이 어느 정도까지의 역할을 담당하는지는 알려지지 않았으나 역할을 수행할 것으로 생각된다.

신경세포 이동

Neuronal migration

말초신경계 Peripheral nervous system

신경능선과 기원판 전구세포는 사전에 결정되기는 했으나 아직 분자 수준에서는 확정되지 않은 경로를 따라 이동해 여러 위치의 뇌신경, 척수신경, 자율신경 신경절 쪽으로 이동한다. 이들 세포는 대부분의 증식을 각각의 확정적 목적지에 도달한 후에 진행한다. 대부분의 신경능선 세포에서 신경 표현형은 대개 각 세포가 이동하며 지나가는 부위 그리고 마지막으로 정착하는 위치에 따라 결정된다고 시사하는 상당한 근거가 존재한다(Sidman & Rakic 1974). 세포가 너무 멀리 이동하거나 혹은 잘못된 방향으로 이동하면 신경병리가 발생할 수 있다. 그 결과 신경세포편위(neuronal ectopia)라고 하는 문제가 발생한다.

중추신경계 Central nervous system

중추신경계에서는 말초신경계와 상황이 매우 달라서 모든 세포가 적어도 한 차례 흔적신경세포 혹은 아교세포로서 이동기를 거치고 나서야 최종 목적지 쪽으로 향한다. 말초신경계 세포는 이동을 시작하는 시점에 줄기세포, 즉 미성숙 신경세포이다. 흔적세포가 보이는 원시형태 분화에 따라 해당 세포는 핵 구역을 벗어나 이동을 시작하는 때에 신경세포나 아교세포로서 식별된다. 세포의 최종 분화는 결정된 경로를 따라 여러 다른 세포와 상호작용을 하면서 이동하는 과정 내내 진행되고, 최종 목적지에 도달했을 때 그곳에 함께 위치하게 된 다른 여러 세포와 연합되는 과정을 통해 종결된다.

중추신경계 이동과정에 대해 여러 사실이 알려져 있다. 뇌실막구역 신경세포의 이동에 대한 첫 자극이 일어나는 것은 자신의 세포주기로부터 벗어나는 때이다. 세포주기로부터 벗어나는 현상의 이유는 밝혀지지 않았다. 세포가 세포주기로부터 벗어나는 때에는 이미 세포체와 축삭 증식의 최종 목적지 주소를 분명히 파악한 상태일 것으로 보인다. 세포는 아메바성 운동을 거쳐 최종 위치 쪽으로 움직이며, 길잡이가 되는 밑층 부챗살 아교세포의 긴 돌기는 신경관 전체 길이와 깊이에 걸쳐 뻗어 있다. 눈여겨 볼 만한 중요한 사실은, 일부 세포가 부챗살 양상이 아닌 방식으로 이동해 아교세포의 부챗살돌기를 따르지 않고, 일부 신경세포는 부챗살 아교세포 돌기 위치 너머로 이동한다는 점이다. 아직 확인되지 않은 다른 기전 역시 역할을 하는 것이 분명하다. 앞에서 말초신경계에 대해 열거한 것과 동일한 이유에 의해 중추신경계에서 신경세포편위가 나타날 수도 있다.

신경세포 세포분화

Neuronal cytodifferentiation

잠재적 신경축 세포가 뇌실막구역 혹은 뇌실막밑 구역 밖으로의 이동을 개시하고 흔적형태의 분화를 통해 각 세포가 신경세포가 될 것인지 혹은 아교세포가 될 것인지 결정된다. 신경세포로의 혹은 아교세포로의 주요 변환은 세포가 의도된 목적지로 이동하고 나서 목적지의 다른 여러 세포와 연합을 형성한 이후에야 진행되는 것이 대부분의 경우이다.

신경세포 분화과정은 일단 시작되고 난 후 형태분화, 생리분화, 분자분화 등 3가지 주요 계열의 사건을 통해 진행된다.

형태분화 Morphological differentiation

형태분화 과정에서는 신경세포 세포체로부터 여러 개의 증식돌기가 발달하고 나중에 신경세포의 가지돌기와 축삭이 된다. 이 과정은 대개 단일 축삭과 하나 이상의 가지돌기가 발달하면서 시작된다. 처음에 증식하는 모양이 매우 비슷해 보이며 내부에 동일한 소기관이 존재하고, 소기관 중 리보솜의 경우 구조물이 성숙하면서 축삭돌기에서는 없어지지만 가지돌기에서는 유지된다. 이 시점의 발달과정 중 증식돌기를 신경돌기(neurite)라 한다. 우세축삭의 정립은 사전 결정 극성 의존성으로 보이며 이 극성은 화학형태원 기울기에 의해 만들어진다고 생각되고 이 기울기를 만드는 것은 신경세포 최종 목적지의 길잡이세포와 위치탐지기세포이다. 이러한 형태원 기울기의 작용으로 성장연관단백질(growth-associated protein, GAP) 생산을 담당하는 일군의 유전자가 유도될 수 있다. 성장연관단백질은 축삭의 빠른 연장이 축삭 성장원뿔이라는 고도로 전문화된 구조물 위치에서 일어나는 것과 관계된다. 신경세포체로부터 성장원뿔 쪽으로의 앞방향 축삭전달을 통해 세포질 성분과 막 성분이 계속 더해지면서 성장이 일어난다. 이곳의 축삭전달은 하루 200mm까지 이를 수 있다. 축삭 자체의 성장속도는 하루 5mm까지 이를 수 있다(Cowan 1992). Betz 큰피라미드세포와 같은 일부 축삭은 길이가 1m 이상에 이르도록 성장할 수 있다. 이 경우 단백질과 전달물질이 축삭 종말에 도달하려면 5~6일이 소요될 것이다.

가지돌기 역시 전문화된 성장원뿔 구조에서 형성된다.

첫 가지돌기나무 발달에 대한 일반 유전계획에 의해 원래 가지돌기 배치가 결정되는 것으로 보인다. 하지만 신경세포 가지돌기의 발달과 유지에는 형성력이 유지되는 것으로 보이며 일생동안 변동이 크고 환경자극에 대해 강한 의존성을 보이며 그에 따라 언제라도 해당 단계의 가지돌기 배치가 결정된다.

생리분화와 분자분화 Physiological and molecular differentiation

활동전위 생산과 막 발달에 필요한 세포막 성분, 즉 효소, 막단백질, 틈새이음, 특이 수용체 등은 신경세포의 발달과정에서 동시에 나타나지 않는다. 이러한 전문화된 여러 막 구조물은 대부분의 신경세포에서 연속적인 특정 순서를 따라 출현하고 기능하는 것으로 보인다. 발달 초기에 세포가 아직 뇌실막구역의 중간기 핵이동 주기에 해당할 때 전기연결 틈새이음이 발달한다. 뇌실막구역으로부터 나가기 직전 세포에서는 틈새이음 짝풀림(연합해제)이 일어난다. 이 연합해제 단계 이후 막을 가로지르는 칼슘 이온의 급속흐름에 의해 장기지속(10~100ms) 활동전위가 발생한다. 발달과정 중 다음 단계를 이끄는 것은 장기지속 칼슘 활동전위 위에 중첩되는, 훨씬 단기적(1~2ms) 나트륨 유도 활동전위의 출현이다. 대부분의 신경세포에서 발달과정 중 마지막 단계에서는 칼슘의 느린 전위가 사라지고 나트륨 활동전위 활성만이 신경세포에 남는다(Spitzer 1981). 대부분의 성숙한 신경세포에서는 칼슘과 나트륨 사이의 복합적 관계가 계속되며 나트륨의 신경세포 막을 가로지르는 투과성은 세포바깥 칼슘 농도에 반비례한다. 대부분의 신경세포에서 이런 일련의 사건이 일어나는 이유가 분명치 않지만 이를 통해 신경세포의 기능이 확립되는 데에 매우 중요한 이온특이 단백질 통로가 발달하는 데에 여러 유전자가 시간적 사전계획에 따라 발현되는 것이 중요하다는 점을 개괄적으로 볼 수 있다.

신경세포의 기능특성이 시작되는 때에 적어도 한 집단, 때로는 여러 집단의 신경전달물질 합성 효소가 생산된다. 즉 단일 신경세포가 둘 이상의 신경전달물질을 생산할 수 있다. 이러한 전문화된 전달물질 효소가 출현하는 것과 함께 신경펩티드, 하나 혹은 여러 전달물질 수용체 단백질, 풋종양유전자, 성장인자 수용체 단백질, 삽입단백질, 구조유지단백질 등에 대한 효소 역시 생산된다(Black 등 1984).

축삭 경로탐색과 신경세포 연결의 확립

Establishment of neuronal connections and axonal pathfinding

어떻게 해서 최종적으로 수십억 신경세포연결이 형성되는 것일까? 무작위로 형성되는 것일까? 기능환경 입력 때문에 형성되는 것일까? 유전적으로 사전결정된 것일까? 축삭은 목적지를 어떻게 알까? 신경생물학에서 연구자들이 도전에 직면해 온 기본적 질문들이다. 앞으로 살펴보겠지만 이들 질문에 대한 답변은 매우 복잡하며 아마도 신경세포 발달의 여러 단계에서 위의 여러 가능성이 조합될 것이다. 각각에 대해 하나씩 다룬 후 전일적 관점에서 생각해 보기로 한다.

신경계에서 수많은 연결은 무작위적으로 형성되는가?

짧게 대답한다면 그렇지 않다고 해야 할 것이다. 어떤 개별 신경세포에도 기능신경계 신경세포의 일생동안 발달, 분해, 재형성되어야 하는 모든 신경세포 연결을 부호화할 만큼 유전물질이 충분하지 못하다(Kandel 등 1995). 그러나 발달과정 중 처음 형성되어야 할 신경연결의 기본양상을 배치시키는, 선천적 사전결정 프로그램이 신경세포에 존재한다고 보이는 상당량의 근거가 존재한다. 효력발생, 즉 신경세포에 정보가 실제로 저장되는 기전은 별로 알려지지 않았다. 일부 신경세포에서는 사전결정 연결영역의 발달이 신경판에서 신경세포의 위치가 결정될 때 쯤 상당히 일찍 진행된다. 망막세포로 발달하는 신경세포의 경우 특히 이러하다. 이들 세포는 장차 시각신경을 형성하게 될 축삭의 발달 시작 이전에 망막 중 자신의 위치에 대한 지도나 위치방향감을 이미 발달시키는 것으로 보인다. 이러한 위치방향감은 시간의존성을 보이며 처음에 어느 정도의 유연성을 유지하기는 하지만 얼마간 시간이 흐른 후에는 영구적으로 고정된다(Cowan & Hunt 1985). 동일한 양상이 신경계의 다른 여러 영역에도 적용되는 것으로 보인다. 어느 위치에서든 초기 신경세포는 발달 중 배아 전반에 걸쳐 작동하는 큰 전신극성바탕 길잡이의 영향을 받는 것으로 보인다. 이러한 전신위치계통에 의해 특정 위치의 초기 신경세포가 각각의 목적지로 유도된다. 초기에 해당 위치가 최적의 상황이 아닌 경우 이 계통이 변경되거나 역전될 수 있다. 원래의 신경세포가 일단 확립되면 이들 신경세포가 이정표 역할을 하고

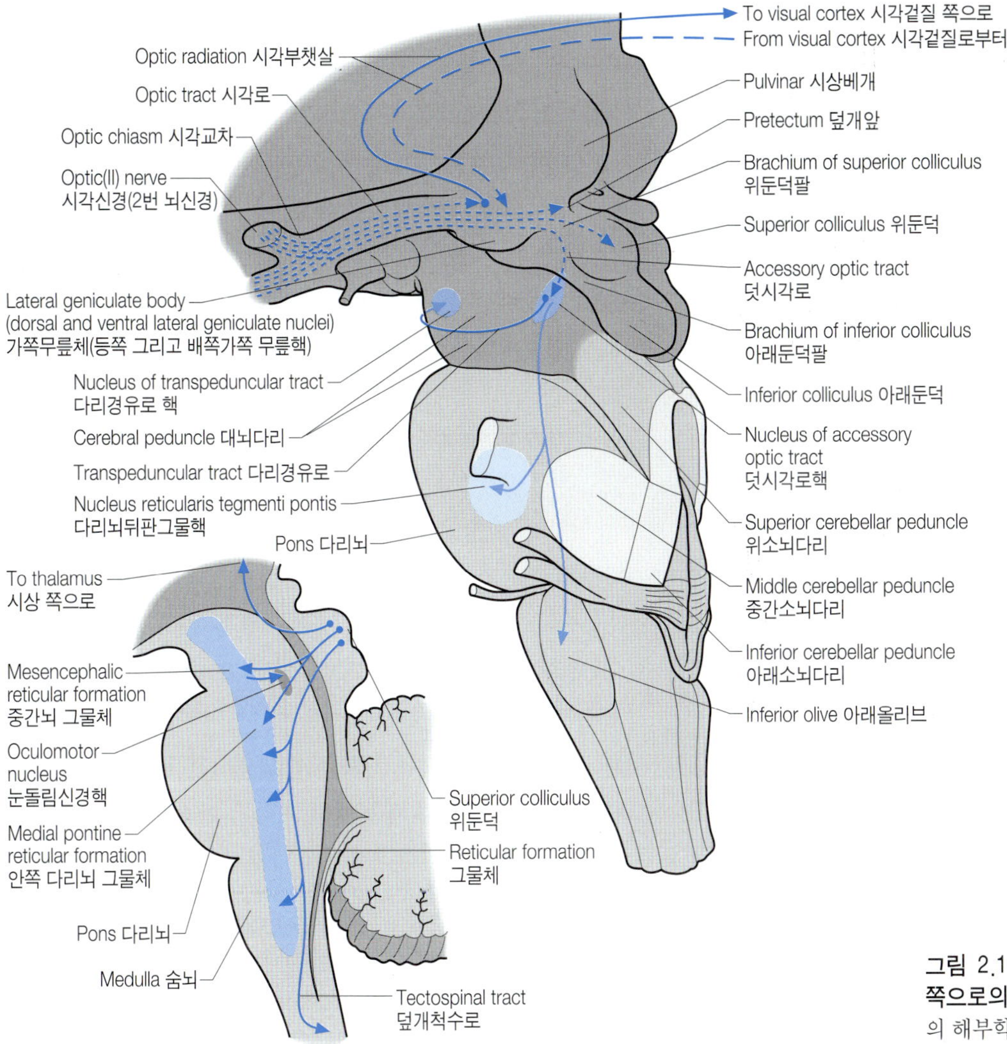

그림 2.10 망막으로부터 중간뇌와 시상 쪽으로의 신경절세포 투사. 시상과 중간뇌의 해부학적 관계가 보인다.

추가로 여러 신경세포가 침윤된다. 결정적 시점을 지나면 이 과정은 비가역적으로 되며 각 신경세포는 운명이 정해진다. 이들 신경세포가 단일 세포 수준에서 어디에 위치해야 하는지를 어떻게 결정하는지는 여전히 이론적이기는 하지만 이를 잘 설명할 만한 화학친화력 가설을 Sperry가 1963년에 처음 제안했으며, 이후 1990년대에 Hunt와 Cowan이 더 발전시켰다. 이 이론이 제시하는 바에 따르면 이들 여러 세포의 위치주소는 명확한 표지분자 혹은 분자집단의 형태로 세포막에 부호화되며 이에 의해 신경세포는 끌어당기는 영역과 밀쳐내는 영역을 감별하게 된다. 신경세포는 끌어당기는 영역 쪽으로 자연스럽게 끌리며 밀쳐내는 영역으로부터 멀어지는 방향으로 이동해 최종적으로는 가장 강한 매력을 지닌 환경에 도달한다(Sperry 1965).

축삭은 목적지를 어떻게 알까?

아래코쪽 망막 부위에서는 발달 중 신경절 세포가 시상 가쪽 무릎체 쪽으로 축삭을 내는 반면 위귀쪽 망막의 발달 중 신경절세포는 중간뇌 위둔덕 쪽으로 축삭을 낸다(그림 2.10).

이들 신경세포는 자신의 축삭이 어디로 가야 하는지를 어떻게 아는 것일까? 대부분의 발달 중 배아에서는 축삭이 각자의 목적지 쪽으로 향하면서 지나는 경로가 매우 고정적이고 엄격하게 통제된다. 축삭을 실험적으로 방향혼동시킨 경우에도 각자의 표적 목적지 쪽으로 길을 찾아 간다. 이것을 보면 축삭에게는 어떤 형태의 귀소 기전이 있어서 자신이 지금 올바른 방향으로 가고 있는지 그리고 자신이 지금 올바른 장소에 도달했는지를 알게 되는 것으로 생각된다. 축삭이 각자 표적 목적지로 정확하게 길을 찾아가도록 해 주는 기전이 여럿 확인되었다. 즉 선택적 축삭 다발형성, 축삭 기질 상호작용, 축삭 향성, 기타 기울기 효과 등이다.

이웃하는 여러 세포로부터 새로 형성되는 축삭이 일종의 축삭축삭 연결을 통해 연락을 하면서 먼 거리를 함께 가는 경우가 많다. 많은 경우 이들 여러 축삭은 이전에 형성된 길잡이 축삭섬유를 따르면서 비슷한 축삭축삭 연결 방식으로 연락을 주고 받는다. 이 기전을 축삭 다발형성이라 한다.

축삭은 자신의 발달 중 축삭 표면에 위치하는 특정 축삭 막수용체에 특이적인 선택적 기질 경로를 따라 방향을 정하고 자라는 경향을 보인다. 섬유결합소(fibronectin)와 라미닌(laminin) 등의 여러 인테그린(integrin)이 이들 분자측 수용체에 해당된다. 향성 영향에 관계된 물질은 농도 기울기를 따라 축삭의 성장을 촉진한다. 이러한 인자의 하나인 신경성장인자(nerve growth factor, NGF)는 교감신경 축삭의 성장에 강하게 영향을 끼쳐 경우에 따라 축삭의 성장방향을 바꿀 정도이다(Gundersen & Barrett 1979).

이상의 논의와 관련해 꼭 지적해야 할 점은 시각계통처럼 고도로 질서정연한 국소해부 특성을 보이는 섬유계통에서 개별 축삭이 이웃 축삭과 목적지가 동일한 경우라 하더라도 이웃 축삭과 매우 다른 경로를 따라가면서 퍼지는 경우가 많다는 사실이다.

연접발생

Synaptogenesis

축삭 성장원뿔이 잠재적 표적 목적지의 연접이후 세포 표면에 아주 가까워지면 성장원뿔 종말 부분에 소포가 누적되기 시작한다. 동시에 연접이전 막과 연접이후 막에서 형태변화가 일어나 연접이후 수용체가 연접이후 전달물질을 인식할 수 있게 된다. 축삭 성장원뿔과 표적 근육이 아세틸콜린(ACh) 신경근육이음부에서 처음 접촉하고 몇 분 이내에 기능적 연접 통합이 관찰된다(Kidokoro & Yeh 1982). 전달물질이 연접이후 수용체에 미치는 효과는 초기에 매우 가변적이지만 연접연결의 기능성이 안정화됨에 따라 아세틸콜린이 연접이후 수용체에 작용한 결과 나트륨 탈분극 통로가 열리는 시간이 점점 더 짧아지다가 열리는 시간과 닫히는 시간이 상당히 일정하게 확립된다.

초기에는 성숙한 계통에서보다 훨씬 여러 축삭이 연접을 형성한다. 시간이 지나고 여러 기전이 작용하면서 이들 축삭 중 일부가 제거된다.

여분의 혹은 부적절한 축삭을 제거하는 데에 활용되는 기전은 세포사와 선택적 연접제거이다.

대부분의 신경세포 계통에서는 발달과정 중 어떤 단계에서 상당량의 세포사 시기를 지난다. 대부분의 신경세포 계통에서는 초기에 형성된 신경세포의 약 50% 정도가 세포사를 겪는다. 이 과정은 대개 해당 계통에서 축삭이 목적지 부위와 접촉했을 때와 같은 시기에 일시적으로 일어난다. 이것으로 추정해 보면 신경세포 사멸을 일으키는 상당한 자극이 일종의 되먹임 계통을 통해 축삭 목적지 영역으로부터 개시되거나 실제로 발생할 가능성이 있다(Hamburger & Oppenheim 1982). 되먹임 기전은 목적지 부위 조직에서 생산된 향성 성장인자의 형태일 수 있다. 이들 성장인자를 향해 여러 축삭이 적극적으로 경쟁한 결과 어느 축삭이 그리고 그에 따라 어느 신경세포가 생존할 지 결정될 수 있다. 뒤뿌리신경절(DRG) 세포에서 위와 같은 성장인자가 하나 분리된 것이 신경성장인자이며 이 인자가 없으면 뒤뿌리신경절 세포가 생존하지 못한다(Levi-Montalcini 1982).

초기에는 신경세포가 과잉생산될 뿐만 아니라 대부분의 신경세포에 연접연결이 필요하거나 물리적으로 지속 가능한 양보다 훨씬 많이 자리잡는다. 그 결과 대부분의 계통에서는 연접제거기를 거친다. 이 현상이 처음 확인되었던 신경근육이음부의 경우 성숙한 계통에서는 근육섬유 하나에 하나의 축삭이 신경분포를 제공한다. 하지만 발달 초기에 단일 근육섬유에 대해 여러(6~7개) 축삭이 신경지배를 할 수 있다(Perves & Lichtmann 1980). 자율신경계를 비롯한 다른 여러 계통에서 동일한 양상이 관찰되었으며 이제 이것은 대부분의 신경세포 계통이 보이는 공통 전략이라고 생각된다(Perves 1988). 중요한 사실로서 지적할 만한 것은 곁축삭이 제거되어도 부모축삭과 부모축삭의 다른 여러 연접은 계속 기능을 하고 일부 경우에는 실제로 늘어나기도 한다는 점이다. 이러한 현상으로서 가장 주목할 만한 사례는 겉질의 경우이다. 초기에는 전체 겉질 영역의 1번 판 피라미드세포가 모두 겉질척수로를 통해 축삭을 낸다. 시각영역이나 기타 부절절한 영역 겉질의 경우 부적절한 축삭은 제거되지만 부모 세포체는 제거되지 않아서 성숙 단계에는 운동겉질이나 일부 감각겉질 영역 피라미드세포로부터 나온 축삭만 이 겉질척수로에 남는다(O' Leary & Stanfield 1989).

특정 연접이나 곁축삭이 제거되지 않고 살아남을지 여부는 연접이후 막에서 만들어지는 자극 정도에 의존성을 보이는 듯하다. 연접이후 막에서 반응이 자주 발생되는 연접은 연접이후 부위와 강한 연결을 발달시켜 확실하게 계속 생존할 수 있도록 한다. 자극과 회로 안정성 사이의 이러한 관계는 신경형성력의 한 형태이다.

신경형성력

Neural plasticity

내부 환경이나 외부 환경이 변하는 것에 반응해 신경축에서 생리기능상 변화가 일어날 때 그 결과가 신경형성력(neural plasticity)에 해당한다(Jacobson 1991). 신경형성력 변화가 자극받는 기본 상태는 두 가지이다.

첫째 기본 상태는 '정상' 생리적 변화(생리적 형성력)이며 환경으로부터 오는 들신경 감각자극의 변화에 반응해 일어난다. 둘째 기본 상태는 손상관련 변화(손상관련 형성력)이며 손상이나 질병을 통해 신경축 부위가 입은 손상에 반응해 일어난다.

생리적 형성력은 학습과 같은 과정에 관계되며 이른 소아기처럼 대뇌겉질이 아직 미성숙 상태일 때에 강화된다. 생리적 형성력의 좋은 사례는 시각계통 발달 시기의 무릎겉질 연결에서 일어나는 변화이다. 시상 가쪽무릎체 신경세포는 일차시각겉질 신경세포로 투사되며 정상적인 경우 양쪽 시야가 동등하게 발달한다. 하지만 가장 흔하게는 손상이나 사시 등이 원인이 되어 한쪽 눈으로부터 들어오는 시각입력이 저하된 경우 시각입력이 저하된 눈으로부터 들어오는 무릎겉질 연결이 약화되고 정상 눈으로부터의 신경투사는 강화된다. 이러한 과정을 통해 '정상' 눈이 완전우세를 보이는 정도까지 발달이 진행되고 발달 중 결정적 시점 이후에는 영구적 상태로 될 수 있다.

손상관련 형성력은 정상 잔존조직이 손상이나 질병으로부터 오는 요구에 대해 보이는 반응이다. 시간이 지나면서 손상조직의 기능 중 일부나 전부를 잔존조직이 '떠맡는' 경우가 일반적이다. 이 개념은 기능신경학에서 활용하는 여러 치료법에 중요한 의의를 지닌다. 우성 대뇌반구가 손상을 입은 어린 영아에서 언어기능이 비교적 정상적으로 발달한 것은 이러한 유형의 형성력에 대한 놀라운 사례이다. 성인의 경우 우성 대뇌반구가 손상을 입으면 대개 영구적인, 심각한 언어 이해와 구음 문제를 초래한다. 영아에게는 이런 일이 일어나지 않으며, 3세 이전에 손상을 입었다면 우성 대뇌반구가 완전히 제거된 경우에도 대부분의 경우 언어기술이 정상적으로 발달된다. 이것은 다른쪽 대뇌 영역에서 반응양상을 변화시켜 손상받은 영역에서 맡았던 역할을 넘겨받은 결과이다(Huttenlocher 2002).

신경형성력 과정은 자극의 변화에 반응하여 신경계의 연접접촉을 재구성하고 자극을 더 많이 받는 연접이 강화되고 자극을 덜 받는 연접이 약화됨으로써 일어나는 것으로 보인다(Hebb 1949, Lashley 1951). 형성변화를 일으키는 능력이 겉질의 모든 영역에서 동일한 것은 아니다. 언어, 수학, 음악적 능력, 수행기능 담당영역과 같은 이마겉질의 일부 영역에서 반응을 보이는 정도만큼 운동겉질과 감각겉질의 영구회로 영역이 보이지는 않는다. 예를 들어, 위에서 설명한 언어에 문제가 생기지 않았던 영아의 동일한 왼쪽 대뇌반구 손상에서도 오른쪽 마비나 위약이 초래될 것이다.

발생학적 상동관계

Embryological homological relationships

기능신경학을 임상적용할 때에는 동시에 태어난 여러 신경세포 사이의 발생학적 상동관계를 고려해야 할 경우가 많다.

발생학적 상동기관(embryological homologue)이라는 용어는 발달과정의 세포분화기에서 동시에 태어난 여러 신경세포 사이에 존재하는 기능적 관련성을 기술할 때 사용된다. 신경축 뇌실의 길이 방향을 따라 동시에 태어난 이들 여러 세포는 발달하면서 서로 연접접촉을 유지하며 그 중 많은 수는 기능적으로 성숙한 상태에서도 남아 있다. 이동한 후에도 여전히 기능적으로 연결된 여러 세포의 코호트는 세포유형이나 위치로는 관련이 없을지라도 문턱값에 이를 때 하나의 기능적 단위로서 발화할 확률이 높은 신경세포 집단이 된다. 다음의 세 가지 사례는 이 개념을 잘 보여준다.

관절동작과 근육수축을 검출하는 뒤뿌리신경절 세포는

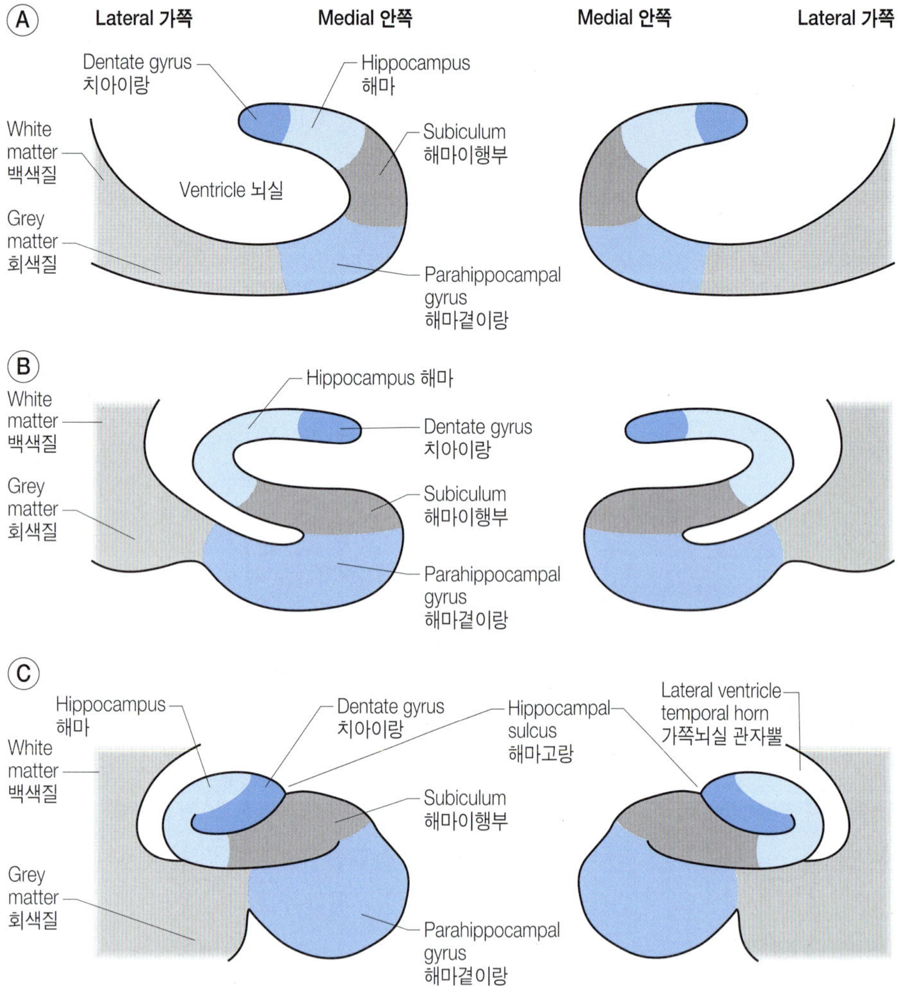

그림 2.11 발생학적 상동기관. 동일한 조직에서 시작되는 신경세포는 최종적으로는 서로 멀리 떨어진 곳에 안착하게 되더라도 연접연결을 유지한다. 해마형체가 발생학적으로 발달하는 과정동안 처음에는 바로 옆에서 생겨났던 여러 신경세포가 정교하게 연속적으로 주름이 접히다가 나중에는 물리적으로 서로 다른 영역에 위치한 신경세포가 된다.

같은쪽 관절과 근육으로의 혈류를 조절하는 교감신경절의 연접이후 신경세포와 연접연결을 유지한다. 이로 인해 해당 운동에 관련된 조직과 근육의 활동을 지원하기 위해 혈류가 적절히 변화될 수 있다.

다른 사례는 뇌줄기의 3번, 4번, 6번, 12번 뇌신경 운동기둥이다. 중간선 운동기둥은 기능적으로 하나의 상동기둥으로서 반응해서, 눈 운동처럼 한 부위가 기능적으로 변화했을 때 그것이 혀 운동처럼 다른 영역의 기능적 변화에서도 검출된다.

셋째 사례는 안쪽관자엽 해마곁이랑과 해마형체 신경세포이다. 발생학적으로 발달하는 과정동안 처음에는 바로 옆에서 생겨났던 여러 신경세포가 정교하게 연속적으로 주름이 접히다가 나중에는 물리적으로 서로 다른 영역에 위치한 신경세포가 된다(그림 2.11). 이곳의 여러 신경세포는 원래의 연접연결을 유지하며 해당 기능집단에 속하는 다른 여러 신경세포의 중심통합상태에 영향을 준다(그림 2.12). 이 신경회로는 기억 형성에 관계된다.

척주의 발달

Development of the vertebral column

발달 4주 시기에 뼈분절 조직 세포가 척수와 척삭을 둘러싼다. 뼈분절에 묻힌 중간엽 조직 영역이 발달해 척주의 마디사이동맥이 된다.

이렇게 계속 발달이 진행되면서 각 뼈분절의 꼬리쪽 부분이 광범위하게 증식하고 응축된다. 이때 증식이 매우 광범위하게 일어나 한 뼈분절의 꼬리쪽 부분이 바로밑 뼈분절의 머리쪽 부분에 붙는다.

중간엽 조직의 일부는 증식하지 않고 뼈분절이 발달하는 사이공간에 남아 있다가 추간판을 형성한다. 나머지 척삭조직은 더 중심 쪽에 묻혀 있다가 최종적으로 속질핵으로 발

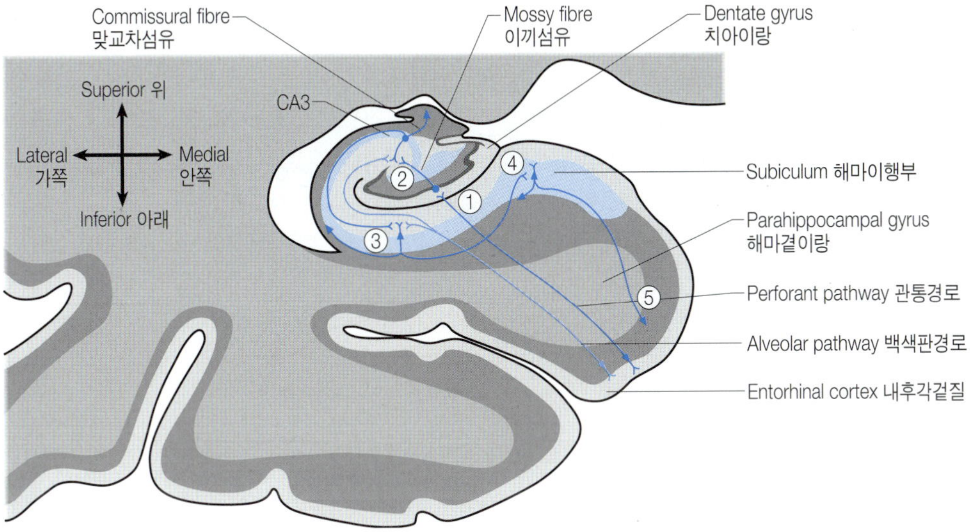

그림 2.12 여러 신경세포의 연접연결

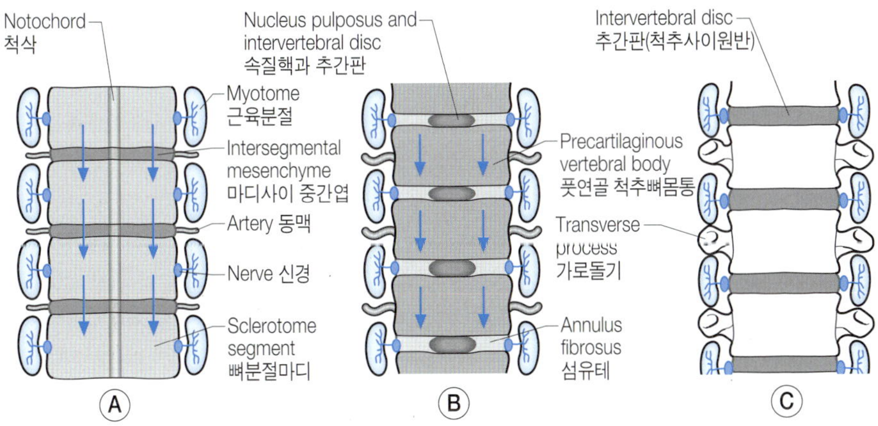

그림 2.13 여러 발달단계에서의 척주 형성. (A) 발달 4주 시점에 뼈분절마디가 형성되고 덜 치밀한 분절사이조직에 의해 분리된다. 근육분절, 마디사이동맥, 분절신경 등의 위치가 보인다. (B) 바로밑 뼈분절에서 꼬리쪽 절반의 응축과 증식. 추간판의 출현이 보인다. (A)와 (B) 화살표 위치가 보인다. (C) 마디사이조직과 연속적 뼈분절 두 개의 위쪽 절반과 아래쪽 절반에 의해 풋연골 척추뼈몸통이 형성된다. 근육분절이 추간판을 이어주며 그 결과 척주를 움직일 수 있다.

달하며, 속질핵은 나중에 돌림섬유조직, 즉 섬유테로 둘러싸인다(Sadler 1995)(그림 2.13).

척추뼈몸통 뒷면의 융합과 신경관 폐쇄 혹은 발달 이상으로 인해 여러 가지 척추기형이 생긴다. 숨은척추갈림증(spina bifida occulta), 진성척추갈림증(spina bifida vera), 척수정중갈림증(diastematomyelia), 척수당김(tethered cord) 등이 이렇게 생기는 기형에 해당된다(Guebert 등 2005). 척추 솔기형성이상(spinal dysraphism, 척추후궁미봉)이라는 용어는 첫째 혹은 둘째 엉치분절 뒷면의 여러 문제를 일컫는다.

숨은척추갈림증

Spina bifida occulta

숨은척추갈림증은 척추뼈 뒤고리 결손이며 척추뼈고리뿌리(pedicle) 한쪽이나 다른쪽이 융합되어 가시돌기를 형성하는 과정에 문제가 생긴다. 숨은척추갈림증에서 척추뼈고리가 형성되지 못해도 척수경질막 주머니나 그 내부구조의 발달에 영향이 미치지 않는다. 척추에서 가장 흔하게 문제되는 곳은 허리엉치 부위이다. 숨은척추갈림증은 대개 출생 어느 시점이 되어서야 임상증상이 나타나며 등통증, 높은

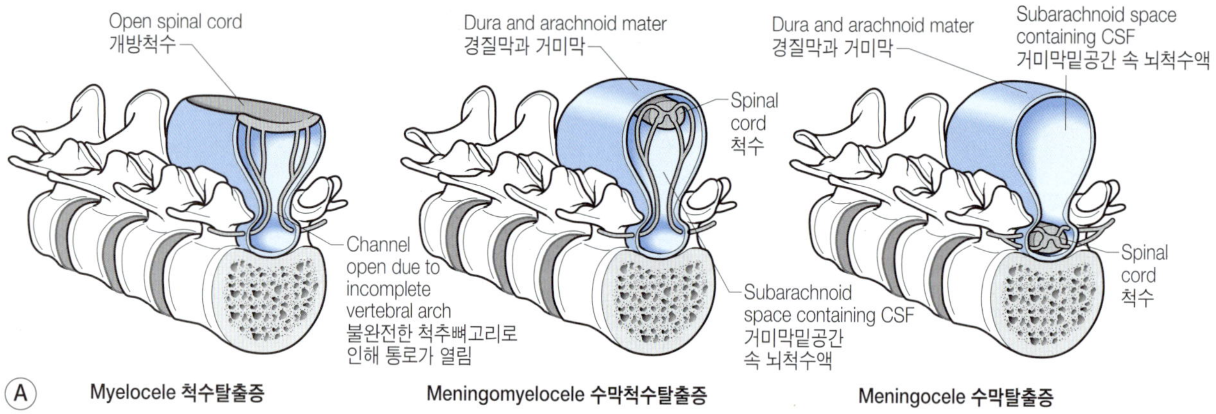

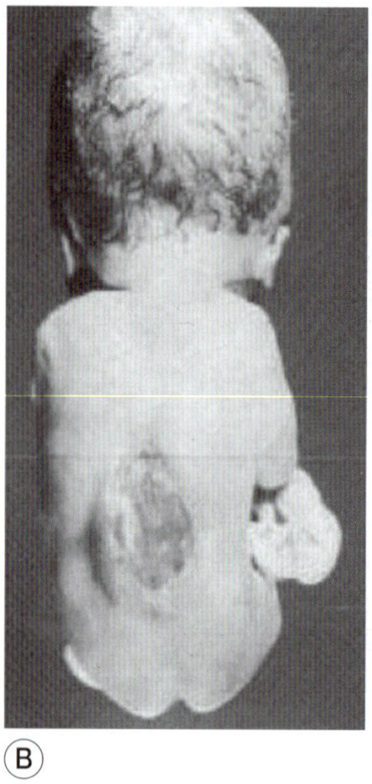

그림 2.14 (A) **여러 가지 진성척추갈림증.** 대개 둘 이상의 뒤고리 발달과정에 뼈가 넓게 결손된다. 척수경질막 주머니와 내부 구조물도 대개 함께 문제되며 척주관 경계 너머로 돌출된다. (B) **영아의 진성척추갈림증 모양.**

발생률의 원반탈출, 척추전방전위증 등이 보인다(Fidas 등 1987, Avrahami 등 1994). 신경학적 증상이 나타나는 경우는 드물지만 몇몇 질환과 숨은척추갈림증의 연관성이 거론되어 왔다. 아래쪽에서 끝나는 척수원뿔(척수당김증후군), 척수구멍(syrinx) 형성, 지방종, 신경뿌리 유착, 붙은 신경 등이다(Giles 1991, Gregerson 1997).

진성척추갈림증

Spina bifida vera

진성척추갈림증의 경우 척추뼈 뒤고리의 뼈 결손이 넓게 존재하며 대개 둘 이상의 척추뼈에 나타난다. 척수경질막 주머니와 내부 구조물도 대개 함께 문제되며 척주관 경계 너머로 돌출된다. 발달과정 중 결정적 시기에 엽산이 충분히 공급되면 이 문제를 예방할 수 있음을 시사하는 일부 근거가 존재한다. 필요한 정도로 뒤고리가 융합되지 못해 진성척추갈림증에 이르는 현상은 태아 21~29일 시기에 일어날 것이다. 안타까운 일이지만 이 시기에 대부분의 여성은 자신이 임신 중이라는 사실을 알지 못한다. 그래서 엽산을 효과적으로 보충하려면 임신 전에 시작해야 한다. 뇌척수액 액체가 담긴 주머니가 탈출되는 현상을 수막탈출증(meningocele, 수막류)이라 한다. 수막, 뇌척수액, 신경 구조물 등이 모두 탈출되면 척수수막탈출증(myelomeningocele)이라 한다. 척수경질막으로 피복되지 않은 채 신경 구조물이 탈출되면 척수탈출증(myelocele)이라 한다(그림 2.14A, 2.14B). 척수갈림증(myeloschisis)이란 뼈, 척수경질막, 모든 뒤쪽 조직 등에 걸쳐 시상 중간선을 따라 신경 구조물이 완전히 노출된 상태를 말한다(Guebert 등 2005). 꼬리

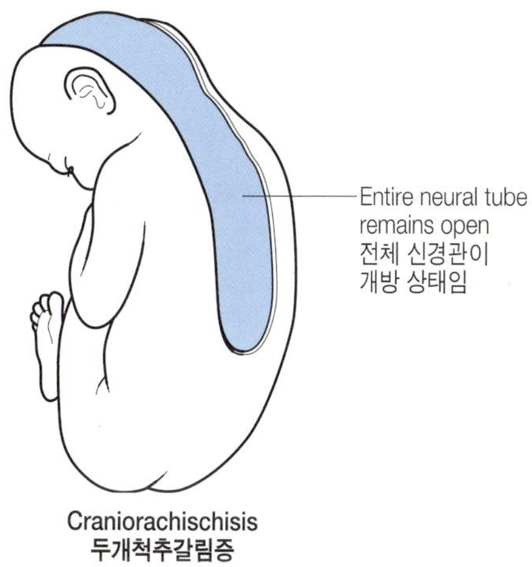

그림 2.15 척수갈림증(myeloschisis)

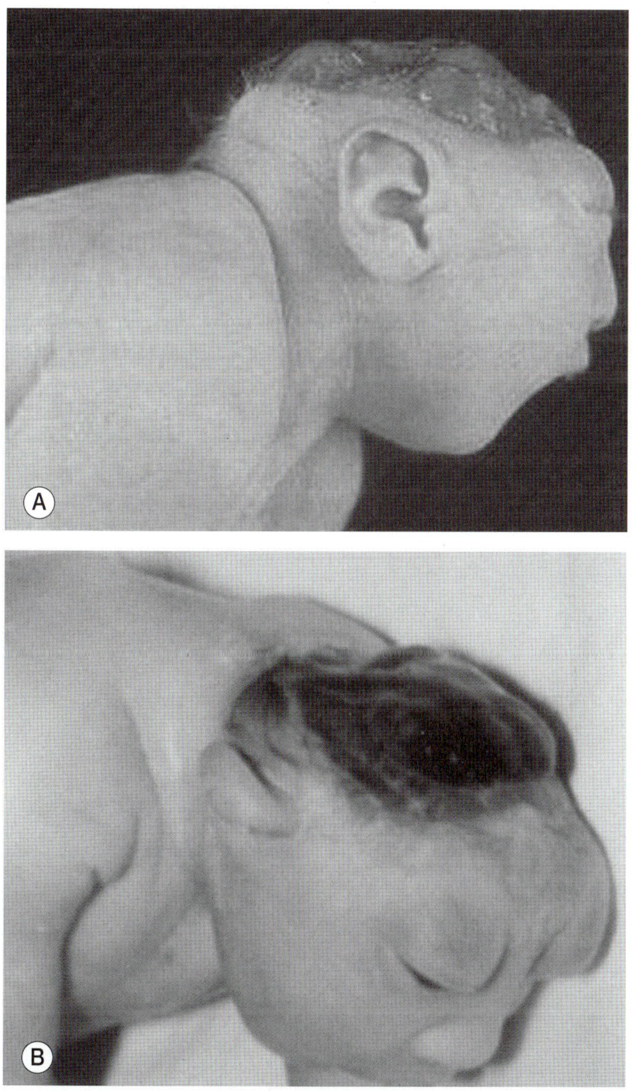

그림 2.16 꼬리쪽 신경구멍이 폐쇄되지 못함. (A, B) 이 문제의 결과 머리덮개뼈가 없고 대뇌반구는 전부 없거나 혹은 기능을 못하는 정도의 작은 크기가 된다. 이 문제를 뇌없음증(anencephaly, 무뇌증)이라 한다.

쪽 신경구멍이 폐쇄되지 않으면 머리덮개뼈가 없고 대뇌반구는 전부 없거나 혹은 기능을 못하는 정도의 작은 크기가 된다. 이 문제를 뇌없음증(anencephaly, 무뇌증)이라 한다(그림 2.16A, 2.16B).

임상증례 풀이 Clinical case answers

증례 2.1

2.1.1

신경관의 폐쇄나 발달 비정상으로 인해 혹은 척추뼈몸통 뒷면의 융합 비정상으로 다양한 척추기형이 생긴다. 숨은척추갈림증(spina bifida occulta), 진성척추갈림증(spina bifida vera), 척수정중갈림증(diastematomyelia), 척수당김(tethered cord) 등이 이렇게 생기는 기형에 해당된다.

숨은척추갈림증은 척추뼈 뒤고리 결손이며 척추뼈고리뿌리(pedicle) 한쪽이나 다른쪽이 융합되어 가시돌기를 형성하는 과정에 문제가 생긴다. 숨은척추갈림증에서 척추뼈고리가 형성되지 못해도 척수경질막 주머니나 그 내부구조의 발달에 영향이 미치지 않는다. 척추에서 가장 흔하게 문제되는 곳은 허리엉치 부위이다.

숨은척추갈림증은 대개 출생 어느 시점이 되어서야 임상증상이 나타나며 등통증, 높은 발생률의 원반탈출, 척추전방전위증 등이 보인다. 진성척추갈림증의 경우 척추뼈 뒤고리의 뼈 결손이 넓게 존재하며 대개 둘 이상의 척추뼈에 나타난다. 척수경질막 주머니와 내부 구조물도 대개 함께 문제되며 척주관 경계 너머로 돌출된다. 발달과정 중 결정적 시기에 엽산이 충분히 공급되면 이 문제를 예방할 수 있음을 시사하는 일부 근거가 존재한다. 필요한 정도로 뒤고리가 융합되지 못해 진성척추갈림증에 이르는 현상은 태아 21~29일 시기에 일어날 것이다. 뇌척수액 액체가 담긴 주머니가 탈출되는 현상을 수막탈출증(meningocele, 수막류)이라 한다. 수막, 뇌척수액, 신경 구조물 등이 모두 탈출되면 척수수막탈출증(myelomeningocele)이라 한다. 척수경질막으로 피복되지 않은 채 신경 구조물이 탈출되면 척수탈출증(myelocele)이라 한다. 척수갈림증(myeloschisis)이란 뼈, 척수경질막, 모든 뒤쪽 요소 등에 걸쳐 시상 중간선을 따라 신경 구조물이 완전히 노출된 상태를 말한다. 꼬리쪽 신경구멍이 폐쇄되지 않으면 머리덮개뼈가 없고 대뇌반구는 전부 없거나 혹은 기능을 못하는 정도의 작은 크기가 된다. 이 문제를 뇌없음증(anencephaly, 무뇌증)이라 한다.

2.1.2

진성척추갈림증이 생길 정도로 뒤고리가 융합되지 못하는 현상은 태아 21~29일 시기에 일어날 것이다. 안타까운 일이지만 이 시기에 대부분의 여성은 자신이 임신 중이라는 사실을 알지 못한다. 그래서 엽산을 효과적으로 보충하려면 임신 전에 시작해야 한다.

2.1.3

초음파로 진성척추갈림증을 대개 검출할 수 있다.

참고문헌

Avrahami, E., Frishman, E., Fridman, Z., et al., 1994. Spina bifida occulta is not an innocent finding. Spine 119, 12–15.

Behrman, R.E., Vaughan, I.I., 1987. Nelson's Textbook of Paediatrics. WB Saunders, Philadelphia.

Black, J.A., Waxman, S.G., Hildebrand, C., 1984. Membrane specialization and axo-glial in the rat retinal nerve fibre layer: freeze fracture observations. J. Neurocytol. 13, 417–430.

Cowan, W.M., 1978. Aspects of neural development. International Review of Physiology III. University Park Press, Baltimore, MD, pp. 149–191

Cowan, W.M., 1981. The development of the vertebrate central nervous system: an overview. In: Garrod, P.R., Feldman, J.D. (Eds.), Development in the Nervous System. Cambridge University Press, New York, pp. 3–33.

Cowan, W.M., 1992. Development of the nervous system. In: Asbury, A.K., McKhann, G.M., McDonald, W.I. (Eds.), Diseases of the Nervous System: Clinical Neurobiology. WB Saunders, Philadelphia/London/Toronto, pp. 5–24.

Cowan, W.M., Hunt, R.K., 1985. The development of the retinal-tectal projection: an overview. In: Edelman, G.M., Gall, E., Cowan, W.M. (Eds.), Molecular Basis of Neuronal Development. Wiley, New York, pp. 389–428.

Fidas, A., MacDonald, H.L., Elton, R.A., et al., 1987. Prevalence and patterns of spina bifida occulta in 2707 normal adults. Clin. Radiol. 38, 537–542.

Giles, L., 1991. Review of tethered cord syndrome with a radiological and anatomical study. Surg. Radiol. Anat. 13, 339–343.

Gregerson, D.M., 1997. Clinical consequences of spina bifida occulta. J. Manipulative Physiol. Ther. 20, 546–550.

Guebert, G.M., Rowe, L.J., et al., 2005. Congenital anomalies and normal skeletal variance. In: Yokum, T., Rowe, L. (Eds.), Essentials of Skeletal Radiology. Lippincott Williams and Wilkins, Philadelphia.

Gundersen, R.W., Barrett, J.N., 1979. Neuronal chemotaxis: chick dorsal root axons turn toward high concentrations of nerve growth factor. Science 206, 1079–1080.

Hamburger, V., Oppenheim, R.W., 1982. Naturally occurring neuronal death in vertebrates. Neuroscience Commentaries 1, 39–55.

Hebb, D.O., 1949. The Organization of Behavior. Wiley, New York.

Huttenlocher, P.R., 2002. Neuralanatomical substrates: early developmental events. In: Huttenlocher, P.R. (Ed.), Neural Plasticity: The Effects of Environment on the Development of the Cerebral Cortex. Harvard University Press, Cambridge, MA/London, pp. 9–36.

Jacobson, M., 1991. Developmental Neurobiology, third ed.. Plenum Press, New York/London.

Kandel, E.R., Schwartz, J.H., et al., 1995. The neuron. In: Kandel, E.R. Schwartz, J.H., Jessell, T.M. (Eds.), Essentials of Neural Science and Behaviour. McGraw-Hill, New York, pp. 43–69.

Kidokoro, Y., Yeh, E., 1982. Initial synaptic transmission at the growth cone in Xenopus nerve/muscle cultures. Proc. Natl. Acad. Sci. U.S.A. 79, 6727–6731.

Lashley, K.S., 1951. Central Mechanisms in Behavior. Academic Press, New York.

Le Douarin, N.M., 1982. The Neural Crest. Cambridge University Press, New York.

Leikola, A., 1976. The neural crest: migrating cells in neurological development. Folia Morphol. 24, 155–172.

Levi-Montalcini, R., 1982. Developmental neurobiology and the natural history of nerve growth factor. Annu. Rev. Neurosci. 5, 341–362.

O'Leary, D.D., Stanfield, B.B., 1989. Selective elimination of axons extended by developing cortical neurons is dependent on regional locale: experiments utilizing fetal cortical transplants. J. Neurosci. 9, 2230–2246.

Perves, D., 1988. Body and Brain: A Trophic Theory of Neural Connections. Harvard University Press, Cambridge, MA.

Perves, D., Lichtmann, J.W., 1980. Elimination of synapses in the developing nervous system. Science 210, 153–157.

Sadler, T.W., 1995. Vertebral Column in Langman's Medical Embryology. Williams and Wilkins, Baltimore, MD.

Sidman, R.L., Rakic, P., 1974. Neuronal migration. In: Berenberg, S.R., Masse, N.P. (Eds.), Modern Problems in Paediatrics, vol 13. pp. 13–43.

Sperry, R.W., 1965. Embryogenesis of behavioral nerve cells. In: DeHaan, R.L. In: Ursprung, H. Organogenesis.. WB Saunders, Philadelphia, pp. 161–186.

Spitzer, N., 1981. Development of membrane properties in vertebrates. Trends Neurosci. 4, 169–172.

Williams, P.L., Warwick, R., 1980. Embryology Gray's Anatomy. Churchill Livingstone, Edinburgh.

추가 정보

Cowan, W.M., Fawcett, J.W., O'Leary, D.D., et al. 1984. Regressive phenomena in the development of the vertebrate nervous system. Science 225, 1258–1265.

제 3 장
수용체 활성화의 생화학과 생리학

Biochemistry and physiology of receptor activation

3

생각해 볼 임상증례 Clinical cases for thought

증례 3.1

12세 남자 아이가 학교에서 럭비를 하다가 오른쪽 팔이 부러졌다. 노자관절 성장판을 통과하는 골절이어서 수술을 통해 핀으로 위치를 다시 잡고 석고붕대를 감았다. 석고붕대를 6주 동안 유지했다.

질문
- 3.1.1 이 남자 아이의 팔 운동을 검출하는 역할을 하는 척수신경세포는 이런 비활동성에 의해 어떤 영향을 받을 것인가?
- 3.1.2 이로 인해 시상과 겉질 신경세포의 기능해리가 발생하게 되는 과정은 무엇인가?
- 3.1.3 이러한 손상으로 인한 영구적 신경세포 손상을 방지하기 위해 어떤 조치를 취할 수 있는가?

증례 3.2

환자 중 한 명이 신경생리학자이며 신경세포가 환경자극에 어떻게 반응을 하는지에 대해 묻는다. 아래 질문에 대해 신경생리학자가 놀랄 정도로 당신의 신경세포 반응에 관한 지식과 이해를 설명한다.

질문
- 3.2.1 신경세포에서 수용체 자극에 의해 활성화될 수 있는 여러 가지 둘째전령물질 경로는 무엇인가?
- 3.2.2 수용체 자극의 결과 신경세포의 DNA 발현에 대해 어떤 상호작용이 생기는가?
- 3.2.3 신경세포에서 수용체 자극에 대한 반응을 뒷받침하는 에너지는 어떻게 생성되는가?
- 3.2.4 신경세포의 중심통합상태란 무엇이며, 수용체 활성화는 중심통합상태에 어떤 영향을 미치는가?

서 론

Introduction

세포바깥 신호에 대해 반응하여 유전자 발현이 변하는 것은 신경세포에서 기본 기능이다. 즉 평생에 걸쳐 다양한 경험을 하는 동안 신경세포에서 일어나는 생화학적, 생리적 변화는 주로 환경으로부터 수용체 계통을 통해 받은 신호에 의해 유전자가 활성화되고 억제된 결과이다. 수용체는 신경세포 형질막 이중층 표면에 존재하는 특수 구조이며, 구조적으로 특정 화합물이나 리간드가 결합하면 특수한 방식으로 반응한다.

이들 수용체 계통은 호르몬, 시토카인, 신경펩티드, 신경전달물질과 같은 여러 신호들이 화학전달물질을 거쳐 활성화된다. 그 결과 여러 가지 방식의 연접전달을 통해 신경세포에서 특정 유전자의 발현이 활성화되거나(전사활성 상승) 억제된다(전사활성 저하).

연접연결은 신경전달물질이 수용체를 통해 작용하고 그로 인해 신경세포 속으로 혹은 밖으로의 특정 이온 전도도가 변하며, 흥분성 혹은 억제성 연접이후 전위가 생성되는 일련의 과정이라고 개념이 설정되어 왔다. 하지만 신경전달물질이 표적 신경세포에서 다양하고 복잡한 효과를 일으킨다는 점이 명확하게 밝혀졌다. 그 결과 연접연결에 대해 훨씬 복합적인 견해가 형성되었다(Huganir & Greengard 1990).

또한 수용체가 활성화되면 포도당 섭취와 소비율, 산소이용, 신경전달물질 생산, 효소 농도 등 신경세포의 다른 여러 활동이 조정될 수 있다.

유전계보와 환경유도 유전자 활성화를 통해 이루어지는 신경세포의 표현형과 기능 발달

환경에 의한 유전자 활성변화 사건의 조정은 처음에 줄기세포가 신경세포로 분화될 때 일어난다. 신경세포는 신경세포의 기능을 수행하는 데에 필요한 단백질과 효소를 생산하기 때문에 신경세포이다. 튜불린과 미세관 연관 단백질이 풍부하기 때문에 축삭과 가지돌기를 만들 수 있다(Black & Baas 1989). 신경세포에서 막전위가 유지되고 환경상황에 따라 특정 범위 내에서 변하는 것은 관문제어 세포질 이온통로를 만들기 때문이다(Hess 1990). 여기에서 신경전달물질 특이 효소가 신경전달물질을 만들기 때문에 다른 신경세포와 연락을 주고받을 수 있다(Snyder 1992). 즉 신경세포가 필요로 하는 기능은 모두 혹은 대부분 그 기능을 수행하는 데에 필요한 단백질을 부호화하는 유전자의 활성화와 필요로 하지 않는 유전자의 억제를 통해 실현된다.

요점 3.1 Quick facts

주요 세포소기관 5가지(The five main cellular organelles)

미토콘드리아(Mitochondria, 사립체)
- 산소를 대사하는 세포호흡을 통해 에너지 ATP를 생산함
- 구연산회로와 전자운반사슬에 관계됨
- 진화 초기의 공생 세균 유래?

골지기관(Golgi apparatus)
- 단백질 합성과 꾸리기(packaging)에 관계됨
- 세포속과 세포바깥 (분비) 단백질 꾸러미

세포질그물(Endoplasmic reticulum, ER)
- 과립세포질그물(리보솜이 결합됨)과 무과립세포질그물
- 단백질 합성, 지질 대사, 칼슘 저장

과산화소체(Peroxisome)
- 내부에 산화효소가 있어서 산소를 이용해 특정 분자로부터 수소를 제거함으로써 폐기물이나 독소를 해독시킴. 이 과정을 통해 생산된 과산화수소는(강력한 산화물이기도 함) 카탈라아제(catalase, 과산화수소분해효소)가 분해한다.

핵(Nucleus)
- 내부에 DNA가 존재함

신경세포에서 전사시킬 수 있는 유전자의 범위를 결정하는 것은 신경세포의 계보 그리고 신경세포에게 당시까지 주어진 분화와 책임 단계 등이다(Van den Berg C 1986, Pleasure 1992). 신경세포가 앞으로 어떤 특정한 경로의 분화 혹은 발달 과정을 밟을지를 결정할 수 있는 신경세포 계보발달 중에는 대개 일시적이고 환경 의존적인 분기점이 존재한다(Lillien & Raff 1990). 예를 들어, 신경세포의 발달과정 중 어느 한 결정적 단계, 즉 분기점 때 신경세포가 어떤 유형의 신경전달물질을 생산할 것인지 결정하는 것은 해당 축삭이 접촉하게 된 환경이다. 결정인자는 축삭과 접촉한 후 역행 축삭흐름을 거쳐 핵 쪽으로 오고, 이곳에서 신호가 해석되며 적절한 유전자가 활성화되어 그 신호에 따른 특정 신경전달물질 생산에 필요한 효소가 만들어진다.

막의 전문화된 수용체계통을 거쳐 환경자극이 신경세포 핵으로 전달됨

신경세포 형질막은 신경세포의 생존에 필수적이다. 형질막은 세포를 둘러싸고 신경세포 세포액과 바깥환경의 이온농도와 조성상 필수적 차이점을 유지시킨다. 형질막의 기본 조성은 비공유 상호작용으로 결합한 얇은 지질이중층 구조에 떠다니는 여러 단백질이다. 이러한 독특한 구조는 상대적 불투과성 장벽을 형성해 수용성 화합물은 대부분 통과하지 못하게 된다. 지질이중층 구조의 일부 단백질은 구조적 지지물 역할을 담당하고, 다른 일부 단백질은 수용체와 변환기 역할을 해서 신경세포 주위환경에 대한 정보를 막을 가로질러 중계한다(그림 3.1). 막을 가로지르는 단백질은 대개 알파나선 구조를 띠고 막의 지질 부분을 통과한다. 이 구조는 열역학적으로 가장 안정적이며 그 이유는 지질 환경의 소수성 특성 그리고 폴리펩티드의 극성 펩티드 결합과의 상호작용 때문이다. 막을 가로지르는 단백질 부분은 막을 한 차례만 통과할 수 있는 단일통과 막단백질, 혹은 여러 차례 통과할 수 있는 다중통과 막단백질을 형성한다(그림 3.2). 다중통과 막단백질은 막에 통로를 형성할 수 있으며 이 통로는 다양한 기전으로 제어될 수 있다(Alberts 등 1994). 일부 통로는 수용체로서 작용하는 특수 단백질과 긴밀하게 연관된다. 신경세포에는 전달물질이라고 알려진 다양한 화합

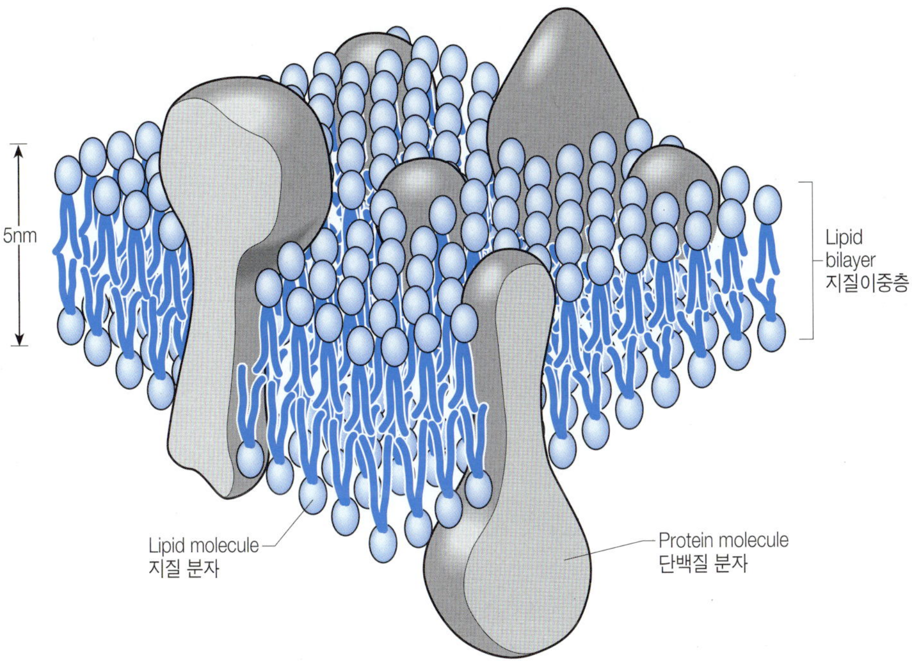

그림 3.1 세포막의 도식적 표현. 그림을 보면 두겹 막에 인지질 분자(*청색*)가 배열되며 친수성 인산염 머리가 막의 속 부분과 바깥 부분에 위치하고 지방산 부분 분자가 막 내부를 구성한다. 큰 단백질은(*회색*) 인지질 막을 떠다니며 일부 단백질은 막을 가로지르고 일부 단백질은 막 내부나 외부 쪽으로만 노출된다.

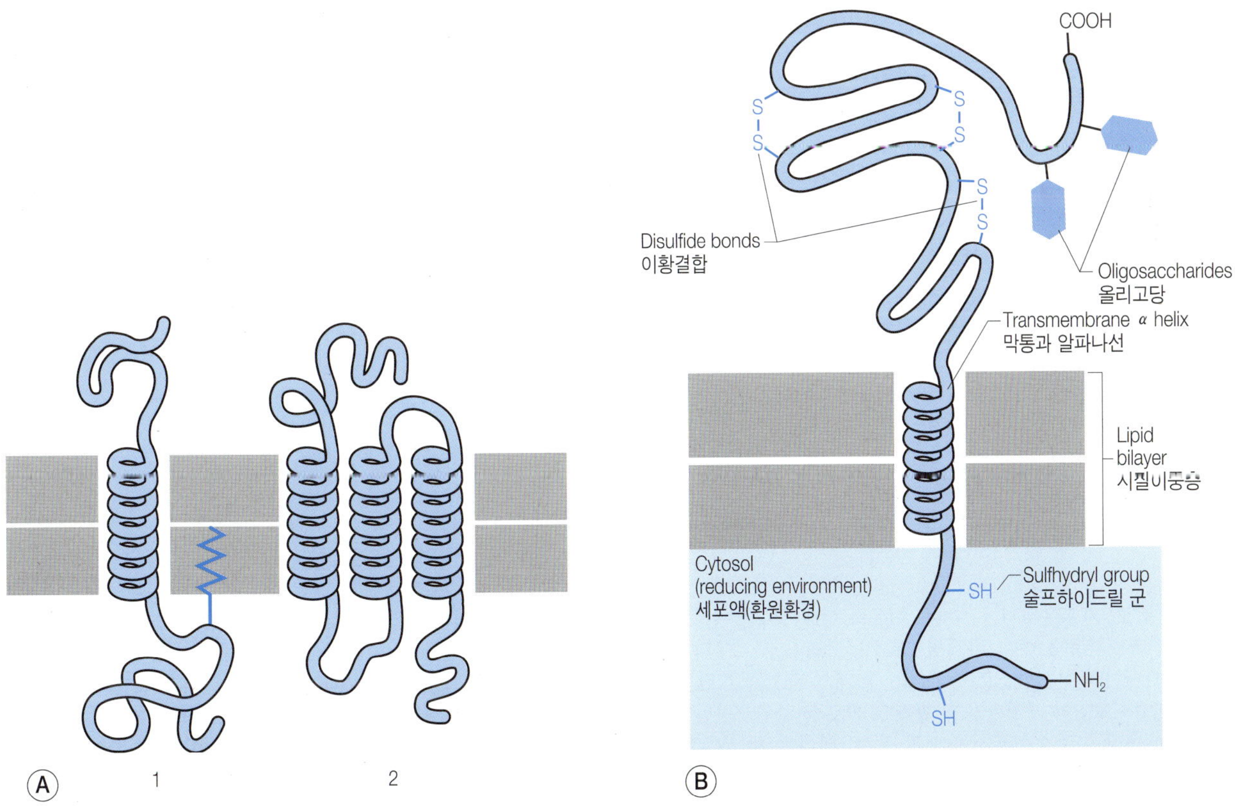

그림 3.2 (A) 막을 가로지르는 단백질은 대개 알파나선 구조를 띠고 막의 지질 부분을 통과한다. 이 구조는 열역학적으로 가장 안정적이며 그 이유는 지질 환경의 소수성 특성 그리고 폴리펩티드의 극성 펩티드 결합과의 상호작용 때문이다. 막을 가로지르는 단백질 부분은 막을 한 차례만 통과할 수 있는 단일통과 막단백질, 혹은 여러 차례 통과할 수 있는 다중통과 막단백질을 형성한다. **(B) 전형적 단일통과 막단백질.** 폴리펩티드 사슬이 오른손잡이 알파나선 구조로서 지질이중층을 가로지르고 올리고당 사슬과 이황결합이 세포막의 비 세포액 표면에 위치하는 것이 보인다. 이황결합은 단백질의 세포질 영역 술프하이드릴 군 사이에 형성되지 않으며 세포액의 환원 환경으로 인해 술프하이드릴 군이 환원 형태(-SH)로 유지되기 때문이다.

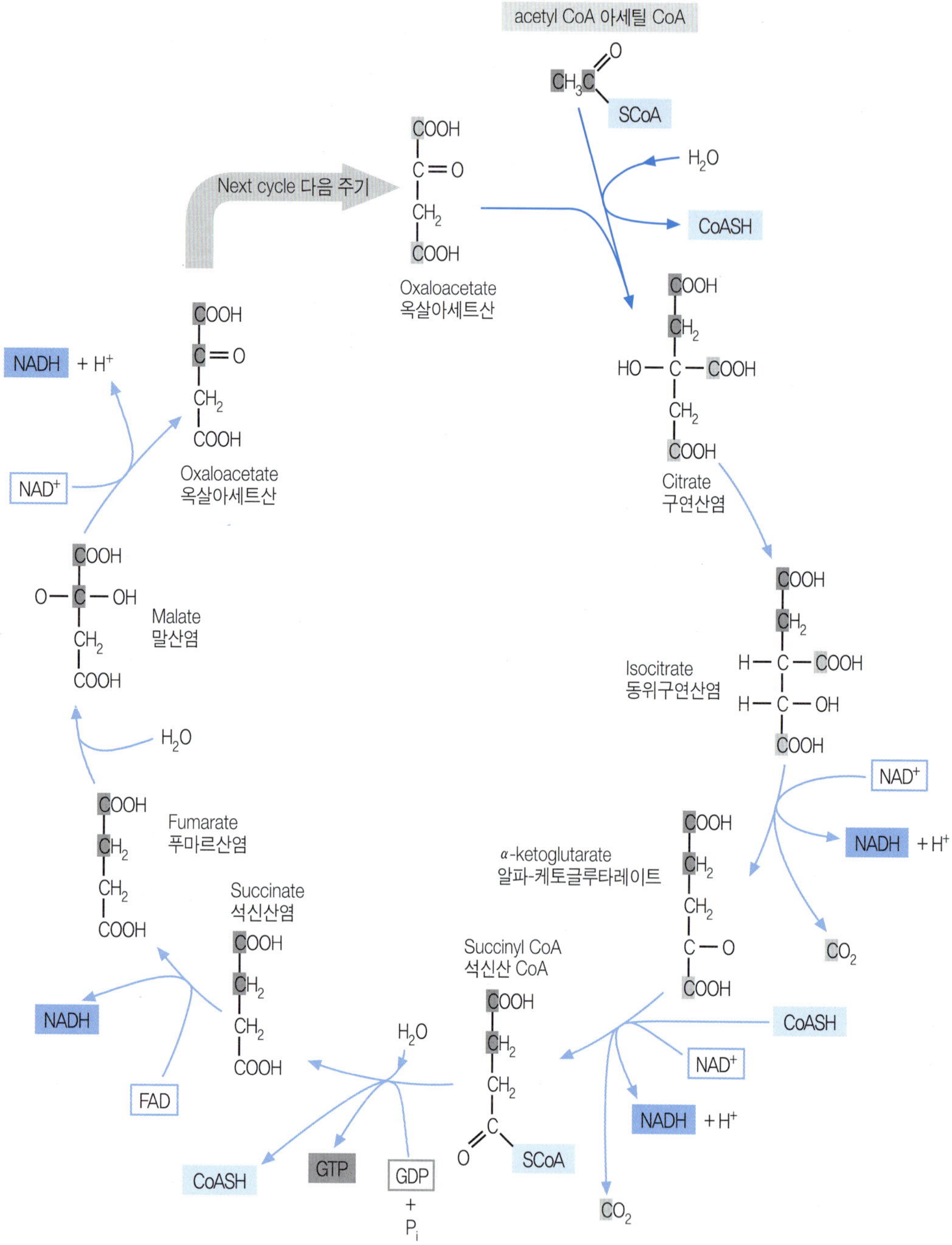

그림 3.3 구연산회로. 카르복실기는 실제로 이온화 상태이지만 여러 중간물이 유리산으로 표시되어 있다. 각 단계마다 미토콘드리아 바탕질에 위치한 다른 효소가 촉매작용을 한다. 아세틸조효소(acetyl CoA)로부터 탄소 두 개가 이번 주기로 들어가(진한 음영) 다음 주기에서 이산화탄소로 전환된다. 이번 주기에서 이산화탄소로 전환되는 두 개의 탄소는 흐린 음영으로 표시되었다. NADH 3개의 분자가 형성된다. GTP 분자가 생산되어 GTP + ADP = GDP + ATP의 교환반응을 통해 ATP로 전환될 수 있다. $FADH_2$ 분자는 미토콘드리아 속막 석신산탈수소효소 복합체(succinate dehydrogenase complex)의 일부로서 단백질 결합상태이며, 이 복합체가 공급하는 전자는 $FADH_2$ 분자가 획득해 직접 유비퀴논 쪽으로 전해진다.

물에 대한 특정 수용체 단백이 존재한다.

화학전달물질에 대한 모든 수용체는 3가지 공통점이 있다.

1. 막을 가로지르는 단백질이며 바깥쪽 부분은 특정 신경전달물질을 인식해 여기에 결합한다. 일부 흔한 신경전달물질에는 아세틸콜린(ACh), 노르에피네프린(NE), 에피네프린(E), 세로토닌 혹은 5-히드록시트립토판(5-HT), 도파민(DA) 등이 있다.
2. 표적세포 내에서 효과기 기능을 수행한다. 특정 이온

> **요점 3.2** Quick facts
>
> **신경세포 행동의 네 요소**
> **(The four components of a nerve cell's behaviour)**
>
> 1. 입력신호
> 2. 방아쇠신호(급성 Na^+ 유입)
> 3. 전도신호(재생)
> 4. 출력신호(신경전달물질 분비)
>
> 세 가지 유형의 전위가 이상의 여러 행동에 대응된다.
>
> 1. 수용체전위
> 2. 연접전위
> 3. 활동전위

통로 조절, 둘째전령물질 화합물 분비 혹은 활성화, 세포속 효소의 활성수준 조정 등이 이 기능에 해당한다.

3. 수용체는 세포 속에서의 활성을 근거로 하여 전달물질의 활동을 결정한다. 이는 중요하게 기억해 두어야 할 사실이다. 여러 신경전달물질이 일부 세포기능과 관련해 흥분성 혹은 억제성으로 분류된다. 하지만 수용체의 내부 배선회로가 전달물질의 반응을 결정한다. 예를 들어, 아세틸콜린은 심박수를 느리게 하는 효과를 보이지만 뼈대근육에 대해서는 흥분성 효과를 보인다.

수용체는 이온통로에 직접 혹은 간접적으로 결합될 수 있음

Receptors can be either directly or indirectly linked to ion channels

위의 두 가지 연관 방식을 결정하는 것은 수용체의 두 가지 서로 다른 유전자 프로그램 집단이다.

이온통로를 직접 관문제어하는 수용체는 이온친화 수용체(ionotropic receptor)라고 한다. 전달물질이 결합하면 곧 수용체는 입체형태로 변해 이온통로가 열리게 된다. 수용체는 이온통로를 구성하는 바로 그 분자 구조물의 일부분이다. 이온친화 수용체가 활성화되면 빠른 연접활동(밀리초 지속시간)이 생기며 신경근육이음부에서의 아세틸콜린 수용체가 그 예에 해당한다(그림 3.3).

이온통로를 간접적으로 관문제어하는 수용체는 대사친화

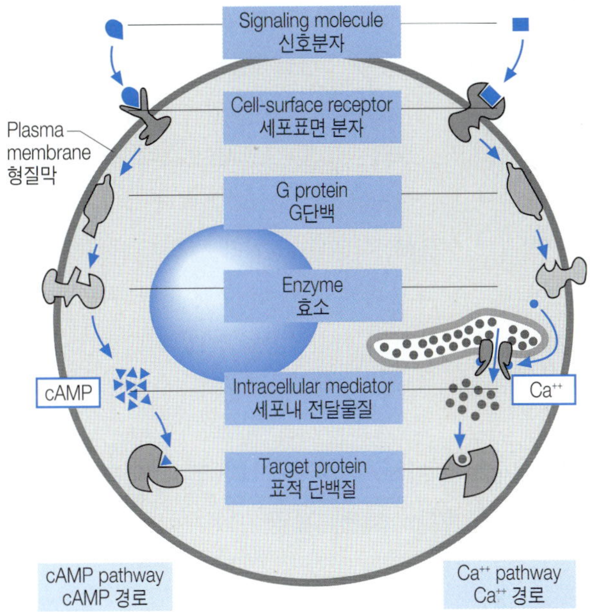

그림 3.4 cAMP 경로와 Ca^{++} 경로. 이 도표에 보이는 두 가지 경로는 수용체 활성화로 자극을 받고 또한 막결합 G단백을 활용해 둘째전령물질을 활성화한다. 사각형 모양 분자가 활성화하는 연쇄반응에서는 칼슘 이온이 둘째전령물질이다. 눈물방울 모양 분자가 활성화하는 연쇄반응에서는 둘째전령물질로서 cAMP를 활용한다.

수용체(metabotropic receptor)라 한다. 내사친화 수용체는 G단백이라고 하는 특수한 계열의 상호연관 단백질을 통해 작용한다. G단백이라는 명칭은 구아닌 뉴클레오티드, 삼인산구아노신(GTP), 이인산구아노신(GDP) 등에 대한 결합능 때문에 붙은 이름이다. Gs, Gi/o, Gq, G12 등 4가지 주요 유형의 G단백이 신경전달물질 결합으로 생긴 신호전달에서 역할을 하며, 각각 여러 아형이 존재한다.

이러한 유형의 수용체가 활성화되면 신경세포 세포질의 디아실글리세롤이나 고리형 AMP(cAMP)와 같은 둘째전령물질이 활성화되는 경우가 많다. 고리형 GMP(cGMP), 칼슘, 포스파티딜이노시톨(PI), 이노시톨 트리포스페이트(IP3), 아라키돈산, 산화질소(NO) 등이 뇌에서 두드러지는 둘째전령물질이다(Duman & Nestler 2000)(그림 3.3).

이어서 여러 둘째전령물질이 다양한 세포속 키나아제나 효소에 작용해 세포기능을 촉진시키거나 억제시킨다. 이러한 세포속 과정에 의해 신경기능이 빠르게 변화할 수 있으며 막을 가로지르는 이온 전도 변화가 그 사례이다. 둘째전령물질 과정에 의해 신경기능의 단기, 중기 조정효과가 생기기도 하는데, 동일한 혹은 다른 신경전달물질에 대한 신경세포의 반응성이 수용체 민감도 변화를 통해 조정되는 것이 그 예이다. 유전자 발현 조절을 통한 변화와 같이 신경기능에 대한 비교적 장기간의 조정효과 역시 둘째전령물질이 셋째전령물질이라고 하는 다른 세포속 요소에 작용함으로써 조절될 수 있다. 이러한 변화는 몇 초에서 몇 분까지 지속될 수 있으며 수용체, 이온통로, 기타 세포 단백질 합성의 변화 등이 여기에 해당되고 혹은 더 오랜 기간동안 일어나 그 결과 일종의 학습과 기억이 형성될 수 있다(그림 3.4).

세포내 Ca^{++} 유리농도가 강력한 둘째전령물질 역할을 할 수 있는 여러 경로

정상적 상황에서는 유리 Ca^{++} 이온의 세포속 농도가 엄격하게 제어된다. 수용체가 활성화되면 그 결과 세포 유형마다 다양한 정도로 작동하는 두 가지 유형의 기전에 의해 두 가지 방식으로 세포속 유리 Ca^{++} 이온 수치가 증가할 수 있다. 신경전달물질 수용체 활성화로 인해 신경세포 속으로의 세포바깥 Ca^{++} 이온 급속흐름이 변하거나 혹은 세포속에 저장되었던 Ca^{++} 이온의 방출이 조절될 수 있다. Ca^{++} 이온이 방출되면 여러 세포속 조절단백질을 통해 신경세포 기능에 대해 다양한 작용을 할 수 있다. 수용체는 G단백과 결합해 특정 전압작동 Ca^{++} 통로의 전도를 직접 조절할 수 있다. 어떻게든 신경세포의 탈분극이 일어나면 전압작동 Ca^{++} 통로가 활성화되고 그 결과 세포 속으로의 Ca^{++} 급속흐름이 일어나게 된다. 끝으로, 세포바깥 Ca^{++}은 니코틴 콜린 그리고 글루탐산 N-메틸-D-아스파르테이트(NMDA) 수용체와 같은 일부 리간드 작동 Ca^{++} 통로를 통과할 수 있다(Duman & Nestler 2000).

염색질 구조에 의해 수용체 자극 유도 유전자 전사가 조절될 수 있음

사람의 신경세포에서 DNA는 세포핵 속에 위치한다. 또한 핵은 DNA 복제와 전사가 이루어지는 곳이기도 하다. 염색질을 형성하는 소단위인 뉴클레오솜은 히스톤 단백질이 긴밀하게 결합된 염색체이다. 염색체는 극도로 긴 DNA 분자로 구성된다. 전사과정이 활발하게 이루어지지 않는 DNA는 초나선 구조로 저장되며 초나선 구조에 의해 DNA 저장에 필요한 핵 속 공간이 크게 줄어든다. 염색질은 이렇게 저장 용도상 구조적으로 중요할 뿐만 아니라 전사인자가 DNA의 결합부위에 접근하는 것을 억제함으로써 유전자 발현 조절에서도 역할을 한다. 유전자가 활성화되려면 염색질 혹은 뉴클레오솜 구조가 변형되어 적절한 유전자 부분에 조절단백질이 결합될 수 있어야 한다. 이를 수행하는 특수 단백질 군을 활성단백질이라 하며 염색질을 재형성하고 적절한 유전자의 핵심 촉진부를 노출시킨다. 이를 통해 일반전사인자라고 하는 다른 단백질 복합체가 DNA의 핵심 촉진부에 결합하게 된다. 이어서 일반전사인자 복합체는 RNA 중합효소를 동원해 결합하고 복제과정의 전사 개시단계로 진입한다(Workman & Kingston 1998).

전사과정은 개시, 연장, 종료 등 3개 단계로 나눌 수 있다. 신경세포에서는 유전자 발현 조절이 각각 3개 단계에서 일어날 수 있고 또 일어난다. 하지만 전사개시 단계가 가장 고도로 제어되는 단계인 것으로 보이며 세포바깥 신호전달 기전이 관계된다.

사람에서는 I형, II형, III형 등 3가지 종류의 RNA 중합효소가 여러 유형의 DNA 전사에서 역할을 한다. I형 중합효소는 리보솜 RNA(rRNA) 전사에 관계된다. II형 중합효소는 전령 RNA(mRNA) 그리고 RNA 마디의 잘라이음(스플라이싱)에서 역할을 하는 snRNA라는 다른 RNA 아집단의 전사에 관계된다. III형 중합효소는 전달 RNA(tRNA) 등 여러 유형의 작은 RNA 전사에 관계된다(Struhl 1999)(그림 3.5).

사람의 고도로 복합적인 유전자 발현에서 전사과정이 기능을 하려면 추가적인 전사 활성제가 필요하다. 이러한 추가적 전사 활성화 복합체를 기능조절요소 혹은 전사인자라 하며 여기에 유전자 구조 내부의 특수화된 지점이 결합한다. 이러한 기능전사인자에 의해 각 유전자 고유의 발현양상이 결정되며 정상적 발달과정의 경우와 환경자극에 대한 반응의 경우 모두 그러하다. 다양한 전사인자의 제어를 받는 유전자 발현의 여러 측면에는 유전자가 발현되는 세포유형, 유전자가 발현될 때의 발달시기, 유전자가 발현될 수준 등이 있다(Collingwood 등 1999).

전사인자 여러 군과 전사인자 활성화 방식이나 억제 방식 여러 가지가 확인되었다. 예를 들어, cAMP 반응요소 결합단

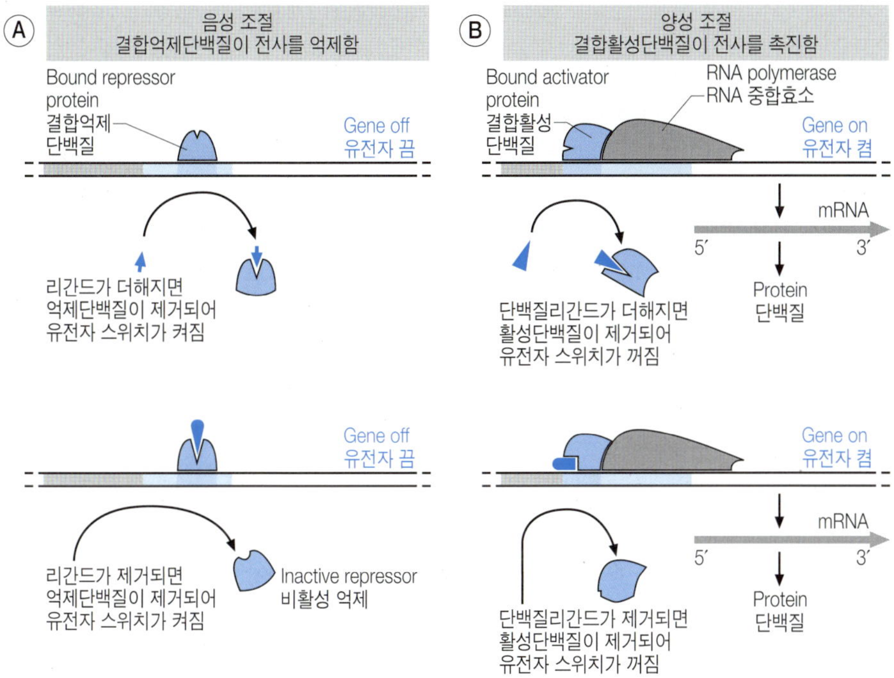

그림 3.5 음성 조절과정과 양성 조절과정에 의해 조정되는 전사 중합효소

백질(CREB) 군 전사인자는 cAMP 의존 단백질 키나아제(단백질 키나아제 A)에 의해 인산화되면 연관된 유전자의 전사를 활성화한다. 단백질 키나아제 A는 cAMP가 있어야 활성화된다(De Cesare & Sassone-Corsi 2000).

CREB군 전사인자를 활성화시키기도 하는 다른 둘째전령물질 중 하나인 칼모듈린 결합 Ca^{++}은 신경세포 핵 속으로 들어가면 곧 다양한 단백질 키나아제를 활성화한다. 이제 이들 키나아제(인산화효소)가 CREB를 인산화하며 그 결과 특이적 CREB 결합 유전자의 전사가 활성화된다(Nestler & Hyman 2002).

수용체 자극의 신경세포 전체로의 파종

Dissemination of the receptor stimulus throughout the neuron

성장호르몬이든, 신경전달물질이든, 호르몬이든 환경자극은 신경세포막 수용체로부터 나온 신호가 핵 내부의 전사제어인자 쪽으로 전달되어야 해당 신호가 요구하는 필요 단백질이 생산된다.

글루코코르티코이드, 에스트로겐, 테스토스테론 등 소수성 호르몬과 같은 일부 신호분자는 지용성 화학구조이고, 고도로 소수성인 지질이중층 형질막을 주로 농도기울기에 의지해 가로지를 수 있어서 핵 기구에 직접 접근할 수 있다. 이제 이들 호르몬이 결합된 세포속 호르몬 수용체는 호르몬을 싣고 세포질을 통과하고 핵막을 넘어가며 그곳에서 전사인자에 결합해 입체형태를 변화시킨다(Evans & Arriza 1989, Lin 등 1998).

요점 3.3 Quick facts

유전자 발현(Gene expression)

- 유전자 조절단백질인 전사인자는 세포액 속에서 둘째전령물질과 둘째효과기에 의해 활성화된다. 그 이전에 막 수용체가 신경전달물질과 펩티드에 의해 활성화되며 세포내 이온농도가 변화한다.
- 조기발현유전자(immediate early gene) 반응이 세포활성화 후 나노초 이내에 나타날 수 있으며 세포의 학습반응이 표현된다. 이 반응에 의해 단백질 합성이나 활성화가 일어날 수 있고 또한 세포핵 내부에서 전사를 유도할 수도 있다.
- DNA 부호가 전사되어 만들어진 단일 전령 RNA(mRNA) 분자는 핵구멍을 거쳐 핵 밖으로 나간다.
- mRNA로부터 부호가 리보솜으로 전달되고 리보솜 RNA(rRNA)의 도움에 의해 mRNA 염기서열이 읽히고 부호가 아미노산 순서로 해독된다.
- 전달 RNA(tRNA)는 적절한 세포액 속 아미노산을 rRNA가 형성 중인 염기서열 중 각각 지정된 곳으로 전달한다.

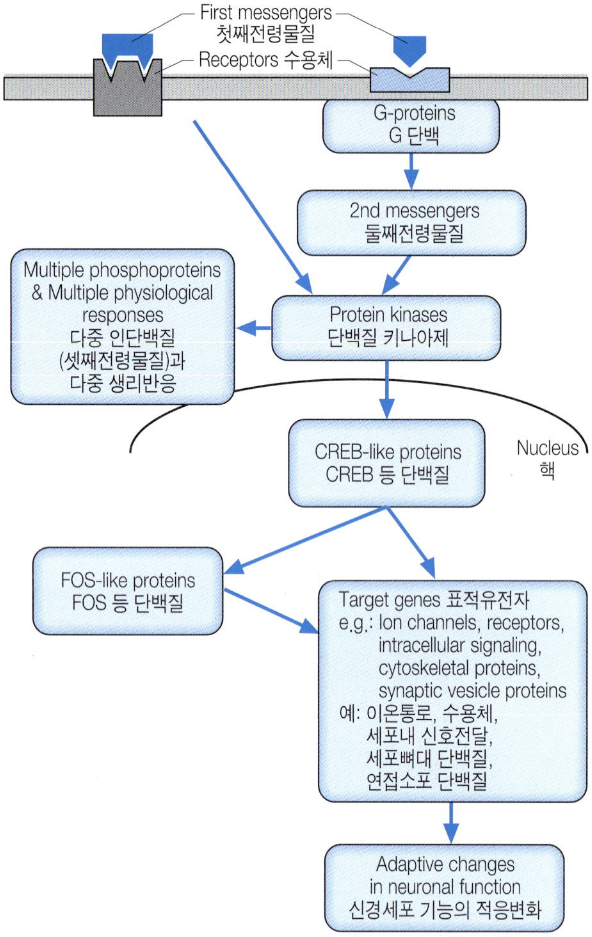

그림 3.6 몇 가지 전사인자 군과 이들 전사인자의 활성 혹은 억제 방식이 확인되었다. 예를 들어, 고리형 AMP(cAMP) 반응요소 결합단백질(CREB)군 전사인자는 cAMP 의존성 단백질 키나아제(단백질 키나아제A)에 의해 인산화되면 각각 결합된 유전자의 전사를 활성화한다. 단백질 키나아제 A는 cAMP가 있어야 활성화된다. CREB군 전사인자를 활성화시키기도 하는 다른 둘째전령물질 중 하나인 칼모듈린 결합 Ca^{++}은 신경세포 핵 속으로 들어가면 곧 다양한 단백질 키나아제를 활성화한다. 이제 이들 키나아제(인산화효소)가 CREB를 인산화하며 그 결과 특이적 CREB 결합 유전자의 전사가 활성화된다. CREB 전사인자군은 표적유전자에 직접 작용하거나 *fos*와 같은 단백질을 거쳐 작용할 수 있다.

Ca^{++} 이온과 같은 다른 신호분자는 신경세포 형질막에 위치한 특이 이온통로를 통해 들어가게 된다(Hess 1990).

단백질 호르몬, 성장인자, 펩티드 신경조절물질, 신경전달물질 등은 해당 수용체단백질에 관계된 막통과 단백질 통로의 변화를 유도하든가(Lester & Jahr 1990) 아니면 연관된 막속 단백질의 변화를 유도해 간접적으로 각각의 전사 단백 표적에 작용해야 한다. G 단백이라 하는 이곳의 연관된 막속 단백질에서 생긴 변화의 결과 세포속 이온 분비 혹은 고리형 AMP(cAMP), 디아실글리세롤, 이노시톨 트리포스페이트 등 같은 세포속 둘째전령물질 생성이 일어나고(Berridge & Irvine 1989, Huang 1989), 이어서 이들 물질에 의해 cAMP 반응요소 결합단백질(CREB)과 같은 핵속 전사인자가 직접 혹은 다른 여러 중간물을 통해 활성화된다(그림 3.6).

둘째전령물질은 아직 비교적 적은 수가 알려져 있다. 반응 특이성은 다음 중 하나의 방식을 통해서 나타난다.

- 둘째전령물질 수치가 시간상 그리고 공간상 계단적 상승을 보임(Berridge & Irvine 1989)
- 단일 자극 후 여러 둘째전령물질이 다양한 방식으로 조합되어 동원됨(Nishizuka 1988, Huang 1989)
- 둘째전령물질이 작용하는 세포속 표적이 부위별로 차이를 보임(Nishizuka 1988, Huang 1989)

둘째전령물질이 지속적으로 작용하면 신경세포에 부적절한 전환활성에서 세포사에 이르는 다양한 손상이 일어날 수 있다. 그렇기 때문에 신경세포에서 둘째전령물질의 농도와 시간활성을 제어하는 여러 조절기전이 형성되었다. 대개 일반적인 경우 둘째전령물질은 신경세포에서 분비된 후 밀리초 이내에 세포속 효소에 의해 분해되거나 혹은 세포속 단백질에 의해 격리된다(Boekhoff 등 1990). 크기와 짧은 활성기간 때문에 둘째전령물질은 장시간 활동능이 제한되고 단백질 전사를 정밀하고 효과적으로 조정하는 데에도 제한된다. 이러한 단점 때문에 신경세포 내부에서 매우 특이적으로 또한 장기적으로 기능하면서 유전자 발현을 조정할 수 있는 셋째전령물질 계통을 탐색하게 되었다.

세포외 신호의 결과 활성화되는 셋째전달물질 계통을 부호화하는 조기발현유전자

셋째전령물질은 해독인자라고 알려진 일군의 핵단백질이며 세포외신호로 유도된다. 이들 단백질은 촉진인자 부위와 증강인자 부위 유전자의 특정 뉴클레오티드 서열에 결합한다(Mitchell & Tjian 1989). 셋째전령물질을 부호화하는 조기발현유전자(immediate early genes, IEGs)는 일차반응 유전자 혹은 적격 유전자(competence gene)라고도 한다. 기타 전사인자의 협조를 받아 조기발현유전자에 의해 여러 단백질이 부호화되고 RNA 합성 개시에 강력한 흥분효과나 억제 효과를 나타낸다(Pleasure 1992). 많은 조기발현유전자가 처음 인식되었던 이유는 전환하는 종양유전자의 정상 핵 상동기관이기 때문이며, 이는 바이러스가 숙주 세포 속으로 진입하자마자 방출되는 유전자 종류이다.

가장 전반적으로 연구된 조기발현유전자는 *c-fos*이다. *c-fos* 유전자는 cAMP 반응요소 결합단백질(CREB)에 대한 결합부위가 세 곳이며 신경세포에서 cAMP 생산을 자극하는 기타 자극이나 신경전달물질에 의해 활성화된다(Ahn 등 1998). *c-fos* 유전자 영역구조의 변화는 세포자극 후 1분 이내에 검출 가능하며, 처음에는 유전자 조절부위에 나타나고 이후에 유전자 해독 부위로 전파된다. *c-fos* 유전자와 이에 의해 부호화되는 단백질이 반감기는 20~30분 정도로 매우 짧다. 이 정도의 활성화 시간틀은 기타 구조 혹은 효소 단백질보다 훨씬 짧지만 둘째전령물질 반감기에 비해 지수적 차원에서 훨씬 크다.

셋째전령물질 효과의 미세조정은 복잡한 제어그물을 통해 이루어진다. 이제 백여 개의 조기발현유전자와 그에 대응되는 단백질로 이루어지는 셋째전령물질이 있으므로 매우 복잡한 바탕질 상호작용에 의해 셋째전령물질이 선형으로 그리고 시간적으로 조합되는 방식이 복합적으로 조금씩 변화되어 다양한 기능에 대비할 수 있다(Petterson & Schaffner 1990, Ptashne & Gann 1990)(표 3.1). 예를 들어, *fos*가 jun이라 하는 다른 셋째전령물질 단백질과 함께 이질이합체 복합체로서 DNA에 결합하면 대개 티로신 수산화효소, 뉴로텐신, 뉴로메딘, 프로엔케팔린 등 표적 단백질의 전사가 극적으로 증가한다(Gizang-Ginsberg & Ziff 1990, Kislauskis & Dobner 1990). 하지만 *fos*가 홀로 DNA에 결합하면 부호화하는 유전자인 *c-fos*의 전사를 억제한다(Gius 등 1990).

요점 3.4 Quick facts

신경세포는 어떻게 자극받는가?

답: 수용체(receptors)

- 수용체에서 에너지 충동이 전기충동으로 전환되어 신경을 타고 전해진다.
- 중배엽에서 기원한다. 즉 신경세포와 달리 생존을 지속하기 위해 활성화되어야 하는 것은 아니다.
- 수용체 전위는 내부 혹은 외부 사건이 신경계에 부호화되는 첫 표시이다.

요점 3.5 Quick facts

수용체 전위의 특징(Features of receptor potentials)

- 수용체 전위는 계단적이며(강도와 지속시간 의존성임), 비전파성이고(진폭이 진행성으로 감소함), 증폭될 필요가 있다. 그래서 수용체는 첫 반응이 가장 크다.
- Na^+의 제거 때문에 빠르게 분해되기는 하지만 축삭과 수용체가 만나는 곳은 전압작동 나트륨 통로의 농도가 높기 때문에 수용체 전위로부터 활동전위가 촉발될 수 있다.
- 환경자극과 수용체 전위 사이에는 일 대 일 관계가 존재한다.

신경세포 속 분자 스위치 역할을 하는 *fos* 유전자군

The *fos* family of genes may act as a molecular switch within the neuron

안정 시에는 *c-fos* mRNA와 단백질의 신경세포 속 농도가 극히 낮지만 다양한 자극에 의해 *c-fos* 발현이 극적으로 증가될 수 있다(Correa-Lacarcel 등 2000). 예를 들어, 실험적으로 대발작을 유도하면 *c-fos* mRNA 발현이 뇌에서 30분 내에 증가하며 *c-fos* 단백질 형성을 두 시간 내에 유도한다(Sonnenberg 등 1989). *fos* 유사 단백질은 고도로 불안정하며 4~6시간 내에 정상치로 돌아간다. 코카인, 암페타민과 같은 다른 물질을 투여하면 그 결과 줄무늬체에서 비슷한 발현양상이 나타난다(Graybiel 등 1990, Hope 등 1994). *c-fos* 유전자군은 반복적으로 활성화되면 자극에 내해 무반응성으로 되고, 뇌에서 반감기가 매우 긴 *fos* 단백질의 다른 동종형태(isoform)가 반복자극에 반응하여 특정 신경세포에서 발현되고 축적된다(Pennypacker 등 1995, Chen 등 1997). 신경세포에서 이들 단백질이 누적된 상태는 자극이 종료되고 나서 장시간 동안 지속된다. *fos* 유사 단백질이 장시간 존재하면 일종의 세포 내부 분자 스위치로서 작용해 반복자극에 대한 반응을 조정하거나 차단할 수 있다. 이들 *fos* 유사 단백질이 지속적으로 존재하는 것의 진정한 기능적 의미는 아직 알려지지 않았으나 줄무늬체에 근거를 둔 다양한 운동장애가 생기는 과정을 매개할 가능성이 있다(Kelz & Nestler 2000).

표 3.1 지금까지 발견된 다양한 풋종양유전자(pro-oncogene)

종류	풋종양유전자 명칭	상동기관(동족체)
수용체 리간드	*c-sis* *Int-2* *hst*	PDGF B chain Basic-FGF-like FGF-like
막횡단 티로신 키나아제	*c-erbB* *c-fms* *neu (c-erbB-2)* *trk, trkB, trkC* *c-met* *c-kit* *c-ros* *c-sea*	EGF receptor CSF-1 receptor EGF receptor-like Neurotrophin receptors Insulin receptor-like W locus gene Insulin receptor-like Insulin receptor-like
막연관 티로신 키나아제	*c-src* *hck* *c-abl* *c-yes-1 and -2* *c-fgr* *c-lck* *c-fps/fes* *fer* *flk* *flk* *c-syn* *c-lyn* *c-sik* *fyn*	
비티로신 키나아제 수용체	*mas*	Angiotensin receptor
세린/트레오닌 키나아제	*c-raf-1* *c-mos* *pim-1*	
G단백 유사	c-Ha-*ras* c-Ki-*ras* c-N-*ras* *rab*(1-4) ypt-1 *rho* *smg*	
신호전달 효소	*crk*	Phospholipase c-like
핵단백질	*c-ski* *c-erbA* *snoA and B* *ets-1 and -2* *c-myb* *mybA and B*	 갑상샘호르몬 수용체 NFkB 관련
아연손가락 단백질	*gli* *gr-1 and -2*	krueppel 관련 krueppel 관련
류신 지퍼 단백질	*c-fos* *fra-1 and -2* *fosB* *c-jun, -B, -D*	 AP-1 complexes
나선-고리-나선	*c-myc* N-*myc* L-*myc*	

* Neuroscience 1991;7(4)

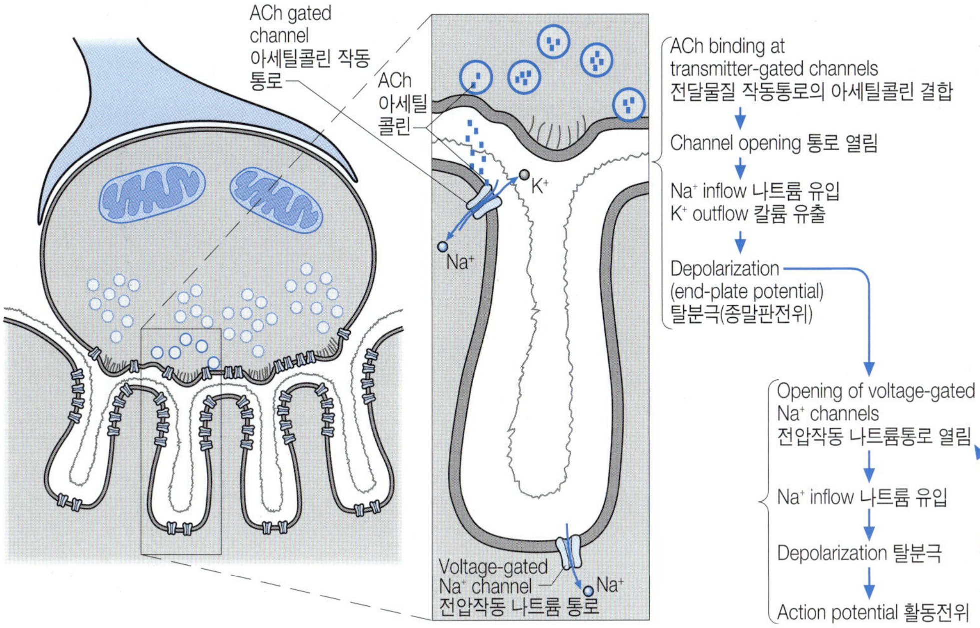

그림 3.7 연접이후 근육세포에서 아세틸콜린이 결합하면 Na^+과 K^+에 대해 투과성인 통로가 열린다. 이들 이온이 세포 속으로 혹은 세포 밖으로 흐르면 세포막이 탈분극되고 종말판전위가 생긴다. 탈분극으로 인해 근육세포에서 인근의 전압작동 Na^+ 통로가 열린다. 활동전위를 촉발시키기 위해서는 종말판전위에 의해 생긴 탈분극으로 충분한 수의 Na^+ 통로가 열려 해당 세포의 문턱값을 넘겨야 한다.

> **요점 3.6** Quick facts
>
> **공간가중과 시간가중(Spatial and temporal summation)**
>
> *공간가중(spatial summation)*은 단일 세포에 대해 동시에 여러 연접이전 연결로부터 들어오는 입력의 누적효과를 말한다.
>
> *시간가중(temporal summation)*은 이전 입력이 분해되기 이전 다중 입력의 누적효과를 일컫는다. 신경세포로부터 충동이 나오는 속도가 분해속도보다 더 빠르다.

이제 다양한 수용체와 각각의 신경전달물질에 대해 살펴본다.

아세틸콜린(콜린성) 수용체

Acetylcholine(cholinergic) receptors

아세틸콜린(ACh)은 신경근육이음부에서 신경과 근육 사이의 연락에 필수적이다. 또한 아세틸콜린은 자율신경절에서의 직접 신경전달에서 역할을 하며 겉질 기능과정, 각성, 주의집중 활성에서도 활동한다(Barczmar 1993)(그림 3.7).

콜린성 전달은 이온친화 니코틴 수용체를 통해 혹은 무스카린 수용체를 거쳐 G 단백 연결 기전을 통해 일어날 수 있다. 아세틸콜린 활성을 종료시키는 효소 아세틸콜린에스테라아제는 콜린 신경세포의 연접틈새에 위치한다. 근래까지 17종 아형의 니코틴 수용체와 5종 아형의 무스카린 수용체가 확인되었다(Nadler 등 1999, Picciotto 등 2000).

콜린성 니코틴 수용체는 교감신경계와 부교감신경계의 자율신경절 연접이후 신경세포에 존재한다. 콜린성 무스카린 수용체는 연접이후 부교감신경세포의 종말기관에 존재하며 뇌의 다양한 신경세포에서 발현된다.

콜린성 니코틴 수용체는 뼈대근육 신경근육이음부에도 존재한다.

아드레날린 수용체

Adrenergic receptors

생리적으로 아드레날린 수용체는 노르에피네프린(노르아드레날린)과 에피네프린(아드레날린) 등 카테콜아민에 결합한다. 이들 수용체는 알파 아드레날린 수용체와 베타 아드레날린 수용체 등 두 종류로 명확히 분류할 수 있다.

전통적으로 알파 아드레날린 수용체는 알파-1 수용체와 알파-2 수용체 등 두 개의 세부 종류로 분류되어 왔다. 오늘날 알려진 바에 의하면 알파-1 수용체와 알파-2 수용체 모두에 추가적 유도체가 3개 존재한다.

알파-1 수용체는 방사리간드 자료와 약리 자료 모두에 의해 간, 심장, 혈관 민무늬근육, 뇌, 지라, 기타 여러 조직에 존재하는 것이 확인되었다. 알파-1 수용체 유도체는 모두 G 단백에 관계되며 세포속 Ca^{++} 이온 수준을 제어하는 명확한 둘째전령물질 계통에 연결되고 세포속 저장소로부터 Ca^{++}을 동원할 수 있고, 또한 세포바깥 Ca^{++}이 전압작동 Ca^{++} 통로를 거쳐 진입하는 것을 늘릴 수 있다.

알파-2 수용체는 뇌줄기와 다리뇌의 여러 핵, 중간뇌, 시상하부, 사이막 구역, 편도, 후각계통, 해마, 대뇌겉질, 척수, 소뇌 등 중추신경계의 광범위한 여러 영역과 다양한 신경내분비세포 등에 존재하는 것이 입증되었다(Wang 등 1996). 알파-2 수용체는 GTP 결합 아과 단백질이 매개하며 억제성 활성화 경로 여럿에 영향을 미친다.

- 아데닐사이클라아제 억제와 그에 의한 cAMP 생산 억제
- 전압작동 칼슘 통로의 억제와 그에 의한 세포바깥 Ca^{++}의 표적세포 속으로의 흐름 감소
- 표적세포의 막을 통한 K^{+} 이온 전도도 상승

아데닐사이클라아제 억제, 전압작동 칼슘 통로 억제, 칼륨 통로 자극 등 3가지 활성은 모두 표적세포 억제에서 역할을 할 수 있으며, 신경세포에서 신경전달물질 방출이나 신경내분비세포에서 호르몬 방출 감소에서 역할을 할 수 있다(Langer 1974).

베타 아드레날린 수용체에는 베타-1, 베타-2, 베타-3 수용체 등 3가지의 세부 종류가 잘 알려져 있다. 3가지 세부 종류는 모두 자극성 G 단백을 거쳐 아데닐사이클라아제 활성화와 연결되어 있다(Barnes 1995).

베타-1 수용체와 베타-2 수용체는 허파의 기도 민무늬근육, 상피, 콜린신경과 감각신경, 점막밑 샘, 허파혈관 등에서 존재가 확인되었으며 또한 심장에서도 발견되었다. 이곳에서 베타-1 수용체는 주로 근육세포에 존재하며 반면 베타-2 수용체는 신경지배를 제공하는 신경세포에 존재한다. 베타-2 수용체는 또한 두렁정맥(saphenous vein), 비만세포, 큰포식세포, 호산구, T 림프구 등에도 존재한다(Ruffolo 등 1995). 베타-3 수용체는 주로 갈색지방조직과 백색지방조직에서 발현되지만 일부 연구에서는 식도, 위, 돌창자, 쓸개, 잘록창자, 뼈대근육, 간, 심장혈관계통 등에 존재한다고 보고하기도 했다(Krief 등 1993, Berlan 등 1995).

글루탐산염 수용체

Glutamate receptors

L-글루탐산염 혹은 L-글루탐산(Glu) 전달물질은 뇌와 척수의 주요 흥분성 전달물질이다(Hollmann & Heinemann 1994).

L-글루탐산의 신경계에서의 기능은 단순히 흥분성 신경전달물질이라기보다 훨씬 다양하고 복잡하다. 뇌 발달, 신경세포 이동, 분화, 축삭 발달과 유지 등에서도 중요한 역할을 한다(Komuro & Rakic 1993, Wilson & Keith 1998). 성숙 신경계에서 L-글루탐산은 신경형성력이 발휘되는 데에 필수적인 자극의존성 연접 변화 과정에서 필수 요소이다.

글루탐산염 수용체가 지속적으로 혹은 압도적으로 자극

요점 3.7 Quick facts

NMDA 수용체와 비-NMDA 수용체, 임상적 고려사항

- 보조인자 글라이신과 글루탐산에 의한 활성화와 막전위 의존성이라는 점에서 독특한 수용체이다. 세포가 먼저 탈분극되어야(≈20mV) 마그네슘 마개가 제거되는데, 예를 들면
  - 지속적이고 시끄러운 광폭소음에 의한 NMDA 수용체의 과잉흥분으로 생기는 귀울림, 이에 의해 뇌줄기의 뒤달팽이핵(dorsal cochlear nucleus, DCN) 출력세포가 활성화되고,
  - 섬유근육통 — 마그네슘이 저하된 상태에서의 NMDA 수용체 활성화. 이로 인해 NMDA 수용체가 인산화되며 그 결과 지속적 칼슘 유입과 그에 연관된 세포내 변화, 즉 포스포리파아제와 단백분해효소 활성화가 일어난다. NMDA 수용체는 통증섬유에 위치한다.
- NMDA 수용체가 활성화되면 칼슘의 대량 유입이 일어나며 그 결과 생화학적 연쇄반응이 일어나 조기발현유전자 반응에 이른다. NMDA 수용체는 막 통로 세포내 구역의 인산화 혹은 단백질 생산의 변화를 촉진한다.
- NMDA 수용체 활성은 신경세포의 생존능력과 연접발생을 촉진한다.

을 받으면 그 결과 신경세포 변성이 일어날 수 있으며 혹은 경우에 따라 괴사나 세포자멸사 기전에 의한 신경세포 사멸에 이를 수 있다. 이러한 과정을 흥분독성이라 하며 헌팅톤병, 알츠하이머병, 근육위축가쪽경화증, 뇌졸중 등 일군의 장애가 생기는 과정과 연관해 거론되어 왔다(Choi 1988, Ankarcrona 등 1995, Olney 등 1997).

글루탐산은 뼈대근육 근육방추섬유로부터 근육신장을 검출하는 뒤뿌리신경절 세포의 척수 연접과 전체 뇌 연접 중 40%에 이르는 여러 곳에서 사용된다.

글루탐산염 수용체가 활성화되면 그 결과 나트륨 통로와 칼륨 통로가 모두 열린다. 글루탐산염 수용체는 이온친화성 혹은 대사친화성일 수 있다. 활성화시키는 합성 작용제를 근거로 했을 때 글루탐산염 이온친화 수용체의 주요 세부 종류는 3가지이다.

- AMPA(α-amino-3-hydroxy-5-methylisoxazole-4-propionic acid)
- 카이네이트(kainate)
- NMDA

AMPA 수용체와 카이네이트 수용체는 구조가 비슷하고 전압의존성이 아니기 때문에 경우에 따라 비-NMDA 수용체라고 부르기도 한다(그림 3.8).

글루탐산염과 NMDA 수용체

Glutamate NMDA receptors

NMDA 수용체는 복합 수용체이며 3가지 예외적 특성을 보인다.

1. 이 수용체가 제어하는 관문제어 통로는 나트륨, 칼륨, 칼슘 등에 대해 투과성이다(비-NMDA 수용체는 칼슘에 대해 투과성이 없다).
2. 글라이신이 보조인자로서 존재해야 통로가 기능할 수 있다.
3. 특정 막전위에 도달하는 것과 화학전달물질이 존재하는 것 등의 조건 의존성으로 통로가 기능한다.

안정막전위 때는 마그네슘(Mg) 마개가 통로구멍을 막는다. 막이 탈분극되면 마그네슘 마개가 통로로부터 제거된다. 이 수용체를 억제하는 것이 펜시클리딘(angel dust, 합성 헤로인)이다. 이러한 억제작용에 의해 생기는 환각은 정신분열병 증상과 비슷하다.

신경세포에서 Ca^{++} 유발 둘째전령물질 계통을 거치는 유전자 발현이 글루탐산염 NMDA 수용체 활성화에 의해 조정될 수 있음

Glutamate NMDA receptor activation can modulate genetic expression in the neuron via Ca^{++}-induced second messenger systems

글루탐산염 카이네이트 수용체와 AMPA 수용체가 글루탐산염 결합에 의해 활성화되면 그 결과 Na^{+} 이온이 신경세포 속으로 유입되며 막전위가 문턱값 쪽으로 변하면서 신경세포가 탈분극된다. 이와 동시에 글루탐산염이 신경세포 막의 NMDA 수용체에도 결합한다. Ca^{++}이 신경세포 속으로 이동하도록 하는 NMDA 수용체가 활성화되려면 막전위가 일정한 기준에 도달해야 한다는 점을 떠올려 보자. NMDA 수용체를 활성화하는 데에 필요한 막전위라면 연접이후 신경세포가 문턱값에 도달해 활동전위가 개시되도록 하기에 대개 충분하다. 즉 글루탐산 유도 Ca^{++} 유입에 연합되어 연접이후 신경세포에서 활동전위가 개시된다. 연접이후 신경세포 속으로의 Ca^{++} 유입 결과 다양한 둘째전령물질 계통과 셋째전령물질 계통이 활성화되고 그 결과 신경세포에서 mRNA와 단백질 생산이 조정된다(아래 참조).

글루탐산염 NMDA 수용체의 과자극이나 지속자극 때문에 신경세포 흥분독성이 초래될 수 있으며 그 결과 신경세포가 손상되거나 사멸한다.

GABA 수용체

GABA receptors

GABA(γ-aminobutyric acid, 감마아미노부티르산)는 뇌와 척수의 주요 억제성 신경전달물질이다. GABA가 작용하는 두 종류의 수용체는 GABA-A와 GABA-B이다. GABA-A는 이온친화 통로이며 염소 이온을 관문제어한다. GABA가 A형 수용체에 결합하면 그 결과 통로를 선택적으로 여는 단백질이 활성화되고 염소 이온이 농도기울기를 따라 신경세

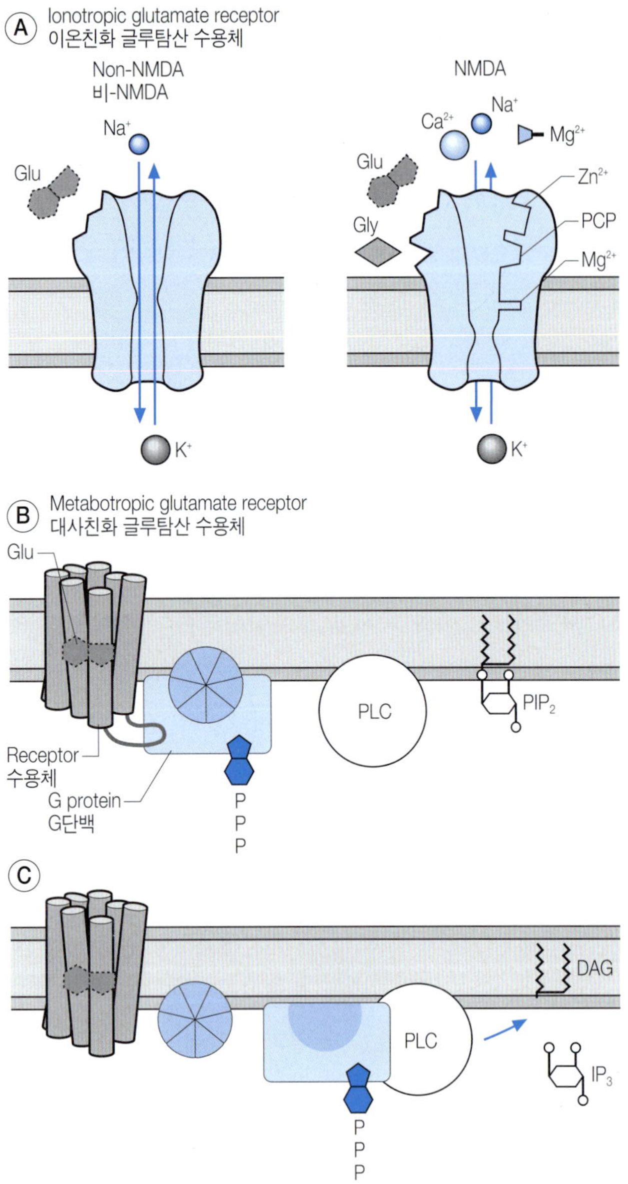

그림 3.8 세 가지 종류의 글루탐산 수용체가 척수와 뇌 신경세포에서 흥분성 연접활동을 조절한다. (A) 두 가지 유형의 이온친화(ionotropic) 글루탐산 수용체는 이온통로를 직접 제어한다. 두 가지 아형 비-NMDA 수용체는 글루탐산 작용제인 카이네이트(kainate)나 AMPA에 결합하며 Na^+, K^+ 투과성 통로를 조절한다. NMDA(N-methyl-D-aspartate) 수용체는 Ca^{++}, K^+, Na^+ 투과성 통로를 조절하며 결합부위가 존재하는 글라이신, Zn^{++}, 펜시클리딘(phencyclidine, PCP, 즉 '합성 헤로인'), MK801(실험적 약물), Mg^{++} 등이 통로의 기능을 여러 가지 다른 방식으로 조절한다. (B, C) 대사친화(metabotropic) 글루탐산 수용체는 둘째전령물질을 활성화함으로써 이온통로를 간접적으로 제어한다. 글루탐산이 일정한 유형의 대사친화 글루탐산 수용체에 결합하면 포스포리파아제 C(PLC) 활성을 자극하고 그 결과 포스파티딜이노시톨-4,5-비포스페이트(PIP_2), 이노시톨-1,4,5-트리포스페이트(IP_3), 디아실글리세롤(DAG) 등에서 유도된 두 가지 둘째전령물질이 형성된다.

> **요점 3.8** Quick facts
>
> **이온친화(ionotropic) 수용체와 대사친화(metabotropic) 수용체**
>
> **이온친화 수용체**
> - 빠름
> - 짧은 지속시간
> - GABA-A(염소 통로를 제어함)
>
> **대사친화 수용체**
> - 느림
> - 긴 지속시간
> - 통로 열림을 높이거나 낮출 수 있음
> - 안정막전위, Ri, 길이와 시간 상수, 문턱전위, 활동전위 지속시간, 반복적 발화 등을 변화시킬 수 있음
> - 연접이전(Ca^{++}/K^+), 연접이후(이온친화), 전기적 특성 등을 조정함
> - GABA-B(K^+ 통로를 제어함)

포 속으로 흐르며 그 결과 과다분극, 즉 신경세포에서 문턱값 전위로부터 멀어지는 방향으로의 이동이 생긴다. 이로 인해 신경세포가 단위 자극당 활동전위를 발생시킬 확률이 줄어들고 이를 신경세포 억제라고 한다.

GABA-B는 대사친화 수용체이며 칼륨 통로를 관문제어하는 둘째전령물질을 활성화한다. GABA가 B형 수용체에 결합하면 K^+ 선택적인 관문을 작동시키는 단백질이 활성화되고 K^+ 이온이 농도기울기를 따라 세포 바깥쪽으로 흐른다. 양성으로 하전된 이온이 세포 바깥쪽으로 이동한 결과 과다분극 상태가 된다. 이로 인해 신경세포가 단위 자극당 활동전위를 발생시킬 확률이 줄어들고 이를 신경세포 억제라 한다.

글라이신 수용체

Glycine receptors

글라이신은 그리 흔하지 않은 억제성 전달물질이며 작용하는 이온친화 수용체는 염소를 관문제어한다. 이 수용체가 일으키는 억제효과는 염소 이온 전도도가 상승하기 때문이다. 세포 바깥쪽이 세포 안쪽에 비해 염소 농도가 훨씬 높기 때문에 염소는 농도기울기를 따라 세포 속으로 흐르며 세포 속을 더 음성 상태로 만들고 세포의 과다분극 상태를 조성

한다. 그 결과 신경세포에서 단위 자극당 활동전위를 발생시킬 확률이 줄어들고 이를 신경세포 억제라 한다.

세로토닌 혹은 5-히드록시트립토판(5-HT) 수용체

Serotonin or 5-hydroxy-tryptophan(5-HT) receptors

세로토닌은 정동, 공격, 식욕, 인지, 구토, 위장관 기능, 지각, 감각기능, 성, 수면 등 놀라울 정도로 여러 계열의 생리적, 행동적 측면의 활성과 관련해 논의되어 왔다(Bloom & Kupfer 1995).

최근까지 5종 아형 5-HT 수용체가 분리되었다. 5-HT 1형 수용체군은 모두 연접이전 혹은 연접이후 작용을 통해 억제 효과를 조정한다. 5-HT 2형 수용체군은 모두 흥분활성을 조정한다(Aghajanian & Sanders-Bush 2002).

뒤솔기핵, 해마, 대뇌겉질 등에서 5-HT 수용체가 치밀한 농도로 분포하는 것이 확인되었다. 얼굴신경이나 기타 뇌운동핵 역시 5-HT 수용체의 밀도가 높다(Chalmers & Watson 1991).

도파민 수용체

Dopamine receptors

도파민(DA) 수용체는 5종이며 2개의 주요 범주로 분류된다. 5종 수용체는 D1~D5이다. 이들 수용체는 2개 범주, 즉 D1 유사 수용체류와 D2 유사 수용체류로 분류된다(Spano 등 1978, Su 등 1996). D1 유사 수용체류에는 D1형 수용체와 D5형 수용체가 해당된다. D2 유사 수용체류에는 D2, D3, D4형 수용체가 해당된다(Sunahara 등 1990, Sumiyoshi 등 1995).

도파민 수용체는 중추신경계의 대부분 부위에 존재하지만 특히 다음의 주요 투사계통 3곳에서 관찰된다. 즉 흑색질 줄무늬체 경로는 흑색질 치밀부 신경세포로 구성되며 새줄무늬체 신경세포 쪽을 향해 투사되고, 중간둘레 경로는 중간뇌 배쪽뒤판구역 신경세포로 구성되며 둘레계통의 광범위한 여러 영역 쪽을 향해 투사되며, 중간겉질 경로는 중간뇌 배쪽뒤판구역과 흑색질 신경세포에 해당되고 이마앞겉질 영역 뇌 쪽을 향해 투사된다(Bjorklund & Lindvall 1964, Blumenfeld 2002).

여러 도파민 수용체가 일으킬 수 있는 활동이 매우 복잡해서 이들 수용체의 작용을 이해하려는 노력이 어려움을 겪는 경우가 많았다. 도파민 수용체는 이온친화 기전과 G단백 연결 기전 모두를 거쳐 상호작용한다는 사실이 밝혀졌다. 또한 도파민은 작용부위에서 다른 전달물질을 조정하는 효과를 나타내고 신경세포 사이의 틈새이음 활성을 조절함으로써 신경세포 집단의 작용을 변화시킨다고 확인되었다(Grace 2002). 도파민은 국소 도파민 농도에 민감한 자가수용체를 활성화함으로써 자신의 상호작용 수준을 조절하기도 한다. 이러한 자가수용체는 도파민 신경세포의 세포체와 도파민 신경종말연접에서 확인되었다.

여러 연구에서 도파민 신경세포가 흑색질과 배쪽뒤판구역 중간뇌에 존재한다는 결과를 보고했다. 이들 신경세포의 대부분에서는 내인성 박동조율기 전도활성에 의해 구동되는 자발 활동전위를 발생시키는 것으로 보인다(Grace & Bunney 1984). 이 박동조율기의 속도는 신경세포 연접부위와 세포체에 위치한 자가수용체로부터의 되먹임에 의해 긴밀하게 정상으로 조절된다(Harden & Grace 1995).

도파민의 활동은 아마도 흥분성 전달물질이나 억제성 전달물질이라는 표현보다는 신경조절물질이라고 표현해야 더 적절할 것이다. 예를 들어, 글루탐산 활성화와 조합되는 경우 도파민은 신경세포 기능의 신속변경을 촉진하는 역할을 하고 또한 신경세포에 일어난 장기적 변화를 감쇠시키는 역할을 하는 것으로 보인다. 또한 신경세포 틈새이음 부위에서는 이전에 학습한 작업의 수행능력을 증강시키는 것에 관계된 가역적 영구회로망 형성을 촉진하는 역할도 한다.

다음 사례를 통해 도파민 수용체 관련 상호작용의 복잡성을 잘 볼 수 있다. 등쪽 줄무늬체 신경세포에서 D1 수용체가 활성화되면 이전에 과다분극 상태이던 신경세포가 더욱 억제된다. 하지만 이전에 과다분극 상태이던 신경세포에서 D1 수용체가 반복 자극되면 흥분작용이 나타날 수 있다. D1 수용체와 D2 수용체가 동시에 자극을 받으면 신경세포가 상승작용성으로 억제된다. 하지만 앞에서 설명했던 D1 매개 억제작용은 해당 신경세포에서 뒤이어 D2 수용체가 자극되면 역전될 수 있다(Cepeda 등 1995, Hernandez-Lopez 등 1997, Onn 등 2000).

신경세포 생물에너지 과정의 수용체 조정에는 ATP 에너지가 필요함

생물에너지학에서는 생체계통에서의 에너지 전달과 이용에 대해 설명한다. 농도기울기를 거슬러 막 너머로 이온을 전달해 막전위를 유지하는 것과 같은 필수과정이 작동하려면 에너지가 필요하다. 신경세포에서 에너지를 필요로 하는 과정은 대부분 삼인산아데노신(ATP) 가수분해를 비롯한 에너지방출 기전과 직접적으로 혹은 간접적으로 연결됨으로써 수행 가능해진다. ATP 분자는 아데노신 염 부분에 3개의 인산염군이 붙어 구성된다. 2개의 종말 인산염군에서는 화학적으로 분해될 때 비교적 많은 에너지량을 방출하며(7.3kcal/mol) 이를 고에너지 인산염 결합이라고 한다. 아데노신 염에 인접한 일인산염 결합에서는 분해될 때 4.0kcal/mol 정도의 에너지를 방출하며 저에너지 인산염 결합이라 한다. Phosphoenolpyruvate와 포스포크레아틴 등과 같은 다른 화합물에 포함된 인산염 결합에서는 분해될 때 10kcal/mol 가까운 에너지를 방출하며 초고에너지 인산염 결합이라 한다(Champe & Harvey 1994). 이들 화합물은 ATP 생산보다 ATP 수요가 더 높은 경우 짧은 시간 안에 ADP를 ATP로 전환시킬 수 있다. 포도당-6-인산과 글리세롤-3-인산의 인산염 결합에서는 약 4.0kcal/mol을 방출하며 저에너지 인산염 결합이라 한다. 즉 ATP는 초고에너지 인산염 결합과 저에너지 인산염 결합의 중간에 위치하며 처리과정을 조절하는 여러 분자 사이 에너지 전달에서 중개자 역할을 한다.

ATP가 신경세포 미토콘드리아에서 전자전달과정과 산화인산화과정을 거쳐 합성되며 세포질에서 해당작용을 거쳐 합성된다.

포도당처럼 에너지가 풍부한 화합물은 미토콘드리아 바탕질에서 일련의 반응을 통해 산화되고 이를 통해 만들어진 니코틴아미드 아데닌 디뉴클레오티드(NADH), 플라빈 아데닌 디뉴클레오티드(FADH)와 같은 환원형 보조효소가 이어서 전자전달사슬의 특수 효소를 타고 전자를 전달해 수소와 산소로 물을 형성한다. 이 과정을 통해 반응사슬을 타고 내려가면서 전자사슬의 여러 지점에서 전자가 에너지의 상당 부분을 잃고 에너지가 생산된다. 이 에너지를 활용해 ADP와 인산염군을 ATP로 전환시킨다.

요점 3.9 Quick facts

신경세포 속 에너지 전달(Energy transfer in the neuron)

- 유리 수소 원자의 전자 속 에너지는 NAD와 FAD에 실려 전자운반사슬 속으로, 즉 능선 표면의 미토콘드리아 속막에 위치한 일련의 전자운반분자 쪽으로 이동한다. 전자는 전자운반사슬을 따라 ATP 합성효소를 통해 ATP를 추가로 합성함에 따라 에너지 수준이 계속적으로 더 낮아진다.
- 복합체 1과 2는 지방, 단백질, 탄수화물 등으로부터 전자를 수집해 그 전자를 유비퀴논(ubiquinone, CoQ10) 쪽으로 운반한다. 이어서 전자는 계속적으로 복합체 3과 4 쪽으로 운반되고 최종 전자 수용물질인 산소에 이른다. 전자운반사슬 중 3곳(복합체 1, 3, 4)에서 전자운반과정 중 방출되는 에너지를 사용해 수소 이온을 미토콘드리아 속막을 가로질러 막사이 공간 쪽으로 전달하며 그 결과 양성자 기울기를 유도한다.
- 막사이 공간에 $[H^+]$가 더 높기 때문에 ATP 합성효소가 존재하는 통로를 거쳐 바탕질을 가로질러 돌아오게 되며 ATP 합성효소는 H^+ 흐름에 의해 활성화된다.
- ADP + Pi(ATP 합성효소) → ATP(포도당 1개 분자당 32분자 이상)

단백질, 당, 지방 등과 같은 큰 분자가 여러 요소부분으로 분해되어 ATP를 생산할 때 그 과정을 분해대사라 한다. ATP가 ADP로 전환되고 그 에너지를 활용해 여러 요소부분으로부터 복합 분자를 만들 때 그 과정을 합성대사라 한다.

해당(Embden-Meyerhof pathway, 엠덴-마이어로프 경로)은 피루브산염과 젖산염 쪽으로 향하는 포도당 대사이다. 해당 결과 포도당 mol당 ATP 2mol 정도만 순생산된다(그림 3.9). 한편 피루브산염은 미토콘드리아 삼카르복실산 회로(크렙스 회로) 속으로 진입할 수 있으며 산화인산화 연쇄반응을 거쳐 포도당 몰당 ATP 30mol이 생산된다(그림 3.3). 에너지 관점에서 보면 해당 경로보다 산화인산화 경로를 활용할 때 에너지 편익이 낫다는 점이 분명하다(Magistretti 등 2000).

신경세포에서 ATP 생산을 위해 해당 경로가 항상 활용되는 것은 아니며 미토콘드리아 산화인산화 연쇄반응 경로 혹은 크렙스 경로의 효소가 포화되기 때문이다. 여러 연구에 따르면 기초속도로 작동하는 신경세포에서 ATP를 생산하는 능력이 거의 최대 능력으로 작동하고 있다. 신경세포가 활성화되면 해당경로를 사용해 ATP를 생산해야 하며 함께 생산된 젖산염은 특정 상황에서 젖산으로 전환된다(Fox & Raichle

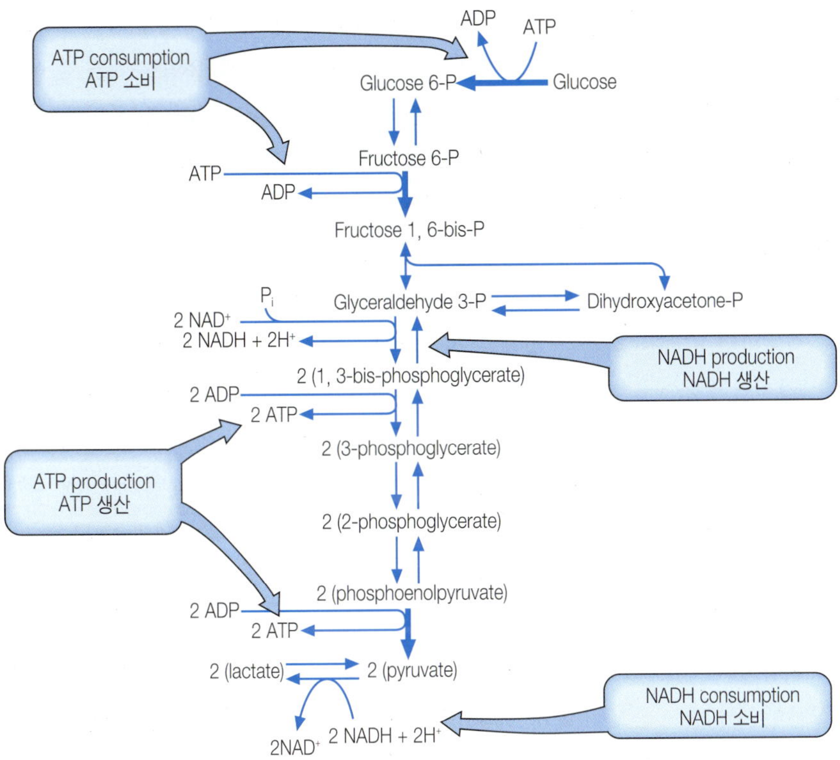

그림 3.9 무산소 해당 요약. 그림에 표시되었듯이 ATP 혹은 NADH의 생산이나 소비 관련 반응. 비가역적 해당반응은 굵은 화살표로 표시되었다.

1986, Van den Berg 1986, Fox 등 1988).

뇌의 대사수요상 ATP 합성의 기질로서 포도당이 필요함

뇌는 사람 전신 무게의 약 2%에 해당하며 심장박출량 혈류의 15%, 전신 산소소비량의 20%, 전신 포도당 사용량의 25%를 소비한다(Kety & Schmidt 1948). 포도당 이용량을 계산하려면 포도당 대사의 결과에 ATP 생산이 아닌 내용도 포함될 수 있다는 사실을 고려해야 한다. 포도당에서 생산될 수 있는 대사 중간물인 젖산염, 피루브산염 등은 방출된 후 반드시 삼카르복실산회로 속으로 진입하는 것은 아니며 순환을 통해 제거될 수 있다. 또한 포도당은 지질, 단백질, 글리코겐 속으로 편입될 수 있고 GABA, 글루탐산염, 아세틸콜린 등 다양한 신경전달물질 형성에도 이용될 수 있다. 신경세포에서 포도당의 약 17%가 ATP 생산 이외의 대사과정에 이용된다고 추정된다(Magistretti 등 2000).

여러 연구에서 뇌 에너지 대사과정에서 포도당을 대체할 만한 포도당 이외의 분자를 확인하려 시도되었다. 최근까지

요점 3.10 Quick facts

경로	속도	용량	ATP/포도당
크레아틴 인산염	아주 빠름	매우 제한적	0
무산소 해당	빠름	제한적	2~3
산화 인산화	느림	무제한	36

정상적인 기초 상태에서 포도당을 대체할 수 있는, 생리적으로 가용한 기질이 확인된 바 없다. 굶주림, 당뇨병, 모유수유 신생아 등과 같은 특정 상황에서는 뇌의 포도당에 대한 대사 대체물로서 아세토아세트산염, D-3-수산화부티레이트 등이 활용될 수 있다(Owen 등 1967).

혈관내피세포와 별아교세포 등 다른 여러 세포 역시 신경활성화 과정에서 역할을 함

과거의 뇌대사 연구에서는 세포 수준의 에너지 대사가 주로 신경세포 활성의 표현이라고 간주했다. 하지만 이제는 신경

아교세포, 혈관내피세포와 같은 다른 유형의 여러 세포가 에너지를 소비할 뿐만 아니라 신경활성화 과정과 신경세포 기능을 유지하는 과정에서 역할을 수행하기도 한다는 것이 명확한 사실이다. 여러 종에 걸친 연구에 따르면 비신경 기질 대 신경 기질의 비가 약 50%이다(Kimelberg & Norenberg 1989). 또한 뇌 크기가 증가함에 따라 별아교세포 대 신경세포의 비가 증가함을 시사하는 상당한 근거가 존재한다.

별아교세포의 기능으로 잘 확립된 두 가지는 세포바깥 K^+ 이온 수준을 좁은 범위 이내로 유지하는 것과 신경전달물질이 확실히 재흡수되도록 하는 것 등이다. 신경세포가 활성화되면 세포바깥 K^+ 이온 농도가 상승하고 신경세포에서 방출되는 연접특이 신경전달물질 농도가 상승한다. 예를 들어, 글루탐산염이 활성화 신경전달물질로 작용하는 흥분성 연접에서는 연접이후 신경세포가 탈분극 되고 또한 주변 별아교세포 속으로의 K^+ 이온 흡수가 자극된다(Barres 1991).

별아교세포는 활성화 개시기에 신경세포가 산화인산화 경로를 통해 ATP를 적절한 양만큼 생산할 수 없는 때에 신경세포에 대해 적정량의 에너지 기질을 제공하는 역할도 한다.

또한 근래 연구에서 확인된 바에 의하면 별아교세포의 대사활성을 노르에피네프린과 기타 혈관작용 물질이 매개할 수 있고 신경세포 활성화 이전에 뇌줄기 청색반점이 활성화되는 것을 보면 별아교세포가 대사적으로 시동되는 것이 국소 대사물 의존성으로만 활성화되는 것이 아니라 신경세포의 활성화 이전에 일어나도록 신경계에서 사전 설정되었을 지도 모른다(Magistretti 등 1981, 1993, Magistretti & Morrison 1988).

양전자방출단층촬영(PET) 검사에 확인될 수 있는 뇌대사 변화의 임상징후와 증상

정상적인 경우 신경세포는 포도당에 의지해서 ATP를 공급한다(위 참조). 생산된 ATP의 75%에 이르는 많은 양이 신경세포에서 활동전위와 막전위를 만들고 유지하는 데에 이용되기 때문에 포도당 대사율을 신경세포 연접 활성의 신뢰할 만한 측정치로 활용할 만하다. 양전자방출단층촬영(PET)에서는 이 개념을 이용해 신경세포에서 소비된 포도당 양 혹은 신경세포에서 소비된 산소 양을 측정하고 이 자료를 관심 신경세포의 활성에 연결시킨다.

신경세포 대사효소에 의해 포도당과 동일한 속도로 이용되는 방사능추적자(F-fluorodeoxyglucose)를 주입해서 포도당 소비를 측정한다. 방사능추적자의 국소농도는 추적자 화합물로부터 나오는 양전자 방출을 검출하는 수용체를 통해 측정한다. 신경세포에서 ATP 생산 외의 용도로 포도당이 활용될 수 있기 때문에 신경세포의 산소이용률로 좀 더 정확한 신경세포 연접활성 측정치를 얻을 수 있다.

신경계의 기능을 이해하는 과정에서 양전자방출단층촬영 스캔은 이후 반복 검사를 할 때 그 가치가 더욱 분명해진다. 다음은 양전자방출단층촬영 스캔의 근래 응용에 대해 일부 개괄적으로 소개하는 연구이다.

과다활동 행동이 없는 헌팅톤병 환자에 대한 양전자방출단층촬영 검사 결과 이마엽 대사는 정상이고, 꼬리핵과 조가비핵 대사는 저하상태인 것이 확인되었다(Kuhl 등 1982, Young 등 1986).

파킨슨병 환자에 대한 양전자방출단층촬영 스캔 결과 이마겉질 포도당 소비의 저하와 함께 흑색질줄무늬체(흑색질) 구역의 D2 수용체 흡수율 저하가 확인되었다(Brooks 1994).

비슷한 소견이 주의력결핍과다활동장애(ADHD) 혹은 소아기 운동과다장애 아동에서 나타났는데, 연구자들의 보고에 의하면 Ritalin을 복용하자 기존에 정상이었던 대상자들은 바닥핵 활성 저하를 보였고, 기존에 ADHD 진단을 받았던 환자들(원래 바닥핵 활성이 정상 수준에 비해 저하되었던)은 바닥핵 부위의 활성 증가를 보였다(Young 등 1986, Rogers 1998).

신경세포의 미토콘드리아 활성화와 상호작용

Mitochondrial activation and interactions in the neuron

미토콘드리아는 막에 결합된 세포질 소기관이며 크기, 수, 위치가 사람의 여러 유형 세포 사이에 차이를 보인다. 미토콘드리아의 여러 기능 중에는 세포 바탕질 물질 내에 구연산회로와 지방산 산화경로에 필요한 효소의 대부분을 유지하고 수용하는 것, 세포 속 Ca^{++} 이온 농도를 능동적으로 조절하는 것, 속막에 위치한 산화인산화 복합체를 통해 ATP를 생산하는 것 등이 있다.

진핵세포 속에 미토콘드리아가 존재하는 이유에 대한 가장 그럴 듯한 이론은 기존에 독립적이었던 산소균과 고대 진핵세포 사이의 공생관계가 발달했다는 설명이다. 공생관계가 발달하던 일정 시점에 미토콘드리아가 여전히 자신의 DNA와 RNA를 대부분 유지하고 분열을 통해 생식을 하면서도 미토콘드리아가 진핵세포 안에서 생존하는 데에 필요한 일부 유전자는 숙주 세포의 핵 속으로 이동하게 되었다.

미토콘드리아를 둘러싸는 고도로 전문화된 두 개의 막은 속막공간과 바탕질 공간이라는 두 개의 분리된 미토콘드리아 구획을 형성한다. 바탕질에는 지방산 산화, 구연산회로, 피루브산염 산화에 필요한 효소 등 수백 가지 효소의 고도 농축 혼합물이 위치한다. 바탕질 공간에는 또한 미토콘드리아 DNA, 미토콘드리아 리보솜, 미토콘드리아 전달 RNA 등도 들어 있다.

속막은 사실상 모든 대사물과 미토콘드리아 속 작은 이온에 대해 비투과성이다. 속막에 위치한 특수 단백질이 수행하는 3가지 주요 기능은 호흡사슬의 산화반응, ADP로부터 ATP로의 전환(ATP 합성), 미토콘드리아 바탕질 안으로 혹은 밖으로 향하는 특정 대사물과 이온 운반 등이다. 속막공간에 위치한 몇 개의 효소는 ATP를 바탕질 공간으로부터 숙주세포의 세포질 속으로 이동시키는 데에 필요하다(Alberts 등 1994)(그림 3.10).

유전돌연변이, 자유라디칼 생성, 노화기전에 의한 미토콘드리아 기능이상으로 다양한 신경학적 문제에 이를 수 있다. 신경세포는 생존을 위해 미토콘드리아의 ATP 생산에 크게 의지한다. 이 점과 대부분의 신경세포가 비복제 상태라는 사실 때문에 신경세포는 미토콘드리아 실환이나 기능불량에 극히 취약하다.

미토콘드리아 DNA의 유전돌연변이는 모성유전되거나, 선천적이거나, 개인의 일생동안에 걸친 생리활동을 통해 획득한 유전돌연변이 혹은 결손 때문에 나타날 수 있다.

미토콘드리아 산화인산화(OxPhos) 장애

Mitochondrial oxidative phosphorylation(OxPhos) disorders

앞서 논의한 것처럼 미토콘드리아는 신경세포 에너지 생산에서 핵심 역할을 한다. 에너지는 대개 미토콘드리아 바탕질에 위치한 산화인산화 효소에 의해 수행되는 호흡과정을 통해 ATP라는 형태로 생산된다.

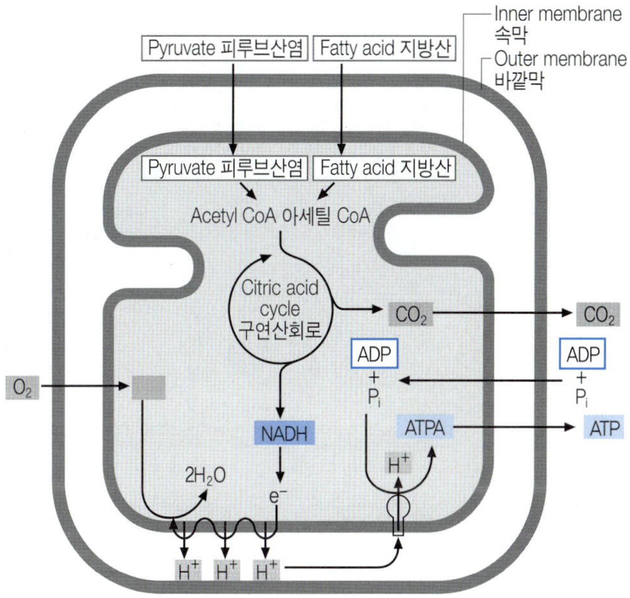

그림 3.10 미토콘드리아의 여러 구획. 속막과 바깥막 사이의 막속 공간에서는 H^+ 이온 농도가 높아지다가 막통과효소를 통해 흐르며 이 효소는 ADP를 ATP로 인산화한다. 미토콘드리아 속막 범위 내의 바탕질에서 구연산회로가 진행되는 것이 보인다.

호흡사슬은 5개의 다효소복합물체로 구성되며 여기에는 플라빈과 quinoid 복합체, 철-황 집합체, 헴, 단백질결합 구리 화합물과 같은 전이금속 등이 있다. 호흡사슬을 5개 복합체로 분류할 수 있으며 두 개의 작은 운반체 분자에 보조효소 Q와 시토크롬 C를 다음 여러 복합체에 분류할 수 있다(Mendell & Griggs 1994).

- 복합체 I — NADH, 보조효소 Q 산화환원효소 함유
- 복합체 II — 석신산염, 보조효소 Q 산화환원효소 함유
- 복합체 III — 보조효소 Q, 시토크롬 C 산화환원효소 함유
- 복합체 IV — 시토크롬 C 산화효소 함유
- 복합체 V — ATP 합성효소로 구성

복합체 I과 복합체 II는 지방, 단백질, 탄수화물 분해대사로부터 나온 전자를 모아 유비퀴논(CoQ_{10}) 쪽으로 전달하고 이어서 복합체 III과 복합체 IV 쪽으로 넘겨주면 전자가 산소와 반응하며, 여기가 마지막 전자 수용체 경로이다(Smeitink & Van den Heuvel 1999).

복합체 I, III, IV에서는 전자전달로부터 나오는 에너지를

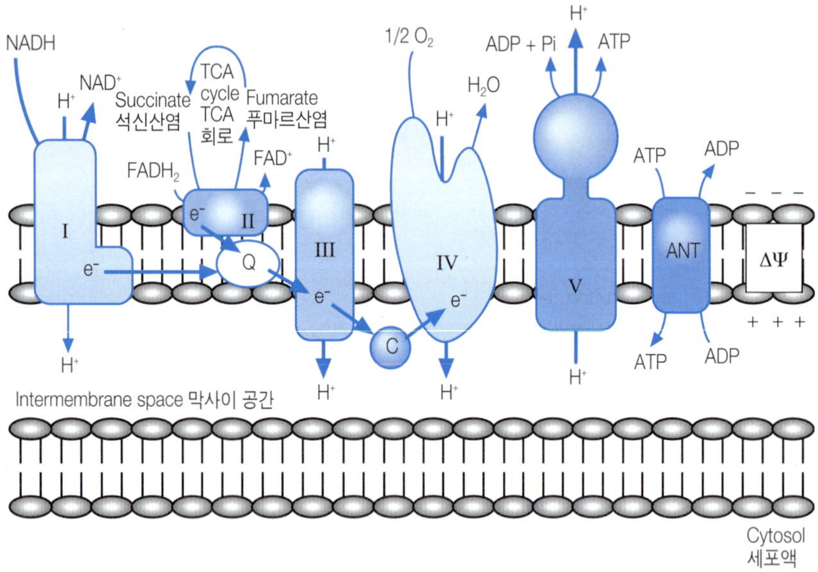

그림 3.11 산화인산화. 미토콘드리아(사립체) 전자전달사슬 속으로 들어가는 전자(e^{2})는 환원 니코틴아미드 아데닌 디뉴클레오티드(NADH), 환원 플라빈 아데닌 디뉴클레오티드($FADH_2$)와 같은 전자제공자(donor)로부터 나온다. 전자제공자는 NAD^+, FAD^+와 같은 산화형이 되어 떠난다. 전자는 복합체 1(I), 복합체 2(II), 기타 제공자로부터 보조효소 Q_{10}(Q) 쪽으로 이동한다. 보조효소 Q_{10}은 전자를 복합체 3(III) 쪽으로 옮긴다. 시토크롬 C(C)는 전자를 복합체 3으로부터 복합체 4(IV) 쪽으로 옮긴다. 복합체 1, 3, 4에서는 전자전달로부터 나온 에너지를 써서 수소(H^+)를 미토콘드리아 바탕질 밖으로 퍼내는 펌프작용을 하고 화학기울기와 전기기울기($\Delta\Psi$)를 미토콘드리아 속막을 가로질러 조성한다. 복합체 5(V)에서는 이 기울기를 이용해 인산염(Pi)을 이인산 아데노신(ADP)에 붙여 삼인산 아데노신(ATP)을 만든다. 아데노신 뉴클레오티드 전달효소(ANT)는 ATP를 바탕질 밖으로 이동시킨다(Wolf).

사용해 펌프작용하여 양성자 미토콘드리아 속막 너머로 보내 양성자 기울기를 설정한다. 이어서 복합체 V에서는 양성자 기울기에 의해 발생되는 에너지를 사용해 ADP와 무기 인산염(Pi)으로부터 ATP를 형성한다(Nelson & Cox 2000)(그림 3.11). 이 과정을 거치면서 신경세포로 전해진 산소의 90~95%는 물(H_2O)로 환원된다. 하지만 약 1~2%는 환원된 quinoid나 플라빈이 직접 전달되어 산소라디칼로 전환된다. 이러한 활성에 의해 초과산화물(superoxide, O_2^-) 라디칼이 하루에 미토콘드리아당 10^7 분자의 속도로 생산된다. 초과산화물 라디칼은 반응성 산소종 혹은 자유라디칼이라 부르는 화학물질군의 하나이다. 전자가 짝을 이루지 않은 산소 분자가 들었기 때문에 극히 반응성이 강한 분자이다(Del Maestro 1980). 중성구의 용균효소 생산에서처럼 특별한 세포과정에서 자유라디칼이 생기기도 하지만 모든 자유라디칼의 대부분은 미토콘드리아에서 생긴다.

자유라디칼이 지나치게 많이 생기면 산화인산화(OxPhos) 사슬의 효소활성을 손상시키거나 느리게 할 수 있다. 즉 이로 인해 산화인산화 계통의 작동능력이 저하된다. 산화인산화의 여러 요소 중 어느 곳에라도 생기는 몇 가지 결손에 의해 ATP 합성이 저하될 수 있다. ATP 생산을 유지하지 못하면 신경세포의 동적평형 기능이 영향을 받아 결국 신경세포가 괴사성 사멸에 이르게 된다.

또한 산소 자유기는 철-황 함유 단백질에 결합할 수 있으며 그 결과 방출된 제일철(Fe^{2+}) 부분이 과산화수소(H_2O_2)와 반응해 형성하는 히드록실기(OH)는 반응성과 손상성이 극히 강해 신경세포에서 정상적 생화학에서 제공되는 항산화제를 압도하고 그 결과 산화스트레스에 이르게 된다(Jacobson 1996).

자유라디칼은 신경세포와 미토콘드리아 인지질 막을 공격할 수도 있다. 미토콘드리아 막의 80%에 달하는 많은 부분을 차지하는 포스파티딜콜린과 포스파티딜에탄올아민 등은 자유라디칼의 공격에 특히 취약하다. 또한 자유라디칼은 단백질과 반응해 입체형태와 기능적 능력을 변경시킬 수 있다. 입체형태가 변화되는 많은 단백질이 다른 단백질에 끌려 응집물을 형성하고 신경세포 속에 쌓인다. 신경세포 속 단백질 응집체는 여러 운동장애의 흔한 병리적 감별 특징이다.

호흡사슬 효소 복합체의 유전학에서 보이는 독특한 특징은 각 효소 복합체를 부호화하는 유전자의 일부가 미토콘드리아 DNA(mtDNA)에서 유래하고 일부는 숙주 신경세포 DNA에서 유래한다는 점이다(Hatefi 1985, Birky 2001). 미토콘드리아 유전학을 어렵게 만드는 또 하나의 사실은 미토콘드리아 DNA의 대부분이 모계로부터 직접 온다는 점이다. 수정 때 정자가 싣거나 전달하는 미토콘드리아 DNA는 거의 없기 때문이다(Giles 등 1980, Sutovsky 등 1999).

미토콘드리아 DNA가 산소라디칼의 손상에 취약한 이유는 히스톤의 보호작용이 없어서 미토콘드리아 DNA가 자유라디칼에 노출되기 때문이다. 미토콘드리아 DNA의 물리적 위치가 미토콘드리아 내에서 자유라디칼이 형성되는 곳과 매우 가까운 곳이어서도 손상에 대한 감수성이 더 높게 된다. 또한 미토콘드리아 DNA에서는 매우 '원시적인' DNA 복원기전이 작동하기 때문에 손상이 장기간 미토콘드리아에 남게 되며 그 결과 단백질이 합성되는 동안 진행 중 돌연변이 축적이 발생한다. 이것은 복제속도가 매우 느린 신경세포에서 극히 중요한 의미를 지니는데, 시간이 지남에 따라 돌연변이 상태의 미토콘드리아 DNA가 대량으로 축적되는 경향을 보이다가 결국 신경세포 기능에 지장을 초래하기 시작하기 때문이다.

흑색질, 꼬리핵, 조가비핵은 산화라디칼 손상 위험이 높음

도파민이 미토콘드리아 바깥막에서 모노아민 산화효소-B(monoamine oxidase-B, MAO-B)에 의해 산화 탈아미노화되어 그 결과 과산화수소(H_2O_2)가 생성되고 기타 여러 라디칼 부분이 빠르게 생성된다. 도파민이 자가산화되어 형성된 뉴로멜라닌은 도파민-지방갈색소(lipofuscin) 중합체이며 그 결과 도파민 신경세포에서 산화 라디칼이 빠르게 형성된다. 즉 흑색질, 꼬리핵, 조가비핵 등 도파민 관련 신경세포 밀도가 높고 운동기능에 관련된 핵은 미토콘드리아 산화인산화 장애의 위험이 높다.

미토콘드리아 DNA의 특정 돌연변이로 생기는 특이 환자증상

미토콘드리아 DNA 돌연변이에 의해 생기는 일련의 운동장애에는 실조, 근육긴장이상증, 젖산산증과 뇌중풍유사삽화 동반 근육간대간질(myoclonic epilepsy with lactic acidosis and stroke-like episodes, MELAS), 컨스-세이어 증후군(Kearns-Sayre syndrome, KS syndrome) 등이 있으며 파킨슨병과 관련성을 지목하는 증거가 점점 많아지고 있다. MELAS와 컨스-세이어 증후군은 여기에서 짧게 논의하고, 실조, 근육긴장이상증, 파킨슨병 등은 11장에서 다룬다.

MELAS는 어느 연령대에서도 일어날 수 있으나 특히 젊은 층에서 많다. 증상표현은 대개 일종의 간질성 운동장애, 소뇌실조, 산화인산화 능력이 저하되면서 연령에 따라 증가하는 불균일적색근육섬유, 뇌졸중 유사 삽화 등이다. 실조 삽화 몇 년 후에 다른 증상이 나타나기도 한다.

컨스-세이어 증후군을 구성하는 증상은 가변적이지만 종종 의미있는 기질적 기능이상이며, 예를 들어 콩팥 토리쪽세관 기능이상에 동반되는 아미노산뇨, 혈액, 소변, 뇌척수액 중 젖산염, 피루브산염, 알라닌 수치 상승 등이 있다. 눈꺼풀처짐, 바깥눈근육 위약 등 안구 외재근육의 문제가 컨스-세이어 증후군의 첫 임상징후인 경우가 많다.

산화인산화 장애의 진단

Diagnosis of OxPhos disorders

임상 표현과 병력을 통해 미토콘드리아 문제를 추정하게 되는 경우가 가장 많다. 하지만 확정진단을 내리려면 다음 소견이 필수적이다.

- 소변, 혈액, 뇌척수액 중 젖산염, 피루브산염, 알라닌 수치 상승
- 산화인산화 효소학 검사 양성
- 근육생검상 현미경검사 소견 양성
- 유전분석과 미토콘드리아 분석상 특정 돌연변이 확인

산화인산화 장애의 보존치료

Conservative treatment of OxPhos disorders

CoQ_{10}을 2~4mg/kg/일 용량으로 보충하면 산화인산화 장애 환자의 증상을 호전시키는 데에 유효했다. 미토콘드리아 호흡률은 연령에 따라 40세 이후 1년당 약 1%씩 자연적으로 저하되며 동일한 치료법은 미토콘드리아 호흡률을 상승시키는 데에도 유효했다(Bresolin 등 1988, Ihara 등 1989).

요점 3.11 Quick facts

신경세포 생존성에 영향을 미치는 두 인자

- 발화빈도(frequency of firing, FOF) — 신경세포 활성화
- 연료전달 — 산소와 포도당

젊은 남성은 운동 훈련을 통해 미토콘드리아 용적을 100%만큼 증가시킬 수 있지만, 고령층에서는 기존 미토콘드리아의 크기를 키우는 방법으로 약 20% 정도 용적을 증가시킬 수 있다.

요점 3.12 Quick facts

아탈구로 인한 경우처럼 연접이전 신경세포의 발화빈도가 감소하면 다음의 여러 사건이 일어날 수 있다.

- ↓ 세포 조기발현유전자 반응
- ↓ 단백질 생산
- ↓ 세포호흡(미토콘드리아 전자운반사슬에 의함)
- ↓ ATP 합성
- ↑ 안정막전위(RMP)
- ↑ 자유라디칼 형성
- 미토콘드리아 세포호흡(전자운반사슬)의 추가 억제
- 신경경유변성(TND)과 기능해리(diaschisis)

FOF — 발화빈도(활동전위 생성)
연접이전 — 사건이 활성화 이전에 일어남
연접이후 — 사건이 활성화 도중과 이후에 일어남

세포자멸사는 제어되고 사전계획된 신경세포 사멸과정

세포자멸사(apoptosis)는 괴사성 세포사와 다르며 특정한 사전계획 활성에 의해 신경세포 사멸에 이른다. 이 활성은 신경계의 정상적 발생학적 발달과정에서 실제로 중요한 역할을 하며, 여기에서 신경성장인자가 적정농도로 제공되지 못하거나 결핍된 상황과 관련된다고 알려져 왔다. 세포자멸사에서 미토콘드리아의 관련성은 문헌에 잘 알려져 있다(Green & Reed 1998, Desagher & Martinou 2000). 미토콘드리아 막에 정상적으로 잠복상태이던 세포자멸사 발생 분자가 세포손상이나 기타 세포자멸사 촉진성 신호에 의해 활성화된다. 이들 분자에 의해 신경세포 세포자멸사에서 주요 효과기에 해당하는 아스파르테이트 특이 시스테인 단백분해효소(caspase)가 활성화된다(Schulz 등 1999). DNA 손상이나 무산소증과 같은 기타 세포손상에 의해 caspase 경로가 활성화되기도 한다. 세포자멸사 과정의 결과 신경세포 수축, 염색질 응축, 세포 파편화, 최종적으로 세포 잔유물의 포식에 이른다.

신경세포 중심통합상태를 결정하는 수용체 활성화와 ATP 생산수준

단일 신경세포는 8만 개에 달하는 다른 많은 신경세포로부터 연접입력을 받기도 한다. 이들 여러 연접 중 일부는 흥분성이고, 일부는 억제성이고 조정 역할을 보인다는 점은 위에서 살펴보았다. 신경세포 혹은 신경세포 계통에서는 받은 입력이 통합되고, 주로 신경세포 막전위의 조정에 의해 신경세포 혹은 신경세포 계통의 출력반응이 결정된다. 신경세포에서 활동전위 발화 여부가 최종 결정되는 부위를 축삭둔덕(axon hillock)이라 하며, 여기에는 Na^+ 이온 특이적 전압작동 통로가 대량 위치한다.

즉 개체 신경세포에서 연접의 위치가 활동전위 발화 확률의 중요한 결정인자라는 의미이다. 축삭둔덕에 근접한 연접은 멀리 위치한 연접에 비해 더 큰 영향을 미치게 된다.

어느 한 시점에 발화하는 연접 수(공간가중)와 어느 한 연접의 발화빈도(시간가중)는 각 시점에서 신경세포의 *중심통합상태(central integrative state)*를 결정하는 핵심요소이다.

본 장의 앞쪽에서 이미 논의했듯이 신경세포의 다양한 세포속 기능과 세포사이 기능이 신경세포의 발화빈도, 즉 활동전위 발생빈도에 의해 그리고 신경세포에서 진행되는 연접활성에 의해 결정된다. 여러 둘째전령물질 계통과 유전자 조절계통이 신경세포가 받은 연접자극에 따라 달라진다. 최종적으로 신경세포가 받은 환경자극에 대해 적절하게 반응하는 능력은 적절한 유전자가 적절한 때에 적절한 양만큼 발현되는지에 달려 있다. 신경세포가 이러한 기능을 수행하는 능력을 요약한 표현이 '신경세포의 중심통합상태' 이다.

신경경유변성

Transneural degeneration

신경세포의 중심통합상태 개념과 밀접히 관련된 개념이 신경경유변성이다. 연접활성 결핍, 포도당 공급 저하, 산소공급 저하, 삼인산아데노신(ATP) 공급 저하 등의 상태에 놓여 왔던 신경세포는 연접에서의 갑작스런 연속신호에 적절하게 반응하지 못할 수 있고 해당 계통의 과잉기능 통합성은 최적 상태로부터 이탈하게 된다. 연접 활성화 빈도저하 환경에 놓였던 신경세포에서는 다음의 여러 반응이 나타날 수 있다.

- 세포 조기발현유전자 반응(CIEGr) 저하
- 단백질 생산 저하
- 세포호흡(미토콘드리아 전자운반사슬에 의함) 저하
- ATP 합성 저하
- 초기 안정막전위(RMP) 상승
- 변성 후기의 막전위 과다분극
- 자유라디칼 형성 상승
- 미토콘드리아 세포호흡(전자운반사슬)의 추가 억제

이상의 모든 과정이 신경경유변성(TND)이 생기는 데에서 역할을 하게 되며, 신경경유변성은 해당 세포에 대한 발화빈도나 연료전달 변화로 인해 생기는 신경세포의 불안정 상태를 말한다. 또한 연료전달, 활성화, 발화빈도 등이 회복되지 않을 때 세포사 쪽으로 향해가게 되는 기능저하 상태를 나타내기도 한다.

기능해리는 손상받은 부위로부터 연접이후 위치인 여러 신경세포의 발화빈도 저하를 일컫는 말이며 신경세포 계통에서 신경경유변성이 어떻게 일어나는지를 보여주는 한 가지 사례에 해당한다. 예를 들어, 왼쪽 아래이마겉질 허혈로 생기는 브로카실어증의 경우 대뇌다리뇌소뇌 투사의 발화빈도 저하 때문에 오른쪽 소뇌반구에 기능해리가 초래될 수 있다.

발화빈도와 연료전달이 변하면 신경세포 집단의 중심통합상태(CIS)에 해로운 결과를 초래할 수 있다. 중심통합상태에 의해 신경세포 집단의 통합성과 여러 연관 기능이 결정되며 신경학적 징후와 증상의 출현 여부가 좌우된다.

임상증례 풀이 Clinical case answers

증례 3.1

3.1.1

환자 팔관절의 운동 수용체 활성화 저하로 인해 들신경입력 저하, 즉 팔에서 고유감각 검출을 담당하는 뒤뿌리신경절세포의 연접활성 저하상태가 될 것이다. 어느 한 시점에 발화하는 연접 수(공간가중)와 어느 한 연접의 발화빈도(시간가중)는 각 시점에서 신경세포의 *중심통합상태(central integrative state)*를 결정하는 핵심요소이다. 신경세포가 일정 기간동안 연접활성이 저하된 상태에 놓이면 중심통합상태가 변화하고 그 결과 신경경유변성에 이를 수 있다. 팔의 정상적 활동을 시도한다면 연접활성 저하, 포도당 공급 저하, 산소공급 저하, 삼인산아데노신(ATP) 공급 저하 등의 상태에 놓여 왔던 신경세포는 운동을 다시 하면서 생기는 갑작스런 연속신호를 적절하게 반응하며 감당하기에는 능력이 못 미칠 수 있고, 해당 계통의 과잉기능 통합성은 최적상태로부터 이탈하게 된다. 연접 활성화 빈도저하 환경에 놓였던 신경세포에서는 다음의 여러 반응이 나타날 수 있다.

- 세포 조기발현유전자 반응 저하
- 단백질 생산 저하
- 세포호흡(미토콘드리아 전자운반사슬에 의함) 저하
- ATP 합성 저하
- 초기 안정막전위(RMP) 상승
- 변성 후기의 막전위 과다분극
- 자유라디칼 형성 상승
- 미토콘드리아 세포호흡(전자운반사슬)의 추가 억제

이상의 모든 과정이 신경경유변성이 생기는 데에서 역할을 하게 되며, 신경경유변성은 해당 세포에 대한 발화빈도나 연료전달 변화로 인해 생기는 신경세포의 불안정 상태를 말한다. 또한 연료전달, 활성화, 발화빈도 등이 회복되지 않을 때 세포사 쪽으로 향해가게 되는 기능저하 상태를 나타내기도 한다. 갑자기 다시 팔을 움직이려 하면 시간이 흐르면서 운동저하로 인해 신경경유변성을 겪어 온 일부 척수신경세포를 심각하게 손상시킬 수 있다.

3.1.2

기능해리(diaschisis)는 손상받은 부위로부터 연접이후 위치인 여러 신경세포의 발화빈도 저하를 일컫는 말이며, 신경세포 계통에서 신경경유변성이 어떻게 일어나는지를 보여주는 한 가지 사례에 해당한다. 척수의 신경세포는 시상과 소뇌 쪽으로 투사된다. 기능해리로 인해 생긴 신경세포 집단의 활성화 저하를 통해 해당 신경세포로부터 하류에 해당하는 신경세포 집단에 신경경유변성이 초래될 수 있다.

임상증례 풀이(계속) Clinical case answers

3.1.3
심각한 손상이 일어나지 않도록 하기 위해 다음과 같은 여러 조치를 취할 수 있다.

1. 팔을 매일 여러 차례 부드럽게 움직임으로써 고유수용체를 자극할 수 있다.
2. 경피전기신경자극(TENS)을 매일 시술해 해당 계통의 활동전위 빈도를 유지할 수 있다.
3. 적절한 재활치료를 반드시 실시한 다음 전체 활동성으로 복귀한다.

증례 3.2

3.2.1
성장호르몬이든, 신경전달물질이든, 호르몬이든 환경자극은 신경세포막 수용체로부터 나온 신호가 핵 내부의 전사제어인자 쪽으로 전달되어야 해당 신호가 요구하는 필요 단백질이 생산된다.

글루코코르티코이드, 에스트로겐, 테스토스테론 등 소수성 호르몬과 같은 일부 신호분자는 지용성 화학구조이고 고도로 소수성인 지질이중층 형질막을 주로 농도기울기에 의지해 가로지를 수 있어서 핵 기구에 직접 접근할 수 있다. Ca^{++} 이온과 같은 다른 신호분자는 신경세포 형질막에 위치한 특이 이온통로를 통해 들어가게 된다.

단백질 호르몬, 성장인자, 펩티드 신경조절물질, 신경전달물질 등은 해당 수용체단백질에 관계된 막통과 단백질 통로의 변화를 유도하든가 아니면 연관된 막속 단백질의 변화를 유도해 간접적으로 각각의 전사 단백 표적에 작용해야 한다. G단백이라 하는 이곳의 연관된 막속 단백질에서 생긴 변화의 결과 세포속 이온 분비 혹은 고리형 AMP(cAMP), 디아실글리세롤, 이노시톨 트리포스페이트 등 같은 세포속 둘째전령물질 생성이 일어나고, 이어서 이들 물질에 의해 cAMP 반응요소 결합단백질(CREB)과 같은 핵속 전사인자가 직접 혹은 다른 여러 중간물을 통해 활성화된다.

둘째전령물질은 아직 비교적 적은 수가 알려져 있다. 반응 특이성은 다음 중 하나의 방식을 통해서 나타난다.

- 둘째전령물질 수치가 시간상 그리고 공간상 계단적 상승을 보임
- 단일 자극 후 여러 둘째전령물질이 다양한 방식으로 조합되어 동원됨
- 둘째전령물질이 작용하는 세포속 표적이 부위별로 차이를 보임

3.2.2
셋째전령물질은 핵단백질군이며 다양한 세포바깥 신호에 의해 유도되는 해독인자로 알려져 있다. 이들 단백질은 촉진인자와 증강인자 부위 유전자의 특이 뉴클레오티드 서열에 결합한다. 셋째전령물질의 효과에 대한 미세조정은 복잡한 제어망을 통해 이루어진다. 이미 백여 개의 조기발현유전자 그리고 그에 대응되는 단백질이 존재해 셋째전령물질을 구성하므로 매우 복잡한 상호작용 그물에 의해 셋째전령물질의 선형 조합이나 시간적 조합에 복합적인 작은 여러 변형이 생겨 다양한 기능이 발달될 수 있도록 한다. 유전자가 활성화되려면 반드시 염색질이나 뉴클레오솜 구조물이 변형되어 조절단백질이 적절한 부분 유전자에 결합되어야 한다. 이 과정을 담당하는 활성인자 단백질이라 하는 전문화된 단백질 군은 염색질을 개조해 적절한 유전자의 핵심 촉진인자 부위를 노출시킨다. 이를 통해 일반 전사인자라고 하는 또 다른 복합 단백질이 핵심 촉진인자 지점 DNA에 결합하게 된다. 이어서 일반 전사인자 복합체가 RNA 중합효소를 동원하고 결합해 복제과정 중 전사개시기로 진입한다. 전사인자는 여러 군이 확인되었고 이들 전사인자의 활성화 혹은 억제 방식도 여러 가지 확인되었다. 예를 들어, CREB군 전사인자는 cAMP 의존성 단백질 키나아제(단백질 키나아제 A)에 의해 인산화되면 결합된 유전자의 전사를 활성화한다. 단백질 키나아제 A는 cAMP가 존재해야 활성화된다.

CREB군 전사인자를 활성화시키기도 하는 다른 둘째전령물질 중 하나인 칼모듈린 결합 Ca^{++}은 신경세포 핵 속으로 들어가면 곧 다양한 단백질 키나아제를 활성화한다. 이제 이들 키나아제(인산화효소)가 CREB를 인산화하며 그 결과 특이적 CREB 결합 유전자의 전사가 활성화된다.

3.2.3
신경세포에서 에너지를 필요로 하는 과정이 가능한 것은 대부분 ATP가 가수분해되는 에너지 방출기전과 직접적으로 혹은 간접적으로 연결되기 때문이다. ATP의 합성은 신경세포의 미토콘드리아에서 전자전달과 산화인산화 과정을 거쳐 그리고 세포질에서 해당작용을 거쳐 이루어진다. 해당(Embden-Meyerhof pathway, 엠덴-마이어로프 경로)은 피루브산염과 젖산염 쪽으로 향하는 포도당 대사이다. 해당 결과 포도당 mol당 ATP 2mol 정도만 순생산된다. 한편 피루브산염은 미토콘드리아 삼카르복실산 회로(크렙스 회로) 속으로 진입할 수 있으며 산화인산화 연쇄반응을 거쳐 포도당 mol당 ATP 30mol이 생산된다. 에너지 관점에서 보면 해당 경로보다 산화인산화 경로를 활용할 때 에너지 편익이 낫다는 점이 분명하다.

3.2.4
어느 한 시점에 발화하는 연접 수(공간가중)와 어느 한 연접의 발화빈도(시간가중)는 각 시점에서 신경세포의 *중심통합상태*를 결정하는 핵심요소이다.

본 장에서 이미 논의했듯이 신경세포의 다양한 세포속 기능과 세포사이 기능이 신경세포의 발화빈도, 즉 활동전위 발생빈도에 의해, 그리고 신경세포에서 진행되는 연접활성에 의해 결정된다. 여러 둘째전령물질 계통과 유전자조절 계통이 신경세포가 받은 연접자극에 따라 달라진다. 최종적으로 신경세포가 받은 환경자극에 대해 적절하게 반응하는 능력은 적절한 유전자가 적절한 때에 적절한 양만큼 발현되는지에 달려 있다. 신경세포가 이러한 기능을 수행하는 능력을 요약한 표현이 '신경세포의 중심통합상태' 이다.

참고문헌

Aghajanian, G.K., Sanders-Bush, E., 2002. Serotonin. In: Davis, K. Charney, D., Coyle, J., Nemeroff, C. (Eds.), Neuropsychopharmacology: The fifth generation of progress. Lippincott Williams and Wilkins, New York, pp. 15–25.

Ahn, S., Olive, M., Aggarwal, S., et al., 1998. A dominant-negative inhibitor of CREB reveals that it is a general mediator of stimulus-dependent transcription of c-fos. Mol. Cell. Biol. 18, 967–977.

Alberts, B., Bray, D., Lewis, J., et al., 1994. Energy Conversion: Mitochondria and Chondroplasts in Molecular Biology of the Cell. Garland, New York.

Ankarcrona, M., Dypgukt, J.M., Bonfoco, E., et al., 1995. Glutamate induced neuronal death: a succession of necrosis or apoptosis depending on mitochondrial function. Neuron 15, 961–973.

Barnes, P.J., 1995. β-Adrenergic receptors and their regulation. Am. J. Respir. Crit. Care Med. 152, 838–860.

Barres, B.A., 1991. New roles for glia. J. Neurosci. 11, 3685–3694.

Berlan, M., Galitzky, J., Monastruc, J.L., 1995. Beta 3-adrenoceptors in the cardiovascular system. Fundam. Clin. Pharmacol. 9, 234–239.

Berridge, M.J., Irvine, R.F., 1989. Inositol phosphates and cell signalling. Nature 341, 197–205.

Birky, C.W., 2001. The inheritance of genes in mitochondria and chloroplasts: Laws, mechanisms, and models. Annu. Rev. Genet. 35, 125–148.

Black, M.M., Baas, P.W., 1989. The basis of polarity in neurons. Trends Neurosci. 12, 211–214.

Bloom, F.E., Kupfer, D.J. (Eds.), 1995. Psychopharmacology: The Fourth Generation of Progress. Raven Press, New York.

Blumenfeld, H., 2002. Brainstem III: internal structures and vascular supply. Neuroanatomy Through Clinical Cases. Sinauer Associates, Sunderland, MA. pp. 575–651.

Boekhoff, I., Tareilus, E., Strotmann, J., et al., 1990. Rapid activation of alternative second messenger pathways in olfactory cilia from rats by different odorants. EMBO J. 9, 2453–2458.

Bresolin, N., Bet, L., Binda, A., et al., 1988. Clinical and biochemical correlations in mitochondrial myopathies treated with coenzyme Q10. Neurology 38, 892–899.

Brooks, V.B., 1984. The Neural Basis for Motor Control. Oxford University Press, Oxford.

Cepeda, C., Chandler, S.H., Shumate, L.W., et al., 1995. Persistent Na+ conductance in medium-sized neostriatal neurons: characterization using infrared videomicroscopy and whole cell patch-clamp recordings. J. Neurophysiol. 74, 1343–1348.

Chalmers, D.T., Watson, S.J., 1991. Comparative anatomical distribution of 5-HT_{1A} receptor mRNA and 5-HT_{1A}. Brain Res. 561, 51–60.

Champe, P., Harvey, R., 1994. Bioenergetics and oxidative phosphorylation. Lippincott's Illustrated Reviews: Biochemistry, second ed. Lippincott, Philadelphia. pp. 61–74.

Chen, J., Kelz, M.B., Hope, B.T., et al., 1997. Chronic FRAs: stable variants of δFosB induced in brain by chronic treatments. J. Neurosci. 17, 4933–4941.

Choi, D.W., 1988. Glutamate neurotoxicity and diseases of the nervous system. Neuron 1, 623–634.

Collingwood, T.N., Urnov, F.D., Wolffe, A.P., 1999. Nuclear receptors: coactivators, corepressors and chromatic remodeling in the control of transcription. J. Mol. Endocrinol. 23, 255–275.

Correa-Lacarcel, J., Pujante, M., Terol, F., et al., 2000. Stimulus frequency affects c-fos expression in the rat visual system. J. Chem. Neuroanat. 18, 135–146.

De Cesare, D., Sassone-Corsi, P., 2000. Transcriptional regulation by cyclic AMP-responsive factors. Prog. Nucleic Acid Res. Mol. Biol. 64, 343–369.

Del Maestro, R.F., 1980. An approach to free radicals in medicine and biology. Acta Physiol. Scand. Suppl. 492, 153–168.

Desagher, S., Martinou, J.C., 2000. Mitochondria as the central control point of apoptosis. Trends Cell. Biol. 10, 369–377.

Duman, R.S., Nestler, E.J., 2000. Signal transduction pathways for catecholamine receptors. In: Bloom, F.E., Kupfer, D.J. (Eds.), Psychopharmacology: The Fourth Generation of Progress. American College of Neuropsychopharmacology.

Evans, R.M., Arriza, J.L., 1989. A molecular framework for the actions of glucocorticoid hormones in the nervous system. Neuron 2, 1105–1112.

Fox, P.T., Raichle, M.E., 1986. Focal physiological uncoupling of cerebral blood flow and oxidative metabolism during somatosensory stimulation in human subjects. Proc. Natl. Acad. Sci. U.S.A. 83, 1140–1144.

Fox, P.T., Raichle, M.E., Mintun, M.A., et al., 1988. Nonoxidative glucose consumption during focal physiologic neural activity. Science 241, 462–464.

Giles, R.E., Blanc, H., Cann, H.M., et al., 1980. Maternal inheritance of human mitochondrial DNA. Proc. Natl. Acad. Sci. U.S.A. 77, 6715–6719.

Gius, D., Cao, X., Rauscher III, F.J., et al., 1990. Transcriptional activation and repression by fos are independent functions: the C-terminus represses immediate early gene expression via CArG elements. Mol. Cell. Biol. 10, 4243–4255.

Gizang-Ginsberg, E., Ziff, E.B., 1990. Nerve growth factor regulates tyrosine hydroxylase gene transcription through a nucleoprotein complex that contains c-fos. Genes and Development 4, 447–491.

Grace, A., 2002. Dopamine. In: Davis, K.L., Charney, D., Coyle, J.T. et al., Neuropsychopharmacology: The Fifth Generation of Progress. Lippincott Williams and Wilkins, New York, pp. 119–132.

Grace, A.A., Bunney, B.S., 1984. The control of firing pattern in nigral dopamine neurons: single spike firing. J. Neurosci. 4, 2866–2876.

Graybiel, A.M., Moratalla, R., Robertson, H.A., 1990. Amphetamine and cocaine induce drug specific activation of the c-fos gene in striosome-matrix compartments and limbic subdivisions of the striatum. Proc. Natl. Acad. Sci. U.S.A. 87, 6912–6916.

Green, D.R., Reed, J.C., 1998. Mitochondria and apoptosis. Science 281, 1309–1312.

Harden, D.G., Grace, A.A., 1995. Activation of dopamine cell firing by repeated L-DOPA administration to dopamine-depleted rats: its potential role in mediating the therapeutic response to L. J. Neurosci. 15, 6157–6166.

Hatefi, Y., 1985. The mitochondrial electron transport and oxidative phosphorylation system. Annu. Rev. Biochem. 54, 1015–1069.

Hernandez-Lopez, S., Bargas, J., Surmeier, D.J., et al., 1997. D1 receptor activation enhances evoked discharge in neostriatal medium spiny neurons by modulating an L-type Ca^{2+} conductance. J. Neurosci. 17, 3334–3342.

Hess, P., 1990. Calcium channels in vertebrate cells. Annu. Rev. Biochem. 13, 337–356.

Hollmann, M., Heinemann, S., 1994. Cloned glutamate receptors. Annu. Rev. Neurosci. 17, 31–108.

Hope, B.T., Nye, H.E., Kelz, M.B., et al., 1994. Induction of a long lasting AP-1 Complex composed of altered Fos-like proteins in brain by chronic cocaine and other chronic treatments. Neuron 13, 1235–1244.

Huang, K.P., 1989. The mechanism of protein kinase C activation. Trends Neurosci. 12, 425–432.

Huganir, R.L., Greengard, P., 1990. Regulation of neurotransmitter receptor desensitization by protein phosphorylation. Neuron 5, 555–567.

Ihara, Y., Namba, R., Kuroda, S., et al., 1989. Mitochondrial encephamyopathy (MELAS): Pathological study and successful therapy with coenzyme Q10 and idebenone. J. Neurol. Sci. 90, 262–263.

Jacobson, M.D., 1996. Reactive oxygen species and programmed cell death. Trends Biochem. Sci. 21, 83–86.

Karczmar, A.G., 1993. Brief presentation of the story and present status of studies of the vertebrate cholinergic system. Neuropsychopharmacology 9, 181–199.

Kelz, M.B., Nestler, E.J., 2000. δFosB: a molecular switch underlying long-term neural plasticity. Curr. Opin. Neurol. 13, 715–720.

Kety, S.S., Schmidt, F., 1948. The nitrous oxide method for the quantitative determination of cerebral blood flow in man: theory, procedure, and normal values. J. Clin. Invest 27, 476–483.

Kimelberg, H.K., Norenberg, M.D., 1989. Astrocytes. Sci. Am. 260, 44–52.

Kislauskis, E., Dobner, P.R., 1990. Mutually dependent response elements in the cis-regulatory region of neurotensin/neuromedin N gene integrate environmental stimuli in PC12 cells. Neuron 4, 783–795.

Komuro, H., Rakic, P., 1993. Modulation of neuronal migration by NMDA receptors. Science 260, 95–97.

Krief, S., Lonnqvist, F., Raimbault, S., et al., 1993. Tissue distribution of beta 3-adrenergic receptor mRNA in man. J. Clin. Invest. 91, 344–349.

Kuhl, D.E., Phelps, M.E., Markham, C.H., et al., 1982. Cerebral metabolism and atrophy in Huntington's disease determined by 18 FDG, and computed tomographic scan. Ann. Neurol. 12, 425–434.

Langer, S.Z., 1974. Presynaptic regulation of catecholamine release. Br. J. Pharmacol. 60, 481–497.

Lester, R.A.J., Jahr, C.E., 1990. Quisqualate receptor-mediated depression of calcium currents in hippocampal neurons. Neuron 4, 741–749.

Lillien, L.E., Raff, M.C., 1990. Differentiation signals in the CNS: type-2 astrocyte development in vitro as a model system. Neuron 5, 111–119.

Lin, R.J., Kao, H.Y., Ordentlich, P., et al., 1998. The transcriptional basis of steroid physiology. Cold Spring Harb. Symp. Quant. Biol. 63, 577–585.

Magistretti, P.J., Morrison, J.H., 1988. Noradrenaline- and vasoactive intestinal peptide-containing neuronal systems in neocortex: Functional convergence with contrasting morphology. Neuroscience 24, 367–378.

Magistretti, P.J., Morrison, J.H., Shoemaker, W.J., et al., 1981. Vasoactive intestinal polypeptide induces glycogenolysis in mouse cortical slices: a possible regulatory mechanism for the local control of energy metabolism. Proc. Natl. Acad. Sci. U.S.A. 78, 6535–6539.

Magistretti, P.J., Sorg, O., Martin, J.L., 1993. Regulation of glycogen metabolism in astrocytes: physiological, pharmacological, and pathological aspects. In: Murphy, S. (Ed.), Astrocytes: Pharmacology and Function. Academic Press, San Diego 243–.

Magistretti, P., Pellerin, L., Martin, J., 2000. Brain energy metabolism: an integrated cellular perspective. In: Bloom, F.E., Kupfer, D.J. (Eds.), Psychopharmacology: The Fourth Generation of Progress. American College of Neuropsychopharmacology.

Mendell, J.R., Griggs, R.C., 1994. Inherited, metabolic, endocrine and toxic myopathies. In: Isselbacher, K., Braunwald, E., Martin, J.B. (Eds.), Harrison's Principles of Internal Medicine (thirteenth ed.). McGraw-Hill, New York.

Mitchell, P.J., Tjian, R., 1989. Transcriptional regulation in mammalian cells by sequence specific DNA proteins. Science 245, 371–378.

Nadler, L.S., Rosoff, M.L., Hamilton, S.E., et al., 1999. Molecular analysis of the regulation of muscarinic receptor expression and function. Life Science 64, 375–379.

Nelson, D.L., Cox, M.M., 2000. Lelninger Principles of Biochemistry. Worth, New York.

Nestler, E., Hyman, S., 2002. Regulation of gene expression. In: Davis, K.L., Charney, D., Coyle, J.T., Nemeroff, C. (Eds.), Neuropsychopharmacology: The Fifth Generation of Progress. Lippincott Williams and Wilkins, New York, pp. 217–228.

Nishizuka, Y., 1988. The molecular hydrogeneity of protein kinase C and its implications for cellular recognition. Nature 334, 661–665.

Olney, J.W., Wozniak, D.F., Farber, N.B., 1997. Excitotoxic neurodegeneration in Alzheimer disease. New hypothesis and new therapeutic strategies. Arch. Neurol. 54, 1234–1240.

Onn, S.P., West, A.R., Grace, A.A., 2000. Dopamine regulation of neuronal and network interactions within the striatum. Trends Neurosci. 23, S48–S56.

Owen, O.E., Morgan, A.P., Kemp, H.G., et al., 1967. Brain metabolism during fasting. J. Clin. Invest. 46, 1589–1595.

Pennypacker, K.R., Hong, J.S., McMillian, M.K., 1995. Implications of prolonged expression of Fos-related antigens. Trends Pharmacol. Sci. 16, 317–321.

Pettersson, M., Schaffner, W., 1990. Synergistic activation of transcription by multiple binding sites for NF-kB even in absence of cooperative factor binding to DNA. J. Mol. Biol. 214, 373–380.

Picciotto, M., Caldarone, B.J., King, S.L., et al., 2000. Nicotinic receptors in the brain: links between molecular biology and behaviour. Neuropsychopharmacol. 22, 451–465.

Pleasure, D., 1992. Third messengers that regulate neural gene transcription. In: Asbury, A.K., McKhann, G.M., McDonald, W.I. (Eds.), Diseases of the Nervous System. WB Saunders, Philadelphia, pp. 56–62.

Ptashne, M., Gann, A.A.F., 1990. Activators and targets. Nature 346, 329–331.

Rogers, A., 1998. Thinking differently. Brain scans give new hope for diagnosing ADHD. Newsweek 132 (23), 60.

Ruffolo Jr, R.R., Bondinell, W., Hieble, J.P., 1995. α- and β-adrenoceptors: from the gene to the clinic. 2. Structure-activity relationships and therapeutic applications. J. Med. Chem. 38, 657–670.

Schulz, J.B., Weller, M., Moskowitz, M.A., 1999. Caspases as treatment targets in stroke and neurodegenerative diseases. Ann. Neurol. 45, 421–429.

Smeitink, J., Van den Heuvel, L., 1999. Human mitochondrial complex I in health and disease. Am. J. Hum. Genet. 64, 1505–1510.

Snyder, S.H., 1992. Neurotransmitters. In: Asbury, A.K., McKhann, G.M., McDonald, W.I. (Eds.), Diseases of the Nervous System. WB Saunders, Philadelphia, pp. 47–55.

Sonnenberg, J.L., Macgregor-Leon, P.F., Curran, T., et al., 1989. Dynamic alterations occur in the levels and composition of transcription factor AP-1 complexes after seizure. Neuron 3, 359–365.

Spano, P.F., Govoni, S., Trabucchi, M., 1978. Studies on the pharmacological properties of dopamine receptors in various areas of the central nervous system. Adv. Biochem. Psychopharmacol. 19, 155–165.

Struhl, K., 1999. Fundamentally different logic of gene regulation in eukaryotes and prokaryotes. Cell 98, 1–4.

Su, T-P., Breier, A., Coppola, R., Hadd, K., Elman I., Alder C., et al., 1996. D2 receptor occupancy during risperidone and clozapine treatment in chronic schizophrenia: Relationship to blood level, efficacy and EPS. Society of Neuroscience Abstracts 22, 265.

Sumiyoshi, T., Stockmeier, C.A., Overholser, J.C., et al., 1995. Dopamine D4 receptors and effects of guanine nucleotides on [3H] raclopride binding in postmortem caudate nucleus of subjects with schizophrenia or major depression. Brain Res. 681, 109–116.

Sunahara, R.K., Niznik, H.B., Weiner, D.M., et al., 1990. Human dopamine D1 receptor encoded by an intronless gene on chromosome 5. Nature 347, 80–83.

Sutovsky, P., Moreno, R.J., Ramalho-Santos, J., et al., 1999. Ubiquitin tag for sperm mitochondria. Nature 402, 371–372.

Van den Berg, C., 1986. On the relation between energy transformations in the brain and mental activities. In: Hockey, G.R.J., Gaillard, A.W.K., Coles, M.G.H. (Eds.), Energetics and Human Information Processing. Nijhoff, Boston, pp. 131–135.

Wang, R., Macmillan, L.B., Fremeau Jr, R.T., et al., 1996. Expression of alpha 2-adrenergic receptor subtypes in the mouse brain: evaluation of spatial and temporal information imparted by 3 kb of 5' regulatory sequence for the alpha 2A AR-receptor gene in transgenic animals. Neuroscience 174, 199–218.

Wilson, M.T., Keith, C.H., 1998. Glutamate modulation of dendrite outgrowth: alterations in the distribution of dendritic microtubules. J. Neurosci. Res. 52, 599–611.

Workman, J.L., Kingston, R.E., 1998. Alteration of nucleosome structure as a mechanism of transcriptional regulation. Annu. Rev. Biochem. 67, 545–579.

Young, A.B., Penney, J.B., Starosta-Rubinstein, S., et al., 1986. PET scan investigations of Huntington's disease: cerebral metabolic correlates of metabolic features and functional decline. Ann. Neurol. 20, 296–303.

추가 정보

Borklund, A., Lindvall, O., 1974. Acta Physiologica Scandinavica, Supplementum 412, 1–48.

제 4 장
병력과 진찰

History and examination

4

생각해 볼 임상증례 Clinical cases for thought

증례 4.1

54세 여성 환자가 심장전문의로부터 의뢰되었다. 불규칙한 심장박동, 일어설 때 어지럼증, 손발이 뜨겁고 찬 느낌, 낮 동안의 불규칙한 배변과 배탈 등의 다양한 증상을 호소하였다. 심장전문의 소견으로는 모든 심장 검사에서는 정상 소견이었으나 이 환자가 일종의 자율신경 기능이상에 해당할 가능성이 있다.

질문
- 4.1.1 여성의 부교감신경계 기능 정도에 대한 정보를 알 수 있는 검사로서 어느 뇌신경을 진찰할 수 있을까? 어떤 검사를 할 것인가?
- 4.1.2 교감신경계 기능 정도를 평가하기 위해 무엇에 대한 진찰을 할 것인가?
- 4.1.3 피부표기증(dermatographia)이란 무엇이며 어떤 경우에 예상되는 소견인가?

증례 4.2

23세 남성이 복시와 두통을 호소하며 방문한다. 진찰해보니 오른쪽 동공의 외사위(exophoria) 소견이다.

질문
- 4.2.1 외사위의 원인은 무엇인가? 외사시(exotropia)란 무엇인가?
- 4.2.2 안쪽곧은근(medial rectus, 내측직근) 위약과 가쪽곧은근(lateral rectus, 외측직근) 과활성을 어떻게 감별할 것인가?

서 론

Introduction

신경학적 진찰은 전통적으로 질병이나 제거 병소(ablative lesion) 중심 모형을 통해 교육된다. 이러한 접근법이 중증 장애나 양성 장애 모두의 존재 여부를 검출하는 데에 도움이 되기는 하지만 신경계 생리기능의 통합성을 조사하려는 임상가에게는 그리 도움이 되지 못한다. 신경학적 진찰에 대한 기능중심 접근법에서는 신경학적 증상 대부분을 일으키는 생리학적 이상에 대해 검사자의 민감도를 강조한다. 또한 이러한 접근법을 따르는 임상가가 미세한 병리학 징후를 검출할 가능성이 더 높다.

기능적 진찰법을 활용하려는 임상가는 질병진행 유무나 제거 병소의 식별에 주의해야 하며, 또한 신체 증상으로 스스로를 드러내는 생리학 병소를 모두 확인하려 노력해야 한다.

예를 들어, 어떤 환자가 최근의 속귀 감염에 합병된 청력 소실과 평형장애를 주소로 내원하면 아마도 안뜰(전정) 혹은 달팽이(와우) 털세포 손상 때문으로 추정할 수 있을 것이다. 한 차례 항생제 치료 시행 후 추석조사를 했을 때 흔히 보는 시나리오는 환자가 청각이 돌아왔고 평형에 대해서는 별 걱정하지 않지만 이전에 겪어보지 못했던 편두통이 생겼다고 말하는 경우이다. 입쪽 배가쪽 숨뇌의 긴장성 혈관운동 신경세포와 안뜰신경세포의 다연접 혹은 이연접 연결 때문에 안뜰계통은 말초 저항에 심대한 영향을 끼친다. 이러한 연결관계의 목적은 기립 스트레스로부터 보호하는 것이다. 안뜰-소뇌와 숨뇌 부위의 기능 상태에 초점을 맞추어 포괄적으로 진찰을 통해 이 환자의 기능적 비대칭이나 기능이상이 보인다면 우리가 속귀 감염이 중추신경계에 만들어 놓은 결과에 주목하고 이러한 질환의 진행 중에 생긴 것이 틀림없는 혈관운동 조절이상을 줄이려 노력하는 것이 환자에게 매우 가치가 있을 것이다. 이 환자의 관리에서는 추가적인 약물치료도 고려되겠으나 안뜰계통이나 여러 관련 뇌줄기 핵의 대칭성과 통합성 회복을 목적으로 하는 적절한 들신경 자극과 운동으로 치료를 최우선적으로 고려해야 할 것이다.

학생이나 경험이 적은 임상가는 신경학 진찰의 전통적인 접근법을 학습하면서 특히 병력상 심각한 병리 소견이 없는 경우 뇌신경 기능과 운동감각 징후의 작은 비대칭에 대해 관심이 적을 수 있다. 기능적 진찰에서는 경우가 다르며 생리학 병소의 분석상 작은 비대칭이나 기능 출력상 변성이 중요한 의미를 지닌다. 각 검사를 할 때에는 각성해서 관찰 기술을 발휘하고 세심하게 주의하면서 가능한 한 양쪽 소견을 비교하면서 수행한다.

기능신경학 진찰에서는 정신, 감각, 운동기능에 대한 정보를 얻고자 지향한다. 감각기능은 머리와 몸의 다양한 감각수용체에 자극을 가했을 때의 정신 혹은 운동 반응을 환자에서 관찰해서 분석한다. 운동기능은 요청받은 혹은 자발적인 활동을 환자에서 관찰해서 분석한다. 감각과 운동기능은 감각 자극에 대한 운동 그리고 샘 양쪽의 반응을 관찰해 분석하기도 한다. 근육과 샘(gland)은 몸의 최종 공통 효과기 계통이다. 근육과 샘의 반응은 복합적인 신경세포 통합으로부터의 출력에 따라 결정되는 것이 정상이며 그렇기 때문에 출력을 제어하는 신경세포 집단의 기능상태를 평가하는 데에 활용할 수 있다.

상류 신경세포 계통의 CIS 측정에서 중요한 단서가 되는 효과기의 5개 지표

The five parameters of effector response are important clues in gauging the CIS of upstream neuron systems

자극이나 명령에 대한 효과기, 즉 근육의 반응은 크게 보면 해당 작용기의 운동신경세포로 투사되는 연접이전 신경세포 집단의 중심통합상태(central integrative state, CIS)에 따라 좌우된다. 즉 신경세포 집단의 CIS는 단위 자극에 대한 하류 운동신경세포의 운동 반응 특성을 관찰해서 예측하거나 추정할 수 있다. 관찰되는 효과기 반응의 지표는 다음 관찰소견에 따라 요약할 수 있다.

1. 반응의 속도와 잠복기
2. 반응의 크기
3. 반응의 운동상 매끈함
4. 반응의 피로
5. 반응의 방향

한 환자에 대한 기능적 진찰 중 관찰된 모든 반응은 위의 지표를 염두에 두고 평가해야 한다. 또한 진찰하는 중인 활동을 일으키는 것과 관련된 경로를 그려 보는 것도 중요하다. 임상가는 이렇게 함으로써 진찰과정 내내 동일한 경로를 향하는 더욱 상세한 검사를 추가적으로 시행해서 환자의 반응상 불일치가 분명해지도록 하는 이점을 활용할 수 있다.

반응의 속도와 잠복기

Latency and velocity of a response

잠복기는 자극을 가한 시점과 환자의 운동, 감각, 자율신경, 행동반응 시점 사이 시간을 말한다. 잠복기는 반응의 기능활동 사슬상 신경세포에서 일어나는 공간가중과 시간가중 그리고 신경축삭을 통한 전도시간 관련 정보를 제공한다. 반응의 속도는 공간과 시간가중 그리고 전도시간의 또 다른 창문이다.

TTS(time to summation, 가중 소요시간)와 TTSp(time to peak summation, 최고가중 소요시간)는 각각 효과기 반응의 잠복기와 평균 속도를 간단히 표현하는 용어이다. 이 개념을 잘 보여주는 것이 빛 자극에 대한 동공 활동 관찰이다.

요점 4.1 Quick facts

중심통합상태(CIS)를 좌우하는 요소

1. 연료전달(fuel delivery)
2. 연접이전 집단의 발화빈도(FOF)

요점 4.2 Quick facts

세포에서의 에너지생산(Energy production in the cell)

1. 해당작용
2. 구연산회로
3. 전자운반사슬

정상적인 경우 양쪽 동공에 대해 동일한 빛 자극을 가하면 비교적 동등한 TTS와 TTSp를 보이며 반응할 것이다. 하지만 오른쪽 에딩거-베스트팔핵(Edinger-Westphal nucleus, 덧눈돌림신경핵)이나 중간뇌 그물체(망상체) 신경세포의 중심통합상태가 문턱값에서 더 멀어진 상태라면 오른쪽 눈의 TTS는 왼쪽 눈의 TTS보다 클 것으로 예상된다. 반응속도를 측정했을 때에도 동일한 결과, 즉 최대 동공 수축까지 소요되는 시간이 늘어났을 것으로 예상된다(TTSp 증가). 망막이나 시각신경 기능이상과 같은 광수용체나 축삭 전도 결손으로 오른쪽 눈 종말기관에 문제가 생긴 동공 들신경 결함 때에도 동일한 결과, 즉 오른쪽 눈의 TTS와 TTSp가 상승된 소견이 나타날 수 있다. 그래서 동공반응이 동일하지 않을 때 안저경 검사와 시력 검사를 해야 할 필요가 있다.

반응의 크기

Amplitude of a response

반응의 크기란 평가 중인 지표상 변화의 최대치를 말한다. 이것은 신경세포 집단에서 상대적 발화빈도를 나타내는 유용한 지표이다. 예를 들어, 눈의 움식임에 대한 눈운동검사(optokinetic test) 중 부드런따라보기(smooth pursuit, 원활추종보기)의 운동 정도이다. 혹은 첫째 사례의 경우 동공빛반사 때 동공 크기의 최대 변화치이다.

반응의 운동상 매끈함

Smoothness of a response

어떤 운동이든 매끈함 여부는 다중 신경세포 집단 사이의 복합적인 상호작용에 의해 달라진다. 수평면에서 시각추적의 매끈함이 하나의 예이다. 여기에는 소뇌, 안뜰계통, 신경통합기, 뒤통수엽, 마루엽, 이마엽 사이의 복합적인 상호작용이 필요하다. 이들 부위 중 어느 곳에라도 중심통합상태가 불량하면 어느 하나 혹은 둘 이상 방향으로의 시각 추적의 질에 문제가 발생할 수 있다. 시각 추적 결손의 구체적인 특성을 보면 다른 부위보다 특정 한 부위가 더 관련이 깊다는 것을 알게 될 수도 있다. 협조불량 혹은 격동 운동에 대해서는 겨냥이상(dysmetria, 측정이상)이라고 한다.

반응의 피로

Fatigability of a response

반응의 피로는 자극이 지속적·반복적으로 가해지는 동안 반응을 유지하는 능력을 말한다. 머리기울임(head tilt)이 연속적으로 가해질 때마다 안구 굴림과 스큐편위가 점차 감소하는 것은 눈기울임 반응(ocular tilt reaction, OTR)의 피로도가 증가되는 하나의 사례이다. 반응을 지속하지 못하는 것은 피로도 증가를 반영한다. 피로계수(fatigability coefficient)는 신경세포 집단 피로도에 대한 임의기술어이다.

반응의 방향

Direction of a response

유발된 반응의 방향을 정상반응의 예측치와 비교해서 신경세포 집단의 통합성에 대한 추가적인 정보를 얻는다. 예를 들어, 눈에 빛을 비출 때 동공 크기의 변화방향, 귀 온수관류 시 나타나는 눈떨림의 방향, 인지과제 혹은 안뜰자극에 대한 피부온도의 변화방향 등에는 모두 정상 반응의 예측 방향이 있다. 만일 반응방향이 예측되는 결과와 다르다면 병리, 피로, 신경회로상 형성력 변경 등이 존재한다는 신호일 수 있다.

요점 4.3 Quick facts

진단 접근(Diagnostic approach)

1. 심각한 장애
2. 일반적 장애
3. 기저 문제
4. 가면
5. 병소 수준
6. 발화빈도(FOF)
7. 연료전달

요점 4.4 Quick facts

효과기 반응의 5요소(Five components of effector response)

1. 속도와 잠복기(latency and velocity)
2. 크기(amplitude)
3. 매끈함(smoothness)
4. 피로(fatigability)
5. 방향(direction)

종축병소 수준

The longitudinal level of the lesion

환자를 진찰할 때에 임상가가 꼭 고려해야 하는 사실은 감각수용체에서 효과기까지 이르는 경로 중 어느 수준에서의 기능이상도 신체기능을 진찰하는 동안의 이상소견을 일으킬 수 있다는 점이다. 기능이상 출력반응과 관련될 수 있는 종축 수준으로서 수용체 혹은 효과기, 말초신경의 들신경(구심신경) 경로나 날신경(원심신경) 경로, 척수, 뇌줄기, 소뇌, 시상, 바닥핵, 겉질 등을 보통 고려한다. 신경축 중 어느 한 종축 수준의 기능이상이 다른 여러 수준에서의 기능이상을 일으키기도 한다는 점을 기억할 필요가 있다.

다음 사례는 본 개념을 잘 보여준다. 어느 환자가 한쪽 눈꺼풀처짐(안검하수)을 주소증으로 내원한다. 눈꺼풀처짐의 원인이 중증근육무력증(중증근무력증)의 경우처럼 눈둘레근(orbicularis oculi, 안륜근) 아세틸콜린 수용체라는 효과기 수준에 존재하기도 한다. 눈꺼풀처짐의 원인은 3번 신경의 부분적 압박 마비의 경우 그러한 것처럼 말초신경에 존재하기도 한다. 눈꺼풀처짐의 원인은 호너 증후군(Horner' s syndrome)의 경우처럼 눈꺼풀올림근(levator palpebrae superioris)에 이르는 교감신경섬유, 즉 시상하부로부터 척수, 위목신경절(superior cervical ganglia, 상경신경절), 눈돌림신경(oculomotor nerve, 동안신경)을 따르는 연접이후 투사 등을 거쳐 근육에 이르는 교감신경 투사경로상 어느 지점에서의 문제일 수 있다. 혹은 겉질 출력의 비대칭으로 다리뇌숨뇌 그물체(pontomedullary reticular formation, PMRF)가 과잉자극되고 그 결과 눈꺼풀로의 교감신경 출력이 억제된 때문일지도 모른다.

환자에 대한 완전한 병력청취와 진찰을 하면 본 증례를 그리 많이 어렵지 않게 정확하게 진단하게 될 것이다.

감별진단에 대한 접근법

Approaches to developing a differential diagnosis

병력청취와 신체 진찰을 전반적으로 논하기에 앞서 먼저 이러한 활동이 필요한 이유에 대해 생각해 볼 필요가 있다. 병력청취와 신체 진찰을 통해 임상가는 환자의 건강상태나 질병에 대한 임상적 추정진단을 내리게 된다. 임상적 추정진단을 기초로 삼아 임상가는 환자 상태에 대한 작업진단에 이르며 환자를 치료하는 데 가장 적절한 접근법을 마련한다.

> **요점 4.5** Quick facts
>
> **기능신경학 기본 진찰(The basic functional neurological examination)**
>
> - 맹점과 시야(blind spot and visual field)
> - 동공 크기과 동공빛반사
> - 머리의 운동과 감각 진찰
> - 몸통과 팔다리의 운동과 감각 진찰
> - 피부와 고막 온도 양상
> - 검안경, 이경 진찰
> - 안뜰, 소뇌, 공간인식 검사
> - 특이 겉질 검사

진단을 내리기까지의 과정에서 대개 처음에 하게 되는 감별진단은 병력에 비추어 다른 진단 가능성 몇 가지를 고려해 보는 것이다. 이어서 감별진단 목록에 대해 환자에게 시행한 심화 검사 결과를 활용해 체계적으로 줄여 나간다. 임상에서 활용하는 가장 흔한 검사는 신체 진찰, 검사실 혈액 혹은 체액 분석, 단순 필름 X선, MRI, fMRI, PET 스캔 그리고 qEEG, EEG, EMG와 같은 전기생리학적 평가 등을 포함하는 진찰이다.

분량의 제한 때문에 여기에서는 제시된 감별진단에 대해 간략히 개괄하는 정도밖에 다루지 못하지만 해당 주제에 대한 뛰어난 교재 여러 권이 본 장 말미의 추가 읽을거리 부분에 제시되어 있다.

감별진단에 대한 하나의 접근법은 병리과정에 대한 일련의 주요 분류에 따라 환자 발현증상의 원인으로서 가능성이 있는 것들을 고려해보는 것이다. 주요 분류는 혈관병, 감염병, 신생물, 신경학적 질환, 퇴행성 질환, 염증성 질환, 선천성 질환, 결합조직질환, 자가면역질환, 외상, 내분비질환, 연조직질환 등이다. 위의 주요 분류를 기억하는 데에 VINDICATES[1)] 라는 기억기호를 활용할 수 있다.

환자로부터 병력을 명확히 들었으면 환자가 호소하며 내원

1) VINDICATES: Vascular disorders, Infectious conditions, Neoplastic disorders, neurological disorders, Degenerative disorders, Inflammatory disorders, Congenital disorders, connective tissue disorders, Autoimmune disorders, Trauma, Endocrine disorders and Soft tissue disorders

표 4.1 VINDICATES 기억부호를 활용한 진단 가능성

V = Vascular	심부정맥혈전증, 정맥류, 버거병, 심장기능상실, 심근경색증(비전형적 증상발현), 복부대동맥류, 죽상경화증
I = Infection	수막염, HIV, 골수염
N = Neoplastic, Neurological	모든 종류의 암종, 특히 전립샘 암종, 폐 암종인 판코스트 종양, 척수와 뇌의 종양인 신경집종(슈반세포종), 신경아교종, 다발골수종, 전이, 골육종, 유잉 육종 등. 추간판탈출, 좌골신경통(궁둥신경통), 경추염 척수병증, 궁둥구멍근(piriformis, 이상근) 증후군, 마미증후군(말총증후군), 신경성 파행
D = Degenerative	IVF 척추증, 골관절염, DISH
I = Inflammatory	골수염, RA, AS, EA, 기타 관절병증, 통풍
C = Cartilagenous, Congenital, Connective tissue	파제트병(골연화병으로서), 골다공증(뼈엉성증), 척주측만증(척주옆굽음증), 척추전방전위증, 뒤시엔느 근육디스트로피(MD), 베커, 선천 근육디스트로피, 전신홍반루푸스(SLE)
A = Autoimmune	RA, 쇠그렌 증후군, 다발경화증, SLE, AIDS
T = Trauma	골절: 완전, 스트레스, 압박. 편타 증후군(채찍질 증후군). 근육긴장, 인대 염좌인 요천추 긴장-염좌 혈종, 섬유근육통
E = Endocrine	갑상샘항진증, 갑상샘저하증, 고칼슘혈증, 저칼슘혈증, 부갑상샘항진증, 부갑상샘저하증, 당뇨병(ID, NIDDM), 요붕증, 쿠싱, 애디슨
S = Soft tissue(침범)	근육긴장, 인대 염좌인 요천추 긴장-염좌, 혈종, 섬유근육통, 궁둥구멍근 증후군, 후관절 증후군, SI 증후군, 사경, VSC, 턱관절 증후군, 긴장-경추성

했던 증상의 그림을 염두에 두고 각 범주별 가능성을 고려한다. 다음의 사례는 이러한 접근법을 잘 보여줄 것이다. 54세 남성이 왼쪽 다리로 방사되는 요통 병력으로 내원한다. 환자는 건설 근로자로 일하며 흡연력이 30년이다. VINDICATES에 따른 진단 가능성을 고려한다(표 4.1 참조).

병력청취와 진찰의 순서

Order of the history and examination process

임상 그리고 신경과학 훈련을 받은 보건의료 임상가라면 능숙하게 신경학적 병력청취와 진찰을 수행할 능력을 갖추고 있다. 핵심은 쉽게 기억되고 논리적 순서에 따라 수행되며 다양한 환자의 발현증상에 따라 쉽게 응용할 수 있는 관례를 개발하는 일이다. 신경학적 진찰의 두 가지 체계적 접근법은 해부학적 접근과 기능적 접근이다. 해부학적 접근에서는 신경계를 입꼬리 순서, 즉 뇌, 뇌줄기-뇌신경, 척수, 척수신경, 수용체 등의 순서로 진찰하며, 반면 기능적 접근에서는 관련 기능별로 묶어서, 즉 정신, 운동, 감각, 내장 등에 따라 진찰을 한다. 이러한 두 가지 접근법을 배합하면 아마도 더욱 효율적이고 중복성이 적으며 더욱 적절하게 병력청취와 진찰을 하게 될 것이다.

전체 진찰과정 동안 한 번에 한 가지 유형의 검사 혹은 한 가지 도구만을 사용하고 환자의 운동을 제한하면 더욱 효율적이곤 하다. 가능하다면 환자가 평가받는 자세는 앉은 자세, 선 자세, 누운 자세 등이 한 번씩이어야 하고 검사하는 각 기능에 대해 입꼬리 순서로 평가해야 한다. 이렇게 하면 도구나 환자 자세를 변경하는 빈도가 줄어들 것이다. 진찰에 사용하는 각 기구는 사용하는 순서에 따라 그리고 임상가가 닿기 쉬운 범위 안에 놓아 둔다. 이러한 순서에 따라 접근함으로써 임상가는 진찰의 구성내용을 놓칠 가능성을 줄일 것이다(DeMyer 1994). 예를 들어, 임상가는 삼차신경의 눈신경(ophthalmic nerve, 안신경)분지에서 시작해 각 수준에서 통증 민감도를 판단하는 방법이 각 수준에서 운동 검사와 감각 검사를 교대하는 방법보다 더 효율적일 것이다.

신경학적 병력청취와 진찰로 얻은 상세한 내용은 신경세포 기능이상의 위치와 유형에 대한 정보일 뿐이다. 일부 증례에서는 병인을 확립하는 데에 철저한 신체 진찰, 정형외과 진찰, 검사실 검사, 보조 신경진단 검사 등이 더 유용할 것이다.

다음 목록은 신경학적 병력청취와 진찰에서 정보의 폭을

개괄적으로 보여준다. 이 내용을 유용한 참고자료와 모형으로 활용하도록 한다.

신경학적 병력 The neurological history

1. 초진 병력

▶ 건강 호소증상의 특성과 발병

증상은 어디의 무엇이며 언제 처음 나타났는가?

발병 때나 발병 전에 질환, 외상, 중요한 사건이 혹시 있었는가?

발생한 문제, 장애, 감각은 어떤 성질의 것인가?

▶ 통증, 두통, 열, 에너지나 체중변화

환자에게 통증, 두통, 열, 에너지나 체중변화 증상이 있었는가?

체중변화가 있었다면, 식이조절이나 운동 프로그램으로 예상되던 변화인가?

▶ 지속시간과 빈도

증상이 얼마나 오래 지속되고 얼마나 자주 생기는가? 재발성인가?

▶ 경과

질환 발병 이후 환자의 질환이나 증상이 변했는가?

▶ 악화요인

증상을 더 악화시키는 요인이 있는가?

▶ 완화요인

증상을 더 개선시키는 요인이 있는가?

▶ 증상의 시간성

증상이 하루, 한 달, 한 해 중 특정 시점에 나타나는가?

▶ 치료

환자가 어떤 치료를 받은 적이 있는가? 그렇다면 어떤 치료였는가?

▶ 재채기, 기침, 발살바조작

가슴이나 배의 압력변화로 증상이 악화되는가?

앉은 자세나 누운 자세에서 일어나는 것과 같은 자세변화에 의해 증상이 영향을 받는가?

2. 일반 건강력

▶ 가족력

직계가족이나 확대가족 구성원 중에 환자 증상과 비슷한 증상을 나타내거나 주요 질환, 유전성 질환을 앓은 사람이 있는가?

▶ 사고, 외상

교통사고, 낙상, 진탕, 골절 등 과거의 외상

▶ 투약, 보충제

장기 처방약물과 같은 과거 투약 혹은 현재 투약

환자가 직장이나 집에서 다른 화학물질에 노출되는가?

환자가 혹시 비타민, 요법제, 보충제 등을 복용하는가?

▶ 질환

환자에게 현재 혹은 과거의 질환이 있는가?

▶ 검사와 영상

검사실검사, 영상검사, 전기진단 검사 등을 시행했는가?

▶ 수술, 입원

환자가 과거에 수술이나 입원을 한 적이 있는가?

▶ 영양

환자의 식이는 어떠한가?

3. 사회력

▶ 가족생활

환자의 결혼상태는 어떠한가?

부양가족이 있는가?

집에서 스트레스를 많이 받는가?

▶ 오락

환자는 오락활동이나 운동에 참여하는가?

▶ 교육

교육 수준은 어떠한가?

▶ 직업

직업에 대해 어떻게 말하고 또 최근 직장에서 어떤 변화가 있었는가?

▶ 사회적 약물

환자는 음주나 흡연을 하는가? 한다면 어느 정도 하는가?

4. 계통력

▶ 후각과 미각

후각이나 미각에 어떤 변화가 있었는가?

환자가 자연발생적 후각이나 미각을 느꼈는가?

▶ 시각

환자가 시각상 혼탁, 희미함, 흐림, 복시 현상을 느꼈는가?

환자는 초점을 안정화하는 것이 어려운가?

환자는 가끔이라도 눈에 보이는 환경이 움직이는 현상을 느끼는가?

환자는 눈이나 눈 주변에 통증을 느끼는가?

환자는 한쪽 또는 양쪽 눈이 빛에 대해 많이 민감한가?

▶ 청각

환자는 어느 쪽 귀든 청각상 어떤 변화를 느꼈는가?

환자는 배경에 소음이 있을 때 소리를 듣기 힘들어 하는가?

환자는 어느 쪽 귀든 휙하는 소리나 우는 소리가 들리는가?

환자는 귀나 귀 주변에 통증이나 가려움이 있는가?

환자는 어느 쪽 귀든 '충만감', '차단감' 이 있는가?

▶ 평형

환자는 일직선을 따라 걷기 힘들어 하는가?

환자는 걸을 때 왼쪽이나 오른쪽으로 더 많이 편위되는가?

환자는 가끔이라도 한쪽으로 기울거나 떨어지는 듯하게 느끼는가?

환자는 가만히 있을 때에 돌거나 움직이는 듯이 느끼는가?

환자는 눈에 보이는 환경이 움직이는 느낌을 가끔이라도 느끼는가?

환자는 구역이나 구토를 느꼈는가?

환자는 움직이는 물체를 보면 어지럼증을 느끼는가?

환자는 자세를 바꾸면 어지럼증을 느끼는가?

▶ 운동

환자는 음식을 씹거나 삼키는 것이 어려운가?

환자는 말할 때 곤란한 증상을 느꼈는가(예: 불분명발음 혹은 말더듬)?

환자는 둔한 증상을 느꼈는가(예: 도구나 용구를 쓸 때 혹은 걸려 넘어짐)?

환자는 떨림이나 통제할 수 없는 운동 증상 등을 느꼈는가?

환자는 어딘가 강직, 경련, 단일수축 등의 증상을 느꼈는가?

환자는 근육이 위약하거나 수척해진 증상을 느꼈는가?

▶ 감각

환자는 어딘가 피부 민감도의 변화를 느꼈는가?

환자는 어딘가 유다른 감각을 느꼈는가?

▶ 자율신경

환자는 침분비 혹은 눈물분비에 변화를 느꼈는가?

환자는 몸의 한 쪽에 발한상 변화를 느꼈는가?

환자는 팔다리에 한랭감이나 종창을 느꼈는가?

환자는 자세를 바꿀 때 어지러운가?

환자는 부정맥이나 심장박동이 빠르게 바뀌는 것을 느끼는가?

환자는 호흡곤란을 느끼는가?

환자는 소화나 배변상 문제가 있는가?

환자는 위장관에 궤양이나 자극과민성이 있는가?

환자는 성기능 이상의 징후를 느꼈는가?

▶ 정신

의사결정, 계획, 조직화 기술상 변화가 나타났는가?

주의력 수준이나 집중력상 변화가 나타났는가?

행동, 기분, 인격상 변화가 나타났는가?

사고를 표현하는 능력이나 단어상 변화가 나타났는가?

말하기나 글을 이해하는 능력상 변화가 나타났는가?

사람이나 사물을 알아보는 데에 문제가 나타났는가?

방향감이나 공간인식상 변화가 나타났는가?

단기기억이나 장기기억상 변화가 나타났는가?

발작, 불안, 공황발작 등이 나타났는가?

신경학적 병력청취의 기초로서 위의 질문을 익히면 임상가가 고전적인 그리고 비일상적 증상양상에 대해 더 많은 내용을 익히는 경험을 얻는 데에 도움이 된다.

신경학적 진찰 The neurological examination

신경학적 진찰기법에 대한 훌륭한 여러 교재를 권장문헌 부분에 정리해 놓았다. 여기에서는 전통적 교재에서 다루는 내용이 아니거나 정규적 표준과 다른 진찰기법이나 절차에 대해 다루어 볼 것이다. 각 기법이 본 교재에 등장할 때 더욱 내용이 확장되고 또 필요한 접근법을 상세히 설명할 것이다. 우선 기능신경학에서 흔히 활용되는 신경진단 검사장비 몇 가지를 살펴본다.

신경진단 검사 Neurodiagnostic tests

다양한 신경진단검사 장치를 활용하여 기능이상에 대해 조사하거나 객관적으로 정량할 수 있다. 다음과 같은 것들이 있다.

1. *비디오 눈떨림검사(video nystagmography, VNG)* — 시각추적, 훽보기, 눈운동 기능이상, 자발 눈떨림, 시각

고정을 동반하거나 동반하지 않는 눈떨림, 한쪽 위약(반고리뼈관 불완전마비)과 방향우세(중추성 비대칭)가 온수관류상 나타나는 반응, 체위검사, 기타 등에 대한 객관적 분석과 기록

2. *안뜰유발근육전위(vestibular evoked myogenic potentials, VEMPs)* — 안뜰목반사(전정경반사)의 특정 요소에 대한 객관적 분석. 큰소리의 청각자극으로 소낭을 자극한 후 목빗근(sternoscleidomastoid, 흉쇄유돌근) 운동신호의 잠복기와 진폭을 측정한다.
3. *평형판(balance platform)* — 힘판을 이용해 다양한 조건에서의 체위동요에 대한 객관적 분석
4. *전기와우청력검사(electrocochleography)* — 달팽이기관과 신경으로부터의 짧은 잠복기 반응에 대한 객관적 분석
5. *청각뇌줄기반응(auditory brainstem responses)* — 청각자극에 대한 뇌줄기 반응의 객관적 분석으로 VEMP를 보완함
6. *뇌파검사(electroencephalography, EEG)*와 *정량뇌파검사(qEEG)* — 신경세포 전기활성도를 두피에서 매우 강력한 수용체로 측정한 후 증폭해 얻은 파형을 이용해서 뇌기능 상태를 객관적으로 투영할 수 있다. Key institute에서 공급하는, 저해상도 단층촬영분석(LORETA)이나 MRI 해부 라이브러리 자료와 결합해 EEG 자료에서 매우 정확한 위치선정이 가능하도록 하는 출처 위치선정 소프트웨어를 갖추면 매우 강력한 뇌파검사 기법이 된다.
7. *고급 영상(advanced imaging)* — 병력청취와 진찰상 악성 병변의 제거병소가 의심되거나 환자가 치료에 반응하지 않을 때 MRI, CT, 도플러 초음파 등을 고려한다. 아래에서 이에 대해 더 논의한다.
8. *청력검사(audiometry)* — 역시 유용한 검사이며 청력, 시력, 평형, 영상 검사 등 모든 보고서의 사본을 요청하는 것이 중요하다.

진찰과정 The examination process

관찰 *Observation*

1. 환자의 전반적인 외양과 몸의 형태를 살핀다.
2. 환자의 태도와 소질을 살핀다.
3. 머리, 몸통, 팔다리의 자세 경사를 살핀다.
4. 피부, 손톱, 모발의 상태를 살핀다.
5. 피부 병소, 색소 차이, 모반, 부종, 혈관분포 등을 살핀다.
6. 동공 크기나 위치의 비대칭을 살피고 눈꺼풀처짐(안검하수)이나 눈꺼풀내림지체(안검하향지체) 등을 확인한다.
7. 얼굴근육과 구조의 비대칭을 살피고 모발선을 확인한다.

활력징후 *Vital signs*

1. 심장과 호흡의 수, 리듬을 파악한다. 이들 징후를 통해 교감신경계와 부교감신경계의 긴장도에 대한 정보를 얻을 수 있다.
2. 호흡의 깊이와 들숨(흡기)·날숨(호기) 비와 같은 호흡동역학을 파악한다. 이를 통해 산·염기 상태와 환기양상에 대한 정보를 얻을 수 있다.
3. 혈압을 양쪽에서 측정하고 양쪽 혈압의 차이가 작더라도 다른 소견과 함께 활용해서 교감신경계 상태를 파악하는 데에 중요할 수 있기 때문에 기록해 놓는다. 혈압은 항상 양쪽 팔에서 재야 한다. 혈압은 부분적으로 말초저항에 의해 결정되는데 혈관운동 긴장도가 비대칭적으로 조절되면 그로 인해 머리와 몸의 한 쪽에서 말초저항이 다를 수 있다. 같은쪽 다리뇌숨뇌 그물체의 중심통합상태, 즉 통합성이 감소되는 것 혹은 흥분성 안뜰교감반사 때문에 혈관운동 긴장도가 상승되기도 한다.
4. 중심체온을 측정한다. 중심체온을 통해 환자의 기초대사율 정보를 알 수 있으며 기초대사율은 갑상샘항진이나 일부 감염증례에서 상승한다.
5. 피부와 고실의 온도를 양쪽에서 측정하고 작은 차이라도 있으면 양쪽 이마엽 대뇌 겉질의 혈류를 그리고 활동성 수준을 파악하는 데에 임상적으로 매우 중요할 수 있으므로 작은 차이라도 기록한다.
6. 기구를 이용할 수 있으면 산소포화도를 파악한다.

시야와 동공 반응 *Visual fields and pupil responses*

1. 관자쪽과 코쪽의 위와 아래 시야를 점검한다. 끝이 붉은 지시봉으로 대면검사를 하면 좋다.

2. 환자의 동공 크기와 빛에 대한 반응을 점검한다. 공감빛반사(consensual light reflex)와 직접빛반사(direct light reflex)를 모두 검사하고 기록해야 한다.

동공 진찰 Examination of the pupils

동공 크기는 교감신경계와 부교감신경계 사이 긴장도의 평형을 나타낸다. 어둠 속에서 안정 시 동공 크기를 측정하면 환자의 실제 교감신경 긴장도에 대한 합리적인 측정치를 얻을 수 있다. 교감신경 긴장도는 신체 대부분 부위에서 혈관 평활근의 안정 시 혈관수축 정도에 그리고 동공 확장 정도에 나타난다. 안뜰, 소뇌, 겉질의 교감신경 긴장도와 부교감신경 긴장도에 대한 영향도 고려해야 한다.

동공빛반사의 여러 측면은 자율신경계의 각 요소가 수행한다. 활성화 소요시간, 수축 폭, 수축의 매끈함과 유지, 피로 소요시간, 동공반응의 재확장 소요시간 등을 각 동공별로 측정하고 기록해야 한다. 이상의 요인들은 모두 신경계의 여러 측면에서 중심통합상태와 관련해서 연구되어 온 동공빛반사의 여러 측면이다.

동공수축경로 Pupil constriction pathways

조절(accommodation)은 가까운 곳에 대한 초점조절을 위한 눈모음 시기 동안의 동공수축을 말한다. 인접한 눈돌림신경이 활성화하는 에딩거-베스트팔핵은 빛반사보다 더욱 강력하게 안쪽곧은근을 활성화한다. 섬모체근(ciliary muscle, 모양체)도 수축되어 가까운 곳에 대한 초점조절을 도우며 이것을 근접반응이라고 한다. 부교감신경섬유는 눈돌림신경 표면에 위치하며 아래빗근(inferior oblique muscle, 하사근)으로 가는 가지에 위치하는 눈확의 섬모체신경절에서 중개된다. 등쪽 위치에서 시작하여 안쪽으로 그리고 아래 위치로 돌아 안와로 들어간다. 동공 섬유에 대해서는 주 신경줄기와 별개로 혈액공급이 이루어진다. 동공섬유는 위에 놓인 연질막으로부터 혈액을 공급받기 때문에 눈돌림신경 줄기의 경색증이 있어도 동공섬유는 대개 손상을 입지 않는다.

'들신경 경로 병소'는 *마르쿠스-건 동공(Marcus-Gunn pupil)*을 일으킨다. 교대불빛검사(swinging light test)를 하면 문제된 동공은 다른 동공과 달리 빛에 대해 잘 반응하지 않지만 공감빛반사 검사를 위해 반대쪽 동공을 자극하면 정상적으로 수축하는 반응을 보이기도 한다. 이 병증은 다발경화증, 당뇨병 등에서 말이집탈락이나 혈관 병소로 인해 시각신경(optic nerve, 시신경)이 손상되어 발생한다. 상대적 '들신경' 결손 쪽 동공의 교감신경 긴장도가 상승된 경우에도 발생할 수 있다. 이 점을 통해 중간뇌 신경경유변성과 중간가쪽 기둥 발화상승을 판별할 수 있다.

'베르니케' 동공 반응이란 건강한 혹은 제거된 시야, 즉 망막의 코쪽이나 관자쪽에 빛을 비추는지에 따라 가중이 달라지는 현상을 말한다. 이 현상은 시각로(optic tract, 시삭) 병소에서 관찰될 수 있다. 공감빛반사 때문에 안정 시 동공 크기는 영향을 받지 않는 것으로 추정된다. 망막의 코쪽 절반은 망막의 관자쪽 절반보다 빛에 대해 더욱 민감하며 공감반응보다 직접반응이 유의하게 더욱 크다. 관자쪽 망막을 자극했을 때의 직접동공반응과 공감동공반응은 거의 동등하다. 이 점을 보면 관자쪽 망막에 대한 입력이 양쪽 덮개앞 부위로 전해지는 듯하다. 관자쪽 섬유가 이렇게 교차되는 곳은 시각신경교차 부위일 것이다. 한쪽 눈의 관자쪽 반쪽시야로부터 한눈 구역으로 빛을 비출 때의 다음 동공빛반응에서는 그쪽 동공이 더욱 크게 수축하게 된다(Schmid 등 2000).

*파리노 증후군(Parinaud syndrome)*은 위둔덕(superior colliculus, 상구) 수준에서 빛반사 교차섬유가 손상을 입었을 때 생긴다. 그 결과 동공이 반쯤 확대되고 빛에 대해 고정되며 상방주시가 없어진다.

아가일 로버트슨(Argyll Robertson) 동공은 신경매독 때 가장 흔하게 관찰되는데, 신경매독에서는 양쪽 눈꺼풀처짐, 이마근 긴장도 상승, 불규칙하고 작고 빛에 대해 고정되고 조절반응으로 수축하는 동공 등 증상이 있다. 아트로핀을 투여해도 동공이 확장되지 못한다. 위의 특정 동공 기능이상에 대해서는 노년축동, 녹내장 치료를 위한 베타차단제 점적약이나 필로카르핀(pilocarpine) 등을 감별진단한다. 기면뇌염에 대해서는 정 반대 소견 양상이다.

에이디동공(Holmes-Adie pupil), 즉 '긴장' 동공은 섬모체신경절 신경섬유의 변성으로 일어나며 교감신경섬유가 느리게 억제되고 아울러 부교감신경섬유가 부분적으로 재분포되면서 생긴다고 생각된다. 이 병증에서는 밝은 빛에서의 눈 통증, 근접 작업에서의 흐린 시력, 땀분비 감소, 무릎반사 소실 등이 나타나기도 한다.

호너 증후군 Horner's syndrome

시상하부 혹은 척수위 투사에서 눈돌림신경에 이르는 경로 중 어느 곳이든 교감신경줄기가 파괴되면 호너 증후군이라고 하는 일련의 증상이 나타날 수 있다. 호너 증후군의 고전적 소견은 눈꺼풀처짐(안검하수), 축동, 땀없음 등이지만 기타 이상도 나타날 수 있다. 위눈꺼풀이 처지는 증상은 위눈꺼풀에 대한 교감신경 공급이 중단되기 때문에 나타난다. 축동, 즉 동공크기 축소는 교감신경 입력의 감소로 인해 홍채의 확대근 활동이 감소된 결과이다. 그 결과 수축근이 상대적 비저항 상태로 활동하게 되고 동공이 수축된다. 호너 동공은 동공 수축이 감소한 정도를 탐지하려면 세심하게 관찰해야 하는 경우가 있기는 하지만 동공에 빛을 비추더라도 계속 수축 상태를 유지한다. 위눈꺼풀판(superior tarsus, 상검판)과 아래눈꺼풀판(inferior tarsus, 하검판) 근육에 대한 신경지배는 3번 뇌신경에서 담당한다. 혈관운동신경이 5번 뇌신경의 코섬모체신경(nasociliary nerve, 비모양체신경) 속에 운송되고 목동맥나무에서 가지쳐 떨어져 나온 후에는 섬모체신경절에서 연접을 만들지 않는다. 동공확대근섬유는 코섬모체신경의 긴섬모체신경가지를 통해 운반된다.

본 증후군은 다음과 같은 징후와 증상을 특징으로 한다.

- 눈꺼풀처짐, 겉보기 안구함몰
- 작은 동공
- 땀없음(이마 혹은 몸의 전사반부)
- 충혈된 눈(혈관수축근 활동상실)
- 얼룩증

호너 증후군은 반구 병소, 뇌줄기, 척수 특히 중심성 척수공동증, 신경뿌리 병소, 목동맥, 목정맥구멍, 눈확, 해면정맥굴 등 말초와 중추의 다양한 부위의 병소로 생길 수 있다. 해면정맥굴 혹은 부위에 따라 해면정맥굴이나 위눈확틈새 주위의 3, 4, 6번 뇌신경과 5-1번 뇌신경(CN Vi, 삼차신경의 첫번째 신경) 그리고 머리뼈바닥의 9, 10, 12번 뇌신경 등 기타 뇌신경을 침범하기도 한다. 척수에서는 중심관이 넓어지는 것으로 인해 척수공동증 관련 증상이 복합적으로 나타날 수 있다. 이때의 증상으로는 비전형적 통증양상, 앞뿔세포기능, 척수시상 감각(같은쪽 분절성 그리고 이어서 반대쪽 혹은 양측성으로 내려감), 하행성 시상하부척수 신경섬유, 분절반사 소실 등이 해당된다.

요점 4.6 Quick facts

일반적으로 사용되는 두 가지 검안경 설명

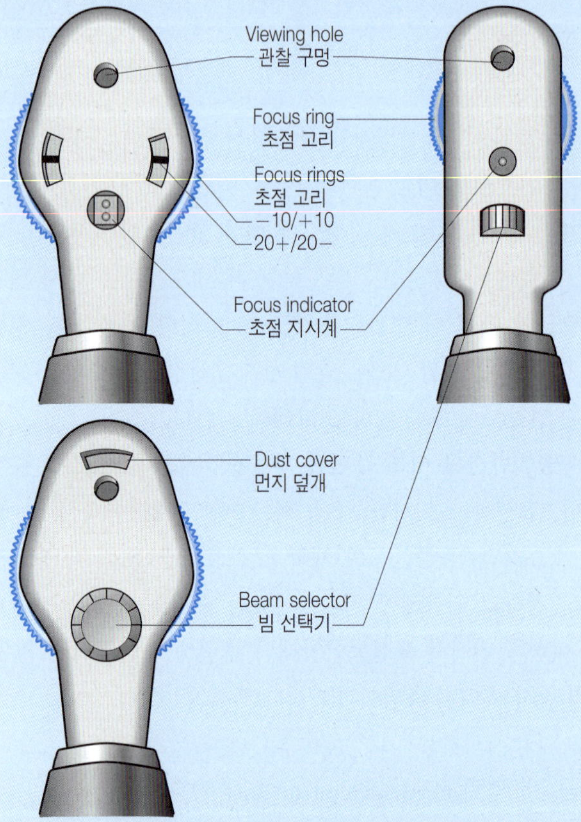

그림 4.1 일반적으로 사용되는 두 가지 검안경 설명

T1 신경뿌리가 침범당하면 호너 증후군과 함께 손가락 벌림과 모음 위약, 손 내재근 수척, 팔과 겨드랑이 안쪽면의 통증감각 소실, 겨드랑이의 깊은 통증 등 증상이 나타날 수 있다. 드문 원인으로 척수 변성이 있고 팬코스트 종양과 같은 심각한 원인을 고려해야 한다. 이 경우 MRI, 가슴 방사선, CT 등과 같은 검사 의뢰를 고려해야 한다.

병소 수준에 따라 땀분비에 미치는 영향이 다르다. 중심 병소는 시상하부로부터의 하행경로가 손상되기 때문에 전사반부 전체의 땀분비에 문제가 생길 수 있다. 아래 목 병소는 목동맥과 척추동맥얼기의 교감신경 날신경이 침범되기 때문에 얼굴 부위의 땀분비만 손상될 수 있다. 위목신경절 상방의 병소는 땀분비에 전혀 영향을 미치지 않거나 이마 부위에만 국한될 수 있다.

요점 4.7 Quick facts

용어

외사시(exotropia) — 한 눈의 영구적 바깥쪽 편위
외사위(exophoria) — 한 눈의 바깥쪽 편위가 그 눈이 대상에 초점을 맞출 때 교정됨
동공부등(anisocoria) — 두 동공의 크기가 같지 않음
동공확대(corectasia) — 동공이 확장됨
동공수축(cormyosis) — 동공이 수축됨
내회선(intorsion) — 안구의 코쪽 돌림
외회선(extorsion) — 안구의 코에서 멀어지는 방향으로의 돌림

요점 4.8 Quick facts

동공부등과 오른쪽 동공확대(Anisocoria with right corectasia)

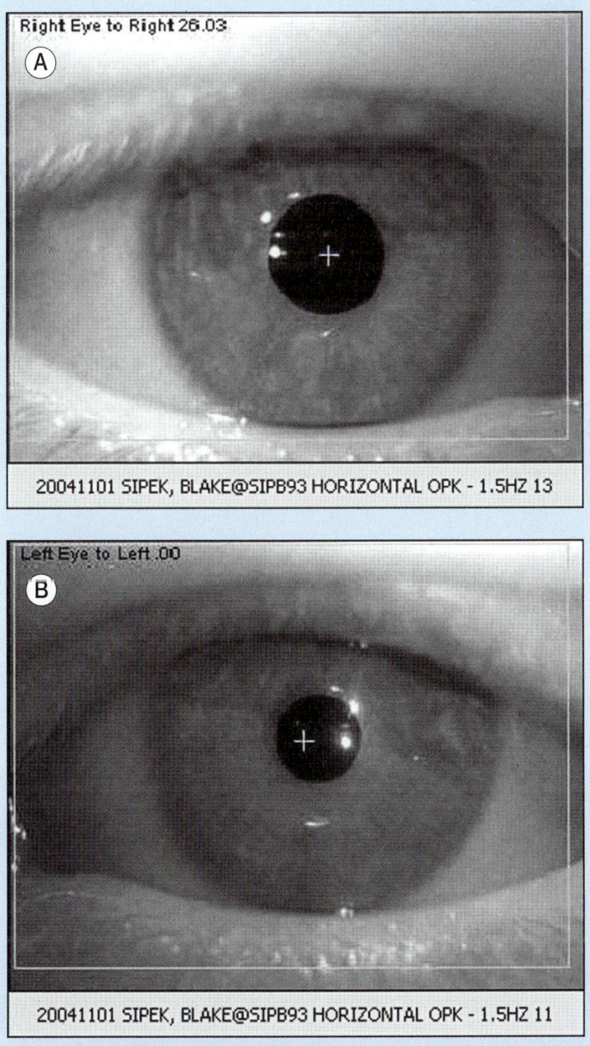

그림 4.2 동공부등과 오른쪽 동공확대

맹점과 검안경검사 Blind spots and ophthalmoscopy

맹점이란 무엇인가? What are blind spots?

망막에서 신경과 혈관이 위치하는 부위에는 시각수용체 세포가 없다. 망막세포는 정상적으로 시상으로 투사되며 이어서 뒤통수엽 겉질로 가고 뒤통수엽 겉질로 투사된 결과 눈우세기둥(ocular dominance column), 즉 초기둥(hyper-column)을 형성한다. 초기둥은 두눈상호작용(독립적 눈우세기둥), 지각된 자극의 각도(방위기둥), 얼룩, 사이얼룩(색채지각 단위) 등 시야상 특정 지점의 모든 가능한 시각특징을 나타낸다. 시각 줄무늬겉질에는 일련의 수평투사 신경세포가 위치하여 이웃하는 여러 초기둥이 서로 활성화시키게 된다. 여러 초기둥 사이의 수평 연결에 의해 지각완성(perceptual completion) 현상이 나타난다.

맹점을 표상하는 뒤통수엽의 시각 줄무늬겉질과 양쪽 관자쪽 시야의 한눈 초승달 부위에는 독립적 눈우세기둥이 교대되지 않는다. 즉 이들 부위는 한쪽 눈으로부터만 정보를 받는다는 말이다. 해당 눈을 감으면 반대쪽의 계속 뜨고 있는 눈에서 맹점을 표상하는 부위는 망막의 수용체가 활성화되지 않기 때문에 활성화되지 않는다.

따라서 맹점이 꼭 단안성은 아니며 이웃 신경세포의 수평 연결상 발화빈도에 따라 달라진다. 어느 눈으로부터의 수용체와 경로에 의해서든 활성화될 수 있다. 지각완성이란 시각수용체가 없는 시야 부위를 뇌가 채워 넣는 기능을 말한다. 그래서 우리는 일반적으로 맹점을 인식하지 못한다.

맹점의 크기는 겉질의 중심통합상태와 관련된다(Carrick 1997).

1. 환자에서 시야측정 기법을 이용해 맹점 크기를 구한다(그림 4.3, 4.4).
   a. 한쪽 구석에 적색 원을 그린 흰색 바탕의 명함을 활용한다.

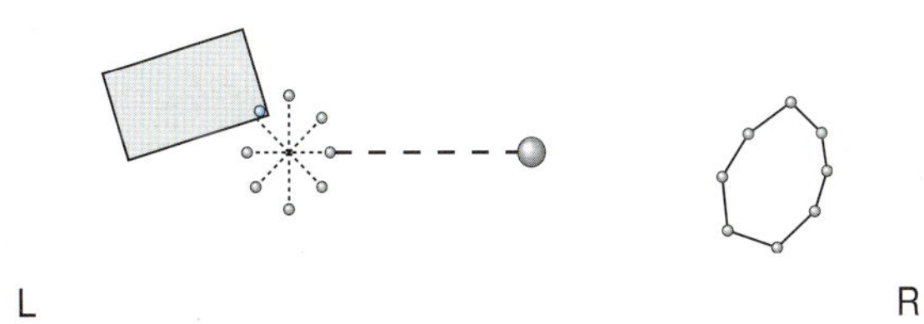

그림 4.3 맹점을 직접 측정하는 방법

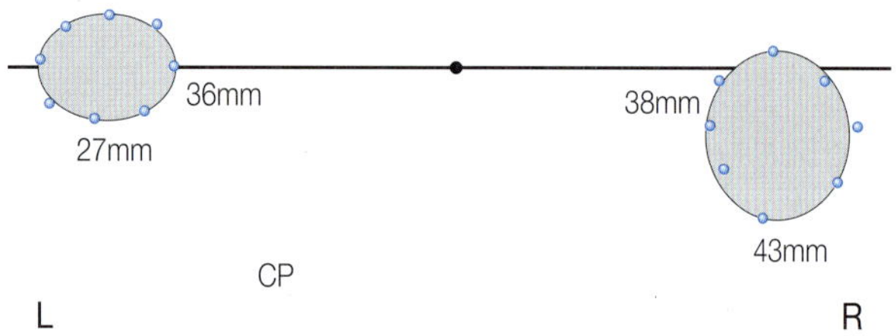

그림 4.4 맹점 지도작성 컴퓨터 프로그램으로 생성한 맹점 지도. 한쪽 맹점이 중심선 위나 밑으로 유의하게 편위되면 시각부챗살이 마루엽이나 관자엽 경로를 통과하는 과정의 기능이상을 의미하는 것일 수 있다. 환자가 맹점을 측정하는 동안 머리를 기울이거나 안구편위가 있을 때에도 비슷한 소견이 보일 수 있다. 이 경우에는 맹점의 편위가 중심선으로부터 등거리에 위치한다. 이 그림은 오른쪽 마루엽 시각부챗살 기능이상의 맹점 모양이다.

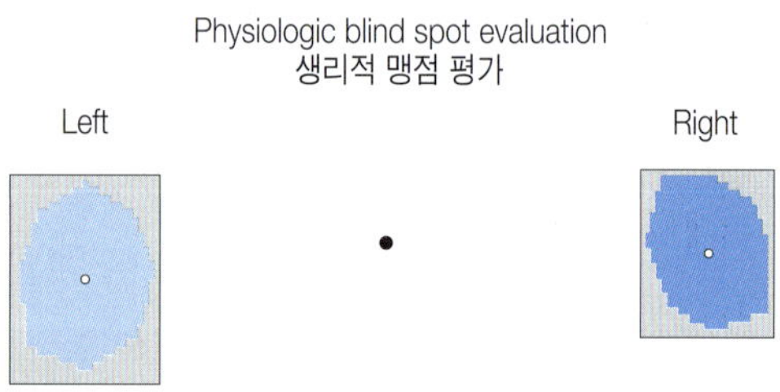

그림 4.5 맹점 지도작성 컴퓨터 프로그램으로 생성한 비교적 정상인 맹점 지도. 각 맹점 모양 위에 부피가 계산되어 나타난다. 이 맹점 지도에서는 중심점이 중심선으로부터 대략 등거리이므로 안구편위나 머리경사 때문이 아니다.

요점 4.9 Quick facts

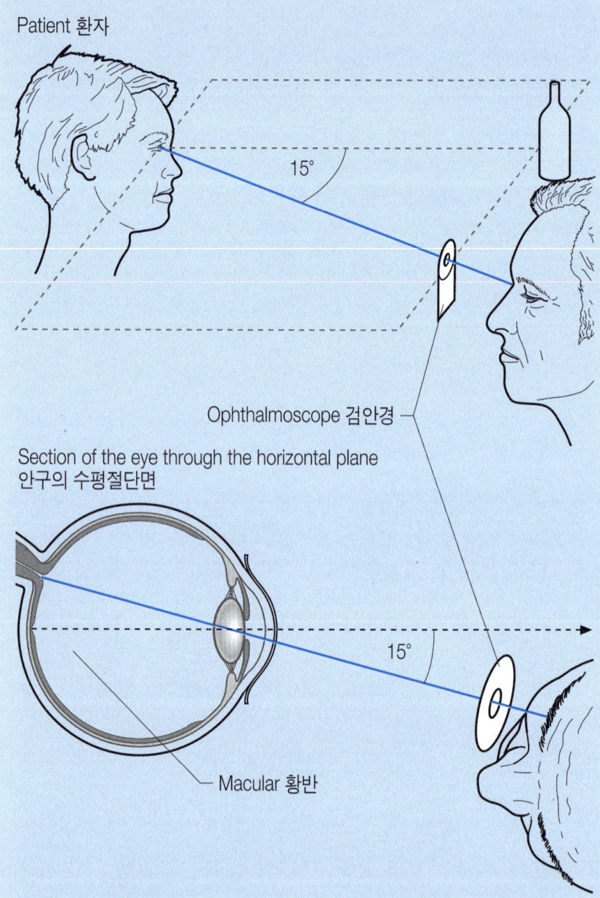

그림 4.6 검안경 진찰을 시작할 때의 올바른 접근각도를 나타내는 측면 영상(위)과 윗면 영상(아래). 환자가 앞을 똑바로 보고 있으면 이렇게 접근했을 때 검안경상 시야에서 진찰의 참고점이 되는 부위를 나타내기도 한다. 진찰하는 눈과 환자의 진찰받는 눈은 같은쪽 눈이어야 하고, 진찰이 이루어지는 동안 진찰자는 두 눈을 뜨고 있어야 한다.

b. 벽이나 책상에 가로 방향으로 흰색 A4 종이 한 장을 붙이고 중앙에 검은색 점을 하나 찍어 환자가 초점을 맞추도록 한다.

c. 환자의 두 눈 중 한쪽을 가리고 환자가 종이에서 28cm 떨어진 곳에 위치하고 머리기울임이 없도록 한다. 검사하는 동안 머리가 움직여서는 안 된다.

d. 적색 원을 중심에서 멀어지는 방향으로 움직이면서 환자에게는 적색 원이 사라지면 알려달라고 지시한다. 다음에는 적색 원을 다시 중심 방향으로 움직이면서 환자에게 원이 다시 나타나면 알려주도록 한다.

e. 점을 다시 바깥쪽으로 움직인 후 반복하여 수평(2), 수직(2), 대각(4) 평면에서 8개의 점을 구한다.

f. 환자가 머리 위치를 변경하지 않도록 하면서 반대쪽 눈에 대해 위의 과정을 반복한다.

g. 점을 연결해 주변길이 혹은 수평길이와 수직길이를 측정한다.

2. 눈의 코쪽과 관자쪽 구조물, 앞뒤 구조물을 관찰한다.

a. 검안경검사를 활용해 망막 혈관의 상태를 관찰하고 정맥동맥비(V : A ratio)를 파악한다(그림 4.7). 검안경검사는 시각신경유두와 망막의 혈관분포를 평가하는 데에 유용한다. 시각신경유두와 망막 주변부위의 형태적 변화 때문에 맹점의 모양과 크기가 변할 수 있으므로 맹점을 평가할 때에는 꼭 검안경검사를 함께 하도록 한다. 교정치료나 기타 활동 전후의 변화는 기능적 속성에 해당한다. V : A ratio는 망막중

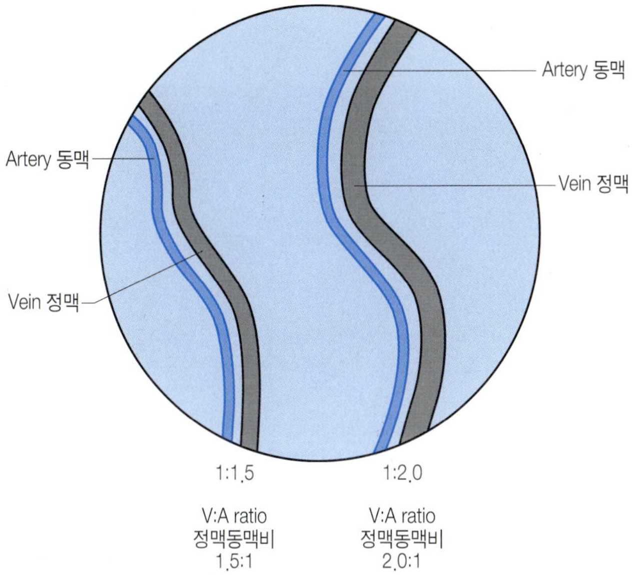

그림 4.7 정맥동맥비(V:A ratio)를 판단할 때 검안경상 보이는 망막 동맥과 정맥의 모습. 왼쪽의 정맥동맥비는 정상이고, 오른쪽은 상승되어 망막동맥으로의 교감신경 입력이 과활동 상태임을 나타낸다.

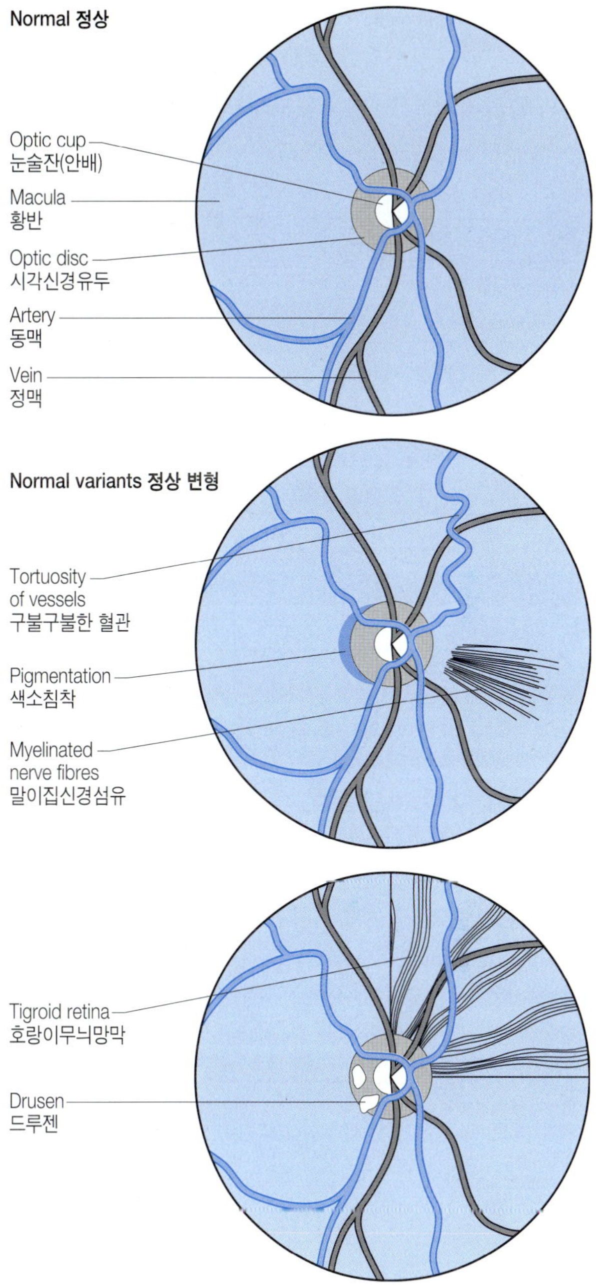

그림 4.8 진찰 시 보게 되는 정상 안저(위)와 정상변형 안저(중간, 아래)

심동맥에서 갈라져 나온 동맥과 정맥의 직경 차이를 말한다. 차이가 크면 교감신경 출력상승 때문일 수 있으며 교감신경 출력상승으로 인해 말초저항 상승과 동맥수축이 일어난다. 혈관상태도 뇌혈관 건강의 지표로서 도움이 되기도 한다. 안저 혈관을 검안경을 통해 들여다보며 찾는다. 정맥은 정상적으로 동맥보다 크며 정맥을 확인하고 이어 동맥을 확인한 후 그 크기를 비교한다. 이제 정맥 직경과 동맥 직경의 비를 기록한다. 신경축의 교감신경-부교감신경 활동비에 영향을 줄 수 있는 모든 치료를 시행한 후의 유용한 진찰법이다.

b. 안저(눈바닥)를 보면서 정상 형태나 혹시 있을지 모를 정상변이를 찾아본다(그림 4.8). 동정맥혈관협착, 혼탁, 변색, 시각신경유두 부기, 유리체밑출혈, 시각신경유두부종, 흉터형성, 흑색종 등과 같은 혹시 있을지 모를 병리 변화를 찾아본다(Fuller 2004)(그림 4.9, 4.10).

c. 눈떨림은 한 방향으로 동공이 천천히 떠가다가 반대 방향으로 빠르게 교정되는 현상이며, 검안경으로 확대하면 매우 쉽게 검출된다. 눈떨림을 기록할 때에는 관행적으로 고속기의 방향을 눈떨림 방향으로 기술한다. 예를 들어, 동공 관찰 시 왼쪽으로 천천히 움직이고 이어서 오른쪽으로 빨리 움직여 교정된다면 오른쪽 눈떨림으로 기록한다. 머리를 돌릴 때나 혹은 자동차 창문 밖을 내다보는 사람의 경우와 같은 생리적 눈떨림, 안뜰계통 이상으로 인한 말초성 눈떨림, 소뇌 기능이상으로 인한 중추성 눈떨림, 망막을 목표물에 고정하지 못하는 것으로 인한 망막성

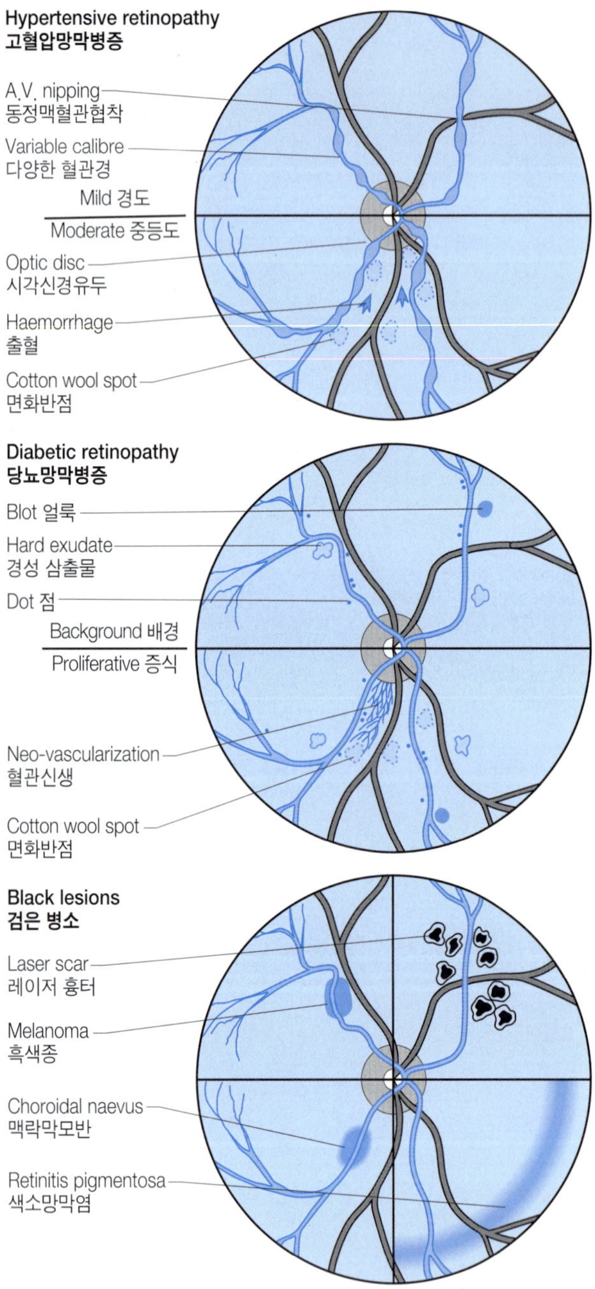

그림 4.9 안저 진찰 때 보게 되는 다양한 망막병증에서의 망막. 그림 4.7의 정상변형과 달리 이들 병증은 상당한 의학적 추적이 필요하다.

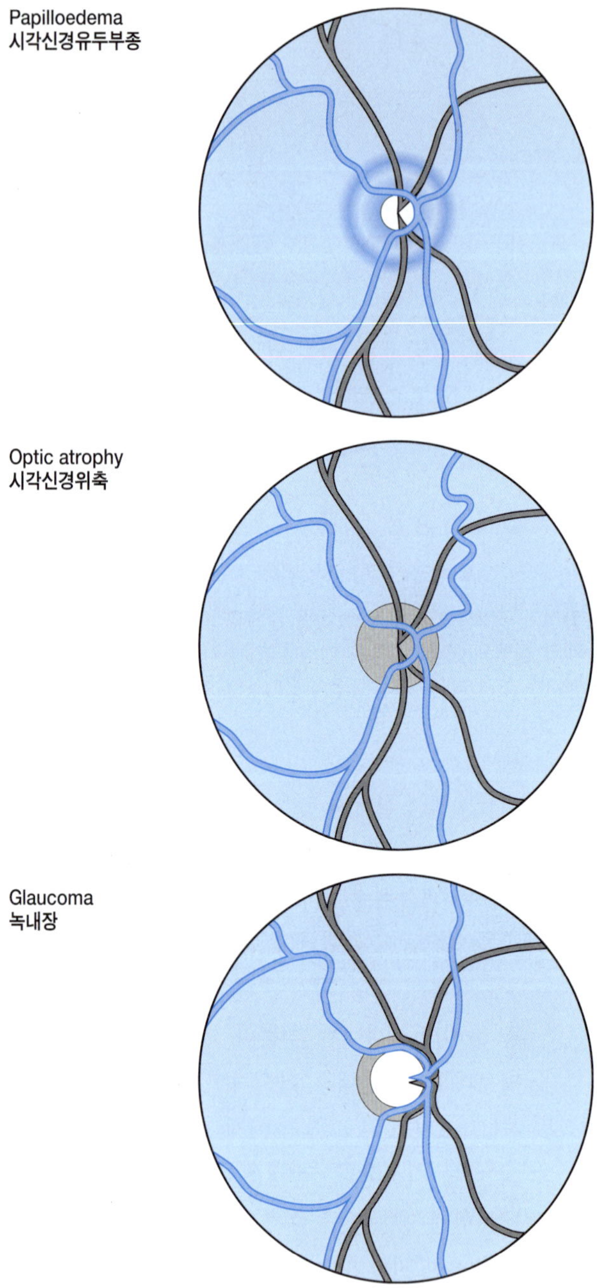

그림 4.10 안저 진찰 시 관찰될 수 있는 병리. 이들 병증은 그림 4.9에서와 마찬가지로 상당한 의학적 추적이 필요하다.

눈떨림일 수 있다. 눈운동반사(optokinetic reflex, OR)를 이용해 시각추적이나 눈떨림을 검사할 수 있다. 눈운동검사(optokinetic testing)는 안뜰소뇌 기능이상과 겉질 반구성의 존재 유무를 판단하는 데에 극히 유용한 검사이다. 학습이나 행동장애, 평형 문제, 어지럼증, 현기증, 편두통, 척추증, 채찍질 증후군, 불안 혹은 겉질 기능이상(예: 뇌졸중)과 관련된다고 알려진 증상을 겪는 환자에서는 비정상적 반사가 높은 정도로 예상된다.

눈운동반사는 환자의 두 눈 앞에서 눈운동검사띠를 처음에는 한쪽 방향으로 움직이고 이어서 반대방향으로 움직이

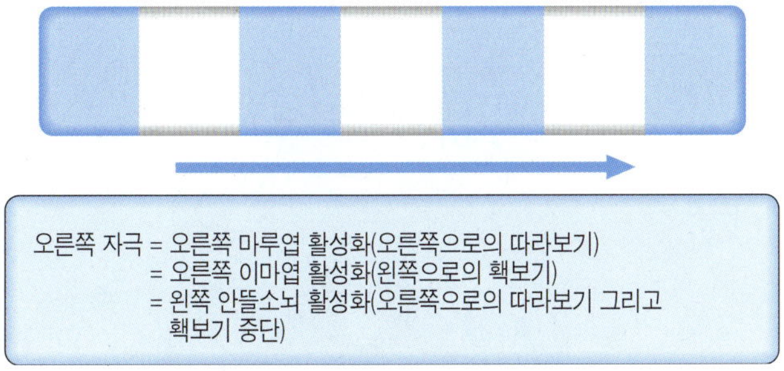

그림 4.11 눈운동검사띠(opticokinetic tape). 핵보기라고도 하는 신속눈운동은 눈에서 약 36cm 떨어진 곳에 눈운동검사띠를 들고 검사띠를 천천히 일정하게 처음에는 한쪽 방향으로 다음에는 다른쪽 방향으로 움직이는 방법으로 검사할 수 있다. 유발된 핵보기의 폭, 빈도, 방향, 원활성을 관찰하면 신경축에서 기능이상 부위가 어디인지에 대한 단서를 얻을 수 있다. 눈의 핵보기(신속보기)와 느린 따라보기(추종보기)의 여러 단계를 일으키는 대략적 신경축상 부위를 색으로 강조해 놓았다.

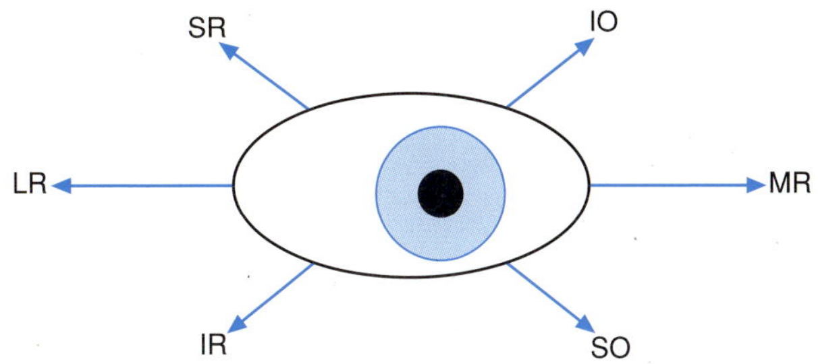

그림 4.12 안구근육 수축으로 생기는 운동방향. 표시된 방향은 안구가 중립주시 상태로 정면을 향하고, 다른 안구근육의 협동작용이 없을 때의 각 근육의 일차 운동방향이다. SR:위곧은근, IR:아래곧은근, IO:아래빗근, SO:위빗근, LR:가쪽곧은근, MR:안쪽곧은근.

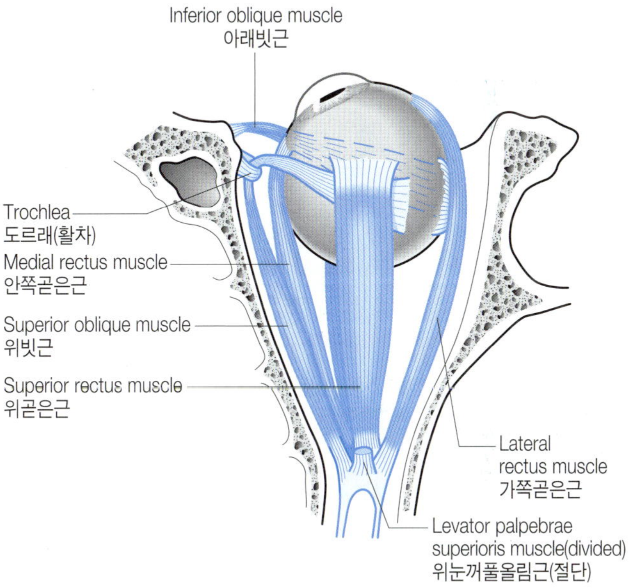

그림 4.13 바깥눈근육의 윗면 영상. 안구 중간선에 대한 각 근육의 기원과 부착 부위가 보인다.

면서 검사띠가 지나가는 동안의 눈 움직임을 관찰하여 검사한다. 반응의 잠복기와 속도, 반응의 크기, 반응 움직임의 매끈함, 반응의 피로도, 반응의 방향 등을 염두에 두고 눈 움직임을 관찰해야 하며 위의 모든 사항을 기록한다(그림 4.11). 눈운동검사띠는 폭 5cm, 길이 1m인 흰색 천에 5×5cm^2 크기의 붉은색 천 조각을 5cm 간격으로 꿰매 제작한다.

현기증 혹은 자가동작에 대한 지각은 시각관련 신경세포가 덮개앞 부위의 시각로 핵을 통해 안쪽 안뜰핵으로 투사되기 때문에 일어난다.

움직이는 대상물에 주시고정을 유지하려 할 때에는 겉질 부드런따라보기(smooth pursuit) 계통이 기능한다. 이것을 검사하려면 환자 앞에서 왼쪽으로부터 오른쪽으로 손가락을 천천히 움직이고 환자에게는 머리를 움직이지 말고 눈만 움직이면서 손가락을 바라보도록 요청한다.

핵보기 눈 움직임(saccadic eye movement)은 신속보기라고도 부르며, 하나의 대상으로부터 다음 대상으로 빠르게 옮겨가는 움직임이다. 이를 검사할 때에는 환자 앞에 1m 정도 떨어진 곳에 여러 손가락을 들고 환자에게는 하나의 손가락에서 다른 손가락으로 옮겨가도록 요청한다.

머리의 운동 진찰 Motor examination of the head

1. 각막반사광(corneal reflection)과 동공의 방향을 관찰한다. 이 검사에서는 환자가 먼 쪽을 바라볼 때 눈 각막에서 빛이 반사되는 것을 이용한다. 두 눈이 똑같이 편위된 경우에는 빛 반사의 크기와 위치가 동일해야 한다.
2. 6개 주시 위치를 검사하고 동향운동(conjugate movement, 켤레운동)과 눈떨림 여부를 찾아본다(그림 4.12). 눈 근육의 해부학을 고려하면서 눈 운동을 검토하고, 눈 위치의 차이에 따라 눈 근육의 작용이 다르다는 점을 고려한다(그림 4.13).
3. 반고리뼈관 평면에서의 부드런따라보기 정도를 관찰한다. 이러한 눈운동을 위해서는 안뜰계통 활성화 없는 소뇌 활성화가 필요하며 소뇌 기능이상과 안뜰계통 기능이상을 감별하는 데에 활용될 수 있다(그림 4.14).

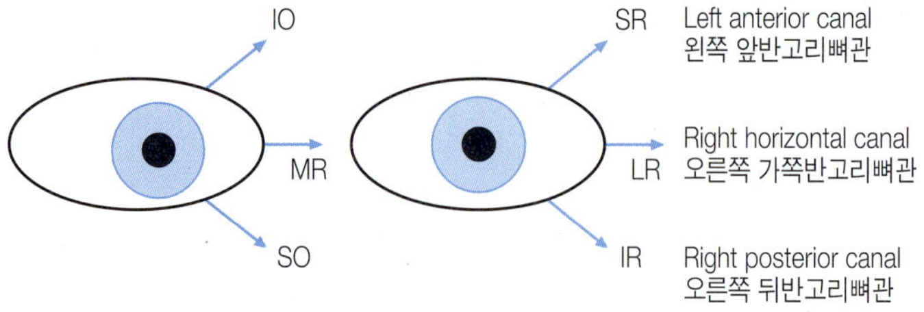

그림 4.14 머리가 움직이는 동안 대상물에 대한 초점을 유지하거나 움직이는 대상물에 초점을 유지하기 위한 머리 회전이 눈운동에 동반될 때 자극받는 관련된 여러 안뜰 관과 눈운동

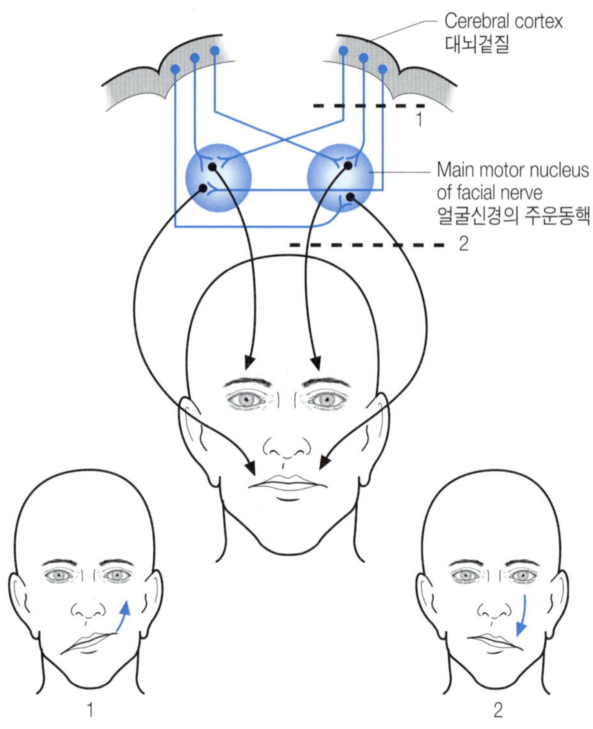

그림 4.15 얼굴근육에 대한 얼굴신경(7번 뇌신경)의 신경분포. 겉질숨뇌 투사(1)는 겉질의 얼굴 영역에서 시작하여 얼굴신경핵으로 투사된다. 이 투사는 겉질로부터 위눈꺼풀, 이마에 신경을 공급하는 얼굴신경핵 부위까지는 양측성이고, 아래 얼굴 부위에 신경을 공급하는 핵까지는 동측성이다. 뇌신경핵 신경세포로부터의 투사섬유가 고유 얼굴신경(7번 뇌신경)이 되고 같은쪽 위아래 얼굴 부위로 투사된다(2). 그래서 아래운동신경세포(하위운동신경원) 병소라고도 하는 얼굴신경(7번 뇌신경) 병소는 같은쪽 얼굴 위아래 부분 모두의 근육 마비를 초래한다. 겉질이나 겉질숨뇌 투사경로의 병소는 위운동신경세포병소라고도 하며, 반대쪽 얼굴 위 부분(이마와 위눈꺼풀 부위)의 마비를 초래한다.

4. 턱 근육을 촉진하고 턱 편위 여부를 관찰하며 턱 반사를 점검한다. 이 반사 검사는 삼차신경 아래턱신경가지의 운동신경가지와 감각신경가지에 대한 검사이다.

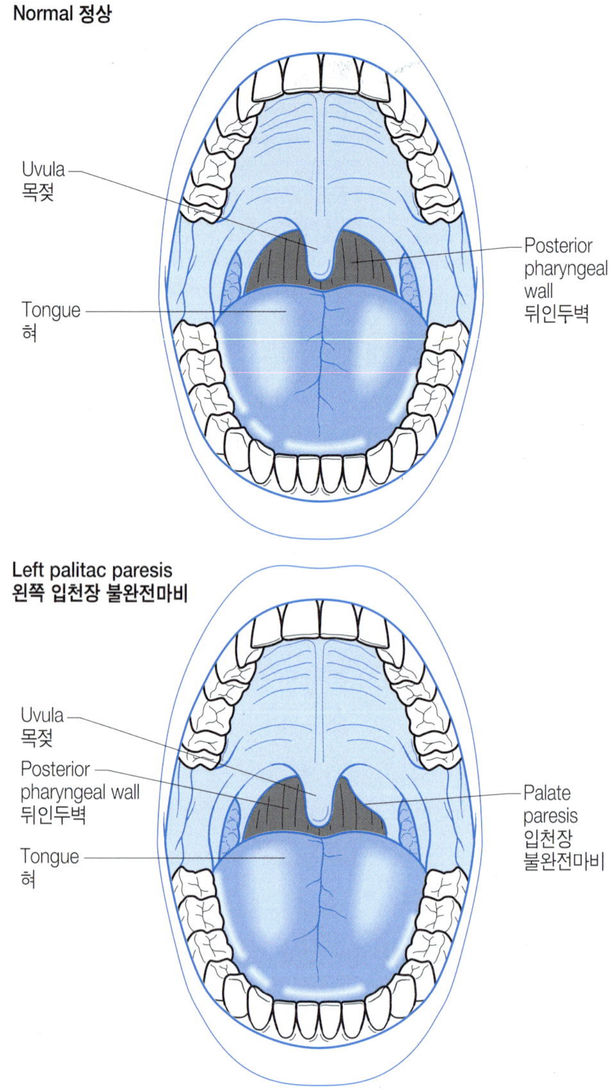

그림 4.16 진찰 시 입천장과 입 모습. (**위**) 정상 입천장 거상, (**아래**) 왼쪽 입천장 불완전마비. 근육 위약, 혀인두신경핵 기능이상, 같은쪽 겉질숨뇌 신경세포로부터의 신경자극 감소 등 여러 원인으로 발생했을 가능성이 있다. 목젖이 병소 쪽에서 멀어지는 방향으로 편위되는 혀인두신경 완전마비와 달리 불완전마비의 경우에는 목젖이 편위되는 경우가 드물다는 점에 주의해야 한다.

5. 얼굴근육 수축의 비대칭을 관찰하되, 수의운동과 불수의운동 모두 그리고 얼굴 위와 아래 모두를 검사해야 한다. 얼굴신경핵은 겉질숨뇌 위운동신경세포가 양측성으로 신경분포한다. 얼굴신경 자체는 얼굴의 같은쪽으로 투사된다. 그래서 얼굴신경(아래운동신경세포)이 손상되면 얼굴의 한쪽면 전체에 걸쳐 같은쪽 마비가 초래된다. 핵 상위에서 손상이 일어나면(위운동신경세포) 반대쪽 이마 부위로 마비가 제한된다(그림 4.15).

6. 입천장 올림운동에서의 비대칭 여부를 관찰한다(그림 4.16).
7. 혀의 편위, 위축, 근육섬유다발수축(fasciculation, 속상수축) 여부를 관찰한다.
8. 머리를 돌리는 동안의 등세모근과 목빗근 긴장도를 관찰하고 촉진한다.
9. 눈기울임 반응(OTR) 정도를 관찰한다. 눈기울임 반응은 머리가 안쪽에서 다른쪽으로 경사될 때 안구가 반사적으로 움직이는 것이다. 머리가 오른쪽으로 경사되면 오른쪽 눈이 내회선하고(코 쪽으로 돌고) 왼쪽 눈이 외회선한다(코에서 멀어지는 방향으로 돈다). 이것은 안뜰눈반사이다.
10. 환자의 눈운동반사를 관찰한다(위 참조).
11. 환자의 핵보기와 항-핵보기를 관찰한다(위 참조).

머리의 감각 진찰 Sensory examination of the head

1. 삼차신경과 목신경 구역에서 침통각이나 침바퀴 감각을 확인한다(그림 4.17).
2. 필요하면 가벼운 접촉감각을 확인한다.
3. 각막반사(corneal reflex)의 비대칭성과 정도를 확인한다. 학생과 임상가들 중에는 기법상 오류로 인해 이 반사에서 잘못된 결과를 얻는 경우가 많다. 흔한 실수 몇 가지를 들면 각막이 아니라 결막에 접촉하는 것, 눈에 너무 빨리 접근하여 위협으로 지각되어 눈깜박반사가 생기는 것, 콘택트렌즈 위로 검사하는 것 등이며, 이러한 실수는 모두 부정확한 소견에 이르게 만든다. 각막반사를 정확하게 유발하기 위해 접촉해야 하는 눈 부위가 그림 4.18에 표시되었다. 이 반사를 볼 때에는 환자에게 위쪽 먼쪽을 보도록 요청하고 탈지면 한 조각을 꼬아 각막의 접촉점을 향해 천천히 이동시킨다. 두 눈과 눈 주변 안구근육의 반응을 살핀다. 양쪽 눈썹근육의 수축과 양쪽 눈깜박임이 정상 반응이다. 만일 어느 한 쪽이든 눈깜박임이 없으면 검사를 시행한 쪽 삼차신경(CN V) V1 가지의 병소를 추정할 수 있다. 한 쪽만 반응이 안 나타난다면 수축이 나타나지 않는 쪽의 얼굴신경(CN VII) 병소를 예상할 수 있다.
4. 필요하면 구역반사를 실시한다.

미각, 후각, 청각, 이경검사

Taste, smell, hearing and otoscopic inspection

1. 혀 양쪽에서 미각을 점검한다.
2. 양쪽 콧구멍에서 후각을 검사한다.
3. 웨버 검사(Weber' s test), 린네 검사(Rinne' s test), 필요하면 기타 검사로 청각을 점검한다.
4. 이경검사를 실시한다. 이경은 고막의 건강한 정도를 관찰하고 귀지 축적을 비롯한 바깥귀 이상과 가운데귀 이상 여부를 관찰하기에 유용하다. 안뜰신경과 속귀신경 증상의 병인을 알아보는 데에 귀 감염 병력이 통찰을 제공하기도 한다.

뇌신경 선별검사 Cranial nerve screening

병력청취와 뇌신경 그리고 감각, 운동, 자율신경, 정신기능에 대한 뇌신경의 영향을 진찰하면 뇌줄기 기능이상과 관련된 증상이나 징후의 대부분이 드러난다. 아래 목록은 여러 뇌신경과 인접 그물체 기전이 작용할 가능성이 있는 뇌와 척수 두 가지 수준에서 관찰되는 운동, 감각, 자율신경의 여러 징후이다.

CN I 후각신경(후신경) CN I Olfactory

1. 각 콧구멍별 후각

CN II 시각신경(시신경) CN II Optic

1. 동공 크기
2. 동공빛반사
3. 빛 민감성 – 안뜰 유발성 반대쪽 증가
4. 맹점 크기와 방향
5. 시력
6. 시야

반대쪽 아래 코쪽 망막섬유가 뒤로 시각신경 경로를 따라가면서 고리모양을 이루기 때문에 시각신경 병소 때 반대쪽 눈에 위 관자쪽 시야결손이 나타날 수 있다. 중간뇌 그리고 가쪽무릎핵(LGN, 시상)과 시각교차 사이의 시각로가 침범되면 불일치시야결손이 나타날 수 있다. 이것은 시야로가

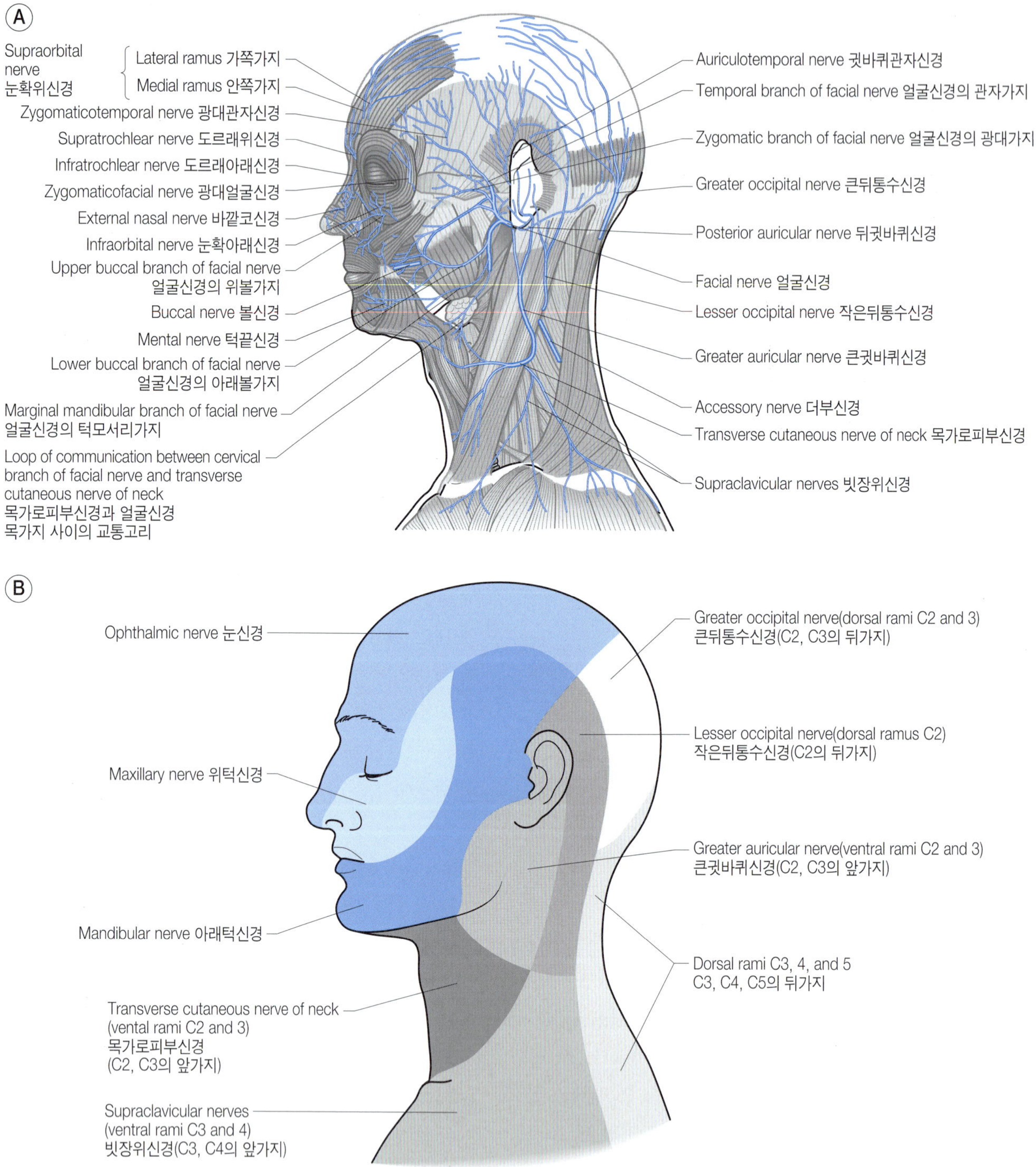

그림 4.17 (A) 얼굴과 머리의 실제 신경경로. (B) 머리와 얼굴신경 감수영역의 피부분절 분포. 삼차신경의 눈신경가지 피부분절 분포는 코끝으로부터 귀를 훨씬 지난 머리 윗면이며, 아래턱신경가지는 귀 앞쪽으로 투사되어 관자 부위를 담당한다.

90° 안쪽으로 돌아서 두 눈에서 나오는 두 개의 아래쪽 시야 신경섬유가 안쪽에 위치하고 두 개의 위쪽 시야 섬유는 가쪽에 위치하기 때문이다.

CN III 눈돌림신경(동안신경) CN III Oculomotor

1. 각막반사광 이상
2. 주시 위약

3. 눈떨림 — 안뜰 유발성 반대쪽 저속기
4. 눈운동반사(OPK) — 결손 반대쪽이 더 느림
5. 책보기/따라보기 — 반대쪽 측정이상
6. 눈기울임 반응(OTR)
7. 눈꺼풀연축 — 안뜰 유발성 눈깜박반사 증강

CN IV 도르래신경(활차신경) CN IV Trochlear

1. 각막반사광 이상
2. 주시 위약
3. 눈떨림
4. 눈운동눈떨림(OKN)
5. 책보기/따라보기
6. 눈기울임 반응(OTR)

CN V 삼차신경 CN V Trigeminal

1. 씹기근육 긴장도 — 안뜰 유발성 증가(특히 반대쪽)

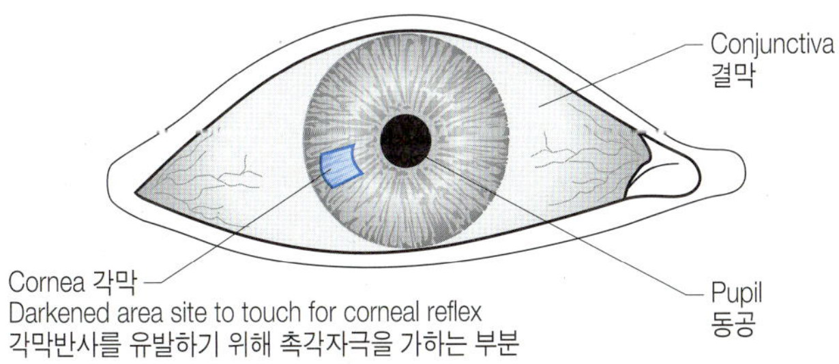

그림 4.18 각막반사

요점 4.10 Quick facts

흔히 보이는 운동장애(Commonly presenting movement disorders)

- 본태떨림
- 파킨슨병
- 근육긴장이상증
- 연축기운목(연축사경)
- 필기경련(서경)
- 본태떨림의 원발 근육긴장이상증
- 하지불안증후군
- 연축발성장애
- Meige 증후군[2]

2. 감각 — 안뜰 유발성 통각 탈억제
3. 귀통증
4. 각막반사(들신경 경로) — 안뜰/불안 유발성 증강

CN VI 갓돌림신경(외전신경) CN VI Abducens

1. 각막반사광 이상
2. 주시 위약
3. 눈떨림
4. 눈운동눈떨림(OKN)
5. 책보기/따라보기

CN VII 얼굴신경(안면신경) CN VII Facial

1. 얼굴 틱 — 말초 혹은 바닥핵 기전
2. 귀통증
3. 침분비 — 다리뇌숨뇌 통합성에 의한 안뜰 유발성 증가 (위침분비핵)

CN VIII 속귀신경(와우전정신경) CN VIII Vestibular and Cochlear

1. 눈기울임 반응(OTR)
   a. 스큐편위
   b. 눈꼬임
   c. 머리경사
   d. 주관시각수직(SVV) — 겉질 기능
2. 각막반사광 이상
3. 주시 위약 — 결손 반대쪽
4. 눈떨림 — 안뜰 유발성 반대쪽 저속기
5. 눈운동눈떨림(OKN)
   a. 결손 반대쪽 느린 따라보기
   b. 기능항진이나 기능저하의 반대쪽 측정이상성 따라보기
6. 책보기/따라보기 — 위의 설명과 같음
7. 안뜰눈반사(VOR) — 결손 쪽으로의 회전 시 이득(gain) 저하
8. 위와 밑의 설명과 같은 안뜰자율신경 반사(심장, 허파, 장, 머리)
9. 목근육 긴장성과 통증 — 안뜰 유발성 증가
10. 폄근 긴장도 — 안뜰 유발성 증가
11. 몸감각 — 안뜰 유발성 통증, '무감각', 저림 등

2) Meige 증후군: 구강안면 근육긴장이상증이 특징인 증후군-역주

12. 위와 같은(5) 삼차신경 운동감각 징후
13. 빛 민감성 – 안뜰 유발성 반대쪽 증가
14. 자세머리경사 – 결손 쪽으로의 경사가 가장 흔함
15. Romberg 검사나 보행시 편위 – 결손 쪽으로의 편위가 가장 흔함
16. 시상면 혹은 관상면상 체위동요 증가
17. Fukuda 검사, 즉 30초 동안 눈을 감고 그 자리에서 걷는 검사상 회전 혹은 측방 보행 – 결손 쪽으로가 가장 흔함
18. 동반되는 난청과 귀울림(이명) – 말초 기전
19. 난청 혹은 귀울림 – 자율신경 혹은 뒤달팽이핵 통합성 변화
20. 귀 충만감 – 귀 혹은 인접 머리의 통증 혹은 충만감
21. 빈번한 두통(뒤통수에서 이마까지) – 피로, 시각 작업, 눈, 과잉수면으로 악화됨

CN IX 혀인두신경(설인신경) CN IX Glossopharyngeal

1. 압력수용체 반사 – 안뜰교감신경 반사와의 상호작용
2. 귀통증
3. 침분비 – 다리뇌숨뇌 그물체 통합성에 의한 안뜰 유발성 증가(아래침분비핵)

요점 4.11 Quick facts

만성 안뜰소뇌 장애 환자의 흔한 소견

- 전신 근육긴장이상증
  - 필기경련
  - 작열통 근육긴장이상증(반사교감신경이상증, RSD), 반복긴장, 만성통증 등)
- 얼굴 틱
  - 말초신경 병소(눈꺼풀연축 부분 참조)
  - 안뜰신경 장애
  - 기분장애 – 불안, 통증, 강박장애(OCD)
  - 근육긴장이상증
- 하지불안증후군
  - 좌불안석증
- 본태떨림
  - 안뜰 그리고 소뇌 기능이상(속귀질병)
- 파킨슨증
  - 기분장애
  - 투약

CN X 미주신경 CN X Vagus

1. 삼키기 어려움 혹은 조임 – 안뜰 유발성 불안 증후군
2. 장운동, 장음 증가 혹은 감소(청진) – 안뜰 유발성 미주신경등쪽핵 활성화
3. 느린맥 – 안뜰교감신경 반사와의 상호작용에 따라(안뜰 유발성 의문핵 활성화)
4. 구역 – 고립로핵, 미주신경등쪽핵, 구토중추 활성화
5. 귀통증

CN XI 척수더부신경(척수부신경) CN XI Spinal Accessory

1. 머리의 자세 편위 – 결손 쪽으로의 경사가 가장 흔함(뒤 근육 긴장도 상승과 같은 기타 중요 요소도 존재함)

CN XII 혀밑신경(설하신경) CN XII Hypoglossal

1. 혀 근육 긴장도 – 안뜰 유발성 증가

몸통과 팔다리의 운동 진찰

Motor examination of the trunk and limbs

1. 팔다리 근육을 점검해서 분절 혹은 분절위 위약을 찾는다(본 장 끝 부록 1의 근육검사 그림 참조).
2. 팔다리 반사를 점검한다(본 장 끝 부록 1의 반사 그림 참조). 치는 횟수가 6~7회에 이르거나 혹은 피로가 발생할 때까지 힘줄을 반사 망치로 똑같이 반복적으로 두드려서 반사를 검사한다. 6회나 7회 반복하는 내내 근육 반응이 동등하게 유지되면 해당 반사를 제공하는 부위의 중심통합상태가 건강하다고 생각할 수 있다.
3. 관절운동에 대한 근육 저항을 검검한다(근육 긴장도).
4. 타진 과민성과 근육긴장증을 평가한다.
5. 들신경 굽힘근반사를 점검하며 여기에는 배표면 반사와 발바닥표면 반사가 있다. 배표면 반사는 그림 4.19처럼 복벽을 긁고 배근육(복근)의 반응을 관찰하는 방법으로 실시하며, 배근육은 같은쪽에서 수축해야 한다. 이 반사에서는 분절성 감각신경이 들신경을 담당하고 분절성 운동신경이 날신경을 담당한다고 생각된다. 배꼽 위를 긁을 때에 검사되는 신경뿌리는 T8~T9이고, 배꼽 밑을 긁을 때에는 T10~T11이다. 복근 반응이 없는 것이 양성반응이며, 검사대상 수준에서의 위운

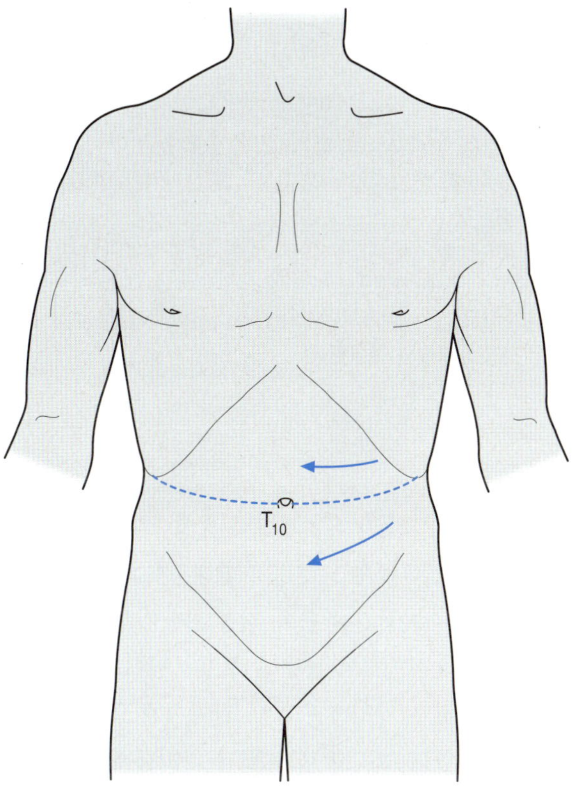

그림 4.19 배표면반사(표재복벽반사)를 실시하려면 그림처럼 복벽을 긁어 배근육 반응을 관찰하며, 배근육은 같은쪽에서 수축되어야 한다.

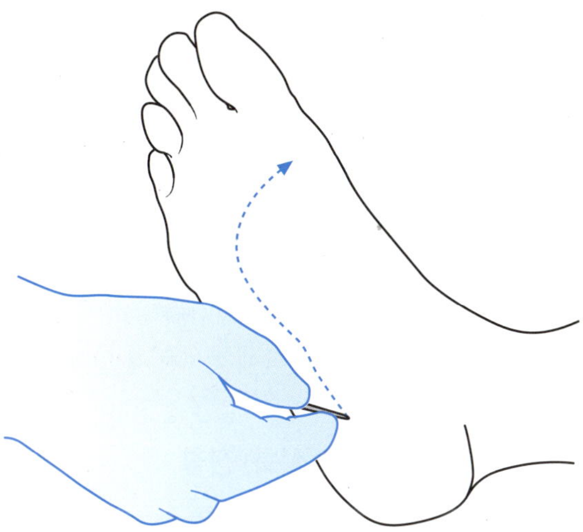

그림 4.20 발바닥반사(족저반사)나 반응을 실시하려면 반사망치의 뾰족한 끝처럼 뭉툭하게 날카로운 가장자리로 발바닥을 긁는다.

동신경세포 병소를 의미하는 소견으로 생각하지만, 아래운동신경세포가 문제되었을 때에도 존재할 수 있다. 하지만 다량의 복부지방이나 흉터조직이 있는 경우 혹은 여러 차례 임신을 경험한 여성의 경우 이로 인해 많은 사람들에서 이 검사가 정확하지 못하다.

6. 발바닥반사 혹은 발바닥반응(그림 4.20)은 발바닥과 발가락의 경계 부위 밑으로 곡선을 그리도록 발바닥을 긁는 방법으로 실시한다. 정상반응은 발가락이 아래쪽으로 말리고 발이 자극에서 멀어지는 쪽으로 약간 움찔하는 것이다. 바빈스키 반응이라고도 알려진 양성반응에서는 발가락이 위쪽으로 움직이고, 경우에 따라 엄지발가락만이 위쪽으로 움직이기도 하며 이를 올라가는 발가락이라고 한다. 양성반응은 숨뇌의 신경섬유 교차 이하 같은쪽 겉질척수로의 병소 혹은 교차 이상 겉질척수로의 반대쪽 병소를 뜻한다. 흔히 이런 유형의 신경세포 손상을 위운동신경세포 병소라고 부른다.

요점 4.12 Quick facts

운동장애를 처음 평가할 때의 핵심 사항

1. 운동의 특성 판단
2. 유전 가능성 판단
3. 약물, 독소에의 노출이나 유발 사건에 대한 조사
4. 장애의 시간 경과 판단
5. 동반되는 의학적 혹은 신경학적 질병 조사

몸통과 팔다리의 감각 진찰

Sensory examination of the trunk and limbs

1. 팔다리의 통증과 온도감각을 비롯한 척수시상 감각을 점검한다. 실제로 통증을 유발하지 않을 정도로 너무 부드럽게 하는 것이 본 검사를 실시할 때에 흔히 저지르는 실수이다. 환자들이 자극을 느꼈다고 대답하기도 하지만 환자들이 느낀 자극은 통증이 아니라 압력이었다. 통증을 검사하는 중이고 통증을 검사하려면 통증을 유발해야 한다.
2. 팔다리의 두점식별과 진동감각을 비롯한 뒤기둥 감각을 점검한다. 진동감각을 점검하는 좋은 방법은 낮은 C[3]에 해당하는 소리굽쇠를 울리게 한 후 한가닥 쪽 끝

3) 낮은 C: C3, 즉 약 131Hz.-역주

을 손가락이나 발가락 먼쪽 지점에 대는 것이다.

3. 다음 사항의 유무를 판단한다.
   a. 입체인식불능증(astereognosis), 즉 눈을 감고 손에 놓인 흔한 물체를 알아보지 못함
   b. 국소인식불능(atopognosia), 즉 어느 부위의 감각인지 정확하게 알지 못함
   c. 피부그림감각불능증(graphanesthesia), 즉 환자가 보지 못하게 환자의 손바닥에 쓴 숫자를 알아보지 못함

소뇌 (그리고 안뜰기능의 심화) 진찰

Cerebellar (and further vestibular) examination

1. 안정시떨림, 체위떨림, 활동떨림 여부를 관찰한다.
   a. 환자에게 양쪽에서 두 팔을 벌려 집게손가락을 펴고 두 손가락으로 교대로 자신의 코를 접촉하도록 요청하여 지시검사-지나침 여부를 양쪽 팔다리에서 점검한다. 먼저 눈을 뜨고 다음에는 눈을 감고 이렇게 한다. 다리를 검사할 때에는 한쪽 발의 발꿈치를 반대쪽 다리 정강이에서 발가락에 이르는 부위를 따라 이동시킨다.
   b. 측정이상 — 모든 운동에 대해 수행능력의 정확성과 매끈함 여부를 점검한다.
   c. 환자가 일관성, 대칭성, 협조성을 갖추어 빠르게 교대되는 운동을 수행하지 못하면 상반운동반복장애가 존재하는 것이다. 환자에게 최대한 빨리 손바닥이 위로 향하고 밑으로 향하도록 두 손을 뒤집도록 요청하는 것이 좋은 검사이다.
2. 환자에게 발가락으로 딛고 걷고, 발꿈치로 딛고 걷고, 일자로 걷도록 한다.
3. 다음을 시행한다.
   a. *Romberg 검사*, 뒤기둥과 소뇌에 대한 검사. 환자에게 두 발을 가까이 혹은 맞닿게 놓고 서도록 한다. 이어서 두 팔을 어깨 높이로 들어올리고 같은 높이에서 허공 중에 팔을 편 채로 유지하도록 한다. 동요 정도를 관찰한다. 넘어질 정도로 동요하지 않는다면 두 눈을 감도록 요청하고 다시 동요를 관찰한다. 움직임의 방향이나 움직이려 하는 경향을 보이는 방향에 대해 아주 주의해서 관찰한다. 환자들에게 이 자세를 약 30초간 유지하도록 요청한다. 이어서 두 눈을 뜨고 어떻게 느꼈는지 말해주도록 요청한다. 환자들은 대개 겉질 근육 긴장도가 저하된 쪽으로 혹은 소뇌 활성화가 상승된 쪽으로 넘어진다.
   b. *Fukuda 제자리행진 검사*, 환자에게 오른쪽 팔과 다리를 함께 그리고 왼쪽 팔과 다리를 함께 들어올리면서 제자리에서 행진하도록 요청하는 방법으로 시행한다. 몇 주기 정도 동작을 하고 나서 두 눈을 감도록 요청한다. 30초 정도 행진을 계속하도록 하면서 처음 출발했던 곳에서 멀어지는 편위가 조금이라도 일어나는지 관찰한다.

> **요점 4.13** Quick facts
>
> **소뇌 기능이상 검사(Testing for cerebellar dysfunction)**
> - 일자걸음, 발꿈치걸음, 까치발걸음, 뒷걸음걷기
> - 관성부하를 증가시켜 측정이상증 항진시키기(지나침과 못 미침)
> - 손가락 맞섬, 팔꿈치의 뒤침과 엎침, 발꿈치/발가락 바닥 똑똑두드리기(상반운동반복장애)
> - 손가락코 검사, 발가락손가락 검사, 발꿈치정강이 검사, 8자 검사(활동떨림과 측정이상)
> - 머리 회전 자세

정형외과 진찰 Orthopaedic examination

팔다리를 비롯한 모든 관절의 능동 운동범위와 수동 운동범위를 점검한다. 근력을 점검한다(본 장 끝의 근육검사 그림 참조). 환자의 보행과 자세를 관찰한다.

신체(내장) 진찰 Physical(visceral) examination

1. 가슴 — 본 교재에서 다루지 않음
   a. 심장: 빠른맥 혹은 부정맥 — IML 이탈 때문(특히 각각 오른쪽 IML 이탈과 왼쪽 IML 이탈의 경우, 오른쪽 IML은 굴심방결절을 더 크게 통제하고 왼쪽 IML은 왼쪽 IML은 방실결절을 더 크게 통제하기 때문)
   b. 허파(폐) — 본 교재에서 다루지 않음
2. 복부 진찰 — 본 교재에서 다루지 않음

요점 4.14 Quick facts

안뜰기능과 청각 기능이상 의심 증례 모두에서 빠지면 안 되는 검사

1. 뇌신경 선별검사
2. 각막반사
3. 삼차신경 감각(특히 첫째가지)
4. 발바닥반사
5. 기본적 운동과 감각 검진
6. 소뇌 선별검사

요점 4.15 Quick facts

이마엽 검사(Frontal lobe testing)

- 임상검사
- 숫자주의력(바로 따라 말하기, 뒤로 따라 말하기)
- 운동기능의 힘과 긴장도
- 팔다리 조절
- 눈깜박임 수
- 미간 타진 검사
- 기타 방출현상
- 자발 가쪽 눈운동
- 훽보기 정확도
- 항-핵보기
- 이마피부 온도
- 고막 온도

정신상태 진찰 Examination of mental state

환자의 지남력을 사람(누구인지 아세요?), 장소(어디인지 아세요?), 시간(오늘이 몇 년, 몇 월, 며칠인지 아세요?)에 대해 검사하도록 한다. 또한 환자에게 6자리 숫자를 기억했다가 즉시 말해주도록 요청하고, 이어서 몇 분이 경과되고 다른 검사를 하면서 주의가 산만해진 후 다시 그 숫자를 말해 주도록 요청하는 방법으로 단기 기억과 중기 기억도 검사하도록 한다.

이제 신경세포 이론, 기능적 신경해부학 그리고 기능신경학 진찰을 수행하는 목적 등에 대해 어느 정도 배경 정보를 다루었다. 아래에서는 더 넓은 범위의 기능신경학 진찰 부분으로서 기능이상과 비대칭의 존재 여부를 판단하는 데에 초점을 맞추려 한다.

1. 안뜰소뇌 계통
2. 자율신경 계통
3. 뇌신경세포 활성 — 반구성(hemisphericity)

안뜰소뇌 기능이상과 비대칭

Vestibulocerebellar dysfunction and asymmetry

SEE 원리(척추, 귀, 눈)

The SEE principle (Spine, Ears, Eyes)

척추, 귀, 눈의 들신경은 신경축의 여러 수준에서 견고하게 통합된다. 이렇게 여러 양식이 통합되는 4개의 주요 부위는 다음과 같다.

1. 안뜰소뇌 계통
2. 중간뇌
3. 시상베개와 뒤시상핵
4. 마루관자 연합겉질

어느 부위에서의 통합이든 모두 뇌줄기의 자율신경핵과 중간가쪽(IML) 기둥의 중심통합상태(CIS)에 영향을 줄 수 있다. 하지만 중간뇌와 안뜰소뇌 계통에서의 척추, 귀, 눈 들신경 통합은 더 직접적인 영향을 끼칠 것이고, 자율신경 비대칭과 이들 부위의 기능이상 사이의 관계는 쉽게 관찰될 수 있다.

안뜰소뇌 기능이상의 징후와 증상은 빈에서 각각 '안뜰 유발성(vestibular-induced)', '결손 유발성(deficit-induced)' 이라고 부를 안뜰 출력의 증가 혹은 저하와 관련되기도 한다. 이렇게 설명은 했지만 안뜰 유발성 증상이 실제로는 반대쪽 안뜰 기능저하 때문이거나 그 반대일지도 모른다. 개별적인 병상 검사는 이러한 관계를 확인하기에 적절하지 못하기 때문에 자율신경 기능과 관련된 몇몇 징후와 측정이상 눈운동은 기능저하나 기능항진 때문이라고 분류되지 않는다. 임상적 징후와 증상은 모두 임상적 인상과 진단을 내리는 데에 도움이 된다.

안뜰소뇌 기능이상 여부를 판단할 때에는 다음의 측면을 고려해야 한다.

- 안뜰교감신경 반사
- 다리뇌숨뇌 그물체(PMRF)로 향하는 안뜰/꼭지(전정/실정) 연결
- 운동 결과
- 감각 결과
- 정신 결과

바깥눈근육 운동 Extraocular movements

1. 등쪽 소뇌벌레(vermis)
   - 홱보기 측정이상(측정과대)과 큰홱보기 진동
   - 따라보기
   - 홱보기 가쪽쏠림
2. 타래(flocculus)와 곁타래(paraflocculus)
   - 주시유발 눈떨림
   - 반동 눈떨림
   - 하향눈떨림
   - 원활 추적
   - 미끄럼(glissade), 홱보기후 변이
   - 안뜰눈반사(VOR) 이득조정 장애
3. 소뇌결절(nodulus)
   - 안뜰반응 지속시간 증가
   - 주기적 교대눈떨림

자율신경 기능이상과 비대칭

Autonomic dysfunction and asymmetry

우리가 자율신경 기능이상에 대한 정보를 획득하게 되는 신경학적, 신체적, 정형외과적 진찰에는 어떤 것들이 있는가?

1. 눈꺼풀틈새(안검하수) — 이것은 눈돌림신경과 교감신경의 분포에 의해 정해진다. 그렇기 때문에 호너증후군, 눈돌림신경 병소 혹은 중간뇌 그물체의 중심통합상태(CIS)상 생리적 변화 등을 감별해야 한다.
2. 피부상태 — 말초 저항이 증가하면 특히 팔다리에서 피부 건강을 저하시킬 수 있다.
3. 검안경검사 — 정맥동맥비(V : A ratio)와 혈관 건강
4. 심장 청진 — 부정맥과 심음상 변화가 다리뇌숨뇌 그물체의 중심통합상태 변화 때문에 나타날 수 있다.
5. 장음 청진 — 미주신경 기능 자극효과를 감시할 때 일부 치료과정 중 특히 유용할 수 있다(예: 추가 지침이 필요한 온수관류, 교정, 시각자극이나 운동 등).
6. 피부나 고막 온도와 혈류 — 이것은 교정 전후 점검사항으로서 특히 유용하다. 교정 후에 피부 온도 비대칭이 크게 변할 수 있다. 이러한 변화는 한쪽 의존적이다. 이마피부 온도가 저하된 쪽에 교정을 가하면 비대칭 역전, 즉 대칭성 증가라는 효과를 보는 경우가 흔하다. 모순적 결과가 나오는 경우는 추가 연구가 진행되는 중인 여러 요소에 따라 좌우되는 듯이 보인다. 이마피부 온도는 자율신경 기능에 대한 안뜰과 겉질의 영향과 뇌의 연료 수요 등등에 따라 달라진다는 점을 기억해야 한다.
7. 피부표기증 — 교감신경 매개 통증 환자에서 적색 반응이 자주 관찰된다.
8. 허파 팽창, 호흡수, 호흡비 등 — 들숨 : 날숨 비가 1 : 2면 거의 정상적인 교감미주 평형을 나타낸다고 간주한다. 즉 들숨보다 날숨 때 두 배의 시간이 소요된다는 뜻이다. 일부 환자는 이렇게 하기 어려워하며 어느 정도 훈련이 필요하다.
   얕고 빠르게 숨을 쉬면 호흡성 알칼리증이 생길 수 있으며, 호흡성 알칼리증은 신경계의 과민성을 초래한다. 이산화탄소가 더 빠른 속도로 날숨으로 배출되어 혈중 $[H^+]$ 이온이 감소한다. $[Ca^{++}]$ 이온이 감소하고 세포외액에서 $[Na^+]$ 이온이 증가하게 된다. 이것은 임상적으로 타진 근육긴장증(percussion myotonia)으로 관찰될 수 있으며, 타진 근육긴장증은 여러 종류의 대사 혹은 호르몬 장애에서 관찰되기도 한다.
9. 이마피부 온도 — 망막 혈관에 분포하는 교감신경의 가지가 이마 혈관에 대한 교감신경 공급을 담당하므로 눈썹 선 위쪽 피부 온도를 측정하면 눈으로 가는 혈관의 교감신경 제어에 대해 유용한 정보를 알 수 있다. 목구심신경을 활성화하면 흥분성 안뜰교감신경 반사에 대한 대항제 효과를 나타낸다고 확인되었다. 그래서 경추 교정을 하면 안뜰교감신경 반사에 대한 경추성 억제가 증강되고 그 결과 눈과 뇌로 가는 혈류가 증가된다(Sexton 2006).

몸통과 팔다리의 운동 진찰

Motor examination of the trunk and limbs

표 4.2 각 신경이 지배하는 근육

팔	다리
어깨위신경(견갑상신경) 팔이음뼈(견갑대) • 가시위근(극상근) • 가시아래근(극하근)	**위볼기신경(상둔신경)** 궁둥이(볼기) • 중간볼기근(중둔근) • 작은볼기근(소둔근) • 넙다리근막긴장근 (대퇴근막장근)
긴가슴신경(장흉신경) 팔이음뼈(견갑대) • 앞톱니근(전거근)	**아래볼기신경(하둔신경)** 궁둥이(볼기) • 큰볼기근(대둔근)
겨드랑신경(액와신경) 팔이음뼈(견갑대) • 작은원근(소원근) • 어깨세모근(삼각근)	**넙다리신경(대퇴신경)** 넓적다리(대퇴) • 두덩근(치골근) • 넙다리빗근(봉공근) • 넙다리네갈래근: 넙다리곧은근, 가쪽넓은근, 중간넓은근, 안쪽넓은근(대퇴사두근; 대퇴직근, 외측광근, 중간광근, 내측광근)
근육피부신경(근피신경) 팔 • 위팔두갈래근 (상완이두근) • 부리위팔근(오훼완근) • 위팔근(상완근)	**폐쇄신경** 넓적다리(대퇴) • 긴모음근(장내전근) • 두덩정강근(박근) • 짧은모음근(단내전근) • 바깥폐쇄근(외폐쇄근) • 큰모음근(대내전근)
정중신경 아래팔(전완) • 원엎침근(원회내근) • 노쪽손목굽힘근 (요측수근굴근) • 긴손바닥근(장장근) • 얕은손가락굽힘근 (천지굴근) • 긴엄지손가락굽힘근 (장무지굴근) • 네모엎침근(방형회내근) 손 • 짧은엄지벌림근 (단무지외전근) • 엄지맞섬근(무지대립근) • 짧은엄지손가락굽힘근 (단무지굴근) • 벌레근(충양근) I, II	**궁둥신경(좌골신경), 정강신경(경골신경) 가지** 넓적다리(대퇴) • 반힘줄근(반건양근) • 넙다리두갈래근 긴갈래 (대퇴이두근 장두) • 반막근(반막양근) 다리오금(슬와): 정강신경(경골신경) • 장딴지근(비복근) • 장딴지빗근(족척근) • 오금근(슬와근) • 가자미근 종아리(하퇴) • 뒤정강근(후경골근) • 긴발가락굽힘근(장지굴근) • 긴엄지굽힘근(장무지굴근) 발 • 엄지벌림근(무지외전근) • 새끼벌림근(소지외전근) • 등쪽뼈사이근(배측골간근)
노신경(요골신경) 팔 • 위팔세갈래근: 긴갈래, 가쪽갈래, 안쪽갈래 (상완삼두근; 장두, 외측두, 내측두) • 팔꿈치근(주근) • 위팔노근(상완요골근) • 노쪽손목폄근 (요측수근신근) 아래팔(전완) • 짧은노쪽손목폄근 (단요측수근신근) • 긴손뒤침근(장회외근) • 손가락폄근(지신근) • 새끼손가락폄근(소지신근) • 자쪽손목폄근 (척측수근신근) • 긴엄지벌림근 (장무지외전근) • 짧은엄지폄근 (단무지신근) • 고유집게폄근 (고유시지신근)	**궁둥신경(좌골신경) 종아리신경(비골신경) 가지** 넓적다리(대퇴) • 넙다리두갈래근 (대퇴이두근) 종아리(하퇴): 깊은종아리신경(심비골신경) • 앞정강근(전경골근) • 긴엄지폄근(장무지신근) • 긴발가락폄근(장지신근) • 셋째종아리근(제3비골근) 발 • 짧은발가락폄근 (단지신근) 종아리(하퇴): 얕은종아리신경(천비골신경) • 긴종아리근(장비골근) • 짧은종아리근(단비골근)
자신경(척골신경) 아래팔(전완) • 자쪽손목굽힘근 (척측수근굴근) • 깊은손가락굽힘근 (심수지굴근) 안쪽 절반 손 • 짧은새끼굽힘근 (단소지굴근) • 새끼벌림근(소지외전근) • 새끼맞섬근(소지대립근) • 뼈사이근(골간근) • 벌레근(충양근) III, IV • 엄지벌림근(무지외전근) • 짧은엄지굽힘근 (단무지굴근) 깊은 부분	

(Chusid 1964)

표 4.3 운동기능 표

검사할 활동	근육	척수분절	신경	신경얼기
팔이음뼈와 팔				
목 굽힘, 폄, 돌림, 가쪽굽힘	깊은 목 근육 [목빗근(흉쇄유돌근)과 등세모근(승모근)도 참여함]	C1~4	목신경(경신경)	목신경얼기 (경신경총)
위가슴 올림	목갈비근(사각근)	C3~5	가로막신경(횡격막신경)	
들숨	가로막(횡격막)			
팔 뒤에서 앞으로 모음	큰가슴근(대흉근)과 작은가슴근(소흉근)	C5~8, T1	앞가슴신경(전흉신경; 신경얼기의 안쪽 다발과 가쪽 다발로부터)	팔신경얼기 (상완신경총)
어깨 앞으로 내밈	앞톱니근(전거근)	C5~7	긴가슴신경(장흉신경)	
어깨뼈 올림	어깨올림근(견갑거근)	C5(3, 4)	등쪽어깨신경(견갑배신경)	
어깨뼈 안쪽 모음과 올림	마름근(능형근)	C4, 5		
팔 벌림	가시위근(극상근)	C4~6	어깨위신경(견갑상신경)	
팔 가쪽 돌림	가시아래근(극하근)	C4~6		
팔 안쪽 돌림, 팔 앞에서 뒤로 모음	넓은등근(광배근), 큰원근(대원근), 어깨밑근(견갑하근)	C5~8	어깨밑신경(견갑하신경; 신경얼기의 뒤 다발로부터)	
팔 벌림	어깨세모근(삼각근)	C5, 6	겨드랑신경(액와신경; 신경얼기의 뒤 다발로부터)	
팔 가쪽 돌림	작은원근(소원근)	C4, 5		
아래팔 굽힘, 뒤침 팔 모음	위팔두갈래근(상완이두근) 부리위팔근(오훼완근)	C5, 6 C5~7	근육피부신경(근피신경; 신경얼기의 가쪽 다발로부터)	
아래팔 굽힘				
아래팔 굽힘	위팔근(상완근)	C5, 6		
손의 자쪽 굽힘	자쪽손목굽힘근 (척측수근굴근)	C7, 8, T1	자신경(척골신경; 신경얼기의 안쪽 다발로부터)	
반지손가락과 새끼손가락 끝마디뼈의 굽힘	깊은손가락굽힘근 (자쪽 부분)	C7, 8, T1		
손 굽힘				
엄지손가락 손허리뼈 모음	엄지모음근(무지내전근)	C8, T1		
새끼손가락 벌림	새끼벌림근(소지외전근)	C8, T1		
새끼손가락 맞섬	새끼맞섬근(소지대립근)	C7, 8, T1		
새끼손가락 굽힘	짧은새끼굽힘근(단소지굴근)	C7, 8, T1		
첫마디뼈 굽힘, 먼쪽 마디뼈 2개의 폄, 손가락 모음과 벌림	뼈사이근(골간근)	C8, T1		
아래팔 엎침	원엎침근(원회내근)	C6, 7	정중신경(신경얼기 가쪽 다발로부터 C6, C7, 신경얼기 안쪽 다발로부터 C8, T1)	

표 4.3 운동기능 표 (계속)

검사할 활동	근육	척수분절	신경	신경얼기
손의 노쪽 굽힘	노쪽손목굽힘근(요측수근굴근)	C6, 7		
손 굽힘	긴손바닥근(장장근)	C7, 8, T1		
집게손가락, 가운데손가락, 반지손가락, 새끼손가락의 가운데마디뼈 굽힘	얕은손가락굽힘근(천지굴근)	C7, 8, T1		
손 굽힘				
엄지손가락 끝마디뼈 굽힘	짧은엄지굽힘근(단무지굴근)	C7, 8, T1		
집게손가락, 가운데손가락 끝마디뼈의 굽힘	깊은손가락굽힘근(심지굴근, 노쪽 부분)	C7, 8, T1		
손 굽힘				
엄지손가락 손허리뼈 벌림	짧은엄지벌림근(단무지외전근)	C7, 8, T1	정중신경(신경얼기 가쪽 다발로부터 C6, C7, 신경얼기 안쪽 다발로부터 C8, T1)	
엄지손가락 첫마디뼈 굽힘	짧은엄지굽힘근(단무지굴근)	C7, 8, T1		
엄지손가락 손허리뼈 맞섬	엄지맞섬근(무지대립근)	C8, T1		
집게손가락, 가운데손가락, 반지손가락, 새끼손가락 먼쪽 2개 마디뼈의 폄과 첫마디뼈의 굽힘	벌레근(충양근, 가쪽 2개)	C8, T1		
	벌레근(충양근, 안쪽 2개)	C8, T1	자신경(척골신경)	
아래팔 폄	위팔세갈래근(상완삼두근)과 팔꿈치근(주근)	C6~8	노신경(신경얼기 뒤 다발로부터)	
아래팔 굽힘	위팔노근(상완요골근)	C5, 6		
손의 노쪽 폄	노쪽손목폄근(요측수근신근)	C6~8		
집게손가락, 가운데손가락, 반지손가락, 새끼손가락 마디뼈의 폄	손가락폄근	C6~8		
손의 폄				
새끼손가락 마디뼈의 폄	고유새끼폄근(고유소지신근)	C6~8		
손의 폄				
손의 자쪽 폄	자쪽손목폄근(척측수근신근)	C6~8		
아래팔 뒤침	손뒤침근(회외근)	C5~7	노신경(요골신경; 신경얼기의 뒤 다발로부터)	팔신경얼기(상완신경총)
엄지손가락 손허리뼈 벌림	긴엄지벌림근(장무지외전근)	C7~8		
손의 노쪽 폄				

표 4.3 운동기능 표 (계속)

검사할 활동	근육	척수분절	신경	신경얼기
엄지손가락 폄	짧은엄지폄근(단무지신근)과 긴엄지폄근(장무지신근)	C7, 8		
손의 노쪽 폄		C6~8		
집게손가락 폄	고유집게폄근(고유시지신근)	C6~8		
손의 폄				
몸통과 가슴				
갈비뼈 올림	가슴근육, 배근육, 등근육		가슴신경과 뒤허리엉치가지 (후방 요천골신경가지)	팔신경얼기 (상완신경총)
갈비뼈 내림				
배 수축				
몸통 앞굽힘				
몸통 가쪽굽힘				
다리이음뼈와 다리				
엉덩관절 굽힘	엉덩허리근(장요근)	L1~3	넙다리신경(대퇴신경)	허리신경얼기 (요신경총)
엉덩관절 굽힘(그리고 넓적다리 가쪽번짐)	넙다리빗근(봉공근)	L2, 3		
다리 폄	넙다리네갈래근(대퇴사두근)	L2~4		
넓적다리 모음	두덩근(치골근)	L2, 3	폐쇄신경	
	긴모음근(장내전근)	L2, 3		
	짧은모음근(단내전근)	L2~4		
	큰모음근(대내전근)	L3, 4		
	두덩정강근(박근)	L2~4		
넓적다리 모음	바깥폐쇄근(외폐쇄근)	L3, 4		
넓적다리 가쪽 돌림				
넓적다리 벌림	중간볼기근(중둔근)과 작은볼기근(소둔근)	L4, 5, S1	위볼기신경(상둔신경)	엉치신경얼기 (천골신경총)
넓적다리 안쪽 돌림				
넓적다리 굽힘	넙다리근막긴장근(대퇴근막장근)	L4, 5		
넓적다리 가쪽 돌림	궁둥구멍근(이상근)	S1, 2		
넓적다리 벌림	큰볼기근(대둔근)	L4, 5, S1, 2	아래볼기신경(하둔신경)	
넓적다리 가쪽 돌림	속폐쇄근(내폐쇄근) 쌍둥이근(쌍자근) 넙다리네모근(대퇴방형근)	L5, S1 L4, 5, S1 L4, 5 ,S1	엉치신경얼기(천골신경총)로 부터의 근육가지	

표 4.3 운동기능 표 (계속)

검사할 활동	근육	척수분절	신경	신경얼기
다리 굽힘(넓적다리 폄 동작을 보조함)	넙다리두갈래근(대퇴이두근) 반힘줄근(반건양근) 반막근(반막양근)	L4, 5, S1, 2 L4, 5, S1 L4, 5, S1	궁둥신경(좌골신경) 신경줄기	
발 등쪽 굽힘	앞정강근(전경골근)	L4, 5	깊은종아리신경(심비골신경)	
발 뒤침				
둘째~다섯째발가락 폄	긴발가락폄근(장지신근)	L4, 5, S1		
발 등쪽 굽힘				
엄지발가락 폄	긴엄지폄근(장무지신근)	L4, 5, S1		
발 등쪽 굽힘				
엄지발가락과 안쪽 3개 발가락 폄	짧은발가락폄근(단지신근)	L4, 5, S1		
엎침에서 발의 발바닥쪽 굽힘	종아리근(비근)	L5, S1	얕은종아리신경(천비골신경)	
뒤침에서 발의 발바닥쪽 굽힘	뒤정강근(후경골근)과 종아리세갈래근(하퇴삼두근)	L5, S1, 2	정강신경(경골신경)	
뒤침에서 발의 발바닥쪽 굽힘	긴발가락굽힘근(장지굴근)	L5, S1, 2		
둘째~다섯째발가락 끝마디뼈 굽힘				
뒤침에서 발의 발바닥쪽 굽힘	긴엄지굽힘근(장무지굴근)	L5, S1, 2		
엄지발가락 끝마디뼈 굽힘				
둘째~다섯째발가락 중간마디뼈 굽힘	짧은발가락굽힘근(단지굴근)	L5, S1		
엄지발가락 첫마디뼈 굽힘	짧은엄지굽힘근(단무지굴근)	L5, S1, 2		
발가락 펼침과 좁힘	발의 작은 근육들	S1, 2		
발가락 첫마디뼈 굽힘				
골반바닥 수의조절	샅근육(회음근)과 조임근(괄약근)	S2~4	음부신경	

(JC McKinley에서 변형)

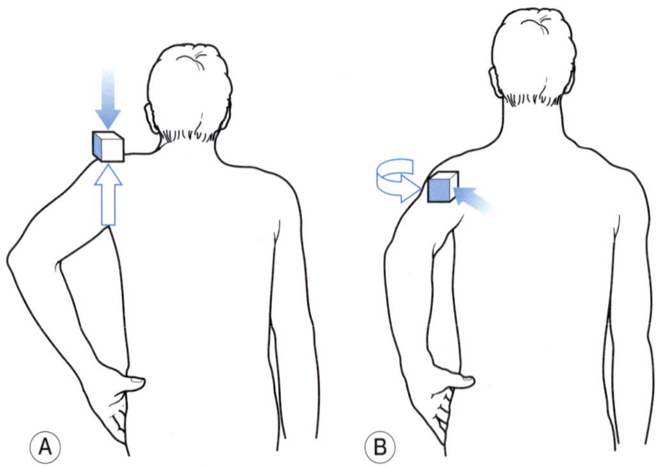

그림 4.21 (A) **상부 등세모근**(C3, C4, **척수더부신경**). 저항에 대항해 어깨를 올림. (B) **상부 등세모근**(C3, C4, **척수더부신경**). 저항에 대항해 어깨를 뒤로 민다. (Chusid 1964)

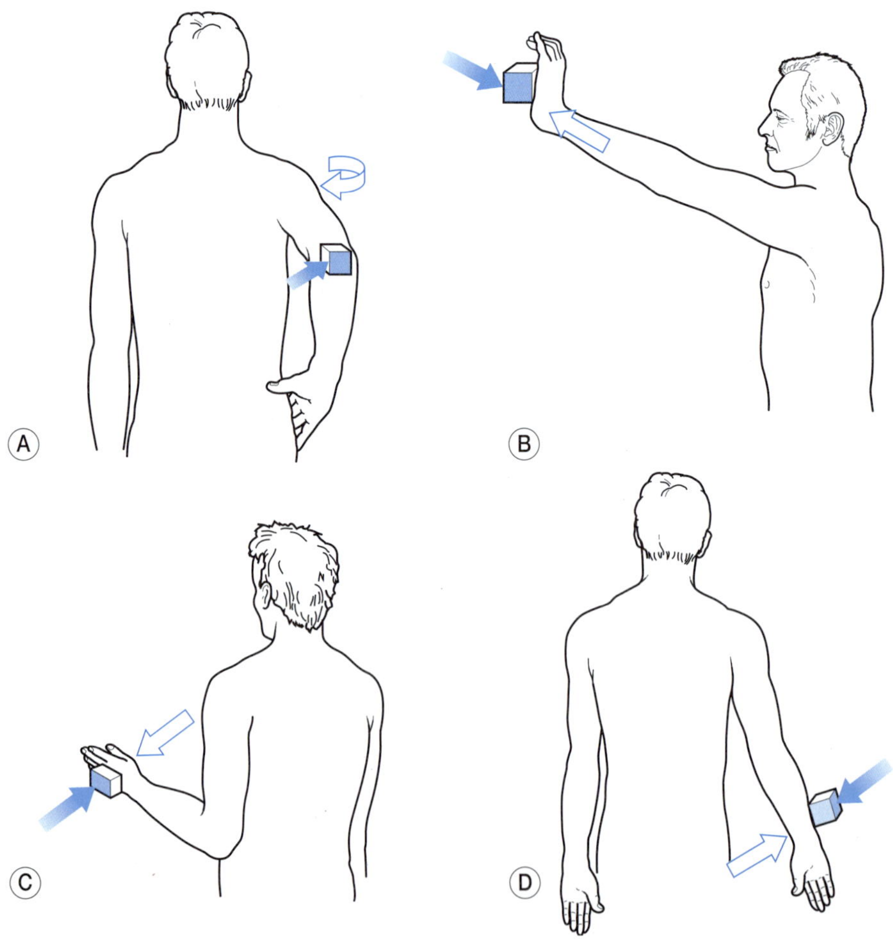

그림 4.22 (A) **마름근**(C4, C5, **등쪽어깨신경**). 저항에 대항하여 어깨를 뒤로 민다. (B) **앞톱니근**(C5~7, **긴가슴신경**). 대상자는 길게 편 팔로 단단하게 민다. 어깨뼈 안쪽 모서리는 흉벽에 붙은 상태를 유지한다. (등세모근이 약하면 안쪽 모서리가 가슴벽에서 떨어져 나올 수 있다). (C) **가시아래근**(C4~6, **어깨위신경**). 옆에서 팔꿈치를 굽히고 아래팔에 대한 저항에 대항하여 팔을 바깥쪽으로 돌린다. (D) **가시위근**(C4~6, **어깨위신경**). 저항에 대항해서 팔을 몸 측면으로부터 벌린다. (Chusid 1964)

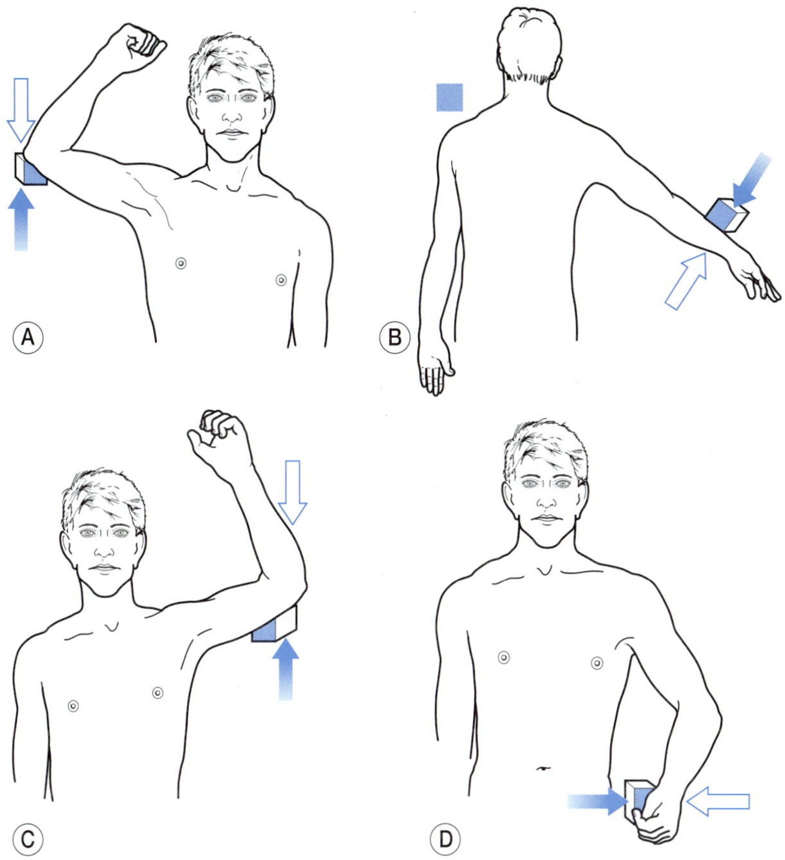

그림 4.23 (A) **넓은등근(C6~8, 어깨위신경)**. 저항에 대항하여 팔을 수평, 가쪽 위치로부터 벌린다. (B) **어깨세모근(C5, C6, 겨드랑신경)**. 가쪽으로 들어올린(몸에서 30~75°) 팔을 저항에 대항해 벌림. (C) **상부 큰가슴근(C5~8, 가쪽가슴근신경, 안쪽가슴근신경)**. 들어올린, 즉 수평, 앞쪽방향 위치의 팔을 저항에 대항하여 벌린다. (D) **하부 큰가슴근(C5~8, T1, 가쪽가슴근신경, 안쪽가슴근신경)**. 팔을 수평 밑 앞쪽방향 위치로부터 저항에 대항하여 벌린다. (Chusid 1964)

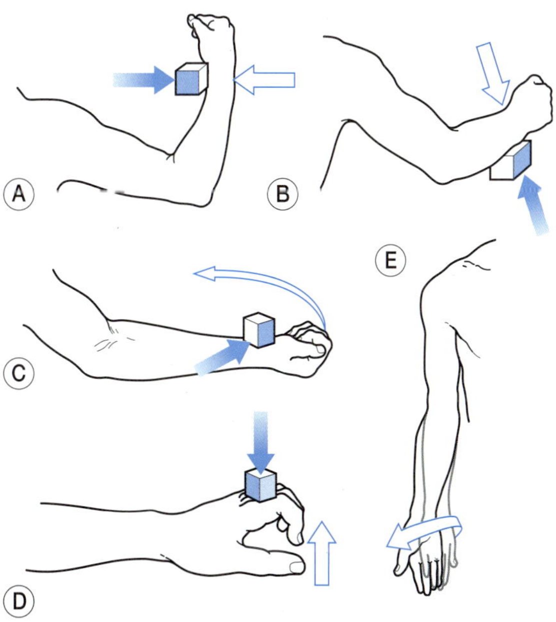

그림 4.24 (A) **두갈래근(C5, C6, 근육피부신경)**. 뒤침 상태의 아래팔을 저항에 대항하여 굽힌다. (B) **세갈래근(C6~8, 노신경)**. 팔꿈치를 굽힌 아래팔을 저항에 대항하여 편다. (C) **위팔노근(C5, C6, 노신경)**. '중립' 위치(엎침 상태도 아니고 뒤침 상태도 아닌 위치)에 놓인 아래팔을 저항에 대항하여 굽힌다. (D) **손가락폄근(C7, C8, 노신경)**. 저항에 대항하여 여러 손가락을 손허리손가락관절에서 편다. (E) **손뒤침근(C5, C6, 노신경)**. 팔을 측면에서 편 채로 저항에 대항하여 손을 뒤친다. 손목에 가까운 아래팔 부위를 잡은 검사자의 손을 통해 저항이 가해진다. (Chusid 1964)

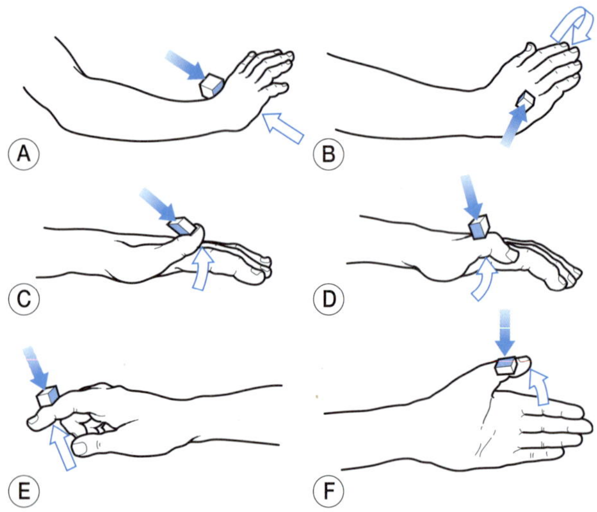

그림 4.25 (A) **긴노쪽손목폄근**(C6~8, 노신경). 저항에 대항해서 노쪽으로 손목을 편다. 손가락은 편 상태를 유지한다. (B) **자쪽손목폄근**(C6~8, 노신경). 저항에 대항해서 자쪽으로 손목관절을 편다. (C) **긴엄지폄근**(C7, C8, 노신경). 저항에 대항해서 엄지손가락을 편다. (D) **짧은엄지폄근**(C7, C8, 노신경). 저항에 대항해서 손허리손가락관절에서 엄지손가락을 편다. (E) **고유집게폄근**(C6~8, 노신경). 손가락 등쪽면에 가하는 저항에 대항해서 집게손가락을 편다. (F) **긴엄지벌림근**(C7, C8, T1, 노신경). 손바닥면과 직각인 면을 따라 저항에 대항하여 엄지손가락을 벌린다. (Chusid 1964)

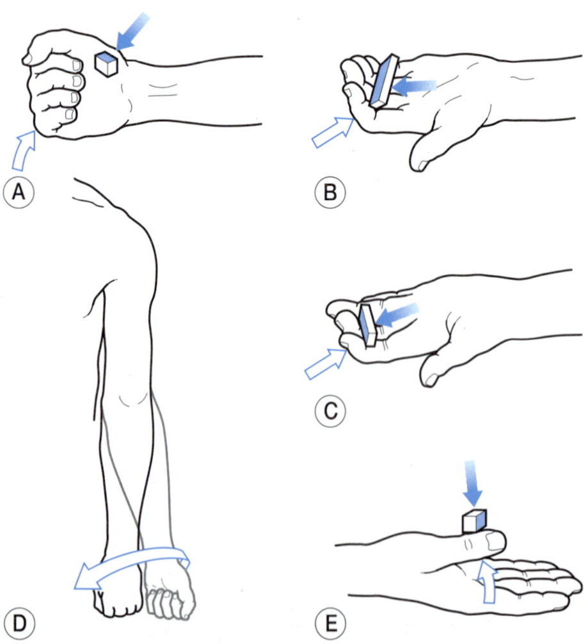

그림 4.26 (A) **노쪽손목굽힘근**(C6, C7, 정중신경). 저항에 대항해서 노쪽으로 손목을 굽힌다. (B) **얕은손가락굽힘근**(C7, C8, T1, 정중신경). 저항에 대항해서 첫째손가락뼈사이관절에서 손가락을 굽힌다. (C) **깊은손가락굽힘근 I, II**(C7, C8, T1, 정중신경). 중간마디는 펌 상태로 고정하고 저항에 대항해서 집게손가락과 가운데손가락의 끝마디를 굽힌다. (D) **원엎침근**(C6, C7, 정중신경). 펌 상태의 팔을 저항에 대항해서 엎친다. 환자의 손목 가까운 아래팔 부위를 검사자의 손으로 잡아 저항을 가한다. (E) **짧은엄지벌림근**(C7, C8, T1, 정중신경). 손바닥면에 직각인 면을 따라 저항에 대항하여 엄지손가락을 벌린다. (Chusid 1964)

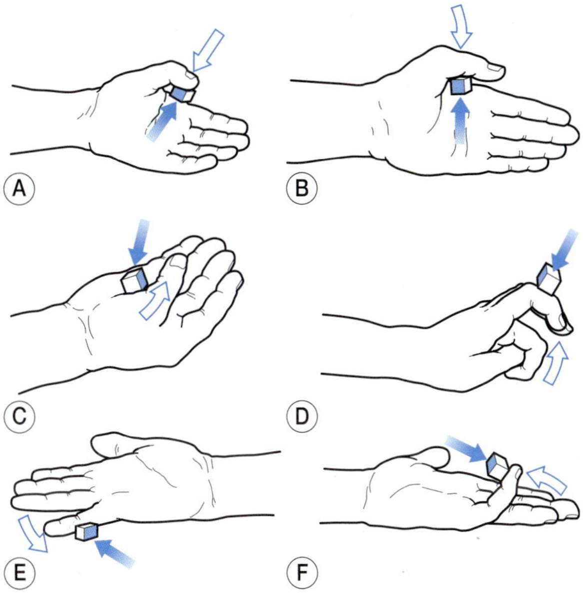

그림 4.27 (A) **긴엄지굽힘근**(C7, C8, T1, 정중신경). 첫마디를 폄 상태로 고정하고 저항에 대항하여 엄지손가락의 끝마디를 굽힌다. (B) **짧은엄지굽힘근**(C7, C8, T1, 정중신경). 엄지손가락의 손바닥면에 가하는 저항에 대항하여 엄지손가락을 굽힌다. (C) **엄지맞섬근**(C8, T1, 정중신경). 엄지손톱을 손바닥과 평행으로 유지한 채 엄지손가락이 저항에 대항하여 손바닥을 가로질러 새끼손가락 끝에 접촉하도록 한다. (D) **벌레근 · 뼈사이근(노쪽 절반)**(C8, T1, 정중신경, 자신경). 저항에 대항하여 중간마디뼈, 끝마디뼈를 펴고 첫마디뼈는 최대 폄 상태를 유지한다. 자뼈와 신경지배가 동일하므로 같은 식으로 검사할 수 있다. (E) **자쪽손목굽힘근**(C7, C8, T1, 자신경). 손가락 폄, 손 뒤침 상태로 탁자에 놓고 저항에 대항하여 새끼손가락을 강하게 벌린다. (F) **새끼굽힘근**(C7, C8, T1, 자신경). 저항에 대항하여 새끼손가락 첫마디를 굽힌다. (Chusid 1964)

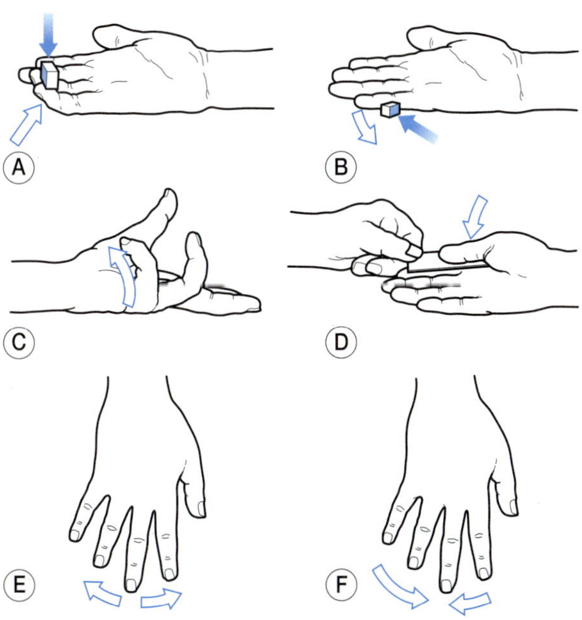

그림 4.28 (A) **깊은손가락굽힘근 III, IV**(C8, T1, 자신경). 저항에 대항하여 새끼손가락과 반지손가락의 끝마디를 굽힌다. 중간마디는 폄 상태로 고정한다. (B) **새끼벌림근**(C8, T1, 자신경). 손가락 폄, 손 뒤침 상태로 탁자에 놓고 저항에 대항하여 새끼손가락을 벌린다. (C) **소지대립근**(C7, C8, T1, 정중신경). 손가락 폄 상태에서 엄지손가락 바닥 쪽으로 손바닥을 가로질러 새끼손가락을 움직인다. (D) **엄지벌림근**(C8, T1, 자신경). 엄지손톱을 손바닥면과 직각이 되게 유지하면서 손바닥과 엄지손가락 사이로 종이 한 장을 잡고 저항에 대항하여 버틴다. (E) **등쪽뼈사이근**(C8, T1, 자신경). 손바닥을 탁자에 평평하게 놓고 저항에 대항하여 중간선에서 멀어지는 방향으로 집게손가락과 반지손가락을 벌린다. (F) **바닥쪽뼈사이근**(C8, T1, 자신경). 손바닥을 탁자에 평평하게 놓고 벌림 상태의 집게손가락, 반지손가락, 새끼손가락을 저항에 대항해 중간선 쪽으로 모은다. (Chusid 1964)

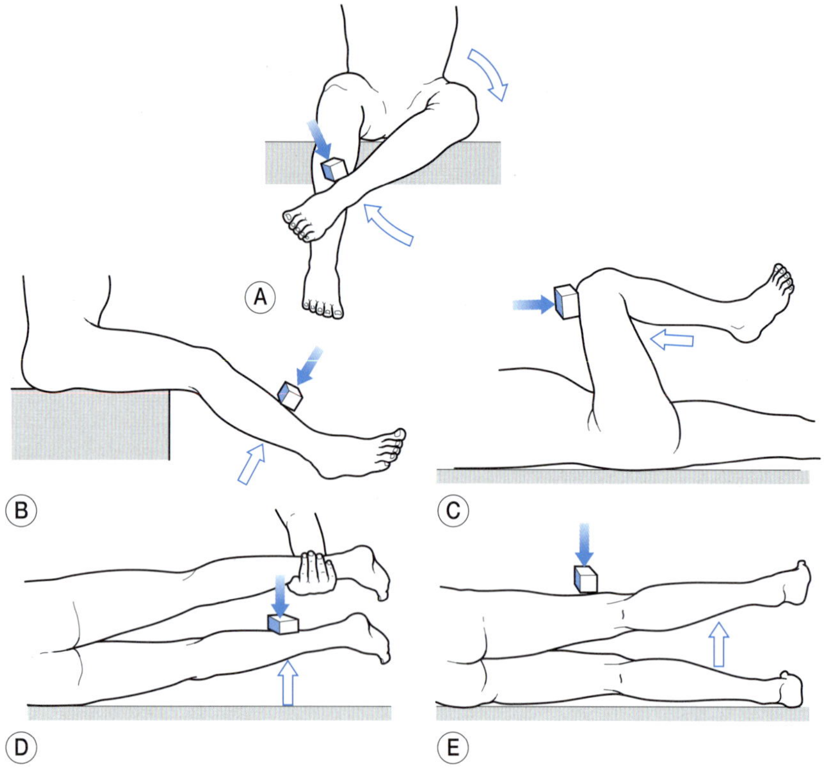

그림 4.29 (A) **넙다리빗근(L2, L3, 넙다리신경).** 환자는 앉아서 무릎을 굽힌 자세를 취하고 다리에 가하는 저항에 대항하여 바깥쪽 방향으로 돌린다. (B) **넙다리네갈래근(L2~4, 넙다리신경).** 다리에 가하는 저항에 대항하여 무릎을 편다. (C) **엉덩허리근(L1~3, 넙다리신경).** 대상자는 무릎을 굽히고 바로누운 자세를 취한다. 약 90° 정도 굽힌 상태의 넓적다리를 저항에 대항하여 더 굽힌다. (D) **모음근(L2~4, 폐쇄신경).** 대상자는 두 무릎을 펴고 한쪽으로 누워 저항에 대항하여 다리를 모은다. 위쪽 다리는 검사자가 받친다. (E) **중간볼기근과 작은볼기근, 넙다리근막긴장근(L4, L5, S1, 위볼기신경).** 벌림 검사: 대상자는 넓적다리와 다리를 펴고 모로누운 자세를 취하고 저항에 대항하여 위쪽 종아리를 벌린다. (Chusid 1964)

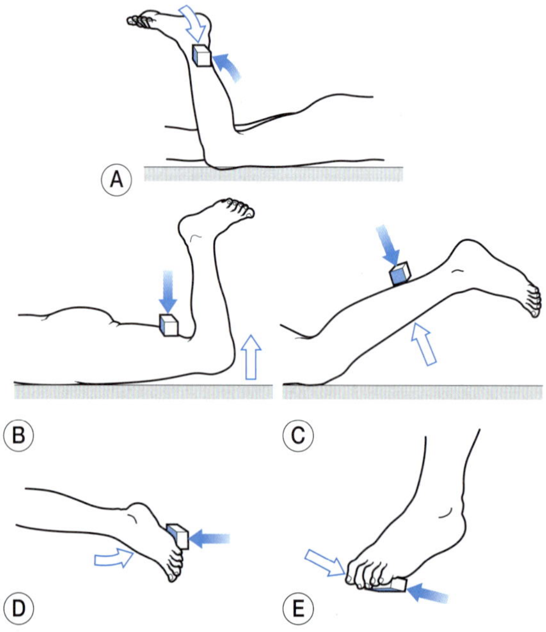

그림 4.30 (A) **중간볼기근과 작은볼기근, 넙다리근막긴장근(L4, L5, S1, 위볼기신경).** 안쪽돌림 검사: 대상자는 무릎을 굽히고 엎드린 자세에서 저항에 대항하여 발을 가쪽으로 움직인다. (B) **큰볼기근(L4, L5, S1, S2, 아래볼기신경).** 대상자는 엎드린 자세를 취하고 저항에 대항하여 무릎을 탁자로부터 들어올린다. (C) **'넙다리뒤근육군' (L4, L5, S1, S2, 궁둥신경).** 대상자는 엎드린 자세를 취하고 저항에 대항하여 무릎을 굽힌다. (D) **장딴지근(L5, S1, S2, 정강신경).** 대상자는 엎드린 자세를 취하고 저항에 대항하여 발을 발바닥쪽 굽힘 방향으로 움직인다. (E) **긴발가락굽힘근(S1, S2, 정강신경).** 저항에 대항하여 발가락관절을 발바닥쪽 굽힘 방향으로 움직인다. (Chusid 1964)

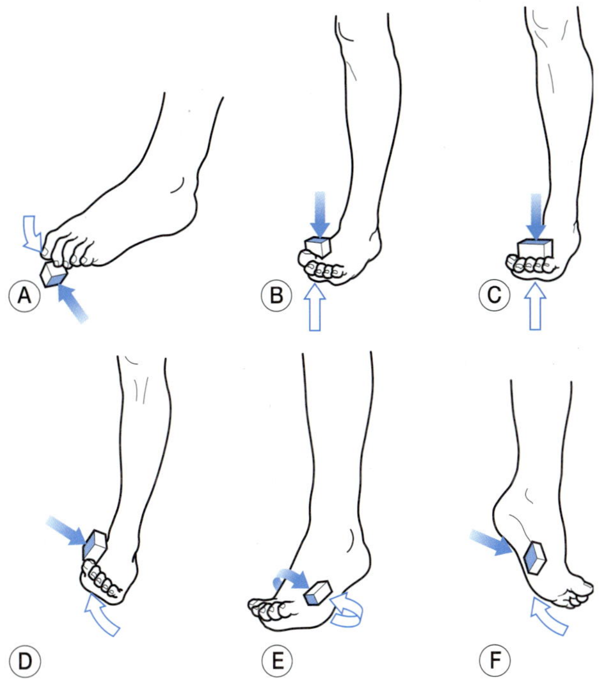

그림 4.31 (A) **긴엄지굽힘근(L5, S1, S2, 정강신경)**. 저항에 대항하여 엄지발가락을 발바닥쪽 굽힘 방향으로 움직인다. 둘째, 셋째발가락도 굽힌다. (B) **긴엄지폄근(L4, L5, S1, 깊은종아리신경)**. 저항에 대항하여 엄지발가락을 발등굽힘시킨다. (C) **긴발가락폄근(L4, L5, S1, 깊은종아리신경)**. 저항에 대항하여 발가락을 발등굽힘시킨다. (D) **앞정강근(L4, L5, 깊은종아리신경)**. 검사자의 손으로 발을 잡아 가하는 저항에 대항하여 발을 발등굽힘, 안쪽번짐시킨다. (E) **긴종아리근과 짧은종아리근(L5, S1, 얕은종아리신경)**. 검사자의 손으로 발을 잡아 가하는 저항에 대항하여 발을 가쪽번짐시킨다. (F) **뒤정강근(L5, S1, 정강신경)**. 검사자의 손으로 발을 잡아 가하는 저항에 대항하여 발바닥쪽굽힘 상태의 발을 안쪽번짐시킨다. (Chusid 1964)

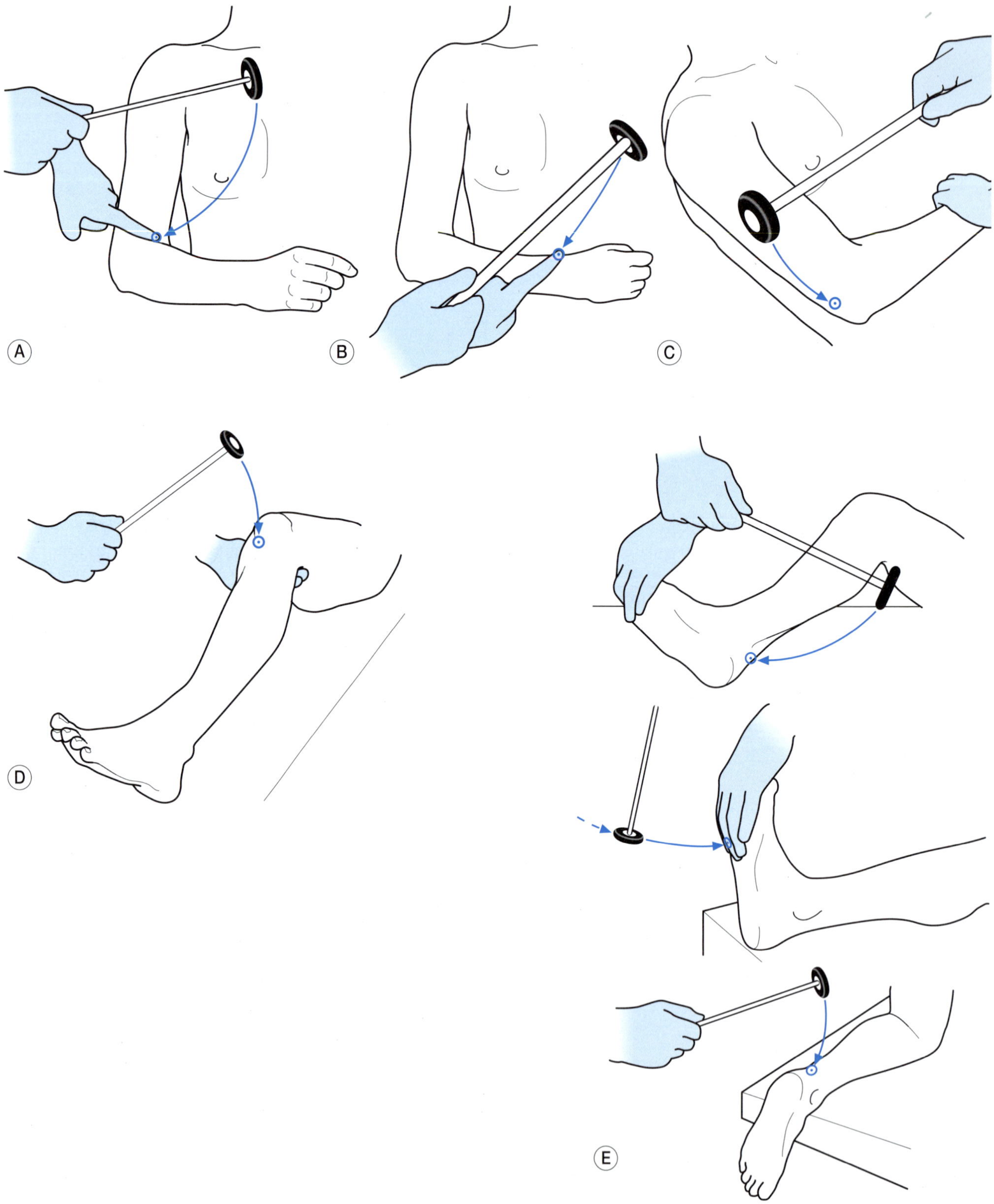

그림 4.32 (A) 두갈래근반사 검사. (B) 손뒤집근반사 검사. (C) 세갈래근반사 검사. (D) 무릎반사 검사. (E) 발목반사와 그 세 가지 방법. (Chusid 1964)

임상증례 풀이 Clinical case answers

증례 4.1

4.1.1

뇌신경 III, V, VII, IX, X을 진찰해 보아야 할 것이다. 다음의 검사를 수행한다.

1. 눈꺼풀틈새(안검하수) – 이것은 눈돌림신경과 교감신경의 분포에 의해 정해진다. 그렇기 때문에 호너 증후군, 눈돌림신경 병소 혹은 중간뇌 그물체의 중심통합상태(CIS)상 생리적 변화 등을 감별해야 한다.
2. 피부상태 – 말초 저항이 증가하면 특히 팔다리에서 피부 건강을 저하시킬 수 있다.
3. 검안경검사 – 정맥동맥비(V : A ratio)와 혈관 건강
4. 심장 청진 – 부정맥과 심음상 변화가 다리뇌숨뇌 그물체(PMRF)의 중심통합상태(CIS) 변화 때문에 나타날 수 있다.
5. 장음 청진 – 미주신경 기능 자극효과를 감시할 때 일부 치료 과정 중 특히 유용할 수 있다(예를 들면, 추가 지침이 필요한 온수관류, 교정, 시각자극이나 운동 등).
6. 피부나 고막 온도와 혈류 – 이것은 교정 전후 점검사항으로서 특히 유용하다. 교정 후에 피부 온도 비대칭이 크게 변할 수 있다. 이러한 변화는 한쪽 의존적이다. 이마피부 온도가 저하된 쪽에 교정을 가하면 비대칭 역전, 즉 대칭성 증가라는 효과를 보는 경우가 흔하다. 모순적 결과가 나오는 경우는 추가 연구가 진행되는 중인 여러 요소에 따라 좌우되는 듯이 보인다. 이마피부 온도는 자율신경 기능에 대한 안뜰과 겉질의 영향과 뇌의 연료 수요 등등에 따라 달라진다는 점을 기억해야 한다.
7. 피부표기증 – 교감신경 매개 통증 환자에서 적색 반응이 자주 관찰된다.
8. 허파 팽창, 호흡수, 호흡비 등 – 들숨 : 날숨 비가 1 : 2면 거의 정상적인 교감미주 평형을 나타낸다고 간주한다. 즉 들숨보다 날숨 때 두 배의 시간이 소요된다는 뜻이다. 일부 환자는 이렇게 하기 어려워 하며 어느 정도 훈련이 필요하다. 얕고 빠르게 숨을 쉬면 호흡성 알칼리증이 생길 수 있으며, 호흡성 알칼리증은 신경계의 과민성을 초래한다. 이산화탄소기 더 빠른 속도로 날숨으로 배출되어 혈중 [H^+] 이온이 감소한다. [Ca^{++}] 이온이 감소하고 세포외액에서 [Na^+] 이온이 증가하게 된다. 이것은 임상적으로 타진 근육긴장증(percussion myotonia)으로 관찰될 수 있으며, 타진 근육긴장증은 여러 종류의 대사 혹은 호르몬 장애에서 관찰되기도 한다.
9. 이마피부 온도 – 망막 혈관에 분포하는 교감신경의 가지가 이마 혈관에 대한 교감신경 공급을 담당하므로 눈썹 선 위쪽 피부 온도를 측정하면 눈으로 가는 혈관의 교감신경 제어에 대해 유용한 정보를 알 수 있다.
   목 들신경을 활성화하면 흥분성 안뜰교감신경 반사에 대한 대항제 효과를 나타낸다고 확인되었다. 그래서 경추 교정을 하면 안뜰교감신경 반사에 대한 경추성 억제가 증강되고 그 결과 눈과 뇌로 가는 혈류가 증가된다(Sexton 2006).

4.1.2

1. 동공 크기와 반응성
2. 망막동맥의 정맥동맥비
3. 양쪽 혈압
4. 피부 온도와 땀분비
5. 피부표기증
6. 심장박동수

4.1.3

피부표기증(dermatographia)은 뾰족하지만 무딘 도구로 피부에 선을 그었을 때의 팽진과 발적 반응이 지나치게 크게 나타나는 것이다. 교감신경 매개 통증이나 교감신경계의 과활성 문제를 겪는 환자에게서 적색반응이 자주 관찰된다.

증례 4.2

4.2.1

외사시(exotropia)는 눈이 멈춘 상태에서 코로부터 멀어지는 방향으로 눈이 편위되며 눈을 어떻게 움직이든 편위 정도가 그대로 지속되는 것이다. 사시의 일종이다(그림 4.2.1). 외사위(exophoria)는 눈을 움직일 때 눈이 코 쪽으로 가볍게 편위되는 것으로, 작은 변동은 뇌에서의 통합성에 수용될 수 있기 때문에 자신이 알지 못하는 것이 정상이다. 외사시와 외사위 모두 안쪽곧은근의 위약이나 가쪽곧은근의 과다활동에 의해 일어날 수 있다.

4.2.2

문제되는 두 근육의 활성 수준은 신경분포를 제공하는 각 신경세포 집단의 활성도에 의한 것일 수 있다. 중간뇌(눈돌림신경) 활성과 다리뇌(갓돌림신경) 활성을 검사하면 과활성이나 저활성 중 어느 쪽이 진행 중인지 소견을 얻을 수 있다.

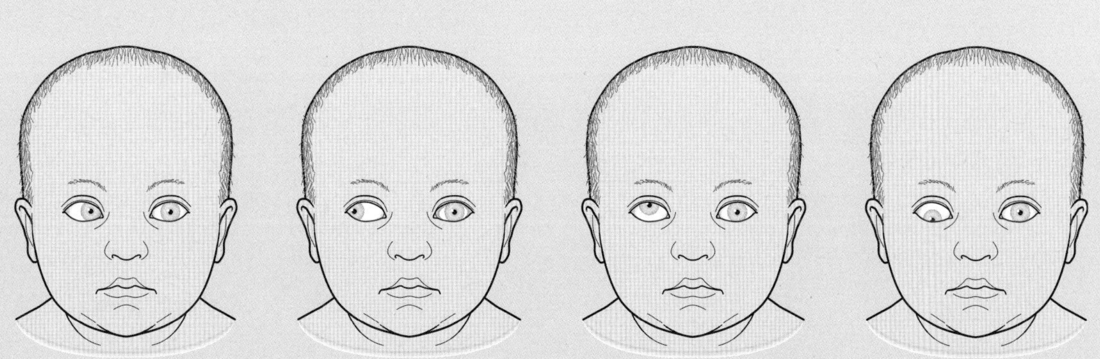

Esotropia 내사시 Exotropia 외사시 Hypertorpia 상사시 Hypotropia 하사시

참고문헌

Carrick, F.R., 1997. Changes in brain function after manipulation of the cervical spine. J. Manipulative Physiol. Ther. 20, 529–545.

Chusid, J.G., 1964. Correlative Neuroanatomy and Functional Neurology. Lange Medical Publishers, Los Altos, California.

DeMyer, W.E., 1994. Technique of the Neurologic Examination: A Programmed Text, fourth ed. McGraw-Hill, New York.

Fuller, G., 2004. Neurological Examination Made Easy, third ed. Churchill Livingston, New York.

Schmid, R., Wilhelm, B., Wilhelm, H., 2000. Naso-temporal asymmetry and contraction aniscoria in the pupillomotor system. Graefes Arch. Clin. Exp. Ophthalmol. 238 (2), 123–128.

Sexton, S.G., 2006. Forehead temperature asymmetry: A potential correlate of hemisphericity (Personal communication).

추가 정보

Bickley, L., Hoekelman, R., 1999. Bates' Guide to Physical Examination and History Taking, seventh ed. Lippincott Wilkins and Williams, Philadelphia.

Blumenfeld, H., 2002. Neuroanatomy from clinical cases. Sinauer Associates, Sunderland, MA.

DeMyer, W.E., 1994. Technique of the Neurologic Examination: A Programmed Text, fourth ed. McGraw-Hill, New York.

Fuller, G., 2004. Neurological Examination Made Easy, third ed. Churchill Livingston, New York.

Patten, J., 2004. Neurological Differential Diagnosis, second ed. Springer, New York.

제 5 장
감각과 수용체 계통의 신경학

Neurology of sensory and receptor systems

5

생각해 볼 임상증례 Clinical cases for thought

증례 5.1

36세 남성 환자가 오른쪽 다리로 내려가 오른발 바깥쪽으로 방사되는 심한 불기 통증으로 내원하였다. 3일 전 형제가 이사할 때 돕다가 통증을 처음 느꼈다. 기침을 하거나 근육긴장을 주면 통증이 심해지는 듯하다. 신체 진찰을 해 보니 뻗은발올림이 20° 에서 제한되고 Bowstring 징후가 양성이다. 허리 부위가 염증상태이고 L5~S1 부위에서 촉진에 민감하다. 오른쪽 장딴지근 힘줄반사가 감소되었고, 발 가쪽에 진동감각이 없다.

질문
- 5.1.1 본 증례에서 추정되는 손상 기전을 설명하시오.
- 5.1.2 장딴지근 반사활동성 소실에 대해 설명하시오.
- 5.1.3 발 가쪽 진동감각 소실에 대해 설명하시오.
- 5.1.4 위의 진단을 확인하기 위해 어떤 영상검사를 요청할 것인가?

증례 5.2

68세 여성이 3개월 된 심한 왼쪽 절뚝거림과 가벼운 요통으로 방문하였다. 진찰해 보니 오른쪽에 비해 왼쪽 무릎관절에 중등도 변형이 보인다. 여성은 무릎에는 통증이나 불편함이 전혀 없다고 하고 허리에만 증상이 있다고 한다. 진찰해 보니 깊은 힘줄반사와 무릎밑 감각소실이 확인된다. 허리 방사선사진은 특이소견이 없었다. 무릎 방사선사진상 정강뼈 고원 부위의 뼈 파괴, 부조화, 탈구, 관절 조직파편 등이 보였다. 추가 문진을 해 보니 여성은 조절되지 않는 당뇨병 상태임을 알려준다.

질문
- 5.2.1 이 환자에서 우선적인 감별진단 5개를 요약하시오.
- 5.2.2 종아리 감각을 어떻게 검사할 것인가?
- 5.2.3 반사와 감각 소실에 대해 설명하시오.
- 5.2.4 불운한 이 여성 환자의 관절손상 기전을 설명하시오.

서 론

Introduction

수용체라고 하는 전문화된 구조물에서 외부 자극이 신경세포 활동성으로 전환된다. 다양한 유형의 수용체는 각각 특정한 유형의 자극을 검출하는 능력이 전문화되어 있다. 빛 수용체는 빛에 가장 민감하고 압력 수용체는 압력에 가장 민감한 식이다. 하지만 자극이 충분히 크다면 다른 유형의 자극에 의해서도 각 수용체가 흥분될 수 있다. 눈을 감고 눈꺼풀 위를 부드럽게 눌러 비벼 보자. 몇몇 사람들은 번쩍이는 빛이 시야에 떠다니는 것을 지각할 것이다. 이 감각은 안구에 가한 압력에 의해 탈분극을 일으키는 빛에 민감한 망막세포 때문에 발생한다. 압력에 의해 세포가 탈분극하게 되있지만 압력을 지각하는 것이 아니라 번쩍이는 빛을 지각한다! 이 현상은 이들 세포로부터 정상적으로 빛 자극에 대한 활동전위 활동성을 받아들이는 시각 겉질로 이어지는 단단한 배선회로 때문이다. 시각겉질 세포는 자신이 받아들이는 활동전위 활동성의 증가가 빛 자극 때문이라고 너무도 당연하게 '믿기' 때문에 우리는 빛을 지각한다! 우리 마음속에 바깥 세상의 표상을 진실되게 구성하지 못하는 경우가 많다는 것을 알게 될 것이다. 자극에 대한 우리 마음의 해석이 우리의 지각이 되고 결국 우리의 현실이 된다.

사람이 의식에서 지각하는 양식에는 빛, 통증, 압력, 진동, 맛, 촉각, 냄새, 소리, 온도 등이 있다. 근육길이, 관절위치감각, 내부기관 기능과 같은 일부 양식의 경우 항상 의식에서 지각되는 것은 아니며 그럼에도 불구하고 정상적인 기능을 발휘하는 데에 꼭 필요하다. 아주 소수의 예외를 제외하고는 이러한 다양한 양식의 감각은 각기 다른 일차 들신경세포 혹은 뒤뿌리신경절(dorsal root ganglion, 후근신경절) 집단에 의해 검출된다.

신경망에서의 형성력과 생존 유지와 발달, 각성 유지, 혈류 기능성과 내부 기관, 근육운동 조절, 우주에서 자신에 대한 지각 구성 등과 같은 다양한 이유에서 감각정보는 필수적이다.

임상적으로 우리는 다양한 신경경로의 기능성을 검사하고, 신경계의 기능이상 위치를 선정하고, 기능이상 치료에 이용할 무손상(intact) 경로를 확인하기 위해 다양한 감각 양식을 이용하고, 그런 감각 양식이 우리 마음에 어떻게 지각되는지를 이용할 수 있다. 신경계통의 어느 수준에서의 기능불량도 환자의 증상이나 기능이상을 일으킬 수 있다는 점을 기억하는 것이 중요하다.

본 장에서는 다양한 유형의 수용체에 대해 그리고 이들 수용체가 검출하는 특징적 감각 양식에 대해 살펴보고 이러한 정보가 뇌의 어느 부위에서 어떻게 통합되어 지각이 형성되는지 개략적으로 알아본다.

들신경 자극의 감각과 수용

Reception and sensation of afferent stimulation

수용체가 검출하는 자극의 물리적 특성은 이들 자극으로부터 우리가 형성하는 지각과 극적으로 다른 경우가 많다. 예를 들면, 망막세포에서 전자기 방사 양상을 검출하지만 우리가 지각하는 것은 모나리자이다. 귀에서는 음파의 변이와 양상을 검출하지만 우리가 지각하는 것은 모차르트 교향곡이다. 통각수용체에서는 화학적 불균형을 검출하지만 우리가 지각하는 것은 통증이다. 우리의 뇌에서 이러한 정보를 각각 고유하고도 일반적으로 특징적인 식으로 처리하는 놀라운 능력은 우리의 인간성(humanism)을 규정하는 근본 속성이다. 색, 소리, 느낌, 통증, 기타 사람의 모든 지각은 사람의 마음 바깥에는 존재하지 않는다. 그렇기 때문에 우주에 대한 우리의 지각은 물리적 우주에 대한 진실한 표상이 아니라 단지 어떤 특정 시점의 신경계에 가용한 통합적 신경 입력에 대한 마음의 해석이 지어낸 하나의 정신적 구성물이다 (Martin & Jessell 1995). 환자가 신경과학이나 신경해부학의 전통적인 이해방식으로 설명되지 않는 증상을 호소할 때에 이를 기억하는 것이 중요하다. 환자가 지각하는 것이 환자의 현실이다. 예를 들면, 섬유근육통 환자의 마음에서는 관절 수용체에서 감지하는 운동이 통증으로 지각된다. 이 환자에게 통증 지각은 생생한 현실이다.

감각신경세포

Sensory neurons

척수로 이어지는 들신경 혹은 감각 정보는 사실상 모두 뒤뿌리신경절 혹은 일차 들신경세포를 통해 들어온다. 다른

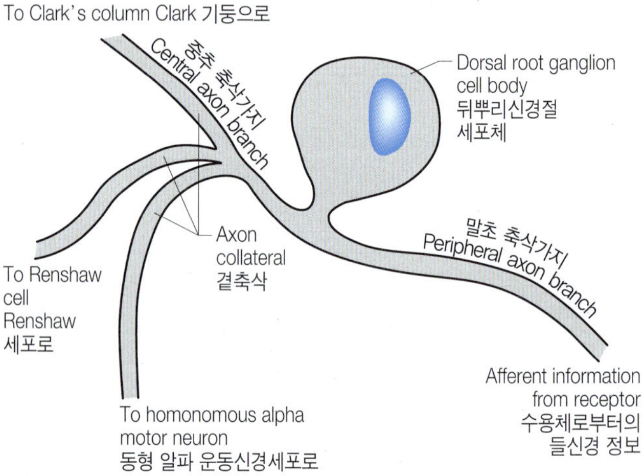

그림 5.1 뒤뿌리신경절 신경세포. 위는 뒤뿌리신경절 세포를 도식적으로 표현한 것이며, 이러한 종류의 신경세포와 관련된 고유한 특성을 잘 보여준다. 축삭은 들신경성(말초 축삭가지)이면서 또한 날신경성(중추 축삭가지)이기도 하다는 점이 보인다. 중추 축삭가지에는 분절 내에서 뿐만 아니라 분절 위로 다양한 다른 신경세포로 투사된다. 이것은 신경축에서 수용체 정보의 분산 원리를 잘 보여준다.

요점 5.1 Quick facts

체성감각(Somatic sensation)

체성감각(몸감각)의 4가지 주요 감각 양식은 다음과 같다.

1. 식별촉각 – 피부에서의 크기, 형태, 감촉, 운동 식별
2. 고유감각 – 시각 입력을 동반하지 않는 팔다리와 몸통의 정적, 동적 자세 감각
3. 통각 – 전형적으로 통증이나 가려움으로 지각되는, 조직손상이나 화학 자극 신호
4. 온도감각 – 따뜻함과 차가움 지각

표 5.1 포유류 신경 중 신경섬유의 유형

섬유 유형	기능	섬유 직경 (μm)	전도속도 (m/s)	극파 지속시간 (ms)	절대불응기 (ms)
Aα	고유감각, 체성운동	12~20	70~120	0.4~0.5	0.4~1
β	촉각, 압력	5~12	30~70		
γ	근육방추 운동	3~6	15~20		
δ	통증, 온도, 촉각	2~5	12~30		
B	신경절이전 자율신경	<3	3~15	1.2	1.2
C 뒤뿌리	통증, 반사반응	0.4~1.2	0.5~2	2	2
교감신경	신경절이후 교감신경	0.3~1.3	0.7~2.3	2	2

모든 들신경 정보는 뇌줄기에 퍼져 분포하는 뇌신경핵, 즉 뒤뿌리신경절 세포의 발생학적 상동기관을 통해 중추신경계로 들어온다.

척수의 일차 들신경세포 세포체는 척주관 쪽으로 들어가는 통로가 되는 척추사이구멍에 아주 가까운 척수 옆 자리의 뒤뿌리신경절에 위치한다(Schwartz 1995). 일차 들신경세포는 축삭을 한 개만 내서 말초로부터 척수 쪽으로 정보를 전달하므로 거짓홑극신경세포(가성단극신경세포)로 분류된다. 말초 수용체로부터 세포체 쪽으로 정보를 전달하는 부분의 축삭을 말초축삭가지라고 부르며, 세포체로부터 척수 쪽으로 정보를 전달하는 부분의 축삭을 중추축삭가지라고 부른다. 뒤뿌리신경세포는 다른 신경세포와 달리 가지돌기를 형성하지 않는다. 그렇기 때문에 여기 신경세포에서 일어나는 조절작용은 모두 척수 회색질로 진입하는 중추돌기에서 연접이전 소설을 통해 혹은 세포체에서 일어나야 한다. 대부분의 일차 들신경 중추돌기는 척수로 진입하면서 곁축삭가지를 낸다(그림 5.1). 여기의 여러 곁가지들은 일차 들신경세포가 전달하는 감각 종류에 따라 다양한 여러 신경세포와 시냅스를 이룬다. 일차 들신경 감각의 유형에 따른 곁가지 형성이나 시냅스 형성에 대해서는 각 감각별로 아래에서 자세히 다룰 것이다.

다양한 종류의 일차 들신경은 축삭의 직경과 말이집형성 밀도가 여러 가지이다. 기능 면으로는 이러한 형태학적 차이로 인해 신경자극 전도속도의 차이가 생긴다. 일차 들신경 축삭의 종류별로 여러 전도속도와 직경은 표 5.1에 정리하였다.

척수와 척주의 성장속도 양상이 다르기 때문에 T3 이하의 뒤뿌리신경절 세포는 신경지배를 담당하는 척수분절에서 점점 더 먼 곳에 위치한다. 그 결과 일차 들신경의 중추돌기

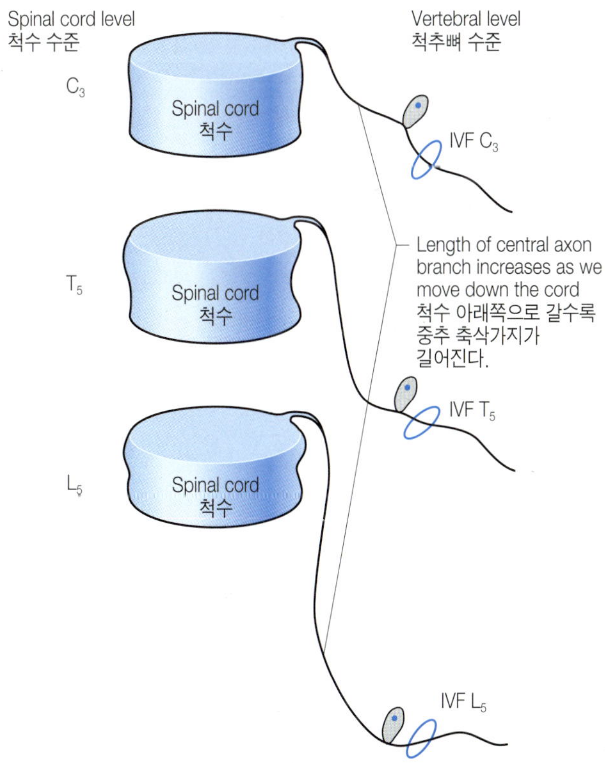

그림 5.2 뒤뿌리신경절 신경세포의 중추 축삭 길이. 위 그림은 척수 신경세포가 뒤뿌리신경절 신경세포로의 연결관계를 확립한 후에도 척추뼈가 계속 자란다는 사실을 보여준다. 척주의 성장과 보조를 맞추려면 뒤뿌리신경절 신경세포의 중추 축삭 투사가 더 길어져야 한다. 그 결과 뒤뿌리신경절 신경세포와 척수 수준 신경세포가 물리적으로 분리되고, 뒤뿌리신경절 신경세포는 척주에서 척추뼈구멍의 원래 자리에 계속 위치한다. 결국 척추신경뿌리 수준과 척수 수준의 기능적 단위가 물리적으로 서로 다른 위치에 놓인다.

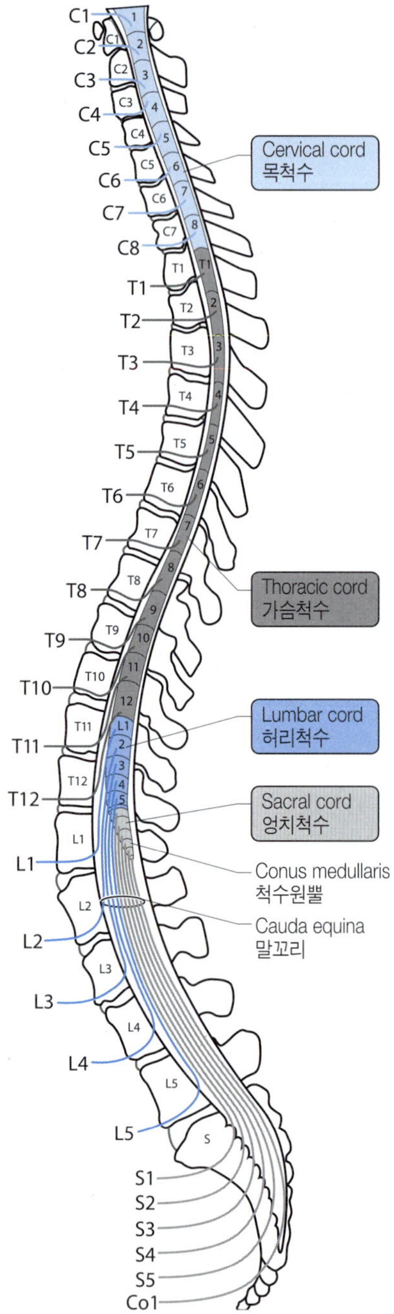

그림 5.3 말꼬리. 측면영상에 보이는 척추뼈 수준과 척수 수준의 관계. 그림에 함께 보이는 말꼬리(마미신경총)는 허리뼈, 엉치뼈, 꼬리뼈 척추 수준에서 나오는 뒤뿌리신경절 신경세포의 중추돌기와 허리, 엉치, 꼬리 척수 수준의 앞뿔세포 날신경 운동 투사가 길어져 형성된다. 척주가 자람에 따라 앞뿔 신경세포에서 나오는 날신경섬유 역시 길어져야만 올바른 척추뼈구멍 수준에서 척주를 빠져나오게 된다는 점에 주의하라.

가 점점 더 길어지다가 대부분의 사람에서 척수가 L1~L2 정도에서 끝난 후 말꼬리(cauda equina, 말총) 모양을 형성한다. 중추돌기는 뒤가쪽 혹은 뒤중심 추간판탈출 때 압박을 받는 부위이다(그림 5.2, 5.3).

> **요점 5.2** Quick facts
>
> **체성감각 경로(Somatosensory information pathways)**
>
> 감각양식이 무엇이든 관계없이 팔다리와 몸통에서 나오는 모든 몸감각 정보는 뒤뿌리신경절(DRG) 세포를 거쳐 중추신경계로 전달된다.
>
> 얼굴, 입술, 구강, 결막, 경질막 등 머리 구조물에서 나오는 몸감각 정보가 전달되는 통로인 삼차신경 감각신경세포는 구조적으로나 형태적으로 뒤뿌리신경절(DRG) 신경세포와 동등하다.

일차 들신경 입력 수용체

Receptors of primary afferent input

구조상 보면, 수용체는 형태학적으로 3가지 기본적인 형태로 분류된다. 즉 신경상피 수용체, 시각 수용체, 일차 들신경 수용체 등이다. 신경상피 수용체는 신경세포체 속에 민감하게 감지하는 기관이 들어 있다. 이 유형에서는 신경세포가 감각표면 가까이에 위치하고 축삭이 뒤로 중추신경계 쪽으로 뻗어 있다. 신경상피 수용체에서는 신경세포체가 상피조직으로부터 유도되고 해당 조직 속에 수용체 기관으로서 머무른다는 점이 독특한 특징이다. 사람의 경우 이러한 유형의 감각수용이 일어나는 유일한 곳은 후각상피 감각세포이다. 후각상피 감각신경세포의 축삭이 후각신경 즉 1번 뇌신경(CN1)이 되어 벌집뼈 체판(cribriform plate, 사상판)을 지나 후각망울 토리에서 연접을 이룬다(Williams & Warwick 1984)(그림 5.4).

두 번째 유형의 수용체는 시각수용체라고 분류된다. 시각수용체는 수용체 기관이 세포체 속에 위치한다는 점은 신경상피 수용체와 비슷하다. 하지만 시각수용체의 경우 태아 뇌를 형성하는 태아 뇌실의 신경외배엽으로부터 유도된 후 망막 부위로 이동한다(그림 5.5).

세 번째 유형의 수용체는 일차 들신경 수용체라고 분류되며, 세포체가 중추신경계 내부나 가까이에 위치한다. 말초돌기가 길고 자극을 수용하는 부위로 뻗어 있으며 수용체 역할을 하는 수용성 특수 구조물을 이룬다. 피부의 모든 수용체와 고유수용체의 대부분은 바로 이 유형에 해당된다

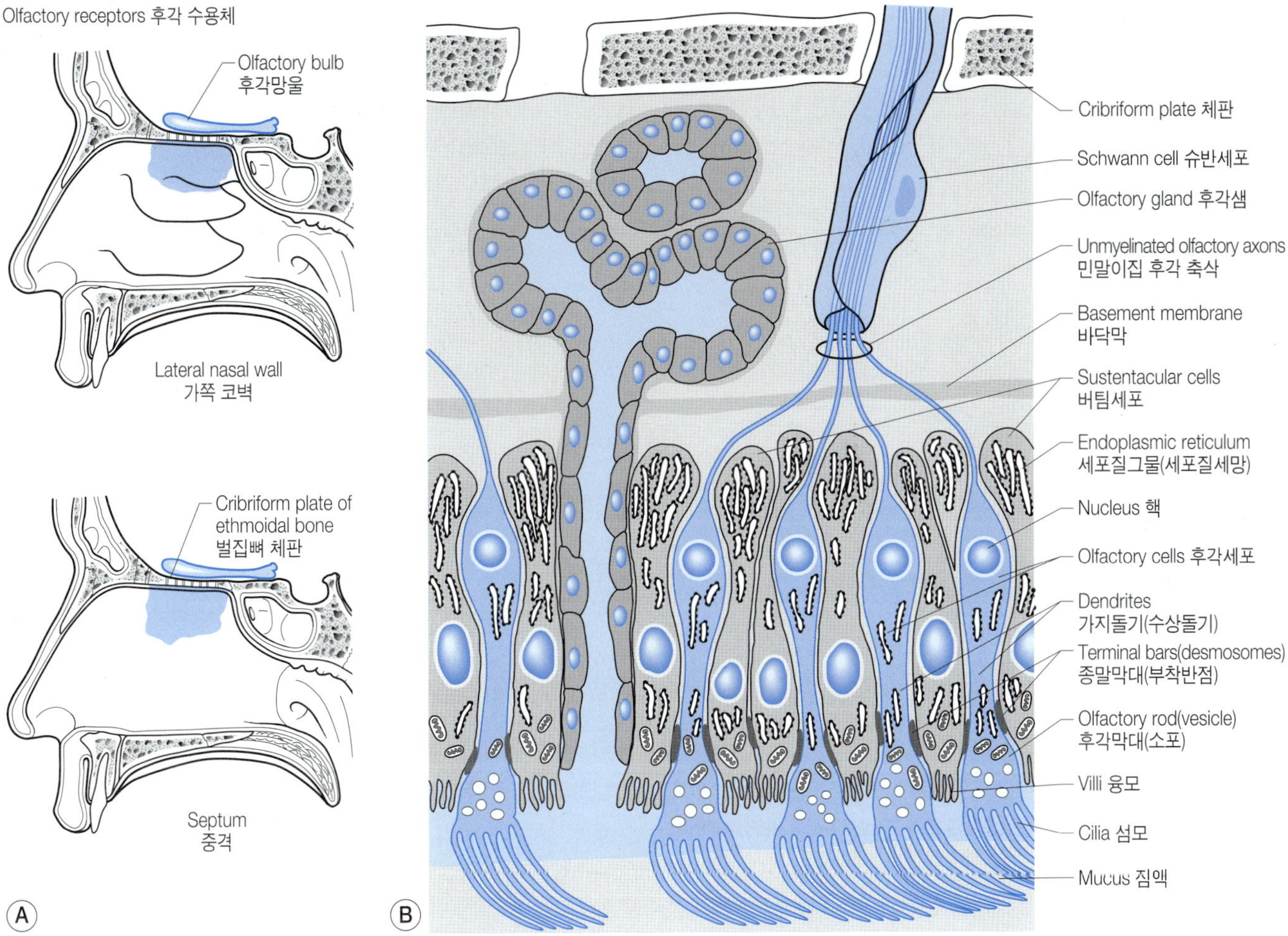

그림 5.4 (A) 후각상피의 분포(음영부분). (B) 후각점막을 지나는 단면의 모식도. 후각세포로부터 후각신경의 형성, 체판을 통과하는 말이집 축삭 복합체가 보인다.

(Williams & Warwick 1984)(그림 5.1 참조).

다양한 종류의 수용체와 축삭 그리고 전문화된 신경세포에 의해 광범위한 감각정보가 일차 들신경세포를 거쳐 척수로 전달된다. 여러 가지 유형의 일차 감각은 다음에 정리하였다.

근육방추

Muscle spindle

근육방추(근방추)는 특정 시점에 근육의 정적 길이에 대한 즉시적 정보 그리고 운동 중 근육 길이의 변화속도에 관한 정보를 신경계로 전한다. 근육방추로부터 출력되는 정보는 여러 사이신경세포 통신망으로 동시에 전달된다. 이어서 뇌줄기, 소뇌, 바닥핵 등의 여러 부위로 전달된다. 근육방추 정보를 척수로 전달하는 일차 들신경세포 축삭은 척수 속으로 진입하면서 여러 곁가지를 낸다. 곁가지 중 일부는 다른 사이신경세포와 연접을 이루지 않고 진행하다가, 정보의 처음 출처가 되었던 근육(같은쪽 근육)의 알파 운동신경세포 집단과 직접 연접을 이루어(단일연접 연결) 흥분 자극을 전달한다(Freshman 등 1981). 다른 곁가지 중에는 다연접 연결 중 첫 연접을 Clark 기둥(Clark' s column)이라고 하는 척수 회색질 8번 판(lamina VIII) 사이신경세포와 이루는 것도 있다. 이어서 이곳의 사이신경세포로부터 여러 뇌줄기 그물체 핵으로, 이끼섬유를 거쳐 여러 소뇌겉질 구역으로, 바닥핵으로 투사된다(Cram & Kasman 1998). Clark 기둥의 이들 사이신경세포 축삭이 척수소뇌로를 형성한다. 앞척수소뇌로는 같은쪽과 반대쪽 8번 판 신경세포의 축삭이 지난다. 뒤척수소뇌로는 같은쪽 8번 판 신경세포의 축삭만이 지난

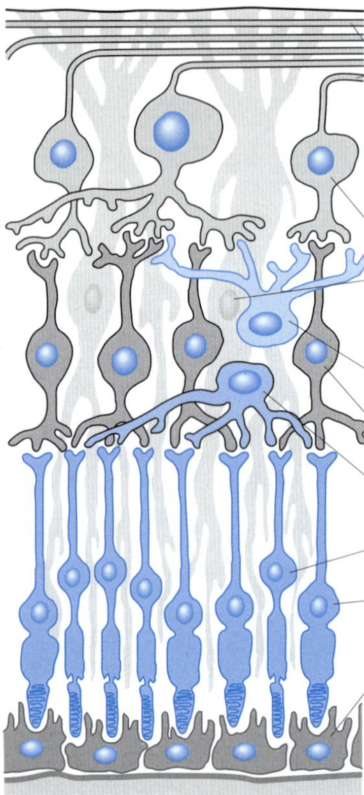

그림 5.5 눈 망막을 형성하는 신경세포와 기타 세포의 복합적 배열. 신경절세포 축삭으로 이루어지는 시각신경이 보인다.

다. 이것은 활력정보가 전달될 때 필요한 상호 신경분포의 한 가지 예이다(그림 5.6). 분절 사이신경세포와 그 사이신경세포에 이어진, 같은 수준의 일차 들신경으로부터 정보를 입력받는 알파 운동신경세포를 제외한 다른 모든 부위는 입력에 대해 분절위(suprasegmental)에 해당된다고 말한다. 분절위 통합(suprasegmental integration)은 운동 조절, 즉 운동을 발생시킬 때의 되먹임 조절을 통한 정확도 관리와 관련되는 것이 대부분이다. 근육방추에서 수용 입력된 정보를 의식적으로 지각할 수 있는지 여부에 대해 논란이 존재한다. 근육방추가 몸감각겉질로 투사되지 않기 때문에 근육방추 활동성이 의식에서 지각되지는 않는다고 생각된다. 하지만 의식적으로 지각될 수 있음을 시사하는 연구도 존재한다(Williams & Warwick 1984).

근육방추 들신경 축삭의 전문화된 수용체는 근육에서 방추속섬유에 이어진다. 방추속섬유는 근육에서 방추바깥섬유라고 하는 주요 수축조직 사이사이에 들어가 있다. 방추속섬유 주변의 싸개(초)에 의해 방추속섬유는 방추바깥섬유와

요점 5.3 Quick facts

두 종류 몸감각의 신경학적 구별

1. 정밀감각(epicritic sensation) – 미세한 촉각과 관련되며 피막수용체가 매개한다. 다음의 예가 있다.
   a. 국소인지력(topognosis): 부드러운 촉각, 촉각 위치 선정
   b. 진동감각: 주파수와 진폭
   c. 두점식별
   d. 입체감각인식(stereognosis): 손에 쥔 물체의 모양을 인식함
2. 원시감각(protopathic sensations) – 통증, 온도, 가려움, 간지럼 감각과 관련되며 노출 신경종말 수용체가 매개한다.

분리되며, 여기에는 히알루론산이 풍부한 액체가 차 있다. 방추속섬유는 핵주머니섬유(nuclear bag fiber)와 핵사슬섬유(nuclear chain fiber) 두 종류이다. 핵주머니섬유는 섬유의 중심 부위에 핵이 밀집되어 방추 모양이다. 핵주머니섬유를 더 세분하면 정적 섬유와 동적 섬유의 두 가지 유형으로 나누기도 한다. 핵주머니섬유는 핵사슬섬유보다 훨씬 길고 방추 피막을 지나 주변 방추바깥섬유의 근육속막에 부착된다. 핵사슬섬유는 섬유의 길이 방향 중간선을 따라 중심부에 열을 지어 분포하며, 양쪽 끝에서는 핵주머니섬유에 부착된다. 근육방추 감각종말은 근육섬유에서 나오는 두 종류의 축삭에 연결된다. 고리나선 신경종말(annulospiral ending)이라 하는 굵은 직경의 말이집 Ia형 들신경섬유는 방추속근육섬유에서 모든 종류의 일차 감각종말에 신경지배를 제공하며 근육섬유 길이변화에 극히 민감하다(Banks 등 1981).

꽃술신경종말(flower spray ending)이라고도 하는 II형 들신경섬유는 핵사슬섬유와 정적 핵주머니섬유의 신경종말에서 나오며 정적 근육길이에 매우 민감하고 느리게 적응하는 섬유이다(Cooper & Daniel 1963, Boyd 1980)(그림 5.7). 사람의 근육방추 감각종말은 힘줄 타진자극, 진동, 기타 율동성 신장에도 반응을 보인다(Burke 1981). 사람의 근육조직은 각 근육방추에 핵주머니 동적 섬유가 1개, 핵주머니 정적 섬유가 1개, 핵사슬 섬유가 여러 개 존재하는 경우가 대부분이다(Ghez & Gorden 1995). 방추속섬유가 신장되면 신경종말이 탈분극되고 활동전위 발화가 증가된다. 이러한 과정을 근육방추 '부하(loading)' 라고 한다. 방추속섬유가 정상 길이를 회복하면 근육방추의 '부하제거(unloading)'

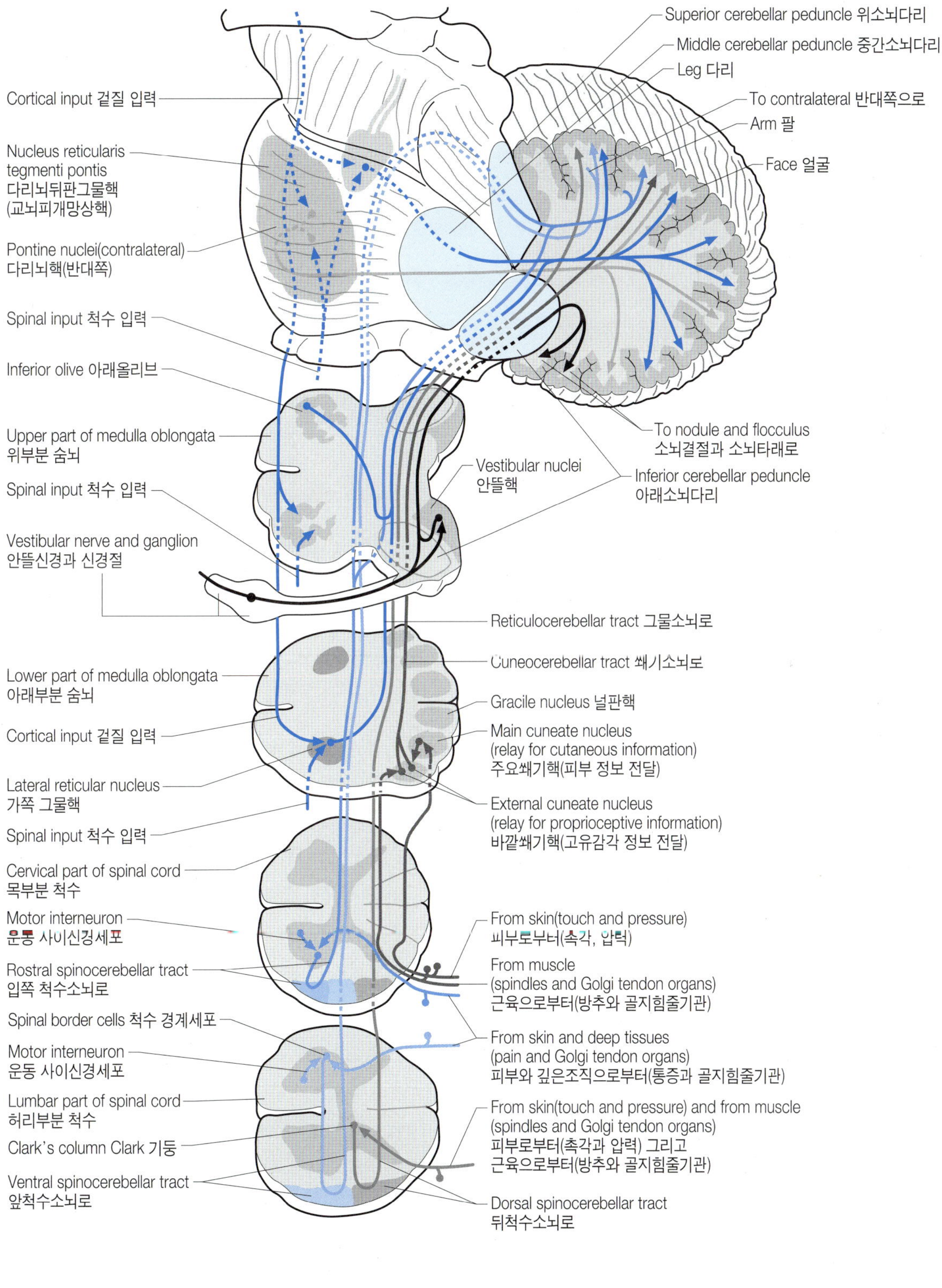

그림 5.6 근육의 다양한 고유감각기에서 소뇌로 이어지는 들신경 축삭의 척수 경로. 앞척수소뇌로와 뒤척수소뇌로 그리고 쐐기소뇌로를 이루는 축삭, 아래소뇌다리, 중간소뇌다리, 위소뇌다리를 이루는 들신경 축삭이 보인다.

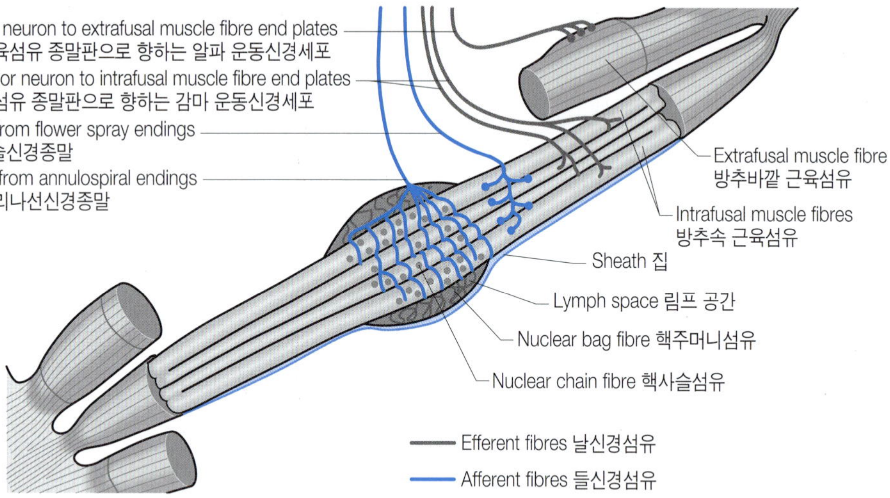

그림 5.7 방추바깥근육과 방추속근육의 들신경 분포와 날신경 분포. 알파 운동신경세포 축삭이 방추바깥근육섬유에 날신경 공급을 한다. 감마 운동신경세포가 방추속근육섬유에 날신경 투사를 한다. 방추속섬유의 고리나선신경종말에서 나오는 들신경 감각정보는 Ia형 섬유를 따라 신경축으로 전달되고 방추속섬유의 꽃술신경종말에서 나오는 들신경 정보는 II형 섬유를 따라 신경축으로 전달된다.

> **요점 5.4** Quick facts
>
> **자유신경종말(Free nerve endings)**
> - C 섬유(4군)
> - 민말이집
> - 전도속도 느림(0.25~0.35m/s)
> - 통증
> - 온도
> - 가려움
> - 간지럼

가 된다. 그 결과 들신경섬유의 활동전위 발화빈도가 감소한다.

감마 운동섬유에 의해 근육방추의 민감도와 이득(gain)이 변한다.

방추속섬유에는 감마 운동섬유라는 날신경 운동섬유가 신경지배를 제공하는 전문화된 수축성 조직이 있다(Matthews 1981). 방추속섬유 각각은 2개 이상의 감마 운동 축삭으로부터 운동성 신경지배를 받는다. 이를 다신경세포성 신경지배라 하며 근육의 방추속섬유의 상당히 독특한 현상이다. (신생아의 기능적으로 미숙한 방추바깥섬유에서는 다신경세포 신경지배가 일어나며 손상 후 근육조직이 다시 신경지배되는 초기 단계에서 간혹 일어난다(Burke & Lance 1992)). 감마 운동섬유의 연접에서는 아세틸콜린이 분비되며 감마 운동섬유가 시작되는 감마 운동신경세포는 같은쪽 근육 기원의 방추바깥섬유에 신경지배를 제공하는 알파 운동신경세포와 동일한 분절의 척수앞뿔 회색질 9번 판에 위치한다(Hunt 1974). 핵주머니섬유의 수축요소에는 미토콘드리아(사립체)나 산화효소가 풍부한 반면 핵사슬섬유에는 근육세포질그물(근형질세망)과 T 섬유가 잘 발달되었으나 미토콘드리아나 산화효소는 더 적다. 그래서 근육방추가 자극을 받았을 때 핵사슬섬유보다 핵주머니섬유가 더 느리게 수축한다(Williams & Warwick 1984).

방추속섬유로의 감마운동 입력에 의해 방추속섬유의 길이를 적절히 조절해서 근육수축 정도를 정확하게 평가한다. 만일 방추바깥섬유가 수축할 때 방추속 섬유가 계속 조정되지 않는다면 방추속섬유는 느슨해지고 그 시점에서 근육의 정적 상태나 수축활동을 더 이상 기록하지 못할 것이다.

방추바깥섬유가 더 많이 신장되는 경우 혹은 감마 운동활성이 증가되어 방추속섬유의 수축요소 활동성이 증가되는 경우에 방추속섬유 부하가 일어난다. 감마 운동활성이 증가되면 엄격한 진동양상 범위 이내로 방추바깥근육 길이에 대한 방추속근육 길이를 유지할 때 좁은 진폭의 동요변이를 보이면서 근육활성 특이도가 높아지는 결과를 낳는다. 어떤 근육에서 발생하는 진동의 정도를 이득(gain)이라 한다. 따라서 감마 활성이 증가되면 민감도, 즉 운동 특이성이 증가되고 이득이 감소한다. 이러한 상호작용에 힘입어 분절 위에서 수립된 계획과 실제 수행된 운동 사이에 나타날 수 있는 작은 불규칙성에 대해 반사적 보상효과가 나타난다(Burke & Lance 1992). 이러한 조절회로는 운동 서보 기전(servo mechanism)이라고도 한다(6장 참조). 이 기전이 제대로 작동하도록 하기 위해 알파 운동신경세포와 감마 운동신경세포가 서로 연결되며 그 결과 두 계통이 동시에 활성화된다. 신경계에서는 근육의 매 순간 상태를 정확히 파악하는 것이 더없이 중요하기 때문에 운동제어를 담당하는 모든 하행 날신경의 거의 30%가 방추섬유의 감마운동 조절과 관련되며 방추섬유에서 나오는 되먹임 정보는 중복경로를 통해 척수로부터 분절위 부위로 전달된다. 일반 법칙으로서 신경계에서 핵심적 정보만이 두 개 이상의 경로를 타고 전달된다. 이전에 언급했듯이, 정보가 두 개 이상의 경로를 타고 전달될 때 이를 중복전달(redundant transmission)이라 한다. 예를 들면, T1 수준 이하 척추의 근육방추에서 나오는 정보가 척수를 타고 소뇌로 올라가는 경로는 같은쪽 뒤(등쪽) 척수소뇌로와 양쪽 앞(배쪽) 척수소뇌로이다. 뒤척수소뇌로와 같은쪽 앞척수소뇌로 축삭은 같은쪽 아래소뇌다리를 지나 같은쪽 소뇌에 도달한다. 반대쪽 앞척수소뇌로 축삭은 위소뇌다리에서 교차되어 정보가 출발했던 쪽으로 오며 그 결과 근육방추로부터 소뇌로의 정보입력은 같은쪽이라는 규칙이 유지된다. 척추옆 근육은 몸에서 방추 수용체 밀도가 가장 높은 곳 중의 하나이고 위목(상부경추) 척수는 척추에서 근육방추 수용체 밀도가 가장 높은 곳이다(Kulkarni 등 2001).

사람은 출생 시 근육방추가 잘 발달된 상태이다. 태아에서의 방추는 일차 들신경 축삭에 의해서만 발달된다. 방추가 형성되고 나면 탈신경 시기를 견딜 수 있다. 하지만 원래의 축삭에서 신경 재분포가 일어나더라도 기능이나 반응성이 현저히 변화되는 경우가 많다(Milburn 1973). 손상을 입은 후 근육방추 기능이 변화되면 곁질로의 들신경 입력이 비대칭으로 되고 그 결과 반구 비대칭이 생길 수 있다. 이것은 축삭손상이나 말이집탈락병증에 이환된 환자가 마주해야 하는 임상적 어려움의 하나이다.

골지힘줄기관 Golgi tendon organs

근육힘줄 이음부 콜라겐 섬유에 풍부하게 분포하는 전문화된 수용체이다. 근육섬유에 이어서 일렬로 배열되고 힘줄이 신장되면 수용체에 탈분극이 일어난다(Barker 1974). 힘줄기관 중에는 더없이 약한 수축에 활성화되는 것도 있다. 힘줄기관의 총 방전빈도는 같은쪽 근육의 수축력에 따라 높아진다. 힘줄기관이 언제 활성화되는지에 대해서는 논란이 있다. 근육이 능동적인 수축이나 수동적인 신장을 통해 신장될 때 힘줄기관이 활성화된다는 것이 일반적인 견해였다(Matthews 1972). 하지만 근육이 신장될 때 수축하지 않는다면 비록 근육이 신장되더라도 힘줄기관이 활성화되지 않는다는 견해가 근래에 제시되었다. 즉 힘줄기관은 힘줄의 긴장만을 감시하는 것이 아니라 힘줄 긴장과 함께 근육수축을 감시한다는 것이 최신 이론이다(Houk & Crago 1980). 근육에서 힘줄기관이 자극되었을 때에는 같은쪽 근육을 통제하는 알파 운동신경세포에 대한 반사억제 되먹임 등이 일어난다(그림 5.8). 골지힘줄기관의 감각기관에서 나오는 Ib형 들신경섬유는 말이집 신경섬유이고 근육방추의 Ia 신경섬유보다 직경이 조금 가늘다. 힘줄근육 이음부의 콜라겐 섬유 사이에 민말이집 상태이고 가지를 많이 내는 신경섬유가 서로 얽혀 있다. 콜라겐 섬유그물 바깥으로 나오면서 신경섬유는 다발을 이루며 하나의 말이집 축삭이 된다. 각 힘줄기

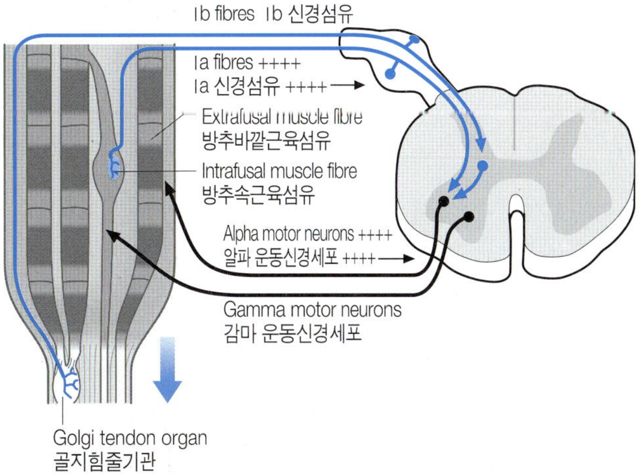

그림 5.8 분절반사 활동성. 방추속근육섬유와 방추바깥근육섬유가 모두 신장되고 방추가 활성화된다. Ia 신경섬유와 알파 운동신경세포를 통한 반사에 의해 2차 수축이 발생하며 이것이 무릎반사와 같은 신장반사의 기초이다. 신장 정도가 약하여 골지힘줄기관이 활성화되지 않는다.

관에서 하나의 Ib형 축삭을 내는 것이 보통이다(Schoultz & Swett 1974, Ghez & Gorden 1995). 골지힘줄기관 수용체에서 나오는 정보가 몸감각겉질에 직접 도달하지는 않고 따라서 의식에서 지각되지는 못하더라도 골지힘줄기관이 제공하는 정보는 운동활성 억제작용을 통합하는 데에 있어서 매우 중요하다. 새로운 운동기능을 수행하는 법을 배울 때에 특히 중요하다고 볼 수 있다. 예를 들면, 테니스 공을 치는 법을 배우는 사람은 여러 차례의 시도를 거쳐 라켓을 정확하게 휘두르는 데에 필요한 여러 근육의 협조운동 수행법을 학습할 뿐만 아니라 라켓을 정확하게 휘두를 때 근육이 긴장되는 '느낌' 도 학습한다(6장 참조).

마이스너소체 Tactile (Meissner's) corpuscle

촉각소체는 손발, 아래팔, 입술, 혀끝 등지의 모든 부위에 분포한다. 촉각소체는 피막과 중심부로 구성된다. 피막은 여러 층 혹은 판 구조이며 그 사이에는 콜라겐이 상당량 들어 있다. 중심부는 표피에서 유도된 세포와 신경섬유이다. 각 소체마다 두꺼운 말이집 상태의 큰 신경섬유(Aα) 여러 개와 민말이집 신경섬유(C) 몇 개가 신경지배한다. 이 수용체는 문턱값이 낮고 빠르게 적응하며 그래서 표면쪽 피부에 가해지는 기계적 압력이 변화되는 정보를 제공한다. 출생 시에는 이 수용체가 다량으로 형성되지만 자극을 통해 계속 유지되지 못한다면 일생동안 숫자가 약 80% 정도 감소하는 특징이 있다(Cauna 1966)(그림 5.9).

파치니소체 Pacinian corpuscle

압력변화에 민감하며 신체 여러 조직에 분포하는 수용체이다. 파치니소체는 손바닥과 발바닥, 남녀 바깥생식기, 대부분의 깊은근육 등에 분포한다. 파치니소체는 기계적 자극, 특히 진동에 극히 민감하다(Gray & Sato 1953). 근육조직에서는 근육의 신장과 수축 때 근육섬유 내부의 압력변화에 대해 되먹임 작용을 한다.

하나의 파치니소체는 신경섬유가 이어진 중심부와 피막으로 구성된다. 피막은 층판 구조이고 각 층판 사이에 콜라겐 층이 위치한다. 층판 사이에 침착되는 콜라겐은 연령이 증가함에 따라 양이 늘어 수용체 민감성을 떨어뜨린다. 파치니소체 하나는 Aα형 두꺼운 말이집신경섬유가 1개 신경지배를 제공한다(Williams & Warwick 1984)(그림 5.9).

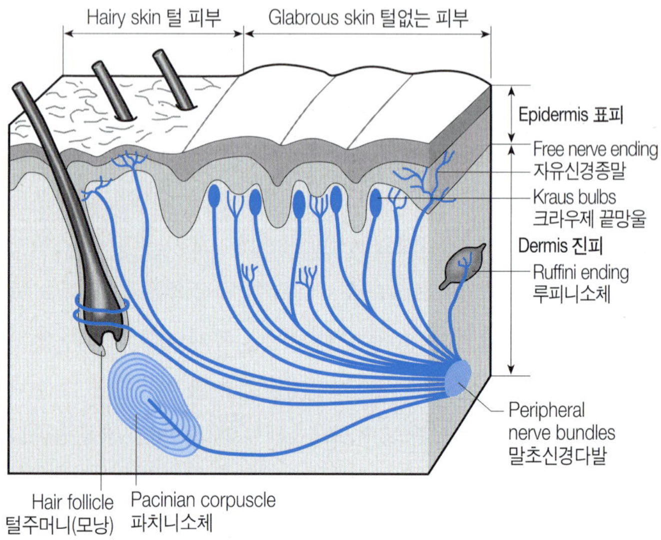

그림 5.9 피부 수용체. 루피니소체, 파치니소체, 자유신경종말 등 다양한 말초 수용체가 분포해 있다. 이러한 모든 수용체에서 나온 축삭이 말초신경섬유를 형성하는 모습이 보인다.

요점 5.5 Quick facts

메르켈원반(Merkel discs)

- 느리게 적응하는 기계수용체
- 피부표면 변형
- 굵거나 중간 직경 축삭
- Aa/I군, Ab/II군
- 30~120m/s
- 메르켈원반 여러 개에서 나온 가지가 들신경섬유 하나가 됨
- 촉각
- 압력

요점 5.6 Quick facts

마이스너소체(Meissner corpuscles)

- 빠르게 적응하는, 굵은 직경 섬유
- Aa/I군과 Ab/II군
- 30~120m/s
- 쓸어내림
- 흔들림

요점 5.7 Quick facts

크라우제 끝망울(Krause end bulbs)
- 온도수용체
- Ag/III군
- 10~30m/s
- 루피니소체
- Aα, Aβ 섬유, 빨리 전도됨
- 피부 신장

메르켈소체 Merkel cell endings

표피 바로 밑이나 털주머니(모낭) 바닥 주변에서 관찰되는 수용체이다. 말단에서 신경섬유가 넓어져 납작한 원판 모양의 구조물이 메르켈세포라고 하는 비신경 세포 가까이에 위치한다. 메르켈세포는 손가락돌기를 여럿 내어 다른 주변 여러 세포에 접촉한다. 메르켈원반이라 하는 신경-메르켈세포 복합체는 수직 방향의 압력에 민감하다. 이 수용체는 느리게 적응하고 굵은 말이집 들신경(Aα)을 통해 정보를 전달한다.

루피니소체 Ruffini endings

루피니소체와 루피니 핵 등 루피니 수용체 계통은 모든 관절과 털피부 진피에 분포한다. 루피니소체는 콜라겐에서의 스트레스 수준 변화에 반응한다. 관절주머니에서는 관절주머니의 변형에 매우 민감하며 관절이 그리는 각도 변화에 의해 활성화된다. 대부분의 말초 관절에서 각도가 1° 변하더라도 감지할 수 있다. 위목뼈(상부경추)의 일부 수용체의 경우 각도 0.4°의 작은 변화가 생겨도 활성화된다. 아마도 위목뼈 구역에는 관절수용체 밀도가 높기 때문일 것이며 위목뼈 구역은 척추에서 관절수용체 밀도가 가장 높다고 알려졌다(Vele 1970). 루피니소체는 느리게 적응하며 굵은 말이집 들신경(Aα)을 통해 정보를 전달한다(Chambers 등 1972)(그림 5.9).

관절수용체 Joint receptors

관절의 정적, 동적 위치에 관한 되먹임 정보를 제공하는 복합적인 전문화된 수용체 계통에 대해 Wyke(1966)가 설명했다. Wyke는 아래와 같은 4가지 유형으로 분류해서 관절수용체를 설명한다.

Ⅰ형 수용체, 즉 긴장성 수용체는 문턱값이 낮고 느리게 적응한다. 안정 시나 관절 각도가 변하는 도중에 모두 활성화된다. 관절각도가 변하면 Ⅰ형 수용체가 처음에 돌발파 활성을 보이고 이어서 이전보다는 낮지만 특정 빈도로 발화를 계속하다가 관절 각도가 또다시 변화한다. Ⅰ형 수용체는 가지가 많고 피막이 형성된 루피니소체 유형의 수용체이다. Ⅰ형 수용체는 관절수용체 종류 중 가장 양이 많으며 정적 자세정보가 매우 중요한 체중부하 관절에 가장 고농도로 분포한다. Ⅰ형 수용체로 전달되는 정보는 의식적 지각 영역에 도달한다고 생각된다(Skoglung 1973).

Ⅱ형 관절수용체는 파치니소체와 비슷하지만 크기가 훨씬 작고 문턱값이 낮으며 빨리 적응한다. Ⅱ형 관절수용체의 활성은 운동의 시작과 종료 시점에 증가한다. 관절주머니 의 압력과 운동에 매우 민감하며 운동 지속시간을 감지한다고 생각된다. Ⅱ형 관절수용체에서 나온 정보는 의식적 인식에 도달하지 않는다고 생각된다(Skoglung 1973).

Ⅲ형 관절수용체는 문턱값이 높고 자극에 대해 느리게 적응한다. 관절이 움직이지 않을 때에는 비활성이다가 관절동작의 극단에서만 활성화된다. 힘줄에서의 골지힘줄기관과 구조가 비슷하며 강하게 자극을 받을 때 같은쪽 근육을 반사적으로 억제시킨다(Williams & Warwick 1984)(그림 5.10).

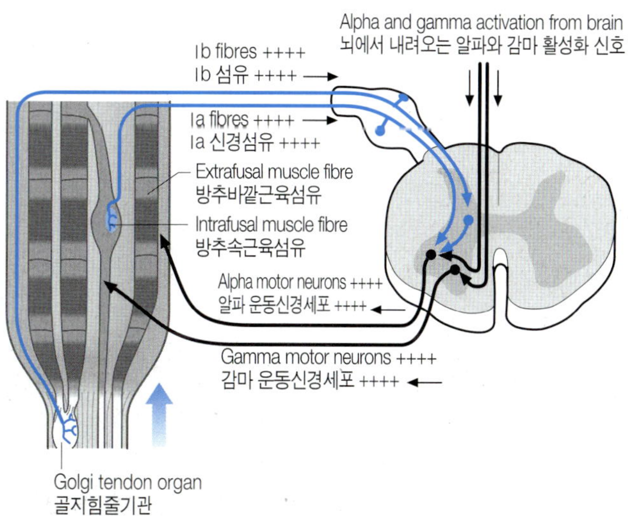

그림 5.10 반사제어의 척수위 조절. 방추속섬유와 방추바깥섬유가 수축하고 방추가 활성화되어 Ia 들신경섬유를 통해 저항에 보조를 맞추면서 수축자극이 강화된다. 부하가 너무 크면 힘줄기관이 활성화되어 이완된다.

Ⅳ형 수용체는 통각수용기로서 작용하며 문턱값이 높고 적응을 하지 않는다. 이런 종류의 수용체는 자유신경종말로서 관절 주변 지방체, 혈관, 윤활층 속에 있다. 지나친 관절운동이나 모든 종류의 손상으로 관절에 통증을 느끼는 경우에 가장 민감하다(Wyke 1966, Newton 1982, Fitz-Ritzon 1988, McLain & Picker 1998, Eriksen 2004).

관절주머니에 여러 종류의 수용체가 있어 신경계는 이들 수용체로부터 특정 시점의 관절 위치에 대한 입력신호를 끊임없이 받는다. 관절수용체에서 나오는 입력신호 중에는 의식에 지각되는 것도 있지만 우리가 사는 동안에는 각 관절의 위치를 의식에서 인식하지 못할 때가 대부분이다(Fitz-Ritzon 1988).

자유신경종말 Free nerve ending

자유신경종말은 진피, 근막, 인대, 혈관 힘줄집, 수막, 관절주머니, 골막, 연골막, 뼈 하버스계(Haversian system), 모든 근육의 근육속막 등 모든 종류의 결합조직에 분포한다. 통각수용신경섬유는 여러 종류의 통각자극으로 탈분극되는데, 예를 들면 체내 산염기 환경에 해당하는 pH 변화, 염증, 부종 등 상황에서의 콜라겐 변형이나 화학물질, 열, 물리적 손상, 세포 내에 정상적으로 존재하는 일부 화학물질 등이다.

어떤 자극에 반응을 보이는지에 따라 통각수용체를 3가지로 분류한다. 즉 기계, 온도, 다중양식(polymodal) 통각수용체이다(Gardner 등 2000). 기계수용체는 피부나 조직 속으로 날카롭게 뚫고 들어오는 물체에 반응한다. 또한 집기와 조이기에도 민감하다. 기계적 통각수용체의 축삭은 말이집 축삭이며 따라서 통각수용체 중 전도속도가 가장 빠르다. 온도수용체는 극심한 온도에서 활성화된다. 온도수용체에는 열에 반응하는 수용체와 냉각에 반응하는 수용체 두 가지가 있다. 다중양식 수용체는 기계, 화학, 온도 등 다양한 면에서 극심한 자극에 반응한다. 수용체가 활성화되고 의식에서 지각이 될 때는 깊은 작열통으로 느껴진다.

통각입력 중 일부는 몸감각겉질로 도달하기도 하며 몸감각겉질에서는 일반적으로 통증으로 지각된다(Cauna 1966). 척수에서 시상, 시상하부로 정보가 전달되는 경로는 척수시상로, 척수그물체로, 척수중뇌로, 목시상로, 척수시상하부로 등이다. 가장 대표적인 통각로는 척수시상로이며 척수시상로는 앞쪽 부분과 가쪽 부분이 모두 통각신호를 전달한다(Basbaum & Jessell 2000).

활동하는 근육 속에 젖산이 축적되는 경우가 통각수용체가 화학적으로 활성화되는 좋은 사례이다. 근육이 무산소 상태로 수축을 하면 부산물로 젖산이 생긴다. 근육이 지속적으로 수축되면서 생긴 순환결핍으로 인해 젖산이 축적되어 문턱값 수준에 이르면 통각수용체 신경섬유가 탈분극되고 일차 통각 들신경세포 축삭의 말초 가지를 타고 일련의 활동전위가 방출되어 척수 뒤뿔에 도달한다. 척수 뒤뿔에서 아교질(substatia gelatinosa) 사이신경세포 집단의 여러 세포와 연접을 이룬다. 이들 여러 신경세포로부터 근육으로 억제신호가 되돌려 보내지기도 하고, 반대쪽 가쪽 척수시상로를 따라 시상 배쪽뒤가쪽핵으로 투사되기도 한다. 시상에서는 중심통합상태에 따라 몸감각겉질 쪽으로 신호가 전달되어 통증이 지각되기도 하고 그렇지 못하기도 한다.

수용체 입력의 통합

Integration of receptor input

운동을 하려면 자연스럽게 관절 주변의 여러 근육이 능동적으로 혹은 수동적으로 길이가 변해야 하며 이런 작용에 의해 관절 각도가 의도하는 만큼 변화하고 적절히 안정화되어 원하는 동작이 일어난다. 이렇게 동작이 일어날 때 관절이나 관절 주변에서는 관절의 같은쪽 혹은 안정화 근육과 힘줄의 길이, 긴장도 변화, 관절주변 피부와 관절주머니의 변형 등과 같은 여러 변화가 일어난다. 콜라겐 긴장성 변화, 변형, 운동 등 모든 변화사항을 앞서 살펴본 여러 가지 수용체가 검출해 척수와 중추신경계로 전달한다. 이러한 모든 들신경정보는 분절 통합이나 분절위 통합을 거쳐 알파 운동신경세포와 감마 운동신경세포의 흥분성을 조절할 때 활용된다.

원시적 운동에서도 반드시 필요한 복합적 통합을 이해하려면 어디에서 시작해야 하는가?

이제 골지힘줄억제반사(Golgi tendon inhibition reflex)와

근육신장반사(muscle stretch reflex, 근육뻗침반사) 혹은 깊은힘줄반사(deep tendon reflex, 심부건반사)라는 비교적 단순한 두 가지 척수반사를 통해 놀라운 통합 기능을 살펴보도록 하자.

근육신장반사는 근육방추에서 나오는 Ia(일차 들신경) 신경섬유가 같은쪽과 반대쪽(협동작용하는) 근육의 운동신경세포 집단을 흥분시키고 대항작용을 하는 운동신경세포 집단을 억제시키기 때문에 일어난다. 흥분작용은 복수의 단일연접 혹은 다연접 경로를 통해 일어난다(Jankowska 등 1981). 근육방추 들신경섬유는 척수 회색질 속으로 진입하면서 가지를 내어 곁섬유를 형성한다. 곁섬유 중 일부는 계속 진행하여 같은쪽 그리고 반대쪽 알파 운동신경세포 집단과 직접 연접을 통해 흥분성 단일연접 연결을 만든다. 곁섬유 중 다른 일부는 Ia 사이신경세포라는 사이신경세포에 연접을 형성한다. 근육방추곁섬유는 Ia 억제성 사이신경세포 집단을 흥분시키고 그 결과 대항근 운동신경세포 집단은 억제성 자극을 받는다. 또한 알파 운동신경세포에서 나온 곁축삭이 Renshaw 세포라는 다른 사이신경세포에 연접을 형성하며 이어서 Renshaw 세포는 원래의 알파 운동신경세포와 Ia 사이신경세포를 모두 억제시킨다. 그 결과 작용근으로부터 대항근까지의 억제성 경로가 순간적으로 개통되고 대항근으로부터 작용근으로의 경로는 순간적으로 폐쇄되었다가 이윽고 Renshaw 세포의 활동주기가 다시 중립상태로 온다(Crone 등 1987). 근육방추섬유를 신장시켰을 때 생기는 전체 반응은 해당 관절 주변의 대항근 억제 확률과 작용근 수축 확률이 모두 상승하는 것이다. 반사망치로 어떤 근육의 힘줄을 때릴 때 정상적으로 관찰되는 반응이 이것이다. 망치의 충격으로 근육방추섬유가 잠시 길어지며 이로 인해 위에서 설명한 과정이 일어난다. 근육신장반사에서의 일련의 과정은 일차 들신경 중추돌기에서의 연접이전 조정, 사이신경세포 중심통합상태의 조정, 알파 혹은 감마 운동신경세포의 직접적 조정 등을 통한 다른 신경세포로부터의 입력에 따라 분절 혹은 분절위 수준에서 조정될 수 있다(Pearson & Gorden 1991).

골지힘줄기관이 활성화되면 같은쪽 근육에 억제성 자극이 가해진다. Ib 억제성 사이신경세포라고 하는 사이신경세포가 활성화됨으로써 근육이 억제된다. 골지힘줄기관의 들신경섬유가 척수 회색질 속으로 들어가면서 Ib 사이신경세포에 연접을 이루고, 이어서 Ib 사이신경세포는 같은쪽 알파 운동신경세포에 연접을 형성하여 세포가 문턱값에 도달하지 못할 확률이 높아진다. 관절수용체, 근육방추, 피부수용체, 하행성 척수위 신경세포 등이 자극하는 다른 사이신경세포 집단에서 Ib 사이신경세포 집단을 조정하는 입력이 가해지기도 하므로 이 반사가 통합되는 과정은 더 복잡한 양상을 띤다(그림 5.8).

임상 적용

Clinical application

신경병증이나 기능이상으로 굵은 들신경섬유가 손상되면 위의 두 가지 반사 기전이 모두 활성화되지 못할 수 있다. 일차 들신경 회로와 운동신경세포 사이의 연결이 끊어지는 모든 경우에 근육신장반사(신장반사와 골지반사)가 소실된다(Sherrington 1906). 일반적으로 반사가 항진되는 위운동신경세포(상위운동신경원)의 경우에도 들신경 기능이상 문제가 겹치면 근육신장반사가 소실되기도 한다. 아급성 연합변성(subacute combined degeneration)이나 Friedreich 운동실조 등은 들신경 기능이상과 위운동신경세포 병소가 겹친 병증의 사례이다(Williams & Warwick 1984). 탈출된 추간판이나 종양이 뒤뿌리를 압박하면 굵은 직경 섬유가 가늘고 느린 섬유보다 먼저 손상을 입는다. 그 결과 통각이나 온도감각보다 신장반사, 진동감각이 먼저 소실된다. 척수에 대한 기타 압박병소나 외상병소 때문에 반사활(반사궁)이 분절 뿌리 수준에서 손상을 받아 위의 반사가 소실될 수 있으며 병소 수준이 이렇게 확정된다(Nakashima 등 1989).

임상증례 풀이 Clinical case answers

증례 5.1

5.1.1

이 남자 환자는 L5 추간판(척추사이원반)의 추간판탈출이나 추간판돌출 상태였을 가능성이 가장 크다. 이와 같은 추간판 손상은 물건을 들어올리면서 몸을 비틀거나 굽힐 때 흔히 일어난다. 추간판돌출로 인해 S1 신경뿌리가 척수를 빠져나오는 부위에 압력이 가해져 신경 자체의 기능이상, 근육 보호반응, 국소 염증 등이 발생한다.

임상증례 풀이(계속) Clinical case answers

5.1.2

반사 활동성 소실은 주로 장딴지근의 근육방추에서 나오는 들신경 부분 반사활(반사궁)이 S1 신경 들신경섬유 손상으로 인해 기능감퇴나 기능소실되었기 때문일 가능성이 가장 크다. 반사고리 중 어느 일부분이라도 소실되거나 기능이상이 발생하면 반사가 감소되거나 없어진다.

5.1.3

신경에 압력이 가해지면 전도속도가 빠른 굵은 직경 섬유가 가장 크게 영향을 받는다. 진동자극을 전달하는 섬유와 동일한 유형의 섬유이다. 피막 수용체는 대부분 진동감각에 민감하지만 파치니소체는 진동감각에 특히 민감하다는 점을 기억할 필요가 있다. 환자가 진동감각을 상실했는데도 여전히 통증을 느끼는지에 대해서도 설명이 되며, 통증은 가는 민말이집 C 신경섬유를 통해 전달되며, C 신경섬유는 굵은 말이집 신경섬유와 달리 압력에 민감하지 않다.

5.1.4

이 환자에 대한 표준적 영상검사로는 앞뒤(AP), 옆면(LAT) 허리엉치 방사선사진 촬영 후 허리엉치 MRI 촬영이 필요하다. 추간판돌출이 단순 방사선사진에 보이는 경우가 드물기는 하지만 단순 방사선사진은 골절, 전위, 드문 병리병변 등 기타 원인을 배제한다는 면에서 유용하다.

증례 5.2

5.2.1

신경영양성 관절병증, 뼈관절염(골관절염), 골절-전위-염좌, 감염, 혈관병리

5.2.2

피부분절별 통증, 가벼운 촉각, 온도감각 등 감각 종류별로 따로 검사해야 한다. 무릎 이하 여러 관절의 고유감각과 진동감각 역시 평가해야 한다.

5.2.3

당뇨병 환자의 경우 증상에 대해 신경영양성 원인을 항상 고려해야 한다. 이 경우 무릎관절 수용체와 근육방추에서 나오는 들신경섬유에서 신경영양성 변성이 일어나고 그 결과 통증이나 고유감각을 비롯한 기타 모든 감각과 깊은힘줄반사(심부건반사)가 소실되었다.

5.2.4

무릎관절에서의 고유감각, 통증, 기타 감각이 소실된 것으로 인해 관절동작의 이상이 지속되고 그 결과 관절 구조물이 과도하게 파괴된다. 보행 이상, 깊은힘줄반사 소실, 통각 소실 등과 같은 신경학적 증후를 보면 신경영양성 관절, 즉 샤르코관절(Charcot's joint) 가능성을 떠올려야 한다(Yochum & Rowe 1996).

참고문헌

Banks, R., Barker, D., Stacey, M.J., 1981. Structural aspects of fusimotor effects on spindle sensitivity. In: Taylor, A., Prochazka, A. (Eds.), Muscle Receptors and Movement. Macmillian, London, pp. 5–16.

Barker, D., 1974. The morphology of muscle receptors. In: Hunt, C.C. (ed.), Handbook of Sensory Physiology, vol. ill/2. Springer, Berlin, Heidelberg, New York, pp. 1–190.

Basbaum, A., Jessell, T., 2000. The perception of pain. In: Kandel, E. Schwartz, J., Jessell, T. (Eds.), Essentials of Neural Science. McGraw-Hill, New York, pp. 472–491.

Boyd, I., 1980. The isolated mammillian muscle spindle. Trends Neurosci. 3, 258–265.

Burke, D., 1981. The activity of human muscle spindle endings in normal motor activity. Int. Rev. Physiol. 25, 91–126.

Burke, D., Lance, J., 1992. The myotactic unit and its disorders. In: Asbury, A. McKhaun, W., McDonald, W.I. (Eds.), Diseases of the Nervous System: Clinical Neurobiology. WB Saunders, Philadelphia, pp. 270–284.

Cauna, N., 1966. Fine structure of the receptor organs and its probable functional significance. In: deReuck, A., Knight, J. (Eds.), Ciba Foundation: Touch, Heat and Pain. Churchill, London, pp. 117–127.

Chambers, M.R., Andres, K.H., von Duering, M., Iggo, A. 1972. The structure function of the slowly adapting type II receptors in hairy skin. Q. J. Exp. Physiol. Cogn. Med. Sci. 57, 417–445.

Cooper, S., Daniel, P., 1963. Muscle spindles in man: their morphology in the lubricals and deep muscles of the neck. Brain 86, 563–587.

Cram, J.R., Kasman, G.S., 1998. Anatomy and physiology. In: Cram, J.R., Kasman, G.S. (Eds.), Introduction to Surface Electromyography. Aspen Publishers. pp. 9–38.

Crone, C., Hultborn, H., Jespersen, B., Nielsen, J., 1987. Reciprocal Ia inhibition between the ankle flexors and extensors in man. J. Physiol. 389, 163–185.

English, K., 1977. The ultrastructure of cutaneous type 1 mechanoreceptors in cats following denervation. J. Comp. Neurol. 172, 137–164.

Eriksen, K., 2004. Upper cervical neurology. In: Eriksen, K. (Ed.), Upper Cervical Subluxation Complex: A Review of the Chiropractic and Medical Literature. Williams and Wilkins, Baltimore, pp. 59–74.

Fitz-Ritzon, D., 1988. Neuroanatomy and neurophysiology of the upper cervical spine. In: Vernon, H. (Ed.), Upper Cervical Sydrome. Williams and Wilkins, Baltimore, pp. 48–54.

Fleshman, J., Munson, J., Sypert, G.W., Friedman, W.A., 1981. Rheobase, input resistance, and motor unit type in medial gastrocnemius motor neurons of the cat. J. Neurophysiol. 46, 1326–1338.

Gardner, E., Martin, J., Jessell, T.M., 2000. The bodily senses. In: Kandel, E., Schwartz, J, Jessell, T. (Eds.), Principles of Neural Science. McGraw-Hill, New York, pp. 430–449.

Ghez, C., Gorden, J., 1995. Muscle and muscle receptors. In: Kandel, E., Schwartz, J., Jessell, T. (Eds.), Essentials of Neural Science and Behavior. McGraw-Hill, New York, pp. 501–514.

Gray, J., Sato, M., 1953. Properties of receptor potentials in Pacinian corpuscles. J. Physiol. 122, 610–636.

Houk, J.C., Crago, P.E., Rymer, W.Z., 1980. Functional properties of Golgi tendon organs. Prog. Clin. Neurophysiol. 8, pp. 33–43.

Hunt, C., 1974. The physiology of muscle receptors. In: Hunt, C. (Ed.), Handbook of Sensory Physiology. Springer-Verlag, Berlin, pp. 191–234.

Jankowska, E., McCrea, D., Mackel, R., 1981. Oligosynaptic excitation of motor neurons by impulses in group Ia muscle spindle afferents in the cat. J. Physiol. 316, 411–425.

Kulkarni, V., Chandy, M., Babu, K.S., 2001. Quantitative study of the muscle spindles in suboccipital muscles of human foetuses. Neurol. India 49 (4), 355–359.

McLain, R., Picker, J., 1998. Mechanoreceptor endings in human thoracic and lumbar facet joints. Spine 23 (2), 168–173.

Martin, J., Jessell, T., 1995. The sensory systems. In: Kandel, E., Schwartz, J., Jessell, T. (Eds.), Essentials of Neural Science and Behaviour. McGraw-Hill, New York, pp. 369–387.

Matthews, P., 1972. Mammillian muscle receptors and their control actions. Arnold, London.

Matthews, P., 1981. Evolving views on the internal operation and functional role of the muscle spindle. J. Physiol. 320, 1–30.

Milburn, A., 1973. The early development of muscle spindles in the rat. J. Cell. Sci. 12, 175–195.

Nakashima, K., Rothwell, J.C., Day, B.L., Thompson, P.D., Shannon, K., Marsden, C.D., 1989. Reciprocal inhibition between forearm muscles in patients with writers cramp and other occupational cramps, symptomatic hemidystonia and hemipareis due to stroke. Brain 112, 681–697.

Newton, R.A., 1982. Joint receptor contributions to reflexive and kinesthetic response. Phys. Ther. 62, 22–29.

Pearson, K., Gorden, J., 1991. Spinal reflexes. In: Kandel, E., Schwartz, J., Jessell, T. (Eds.), Principles of Neural Science. McGraw-Hill, New York, pp. 390.

Schoultz, T., Swett, J., 1974. Ultrastructural organisation of the sensory fibres innervating the Golgi tendon organs. Anat. Rec. 179, 147–162.

Schwartz, J., 1995. The neuron. In: Kandel, E., Schwartz, J., Jessell, T. (Eds.), Essentials of Neural Science and Behavior. McGraw-Hill, New York, pp. 45–55.

Sherrington, C., 1906. Integrative Actions of the Nervous System. Yale University Press, New Haven, CT, pp. 390.

Skoglung, S., 1973. Joint receptors and kinaesthesis. In: Iggo, A. (Ed.), Handbook of Sensory Physiology. Springer-Verlag, Berlin, pp. 390.

Vele, F., 1970. The origin of proprioceptive information in the Zygapophyseal joints and the processing of their afferences. In: Wolff, H. (Ed.), Manual Medicine. McGraw-Hill. New York, pp. 78–83.

Williams, P.L., Warwick, R., 1984. Sensory receptors Gray's Anatomy. Churchill-Livingston, Edinburgh, 849–860.

Wyke, B., 1966. The neurology of joints. Proc. R. Coll. Surg. Engl. 41: 25–50, 1967, 235.

Yochum, T., Rowe, L., 1996. Neurotropic arthropathies. In: Yochum, T., Rowe, L. (Eds.), Essentials of Skeletal Radiology. Williams and Wilkins, Baltimore, pp. 842–850.

추가 정보

Houk, J.C., Crago, P.E., Rymer, W.Z., 1991. Functional properties of Golgi tendon organs. In: Desmedt, I.E. (Ed.), Progress in Clinical Neurophysiology. Karger, Basel, pp. 33–43.

제 6 장
신경세포통합과 운동

Neuronal integration and movement

6

생각해 볼 임상증례 Clinical cases for thought

증례 6.1

46세 남성 환자가 자동차 사고 이후 지난 5년간 시달려 온 만성 요통으로 내원하였다. 최근에는 다쳤던 불편함과 통증 때문에 활동성이 천천히 떨어진다고 느꼈다. 예전 같으면 정말 즐겁게 참여했을 활동조차 의욕이 극심하게 떨어졌다고 한다.

질문
- 6.1.1 움직이려는 의욕은 신경학적으로 어떤 구조물과 관련되어 생기는가?
- 6.1.2 사고활동이 근육의 기계적 움직임으로 변화되는 과정은 어떻게 되는가?
- 6.1.3 신경경로나 통합회로를 고려해 보면 활동수준 저하와 의욕 결핍을 연결하는 어떤 이론이 구성될 수 있는가?

증례 6.2

78세 여성이 앞척수동맥가지의 졸중(중풍)으로 내원하였다. 다음 각 경우에 어떤 임상소견이 예상되는가?

질문
- 6.2.1 앞뿔의 억제성 사이신경세포를 침범하는 졸중
- 6.2.2 앞뿔의 알파 운동신경세포를 침범하는 졸중

증례 6.3

다음 각 경우에 환자의 임상소견은 어떻게 예상되는가?

질문
- 6.3.1 겉질다리뇌소뇌 시상 고리의 기능이상
- 6.3.2 겉질줄무늬체 시상 고리의 기능이상

서 론

Introduction

사람이 운동을 한다는 것은 수많은 신경세포 회로가 복합적으로 상호작용해 빚어내는 기적과도 같다. 본 장에서는 어떤 물체 쪽으로 손을 뻗어 엄지손가락과 집게손가락 사이에 물체를 집는 간단한 동작을 여러 요소로 나누어 분석하면서 이러한 복합적 상호작용의 조절과 통합에 대해 살펴본다.

처음에 어떻게 해서 대상 물체 쪽으로 손을 뻗어 잡으려는 동기를 일으켰던 것인지 등 여러 의문이 떠오른다. 배고팠기 때문이었을까? 흥미 때문에? 습관 때문에? 그 물체를 잡고 싶다는 메시지가 어떻게 전달되어서 실제 그 기능을 수행하는 데에 필요한 근육수축, 동시수축, 억제 등이 일어났던 것일까? 모두 어려운 의문이고 이들 의문에 대한 해답은 사실 사람 신경계의 신비와 복잡함이라는 망토 속에 가려져 있는 것이 대부분이다. 그러나 이 신비의 망토가 천천히 하지만 분명하게 벗겨지고 있는 중이며, 언젠가 이들 의문에 대해 주저없이 명확하게 대답할 수 있을 것이다. 그 때가 되지 않은 지금 우리는 현재까지 밝혀진 내용만을 이야기할 것이고, 그 이야기는 이야기하는 사람 숫자만큼이나 결론 또한 다양할 것이다.

본 장에서는 지금까지의 연구 결과를 토대로 동기유발에서 시작하여 둘레계통(limbic system, 변연계)과 계층을 따라 겉질, 시상, 소뇌, 뇌줄기를 거쳐, 끝으로 최종 공통경로인 척수의 알파 운동신경세포로 이어지는 과정을 개략적으로 알아본다.

자세와 운동을 조절하는 계층체계

Postures and movements are controlled by a hierarchy of systems

자세와 운동은 겉질(인지 조절), 감각계(감각 조절), 감정계

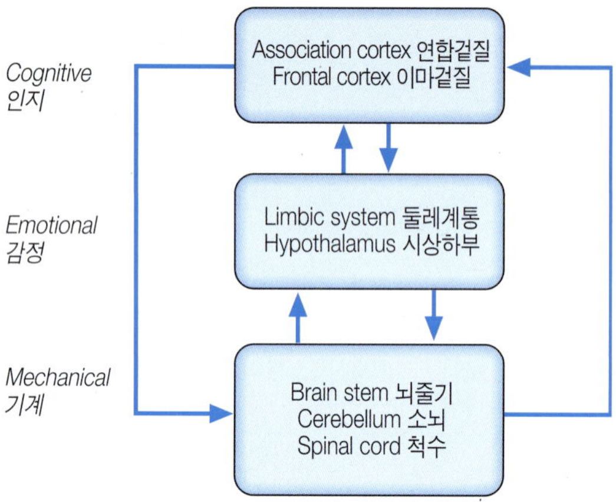

그림 6.1 Jackson 운동 계층. Jackson 운동 계층의 감정, 인지, 기계 요소의 신경축상 물리적 위치라고 생각되는 곳을 표시했다. 신경계의 여러 부분을 각 요소별로 분리해 표시했으나 신경계의 모든 요소가 서로 연결되고 하나의 단위로서 기능한다는 점에 주의해야 한다.

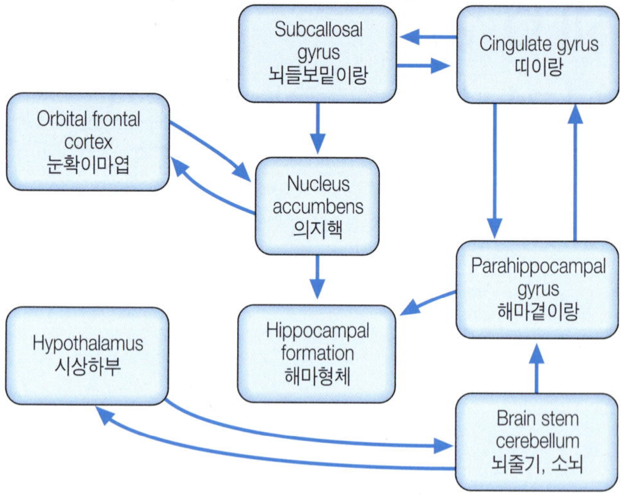

그림 6.2 전통적인 둘레계통 구조. 둘레계통의 전통적 구성요소와 해부학적 요소 사이에 존재한다고 생각되는 투사관계를 표시했다. 기타 기능적 신경회로가 대부분 그렇듯이 둘레계통도 필요에 따라 다양한 요소를 독립적으로 혹은 동시에 활용하면서 하나의 단위로서 기능하기 때문에 여기 표시된 투사관계가 완전하지 않을 가능성이 많다.

(감정 조절) 등 신경계의 여러 조직화 수준에서 동시에 조절을 받는다. Jackson이 처음 제시했던 3가지 조직화 수준은 대략 3층 체계로 분류된다(Jackson 1882).

최고위 수준인 인지기능은 작업이 현재 상황에 비추어 적절한지 그리고 중요한지와 관련된다. 인지 분석이 먼저 일어나고 나서 여러 하위 수준의 계층과 연락이 일어나는 듯하다. '인지' 요소는 감각, 운동, 연합 계통으로 구성되며 '감정' 요소는 전체적으로 둘레 회로로 구성된다(그림 6.1).

운동에서 둘레계통과 시상하부

Limbic and hypothalamic involvement in movement

둘레계통은 전통적으로 해마곁이랑(parahippocampal gyrus), 띠이랑(cingulate gyrus), 뇌들보밑이랑(subcallosal gyrus, 띠이랑 앞아래쪽과 연속됨), 해마형체(고유해마, 치아이랑, 해마이행부 등), 사이막 부위의 여러 핵, 사이막의 지핵(꼬리핵에서 이어진 곳임), 눈확이마 겉질과 같은 새겉질 부위, 편도핵과 같은 겉질밑 구조물, 시상하부의 여러 핵 등이라고 알려져 왔다(Iversen 등 2000)(그림 6.2).

둘레계통 중 시상하부는 주로 뇌하수체 조절을 통제하는 기능을 한다. 시상하부 안쪽 바닥 부위의 신경세포가 분비하는 펩티드 신경호르몬은 뇌하수체 앞엽인 샘뇌하수체 세포에 자극물질, 즉 분비인자로서 작용한다. 분비인자로 자극받은 뇌하수체 세포에서는 황체형성호르몬(LH), 성장호르몬(GH), 소마토트로핀, 부신겉질자극호르몬(ACTH), 갑상샘자극호르몬(TSH), 난포자극호르몬(FSH), 프로락틴(젖분비호르몬) 등 여러 호르몬을 분비한다. 시각로위핵과 뇌실곁핵 신경세포의 축삭에서는 옥시토신과 항이뇨호르몬 바소프레신을 분비한다(그림 6.3).

시상하부는 연락 거점으로서 기능도 수행하며 겉질로부터 띠이랑을 거쳐 집중된 정보가 해마형체 쪽으로 전달되고 해마형체에서 처리된 정보는 유두체와 앞시상핵을 거쳐 띠이랑으로 다시 되먹임된다.

시상하부 여러 핵의 신경세포는 척수 회색질 부위의 중간가쪽 세포기둥으로도 투사되며, 중간가쪽 세포기둥에서는 교감신경계의 신경절이전 신경세포 활동성을 조절하고 교감신경계는 사실상 전신 구석구석으로의 혈액 흐름을 비롯한 여러 기능을 통제한다. 이 경로는 운동 이전과 운동 도중의 뇌를 비롯한 여러 기관과 근육 집단에서의 혈액 흐름을 조절하는 데에 중요하다. 시상하부의 혈액 흐름은 위목신경절에 위치한 신경절이후 교감신경세포에서 조절하며, 위목신경절 신경세포를 조절하는 것은 시상하부이다(그림 6.4).

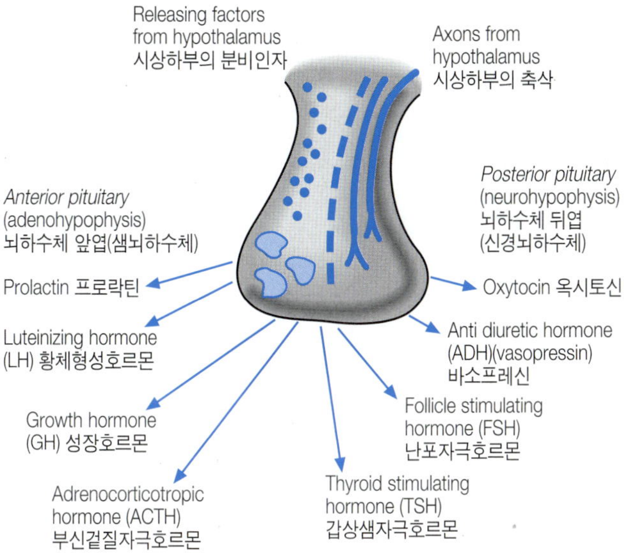

그림 6.3 뇌하수체 호르몬. 시상하부, 뇌하수체, 뇌하수체 호르몬의 관계를 그림으로 표시했다. 뇌하수체는 다른 여러 분비샘의 다양한 기능을 조정하므로 '지휘자 분비샘(master gland)' 이라고 하는 경우도 많다. 내분비계는 전신의 다양한 기능을 통제하는 호르몬을 생산해 혈액 속으로 직접 분비하는 것이 주요 기능인 여러 기관으로 구성된다. 내분비계의 주요 기관은 시상하부, 뇌하수체, 갑상샘, 부갑상샘, 췌장 섬세포(베타세포), 부신, 고환, 난소 등이다. 시상하부는 뇌하수체에 대해 분비인자나 자극요소, 또는 뇌하수체의 몇몇 호르몬 분비나 활성화를 억제하는 억제요소로 작용하는 전령물질을 분비한다. 뇌하수체 혼자 모든 내분비샘을 조절하지는 않는다. 췌장의 인슐린 분비세포(베타세포) 같은 분비샘은 국소의 혈당과 지방산 농도에도 반응을 보이며, 부갑상샘은 국소 혈류의 칼슘과 인산염 농도에도 반응을 보이고, 부신속질, 즉 부신의 아드레날린 생산 세포의 경우 교감신경계로부터의 직접 자극에도 반응을 보인다.

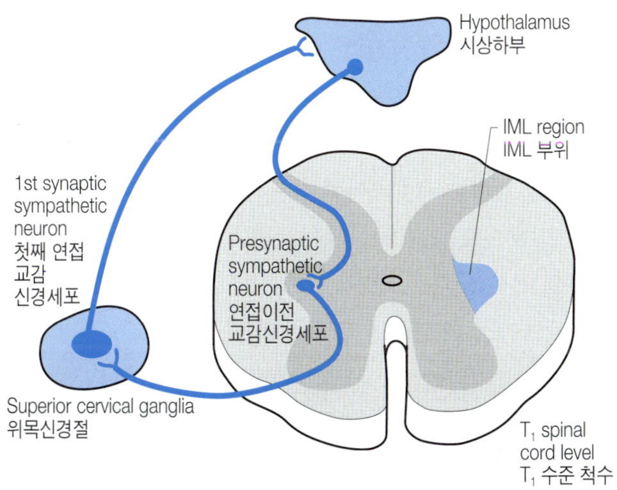

그림 6.4 시상하부 혈류조절. 시상하부 세포는 척수 중간가쪽(IML) 세포기둥의 연접이전 교감신경세포로 직접 투사된다. 이 신경세포는 위목신경절의 교감신경계 연접이후세포로 투사된다. 연접이후 신경세포의 축삭은 여러 혈관을 따라 머리뼈 속으로 들어가 시상하부에 혈액을 공급하는 혈관에 신경지배를 제공한다.

의욕충동의 발달

The development of motivational drives

둘레계통이 깊이 관련되어 생기는 의욕유발 상태나 충동은 중추신경계의 광범위한 영역에서 신경세포의 중심통합상태를 조정해 운동, 체온조절, 적극적 식품조달, 성적 충동, 감정맥락, 흥미 등 다양한 행동반응을 만든다(Swanson & Mogenson 1981, Brooks 1984, Kupfermann 등 2000).

둘레계통에서 만들어지는 의욕충동을 만드는 것은 통합된 여러 감각신호와 감정신호라고 여겨지며, 통합된 여러 감각신호와 감정신호는 중요도에 따라 분류된 후 관련 겉질 부위를 준비태세나 활성화 상태로 들어가게 된다. 즉 둘레계통에서의 의욕 활성화를 통해 겉질의 유관 부위에서 중심통합상태가 고조되어 각성상태로 되고 자세 변화나 감정상태 변화처럼 곧 일어나려 하는 무언가를 찾아본다.

의욕으로부터 운동 개시 단계로의 이행에는 복수의 운동앞겉질 부위로부터 운동겉질 부위로의 경로가 관련된다.

마루엽속고랑(intraparietal sulcus, 두정엽내구), 즉 브로드만 7번 구역 아래와 뒤 부위 신경세포의 상당수는 운동 실행과 관련된 삼삭신호에 대해 조기 반응을 보인다(Mountcastle 등 1975). 7번 구역 신경세포 중 음식이 보이거나 배고픔을 느끼는 등 몇 가지 변수가 충족된 특정 상황에서만 활성화되는 더 복합적인 반응양상을 보이는 신경세포는 수가 더 적다

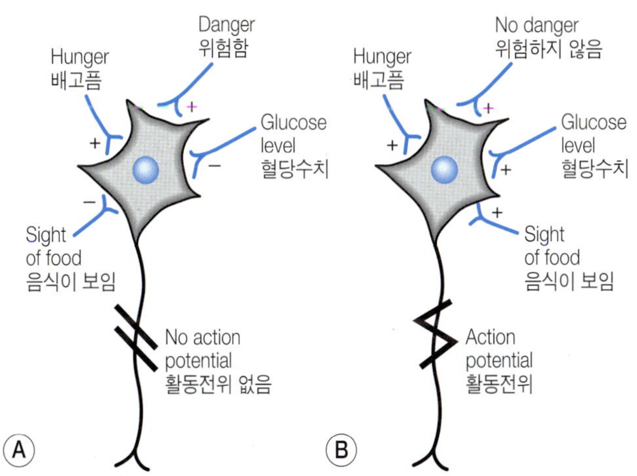

그림 6.5 일부 신경세포에서의 복합자극 발화양상 충족 이후 발화. (A) 본 세포에 배고픔 자극이 가해지더라도 다른 여러 입력이 활동전위를 일으킬 만큼 충분하지 못하거나 혹은 활동전위 문턱값 자극 형성에 억제작용을 한다. 활동전위는 생기지 않는다. (B) 본 세포는 모든 조건이 충족되었고 활동전위가 발화한다.

(그림 6.5).

이런 식의 처리과정을 보면 둘레계통으로부터 수용된 의욕충동에 대해 맹목적으로 따르기보다는 의욕충동을 먼저 운동앞겉질과 마루겉질 등 연합영역에 제시하여 그 행동의 적절성 여부에 대해 초보적인 판단이 이루어지는 것으로 보인다.

겉질새줄무늬체 투사와 겉질다리뇌 투사

Corticoneostriatal and corticopontine projections

판단계통을 구성한다고 여겨지는 일련의 복합적인 관문계통은 입력신호를 직접 동기화하고 또한 완전한 필수 실행명령에 관한 더욱 복합적인 여러 상호작용 속에서 간접적으로 동기화된다. 연합겉질 속의 이러한 복합적인 일련의 관문경로는 연합섬유를 통해 직접 운동겉질로 투사되고, 줄무늬체와 다리뇌의 여러 핵으로도 투사된다. 줄무늬체와 다리뇌 여러 핵으로 투사된 후 이어서 신경계의 다른 여러 부위로 투사됨으로써 연합겉질로부터 운동겉질까지 간접경로를 따라 투사되는 고리가 만들어진다(Rolls 1983, deZeeuw 등 1997).

첫째 간접 투사고리에서는 줄무늬체(꼬리핵과 조가비핵)의 출력 핵인 안쪽창백핵으로부터 시상다발의 앞 분지를 거쳐 배쪽가쪽시상핵과 배쪽앞 시상핵으로 투사된다. 배쪽가쪽시상핵 신경세포의 축삭은 같은쪽 운동, 운동앞, 마루 겉질 부위로 투사된다(그림 6.6).

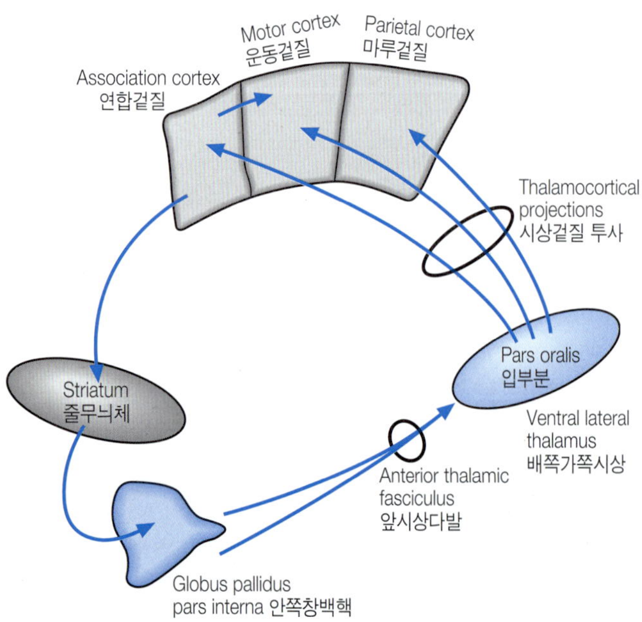

그림 6.6 첫째 간접 겉질줄무늬체-시상겉질 고리

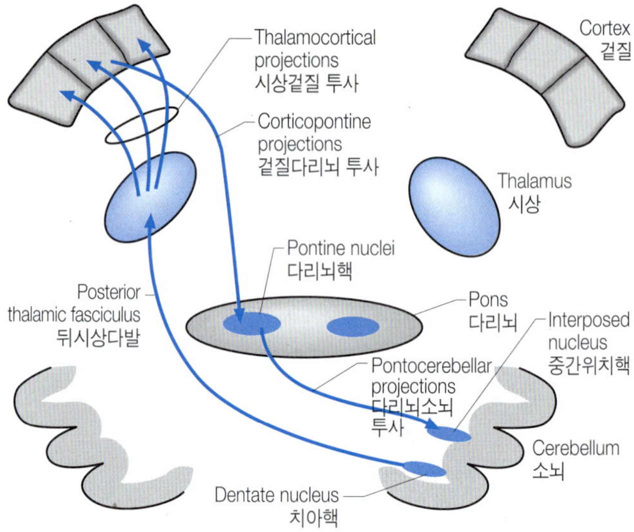

그림 6.7 겉질다리뇌소뇌-시상 고리

둘째 간접 투사고리에서는 겉질다리뇌 투사섬유를 거쳐 같은쪽 다리뇌핵으로 투사된 후 다리뇌소뇌 섬유계통을 거쳐 반대쪽 소뇌의 출력핵 두 곳으로 투사된다. 이어서 치아핵(dentate nucleus)과 중간위치핵(interposed nuclei), 즉 마개핵(emboliform nucleus)과 둥근핵(globose nucleus)으로부터 시상다발의 뒤 분지를 거쳐 반대쪽 배쪽가쪽시상핵의 꼬리부분으로 투사된다. 배쪽가쪽시상핵 신경세포의 축삭은 같은쪽 운동, 운동앞, 마루겉질 부위로 투사된다(그림 6.7).

운동앞 겉질로부터 바닥핵과 다리뇌-소뇌 고리를 거쳐 운동 겉질에 이르는 주요 경로는 신호입력을 받았던 대뇌 겉질 부위가 이들 경로로부터 투사되는 겉질 부위와 상응되지 않아 더욱 복잡한 양상을 띠게 된다.

바닥핵 고리

Basal ganglionic loops

바닥핵 고리에는 분명히 구별되는 두 개의 경로가 있다. 첫째 경로는 꼬리핵을 향해 입력되는 경로이고(그림 6.6), 둘째 경로는 조가비핵을 통해 입력되는 경로이다(그림 6.7).

예를 들어, 꼬리핵은 이마엽, 마루엽, 관자엽의 연합영역 등 여러 겉질 부위로부터 입력을 받는다. 이 고리의 복귀 경로, 즉 들신경 경로는 바닥핵 중 안쪽창백핵(globus pallidus pars interna)에서 시작되어 시상 배쪽앞핵으로 투사되는 것이 대부분이다. 시상 배쪽앞핵 신경세포는 운동앞 겉질(브로드만 6번 구역)로 투사된다.

바닥핵 고리의 두 번째 경로에서는 조가비핵에 대해 입력되는 신호가 대부분 감각운동겉질(브로드만 3, 2, 1, 5번 구역)로부터 오고 조가비핵으로부터 안쪽창백핵을 거쳐 시상 배쪽가쪽핵 쪽으로 투사된다. 이어서 시상 배쪽가쪽핵 신경세포에서는 브로드만 6번 구역 등 운동앞 구역으로 투사된다(Delong 등 1983). 바닥핵에는 시상으로부터 일차운동겉질(primary motor cortex)로 투사되는 경로가 없기 때문에 바닥핵이 운동겉질 출력을 조절하려면 이 투사고리가 매우 중요하다(Schell & Strick 1984).

다리뇌와 소뇌 고리는 입력신호의 대부분을 일차운동(5번 구역), 몸감각(4, 3, 2, 1번 구역), 일부 시각(17, 18번 구역)과 연합 구역으로부터 받는다. 고위 연합 구역으로부터 다리뇌 및 소뇌 고리로 입력되는 것은 거의 없다(Rolls 1983).

시상겉질 투사

Thalamocortical projections

지금까지 설명한 간접 고리는 모두 시상 이상에서는 상호신경분포(시상에서 겉질, 겉질에서 시상), 시상 이후에서는 일방향 경로(바닥핵에서 시상, 다리뇌핵에서 시상)를 보인다(Sherman & Guillery 2001)(그림 6.8). 실제로 시상겉질 경로가 만드는 고리에서는 감각정보를 겉질로 전달하는 고전 경로가 '앞먹임' 부분을 구성하고 겉질에서 시상의 작동을 통제하거나 조정하는 것이 '되먹임' 부분을 구성한다. 되먹임 통제는 겉질의 중심통합상태에 따라 흥분성이나 억제성으로 이루어지며 시상으로부터의 감각입력 자체에 의해 조정된다(Llinas 1991, Destexhe 2000). 그 결과 다양한 내인성 시상겉질 진동과 겉질시상 진동이 나타나고, 이 진동은 겉질 표면에서 측정하는 뇌파도(EEG)와 정량뇌파도(qEEG)를 통해 관찰된다(Destexhe & Sejnowski 2003).

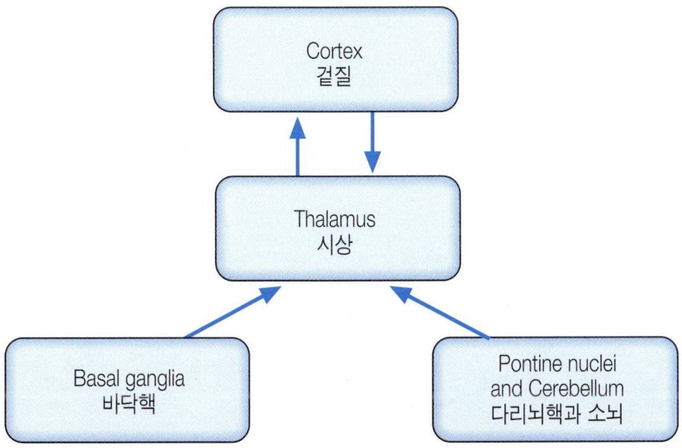

그림 6.8 알려진 모든 간접 고리에는 시상 위쪽의 쌍방향 신경지배 경로(시상에서 겉질로, 겉질에서 시상으로 향함)와 시상 아래쪽의 일방향 경로(바닥핵에서 시상으로, 다리뇌핵에서 시상으로)가 있다.

지금까지의 간략한 요약

A brief summary thus far

엄지손가락과 집게손가락 사이에 물체를 집는 동작의 사례를 통해 지금까지 살펴본 내용을 요약하면, 신경활성에는 우선 운동에 대한 동기부여가 필요하다. 대상 물체가 식품인가 그리고 사람은 배고픈 상대인가? 사람이 디만 이떤 물체인지 흥미를 느꼈을 뿐인가? 운동이 개시되는 경로에는 운동요소 사전학습, 그 시점에서 운동의 관련성과 중요도, 여러 가지 운동 중 선택해야 하는지 여부 등 다양한 변수가 관련된다. 운동이 개시되고 나면 신경계의 형성력에 힘입어 의도한 운동을 완료하기 위해 개시 운동을 비롯한 여러 가지 신체 변수를 검토할 능력을 갖춘 다중경로 계통(바닥핵과 다리뇌-소뇌)가 작동된다.

'무엇을 할지' 에 대한 지침이 정해지고 둘레계통과 고위 연합겉질에서 관련성과 적절성에 대해 경중이 가려져 통합되고 나면, 신경 정보는 계층구조의 중간층으로 전달되고 여기에서 '어떻게 할 지' 에 대한 흐름이 만들어진다.

'어떻게' 에 대한 지침이 구성되는 운동앞 겉질(6번 구역)은 주출력구역인 일차운동겉질(4번 구역)에 대한 형성체 역할을 한다(Brooks & Thach 1981).

복합성 정도가 다양한 활동에 대한 지침이 각기 다른 경로를 거쳐 중간층으로 들어온다. 예를 들면, 복합운동양상에 대한 운동 프로그램은 바닥핵 중 꼬리핵 회로로부터 들어오고, 반면 덜 복합적인 활동에 대한 지침은 바닥핵 중 조가비핵과 가쪽 소뇌 다리뇌핵 회로를 거쳐 운동앞 구역으로 들어온다(Brooks 1984).

수의운동을 시작하기 800ms 전에 운동겉질에서 신경세포전위의 변화가 기록되었다(Krakauer & Ghez 2000). 아직 운동이 시작되기 전 이 시기에는 의도한 운동을 구성하는 구체적인 사전설정 프로그램에 따라 신경세포 반응양상을 고위 중추에서 사전설정하는 것으로 생각된다. 운동을 구체적으로 규정하는 사전설정 프로그램 한 벌을 운동 세트(motor set)라고 한다.

즉 바닥핵, 소뇌, 연합영역으로부터의 겉질경유 입력 등 여러 수준에서의 지침이 통합되어 운동겉질에서 준비 작업이 진행되고 나서 운동이 개시됨으로써 정확한 운동 세트가 올바른 시간에 올바른 순서에 따라 오차없이 개시된다.

운동겉질로부터 출력되는 명령

Output commands from the motor cortex

운동겉질에서 출력되는 지침은 두 가지 별개의 구성요소 계통을 거쳐 전달된다. 첫째 구성요소 계통은 중심뒤 겉질구역에서 시작되고 피라미드 경로와 피라미드바깥경로를 경유해 투사된 척수 등쪽 회색질 부위에서는 척수뒤뿔 세포의 중심통합상태가 조정된다. 둘째 구성요소 계통은 속도가 더 느린 중심앞 계통이며, 겉질척수로 축삭을 거쳐 척수 회색질 앞뿔의 알파 운동신경세포 중심통합상태를 조정한다(Brooks 1984).

겉질 4번 구역 신경세포는 겉질척수로를 거쳐 척수 운동신경세포와 특이적 연접을 광범위하게 형성하기 때문에 몸영역배열을 보이며 조직화되어 있다. 이러한 몸영역배열을 운동 축소인간(motor homunculus of man)이라 한다(그림 6.9). 몸감각겉질의 신경세포는 감각 축소인간(sensory homunculus of man)이라는 몸영역배열 속에서 정보를 받는다(그림 6.10).

운동겉질의 신경세포는 겉질 날신경 구역(cortical efferent zone) 혹은 운동 기둥(motor column)이라고 하는 수직 기둥 배열로 묶인다. 시상이나 기타 겉질 부위로부터 오는 축삭은 겉질 날신경 구역의 얕은층에서 끝나면서 피라미드 신경세포 가지돌기나 다양한 겉질 사이신경세포와 연접을 이룬다. 이어서 이들 사이신경세포는 겉질 기둥을 따라 내려가며 다른 여러 사이신경세포와 연쇄반응하듯 신호를 전달하

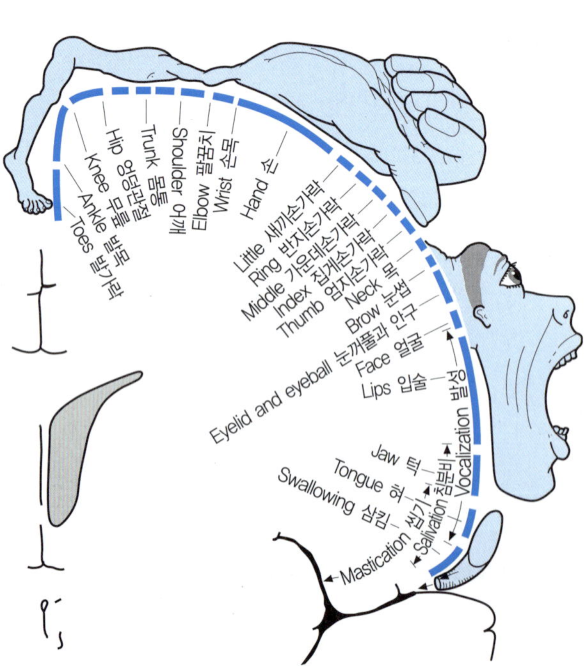

그림 6.9 운동 축소인간. 주요 겉질 부위에서 운동 축소인간의 비례적 몸영역배열(Penfield 등 1950).

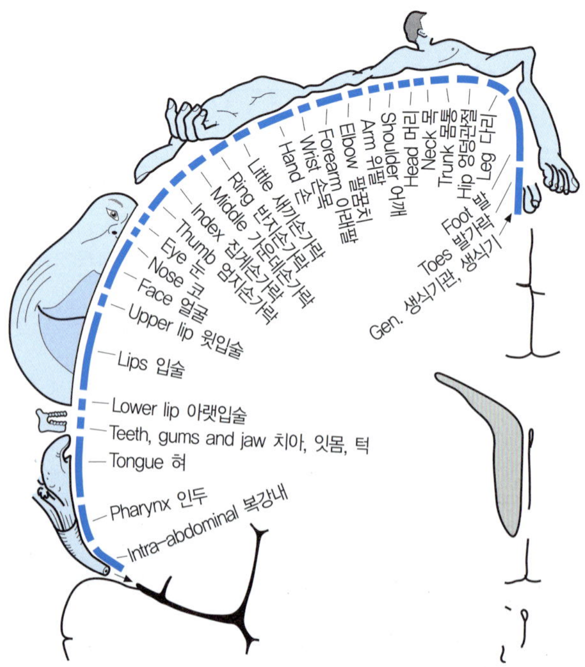

그림 6.10 감각 축소인간. 몸감각 겉질에서 감각 축소인간의 비례적 몸영역배열(Penfield 등 1950).

다가 피라미드 신경세포와 큰피라미드 신경세포에 도달한다. 피라미드 신경세포는 독특한 적응양상을 보이는데 이것은 축삭 직경에 따라 달라진다. 축삭 직경이 큰 피라미드 신경세포는 일시적 고빈도 입력을 받으면 발화하고 또 아주 빠르게 이 자극에 적응하는 경향을 보이지만 축삭 직경이 작으면 저빈도 입력에 반응하고 또 느리게 적응한다(Krakauer & Ghez 2000).

피라미드세포가 어떻게 발화해서 집게잡기와 같은 복합운동을 일으키는가?

겉질 운동 기둥이 특정 방향성을 지니는 것은 아마도 중심통합상태(CIS)가 상승되면 그 결과 적절한 운동신경세포로 몸 영역배열 겉질척수 투사가 이루어질 때 운동 기둥 속에 담긴 선호 방향성이 재현되도록 하기 위해서일 것이다. 특정 운동 방향을 의도하면 의도한 방향을 나타내는 관련 겉질 기둥의 발화빈도가 상승한다. 대항근 운동 기둥으로 투사되는, 의도한 겉질 기둥 속 사이신경세포도 문턱값 쪽으로 흥분되고 억제 연속신호를 발화한다. 단일 신경세포가 개별적으로 방향 부호를 만들지는 못하고 일군의 여러 신경세포가 협조해서 발화해야만 의도한 방향성 운동이 만들어지는 것으로 보인다. 이렇게 되면 의도한 방향에 해당하는 척수 알파 운동신경세포가 활성화 문턱값에 도달할 확률이 높아지고 반대방향에 해당하는 척수 알파 운동신경세포는 활성화 문턱값에 도달할 확률이 낮아진다. 겉질척수로는 연접을 통해 알파 운동신경세포의 중심통합상태를 조정하는 여러 경로 중 하나에 불과하다. 힘줄과 근육방추로부터 들어오는 뒤뿌리 신경절 세포가 투사되어도 알파 운동신경세포의 중심통합상태가 직접적으로 혹은 간접적으로 조정되며, 그물체와 안뜰 부위의 신경세포도 알파 운동신경세포의 중심통합상태를 조정한다는 사실을 모두 기억할 것이다. 각 알파 운동신경세포에는 대략 10,000개의 연접(synapse)이 어떤 것은 억제성으로 어떤 것은 흥분성으로 연결된다고 알려졌다. 각 시점에서 신경세포의 중심통합상태는 대개 이러한 연접 활동성의 누적효과로서 결정된다. 중심통합상태에 영향을 미치는 다른 인자에는 신경세포의 영양, 생화학, 산소 상태 등이 있다.

운동 중 의도한 근육이 활성화되는 양상과 시간조절은 대개 소뇌가 통제한다.

운동의 시간과 양상을 통제하는 소뇌

Timing and pattern control of movement involves the cerebellum

소뇌는 모든 운동겉질과 연합겉질로부터 겉질다리뇌로와 겉질올리브로 투사를 거쳐 신호입력을 받는다. 아래올리브핵(inferior olivary nucleus)은 중간뇌 그물체 신경세포와 겉질로부터 신호입력을 받고, 또한 근육방추 기관으로부터의 되먹임 정보도 받는다. 이렇게 입력된 정보를 통해 소뇌는 비교측정기 중추(comparator center)로서 작동하며 전송된 명령과 근육이 수행한 활동을 비교 평가하고 필요하면 동작 중에라도 교정할 수 있다. 소뇌는 운동의 개시, 교란 후 궤도 수정, 정지 혹은 제동 작업에 대한 통제 역할을 한다.

운동제어의 미세조정과 바닥핵

The fine tuning of motor control and the basal ganglia

바닥핵은 뇌 깊은 곳의 여러 신경핵이며 끝뇌(telencephalon, 종뇌)와 사이뇌(diencephalon, 간뇌) 기능부위의 이음부에

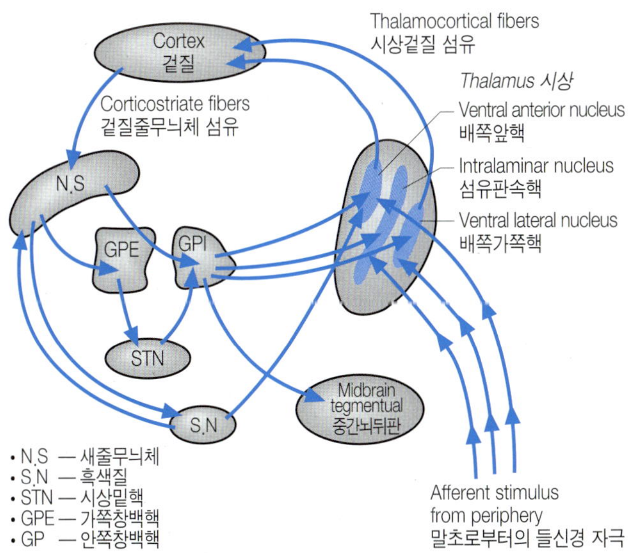

그림 6.11 시상에 대한 바닥핵의 동기작용(gating action) 개요. 직접경로와 간접경로 등 두 가지 주요 경로를 통해 새줄무늬체로부터 바닥핵의 출력핵인 안쪽창백핵(GPi)과 흑색질 그물부(SNr)가 연결된다. 직접경로는 새줄무늬체로부터 GPi로 투사되고 GPi에서 시상핵으로 투사된다. 간접경로는 새줄무늬체에서 가쪽창백핵(GPe)으로 투사된다. 이어서 GPe로부터 시상밑핵으로 투사되고 시상밑핵으로부터 GPi로 투사된다. GPi에서 시상으로 투사됨으로써 고리가 완성된다. 신경고리를 지나면서 다양한 신경전달물질이 분비되기 때문에 시상에 대해 다양한 조절작용을 하게 된다(1장 참조).

위치한다. 바닥핵에는 비슷한 유형의 세포로 구성되며 앞쪽에서 융합되는 꼬리핵(caudate)과 조가비핵(putamen), 그리고 창백핵(globus pallidus), 시상밑핵(subthalamic nucleus), 흑색질(substantia nigra) 등이 있다(Anderson 등 2003). 바닥핵으로의 입력은 모두 꼬리핵이나 조가비핵으로 들어온다. 입력신호가 출발하는 4개 주요 부위는 운동겉질과 연합겉질, 중간선 섬유판속 시상핵(intralaminar thalamic nucleus), 흑색질 치밀부, 중간뇌 솔기핵(raphe nucleus, 봉선핵) 등이다. 바닥핵이 운동제어 효과를 발휘하는 신경으로 직접 투사되지는 않고 대신 시상에서 말초로부터의 신호를 받을 때 정보 흐름을 여과하거나 동기화함으로써 겉질과 시상의 협조관계를 조절하는 듯하다(그림 6.11). 바닥핵은 정적 자세를 유지하거나 정밀하게 제어된 운동을 개시하는 데에 필요한 운동협조에서도 역할을 한다(Martin 1967, Kornhuber 1971).

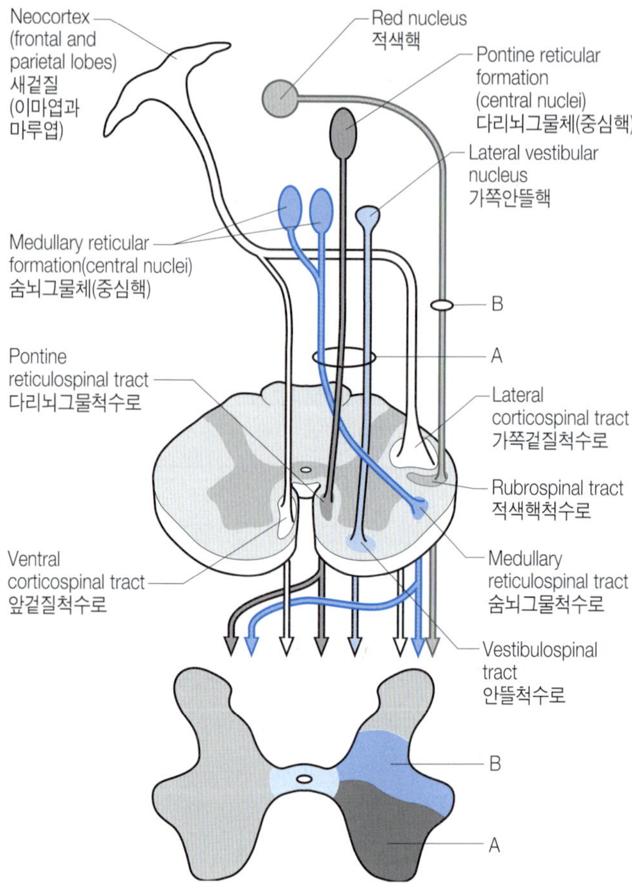

그림 6.12 사람에서 운동조절과 관련된 뇌줄기의 주요 하행경로(A군과 B군)와 각각의 척수 종착점

최종 공통경로와 척수위 조정

The final common pathway and supraspinal modulation

운동생성 관련 복합적 의사결정, 통합, 처리와 고위중추 제어 등의 결과는 최종적으로 최종 공통경로인 알파 운동신경세포로 전달된다.

척수위 경로는 배쪽안쪽 축삭군과 가쪽 축삭군 등 두 개의 주요 축삭군으로 내려온다. 배쪽안쪽 축삭군은 뇌줄기의 여러 신경핵에서 시작해 같은쪽 척수의 앞섬유단(funiculus)을 타고 내려와 주로 척수 회색질 중간구역의 척수고유 신경세포, 사이신경세포, 안쪽 운동신경세포 등에서 끝난다. 이들 경로의 일반적인 특징은 신경종말이 나뉘어 곁축삭을 여럿 내고 광범위한 부위에 신경지배를 제공한다는 점이다. 이러한 신경분포는 정밀제어 운동보다는 자세 혹은 버팀 안정화 기능과 같이 여러 근육의 협동활동을 통제하는 데에 매우 유리하다. 덮개척수로(tectospinal), 다리뇌그물척수로(pontoreticulospinal), 숨뇌 그물척수로(medullary reticulospinal), 가쪽과 안쪽 안뜰척수로(vestibulospinal tracts) 등이 있다.

두 번째 축삭군은 겉질과 적색핵 신경세포에서 시작되어 반대쪽 백색질의 가쪽 섬유단을 따라 내려온다. 축삭이 끝나는 곳은 회색질 중간구역과 먼쪽 근육에 신경지배를 제공하는 운동신경세포이다. 가쪽 겉질척수로와 적색핵척수로 등이 여기에 해당된다. 겉질척수로는 감각운동 겉질 피라미드 신경세포에서 시작하며, 특징적으로 작은 수의 근육군에 집중되고 그 결과 미세운동을 제어하기에 적합하다. 운동겉질의 피라미드 신경세포에서 시작해 같은쪽 배쪽안쪽 구역을 따라 내려오는 경로는 앞겉질척수로라고 부른다. 앞겉질척수로는 척주 자세근육을 복잡하게 제어하는 것에 많이 관련된다(그림 6.12).

운동에 대해 의미있는 척수위 협조조절이 일어나려면 의도 명령과 수행된 실제 운동을 비교해서 정확성 여부를 평가해야 한다. 앞먹임(feed forward) 활성화, 곁(collateral) 활성화, 되먹임(feedback) 기전 등이 이를 수행한다. 출력정보와 되먹임 정보가 모두 정확해야 하고, 만일 정확하지 못할 때에는 신속하게 교정되어야 한다. 명령과 실제 수행된

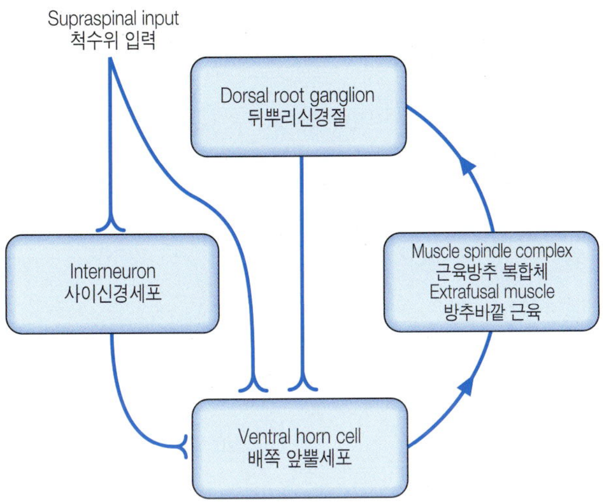

그림 6.13 운동 자동제어 되먹임 고리

내용 사이의 분산을 교정하려면 먼저 운동 서보기구 고리(motor servo loop)라는 기전에 의해 평가가 이루어진다. 근육방추로부터 뒤뿌리신경절을 거쳐 동일한 근육에 신경지배를 제공하는 알파 운동신경세포로 되먹임되는 고리이다. 근육 서보기구 고리는 일반적으로 자기교정 방식이지만 척수위 신경세포가 조정제어를 함으로써 서보기구 고리의 균형이 어느 방향으로든 변경될 수 있다(그림 6.13).

운동에서 지지 역할을 하는 근육군 그리고 서로 맞서는 작용을 하는 근육군에서 알파신경과 감마신경이 함께 활성화되는 협조기능에 대해서도 척수위 운동제어가 영향을 미친다. 근육수축이 일어날 때 안정된 기초 역할을 하게 될 관련 안정화 근육 그리고 작용근과 대항근 모두에 대해 지시가 내려가야 한다.

요 약

Summary

운동이 일어난다는 것은 경이롭도록 복합적으로 일련의 사건이 동원되고 활성화된다는 뜻이다.

움직이려는 의욕이 생기려면 과거 비슷한 상황에서 어떻게 했고, 그 결과가 어땠는지 기억에 접속하면서 외부 자극을 속으로 해석하고 움직일지 여부에 대한 판단이 내려진다. 이어서 '언제', '어디서', '어떻게' 움직일지 구체적인 계획이나 전략을 생각한다. 이제 필수 정보가 의도한 운동을 완수하게 될 운동 세트 속으로 통합되며 신경 활성화 연쇄반응에 의해 알파 운동신경세포의 중심통합상태가 변하고 운동이 완성된다. 척수 서보기구와 척수위 운동중추에서는 광범위한 말초 수용체로부터 들어오는 되먹임 정보를 이용해 운동의 진행상황을 감시하고 필요하면 관련 앞뿔세포의 중심통합상태를 교정한다. 이러한 모든 과정 내내 관련 신경세포에 필요한 영양과 산소 상태 역시 필수적으로 감시, 적응, 유지됨으로써 삼인산아데노신(ATP)이 이 과정의 연료로서 적절히 공급되도록 한다.

임상증례 풀이 Clinical case answers

증례 6.1

6.1.1

둘레계통이 깊이 관련되어 의욕상태가 만들어지거나 충동을 느끼면 중추신경계에서 광범위하게 여러 신경세포의 중심통합상태가 조정되고 운동, 체온조절, 적극적 식품조달, 성적 충동, 감정맥락, 흥미 등 다양한 행동반응이 생긴다.

둘레계통에 생긴 의욕충동은 감각신호와 감정신호가 통합된 결과물이라고 생각되며, 중요도에 따라 분류된 후 관련 겉질 부위를 활성화해서 준비태세나 활성화 상태로 들어가게 된다. 즉 둘레계통에서 의욕 활성화 과정을 통해 겉질 관련 부위의 중심통합상태가 각성상태로 상승되고 자세변화나 감정상태 변화와 같은 어떤 일이 일어날지 찾아보게 된다.

6.1.2

여러 겉질 운동앞 구역으로부터 겉질 운동 구역으로 이어지는 여러 경로를 거쳐 의욕으로부터 운동 개시로 진행하게 된다. 고위중추의 제어나 운동생성과 관련된 복합적인 의사결정, 통합, 정보처리 등은 모두 최종 공통경로인 알파 운동신경세포로 전달된다.

척수위 경로는 배쪽안쪽 축삭군과 가쪽 축삭군 등 두 개의 주요 축삭군으로 내려온다. 배쪽안쪽 축삭군은 뇌줄기의 여러 신경핵에서 시작해 같은쪽 척수의 앞섬유단을 타고 내려와 주로 척수 회색질 중간구역의 척수고유 신경세포, 사이신경세포, 안쪽 운동신경세포 등에서 끝난다. 두 번째 축삭군은 겉질과 적색핵 신경세포에서 시작되어 반대쪽 백색질의 가쪽 섬유단을 따라 내려온다. 축삭이 끝나는 곳은 회색질 중간구역과 먼쪽 근육에 신경지배를 제공하는 운동신경세포이다. 가쪽 겉질척수로와 적색핵척수로 등이 여기에 해당된다. 운동에 대해 의미있는 척수위 협조조절이 일어나려면 의도 명령과 수행된

임상증례 풀이(계속) Clinical case answers

실제 운동을 비교해서 정확성 여부를 평가해야 한다. 앞먹임(feed forward) 활성화, 곁(collateral) 활성화, 되먹임(feedback) 기전 등이 이를 수행한다. 출력정보와 되먹임 정보가 모두 정확해야 하고 만일 정확하지 못할 때에는 신속하게 교정되어야 한다. 명령과 실제 수행된 내용 사이의 분산을 교정하려면 먼저 운동 서보기구 고리(motor servo loop)라는 기전에 의해 평가가 이루어진다. 근육방추로부터 뒤뿌리신경절을 거쳐 동일한 근육에 신경지배를 제공하는 알파 운동신경세포로 되먹임되는 고리이다. 근육 서보기구 고리는 일반적으로 자기교정 방식이지만 척수위 신경세포가 조정제어를 함으로써 서보기구 고리의 균형이 어느 방향으로든 변경될 수 있다.

6.1.3
겉질 한 구역의 활성화 수준에 따라 겉질 다른 구역의 활성 수준이 영향을 받을 수 있다. 이마 겉질 구역의 활성화 정도가 감소하여 이마엽 연합 겉질과 운동 겉질에서 활성화 정도가 감소해 우울증이 발생할 수 있다. 이 이론을 더 전개시켜 보면 둘레계통의 활성화 정도가 감소하면 움직이려는 충동이 감소하고 운동겉질회로의 활성화 정도 역시 감소할 수 있다.

증례 6.2

6.2.1
앞뿔 운동신경세포의 과활성화와 운동과다 긴장항진 장애를 일으킬 가능성이 높은 것은 앞뿔의 억제성 사이신경세포에 발생한 졸중일 것이다.

6.2.2
앞뿔 운동신경세포의 졸중은 운동 활성 저하, 즉 근육긴장저하를 일으킬 가능성이 높다.

증례 6.3

6.3.1
겉질다리뇌소뇌-시상 회로가 파괴된 사람은 운동명령에서 소뇌 입력의 감소 때문에 생기는 겨냥이상(dysmetria)이 특징인 협조불량 운동을 보일 가능성이 높다.

6.3.2
겉질줄무늬체 시상 고리의 기능이상은 기능이상 유형에 따라 파킨슨병이나 헌팅톤병과 유사한 운동장애를 나타낼 가능성이 많다.

참고문헌

Anderson, M.E., Postupna, N., Ruffo, M., 2003. Effects of high-frequency stimulation in the internal globus pallidus on the activity of thalamic neurons in the awake monkey. J. Neurophysiol. 89, 1150–1160.

Brooks, V.B., 1984. The Neural Basis of Motor Control. Oxford University Press, Oxford.

Brooks, V.B., Thach, W.T., 1981. Cerebellar control of posture and movement. In: Brooks, V.B. (Ed.), The Handbook of Physiology, Section 1: The Nervous System, Vol II: Motor Control, Part 2. American Physiological Society, Bethesda, MD, pp. 877–946.

DeLong, M.R., Georgopoulos, A.P., Crutcher, M.D., 1983. Cortico-basal ganglia relations and coding of motor performance. In: Massion, J., Paillard, J., Schultz, W., et al., (Eds.), Neural Coding of Motor Performance, Experimental Brain Research Supplement. Springer, Berlin, pp. 30–40.

Destexhe, A., 2000. Modeling corticothalmic feedback and gating of the thalamus by the cerebral cortex. J. Physiol. 94, 391–410.

Destexhe, A., Sejnowski, T.J., 2003. Interactions between membrane conductances underlying thalamocortical slow wave oscillations. Physiol. Rev. 83, 1401–1453.

deZeeuw, C.I., Strata, P., Voogd, J. (Eds.), 1997. The Cerebellum: From Structure to Control (Progress in Brain Research). Elsevier, New York.

Iversen, S., Kupferman, I., Kandel, E., 2000. Emotional states and feelings. In: Kandel, E., Schwartz, J., Jessell, T. (Eds.), Principles of Neural Science, fourth ed. McGraw-Hill, New York.

Jackson, J.H., 1882. On some implications of dissolution of the nervous system. Medical Press and Circular 2, pp. 411–426.

Kornhuber, H., 1971. Motor functions of the cerebellum and basal ganglia; the cerebellocortical saccadic ballistic clock, and the basal ganglia as a ramp generator. Kybernetic 8, 157–162.

Krakauer, J., Ghez, C., 2000. Voluntary movement. In: Kandel, E., Schwartz, J., Jessell, T. (Eds.), Principles of Neural Science, fourth ed. McGraw-Hill, New York.

Kupfermann, I., Kandel, E., Iversen, S., 2000. Motivational and addictive states. In: Kandel, E., Schwartz, J., Jessell, T. (Eds.), Principles of Neural Science. McGraw-Hill, New York.

Llinas, R.R., 1991. Of dreaming and wakefulness. Neuroscience 44, 521–535.

Martin, J.P., 1967. The Basal Ganglia and Posture. Pitman Medical, London, pp. 1–152.

Mountcastle, V.B., Lynch, J.C., Georgopoulos, A., et al., 1975. Posterior parietal association cortex of the monkey: command functions for operating in extra space. J. Neurophysiol. 38, 871–908.

Rolls, E.T., 1983. The initiation of movements. In: Massion, J., Paillard, J., Schultz, W. (Eds.), Neural Coding of Motor Performance, Experimental Brain Research Supplement. Springer, Berlin, pp. 97–113.

Schell, G.R., Strick, P.L., 1984. The origin of thalamic inputs to the arcuate premotor and supplementary motor area. J. Neurol. Sci. 4, 539–560.

Sherman, S.M., Guillery, R.W., 2001. Exploring the Thalamus. Academic Press, New York.

Swanson, L.W., Mogenson, G.J., 1981. Neural mechanisms for the functional coupling of autonomic, endocrine and somatomotor responses in adaptive behavior. Brain Res. 3, 1–34.

제 7 장
척수와 말초신경

The spinal cord and peripheral nerves

7

생각해 볼 임상증례 Clinical cases for thought

증례 7.1

8세 여자 어린이가 4개월 전 소프트볼 경기에서 오른쪽 정강이에 직선 타구를 맞은 후 생긴 오른쪽 다리 통증으로 내원하였다. 지금 호소하는 증상은 정강이와 발목 통증이며, 오른쪽 다리로 체중을 지지하지 못한다. 다리를 만져보니 차갑고 진찰상 피부표기증(dermatographia)이 뚜렷하다. 이전에 촬영했던 무릎, 정강이, 발목 방사선 검사는 음성이다.

질문
- 7.1.1 여자 어린이의 통증이 다리에서 뇌까지 전달되는 신경경로를 설명하시오.
- 7.1.2 여자 어린이의 증상에 대해 5개 이상의 감별진단 목록을 열거하시오.
- 7.1.3 복합부위통증증후군(CRPS) 증상에 대해 설명하고 본 증례와의 공통점과 차이점을 논하시오.

증례 7.2

19세 남성 환자가 오른쪽 팔의 조화운동불능(incoordination)으로 내원하였다. 예전에 자동차 사고로 C5 목뼈 골절을 겪었던 환자이다. 별 탈 없이 회복되던 중에 오른손에 협조운동이 안 되는 것을 발견했다.

질문
- 7.2.1 고유감각 정보가 손으로부터 뇌로 전달되는 신경경로를 설명하시오.
- 7.2.2 이 환자의 증상에 대해 5개 이상의 감별진단 목록을 열거하시오.

서 론

Introduction

예전에는 척수에 대해 뇌로 드나드는 신경경로의 단순한 통로일 뿐이라고 생각했다. 척수에서 일어나는 신경통합 중 가장 복잡한 것이라야 단순 반사성 근육 서보기구 고리일 뿐이라고 생각했다. 오늘날에는 척수가 뇌의 신경구조와 인접한 복합적 신경통합 계통이며 사람의 신경축에서 필수 요소라고 한다. 장기적 형성력을 가져오는 흥분성 전달과 억제성 전달, 연접이후 교통과 여러 수용체의 재순환, 신경세포에서 조기 발현유전자의 활성화, 연접 구조와 연결관계의 지속적 변화 등이 모두 척수에서 활발하게 일어난다.

척수는 감각 조정이 일어나는 첫 부위이고, 운동 조정이 일어나는 마지막 부위로서 신체 여러 부분의 지각과 운동에 영향을 미친다. 뇌와 뇌줄기도 다른 여러 감각계통을 조정해 척수를 거쳐 나가는 운동 출력에 영향을 미친다.

말초신경은 수용체 정보를 척수 신경세포로 전달한다. 말초신경은 정보를 전달하는 속도, 크기, 양식 등이 다양하다. 또한 말초신경은 손상에 매우 민감하며 특이적 치유전략을 통해 회복된다.

척수는 통증의 통합과 조정에서도 역할을 한다. 말초와 중추에서 수용체 기전, 말초 민감화, 중추 민감화, 교감신경계 등 여러 과정이 통증 정보처리에 영향을 미친다.

본 장에서는 위의 내용들을 살펴본다.

척수 해부학

Anatomy of the spinal cord

척수는 신경축에서 다른 구조물과 인접한(contiguous) 구조

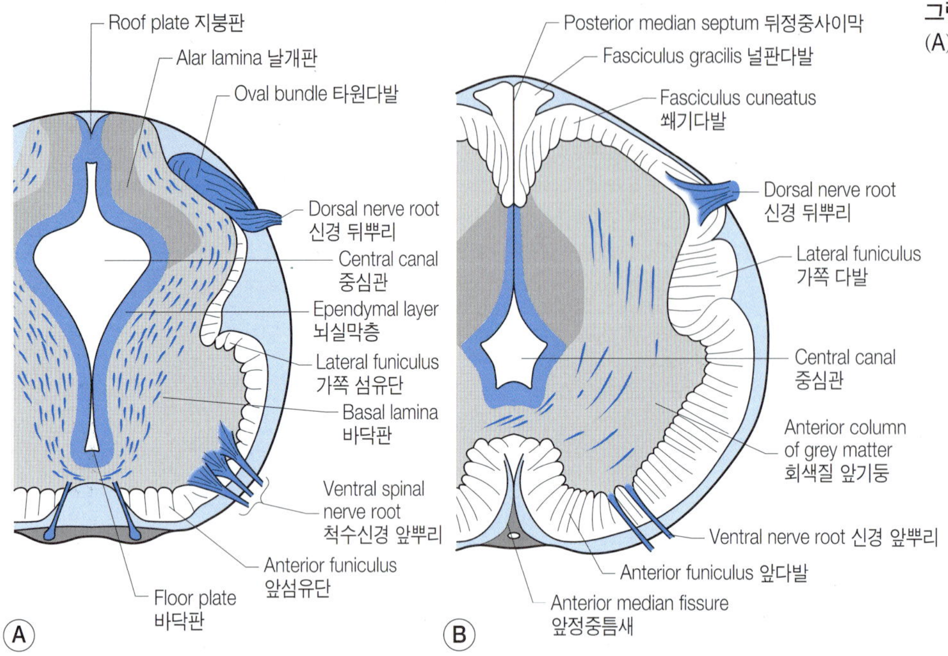

그림 7.1 발생 6주 시점 사람 배아의 척수. (A) 단면. (B) 약 3개월 시점.

> **요점 7.1** Quick facts
>
> **척수는 다음 기능을 수행한다.**
>
> 1. 척수는 몸운동 계통의 최종 공통경로이다.
> 2. 몸으로부터 고위 중추로 몸감각 정보를 전달한다.
> 3. 분절, 분절위 제어를 받는 자율신경계 신경절이전 신경세포가 들어 있다.
> 4. 척수반사와 분절반사를 중개한다.
> 5. 자세유지와 율동운동 보행을 위한 중추양상발생기(central pattern generator)가 들어 있다.

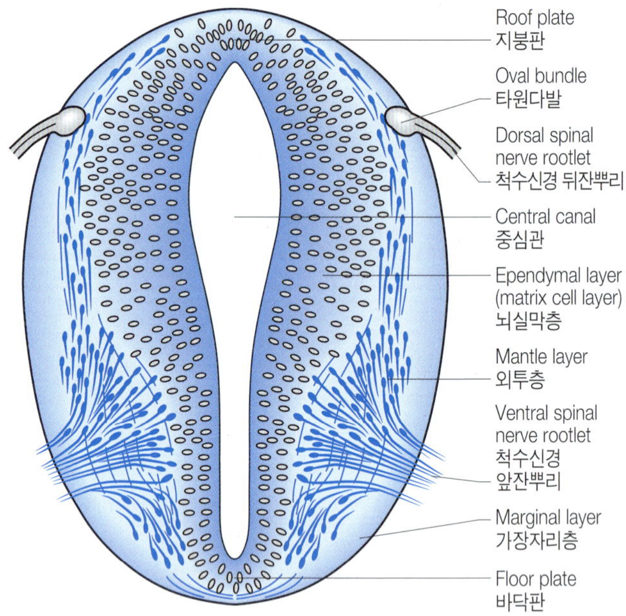

그림 7.2 척주의 측면영상. 척수와 척주의 물리적 높이 차이가 보인다.

물의 하나로서 발생하며, 뇌실막세포 뇌실층에서 기원하고 뇌줄기와 마찬가지로 감각기능과 운동기능이 등쪽과 배쪽으로 나뉜 기본 구조를 유지한다(2장 참조). 그 결과 들신경 감각정보는 대부분 척수의 등쪽면으로 들어오고 날신경 운동정보는 대부분 척수의 배쪽면에서 나간다(그림 2.9A 참조). 배아발생기에 척수가 성숙하면서 등쪽 구조물과 배쪽 구조물은 점차 더욱 뚜렷하게 분리되며 임신 후 3개월쯤에는 별개의 두 세포 구역, 즉 등쪽에 위치하고 들신경 감각정보를 받는 일을 하게 될 신경세포로 이루어진 날개판(alar plate)과 배쪽에 위치하고 날신경 운동정보를 척수로부터 내보내는 일을 하게 될 신경세포로 이루어진 바닥판(basal plate)이 확인된다(그림 7.1).

척수는 크게 두 부분으로 구성되며, 하나는 주로 신경세포와 신경그물로 이루어진 회색질이고, 다른 하나는 주로 지지신경아교세포와 축삭으로 이루어진 백색질이다. 전체 척수에 걸쳐서 회색질은 척수의 중심 부분에 위치하고 주변의 백색질에 둘러싸여 있다. 고유 척수(medulla spinalis)는 고리뼈 위모서리에서 시작해 둘째허리뼈 위모서리까지 뻗는다.

배아발달 첫 3개월 시기에는 척수와 척주가 같은 속도로 발달하며 길이가 거의 같다. 배아발달 나머지 기간에는 척

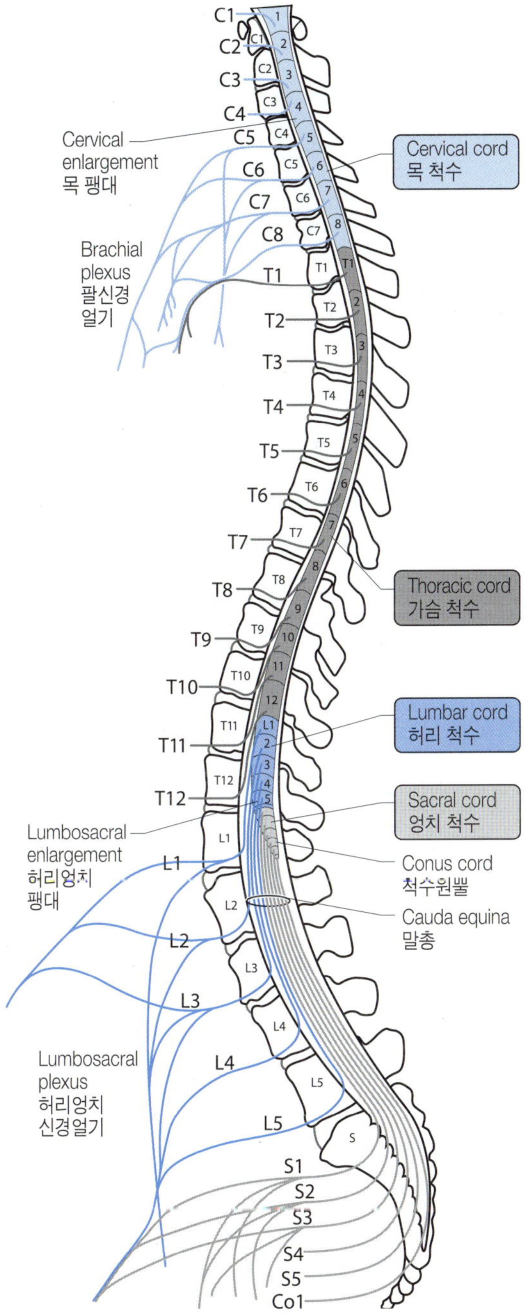

그림 7.3 척수의 섬유단 구역

주가 척수보다 더 빨리 자라며 그 결과 척수는 척주의 2/3 정도 길이에서 멈춘다(Chusid 1982). 척수는 대개 길이가 42~45cm 정도이며, 개인차가 상당히 커서 척수가 끝나는 높이가 달라진다(Barson 1970). 척수가 끝나는 지점의 개인차는 위로는 열두째등뼈의 아래쪽 1/3 정도에서 아래로는 둘째, 셋째허리뼈 사이 추간판에 이를 수 있다(Jit & Charnalia 1959). 척수는 척수원뿔(conus medullaris)이라고 하는 원통형 깔때기 모양 구조물로 한데 모이면서 끝나고 척수원뿔의 먼쪽 끝으로부터 종말끈(filum terminale) 가는 잔섬유가 나와서 꼬리뼈 첫째 분절에 부착된다. 척수로부터 나오는 척수신경뿌리와 뒤뿌리신경절 신경세포에서 중추로 투사되는 축삭은 말총(cauda equina) 구조물을 이루면서 척수 종말점과 출구 척추뼈구멍 사이의 척주관을 가로지른다(그림 7.2).

척수의 부피는 해당 지점에서 얼마나 많은 수의 신경세포와 축삭이 들어 있는지에 따라 다르다. 목척수와 허리척수 수준에서는 두 팔과 두 다리에 대한 신경지배 때문에 들신경 입력과 날신경 출력이 증가하므로 척수 둘레가 커져 목팽대부와 허리 팽대부가 된다.

척수 가로단면 영상에서 보이는 등쪽의 뒤정중고랑은 척수 뒷면을 뚫고 들어가 투사되는 결합조직, 즉 뒤정중사이막에 이어지며 등쪽 척수를 대칭인 두 개의 반쪽으로 가른다. 배쪽에서는 앞정중틈새가 비슷한 식으로 위치해 뒤정중고랑과 앞정중틈새를 이은 선에 의해 척수가 대칭인 왼쪽 절반과 오른쪽 절반으로 나뉜다. 척수 백색질은 섬유단이라고 하는 여러 구역으로 편리하게 나뉘고 그 결과 한쪽 절반 척수는 등인 뒤섬유단, 뒤가쪽 섬유단 및 앞가쪽 섬유단, 배쪽인 앞섬유단으로 구성된다(그림 7.3). 배아 날개판과 바닥판은 몇 가지 예외가 있기는 하지만 성숙한 척수에서도 여

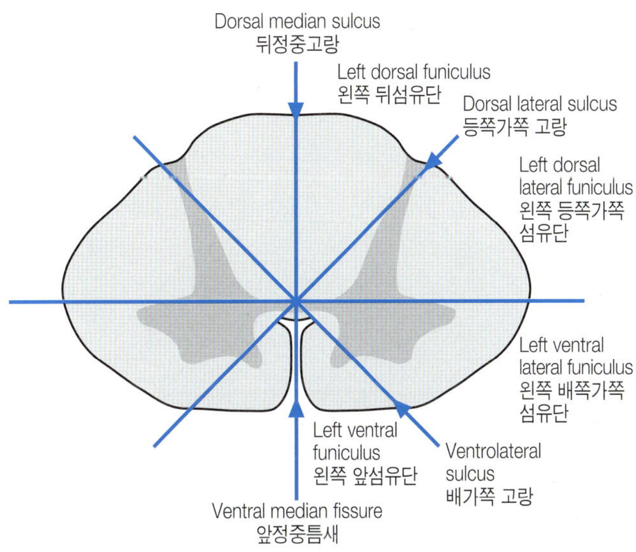

그림 7.4 성숙한 척수에서 날개 구역과 바닥 구역의 배치. 날개 구역에서는 입력, 즉 들신경 경로가 뚜렷하고, 바닥 구역에서는 출력, 즉 날신경섬유로가 뚜렷하다는 것이 보인다. 혼합 구역에는 운동섬유로와 감각섬유로가 모두 들어 있다.

전히 감각기능과 운동기능이 나뉘어 배열된다. 운동과 감각 부위는 앞서 설명한 여러 섬유단 구역으로 매우 정확하게 개괄할 수 있다(그림 7.4).

척수 회색질은 신경세포, 신경그물, 혈관이 밀집해 구성된다

나비 모양의 척수 회색질 중심에는 중간선을 따라 중심관(central canal)으로 여러 부위가 나뉜다. 중심관 등쪽을 지나는 회색질은 뒤회색질맞교차라고 하고, 중심관 배쪽을 지나는 회색질은 앞회색질맞교차라고 한다. 배쪽가쪽고랑 부위에서 시작되는 척수 앞뿌리는 척추뼈구멍을 빠져나올 때처럼 뒤뿌리신경절 신경세포의 들신경 축삭과 합쳐져 척추뼈구멍으로 진입하고 척수신경뿌리를 형성한다. 등쪽 감각뿌리는 등쪽가쪽고랑을 통해 척수로 진입함으로써 뒤뿌리신경절세포로부터 척수로 향하는 여정을 마무리한다(그림 7.5). 회색질 부위 중 들신경 입력을 받거나 날신경 출력을 내는 부위는 뿔 모양으로 생겼으며, 그래서 앞뿔(anterior horn)과 뒤뿔(posterior horn)이라 한다. 앞뿔이 앞섬유단을 뚫고 척수 표면까지 뻗어 있는 것은 아니다. 뒤뿔은 더 깊숙이 뒤섬유단 속에 위치하며, 아교질(substantia gelatinosa)이라는 투명한 약간의 신경세포 띠가 척수 뒷면 쪽으로 나와 있다. 척수 중간 부위에서 작은 모를 이루며 돌출된 곳은 회색질 가쪽뿔이며 첫째가슴분절로부터 둘째허리분절 수준

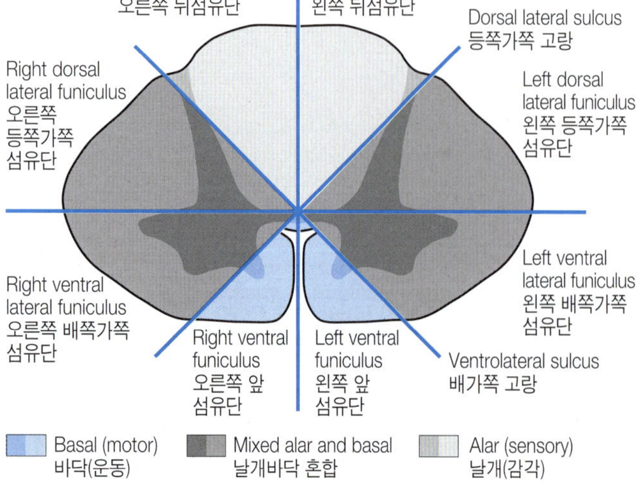

그림 7.5 척수 단면도상 여러 구조물과 신경섬유 경로

> **요점 7.2** Quick facts
>
> **척수의 발달(Spinal cord development)**
>
> - 척수는 고리뼈 위모서리로부터 L1~L2 추간판 높이의 척수 원뿔까지 뻗어 있다.
> - 종말끈이 꼬리뼈 끝까지 뻗어 있다.
> - 목과 허리에서는 척수가 불룩하다.
> - 배아발생 초기에는 척수가 척주관만큼 길지만 발생이 진행됨에 따라 척주보다 느리게 성장한다.

> **요점 7.3** Quick facts
>
> **척수의 내부 구조(Internal structure of the spinal cord)**
>
> - 척수는 중심부 신경그물인 회색질과 바깥쪽 축삭섬유층인 백색질로 되어 있다.
> - 척수 길이에 비례해 백색질의 비율이 줄어들지만 목과 허리 팽대부는 예외이다.
> - 회색질은 신경세포의 날신경과 들신경 축삭, 가지돌기, 신경세포체 등으로 구성된다.

에만 존재한다. 회색질이 가쪽으로 돌출된 이곳에는 교감신경계의 연접이전 신경세포가 여럿 위치한다.

회색질 신경세포는 앞맞교차와 뒤맞교차를 거쳐 중간선을 교차하는 여러 축삭과 다중 연접으로 연결되면서 복합적으로 얽혀 배열된다. 신경세포 중에는 분절속 분포를 하면서 축삭과 가지돌기가 신경세포 세포체와 동일한 분절 내에 위치하는 것이 있다. 신경세포 중에는 분절사이 분포를 하면서 축삭과 가지돌기가 입쪽으로 또 꼬리쪽으로 여러 분절에 걸쳐 퍼진 것도 있다. 신경축의 여러 부분에서 신경세포 집단이 대개 기능활동상 연관되면서 서로 떼를 지어 핵이 되거나 큰 신경절이 된다. 척수 회색질에서 신경핵이 여럿 확인되었다. 배쪽 회색질에서 가장 두드러져 보이는 큰 다극신경세포는 축삭이 척수로부터 빠져나오며 앞뿔을 형성하고 척수신경의 구성부분이 되었다가 몸 골격근에 신경분포를 제공한다. 이 신경세포는 알파 날신경 혹은 알파 운동신경세포라고도 한다. 앞뿔에 많이 존재하는 이보다 조금 작은 신경세포는 축삭이 근육방추의 방추속섬유에 신경분포를 제공하며 감마 날신경 혹은 감마 운동신경세포라고 한다(그림 7.6).

뒤뿔에서 집단을 이루는 신경세포는 4개의 주요 핵을 이

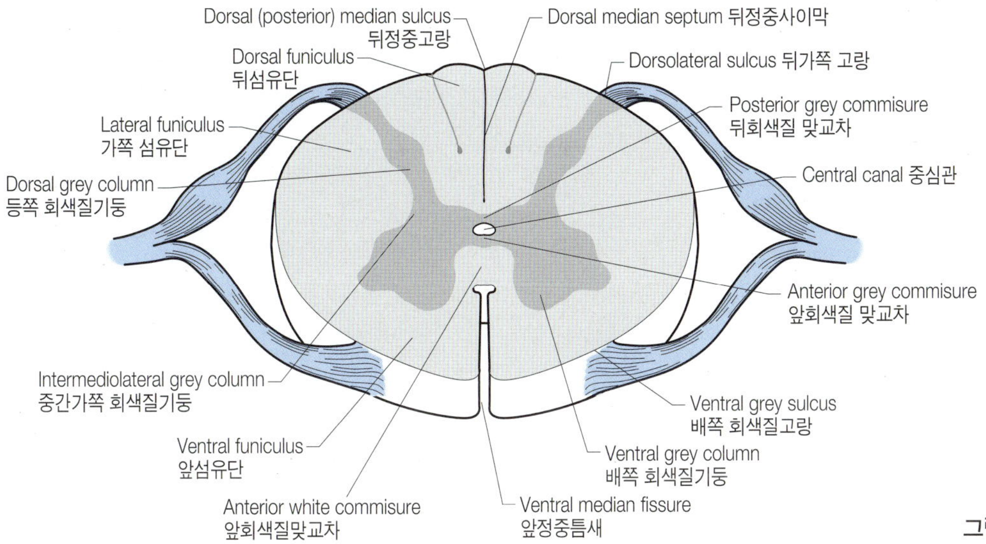

그림 7.6 척수 회색질의 여러 핵 위치

루는데, 두 핵은 척수를 따라 길게 뻗어 있고 두 핵은 척수의 특정 수준에만 존재한다. Rolando 아교질은 척수 전체에 걸쳐 뻗어 있으며 뒤뿔 맨끝 부위에 해당한다. 여기의 신경세포는 뒤뿌리신경절 신경세포로부터 들어오는 들신경 정보를 처리하고, 들어오는 축삭과 광범위하게 연결되고 이들 축삭이 척수시상로를 형성하기 때문에 통증의 초기 처리에서 핵심 역할을 한다고 생각된다(그림 7.6).

척수를 따라 뻗어 있는 두 번째 핵 집단은 아교질의 배쪽에 위치하며 뒤섬유단군 혹은 고유핵이라 한다(그림 7.6). 가슴핵(nucleus dorsalis), 즉 Clark 핵은 고유핵의 배쪽 부위인 뒤뿔 바닥 위치에 여덟째목척수 부위에서 넷째허리척수 부위까지 뻗어 있다(그림 7.6). 끝으로, 내장 회색질 구역 혹은 중심바닥핵(nucleus centrobasalis)이라고 하는 작은 핵 집단이 아래 목척수와 허리엉치척수 분절에만 존재한다.

회색질 중간 부위를 구성하는 비교적 작은 신경세포는 자율신경계의 연접이전 교감신경세포 기능을 한다. 보통 두 개의 부위를 말하는데, 중간가쪽 세포군(intermediolateral, IML)에는 연접이전 교감신경세포가 위치하고, 중간안쪽 세포군(intermediomedial, IMM)에는 IML과 비슷한 작은 신경세포가 위치하며 아마도 IML 신경세포 출력에 대한 다중양식 통합기 역할을 할 것으로 추정된다. IML 신경세포와 IMM 신경세포가 모두 축삭을 내어 백색교통가지를 거쳐 척추옆신경절로 보내며 척추옆신경절은 T1으로부터 L2 척추뼈까지 뻗어 있다.

Rexed 판을 이용해 회색질의 여러 기능을 분류할 수 있다.

1950년대와 1960년대 초반에 척수의 구조물을 분류하기 위한 구조모형이 개발되었으며, 회색질 여러 부위 신경세포의 세포학적 특징을 근거로 했다. 9개 판(I~IX)이 척수 전체에

요점 7.4 Quick facts

날개판과 바닥판의 발달(Alar and basal plate development)

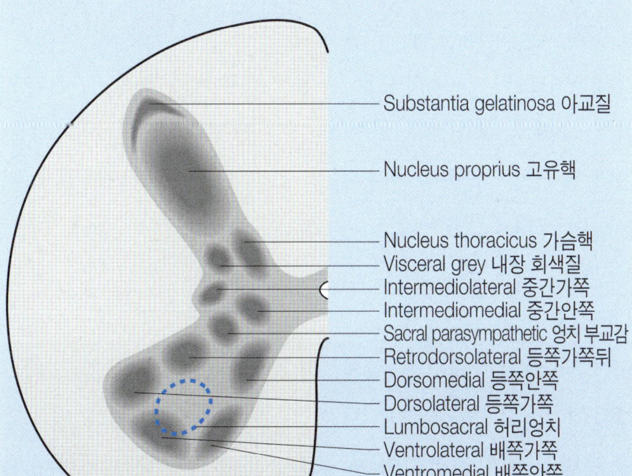

그림 7.7 배아 발달기에 척수 날개판 혹은 지붕판은 뒤뿌리신경절 세포로부터 들신경 정보를 받아들이는 신경세포로 발달한다. 바닥판은 척수의 운동 출력을 담당하는 신경세포로 발달한다.

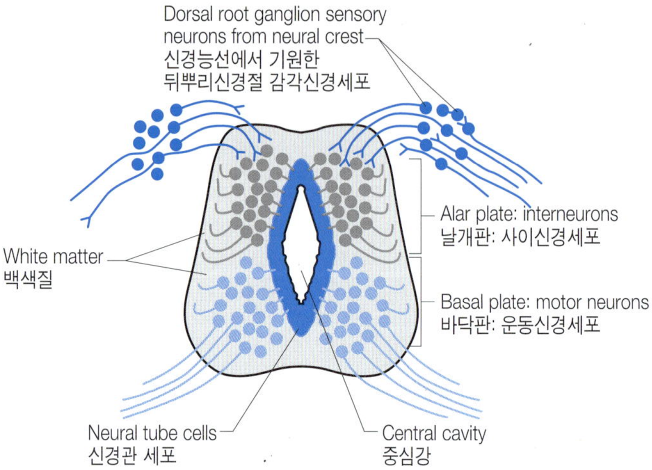

그림 7.8 Rexed에 따른 척수 회색질의 층판 분할

요점 7.5 Quick facts

두 개 이상 명칭으로 불리는 여러 Rexed 판

판	명칭
I	가장자리판
	Waldeyer 층
II, III	아교질
III, IV	고유핵
V	Deiter 핵
VII	Clark 기둥
	가슴핵
X	중심 아교질

걸쳐 뻗어 있고 회색질 뒤기둥과 앞기둥과 거의 평행으로 달리며, 열째 부위(X번 판)는 중심관 주변에 해당한다(Rexed 1964)(그림 7.8).

이들 판의 기능상 특징을 간략히 설명하면 다음과 같다.

I ~IV번 판 Lamina I ~IV

일차 들신경 정보를 받아들이는 주요 이음부라고 생각된다. 분절속 신경세포와 분절사이 신경세포 모두 참여하는 복합적 다연접 그물이 특징이다. 여러 경로가 척수 중간선 너머로 교차해 반대쪽 경로를 따라 올라가고 내려간다(그림 7.9).

V, VI번 판 Lamina V and VI

겉질척수로와 그물척수로 축삭으로부터의 하행성 곁가지 입력 그리고 고유감각 일차 들신경 정보를 받아들이는 부위이다. 다중양식 통합이나 운동 조절과 깊이 관련되었을 가능성이 크다(그림 7.9).

VII번 판 Lamina VII

VII번 판 가쪽면에서는 소뇌, 척수소뇌로, 척수덮개로, 척수그물체로, 적색핵척수로 등으로부터의 들신경이나 날신경과 광범위하게 연결되며 자세와 운동의 다중양식 통합에 관련된다.

VII번 판 안쪽면에는 여러 척수고유 신경세포가 연결되는 복합 그물망이 다수 존재한다. 이곳은 운동과 자율신경 기능과 관련한 척수의 복합 척수 고유반사 그물이 통합되는 것과 관련될 가능성이 크다(그림 7.9).

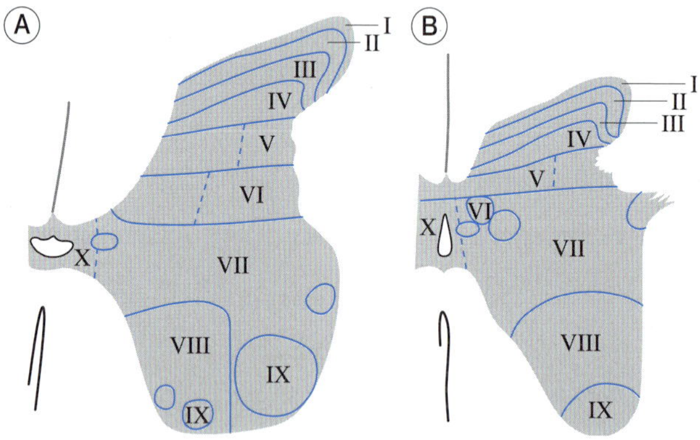

그림 7.9 작은 단위핵을 형성하는 여러 신경세포 집단을 나타낸 회색질 판 구조의 앞면 영상

VIII번 판 Lamina VIII

인접 판, 안쪽세로다발, 안뜰척수로, 그물척수로 등으로부터의 곁가지 투사와 반대쪽 VIII번 판 부위로부터의 풍부한 투사를 받아들인다. VIII번 판으로부터의 출력신호는 알파 운동신경세포로의 직접 투사와 그리고 감마 운동신경세포 집단으로의 투사를 통해 같은쪽 신경세포 집단과 반대쪽 신경세포 집단에 영향을 준다(그림 7.9).

IX번 판 Lamina IX

알파 운동신경세포와 감마 운동신경세포 그리고 사이신경세포 등이 풍부하다.

X번 판 Lamina X

중심관 주변 가까운 회색질 부위이다. 앞맞교차와 뒤맞교차 그리고 중심 젤라틴 물질 등 구조로 말하기도 한다.

척수 백색질은 축삭섬유로로 구성된다

척수는 긴 척수 내에서 그리고 신경축에서 척수위 수준과 연락이 이루어지도록 하기 위한 세포와 축삭섬유 기둥으로 이루어진다. 척수 축삭섬유로는 각각이 위치한 섬유단에 따라 설명하는 것이 편하다.

뒤섬유단의 축삭섬유로 Axon fibre tracts of the dorsal funiculus

*뒤기둥(dorsal columus)*은 안쪽에 위치한 널판다발과 가쪽에 위치한 쐐기다발로 구성된다(그림 7.10~12). 이들 경로로 전달되는 정보는 말초 수용체로부터 오는 식별촉각, 의식적 고유감각, 압력, 두점식별, 진동감각 등이다. 일차 들신경 축삭은 뒤뿔을 통해 척수 회색질로 진입하며 V번, VI번 판 신경세포와 연접을 이룬다. 이차 들신경은 같은쪽 뒤기둥을 따라 올라간다. 나리와 몸통으로부터 오는 정보는 널판다발에서 그리고 팔과 손에서 오는 정보는 쐐기다발을 통해 전달되고, 꼬리쪽 숨뇌의 같은쪽 널판핵과 쐐기핵에서 연접을 이룬다.

이어서 신경세포는 꼬리쪽 숨뇌 부위에서 속활꼴섬유로서 교차를 이루고 뇌줄기의 안쪽섬유띠를 거쳐 반대쪽 시상으로 올라간다. 고유감각 들신경에서 올라온 쐐기다발의 일부 심유는 소뇌로 투사된다. 이들 투사심유는 바깥활꼴심유가 되고 쐐기소뇌로를 형성한다.

가쪽 섬유단의 축삭섬유로 Axon fibre tracts of the lateral funiculus

*앞가쪽 계통(anterolateral system)*은 척수시상로의 여러 섬유로와 척수그물체로나 척수중간뇌로의 일부 섬유로가 들었다. 척수그물체로와 척수중간뇌로는 통각에 대한 둘레계통 반응과 신경내분비 반응의 들신경 경로이다(그림 7.11, 7.13).

*척수시상로(spinothalamic pathway)*는 임상적으로 생각하면 삼차신경 분포 부위를 제외한 전신으로부터의 통증과 온도감각을 시상으로 전달한다. 일차 들신경섬유의 세포체

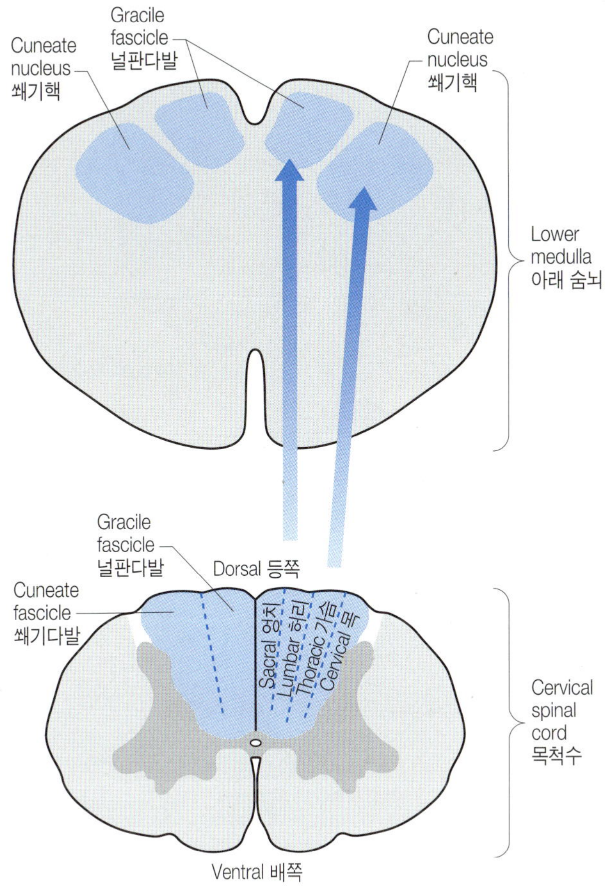

그림 7.10 신경축에서 숨뇌 꼬리쪽 부위에 위치한 널판핵과 쐐기핵 신경세포로 향하는 뒤기둥의 투사

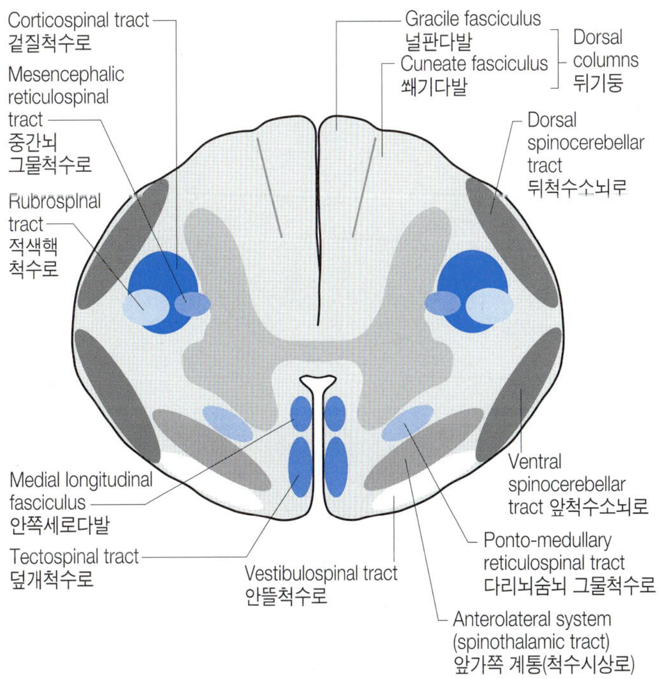

그림 7.11 척수 단면상의 여러 섬유로

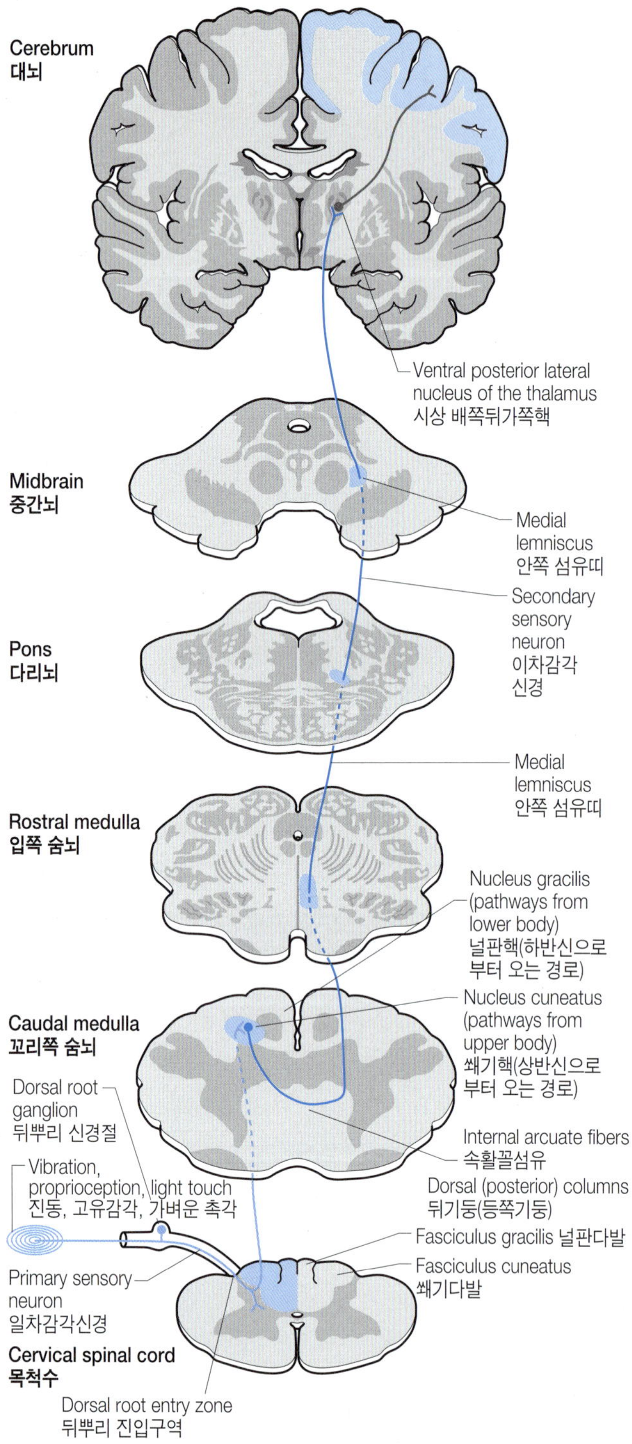

그림 7.12 신경축상 여러 수준을 가로지르는 뒤기둥-안쪽섬유띠 경로

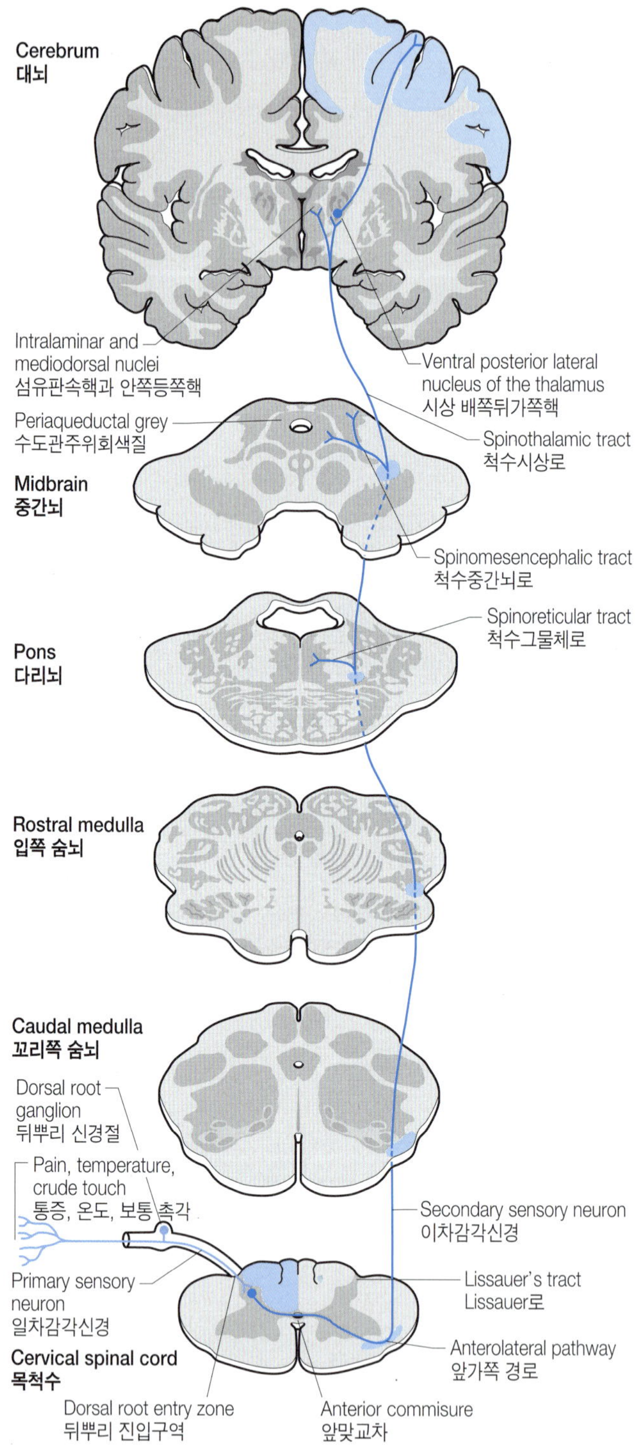

그림 7.13 신경축상 여러 수준을 가로지르는 앞가쪽 척수시상로(앞가쪽 계통)

는 뒤뿌리신경절(DRG)에 위치하며 중추돌기가 주로 I번, II번, V번 판에서 연접을 이룬다. 이차 들신경은 고유 척수시상로에 해당하며 대략 2~3개 정도 높은 분절에서 척수 중간선을 교차하여 앞가쪽 섬유단을 따라 올라가 배쪽뒤가쪽(VPL) 시상핵에 이른다. 뇌, 시상, 척수 특히 II번 판에서 감각이 조정될 수 있으며, V번 판에서 내장 들신경의 영향을 받기도 하며, V번 판에서 들신경 정보가 모이기 때문에 연관통증 현상이 나타날 수 있다.

*척수소뇌로(spinocerebellar pathways)*에는 같은쪽 등쪽 경로와 반대쪽 배쪽 경로가 있다. 이들 경로에서는 주로 신체 여러 관절과 근육의 근육방추섬유와 관절수용체로부터의 무의식적 고유감각이나 척수 회색질의 다중양식 신경세포 계통으로부터의 통합 자료를 소뇌로 전달한다.

*앞척수시상로(ventral spinocerebellar)*에서는 척수 사이신경세포 집단의 진행 중 상태에 대한 정보를 소뇌로 전달한다. 즉 이동과 자세에 관한 상행 정보와 하행 정보를 계속 감시하게 된다. 이 경로의 신경세포는 L2와 S3 수준의 V~VII번 판에서 시작된다. 투사축삭이 반대쪽으로 교차된 후 반대쪽 앞가쪽 섬유단을 타고 올라간다. 이들 섬유는 다시 위소뇌다리를 거쳐 교차되고 같은쪽 소뇌의 앞 부분에 위치한 신경세포와 연접을 이룬다(그림 7.11).

뒤척수시상로(dorsal spinocerebellar) 신경세포는 C8와 L2/3 수준 척수의 IML 기둥 안쪽에서 시작된다.

일차들신경세포체는 뒤뿌리신경절에 위치하며 진입한 분절에서 혹은 뒤기둥을 따라 조금 올라간 분절에서 중추돌기가 앞에서 말한 신경세포와 연접을 이룬다. 이차들신경은 겉질척수로 가쪽에 위치한 같은쪽 뒤가쪽 섬유단을 타고 올라가 아래소뇌다리를 거쳐 같은쪽 소뇌로 진입한다. 이 경로를 통해 소뇌는 몸통과 팔다리 여러 관절과 근육의 진행 중 정보를 받는다. 쐐기소뇌 경로에서는 팔로부터 오는 동일한 유형의 정보를 뒤기둥의 쐐기다발을 거쳐 전달한다(그림 7.11).

운동 경로

Motor pathways

앞쪽과 가쪽의 겉질척수로는 수의운동 조절에서 중요한 척수로이다. 이 섬유로를 구성하는 축삭은 겉질의 여러 구역에서 나오며 또한 축삭의 약 50% 정도는 미확인 부위에서 나온다. 이 경로에 포함된 투사 축삭의 약 50%는 연합운동 겉질과 일차운동겉질의 큰 피라미드 신경세포에서 나온다. *가쪽 겉질척수로(lateral corticospinal tract)*는 회색질 뒤뿔의 앞가쪽 그리고 뒤척수소뇌로의 안쪽을 따라 내려온다(그림 7.11, 7.14). 여기에는 I~IV번, VI번 겉질구역으로부터 두 손, 두 팔, 두 다리, 두 발로 향하는 운동축삭 투사가 다수 포함되어 있다. 목 팽대부와 허리엉치 팽대부 아래쪽의 앞

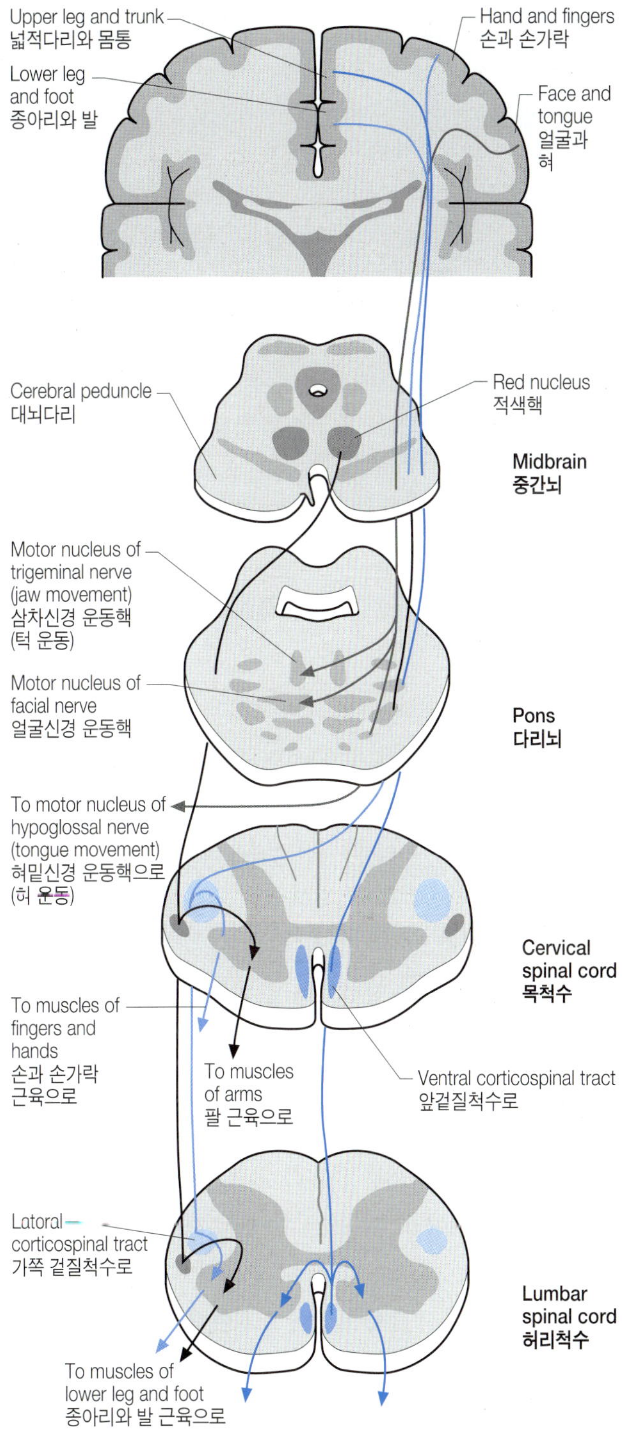

그림 7.14 신경축상 여러 수준을 가로지르는 앞(배쪽)겉질척수로와 가쪽 겉질척수로 경로

뿔세포(VHC)로 운동신호를 전달하는 역할을 함으로써 먼쪽 팔다리 운동을 제어하며, 먼쪽 근육과 몸쪽 근육이 협조운동을 함으로써 특정한 공간 궤적을 그리도록 한다. 겉질운동신경세포 각각이 이렇게 복잡한 일을 할 수 있는 것은 사

요점 7.6 Quick facts

척수신경뿌리(Spinal nerve roots)

- 척수신경은 31쌍이다.
  - 목신경 8
  - 가슴신경 12
  - 허리신경 5
  - 엉치신경 5
  - 꼬리신경 1
- 각 신경뿌리에는 뒤뿌리신경절이라고 하는 타원형의 신경세포 팽대부가 있다.
- 아래척수의 신경뿌리는 척수를 빠져나와 말총 모양이 되었다가 척추뼈구멍을 빠져나온다.

이신경세포와 연접을 이룸으로써 앞뿔세포 전체 집단과 연락하기 때문이다.

겉질 투사신경세포의 축삭은 대뇌 속섬유막(internal capsule)을 타고 내려와 중간뇌 대뇌다리를 지나고 계속해서 다리뇌 배쪽 구역을 통과해 숨뇌 피라미드로 진입한다. 신경섬유가 숨뇌를 지나면서 신경섬유의 약 68% 정도가 교차해 반대쪽 척수의 가쪽 섬유단에 위치한 가쪽 겉질척수로를 형성하고, 신경섬유의 약 30% 정도는 교차하지 않은 채 같은쪽 척수의 앞섬유단에 위치한 *앞겉질척수로(anterior corticospinal tracts)*를 형성한다. 나머지 신경섬유는 교차하지 않은 채 계속해서 가쪽 겉질척수로로 내려간다(Fulton & Sheenan 1935).

앞겉질척수로는 앞정중틈새 바로 옆을 달려 대략 가슴 중간 정도까지 내려간다. 겉질로부터 교차 없이 내려오는 운동투사 신경섬유는 대부분 앞겉질척수로에 해당되며 버팀 안정화와 자세 제어 시 축성 근육을 조정한다고 생각된다.

전통적으로 앞겉질척수로와 가쪽 척수시상로를 *피라미드로(pyramidal tracts, 추체로)*라고 했다. 겉질에서 척수 회색질까지 끊기지 않고 이어지는 경로라는 것이 다른 여러 운동 경로와 구별되는 특징이다. 운동 제어를 수행하는 적색핵척수로, 안뜰척수로, 기타 다른 여러 경로는 뇌줄기에서 연접을 형성하면서 연결되고 이들 경로를 *피라미드바깥길(extrapyramidal tracts, 추체외로)*이라 한다.

앞겉질척수로와 가쪽 겉질척수로의 축삭은 대부분 척수 회색질 IV~VII번 판에 위치한 사이신경세포와 연접을 이룬다(Nyberg-Hansen 1969). 대부분의 생리학적 근거가 제시하는 내용을 보면 두 겉질척수로의 겉질척수섬유 대부분이 굽힘근군을 촉진하고 폄근군을 억제하는 작용을 하며, 이러한 작용은 안뜰척수로가 투사되면서 하는 작용과 반대이다. 겉질척수로가 손상되면 신경축상 손상받은 수준에 따라 말초 근육의 운동제어에 다양한 문제가 생긴다. 숨뇌 교차 위가 손상되면 반대쪽 말초 근육에 문제가 생긴다. 숨뇌 교차 밑이 손상되면 병소와 같은쪽의 말초 근육에 문제가 생긴다. 겉질척수로 섬유가 모두 중간선을 넘어 교차하는 것은 아니므로 교차 위에서 한쪽 겉질척수로상 운동 겉질이 손상되면 어느 정도까지는 신체 양쪽 운동제어에 문제가 생긴다는 점을 기억해야 한다. 이 점을 염두에 두면 겉질기능이 저하될 때(반구성, hemisphericity) 같은쪽에 피라미드 불완전마비(pyramidal paresis)가 나타나는 것을 이해하는 데에 도움이 된다.

안뜰척수로 Vestibulospinal tract

가쪽 안뜰척수로와 안쪽 안뜰척수로는 앞섬유단을 타고 내려오며, 몸통, 머리, 팔다리가 운동하기 때문에 생기는 무게중심의 변화나 중력의 영향에도 불구하고 자세와 평형을 유지하도록 해 주는 반사, 즉 안뜰척수 반사의 통로이다. 가쪽 부분인 가쪽 안뜰척수로는 교차 없이 가쪽안뜰핵으로부터 내려오며 전체 척수 회색질의 같은쪽 앞기둥 신경세포를 조정한다. 안쪽 경로인 안쪽 안뜰척수로는 안쪽안뜰핵과 아래안뜰핵으로부터 시작해 먼저 안쪽세로다발을 타고 내려온 후 척수의 안뜰척수로로 진입한다. 이 경로는 교차되기도 하고 교차되지 않기도 하며, 목척수와 가슴척수까지만 투사되고 마찬가지로 팔과 목 운동에만 관여할 가능성이 높다(그림 7.11, 7.15).

두 안뜰척수로가 전달하는 들신경 정보는 속귀 안뜰기관으로부터 나오고 아래안뜰핵과 가쪽안뜰핵으로부터 날신경 정보가 내려간다. 같은쪽 척수의 앞섬유단을 따라, 덮개척수로 등쪽으로 그리고 앞정중틈새에 바로 인접해서 내려간다. 두 안뜰척수로의 축삭투사는 주로 VII번과 VIII번 판의 알파 앞뿔세포와 감마 앞뿔세포를 향한다. 지금까지 알려진 생리학적 근거를 보면, 이 경로는 폄근을 촉진하고 굽힘근을 억제하는 작용을 한다고 생각된다.

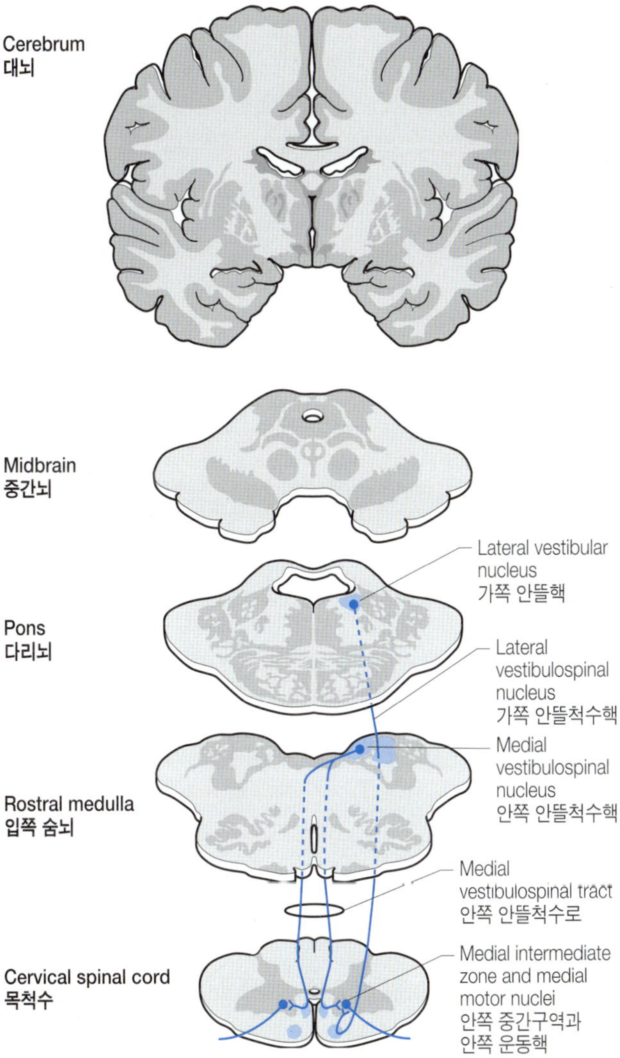

그림 7.15 신경축상 여러 수준을 가로지르는 안뜰척수로 경로

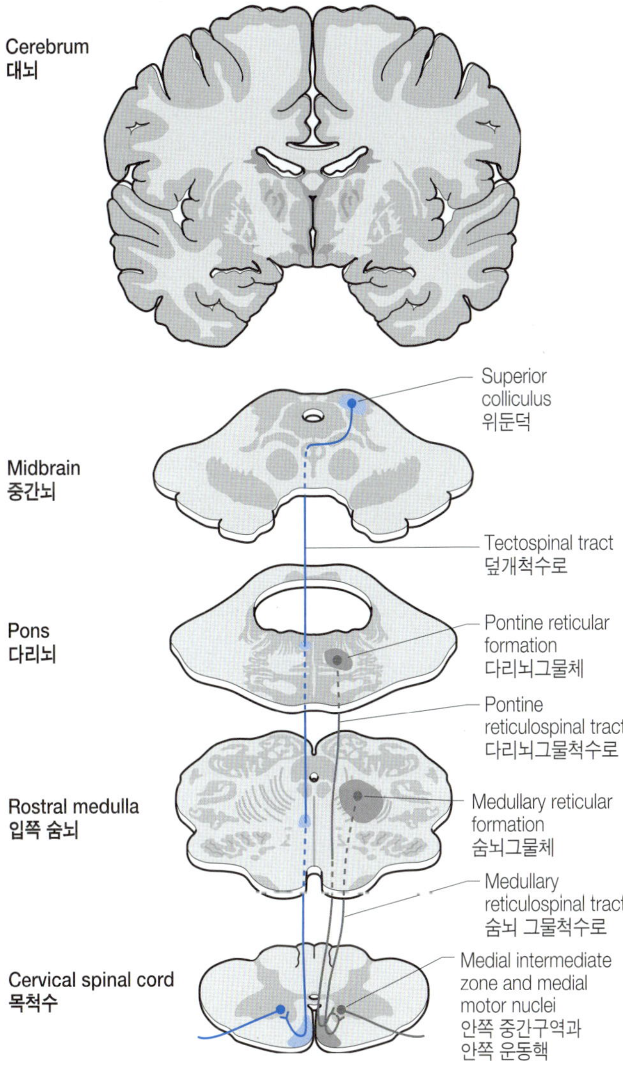

그림 7.16 신경축상 여러 수준을 가로지르는 중간뇌, 다리뇌, 숨뇌 그물척수로(녹색)와 덮개척수로(청색) 경로

덮개척수로 Tectospinal tract

덮개척수로(tectospinal tract) 섬유는 등쪽 중간뇌에서 반대쪽 위둔덕(superior colliculus)의 깊은층으로부터 시작한다. 덮개척수로가 교차되는 부위인 중간뇌의 등쪽 뒤판 교차는 안쪽세로다발(MLF)과 눈돌림신경핵의 배쪽에 해당된다. MLF와 가까운 위치를 계속 유지하면서 안쪽섬유띠 교차 부위의 속활꼴섬유 수준에 도달한다. 이제 가쪽으로 지나면서 척수 배쪽가쪽에 놓이게 된다. 이어서 반대쪽 척수의 안쪽 앞섬유단을 따라 내려가다가 VI~VIII번 판 사이신경세포와 연접을 이루고 목뼈 알파 운동신경세포나 감마 운동신경세포와 정보를 나눈다(Szentagothai 1948)(그림 7.16).

위눈덕은 원시농불 시삭엽(optic lobe)의 산유물이며, 시각반사에서 역할을 할 뿐만 아니라 입력 자극에 대한 공간 방향감 그리고 그와 연관된 머리와 눈의 반사적 운동을 위해 몸, 특히 목과 머리, 청각, 시각 등 여러 들신경을 통합한다. 소리나 빛 자극에 대해 반응할 때 머리와 눈이 정확하게 운동하도록 한다.

적색핵척수로 Rubrospinal tract

진화상 더 발전된 겉질척수로 때문에 사람에서 적색핵척수로(rubrospinal tract)는 흔적기관이라고 말해 왔다. 하지만 영장류에서 적색핵척수로가 존재하는 것을 보면 생각할 수

요점 7.7 Quick facts

척수신경 운동기능의 역사

앞척수신경뿌리에는 운동섬유만 들었고 뒤뿌리에는 감각섬유만 들었다.

- Charles Bell의 1811년 연구는 배쪽 척수신경의 운동기능에 대한 첫 실험연구로서 인용되지만 뒤뿌리의 감각기능은 밝히지 못했다. 1822년에 Francois Magendie가 앞뿌리는 운동이고, 뒤뿌리는 감각이라는 사실을 명확하게 확인했다.
- Magendie는 '뒤뿌리를 절단하면 감각이 없어지고, 앞뿌리를 절단하면 운동활성이 없어지며, 뒤뿌리와 앞뿌리 모두를 절단하면 감각과 운동활성이 모두 없어진다' 고 선언했다.
- 이 발견은 'Harvey 이후 생리학에서 가장 중요한 하나의 발견' 이라고 일컬어졌다. 같은 책 *『병리학과 실험생리학과 저널』*에서 Magendie는 Bell-Magendie 법칙을 실험적으로 입증했다.
- Magendie는 Bell 법칙을 입증하기 위해 한 배 강아지에서 척수신경 앞뿌리와 뒤뿌리를 절단했다. 뒤뿌리를 자극하면 통증이 유발되었다. Magendie는 글을 요약하면서 "본인은 알지 못했으나 본인보다 앞서서 Charles Bell이 척수신경뿌리를 골라 절단하려는 생각을 했다. Bell 역시 앞뿌리가 근육 수축성에 영향을 미치며 뒤뿌리는 그렇지 못하다는 점을 발견했다. 이 중요한 문제에 있어서 처음부터 Bell을 존경해 왔다. 이제 신경뿌리가 앞뿌리는 운동을 조절하고 뒤뿌리는 감각을 조절해서 특성과 기능이 독특하다는 발견은 본인의 성과이다" 라고 했다(Magendie 1847).

있듯이 사람에서도 장차 발견될 것이며, 또한 열린 마음을 가질 필요가 있다. 적색핵척수로는 주로 입쪽 중간뇌의 적색핵 거대 신경세포(큰세포)에서 시작되며 조금 꼬리쪽에서 교차된 후 반대쪽 척수의 등쪽가쪽 섬유단을 따라 겉질척수섬유의 바로 배쪽에서 내려간다(그림 7.17).

적색핵 신경세포는 소뇌나 바닥핵와 광범위하게 작용을 주고 받으며 척수운동 출력도 부분적으로 함께 제어한다. 적색핵은 작은세포 부분과 큰세포 부분으로 구성된다. 큰세포 부분은 일차운동겉질의 큰직경 신경세포에 상동이며, 작은세포 부분은 대뇌겉질 운동앞영역과 보조운동영역에 상동이다. 작은세포 부분은 소뇌와 겉질 사이 앞먹임 연결에 대한 중계중추와 조정중추 역할을 한다.

적색핵척수로는 특히 몸쪽 팔다리 근육에서 굽힘근 긴장도를 높이고, 폄근 긴장도를 억제한다는 점에서 겉질척수로와 매우 비슷한 작용을 한다.

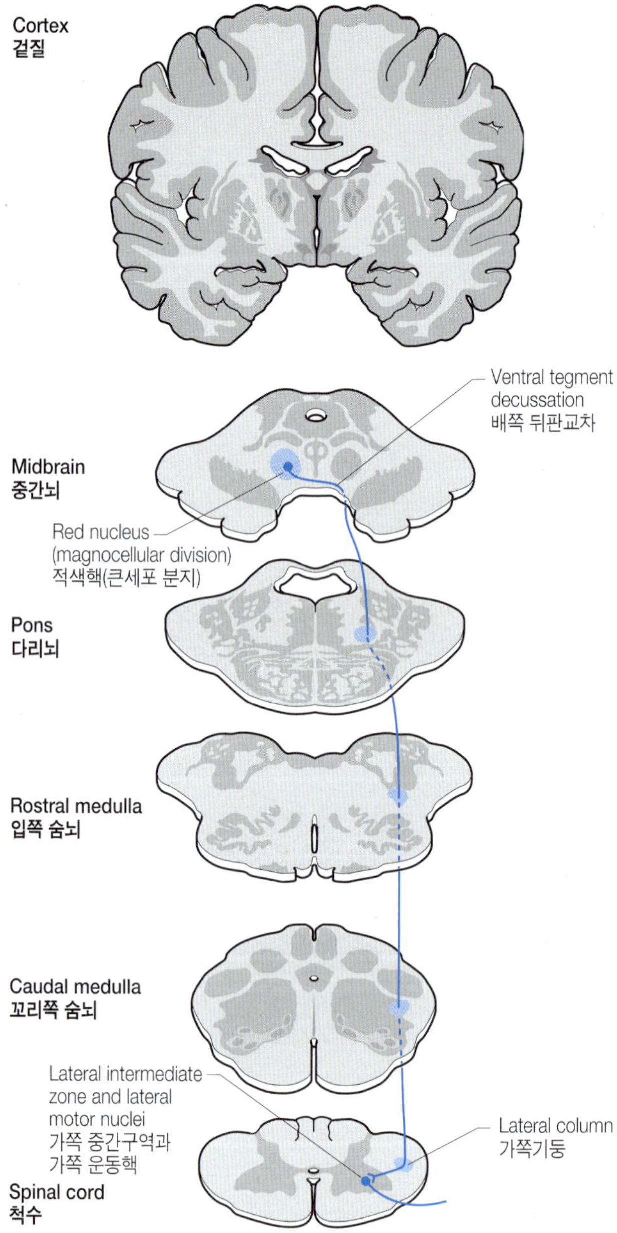

그림 7.17 신경축상 여러 수준을 가로지르는 적색핵척수로 경로

그물척수로 Reticulospinal tract

그물척수로(reticulospinal tract)는 안쪽의 다리뇌그물척수로와 가쪽의 숨뇌그물척수로 두 경로로 나뉜다. *다리뇌그물(pontoreticular)* 신경세포 투사는 *안쪽 그물척수 경로(medial reticulospinal pathway)*가 되며 주로 같은쪽으로 투사된다. 다리뇌그물 신경세포가 투사되는 VII번과 VIII번 판 사이신경세포는 출발지점과 같은쪽 앞뿔세포를 흥분시키는

작용을 한다. 일부 섬유가 종착점보다 하나 혹은 두 척수분절 위에서 교차되기는 하지만 주된 조절작용을 받는 신경세포는 여전히 출발점과 같은쪽 신경세포이다. *가쪽 그물척수경로(lateral reticulospinal pathway)*는 숨뇌 부분 그물체 신경세포 특히 거대세포그물핵 구역에서 시작된다. 척수 백색질의 여러 섬유로를 따라 투사되는 것이 밝혀졌지만 주로 겉질척수로 안쪽으로 진행하며, 도중에 한 번씩 작은 경로가 가쪽 섬유단의 겉질척수로 쪽으로 이어진다. 안쪽 그물척수로와 달리 가쪽 그물척수로는 대체로 교차되어 투사되고 일부가 같은쪽으로 투사된다(그림 7.16). 양쪽 숨뇌그물체에서 시작되는 투사경로는 양쪽 척수 신경세포에 억제작용을 하며 아마 척수 VII번 판의 억제 사이신경세포(즉 Renshaw 세포) 활성을 통해서일 것이다. 숨뇌그물척수로 투사는 척수의 관련 구역으로 들어오는 들신경 신호의 효과도 조정한다(Nyberg-Hansen 1965). 겉질로부터 척수로 향하는 억제성 투사가 소실되는 것이 척수, 뇌줄기, 겉질 병소에서 경직이 관찰되는 데에 중요한 역할을 할 것으로 생각되어 왔다. 하지만 피라미드바깥길 그물척수로 억제작용의 기능이상 또한 중요한 악화인자라고 생각된다. 앞서 언급한 것과 같은 겉질척수 투사 병소로 인한 효과에 이동계통과 억제계통 등 그물척수 투사로 인한 앞뿔세포 집단의 다양한 활성화가 겹쳐지면 척수 병소, 뇌 손상, 반구성에 대한 반응으로서 팔다리에 특징적인 위약, 즉 '물렁' 위약양상이 나타난다.

사이질척수로 Interstitiospinal tract

사이질척수로(interstitiospinal tract) 섬유는 사이질핵으로부터 시작해 안쪽세로다발을 따라 내려간다. 안쪽세로다발로부터 척수 속으로 뻗은 후 같은쪽 고유다발 속으로 들어가며, 고유다발은 뒤뿔에 위치한 사이신경세포 그물에서 끝난다. 여기의 사이신경세포는 여러 근육의 분절사이 협조운동에 참여한다고 생각된다.

하행 자율신경 조정 투사

Descending autonomic modulatory projections

척수위 중추로부터 자율신경계의 신경절이전 신경세포까지 이어지는 자율신경 조정 투사섬유가 존재한다고 알려졌으나 확실한 하나의 섬유로로서 분리하기 매우 어려웠던 것은 아마도 백색질의 넓은 영역에 걸쳐 분포하는 사이신경세포와 신경세포의 여러 다연접 기둥으로 구성되기 때문일 것이다. 하행 자율신경 조정 투사는 대부분 가쪽 다발에 위치하고 소수가 앞섬유단에 위치한다고 하면 최선의 설명이 될 것이다. 어떤 결과를 보면 겉질척수로를 형성하는 이마 겉질의 피라미드 신경세포 일부가 실제로는 자율신경 조정 신경세포일 가능성이 있다. 이 외에 시상하부와 그물핵 여러 곳에서도 분명 여러 투사섬유가 나온다.

척수반사

Spinal cord reflexes

국소 척수반사 회로가 수의운동에서도 중요한 것은 하행 운동경로가 사이신경세포에 도달해서 복합적 운동양상이 가능해지기 때문이며, 즉 뇌에서 겉질 운동신경세포는 작용근, 대항근, 협동근, 주변 관절근육군 등과 관련된 반사 회로를 활성화함으로써 팔다리의 공간 중 궤도를 변경시킨다. 소뇌에서 되먹임(feedback) 기전과 앞먹임(feedforward) 기전을 활용함으로써 뇌와 척수의 형성력 변화를 촉진한다. 척수가 매개하는 일부 상동반사는 상태 혹은 위상 의존적이다. 예를 들어, 가자미근과 장딴지근에서 골지힘줄기관(GTO)이 활성화되면 척수에서 다양한 사이신경세포 집단 중 어느 쪽으로 방아쇠가 당겨질지는 그 사람이 이동 중이었는지 혹은 보행중이 아니었는지, 그 사람이 보행중 흔듦기(swing phase, 유각기)인지 아니면 디딤기(stance phase, 입각기)인지 등에 따라 결정된다(그림 7.18).

이것은 고양이에서 관찰되는 발걸림 교정반사와 비슷하다. 당시에 보행 디딤기였는지 혹은 보행 흔듦기였는지에 따라 발등에 가해지는 감각자극에 의해 다양한 사이신경세포 집단이 활성화된다. 예를 들어, 디딤기에는 해당 쪽의 다리가 폄 상태로 되는 반사가 활성화되는 반면 흔듦기에는 굽힘회피반응(flexion withdrawal response)을 일으키는 반사가 활성화될 것이다.

들신경 굽힘근반사(flexor reflex afferent, FRA) 반응에 의해 다리 전체가 굽힘과 회피 반응을 보인다. FRA 반응은 보호작용을 위한 상동반응이다. 발바닥을 자극했을 때 다리

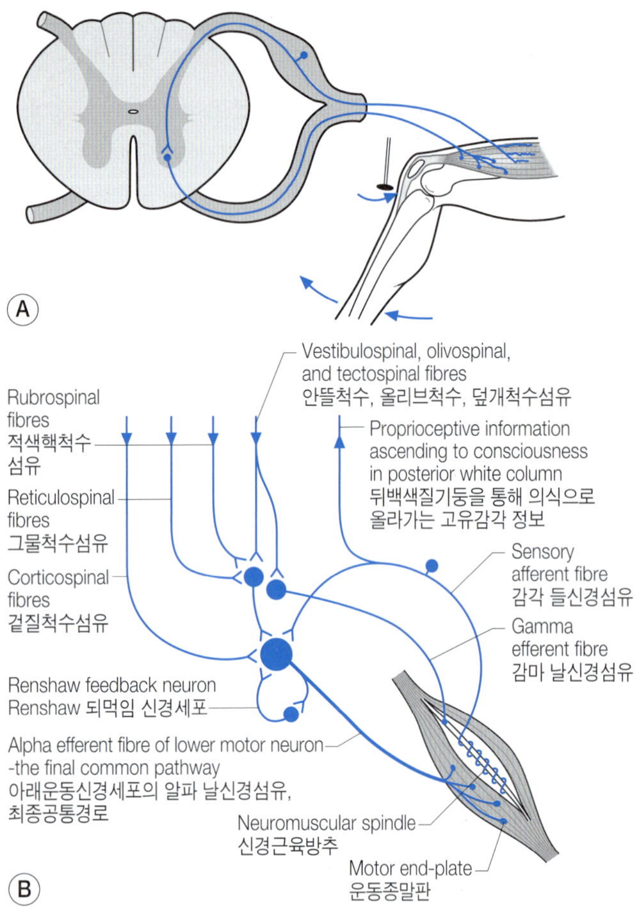

그림 7.18 (A) 단순 근육방추(힘줄) 반사. 반사망치로 힘줄을 치면 근육방추섬유가 신장된다. 이때 들신경 경로를 따라 발화가 일어나고, 앞뿔세포와 연접을 이루어 앞뿔신경세포의 탈분극을 일으키며, 앞뿔신경세포가 신경지배를 제공하는 방추바깥근육의 수축이 일어난다. **(B) 앞뿔신경세포가 항상 영향을 받게 되는 여러 가지 복잡한 조정 입력.** 그 결과 모두 익숙하게 알고 있는 단순한 반사활도 처음 생각했던 것보다 훨씬 더 복잡하다.

전체를 움츠리게 되는 것이 하나의 예이다.

임상증상과 교차 위치

Clinical symptoms and the level of decussation

운동이나 감각 징후와 증상을 관찰할 때에는 여러 경로마다의 교차 수준을 고려하면 신경축상 여러 평면 중 병소 위치를 확정하는 데에 도움이 된다.

한쪽 척수에 병소가 생긴 경우 운동제어, 관절위치감각, 식별감각 등이 같은쪽에서 문제되는 반면 통증과 온도감각은 반대쪽에서 문제될 수 있다.

요점 7.8 Quick facts

들신경로 요약(Summary of afferent tracts)

뒤뿌리신경세포 수용체에서 통증, 온도감각이 탐지된 후 회색질의 아교질 부위 신경세포와 연접을 이룬다. 이어서 척수 중간선을 넘어 반대쪽 척수시상로를 거쳐 반대쪽 시상으로 올라간다. 반면 뒤뿌리신경절 수용체에서 위치, 고유감각이 탐지되면 같은쪽 꼬리쪽 숨뇌의 널판핵과 쐐기핵 등으로 투사된다. 이어서 널판핵과 쐐기핵 신경세포로부터 중간선을 가로질러 반대쪽 안쪽섬유띠로(medial lemniscal tract)를 타고 올라가 반대쪽 시상으로 간다. 시상 신경세포는 모두 몸감각겉질의 해당 부위로 투사된다. 겉질에서의 몸영역배열 지도를 감각 축소인간이라 한다. 삼차신경절 신경세포는 발생학적으로 척수의 뒤뿌리신경절 신경세포와 상동이라는 점에 주의하라.

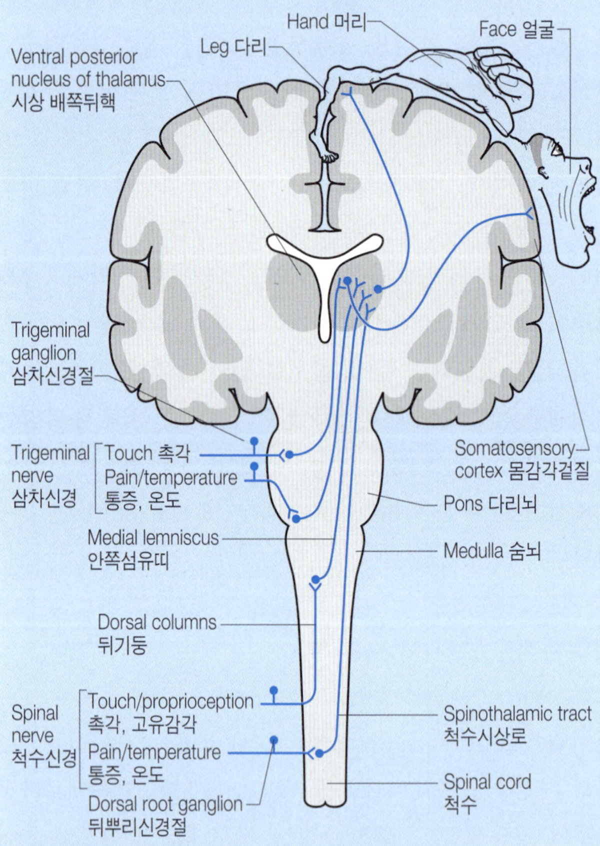

그림 7.19 들신경로 요약

기존 생각처럼 그렇게 완전 · 정확하지는 않은 척수 판 체제

척수의 판 체제가 예전에 생각했던 것처럼 그렇게 완전하거나 정확하지는 않다. 전통 개념에서는 여러 경로가 척수 백

요점 7.9 Quick facts

날신경로 요약(Summary of efferent tracts)

겉질 피라미드세포는 운동겉질의 출력 신경세포이다. 얼굴근육과 효과기관에 신경지배를 제공하는 피라미드 축삭은 겉질숨뇌로를 형성하며 뇌신경의 위운동신경세포라고 부른다. 투사되는 축삭은 대부분 교차되고 같은쪽으로 투사되는 축삭도 일부 존재한다. 몸 나머지 부분의 근육과 효과기관에 신경지배를 제공하는 피라미드 축삭은 겉질척수로라 한다. 겉질척수로 투사축삭은 대부분 중간선을 가로질러 출발점 반대쪽 효과기 신경세포에 연접을 형성하며, 겉질숨뇌 투사축삭 중에는 일부 같은쪽 투사축삭이 존재하기도 한다.

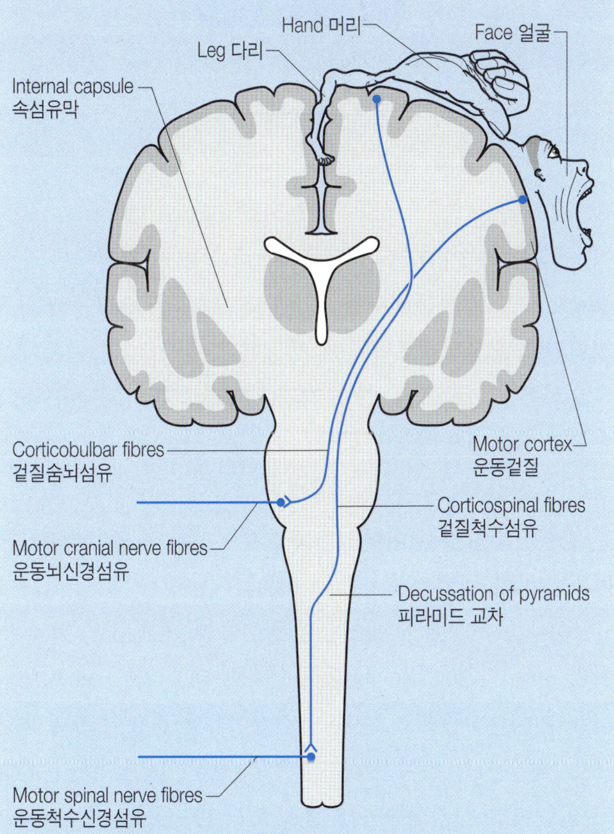

그림 7.20 날신경로 요약

색질에서 판 형태로 배열되는 것에 대해 몸의 더 먼 영역으로 신호를 주고받는 투사 경로는 척수에서 더 가쪽에 위치하며, 다만 예외적으로 뒤기둥에서는 그 순서가 거꾸로라고 생각했다. 이러한 판 배열양상에 일부 변동성이 확인되었다. 하지만 임상적 관점에서 뒤기둥, 척수시상로, 겉질척수로 등의 일반 양상을 이해하는 것이 중요하다.

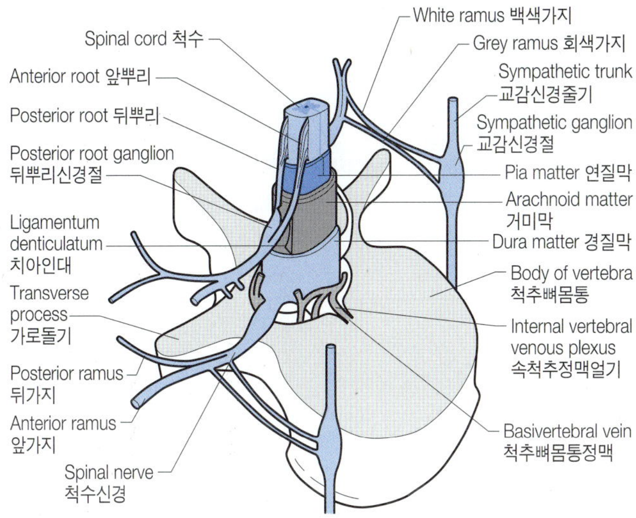

그림 7.21 척수, 척수신경뿌리, 척추옆 신경절의 3차원 영상. 척수신경뿌리 경로와 척수를 덮는 경질막층이 보인다.

척수신경

Spinal nerves

척수신경은 모두 31쌍이며 분절수준에 따라 목신경(8), 가슴신경(12), 허리신경(5), 엉치신경(5), 꼬리신경(1) 등으로 나뉜다. 척수신경은 뒤뿌리신경절 신경세포로부터 들어오는 들신경 상행 섬유와 앞뿔 혹은 가쪽뿔 신경세포로부터 나가는 날신경 하행 섬유로 구성된다. 이들 섬유는 감각섬유와 운동섬유로 구별되며 척수의 뒤뿌리(감각)와 앞뿌리(운동)가 된다.

척수신경은 발생학적 몸분절(somite, 체절)의 신경 분할을 반영하며 그 안에 운동 요소, 감각 요소, 자율신경 요소가 포함된다. 척수신경이 척추뼈구멍을 빠져나가면 뒤가지와 앞가지로 나뉜다(그림 7.21). 척수신경의 몸신경 요소는 골격근으로 향하는 운동신경과 다양한 수용체로부터 들어오는 들신경 정보가 해당된다. 내장신경 요소는 자율신경계 들신경섬유와 날신경섬유가 해당된다.

척수신경의 뒤가지와 앞가지는 점점 더 작은 말초신경으로 나뉘며, 모든 말초신경에는 몸신경 요소나 내장신경 요소의 들신경섬유와 날신경섬유가 들어 있다. 내장신경 분지와 자율신경 분지의 해부학에 대해서는 8장에서 다룬다. 말초신경의 운동 작용과 피부분절 등 근육과 감각 분지의 기능적 분포에 대해서는 4장에서 다루었다.

요점 7.10 Quick facts

말초신경(Peripheral nerves)

말초신경은 뇌신경과 척수신경으로 분류된다. 각 말초신경에는 날신경섬유나 들신경섬유가 단독으로 혹은 함께 들어 있다. 말이집 상태이거나 민말이집 상태이고, 신경속막, 신경다발막, 신경바깥막 등의 결합조직이 둘러싼다.

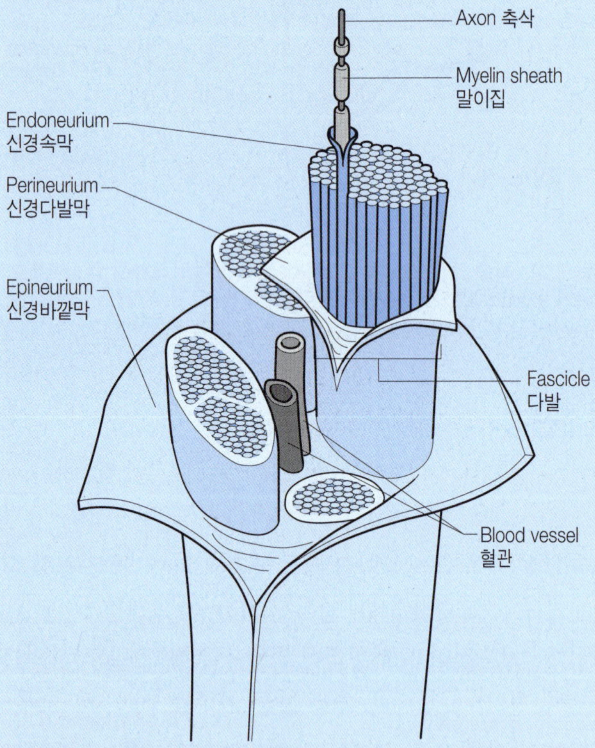

그림 7.22 말초신경

말초신경섬유의 분류 Peripheral nerve fibre classification

말초신경을 구성하는 신경섬유는 직경이 다양하다. 전도속도, 기능, 섬유 직경, 기타 속성 등 다양한 지표를 통해 말초신경섬유를 분류하는 모형이 제시되었다. 활용되는 주요 분류체계 두 가지는 Erlanger-Gasser 체계와 Lloyd 체계이다. 두 모형 공통으로 제시하는 두 가지 기본 분류범주는 말이집섬유(myelinated fiber, 유수) 군과 민말이집섬유(unmyelinated fiber, 무수) 군이다. 시간이 지나고 전통이 생기면서 두 분류체계를 조합한 방식이 도출되었다. 즉 Erlanger-Gasser 체계를 날신경섬유 분류에 적용하고, Lloyd 체계를 들신경섬유 분류에 적용하는 것이다.

Erlanger와 Gasser는(1937) 말초신경섬유를 전도속도를 기준으로 분류했다. 복합 신경전도속도 검사상 최고점이 3개 관찰되며, 다음과 같이 분류할 수 있다.

*A 섬유*는 말이집, 굵은 직경(22㎛) 형태이고 120~60m/s 속도로 활동전위를 전달한다. *날신경 A 섬유*와 *들신경 A 섬유*로 세분한다. 날신경 A 섬유는 다음과 같다.

Aα— 방추바깥근육섬유로 향함

Aβ— Aα의 곁가지

Aγ— 방추속근육섬유로 향함

들신경 A 섬유는 다음과 같다.

Aα— 피부, 관절, 근육방추, 큰 소화관 내장수용체

Aβ— 메르켈원반, 파치니소체, 마이스너소체, 루피니소체

Aγ— 결합조직, 피부, 치아속질(치수)의 통각수용체와 온도수용체

*B 섬유*는 말이집, A 섬유보다 조금 가는 직경 형태이고 30~4m/s 속도로 활동전위를 전달한다. *날신경 B 섬유*는 신경절이전 자율신경세포 섬유에 해당한다.

*C 섬유*는 민말이집, 가는 직경(1.5㎛) 형태이고 4~0.5m/s 속도로 활동전위를 전달한다. *날신경 C 섬유*는 민말이집 상태이며 신경절이후 자율신경세포 섬유에 해당한다. *들신경 C 섬유*는 민말이집 상태이며 온도수용체와 통각수용체로부터의 정보를 전달한다.

*Lloyd 분류체계*는 말이집 신경섬유에 대해 22~1.5㎛ 범위의 섬유 직경, 민말이집 신경섬유에 대해 2~0.1㎛ 범위의 섬유직경을 기준으로 한다. 들신경섬유만 분류했고, 4개 군으로 배열한다. 말이집섬유는 I군, II군, III군으로 분류하고 민말이집 신경섬유는 IV군에 해당된다(표 7.1). I군 혹은 I형 신경섬유는 직경이 12~22㎛이고 Ia군과 Ib군으로 세분한다. Ia군 섬유는 더 굵고 두꺼운 말이집 상태이며 근육방추나 관절 기계수용체로부터의 정보를 전달한다. Ib군 섬유는 더 가늘고 중등도 말이집 상태이며 골지힘줄기관과 일부 관절 기계수용체로부터의 정보를 전달한다.

II형 혹은 II군 섬유는 직경이 6~12㎛이고 중등도 말이집 상태이며 근육방추의 이차 감각섬유로부터 정보를 전달한다. III형 혹은 III군 섬유는 직경이 1~6㎛이고 결합조직초속 민말이집 신경섬유종말로 구성되며 압력이나 통증 관련 정보를 전달한다.

표 7.1 신경섬유의 Lloyd 분류

유형	수용체	축삭	예민한 감각
Ia	일차방추신경종말	12~20	근육길이와 변화속도
Ib	골지힘줄기관	12~20	근육긴장
II	이차방추신경종말	6~12	근육길이
II	비-방추 신경종말	6~12	깊은 압력
III	자유신경종말	2~6	통증, 화학, 온도 자극
IV	자유신경종말	0.5~2(민말이집)	통증, 화학, 온도 자극

요점 7.11 Quick facts

축삭 전도속도(Conduction speeds of axons)

- 전도속도를 주로 결정하는 두 요인
  - 축삭직경
  - 말이집 상태
- 굵은직경섬유는 가는직경섬유보다 전도속도가 빠르다 (A, B, C 섬유).
- 말이집섬유가 민말이집섬유보다 전도속도가 빠르다.
- 가는민말이집 C 섬유는 전도속도가 0.25m/s이다.
- 굵은말이집 C 섬유는 전도속도가 100m/s이다.

굵은직경섬유는 아래와 같은 임상적 중요성과 독특한 특성을 지닌다.

1. 신경전도속도가 가장 빠르다.
2. 저산소증에 가장 민감하다.
3. 압박에 가장 민감하다.
4. 온도변화에 가장 민감하다.
5. 세균혈증이나 바이러스 녹소혈증에 가장 민감하다.
6. 전기자극에 대한 문턱값이 가장 낮다.

통각 C 섬유는 마취제와 같은 화학물질에 가장 민감하다.

신경압박의 결과 역행 염색질융해와 신경경유 변성이 생긴다

말초신경이 압박되면 가장 굵은 신경 즉 Ia 들신경과 알파 운동신경세포가 먼저 영향을 받는다. 그래서 감각과 운동 모두가 굵은 축삭 유형과 관련있기 때문에 압박 상황 때 손상받은 축삭의 수에 비례해서 감각과 운동이 모두 소실된

요점 7.12 Quick facts

브라운-세카르 증후군(Brown-Sequard syndrome)

척수 가쪽 절반이 손상되면 병소 수준 이하의 감각장애와 운동장애가 생긴다. 다음과 같은 신경장애이다.

- 같은쪽 운동마비
- 같은쪽 관절 고유감각 소실
- 같은쪽 진동감각 소실
- 같은쪽 두점식별(2점구분) 소실
- 반대쪽 통증감각 소실
- 반대쪽 온도감각 소실

요점 7.13 Quick facts

브라운-세카르 증후군의 원인(Brown-Sequard syndrome: causes)

- 척수공동증(척수물구멍증)
- 척수내출혈
- 방사선척수병증
- 척수 종양
- 외상(칼, 총알)

다. 압박 축삭병증의 경우 어느 한 쪽만 손상되는 법은 없으며 이 점은 진단적 가치를 지닌다. 특정 직경의 신경섬유 어느 것이라도 압박을 받는 경우에 이 개념을 외삽해 적용할 수 있다. 예를 들어, 통증을 지각하는 환자의 경우 C형 통각 섬유는 무손상 상태이다. 이 지식으로부터 C형 자율신경섬유도 분명 무손상 상태일 것이라고 외삽해 알 수 있다.

말초신경이 압박을 받으면 역행 변화가 압박 지점보다 몸쪽의 축삭에 그리고 아마도 신경세포체에 생긴다. 역행 염색질융해(retrograde chromatolysis)의 기본 특징 4가지는 다음과 같다.

- 이온 펌프의 기능상실과 내부 음성 특성 소실로 인해

수화 나트륨이 유입되면서 세포가 붓게 됨
- 세포내 단백 지지물질인 튜불린 감소로 인해 핵이 편심성으로 위치함
- 단백질 복제 감소 때문에 니슬 물질과 과립세포질그물이 감소함
- 미토콘드리아 수와 활성이 감소함

축삭과 세포체가 복원되려면 단백질 물질이 충분하고 미토콘드리아에서 삼인산아데노신(ATP)을 생산하는 역량이 충분하고 연료공급이 충분하고 적절한 정도의 자극을 신경이 받아야 한다. 축삭으로부터 단백질이 싹처럼 돋아나와 손상된 축삭 경로를 따라 표적종말기관까지 가며 무손상 상태의 말이집이 그 길을 안내한다. 복원에 소요되는 시간은 대략 3~4cm에 1개월이며, 손상 지점으로부터 근육과 같은 표적기관과 연접을 이루는 지점까지의 거리로 계산한다. 축삭 으깸손상(crush injury)은 축삭 절단보다 훨씬 흔하며 대개의 경우 말이집이 유지되기 때문에 더 빨리 치유된다. 복원되지 못하는 경우에는 큰포식세포가 말초로부터 이동하고 중성 단백분해효소가 활성화되며 그 결과 신경의 거품모양 괴사가 일어난다. 복원되는 데에 거의 2년 정도 기간이 존재하며 그때까지 축삭이 재생되면서 표적기관에 도달하지 못했다면 신경세포 사멸과 종말기관 기능의 영구적 소실이 될 것이다.

Waller 변성은 6단계로 일어난다

Waller 변성(Wallerian degeneration)이란 말이집 신경섬유에서 축삭이 절단되었을 때 절단 지점보다 먼쪽 잘린 끝이 붕괴될 때의 여러 단계를 말한다. 절단 혹은 절단과 비슷한 손상이 축삭에 가해지는 원인은 외상, 경색, 급성중독 등이다. Waller 변성의 6개 단계는 다음과 같다.

1. 축삭이 절단되거나 혹은 절단과 비슷한 경우에 처하며 그 결과 축삭형질흐름이 감소하고 먼쪽 축삭에 대한 영양공급이 중단된다.
2. 절단 후 2일 기간에 축삭이 용해되며 말이집 속에서 여러 덩어리로 축삭이 분해되기 시작한다.
3. 이차 말이집탈락이 일어나기 시작하고 축삭 변성 때문에 말이집이 전체 축삭에 걸쳐 여러 곳에서 갈라지기 시작하며 이를 '말이집틈새(Schmidt-Latermann cleft)'라고 한다.
4. 말이집-축삭 조직파편에 대한 슈반세포(신경집세포) 자가포식을 통해 축삭 잔여물이 흡수되기 시작한다. 용해소체(리소좀)의 작용으로 조직파편이 포식, 소화되어 중성 지질로 되고 큰포식세포로 넘겨져 더 분해된 후 제거된다. 이 과정은 3개월 걸려 완료된다.
5. 슈반세포가 증식하기 시작하며 말이집 조직파편이 유사분열촉진제 역할을 한다. 슈반세포가 빠르게 증식하

요점 7.14 Quick facts

중심척수증후군(척수공동증) – Central cord syndrome (*syringomyelia*)

- 척수 질병이다.
- 원인 불명이다.
- 척수의 공동형성과 신경아교증과 관련된다.
- 아래 목척수 신경뿌리가 손상되는 경우가 가장 흔하고 허리척수와 뇌줄기가 손상되기도 한다.
- 척수 중심 부위에 신경아교세포가 비정상적으로 병소를 형성하기 때문에 나타난다고 생각된다.
- 신경관 폐쇄가 완전하지 못한 것과도 관련있다.

요점 7.15 Quick facts

척수공동증 증상(syringomyelia: presentation)

- 임상적으로 근육 소모, 위약 증상을 나타낸다.
- 다양한 감각결손도 보인다.
- 다음이 연관되는 경우가 많다.
  - 새가슴
  - 척주측만증(척주옆굽음증)
  - 목갈비뼈
  - 물뇌증(수두증)
  - 신경아교종
  - 혈관종
  - 목뼈 융합
  - 손 작은 근육의 소모, 아래팔이나 손가락의 무통성 화상
  - 호너증후군
  - 실조와 방광 기능 상실
  - 신경병성관절(샤르코 관절)
  - Morvan 증후군(손과 손가락 무통성 감염의 지연 치유)
  - 빠르게 진행되는 단계 후에 느려져 만성적으로 느리게 진행하는 단계가 된다.
- 대개 효과가 없기는 하지만 다음의 치료법을 적용한다.
  - 수술
  - 방사선 요법

면서 형성하는 세포기둥을 'Bungner 띠'라고 한다.

6. 환경조건이 적절하면 축삭재생이 일어난다. 축삭재생이 일어나지 않으면 신경속막 섬유화가 시작되고 그 결과 슈반세포 위축과 신경속막 섬유화 상태로 된다.

축삭재생이 일어나는 세 단계

적절한 조건에서는 몸쪽 축삭밑동과 신경세포체의 복원반응으로서 축삭재생이 일어난다. 재생능을 좌우하는 요소는 해당 신경세포의 중심통합상태이다. 이 과정은 세 단계로 일어난다.

1. 반응기에는 몸쪽 축삭밑동이 형성된다. 몸쪽 축삭밑동이 형성되려면 축삭밑동이 봉합되고 몸쪽밑동이 부어오르며, 몸쪽 마디사이 분절 하나에 말이집탈락(탈수초)이 되어야 한다. 신경세포체에 중심 염색질융해가 일어나면서 나트륨-칼륨 이온 펌프의 기능상실로 세포가 붓게 된다. 그 결과 세포 안쪽에 나트륨 농도가 올라가고 삼투에 의해 물 분자가 세포 안쪽으로 끌어당겨지며 신경세포가 붓는다. 핵 위치가 편심성으로 되는 이유는 과립세포질그물 용적 감소에 뒤이어 일어나게 되는, 미세관(microtubule)과 미세잔섬유(microfilament) 생산에 필요한 단백질 감소 때문이며, 미세관과 미세잔섬유는 핵이 중앙에 위치하는 모양을 비롯해 신경세포의 모양과 구조를 유지하는 일을 한다. 미토콘드리아 생성속도와 수도 감소한다.
2. 재생기에는 먼쪽 축삭이 다시 자란다. 축삭은 대개 축삭의 끝이나 곁에서 자라나오면서 다시 자란다.
3. 말이집재형성기가 시작되는 것은 새로 형성되는 축삭이 직경 2㎛에 이르는 시점이며, 이제 축삭 쪽으로 슈반세포가 당겨지고 Bungner 띠 부위에서 말이집이 처음 형성된다. 새로 생긴 말이집은 원래의 축삭에서보다 얇고 마디사이 공간이 짧다.

근전도검사(EMG)상 세동과 근육섬유다발수축

신경의 부분 탈신경 상태가 만성화되면 생존 축삭에서 생성되는 가지가 많아진다. 이렇게 가지 생성이 많아지면 운동단위 크기가 커진다. 운동단위 크기가 커지면 근전도검사(EMG)상 거대 단위로 측정된다.

- 세동(fibrillation, 잔떨림)은 근육섬유의 피자극성으로 인한 운동섬유 자발수축이 EMG에 검출되는 것이다.
- 근육섬유다발수축(fasciculation, 속상수축)은 운동단위의 자발 발화로 인한 자발적 떨림운동이 맨눈에 관찰되는 것이다.
- 근육질병이 있으면 EMG상 작은 크기의 다상(polyphasic) 활동파가 여럿 보이는 경우가 많다.

일차 말이집탈락이 일어나는 두 가지 주요 기전

일차 말이집탈락 때에는 축삭이 보존되고 말이집이 선택적으로 소실된다. 대개 마디사이 하나 혹은 몇 개에 걸쳐 생기며 축삭에 따른 신호전달이 차단되는 결과를 낳는다. 일차 말이집탈락이 일어나는 기전은 크게 두 가지이다.

1. 말이집의 직접적 파괴가 길랭-바레 다발신경병증(Guillain-Barré polyneuropathy, GBP)과 같은 병에서 일어난다. GBP의 특징은 말이집이 민감화 큰포식세포로부터 자가면역 공격을 받고 슈반세포는 보존되는 것이다.
2. 슈반세포의 대사장애이다. 대사기능이상 유형의 사례를 디프테리아 독소에 노출된 경우에 볼 수 있다. 박테리아균이 만드는 디프테리아 독소는 미토콘드리아의 호흡기전을 중독시키고 그 결과 슈반세포 단백질 합성이 억제되며 분절적 말이집탈락 현상이 생긴다.

신경손상 분류 Classification of nerve injuries

하나의 분류 체계로 여러 가지 신경손상을 모두 기술할 수 있는 방법은 없다. 대부분의 분류체계에서는 손상이 심한 정도와 증상, 병리, 예후 등의 상관성을 보려 한다. 1943년에 Seddon이 신경섬유 손상의 3가지 주요 유형을 근거로 하는 신경손상 분류법을 제시했다. 3가지 유형이란 생리적 신경차단(neuropraxia), 축삭절단(axonotmesis), 신경절단(neurotmesis) 등이다.

생리적 신경차단은 가장 가벼운 신경손상이며 압박 혹은 비교적 가볍고 둔한 외상으로 생긴다. 진탕 혹은 쇼크와 유사한 손상을 신경섬유가 받아서 생기는 생화학적 병소 때문일 가능성이 높다. 이 경우 신경섬유에 따른 신호전달이 차단되며 Waller 변성 없이 회복된다. 일시적으로 기능이 소실되지만 손상 후 몇 시간에서 몇 개월 정도, 평균 6~8주 정도 안에 회복되며, 많은 경우 자율신경기능은 유지되고 감각기능보다 운동기능이 더 크게 영향을 받는다. 여러 임상 현장에서 관찰되는 신경손상 유형이다. 피라미드 불완전마비에 의해 생기는 구획 압박이 흔한 원인 중 하나이다. 이런 압박 차단이 흔히 생기는 부위는 노신경, 겨드랑신경, 정중신경, 뒤뼈사이신경 등이다.

축삭절단은 기능적신경차단보다 더 심한 손상에 해당한다. 대개 몸쪽 축삭의 역행 변성이 일어나며 이 문제를 먼저 이겨 내야 재생이 일어난다. 재생섬유는 손상지점을 통과해 가야 하며 몸쪽, 즉 역행 변성 구역에서 재생이 이루어지는 데에 몇 주 정도가 소요될 수 있다. 재생이 일어나는 속도는 이상적인 경우 1개월에 3~4cm이다. 기능적신경차단에 비해 축삭절단의 경우 운동신경과 감각신경의 소실이 더 전면적이며, 축삭재생을 통해서만 회복이 이루어지고 여기에는 시간이 필요한다. 손상 후 2~3주 시점에 EMG를 시행하면 손상 지점보다 먼쪽의 근육에서 세동과 탈신경전위가 관찰된다.

신경절단은 회복력을 지닌 가장 심한 유형의 축삭 병소이다. 심각한 타박상, 신장, 찢김(열상) 등의 경우에 생긴다. 축삭 외에 피막 결합조직도 끊어진다. 신경절단 정도가 가장 심하면 절단이 일어나기도 하지만 신경절단 손상은 대부분의 경우 신경의 연속성이 통째로 소실되기보다는 축삭과 축삭의 피복, 신경바깥막, 신경속막 등에 걸쳐 신경 내부구조가 손상되는 정도이다. 축삭절단 손상의 경우와 비슷한 탈신경 소견이 EMG상 기록된다. 운동, 감각, 자율신경 기능이 모두 소실된다. 신경이 완전히 절단된 경우 축삭재생으로 인해 몸쪽 밑동에서 신경종이 형성된다.

신경절단 분류에 대해서는 Sunderland 체계를 활용하는 편이 더 좋다. Sunderland 분류방식에서는 말초신경 손상을 중증도가 점점 심해지는 순서로 배열한다. 1도 손상의 경우 축삭전도가 손상 부위에서 *생리적으로 단절(physiologically interrupted)*되지만 축삭이 실제로 파괴된 것은 아니다(생리적 신경차단). 2도 손상의 경우 축삭전도가 단절되지만 신경속막관은 유지된다(축삭절단). 3도, 4도, 5도 손상의 경우 신경섬유의 해부학적 단절 정도가 점차 심해지며 피복막 파열은 있거나 없거나 하다가 결국 5도 손상에서는 신경 전체에 해부학적으로 완전한 파열이 생긴다(신경절단).

신경손상 진단 Diagnosis of nerve lesions

외상성 신경 병소를 빠짐없이 진단하려면 다음의 사항을 확인해야 한다.

- 손상받은 하나 혹은 둘 이상의 신경
- 신경손상의 해부학적 수준
- 손상의 병리 유형, 즉 신경절단, 축삭절단, 기능적신경차단
- 연관된 뼈, 혈관, 힘줄 손상
- 변형이나 구축과 같은 이차 효과
- 신경마비 회복 소견이 조금이라도 있는지

신경손상의 임상진찰 Clinical examination of nerve injuries

신경손상에 대한 임상진찰에서는 다음 항목에 따라 임상소견을 기록한다.

1. 운동징후 — 병소보다 먼쪽의 근육마비나 근육소모 소견을 기록한다.
   0 — 힘이 전혀 없음
   1 — 근육이 움찔하는 정도이고 관절을 움직일 힘은 없음
   2 — 관절을 움직일 힘은 있으나 중력을 이기지는 못함
   3 — 관절을 움직이고 중력에 이길 힘이 있음
   4 — 관절을 움직이고 중력과 저항에 이길 힘이 있음
   5 — 정상적인 힘
2. 감각징후 — 주관적 감각과 객관적 감각 항목 모두에 대해 감각징후를 기록해야 한다. 주관적 감각은 환자에게 질문을 해서 통증, 저림, 화끈감 등의 분포를 기록하고 반응을 관찰한다. 객관적 감각을 파악하려면 임상검사를 활용해서 침찌르기, 솜 접촉, 온도 감각이 둔해지거나 소실된 것과 같은 반응을 환자에게 유발시켜 볼 수 있다.
3. 땀샘운동 징후 — 땀샘운동 징후란 자극을 가했을 때의 홍조와 같은 불수의적 여러 반응을 말한다. 땀없음증(anhidrosis) 때 땀이 분비되지 않음으로 인해 생긴 건조피부 영역을 통해 땀없음증을 탐지할 수 있다.
4. 혈관운동 징후 — 손발이 차거나 더운 등의 혈관운동 징후를 활용해 자율신경 긴장도를 측정할 수 있다.
5. 영양성 변화 — 영양성 변화를 탐지하려면 피부가 매끈하고 반들거리는 부위, 궤양, 피부밑조직 위축 등을 살

펴 본다.

6. 반사 — 힘줄반사가 소실되었으면 들신경이나 날신경이 손상되었거나 운동단위가 손상된 소견일 수 있다.
7. 회복 징후 — 회복 징후를 찾아보고 검사해 본다. Tinel 징후가 보이면 신경경로 손상과 회복 양쪽의 의미일 수 있다.

신경손상의 중추 효과에 대해 이해하는 것은 신경손상을 진찰하는 전 과정에서 중요하다.

압박 병소를 치료하는 것은 3중 작업, 즉 연료와 산소 전달, 긴장도가 증가된 근육의 근육방추에 대한 이득 재설정, 손상받은 신경 속 생존가능 신경세포의 기능을 극대화해서 재생을 촉진하고 복원과정에서의 의원성 신경세포 소실을 줄이는 것 등으로 이루어진다.

통증 지각

Perception of pain

통증은 다차원적 현상이며 신경축상 여러 영역 사이의 복잡한 상호작용에 의해 달라진다. 통증의 원인은 언제나 신체 손상이며, 통증이 느껴지는 강도는 손상의 중증도에 비례한다는 믿음이 만연할 정도로 통증과 손상 사이의 연결관계는 명백해 보인다. 이러한 통증과 손상의 관계는 가벼운 손상으로 가벼운 통증이 생기고 큰 손상으로 큰 통증이 생긴다는 면에서 상당 부분 사실이다. 하지만, 이런 관계가 성립하지 않는 경우가 많다. 예를 들어, 어떤 사람들은 태어날 때부터 통증을 느끼는 기능이 결여되어서 심각한 손상을 당한 때조차 통증을 감지하지 못하는데, 이를 선천무통증(congenital analgesia)이라 한다. 이와는 달리 조직손상이 전혀 확인되지 않는데도 심각한 통증을 느끼는 사람들도 있고, 손상이 분명하게 치유된 지 여러 해가 지났어도 통증이 계속되는 사람들도 있다(Melzack & Wall 1996).

손상과 통증 사이의 연결관계는 분명 매우 다양할 수 있다. 손상이 일어나면서 통증을 동반하지 않기도 하고 통증이 나타나면서 손상을 동반하지 않기도 한다는 점을 항상 기억해야 한다. 이제 임상에서 접하게 되는 다양한 통증 증후군에 대해 몇 가지 사례를 살펴보자.

통증을 동반하지 않는 손상

Injury without pain

선천무통증 Congenital analgesia

선천적으로 통증을 느끼지 못하는 사람들은 어린 시절에 심각한 화상, 타박상, 열상을 입곤 한다. 음식을 씹다가 혀를 심하게 깨무는 경우가 많고, 자신의 몸에 심한 상처를 입히지 않는 법을 배우기 아주 힘들어 한다. 이런 사람들은 대개 체중부하 관절, 특히 엉덩관절, 무릎, 척추 등에 심각한 병리적 증상을 나타내곤 하며, 이것은 통증감각으로 알게 되는 관절 보호 기능이 소실되었기 때문이다. 통증감각이 없어서 관절이 퇴행되는 병증을 '샤르코' 관절 혹은 신경영양성 관절이라고 한다. 정상적인 경우 관절에 신경지배를 제공하는 신경이 결손되거나 제거되면 관절표면이 손상되고 인대나 기타 조직이 신장되며 불안정해지는 병증이 생긴다는 사실이 오래 전부터 알려져 왔다. 선천무통증(congenital analgesia) 중에는 그 원인이 밝혀지지 않은 경우가 많다(Melzack & Wall 1996). 통증소실 주변의 신경활동이나 신경을 조직학적으로 검사하고 신체검사해 보더라도 신경활동상 비정상 소견이나 뇌척수 엔도르핀 농도상 비정상 소견은 보이지 않는다.

삽화무통증 Episodic analgesia

선천무통증 환자는 드물다. 훨씬 흔한 질환으로서 대부분의 사람들이 한두 번 쯤은 경험하는 것이 바로 손상을 입은 다음에 몇 분에서 몇 시간까지 통증을 느끼지 못하는 상황이다. 조금 베인 상처나 타박상에서 심각한 골절이나 팔다리가 잘린 경우에 이르기까지 손상은 다양할 수 있다. 전장의 병사들 중에는 손상을 입어도 아프지 않았다고 말하는 경우가 종종 있다. 전투 손상 병사에 대한 연구에 따르면, 병사들은 간호사가 정맥주사를 서툴게 찌르는 것에 대해 정상인처럼 심하게 불평을 했고, 이를 통해볼 때 병사들이 쇼크 상태이거나 통증을 느끼는 기능을 완전히 상실했던 것은 아니었다. 병사들이 통증을 느끼지 못한 것은 전쟁 현장으로부터 살아 빠져나왔다는 행복감이나 안도감 때문이었다.

삽화무통증(episodic analgesia)에는 6가지 중요한 특징이 있다.

1. 손상의 중증도나 위치와 관계가 없다. 팔이나 다리 피부의 작은 베인 상처에서 나타나기도 하고 폭발사고로 팔이나 다리가 통째로 절단된 경우에 나타나기도 한다.
2. 상황과 명백한 관련성이 없다. 전쟁터에서 나타나기도 하고 목수가 정밀하게 잘라내려다가 손가락 끝을 베었을 때 나타나기도 한다.
3. 다친 사람이 어떤 손상을 입었는지 그리고 얼마나 위중한지 빠짐없이 인식하면서도 여전히 통증을 느끼지 않을 수 있다.
4. 무통증은 순간적으로 일어난다. 다친 사람이 처음에 통증을 느꼈다가 통증을 통제하게 되는 것이 아니다. 혼동 상태도, 주의산만 상태도, 쇼크 상태도 아니다. 얼마나 큰 손상을 입었는지 알고 손상 부위를 만지기까지도 하지만 여전히 통증을 느끼지 않는다.
5. 무통증은 시간제한이 있어서 일반적으로 다음 날이 되면 모든 사람들이 통증을 느낀다.
6. 무통증은 해당 손상에 국한된다. 사람들은 몸 다른 부위의 다른 더 사소한 손상에 대해 호소하기도 한다.

손상을 동반하지 않는 통증

Pain without injury

손상을 받아도 통증을 느끼지 못하는 경우와 반대로 뚜렷한 손상을 받지 않았는데도 통증이 생기는 사람들이 있다. 임상에서 흔히 보게 되는 질환으로는 두통, 편두통, 섬유근육통, 삼차신경통, 요통 등이 있다.

원인미상 통증은 중추통증(central pain) 기전을 통해 나타난다고 생각된다. 중추통증이란 명백한 문제가 보이지 않는 팔다리가 심하게 아프거나 이상한 느낌이 들고, 환자는 자신이 느끼는 통증이나 느낌에 대해 설명해 보려고 힘들여 노력하게 된다(Boivie 2005). 중추통증 증후군이라는 신경학적 질환의 원인은 뇌, 시상, 뇌줄기, 척수 등 중추신경계(CNS) 기능이상이나 손상이다. 특히 시상은 중추통증을 나타내는 증례의 70% 정도로 높은 비율에서 원인병소라고 이야기되어 왔다(Bowsher 등 1998). 중추통증은 꾸준한 작열감, 냉감, 따끔거림, 찢는 혹은 아픈 통증이 특징이지만 어느 것도 질병특유 증상은 아니다(Bowsher 1996). 중추통증은 돌발통증(breakthrough pain)과 식별감각 저하와 관련되기도 한다. 특히 뇌졸중 후에는 발병이 지연되기도 한다. 중추통증은 연관된 장애가 다양하며 그에 따라 상당한 차이가 존재한다. 중추통증 중 발생률이 가장 높은 것은 다발경화증(MS), 뇌졸중, 척수공동증, 종양, 간질, 뇌나 척수의 외상, 파킨슨병 등이다(Boivie 1999, Siddall 등 2003, Osterberg 등 2005).

중추통증 증후군은 치료하기 어려우며 환자와 임상가 모두에게 좌절을 안기곤 한다. 항우울제와 항경련제가 어느 정도 도움이 될 수 있다. 일반적으로 통증 약물의 효과는 부분적이다. 기능신경학 접근법은 중추통증 증상을 경감시키는 데에 다른 어느 치료법보다 효과가 떨어지지 않았다. 기능신경학 접근법에서는 신경축상 모든 수준에서의 중심통합상태를 평가하고 어떤 방법을 통해 가장 효과적으로 통증이 조절될 수 있을지 판단한다. 각 환자에게 필요한 치료를 적용하는 지침으로서 다음 질문이 도움이 된다.

1. 신경축의 어느 수준에서 손상이 일어났는가? — 이를 위해서는 4장에서 살펴본 신경학적 진찰을 전면적으로 시행해야 한다.
2. 가역적 손상인가? — 신경축의 관련 영역을 자극했을 때 효과기의 반응을 평가해 보면 가역적 병소일지 가능성에 대해 알 수 있다.
3. 신경축의 어느 수준에서 중추 민감화와 재구성이 일어났는가? — 신경학적 진찰 결과를 주의깊게 분석하면 신경축상 병소 수준이 판단될 것이다.
4. 이상의 질환과정에 영향을 가할 수 있는 가용한 방법은 무엇인가? — 치료법을 선택하는 데에 몇 가지 접근법을 활용할 수 있다(17장 참조).

손상 중증도에 비례하지 않는 통증

Pain disproportionate to the severity of injury

어떤 상황에서는 콩팥에서 소변 중 일부 물질이 심하게 농축됨으로써 침전되어 작은 콩팥돌, 즉 신장결석이 여럿 만들어지기도 한다. 작은 돌조각들은 부서져 콩팥과 방광을 연결하는 요관을 지난다. 이런 돌은 크기가 정상 요관 직경의 두 배 이하이다. 돌 마개 뒤쪽으로 압력이 높아지면서 요관 속으로 돌을 밀어내고 그 결과 요관벽 근육이 국소적으로 강하게 수축하는 경향이 있다. 이렇게 형성된 수축띠가 요관을 따라 밑으로 이동하면서 연동운동파가 생기고 돌을 밑으로 밀어낸다. '돌이 내려가는' 이 과정동안 괴로운 연축 통증이 환자를 휩쓸고 지나고 아무리 강인하고 잘 참는 성품의 환자라 해도 무너지곤 한다. 환자는 창백하고 맥박이 내달리며 무릎을 당기고 배가 딱딱하며 움직이지 못한다. 조금이라도 움직이면 통증이 심해지기 때문에 아프다는 비명조차 지르지 못한다. 돌이 방광으로 내려오면 통증이 즉시 완전히 해소되며 환자는 탈진한다. 여기에서 콩팥돌에 대해 이렇게 설명하는 이유는 생리적으로 그리고 기계적으로 비교적 사소한 상황이기 때문이다. 또한 신체의 다른 부위에 비해 비교적 신경지배 정도가 적은 구조물에서 일어나는 상황이다. 콩팥돌이 내려가는 이러한 과정에 대해 환자는 통증이 그 정도까지 심할 수 있다고 전혀 예상치 못했을 만큼 심하다고 표현한다(Melzack & Wall 1996).

손상에 비례하지 않는 통증 혹은 통증을 유발하는 자극 정도와 맞지 않는 통증을 설명하는 데에 몇 가지 용어가 쓰인다.

통각과민증(hyperalgesia)은 유해자극에 대한 반응이 지나치게 큰 것을 기술하는 용어이다. 통각과민증은 일차성 혹은 이차성으로 분류할 수 있다. 일차 통각과민증의 원인은 손상 부위에서 다양한 화학물질이 분비되어 생기는 통각수용 들신경의 민감화이다. 이차 통각과민증은 척수 수준에서 통각수용 들신경의 곁가지가 문제가 되며, 손상 주변 부위가 통증에 대해 민감성이 커지게 된다.

무해자극통증(allodynia, 이질통증)은 정상적인 경우라면 유해하지 않은 자극 때문에 통증이 생기는 것을 기술하는 용어이다. 예를 들어, 정상적인 경우 피부를 쓸어내린다고 해서 통증이 있지는 않다. 하지만 햇볕에 탄 피부를 쓸어내리면 통증이 생길 수 있다. 무해자극통증의 경우 자극을 받지 않으면 통증이 없으며, 이 점은 자극이 없더라도 자발적으로 통증이 생기는 유형의 문제와 다른 점이다.

손상 치유 후 통증

Pain after healing of an injury

머리와 어깨 손상과 관련된 전형적 경우가 오토바이 사고이다. 도로나 신호등 기둥과 같은 단단한 구조물에 부딪히면 운전자가 앞쪽으로 쏠려 도로나 기타 장애물에 고속으로 부딪힌다. 보호 헬멧이 머리 손상 정도를 효과적으로 줄여주기는 하지만 흔히 도로에 부딪히게 되는, 그 다음으로 취약한 곳이 어깨이며, 등 아래쪽으로 비틀리게 된다. 팔에 신경지배를 제공하는 팔신경얼기라는 신경 그물은 아래 목과 위 가슴 수준에서 척수로부터 빠져나와 깔때기처럼 모여 팔 쪽으로 진행한다. 아주 심한 유형의 손상에서는 척수신경 박리, 즉 척수신경이 척수로부터 뜯겨지며 복원 가능성이 없다. 이런 손상을 받은 팔은 어깨로부터 팔까지 마비되는 것이 일반적이다. 팔은 근육이 가늘어지고 힘이 없으며 감각을 느끼지 못한다. 이런 손상을 받은 사람들이 환상사지를 느낀다고 이야기하는 경우도 있는데, 팔 전체를 아주 선명하게 느끼지만 그 느낌은 실제 팔과는 아무 상관이 없다. 이때 느껴지는 환상 팔은 여러 가지 자세로 놓인 듯하며 몸 옆에 늘어진 실제 팔의 자세와 맞지 않는다. 환상 팔이 불타는 듯이 느껴지는 경우가 흔하다.

팔다리가 절단된 사람 중에 팔다리가 이미 절단되었는데도 불구하고 팔다리가 여전히 있다고 느끼는 경우가 있다. 환상통증(phantom pain)이라고 하는 현상이다(Melzack & Wall 1996). 이것을 보면 신체가 명백히 모두 치유되고 나서 긴 시간이 지나도록 통증이 지속되기도 한다는 점을 알 수 있다.

환상사지(phantom limb)라는 용어를 사용한 것은 Silas Weir Mitchell이었다. 이 용어로 절단 혹은 신경차단 후에 팔다리의 실제 위치가 잘못 표상되는 것에 대해 환자는 이를 자신의 망상이 아니라 '착각' 이라고 생각하는 현상을 기술했다(Ramachandran & Hirstein 1998). 팔다리가 절단된 사람의 90~98%에서 환상사지 증상이 거의 즉시 나타나며, 어린이의 경우 어른처럼 흔하지는 않다.

환상의 강도는 해당 부위의 신체상이 절단 이전에 얼마나 생생했는지 그리고 겉질표상 정도가 어떠했는지에 따라 좌우되는 것으로 보인다. 환상사지의 자세라고 지각되는 내용은 아마 환자의 절단 이전 경험과 관련된 자세이거나 혹은 경직, 작열통, 근육긴장이상 자세가 지속된다고 지각되기도 한다. 환상 느낌은 며칠에서 몇 십 년 정도 지나면서 희미해지는 경향을 보인다. 어떤 환자들은 망원경처럼 단축된다고 하는 이상한 느낌을 경험하는데, 해당 팔이 점차 오그라들다가 결국 밑동 위에 손이 붙은 모양으로 되는 느낌이다. 뇌의 몸영역 지도에서 손을 표상하는 부위가 크기 때문으로 생각된다.

신체의 어느 한 부위가 주변 부위보다 많이 활용되면 겉질에 표상되는 해당 부위의 몸영역배열 구역이 커지기 시작하고 겉질에서 주변의 덜 사용되는 구역의 수용야는 작아지기 시작한다. 신체의 어느 한 부위가 절단되면 정상적인 경우 절단 신체부위로부터의 감각활성에 반응하던 뇌 부위가 주변 신체부위로부터의 감각활성에 반응하기 시작한다. 아마 시상겉질 가지내기 현상이나 혹은 겉질에서 이전에 드물게 사용되던 숨은 연접의 노출 등의 이유로 나타날 것이다.

감각박탈로 인해 겉질 신경세포의 경험 활동이 감소하면 사이신경세포로부터 분비되는 억제성 신경전달물질인 감마아미노부티르산(GABA)이 감소하고 그 결과 종전에는 위약했던 연접이 탈억제 상태로 바뀔 수 있다. 이렇게 정상적인 경우 억제 상태이던 입력은 아마도 사지 절단으로 인해 들신경자극이 소실된 겉질 구역에 인접한 겉질의 피라미드 신경세포에 이어진 광범위 수평 곁가지에서 올 것이다(Ramachandran & Hirstein 1998). 반대로 감각입력이 지속적으로 강하게 가해져서 GABA 농도가 높으면 약하던 연접이 한층 더 강하게 억제되고 그 결과 긴박하게 문제되지 않는 겉질 영역에 대한 주위 억제(surround inhibition)가 생길 수 있다. 다시 말하면, 기타 연주를 연습할 때처럼 왼손 손가락을 많이 쓰면 왼손을 표상하는 겉질 구역에 '초점'이 모이고 팔꿈치와 어깨를 표상하는 인근 겉질 구역은 억제된다.

귀울림은 귀에서 소음이 들린다고 주관적으로 느끼는 증상이며 환상 청각이라는 이름으로 불려 오기도 했고, 속귀달팽이에서 들길차단이 어느 정도 존재하고 뒤이어 발생한 청각겉질의 재구성 때문에 나타날 수 있다. 달팽이 병소로 인해 특정 범위의 주파수가 소실되면 그에 해당하는 소리를 표상하는 겉질 구역이 주변 영역으로 대체되면서 청각 겉질이 재구성될 수 있다(Sexton 2006).

귀울림과 진행난청을 겪은 적이 있는 환자들에서는 음악환각이 일어나기도 한다. 환각이 청각신경세포가 부적절하게 과다활동한다는 의미임에도 불구하고 음악환각은 성격이 복합적이어서 들길차단에 의한 중추청각 문제라는 이론을 지지하는 현상이 된다.

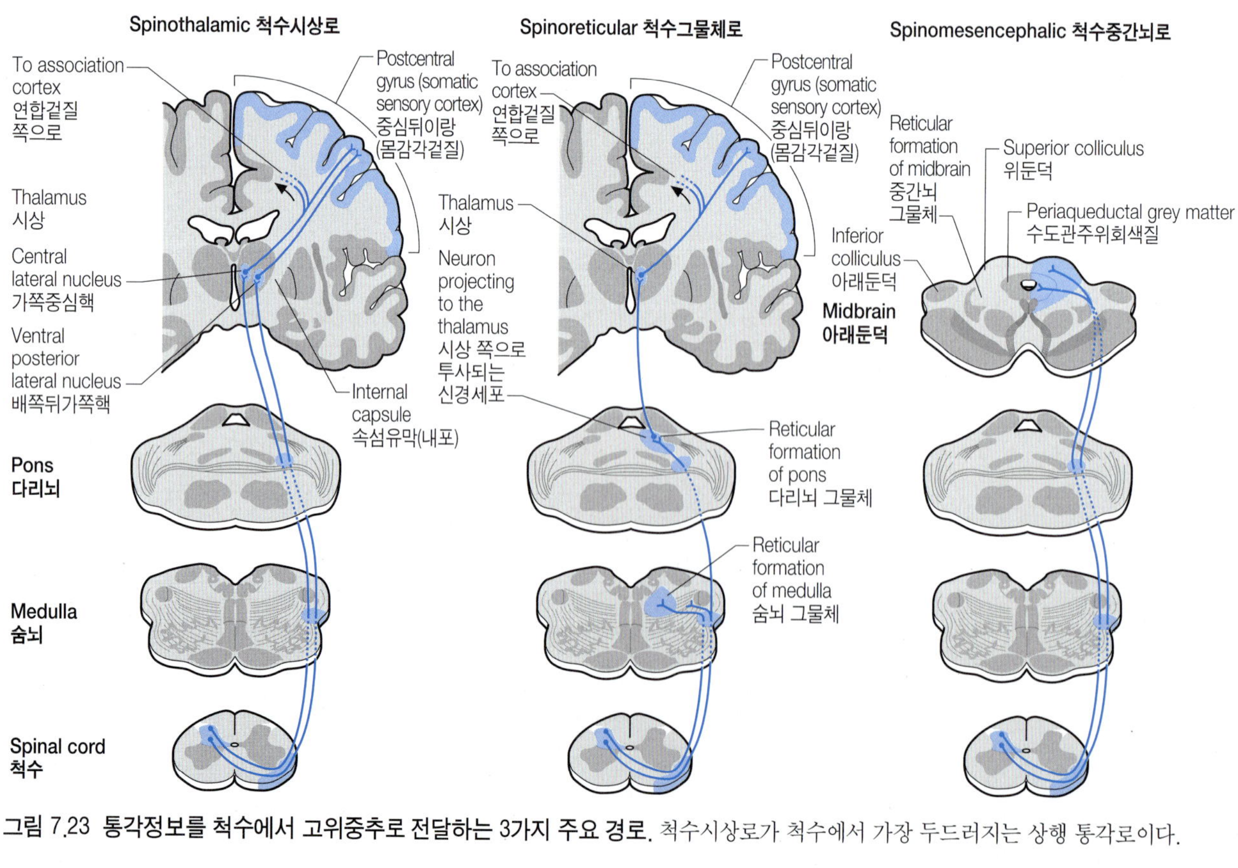

그림 7.23 통각정보를 척수에서 고위중추로 전달하는 3가지 주요 경로. 척수시상로가 척수에서 가장 두드러지는 상행 통각로이다.

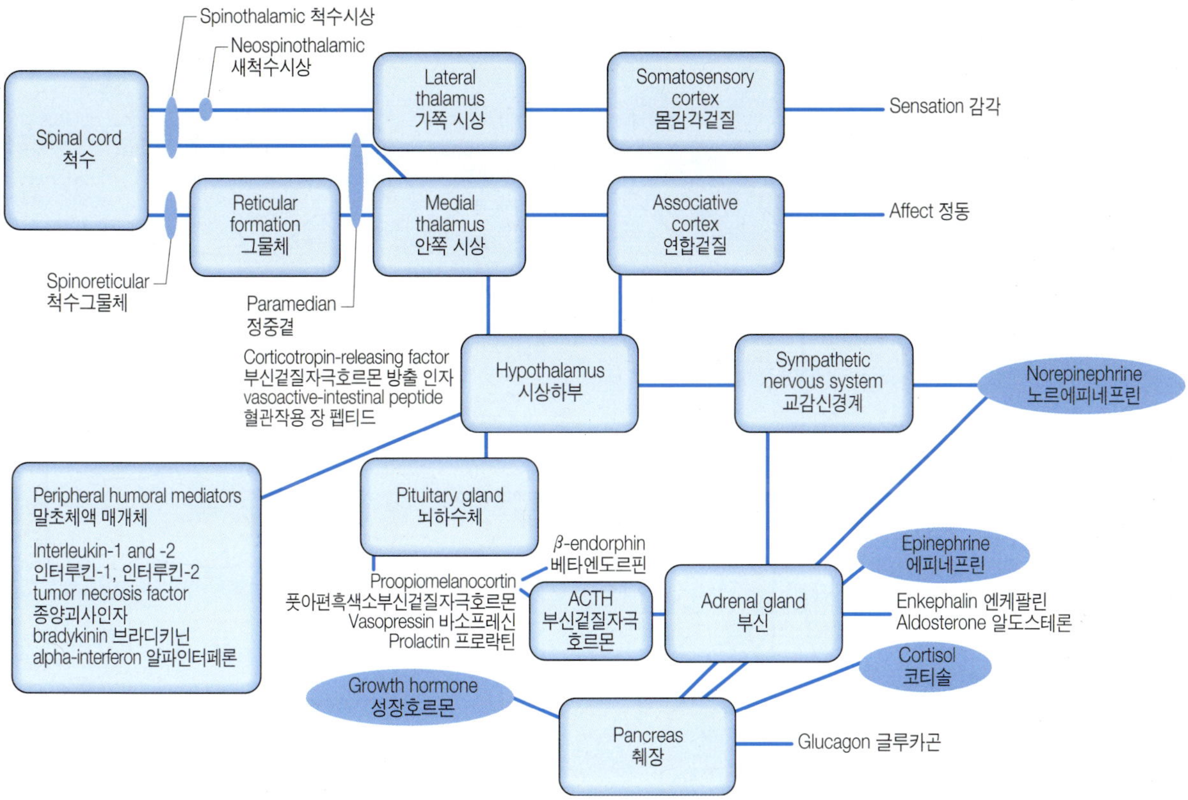

그림 7.24 통증이 가쪽시상과 안쪽시상으로 전달되는 경로 그리고 감각과 정동과의 관계에 대한 모형 그림표. 위 그림표에는 안쪽 시상으로부터 내분비계와 교감신경계로 향하는 기능적 투사도 나타나 있다.

통증 해부학

Anatomy of pain

척수 속 신경세포에서 기원하고 신경축의 고위중추로 투사되는 경로 여러 곳이 통각에 관계된다(Willis & Coggeshall 2004; Willis & Westlund 2004). 다음 여러 경로이다.

1. 척수시상로(spinothalamic tract, STT)는 반대쪽 척수의 V~VII번 판 그리고 I번 판 신경세포로부터 나온 축삭이 같은쪽 시상으로 투사된다(그림 7.23). 전통적으로 척수시상로는 통각정보 전달에 가장 중요한 경로로 생각되어 왔다. STT는 통증의 정동 측면과 의욕 측면에서도 역할을 한다고 생각된다(그림 7.24). I번 판 신경세포의 축삭은 배쪽뒤가쪽(ventroposterior lateral, VPL) 핵, 배쪽뒤아래(ventral posterior inferior, VPI) 핵, 가쪽중심핵(central lateral nucleus) 등 안쪽시상의 여러 핵에서 끝난다.
2. 척수그물체로는 V번과 VIII번 판 신경세포로부터 축삭이 나온다. 척수그물체로는 양쪽 앞가쪽 계통을 타고 올라간다(그림 7.25, 7.26).
3. 척수중간뇌로는 I번과 V번 판 신경세포로부터 축삭이 나오고 양쪽 앞가쪽 계통을 타고 올라가 중간뇌 그

> **요점 7.16** Quick facts
>
> **앞척수동맥 증후군(Anterior spinal artery syndrome)**
>
> - 앞척수동맥이 폐색되면 다음과 같은 특징적인 임상상을 나타낸다.
>   - 급성 하반신마비
>   - 방광과 창자기능 장애
>   - 통증과 온도감각 장애
>   - 고유감각과 진동감각 유지
> - 혈관폐색 후의 척수연화증, 즉 척수가 물러지는 것 때문에 생기는 증후군이다.
> - 앞척수동맥은 척수의 앞 2/3에 혈액을 공급한다.
> - 척추동맥의 가는 가지 2개가 합쳐 생긴 동맥이다.
> - 뒤동맥이 척수 뒤 1/3에 혈액을 공급한다.

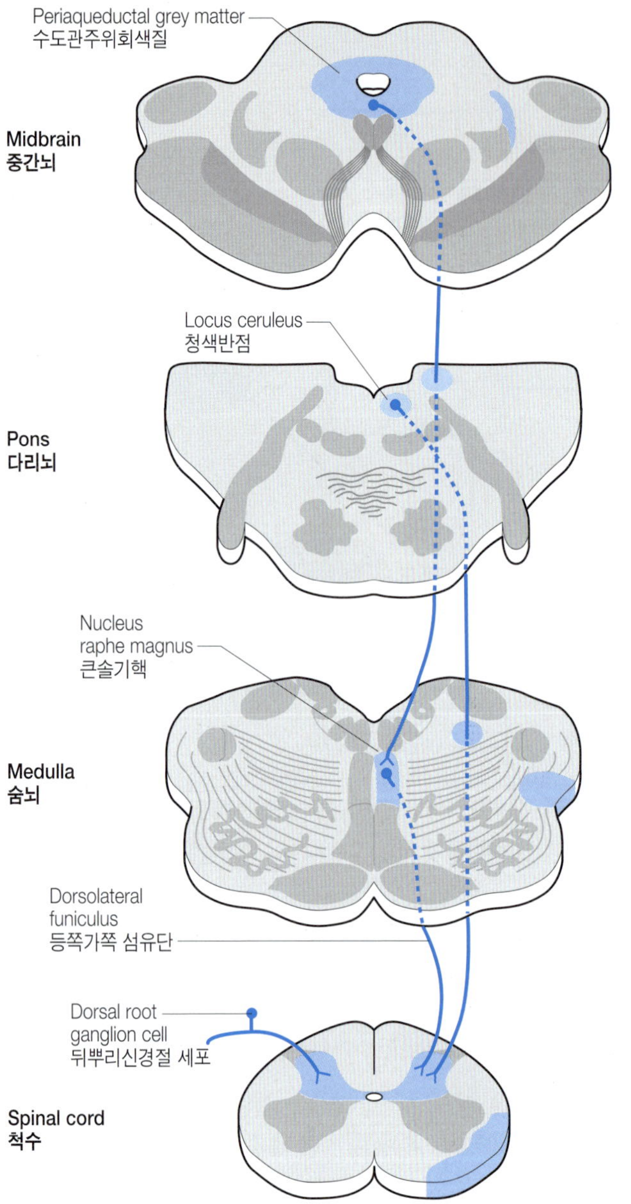

그림 7.25 척수에서 통각 중계 신경세포를 조절하는 하행경로. 중간뇌의 수도관주위회색질에서 시작해 큰솔기핵과 기타 여러 세로토닌성 핵으로(그림에 표시되지 않음) 투사되고, 등쪽가쪽 섬유단을 경유해 척수 뒤뿔로 향한다. 다른 투사경로의 출발점인 다리뇌와 숨뇌의 여러 노르아드레날린성 세포군과 거대세포결핵도 수도관주위회색질 부위로부터 입력을 받는다. 이들 하행경로는 직접 연결을 통해 또한 뒤뿔 얕은층의 사이신경세포를 통해 척수의 통각 투사 신경세포를 억제한다.

물체와 수도관주위회색질에서 연접을 형성한다(그림 7.25, 7.26).

4. 척수시상로는 I번, V번, VII번 판 신경세포에서 축삭이 나오고 신경내분비 반응과 심장혈관반응을 담당하는 척수위 자율신경중추로 투사된다.

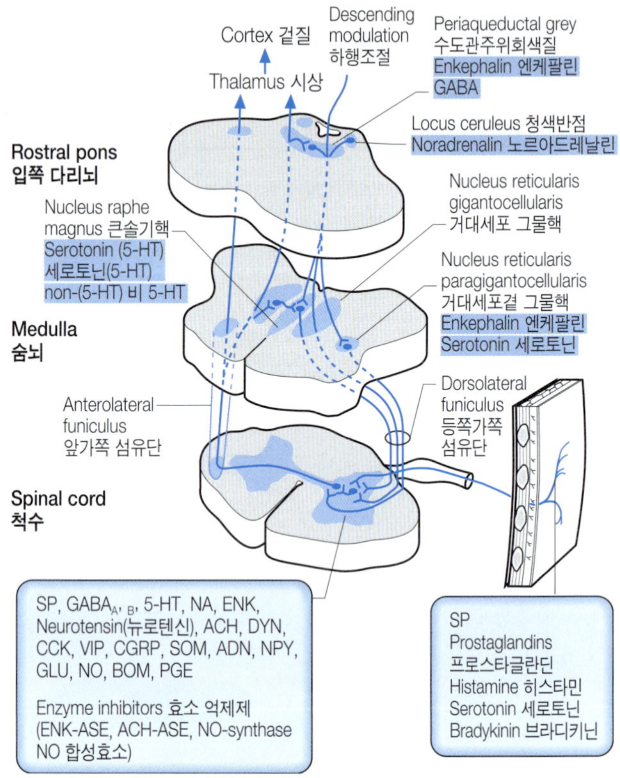

그림 7.26 다리뇌, 숨뇌, 척수로부터의 하행성 통각 조절

5. 연접이후 뒤기둥(postsynaptic dorsal column, PSDC)은 III번, IV번 판 신경세포에서 축삭의 많은 수가 나오고, X번 판으로부터 나오는 축삭도 있다(Al-Chaer 등 1996, Willis & Coggeshall 2004). 연접이후 뒤기둥으로부터 투사되는 섬유가 처음으로 연접을 형성하는 신경세포는 뒤기둥핵 신경세포에 위치한다. 뒤기둥핵 세포의 축삭은 뇌줄기로 그리고 안쪽섬유띠로를 거쳐 반대쪽 시상으로 투사된다(Wang 등 1999).
6. 척수목로(spinocervical tract)는 III번, IV번 판 신경세포로부터 나온 축삭이 투사되어 가쪽목핵 신경세포와 연접을 형성한다.
7. 척수팔곁로(spinoparabrachial tract)는 척수중간뇌로의 구성요소이며 팔곁핵과 편도핵으로 투사된다. 통증의 정동 측면과 관련된다.

척수투사신경세포의 하행 제어를 매개하는 경로는 척수위 구역으로부터 척수로 내려온다. 수도관주위회색질(PAG), 큰솔기핵, 숨뇌그물체, 앞 덮개앞핵, 배쪽바닥 시상, 중심뒤이랑 등으로부터 투사된 신호가 척수 부위의 척수시상로(STT)를 억제한다. 숨뇌그물체의 여러 분리부위와 운동겉질로부터의 자극에 의해 STT 신경세포가 흥분될 수 있다(그림 7.25, 7.26).

통증은 선인가 악인가?

Pain... : Good or evel?

위에서 살펴본 바에 의하면 통증의 목적은 3가지라고 생각할 수 있다.

1. 통증은 뜨거운 혹은 다른 어떤 식으로든 위험한 대상에 발을 올려놓을 때와 같은 심각한 손상에 앞서 발생할 수 있다. 실질적 생존 측면의 가치이다. 장래의 손상을 방지하기 위해 즉시적 회피나 기타 어떤 활동이 생기도록 한다.
2. 통증은 추가 손상을 막아주고 혹시 나중에 발생할지 모르는 위험한 대상물이나 상황을 회피하는 법을 학습하는 근거가 되기도 한다.
3. 관절손상, 복부 감염증이나 질병, 심각한 손상 등으로 통증이 있으면 활동이 제한되고 억지로라도 휴식을 취해야만 하며, 이것은 종종 신체의 자연회복기전과 질병 항쟁기전이 작동하도록 하는 데에 필수 요소가 된다.

하지만 위에서 살펴본 환상통증처럼 유용한 생존가치가 없이 통증을 지각하기도 한다. 또한 아주 심각한 질병이 넓게 퍼진 후에야 통증을 느끼는 경우도 흔히 관찰된다(Melzack & Wall 1996). 이 경우 우리의 통증감각이 왜 기능을 못하는 것일까?

통증 심리학

Psychology of pain

통증은 단순히 이미 일어난 신체손상 정도에 따라 결정되는 것이 아니다. 느껴지는 통증의 양과 질은 다음의 요소에 의해서도 결정된다.

1. 과거의 경험과 그 경험이 생생히 기억되는 정도
2. 통증의 원인을 이해하는 능력
3. 통증의 결과를 이해하는 능력
4. 통증에 대해 어떻게 느끼고 반응하는지에 대해서는 성장 배경, 문화까지도 필수 역할을 한다.

위의 내용을 보면 통증 지각이 단순히 특정 자극 종류만으로 정의될 수 없으며, 통증 지각은 문화적 학습, 상황의 의미, 그리고 어떤 상황에서 각 개인에게 독특한 다른 여러 요인에 따라 달라지는 극히 개인적 경험이라는 결론에 이르게 된다. 많은 스트레스 인자가 통증 지각에 영향을 준다고 알려져 있다(Melzack & Wall 1996). 인종적 · 문화적 가치관, 연령, 환경, 지원체계, 불안, 스트레스 등이 있다.

근래의 여러 연구를 보면 띠이랑(cingulate gyrus)이 통증과 감정적 상호작용 사이의 기능적 연결고리로 추정되었다(Rainville 등 1997 Sawamoto 2000). 오늘날에는 띠이랑이 통증과 감정 처리과정에서 역할을 한다는 사실이 알려져 있다. 띠이랑은 4개 부위와 연관 세부부위로 이루어지며 각각 질적으로 독특한 뇌기능을 담당한다. 이들 부위와 세부부위는 무릎밑 앞띠겉질(subgenual, sACC)과 무릎앞 앞띠겉질(pregenual, pACC), 앞 중간띠겉질(anterior midcingulate, aMCC)과 뒤 중간띠겉질(posterior midcingulate, pMCC), 등쪽뒤띠겉질(dorsal posterior, dPCC)과 배쪽뒤띠겉질(ventral posteior, vPCC), 뇌들보팽대뒤겉질(retrosplenial cortex, RSC) 등이다(Vogt 등 2006).

통증처리는 대개 감각 · 식별 그리고 정동 · 의욕 등 두 가지 인지 영역에서 처리된다고 본다. ACC와 MCC는 정동 · 의욕 요소를 매개하는 곳으로 생각된다. 띠이랑 신경세포의 통각작용은 체성 수용야가 크고 통각 활성이 우세를 보여서 일부 신경세포의 경우 무해한 두드리기 정도의 자극에도 반응을 보인다. 이들 신경세포의 반응을 예측하는 근거가 되는, 띠겉질로 투사되는 중간선 혹은 섬유판속 시상 신경세포인 다발결핵, 뇌실결핵, 결합핵 등의 특성을 보면 척수, 등쪽그물아핵(subnucleus reticularis dorsalis), 팔결핵 등으로부터 통각정보를 받는다.

띠이랑은 통증 처리에서 정동 측면의 어떤 단순한 역할을 수행하는 것이 아니라 3가지 역할을 하는 것으로 보인다.

1. pACC는 불쾌한 경험과 관련되고 자율신경 출력을 직접 구동시킨다.
2. aMCC는 입쪽 띠운동구역을 통한 회피행동, 부정적 결

과에 대한 예측, 두려움과 관련된다.

3. pMCC와 dPCC는 감정과 관련 없으며 꼬리쪽 띠운동구역을 통해 매개되는 공간에서의 몸 방향감에 대한 짧은 잠복기 몸감각 신호에 의해 구동된다.

이상의 기능 외에 통각자극에 의해 vPCC 활동이 감소되고 그 결과 시각 감각이 들어올 때 정상적으로 자기관련성을 평가하는 세부부위 활성도 감소된다.

결국 통증과 감정 사이에는 복잡한 상호작용이 존재한다. 또한 최면무통, 아편유사제, 침 플라세보 등의 기전을 보면 치료중재 시 띠겉질의 여러 세부부위가 관련될 수 있다.

통증 문턱값

Pain thresholds

사람마다 경험하는 통증이 다른 이유가 통증 문턱값의 차이 때문이라고 흔히 생각하곤 한다. 통증과 관련된 문턱값은 4가지가 있으며 각각을 구별하는 것이 중요하다.

1. 감각 문턱값 – 저림이나 열과 같은 어떤 감각을 대상자가 처음으로 말해주는 최저 자극치이다.
2. 통증지각 문턱값 – 대상자가 자극이 아프게 느껴진다고 말해주는 최저 자극치이다.
3. 통증내성 – 대상자가 회피하거나 자극을 멈추어 달라고 요청하는 최저 자극치이다.
4. 격려 통증내성 – 더 강한 자극치를 견뎌 보도록 대상자에게 격려하는 것 외에는 통증내성과 동일하다.

요점 7.17 Quick facts

척수의 연합변성
(Combined degeneration of the spinal cord)

- 겉질척수로와 뒤기둥이 손상된다.
- 비타민 B_{12} 결핍증(즉 악성빈혈)에서 흔하다.
- 척수에 변성이 진행되고 나서 악성빈혈의 임상증상이 나타나기도 한다.
- 임상증상
  - 저림
  - 무감각
  - 따끔거림, 처음에는 발가락과 발에 나타나고 나중에는 손가락에 나타남
- 심리증상이 나타나기도 한다.
  - 환각
  - 방향감장애(지남력장애)
  - 기억장애
  - 인격 변화

문화적 배경이 어떠하든 관계없이 대다수의 사람들에서 감각 문턱값이 동일한 것으로 보이는 근거가 존재한다. 감각전도기관은 기본적으로 모든 사람에서 동일하며 그 결과 임계치 입력이 들어오면 항상 감각을 유발시키는 것으로 보인다. 반면 문화적 배경에 의해 영향을 받는 가장 놀라운 것이 통증내성 수치이다. 예를 들어, 이탈리아인 여성은 미국인이나 유대인보다 쇼크에 대한 내성이 적다.

Pavlov의 개 실험을 보면 통증이 생기는 상황에 어떤 의미가 연관되는지의 중요성이 아주 명확하게 나타나 있다. 개 발바닥 한 쪽에 전기 쇼크를 가하면 정상적인 경우 난폭한 반응을 보인다. 하지만 Pavlov가 쇼크를 가하고 나서 음식을 제시하기를 계속하자 개는 완전히 새로운 식의 반응을 보였다. 쇼크를 가하자마자 개는 침을 흘리고 꼬리를 흔들면서 음식 접시 쪽을 열심히 돌아보았다. 이제 전기 쇼크는 통증을 의미하는 반응을 유발하지 않고 음식이 오는 중을 의미하는 신호가 되었다. 같은 발바닥에 쇼크를 가하는 한 이런 식의 조건행동이 계속 관찰되었다. 만일 개의 다른 발에 쇼크를 가하면 개는 난폭한 반응을 보였다. 이 연구를 보면 피부자극에 대해 국소화, 확인, 평가가 이루어지고 나서 지각경험이나 행동표현이 이루어진다는 점이 생생하게 나타나 있다(Melzack & Wall 1996). 초기 조건화 과정에서 획득한 자극의 의미 때문에 감각입력이 조정된 후 지각과 반응에 해당하는 뇌 기능이 활성화되었다.

사람이 아픈 경험에 주의를 집중하면 지각되는 통증이 대개 증폭된다. 실제로 통증을 예상하는 것만으로도 불안 정도를 심하게 하고 그 결과 통증지각 강도 역시 심해진다. 반면 주의를 통증으로부터 다른 곳으로 돌리면 통증이 줄거나 없어질 수 있다는 사실이 잘 알려져 있다. 이것을 보면 운동선수들이 흥분해서 경기를 하는 도중에는 본인이 다친 줄 의식하지 못하고 심각한 손상에도 견디곤 하는지 그 이유를 알 수 있다.

통증에 대한 암시의 힘은 속임약을 활용한 연구를 통해 명확하게 입증되었다. 임상연구자들은 환자에게 모르핀이

나 기타 진통제 대신 대개 진통제가 아닌 설탕이나 소금과 같은 물질을 속임약으로서 투여했을 때 수술후 통증과 같은 심각한 통증이 완화되는 경우가 종종 있다는 사실을 관찰했다. 속임약을 투여한 환자의 대략 35% 정도가 통증이 현저히 완화되었다고 한다(아래 참조).

환자가 통증을 느낄 때 심리적 요인이 작용하여 느끼는 통증을 *정신성 통증(psychogenic pain)*이라 한다. 자신이 통증을 원하거나 통증이 필요해서 통증을 느끼는 것이라고 본다.

통증은 통각수용체 혹은 신경병성 기전으로 나타날 수 있다

통각수용체 기전으로 나타나는 통증에서는 통각수용체가 직접 활성화된다. 이것이 일반적으로 말하는 통증 기전이며, 손상을 일으키는 활동에 민감한 수용체, 즉 통각수용체(nociceptive receptor, nociceptor)가 자극을 받아 흥분신호가 전달된 척수뒤뿔 젤라틴 물질 신경세포에서 정보의 통합과 처리가 이루어진다.

신경병성으로 생긴 통증에서는 중추신경계나 말초신경계(PNS) 신경이 직접 손상되며 타는 듯한 통증이나 전기가 통하는 듯한 통증이다. 신경병성 통증과 관련된다고 생각되는 증후군이나 질환 몇 가지를 예로 들어 보면 복합부위통증증후군(CRPS, 아래 참조), 대상포진후신경통, 환상사지통증, 무감각부위통증(anesthesia dolorosa) 등이 있고, 무감각부위통증이란 만성 통증 치료 후 감각이 없는 부위에 통증을 지각하는 질환이다. 신경병성 통증 중 일부 사례에서는 적어도 부분적으로라도, 손상된 C 섬유의 알파아드레날린성 수용체 발현을 통한 교감신경 날신경 활동에 의해 통증이 지속된다고 생각된다(아래 참조).

염증성 통증은 조직손상과 관련된다. 신경세포가 손상되어 분비되는 신경전달물질과 신경펩티드에 의해 *신경성 염증(neurogenic inflammation)*이 발생할 수 있다. 염증촉진성 물질인 프로스타글란딘 E2(PGE2)가 손상된 신경세포와 기타 세포로부터 분비된다. PGE2는 아라키돈산이 시클로옥시게나아제(cyclo-oxygenase) 경로를 거치면서 생긴 대사산물이다. 시클로옥시게나아제 효소는 비스테로이드소염제(NSAIDs)와 아스피린을 이용해 차단할 수 있으며 이들 약물이 효과를 나타내는 기전으로 생각된다. 브라디키닌 역시 매우 활성이 강한, 염증을 촉진하고 통증을 일으키는 물질이며 역시 조직이 손상되었을 때 분비된다. 브라디키닌은 A 델타섬유와 C 섬유를 직접 활성화하며 인근 세포로부터의 프로스타글란딘 합성과 분비를 일으킨다.

손상 후 분비되는 염증촉진물질에는 P 물질, 칼시토닌 유전자 관련 펩티드(CGRP)도 있는데, 이 두 물질 모두 세정맥에 작용해서 염증을 확산시키고 비만세포로부터 히스타민을 분비시키는 역할을 한다.

통증 설명

Descriptions of pain

일과성 통증

Transient pain

짧은 시간 동안의 통증에 대해서는 그다지 의미가 없거나 잠시 초조한 느낌 정도만 일으키는 것으로 보통 생각한다. 잠시 지나가는 일과성 통증은 두 가지 유형으로 느끼는 경우가 많다. 예를 들면, 만일 발에 무거운 책을 떨어뜨린 경우 압력 유형의 감각을 즉시 느끼고, 이어서 조금 지나 이차 통증을 느끼며, 의식 수준에까지 올라오면 당분간 아무 생각이 없어진다.

급성 통증

Acute pain

급성 통증의 특징은 조직손상, 통증, 불안이다. 급성 통증은 손상이나 병소를 확인할 수 있고 자기한정적이어서 몇 시간에서 며칠 정도 합리적인 치유기간 내에 해소된다. 대략 손상 원인에 대처하고 회복을 준비하는 이행기에 해당한다. 보통 며칠에서 몇 주 정도의 짧은 기간이다. 급성 통증은 대개 치료에 좋은 반응을 보인다. 손상이 정상적으로 치유되는 자연경과상 급성기에는 손상이 존재한다는 점을 고려해야 한다. 예를 들어, 골절이 치유되려면 자연경과상 4~6주 정도가 소요될 것으로 예상된다. 첫 4~6주 시기에 느껴지는 통증은 급성 통증으로 생각해야 한다. 하지만 만일 6주가 지나서도 통증이 계속되면 만성으로 분류해야 한다.

만성 통증

Chronic pain

만성 통증은 생리적으로 예상되는 치유가 모두 일어난 후에도 통증이 지속되는 것이다. 더 이상 손상의 증상이 아니고 통증 증후군에 해당한다. 실제 조직손상이나 국소 질병을 반영하지 않고 처음의 손상과 다른 별개의 기전에 해당할 수 있다. 환자는 통증에 대해 시간과 부위를 설명하기 힘들어하고 모호하게 말하면서 통증을 설명하는 경우가 많다.

환자들은 희망이 없다든가 도움을 못받는 느낌에 괴로워하고, 또 종종 통증에 대해 감정적 측면에서 설명한다. 통증 때문에 불안, 우울을 느끼면서 행동이 눈에 띄게 달라지는 경우가 많으며 이것은 통증의 인지 측면에 더 가깝다. 만성 통증은 몇 달에서 몇 년 정도 지속되는 것이 일반적이고, 환자는 일상활동이 눈에 띄게 줄고 약을 지나치게 많이 사용하며, 여러 의료 서비스를 단편적으로 이용하고 생산적이지 못한 검사, 치료, 수술을 많이 받는다.

속임약 효과

Placebo effect

*속임약(placebo, 플라세보)*은 그 자체에 치료적 가치가 없는 물질 혹은 시술이지만 치료상 어떤 생리적, 심리적인 이유 때문에 투여하게 되는 것을 말한다. 종종 속임약은 자체에 치료적 가치가 있다고 생각되는 치료와 비슷하거나 그보다 더 나은 효과를 나타내기도 한다. 예전에는 속임약의 효과가 주로 정신신체 현상이라고 생각하기도 했으나 오늘날의 연구를 보면 속임약의 효과는 진짜 효과이다. 예를 들어, 속임약 진통을 아편유사제대항제의 하나인 날록손으로 차단할 수 있는데, 아마 속임약 진통 때 내인성 진통계통이 활성화되는 것으로 보인다.

기존에 정착된 권장관행상 치료 시 활용 가능성을 고려하려면 속임약보다 효과가 유의하게 좋은 치료법이어야 한다. 통증을 치료할 때에 기대하는 효과는 진통, 즉 통증감각의 소실이다(Zhuo 2005).

앞에서 살펴본 것처럼 속임약 효과에서 내인성 진통계통이 어떤 역할을 할 가능성이 있다. 이러한 속임약 진통에 앞띠이랑(ACC)이 관련된다고 밝혀졌다. ACC가 활성화됨으로써 하행 억제계통이 촉진된다는 이론이 설정되었다. 하지만 실제로 ACC 부위에 글루탐산염 연접 활성화나 전기자극을 일으키면 척수 수준에서 통각반사 정도가 올라가고 연접전달이 증강되는 현상이 관찰되었으며, 조직이 손상을 받은 후에 ACC 신경세포에서 관찰된 장기형성력(long-term plasticity)을 보면 ACC가 실제로는 모든 기존 통각효과를 증강시키는 작용을 할 가능성이 있다. 이것은 속임약 효과와 반대 방향의 작용이며 실제로는 통증을 증가시킨다! ACC가 속임약 효과가 생기는 한 요소라는 설명을 계속 유지하면서도 이상의 소견을 포괄하도록 몇 가지 이론이 제시되었다(Zhuo 2005).

첫째 이론에서는 ACC 부위 통증생성 신경세포에 대한 억제작용을 말한다. ACC의 여러 신경세포가 급성통증에 반응을 보이며, 이 때 활성화되는 양은 통증 불쾌감과 관련된다. ACC의 억제성 신경세포가 활성화되면 GABA가 연접이후 수용체 쪽으로 분비되고 이들 신경세포의 흥분성이 달라질 수 있다. 그 결과 ACC 신경세포의 흥분성이 감소하고 신경세포가 유해자극에 대해 보이는 반응이 줄어든다.

둘째 이론에서는 ACC의 국소 아편유사제 함유 신경세포 활성화를 말한다. 첫째 이론과 비슷하게, 아편유사제 펩티드를 함유하는 신경세포가 활성화될 수 있다. 아편유사제가 연접이전 혹은 연접이후에 작용함으로써 흥분성 연접전달이 억제되고 이후의 말초 유해자극에 대한 반응이 감소할

요점 7.18 Quick facts

척수근육위축(Spinal muscular atrophy)

- 운동신경세포병
- 앞뿔세포의 진행성 변성으로 인한 골격근 소모가 특징이다.
- 감각과 소뇌 기능은 유지된다.
- 두 가지 기본 유형은 아래와 같다.
  1. 영아형(저긴장영아증후군), 베르드니히-호프만병(Werdnig-Hoffmann disease)이라고도 한다.
     · 근육긴장도와 폄근 통합성을 평가하는 낙하산 검사
  2. 소아형, Wohlfart-Kugelberg-Welander 병이라고도 한다.
     · 진행근육위축(progressvie muscular atrophy)이 소아 조기에 시작된다.
     · 몸쪽근육위축, 위약, 근육섬유다발위축 등의 증상이 있다.
     · 원인은 불명이다.

수 있다. 일부 속임약 효과가 날록손(naloxone)으로 민감하게 차단된다는 사실을 이 기전으로 설명할 수 있다.

셋째 이론에서는 ACC로부터의 하행 촉진조절에 대한 억제 가능성을 말한다. 억제성 신경전달물질 GABA 혹은 아편유사제가 분비되면, 하행성 신경가지를 직접 보내거나 입쪽배쪽 숨뇌(RVM) 신경세포를 통해 간접적으로 보내는 ACC 신경세포의 흥분성이 감소하게 된다. 그 결과 하행성 촉진조절이 감소한다.

마지막 이론에서는 속임약 처치에 의해 흥분성 전달과 억제성 전달이 복합적으로 활성화되고 ACC에서의 최종 결과가 흥분성 전달의 감소라고 말한다.

복합부위통증증후군

Complex regional pain syndromes

복합부위통증증후군(complex regional pain syndrome, CRPS)에 대한 기술은 적어도 1864년까지 거슬러 올라가며 당시 Mitchell이 처음으로 이 질환에 대해 기록을 남겼다. Mitchell은 불로 지지는 듯한 통증이라는 뜻의 '작열통(causalgia)' 이라는 용어를 만들었다. 이 질환의 가장 두드러진 특징은 손상 정도에 비례하지 않는 통증이다. CRPS가 발병하는 전형적인 경우는 염좌, 골절, 수술과 같은 작은 손상 이후이다. 이 질환은 다음과 같은 명칭으로 부르기도 한다.

- 반사교감신경이상증 증후군(reflex sympathetic dystrophy syndrome, RSD/RSDS)
- Sudeck 위축증(Sudeck' s atrophy)
- 어깨손 증후군(shoulder-hand syndrome)
- 통증디스트로피(algodystrophy)
- 말초 영양신경증(peripheral trophoneurosis)
- 교감신경 유지 통증(sympathetically maintained pain)
- 교감신경 독립 통증(sympathetically independent pain)
- 외상후 통증 증후군(post-traumatic pain syndrome)
- 교감신경통(sympathalgia)
- 교감신경 과잉구동 증후군(sympathetic overdrive syndrome)

이러한 증상군에 대해 여러 가지 명칭이 쓰이면서 혼동이 야기되자 통증연구 국제협회(International Association for the Study of Pain, IASP)에서는 만성 통증을 더 정확히 기술하는 용어를 설정했다. IASP에서는 복합부위통증증후군(complex regional pain syndrome, CRPS)이라는 용어를 만들고 CRPS를 두 가지 종류로 나누었다.

CRPS Ⅰ형 — 통증, 감각 이상, 발한과 혈류 비정상, 운동계통기능 비정상, 영양 증상(피부와 손톱 비후, 거칠고 가는 모발), 그리고 피부, 근육, 뼈 등 얕은 조직과 깊은 조직의 위축 등 증상을 보인다. 가장 흔한 유형이 RSD이며 신경손상이 확인되지 않은 채 나타나기도 한다.

CRPS Ⅱ형 — CRPS Ⅰ형과 동일하되 신경손상이 확인된다. 여러 증상 중 작열통은 가벼운 접촉, 온도변화, 팔다리 동작 등에 의해 악화된다. 이들 소견은 신경이 부분적으로 손상된 후 손이나 발에 나타나는 경우가 가장 흔하다. 증상 부위는 차갑고 붉고 냉습하다. 얕은 조직과 깊은 조직 구조물에도 영양증상이 나타나기 시작하기도 한다.

CRPS의 핵심 증상은 손상의 심각성 정도와 맞지 않게 심하고 지속적인 통증이 시간이 지남에 따라 나아지지 않고 오히려 더 악화되는 것이다. CRPS는 팔, 다리, 손, 발에 생기는 경우가 가장 많다. 통증이 팔 전체나 다리 전체로 퍼지는 경우도 많다. 전형적인 경우 문제된 팔다리나 신체부분에 피부 색깔과 온도가 극적으로 변하며 심한 작열통, 피부 민감성, 발한, 부기 등이 동반된다.

CRPS는 원인이 규명되지 않았으나 남성보다 여성에서 2.3~3배 정도 더 많이 발병하고, 기존 활동을 온전히 계속하는 경우는 환자 5명 중 1명에 불과할 정도로 장애의 주요 원인 중 하나이다. 소아와 청소년기 환자에서 CRPS 진단이 증가하고 있어서 또한 우려스럽다. 소아에서의 CRPS 발병률에 대한 대규모 연구는 없었으나 CRPS 소아 환자를 통해 어느 정도 일반화가 가능하다. 보고된 증례연구에 의하면 CRPS 발병률이 9~11세 사이에 극적으로 증가되며, 여아의 경우에 특히 두드러진다.

근래에 반사교감신경이상증 미국협회(RSDSA)의 후원을 받아 Johns Hopkins 대학 연구진이 수행한, CRPS 환자 1,610명에 대한 인터넷을 이용한 역학조사에 따르면 CRPS를 일으키는 사건 중 흔한 것은 수술(29.9%), 골절(15%), 염좌(11%), 으깸손상(10%) 등이었다. 몇몇 보고에서는 전신마취 후에 CRPS 발병이 증가하는 것으로 나타나기도 했다.

오늘날 전신마취 중 사용되는 약물은 거의 모든 것이 다양한 유형의 과민반응을 일으킬 수 있다. 드물지만 치명적인 결과로 이어지는 증례에서는 급성 I형 알레르기 반응이나 다소 심각한 가성 알레르기 반응이 나타나기도 한다.

경우에 따라 교감신경계가 통증을 지속시키는 중요한 요소로서 고려되어 왔다. 일부 환자에서는 교감신경계의 비정상적 변화 때문에 통증신호가 지속적으로 뇌로 올라가며, 그 결과 해당 신체 부위에 대한 통증과 감각수용을 담당하는 겉질 구역에 변화가 일어난다. 교감신경계 기능의 비정상 때문에 운동장애가 일어나기도 한다. 하지만 근래의 증거를 살펴보면 CRPS 통증이 교감신경계 기전 단독으로 일어난다는 소견을 지지하지 않는다. 따라서 지속적인 혹은 심각한 통증증후군 환자의 진짜 본질을 판단하기 위해서는 신경축상 모든 수준에 대해 중심통합상태를 철저히 조사해 볼 필요가 있다. CRPS 기전에 대한 최신 이론에서는 교감신경 신경전달물질과 그 대사산물에 대한 초민감성이 원인이라고 본다(Rowbotham 등 2006). CRPS 환자에서는 문제된 팔다리의 유출정맥혈에서 노르아드레날린 농도가 낮다고 확인되었다. 이를 보면 교감신경계 출력이 항진되어 CRPS가 생기는 것은 아니라고 추정된다. CRPS 환자에서는 브라디키닌이나 기타 비특이적 국소염증 매개체 농도가 높다. 교감신경을 억제시키면 말초 통각수용 신경섬유의 베타아드레날린 수용체가 상향 조절되고, 들신경이 정상농도 혹은 저농도 신경전달물질에 대해 더욱 민감해질 수 있다. CRPS 경과상 초기에 피부온도가 증가되었다가 나중에 피부온도가 만성적으로 떨어지며 영양증상이 나타나는 것이 흔히 관찰된다. *중추 민감화(central sensitization)*는 주변 척수의 전달물질·수용체 계통의 활성에 의해 생기고 유지된다. 수용체 계통과 둘째전령물질 계통이 활성화되면 수용체 민감성에 변화가 생기고 그로 인해 신경세포의 흥분성이 상승한다(Schaible 등 2002). 이것은 일종의 생리학적 감아조이기(wind-up)이다.

이를 요약하면 아래의 6단계 과정이다.

1. 초기 통증으로 유발된 교감신경반사 혈관수축 이후에 C 통각 수용체가 민감화되고 그 결과 글루탐산염성 NMDA(*N*-methyl-D-aspartate) 수용체가 활성화되며 이로 인해 신경세포 안으로의 칼슘 이온 유입이 증가하고 이어서 둘째전령물질이 활성화되며 자극에 대한 신경세포의 민감도가 상승한다(Neugebauer 등 1993).
2. 통각수용체에 의해 알파 1 아드레날린 수용체 발현이 상향조절되면 카테콜아민이 신경세포에 대해 더 크게 작용하게 된다.
3. 교감신경 날신경으로부터 노르에피네프린이 긴장성으로 분비되고, 수가 증가된 수용체에 결합하여 반응이 확대된다.
4. 중추투사 통증 신경세포 수용야에 변화가 나타나고 그로 인해 활성화되는 신경세포 집단이 증가하며 초기 자극이 비례에 맞지 않게 확산되고,
5. 활동의존 신경세포 형성력이 작용해서 오랜 시간에 걸쳐 계통의 기능이 변화하며(Schaible & Grubb 1993),
6. 중추 민감화가 진행되어 통증신경세포가 감아조이기 상태로 된다.

오직 통증 때문에 환자들이 활동에 지장을 느끼는 것은 아니다. 환자들은 근육 강직감을 호소하며 운동 초기 단계가 어렵다고 말한다.

소아 환자에서는 독특한 문제를 만나게 된다. 예를 들어, 소아는 CRPS로 생기는 통증과 괴로움에 대처할 정신사회적 기술을 개발할 시간을 가져 보지 못한 상태이다. CRPS 때 경험하는 두려움과 불안 때문에 소아는 통증문턱값이 더 떨어져 일상생활활동에서의 통증이 더 심하다. 이렇게 표면적으로는 설명이 안되는 여러 증상 때문에 소아 환자와 환자의 가족은 상당한 혼동과 좌절을 겪어 왔다. 다른 이론에서는 CRPS가 면역반응이 유발되어 그 결과 문제 부위에 발적, 발열, 부기 등 특징적인 염증 증상이 나타나는 것이라고 본다(Romanelli & Esposito 2004).

CRPS의 일반 특징 General features of CRPS

- 불쾌함: 자발통증 혹은 통각과민, 감각과민
- 분포: 단일신경 부위에 국한되지 않는다.
- 발병 사건에 비례적이지 않다.
- 문제가 된 팔다리, 특히 먼쪽 부위의 기타 연관 특징
- 부종
- 피부혈류(온도) 혹은 땀샘운동 이상
- 운동 증상

요점 7.19 Quick facts

근육위축가쪽경화증(Amyotrophic lateral sclerosis, ALS)

- 위운동신경세포와 아래운동신경세포 모두의 손상
- 병인 불명
- 발병: 40~60세(질병에 대해 모른 채 자손이 태어난 경우가 많다)
- 진행과 사망: 2~6년
- 증상은 아래와 같다.
  - 감각 소견은 없음(통증이나 무감각 증상은 없음)
  - 근육섬유다발수축
  - 근육경련
  - 분절성, 비대칭 위약
  - 위운동신경세포 징후와 아래운동신경세포 징후
  - 혀 근육섬유다발수축
  - 방광과 창자기능 보존
  - 초기에는 깊은힘줄반사가 대개 보존된다.

위축이 심각한 상태에서도 EMG의 전도속도검사는 거의 정상이다. 이 소견에 의해 감별되는 말초운동신경병증에서는 전도속도가 저하된다.

- 영양 변화
- 유형
  - CRPS I: 특정할 만한 신경병소 없음
  - CRPS II: 신경병소 존재

운동장애 Motor disorders

- 복합운동작업 때 위약하다는 느낌(79%): '힘이 풀려요'
- 운동 개시가 어려움
- 운동범위 제한: 손목, 발목
- 불수의운동
- 신경병소 때 더 흔함
- 떨림(48%)
- 불규칙한 근육간대 반사, 근육긴장이상, 근육연축(30%)
- 힘줄반사: 아픈 쪽에서 증가된다(46%)

치료 Treatment

CRPS I형에 대해 효능을 입증하는 근거가 있고 해로울 가능성이 거의 없는 치료법은 국소 덱사메타손(DMSO) 크림, 비

요점 7.20 Quick facts

ALS의 고전적 증상(Als: classic presentation)

- 무통성 위약
- 양쪽 손 위축
- 양쪽 팔 전체의 근육섬유다발수축
- 양쪽 다리의 경직과 과활성 반사
- 폄근 발바닥 징후(바빈스키 징후)

스포스포네이트(bisphosphonate) 정맥투여, 제한적 경구 코르티코스테로이드(corticosteroid) 투여 등이다. 일부 근거가 상충되기는 하지만 물리요법, 관절 도수교정, 칼시토닌(비강내 혹은 근육내 투여) 등이 CRPS I형 환자에게 도움이 될 가능성이 있다.

난치성 통증을 보이는 CRPS 환자는 아픈 팔 반대쪽의 일차 몸감각겉질(SI)과 이차 몸감각겉질(SII)상 겉질지도가 위축된 상태였다. 이 현상은 두점식별 문턱값 장애와 함께 관찰되었다. 1~6개월간 다단계 감각운동 재조율을 통한 행동 자극과 정신운동 자극 프로그램을 실시하면 통증 강도가 지속적으로 경감되고 이와 함께 촉각 식별능도 회복되며 반대쪽 겉질지도상 SI, SII의 크기도 회복되었다. 이것은 CRPS에서 겉질 구역으로의 감각자극을 적절히 증가시킴으로써 겉질이 재구성되고 촉각장애가 역전될 수 있음을 시사한다. 비타민 C, 칼시토닌 등 다양한 영양보충제를 투여하는 방법도 유효하다고 알려졌다.

임상증례 풀이 Clinical case answers

증례 7.1

7.1.1

척수시상로는 임상적으로 보면 삼차신경 분포부위를 제외한 전신으로부터 나오는 통증과 온도감각을 시상으로 전달한다. 일차들신경섬유의 세포체는 뒤뿌리신경절(DRG)에 위치하고, 중추돌기는 주로 뒤뿔 I, II, V번 판에서 연접을 형성한다. 이차 들신경세포는 고유 척수시상로를 형성하며 약 2~3 분절 위에서 척수를 교차해 앞가쪽 섬유단을 타고 올라가 배쪽뒤가쪽(VPL) 시상 핵으로 이어진다. 감각조절은 뇌, 시상, 척수 특히 2번 층에서 일어날 수 있으며, 또한 5번 층에서 내장 들신경의 영향도 받게 되는데 5번 층에서는 들신경 정보가 모이기 때문에 연관통증 현상이 나타나기도 한다.

임상증례 풀이(계속) Clinical case answers

7.1.2
1. 자신도 모르는 골절
2. 연조직(물렁조직) 석회화
3. 복합부위통증증후군(CRPS)
4. 심인성
5. 뼈나 물렁조직 종양과 같은 동반 병리

7.1.3
CRPS는 다음과 같은 징후와 증상을 나타내며 대개 말초 팔다리에 모종의 손상을 입고 나서 생긴다.

일반 특징
- 불쾌함: 자발통증 혹은 통각과민, 감각과민
- 분포: 단일 신경 부위에 국한되지 않는다.
- 발병 사건에 비례적이지 않다.
- 문제가 된 팔다리 특히 먼쪽 부위의 기타 연관 특징
- 부종
- 피부혈류(온도) 혹은 땀샘운동 이상
- 운동 증상
- 영양 변화
- 유형
  - CRPS Ⅰ: 특정할 만한 신경병소 없음
  - CRPS Ⅱ: 신경병소 존재

운동 장애
- 복합운동작업 때 위약하다는 느낌(79%): '힘이 풀려요'
- 운동 개시가 어려움
- 운동범위 제한: 손목, 발목
- 불수의운동
- 신경병소 때 더 흔함
- 떨림(48%)
- 불규칙한 근육간대 반사, 근육긴장이상, 근육연축(30%)
- 힘줄반사: 아픈 쪽에서 증가된다(46%)

이 젊은 여성 환자의 경우 불수의 운동과 떨림을 제외하고는 CRPS의 특징이 모두 있다.

증례 7.2

7.2.1
근육의 근육방추 수용체와 관절의 관절수용체로부터 척수로 운동과 고유감각 관련 정보가 전달된다. 앞척수소뇌로를 통해 척수 사이신경세포의 현재 진행상태 관련 정보가 소뇌로 전달된다. 즉 자세와 이동 관련 상행 정보와 하행 정보를 계속 감시하게 된다. 앞척수소뇌로 신경세포가 시작되는 곳은 L2와 S3 사이의 Ⅴ~Ⅶ번 층이다. 투사축삭이 교차된 후 반대쪽 앞가쪽 섬유단을 타고 올라간다. 투사축삭은 계속해서 위소뇌다리를 거쳐 다시 교차된 후 같은쪽 소뇌 앞 부분의 신경세포와 연접을 이룬다(그림 7.12).

뒤척수소뇌로 신경섬유가 시작되는 곳은 C8과 L2/3 사이 척수의 IML 기둥 안쪽이다.

일차들신경세포체의 위치는 DRG(뒤뿌리 신경절)이며 중추돌기는 진입수준 근처에서 혹은 뒤기둥을 따라 조금 올라간 후 앞서 말한 신경세포와 연접을 이룬다. 이차들신경은 겉질척수로 가쪽의 등쪽가쪽 섬유단을 따라 올라가 아래소뇌다리를 거쳐 같은쪽 소뇌로 진입한다. 이 경로를 거쳐 몸통과 팔다리 관절과 근육의 진행중 활성에 대한 정보가 소뇌에 제공된다. 쐐기소뇌로는 팔과 목뼈로부터 나오는 동일한 유형의 정보를 뒤기둥의 쐐기다발을 거쳐 전달한다.

7.2.2
1. 경추간판탈출
2. 손상 인근 연조직 부기로 인한 척수 압박
3. 골절 때문에 뼈가 변위되어 생긴 척수 압박
4. 진단되지 않은 팔신경얼기 손상
5. 머리속출혈(두개내출혈)

참고문헌

Al-Chaer, E.D., Lawand, N.B., Westlund, K.N., et al., 1996. Pelvic visceral input into the nucleus gracilis is largely mediated by the postsynaptic dorsal column pathway. J. Neurophysiol. 76, 2675–2690.

Barson, A.J., 1970. The vertebral level of termination of the spinal cord during normal and abnormal development. J. Anat. 106, 489–497.

Boivie, J., 1999. Central pain. In: Wall, P.D, Melzack, R. (Eds.), Textbook of Pain, fourth ed. Churchill Livingstone, Edinburgh, pp. 879–914.

Boivie, J., 2005. Central pain. In: Mersky, H., Loeser, J.D., Dubner, R. (Eds.), The Paths of Pain. IASP Press, Seattle, WA, pp. 1975–2005.

Bowsher, D., 1996. Central pain: clinical physiological characteristics. J. Neurol. Neurosurg. Psychiatr. 61, 62–69.

Bowsher, D., Leijon, G., Thomas, K.-A., 1998. Central post-stroke pain: correlation of MRI with clinical pain characteristics and sensory abnormalities. Neurology 51, 1352–1358.

Chusid, J.G., 1982. The brain Correlative Neuroanatomy and Functional Neurology, nineteenth ed. Lange Medical, Los Altos, CA, pp. 19–86.

Erlanger, J., Gasser, H.S., 1937. Electrical Signs of Nervous Activity. University of Pennsylvania Press, Philadelphia.

Fulton, J.F., Sheenan, D., 1935. The uncrossed lateral pyramidal tract in higher primates. J. Anat. 69, 181–187.

Jit, I., Charnalia, J., 1959. The vertebral level of the termination of the spinal cord. J. Anat. Soc. India 8, 93–101.

Melzack, R., Wall, P.D., 1996. The Challenge of Pain. Penguin, New York.

Neugebauer, V., Lucke, T., Schaible, H.G., 1993. *N*-Methyl-D. J. Neurophysiol. 70, 1365–1377.

Nyberg-Hansen, R., 1965. Sites and mode of termination of reticulospinal fibers in the cat. An experimental study with silver impregnation methods. J. Comp. Neurol. 124, 71–100.

Nyberg-Hansen, R., 1969. Cortico-spinal fibres from the medial aspect of the cerebral hemisphere in the cat. An experimental study with the Nauta method. Exp. Brain Res. 7, 120–132.

Osterberg, A., Boivie, J., Thuomas, K.-A., 2005. Central pain in multiple sclerosis-prevalences, clinical characteristics and mechanisms. Eur. J. Pain 9, 931–942.

Rainville, P., Duncan, G.H., Price, D.D., et al., 1997. Pain affect encoded in human anterior cingulate but not somatosensory cortex. Science 277, 968–971.

Ramachandran, V.S., Hirstein, W., 1998. The perception of phantom limbs. The D. O. Hebb lecture. Brain 121, 1603–1630.

Rexed, B., 1964. Some aspects of the cytoarchitectonics and synaptology of the spinal cord. Progr. Brain Res. 11, 58–90.

Romanelli, P., Esposito, V., 2004. The functional anatomy of neuropathic pain. Neurosurg. Clin. N. Am. 15, 257–268.

Sawamoto, N., Honda, M., Okada, T., et al., 2000. Expectation of pain enhances responses to nonpainful somatosensory stimulation in the anterior singulate cortex and parietal operculum/posterior insula: an event-related functional magnetic resonance imaging study. J. Neurosci. 20, 7438–7445.

Schaible, H.G., Grubb, B.D., 1993. Afferent and spinal mechanisms of joint pain. Pain 55, 5–54.

Schaible, H.G., Ebersberger, A., Von Banchet, G.S., 2002. Mechanisms of pain in arthritis. Ann. N. Y. Acad. Sci. 966, 343–354.

Sexton, S.G., 2006. Forehead Temperature Asymmetry: A Potential Correlate of Hemisphericity. (Personal Communication).

Siddall, P.J., McClelland, J.M., Rutkowski, S.B., et al., 2003. A longitudinal study of the prevalence and characteristics of pain in the first 5 years following spinal cord injury. Pain 103, 249–257.

Szentagothai, J., 1948. Anatomical considerations of monosynaptic reflex arcs. J. Neurophysiol. 11, 445–454.

Vogt, B.A., Porro, C.A., Faymonville, M.E., 2006. In: Flor, H., Kalso, E., Dostrvsky, J. (Eds.), Pain Processing and Modulation in the Cingulated Gyrus.

Wang, C.C., Willis, W.D., Westlund, K.N., 1999. Ascending projections from the central, vixceral processing region of the spinal cord: and PHA-L study in rats. J. Comp. Neurol. 415, 341-362.

Willis, W.D., Coggeshall, R.E., 2004. Sensory Mechanisms of the Spinal Cord. Kluwer Academic/Plenum, New York.

Willis, W.D., Westlund, K.N., 2004. Pain system. In: Paxinos, G., Mai, J.K. (Eds.), The Human Nervous System. Elsevier, Amsterdam, pp. 1125–1170.

Zhang, X., Wenk, H.N., Honda, C.N., et al., 2000. Locations of spinothalamic tract axons in cervical and thoracic spinal cord white matter in monkeys. J. Neurophysiol. 83, 2869–2880.

Zhuo, M., 2005. Central inhibition and placebo analgesia. Mol. Pain 1, 21.

제 8 장
자율신경계

The autonomic nervous system

8

> **생각해 볼 임상증례** Clinical cases for thought
>
> **증례 8.1**
>
> 14세 여자 환자가 내원했는데 보호자인 어머니는 딸이 양쪽 동공 크기가 다르다며 걱정한다. 딸이 학교에서 찍은 사진을 보고서 이 사실을 처음 알게 되었다.
>
> 질문 • 8.1.1 이것은 동공부등(anisocoria)이라는 증상이라고 설명했다. 어머니는 그 말을 듣고 "원인이 뭐죠?"라고 묻는다. 어떻게 대답할지 설명하시오.
>
> **증례 8.2**
>
> 56세 여성 환자가 심장박동장애(dysrhythmia) 증상을 보이는데 심장전문의가 원인을 찾아내지 못하고 의뢰했다.
>
> 질문 • 8.2.1 이 여성이 겪는 심장박동장애의 기전 가능성에 대해 심장의 자율신경분포와 관련하여 설명하시오.

서 론

Introduction

자율신경계의 구성요소는 셋이다.

1. 교감신경계
2. 부교감신경계
3. 내장신경계

교감신경계는 생리기능에 미치는 영향이 비교적 세밀하지 않고 '맞섬도피반응(fight and flight response)' 관련 전신반응을 매개하면서 전체적인 면에서 작용한다. 교감신경계와 부교감신경계 모두 긴장성 활동을 수행하면서 외부 조건이 계속 변화하더라도 내부 환경을 안정적으로 일정하게 유지하는 역할을 하며, 이것을 잘 표현하는 말이 동적평형(homeostasis)이다.

교감신경계와 부교감신경계 모두 신경절이전 신경세포와 신경절이후 신경세포로 구성된다. 교감신경계에서 신경절이전 신경세포의 세포체는 T1와 L2 사이 척수 중간가쪽 세포기둥(IML)에 위치한다. 이들 신경세포는 앞뿔 운동신경세포와 함께 앞뿌리를 거쳐 척수 밖으로 나온다. 이들 섬유는 백색교통가지(말이집 상태)라는 경로를 통해 교감신경줄기 신경절로 가고 여기에서 신경절이전 세포 중 많은 수가 신경절이후 세포와 연접을 형성한다. 목과 허리 수준에서는 신경절이후 교감신경세포가 회색교통가지(민말이집 상태이며 전도속도가 느림)를 형성하고 척수신경과 그 가지를 거쳐 혈관 민무늬근육, 털세움근, 땀샘 등에 분포한다. 목 수준에서 일부 신경절이후 신경세포는 목동맥신경얼기와 척추동맥을 거쳐 신경얼기 눈, 혈관, 머리와 목의 분비샘 등으로도 투사된다. 부교감신경 신경절이전 신경세포는 세포체의 위치가 뇌줄기와 척수 S2~4 수준(척추 수준으로는 L1~2에 해당함) IML 세포기둥에 자리한 별개의 여러 핵이다. 교감신경계와 반대로 신경절이전 부교감신경 신경세포는 대개 신경절이후 신경세포보다 더 길어서 연접을 형성하는 신경절이 신경세포가 기원한 부위로부터는 더 멀고 신경절이후 신경세포가 신경지배를 제공하는 효과기와는 더 가깝다.

자율신경계의 구성

Organisation of the autonomic nervous system

자율신경계는 몸에서 뼈대근육(골격근)을 제외한 모든 기관과 조직으로 향하는 자율적인 혹은 불수의적 날신경 출력의 주요 구성요소이다. 해부학적으로 보면 척수로부터 종말기관으로 향하는 자율신경 출력은 신경절이전 신경세포와 신경절이후 신경세포라는 연속적인 두 개의 신경세포를 통해 전달된다. 신경절이전 신경세포는 척수 회색질에 위치한다. 신경절이후 신경세포는 위치가 다양한데 일부는 척추옆교감신경 신경절에 위치하고, 다른 일부는 별신경절이라고 하는, 척수로부터 멀리 떨어진 신경절에 위치한다. 역사적 과정 속에서는 날신경 연결만 검토되어 왔으나 자율신경계에서는 모든 투사섬유가 본질적으로 상호적이며 들신경 요소와 날신경 요소 모두가 관계된다. 자율신경계는 기능적으로 그리고 조직학적으로 3개의 별개 요소로 구분할 수 있다. 즉 부교감신경계, 교감신경계, 내장신경계 등이다. 3개 계통 모두 시상하부로부터의 투사신호가 조정한다. 등쪽 안쪽 핵과 뇌실곁핵으로부터 주로 기원하는 시상하부 투사섬유는 자율신경계의 부교감신경 부분, 교감신경 부분, 내장신경 부분 등에 영향을 미친다. 이들 하행섬유는 초기에 안쪽앞뇌다발을 따라 가다가 나뉘어 수도관주위회색질 구역 그리고 뇌줄기의 등쪽가쪽 구역과 척수를 타고 간다. 뇌줄기의 부교감 신경절이전 핵의 신경세포, 엉치척수의 중간 회색구역 신경세포, 가슴허리척수 중간가쪽 세포기둥의 신경세포에서 끝난다. 또한 자율신경 조정 하행경로는 고립로핵, 청색

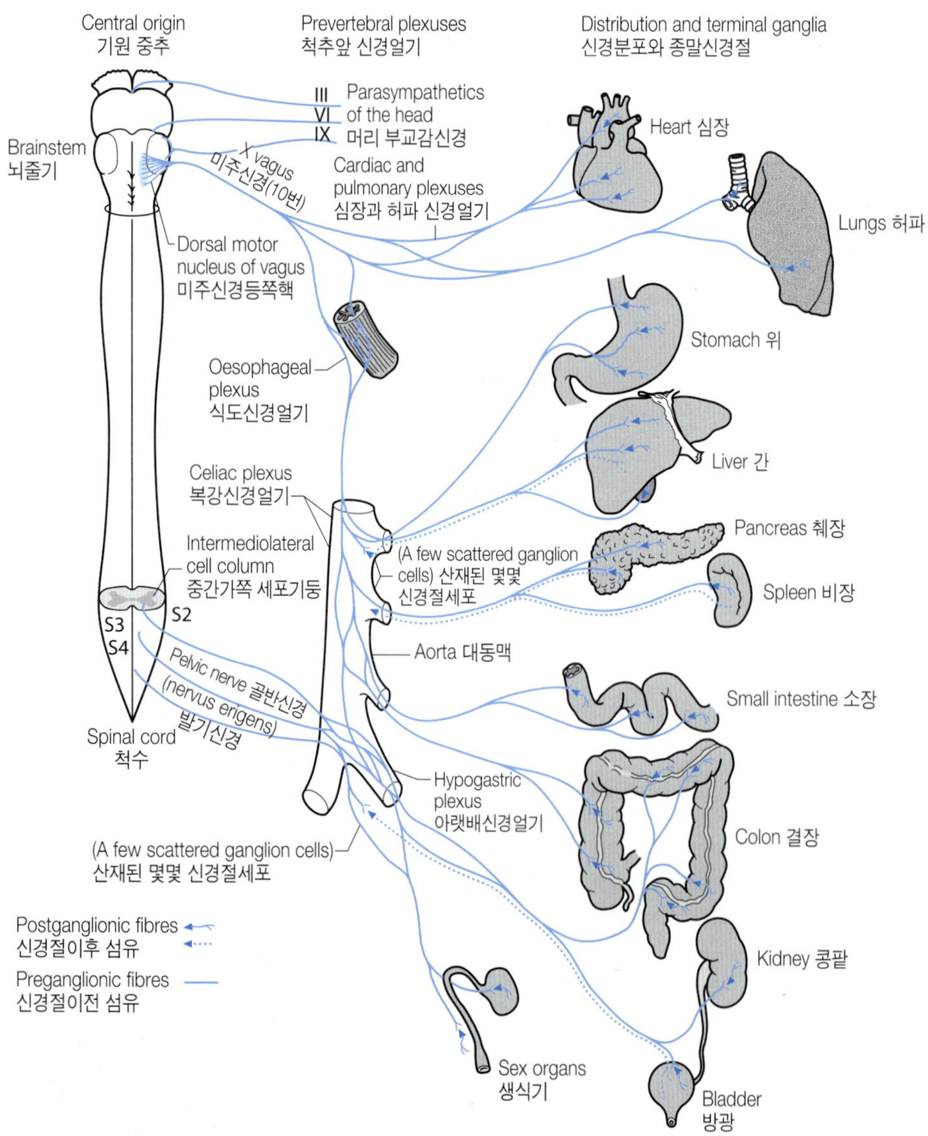

그림 8.1 3번, 7번, 9번 뇌신경, 미주신경(10번 뇌신경), 골반 부분 척수신경 등 몸으로 나가는 부교감신경의 모습

반점 노르아드레날린핵, 솔기핵, 다리뇌숨뇌 그물체(PMRF) 등에서 기원한다.

부교감신경계는 눈돌림신경(동안신경, 3번 뇌신경), 삼차신경(5번 뇌신경), 혀인두신경(설인신경, 9번 뇌신경), 미주신경(10번 뇌신경), 더부신경(부신경, 11번 뇌신경) 등 몇몇 뇌신경에 포함된 날신경 투사와 들신경 투사를 통해 신호를 전달한다. 미주신경과 엉치신경뿌리는 부교감신경에서 내장계통을 제어하는 주요 출력경로이다(Furness & Costa 1980). 부교감신경계의 신경절이전 신경축삭은 길고, 말이집 상태이며 II형 섬유 쪽이고, 신경절이후 축삭은 다소 짧고 민말이집 상태이며 C 섬유 쪽이다(7장 참조). 부교감신경 신경절이전 신경세포의 세포체는 위에서 언급한 대로 뇌줄기의 여러 높이에 별개의 여러 핵으로서, 그리고 척수 S2~4 수준, 즉 척추 L1~2 수준의 중간가쪽 세포기둥에 존재한다. 교감신경계와 달리 부교감신경 신경절이전 신경세포는 대개 신경절이후 신경세포보다 더 길어서 기원 부위로부터는 멀고 신경절이후 신경세포가 신경지배를 제공하는 효과기에는 가까운 신경절에서 연접을 형성한다.

연접이전 분비 신경전달물질과 연접이후 분비 신경전달물질은 모두 아세틸콜린이다. 무스카린 수용체를 거치는 G 단백 연결 기전을 통해 혹은 수축촉진 니코틴 수용체를 통해 콜린성 전달이 일어난다. 아세틸콜린 활성을 종료시키는 아세틸콜린에스테라아제 효소는 콜린성 신경세포의 연접틈새(시냅스틈새)에 위치한다. 현재까지 17종 니코틴 수용체 아형과 5종 무스카린 수용체 아형이 동정되었다(Nadler 등 1999, Picciotto 등 2000).

콜린성, 니코틴 수용체는 교감신경계와 부교감신경계의 자율신경절 연접이후 신경세포에 위치한다. 콜린성 무스카린 수용체는 연접이후 부교감신경세포의 종말기관에 위치한다(그림 8.2).

부교감신경계의 신경학적 출력신호는 중간뇌, 다리뇌, 숨뇌 전역에 걸쳐 퍼져 분포하는 신경세포 그물의 복잡한 상호작용이 통합된 최종 산물이다. 에딩거-베스트팔핵, 고립로핵, 미주신경등쪽핵, 의문핵 등 뇌신경핵으로부터의 출력신호는 중간뇌 그물체(MRF)와 다리뇌숨뇌 그물체(PMRF)에서 조정한다. 이러한 복합적 상호작용 그물을 조정하는 입력신호는 겉질 전체 여러 부위, 둘레계통, 시상하부, 소뇌, 시상, 안뜰핵, 바닥핵, 척수 등 신경축의 광범위한 여러 부위

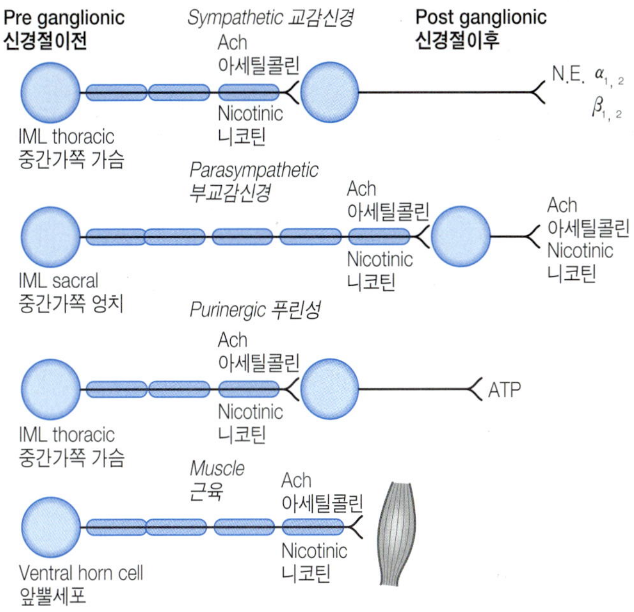

그림 8.2 신경절이전과 신경절이후의 신경전달물질(ACH⁻), 자율신경계 중 교감신경계와 부교감신경계의 수용체. 근육의(니코틴 작용) 수용체와 앞뿔세포의 수용체도 보인다. 신경절이전 축삭은 모두 말이집 상태이고, 신경절이후 축삭은 모두 민말이집 상태임에 주의하라.

에서 나온다(Walberg 1960, Angaut & Brodal 1967, Brodal 1969, Brown 1974, Webster 1978). 면역계와 부교감신경 출력신호의 관계에 대해 지금까지는 그다지 연구가 진행되지 못했으며, 그래서 면역기능에 대한 부교감신경 혹은 내장신경계의 영향에 대해서는 알려진 바가 아주 적다.

자율신경 출력의 척수위 조정

Supraspinal modulation of autonomic output

두 구조물 사이에 단일연접 연결이 존재하면 해당 두 구조물이 기능적으로 중요하게 연결되어 있다는 것을 시사한다. 다연접 연결 역시 중요할지 모르지만 단일연접 연결보다 알려진 바가 적다. 단일연접 연결이 숨뇌, 다리뇌, 사이뇌의 여러 신경핵과 IML 신경절이전 신경세포 사이에서 확인되어 왔다(Smith & Devito 1984, Natelson 1985). IML 신경세포와 단일연접으로 연결된 신경핵에는 다음과 같은 것들이 있다.

- 배쪽가쪽 숨뇌와 배쪽 다리뇌의 신경세포 집단 등 배쪽가쪽 그물체 구역

- 등쪽입쪽 다리뇌의 청색반점 신경세포 집단
- 솔기핵의 세로토닌성 신경세포
- 꼬리쪽 배쪽가쪽 숨뇌의 에피네프린 생산 신경세포
- 팔곁 복합체 신경세포 집단
- 불확정구역(zona incerta, 불확대) 중심회색구역의 신경세포 집단
- 시상하부 등쪽안쪽핵과 뇌실곁핵의 신경세포 집단

시상하부는 뇌줄기의 여러 핵 그리고 IML 신경세포와 단일연접으로 직접 연결되는 유일한 구조물이다. 이러한 구조를 고려하면 자율신경 기능에 대해 시상하부가 상당한 영향을 미칠 것으로 보인다.

대뇌겉질로부터의 투사섬유 그리고 이들 투사섬유의 자율신경 기능 조절 역할에 대해서는 그리 잘 알려져 있지 않다. 하지만 겉질로부터 겉질밑 여러 구조물로 향하는 직접 투사섬유가 존재해서 자율신경 기능을 조절한다는 사실이 확인되었다(Cechetto & Saper 1990). 겉질 여러 구역을 자극하거나 억제했을 때 자율신경 변화가 나타난다는 신경생리학 연구를 보더라도 조절 역할에 대해 알 수 있다. 아래에 겉질 여러 부위와 각각의 투사 부위를 정리했다.

1. 안쪽 이마앞엽 겉질은 편도핵, 시상하부, 뇌줄기, 척수 등의 자율신경 제어 관련 여러 부위로 직접 투사된다.
2. 띠이랑은 편도핵, 시상하부, 뇌줄기, 척수 등의 자율신경 제어 관련 여러 부위로 직접 투사된다.
3. 대뇌섬(insular), 관자극(temporal pole) 겉질 등의 여러 부위 역시 편도핵, 시상하부, 뇌줄기, 척수 등의 자율신경 제어 관련 여러 부위로 직접 투사된다.
4. 일차 감각겉질과 운동겉질이 자율신경 활성을 직접 제어하지는 않고 몸에 필요한 전일적 항상성, 감정겹침, 고위정신기능 등과 자율신경 출력신호를 조화시킨다.

자율신경계를 조정하는 부위는 대부분 양측성 구조물이다

이제 뇌줄기, 청색반점, 솔기핵 등 중간선의 몇몇 예외적인 구조물을 제외하고는 자율신경 출력을 조정하는 모든 구조물은 양측성 구조물이라는 점을 눈여겨 볼 필요가 있다. 이러한 구조를 보면 활성화나 억제가 한쪽이나 다른쪽으로 편측화되어 비대칭 상태일 때 종말기관 활성에 영향을 미쳐 신체 기능이 한쪽과 다른쪽에서 비대칭을 나타낼 가능성이 있다(Lane & Jennings 1995). 자율신경계 출력의 기능적 비대칭을 정확하게 평가하는 것은 자율신경계 출력 신경세포 쪽으로 투사되는 여러 겉질 구조물이나 척수위 구조물의 활성상 비대칭 정도를 평가하는 데에 있어서 매우 중요한 임상적 수단이다.

자율신경 신경절

Autonomic ganglion

자율신경 신경절은 연접이전 신경세포가 연접이후 신경세포와 연접을 이루는 곳이다. 교감신경 신경절은 척추옆 교감신경줄기 혹은 척추앞 복강신경절(celiac ganglia)과 위창자사이막신경절(superior mesenteric ganglia)에 위치한다. 부교감신경 신경절은 자신이 신경지배를 제공하는 표적장기에 아주 근접해 위치한다. 자율신경 신경절에서는 다극 사이신경세포 집단 주위를 결합조직과 별세포(stellate cell) 피막이 둘러싼다.

들어오고 나가는 신경다발이 신경절에 연결된다(그림 8.3). 들어오는 신경다발 속에는 말초로부터 척수를 향해 복귀하는 들신경섬유, 신경절에서 신경절이후 신경세포와 연접을 형성하는 신경절이전 축삭, 신경절을 통과하면서 사이신경세포를 향해 곁축삭을 내는 신경절이전 축삭, 척수의 콜린 신경세포로부터 나와 신경절 사이신경세포 활성을 조정하

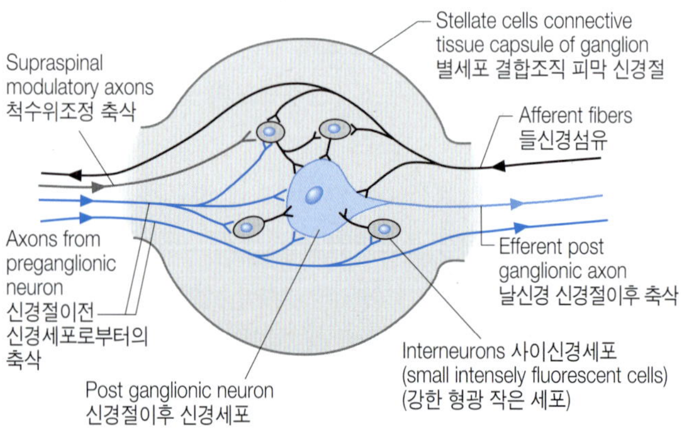

그림 8.3 신경절세포에 대한 들신경과 날신경 축삭섬유의 연접연결. 들신경 정보와 날신경 정보 모두가 직접적으로 그리고 사이신경세포를 통해 간접적으로 신경절세포의 활성 조정 역할을 한다는 점에 주의하라.

는 축삭 등이 들었다. 신경절 속 사이신경세포는 강한 형광 작은 세포라고 하며 도파민성으로 생각된다. 나가는 신경다발 속에는 신경절이후 축삭, 말초로부터 신경절 속으로 진입하는 들신경섬유 등이 들었다(Snell 2001). 신경절 속에 이렇듯 복잡한 구조물이 든 것을 보면 신경절이 자율신경 투사경로상 단순한 중계지점인 것만은 아니라 통합이 이루어지는 곳일지 모른다는 의문을 일으킨다.

부교감 날신경 투사

Parasympathetic efferent projections

*눈돌림 부교감신경섬유(oculomotor parasympathetic fibres)*는 중간뇌에서 시작한다. 이 섬유는 에딩거-베스트팔핵(Edinger-Westphal nucleus, EWN), 즉 덧눈돌림신경핵에 위치한 신경세포의 투사축삭이다. 부교감신경 투사섬유는 같은쪽 눈돌림신경과 함께 진행하다가, 아래빗근으로 향하는 신경가지와 함께 빠져나와 섬모체신경절 속으로 들어가고, 섬모체신경절에서 신경절이후 신경세포와 연접을 형성한다. 신경절이후 신경세포는 이어서 짧은섬모체신경을 거쳐 신경절 밖으로 빠져나와 섬모체근(ciliary muscle, 모양체근)과 동공조임근(sphincter pupillae, 동공괄약근)에 신경지배를 제공한다. 신경절이후 신경세포가 활성화되면 섬모체근이 수축해 수정체가 이완되고 동공조임근이 수축해 동공이 수축한다. 이상의 근육수축은 조절반사의 경우에서처럼 동시에 자극을 받기도 하고 혹은 각각 자극을 받기도 한다(그림 8.4).

기능상 에딩거-베스트팔핵으로 입력되는 신호는 대부분 반대쪽 시야에서 온다. 반대쪽 시야의 경우 같은쪽에서는 귀쪽 반쪽망막, 반대쪽에서는 코쪽 반쪽망막을 자극하며 그 결과 같은쪽 동공이 수축한다. 예를 들어, 오른쪽 시야로부터 빛이 들어오면 오른쪽에서는 코쪽 반쪽망막이, 그리고 왼쪽에서는 귀쪽 반쪽망막이 자극을 받아 왼쪽 시각로를 타고 왼쪽 EWN으로 투사된다. 왼쪽 EWN이 자극을 받으면 같은쪽(왼쪽) 동공이 수축된다. 왼쪽 시각로로부터 나오는 섬유 중 일부는 오른쪽 EWN에도 연접을 형성함으로써 양쪽 동공을 효과적으로 수축시킨다. 이것이 공감동공반사(consensual pupil reflex)의 과정이다. 반대쪽 시야로부터 자극

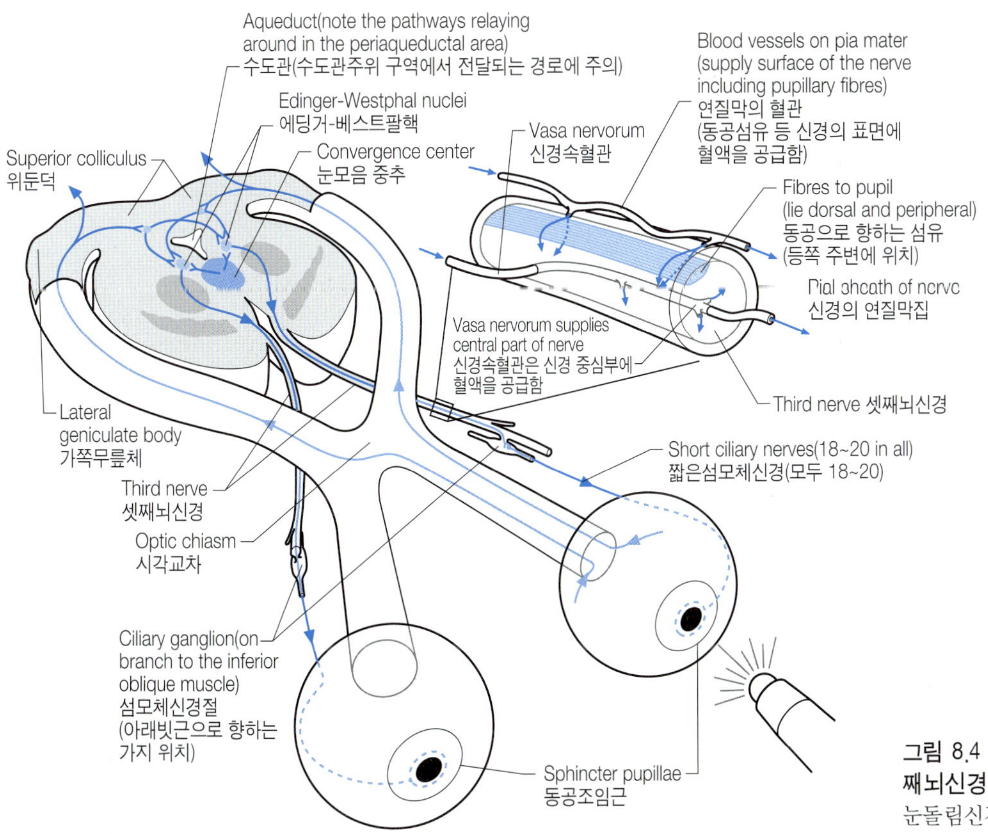

그림 8.4 시각신경, 눈돌림신경, 중간뇌 셋째뇌신경핵의 해부학적 관계. 삽입그림에 눈돌림신경의 해부 구조가 상세히 보인다.

을 가한 후 활성화 소요시간(TTA)과 피로 소요시간(TTF)을 비교하는 방법으로 각 EWN의 중심통합상태를 가늠할 수 있다. 이어서 눈돌림신경 기능과 도르레신경 기능에 대한 추가평가와 함께 이 방법을 활용해 각 중간뇌의 중심통합상태(CIS)를 가늠할 수 있다. EWN의 CIS가 건강한 상태라면 빠른 TTA와 정상 TTF 반응시간의 소견이 양쪽 동공에서 비교적 같게 나올 것이다. EWN의 CIS가 비교적 짧은 기간동안 신경경유 변성을 겪는 중이라면 반대쪽 눈에 비해 극히 빠른 TTA에 뒤이은 비교적 짧은 TTF 소견이 같은쪽 눈에서 보일 것이다. 만일 EWN의 CIS가 장기간에 걸친 신경경유 변성 상태라면 반대쪽 눈에 비해 같은쪽 EWN의 동공에서는 TTA 증가와 TTF 감소 소견이 보일 것이다. 지속적 자극을 가하면 이런 상태의 동공에서는 동공 크기가 정상 상태와 부분 수축상태 사이에서 변동하는 경우가 많다. 이것을 동공동요(hippus)라 한다.

*얼굴신경(facial nerve, 안면신경)*의 부교감 날신경 투사섬유는 턱밑샘과 눈물샘으로 가는 운동축삭이다. 운동섬유가 두 가지 별개 경로를 따라 투사되어 두 가지 별개 신경절에 이른다. *턱밑샘(submandibular gland, 악하선)*으로 가는 운동 투사섬유는 숨뇌의 위침분비핵(superior salivatory nucleus, 상타액핵) 신경세포에서 시작한다. 여기 신경세포의 축삭이 뇌줄기 중간신경에서 나와 얼굴신경에 합쳐져 진행하여 붓꼭지구멍에 이른 후 여기에서 갈라져 고실끈신경이 되어 고실을 가로지르고 혀신경에 이르러 혀신경과 합쳐진다. 혀신경과 함께 진행하다가 턱밑신경절의 신경절이후 신경세포와 연접을 형성한다. 여기 신경세포의 축삭은 혀신

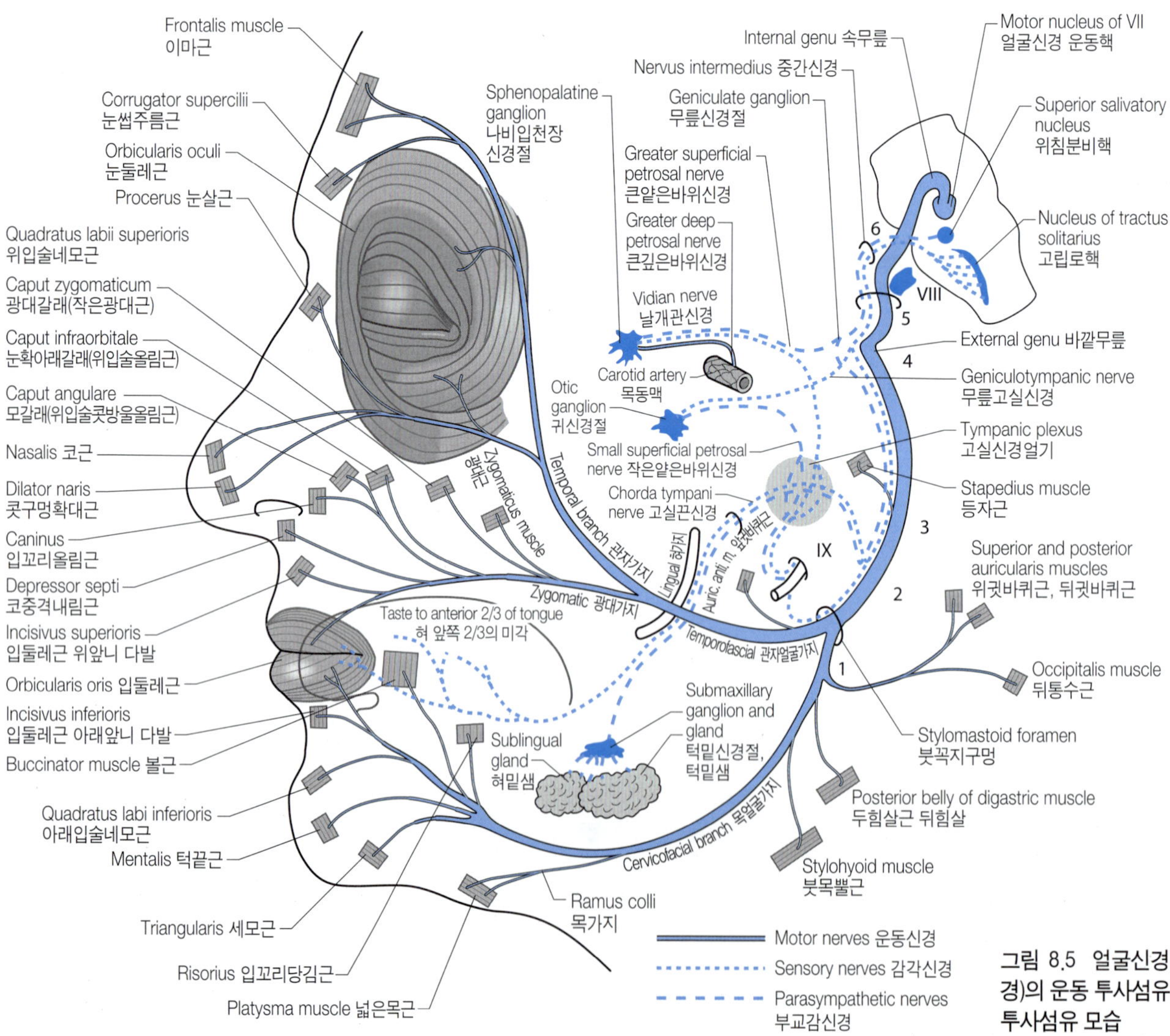

그림 8.5 얼굴신경(7번 뇌신경)의 운동 투사섬유와 부교감 투사섬유 모습

경을 거쳐 턱밑샘으로 투사되어 턱밑샘에 분비촉진신경섬유를 제공한다. 신경절이후 신경세포가 활성화되면 샘 세동맥이 확장되고 침 생산이 증가한다(그림 8.5).

*눈물샘(lacrimal gland, 누선)*으로 향하는 운동 투사섬유는 큰바위신경을 타고 진행해 날개관을 통과하고 날개입천장신경절 신경세포와 연접을 형성한다. 날개입천장신경절 신경세포는 투사축삭이 광대신경과 함께 눈물샘을 향해 진행하고 신경절로부터 코와 입천장까지 직접 가지를 형성한다.

혀인두신경(glossopharyngeal nerve, 설인신경)의 날신경투사섬유 속에는 귀밑샘에 대한 분비 운동축삭이 들었다. 투사섬유는 숨뇌 아래침분비핵(inferior salivatory nucleus, 하타액핵) 신경세포에서 시작해 혀인두신경을 따라 진행해 고실신경얼기를 통과하고 고실신경얼기에서 갈라져 작은바위신경과 함께 진행해 귀신경절(otic ganglion, 이신경절)

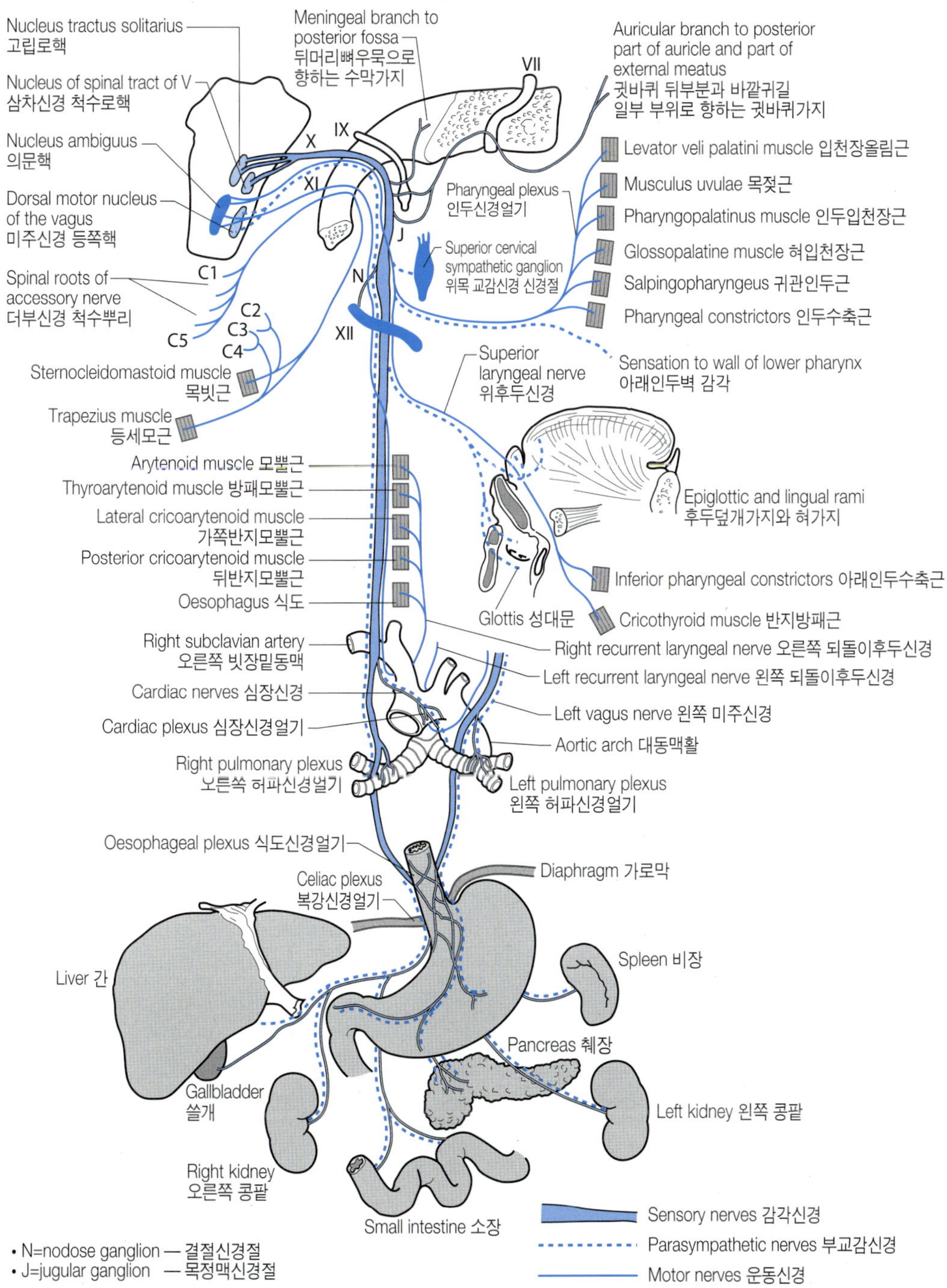

그림 8.6 미주신경 투사섬유

신경세포와 연접을 형성한다. 여기 신경세포는 귓바퀴관자신경을 타고 진행해 귀밑샘에 이른다. 귀신경절 신경세포가 활성화되면 샘 세동맥이 확장되고 침 생산이 증가한다.

*미주신경(vagus nerve)*의 운동 투사섬유는 숨뇌 의문핵(ambiguus nucleus)과 등쪽핵(dorsal motor nucleus) 신경세포에서 시작한다. *심장가지*는 억제성이고 심장에서 박동속도를 느리게 한다. *허파가지*는 흥분성이고 허파에서 기관지 민무늬근육을 수축시켜 기관지 수축을 일으킨다. *위가지*는 위샘을 자극하고, 위근육을 통해 날문조임근을 억제시킨다. *창자가지*는 창자간막신경얼기, 즉 아우어바흐신경얼기(Auerbach' s plexus)와 점막밑신경얼기, 즉 마이스너신경얼기(Meissner' s plexus) 등의 연접이후 신경세포에서 시작하며 샘과 근육에 대한 흥분신호를 창자, 막창자(맹장), 막창자꼬리(충수), 상행결장, 횡행결장의 대부분 등에 전달하고 억제신호를 돌막창자조임근(회맹괄약근)에 전달한다(그림 8.6).

*골반내장신경(pelvic splanchnic nerve)*은 제2, 제3, 제4 엉치척수신경 앞가지로 구성된다. 이들 신경이 퍼지면서 몇 개의 곁가지를 내어 골반장기에 신경지배를 제공한다. 투사섬유는 대부분 교감신경 골반신경얼기 섬유와 합쳐져 표적 구조물 인근에 위치한 신경절로 가고 여기에서 신경절이후 요소와 연접을 형성한다.

기능적으로 숨뇌의 CIS는 뇌신경을 진찰해서 가늠할 수

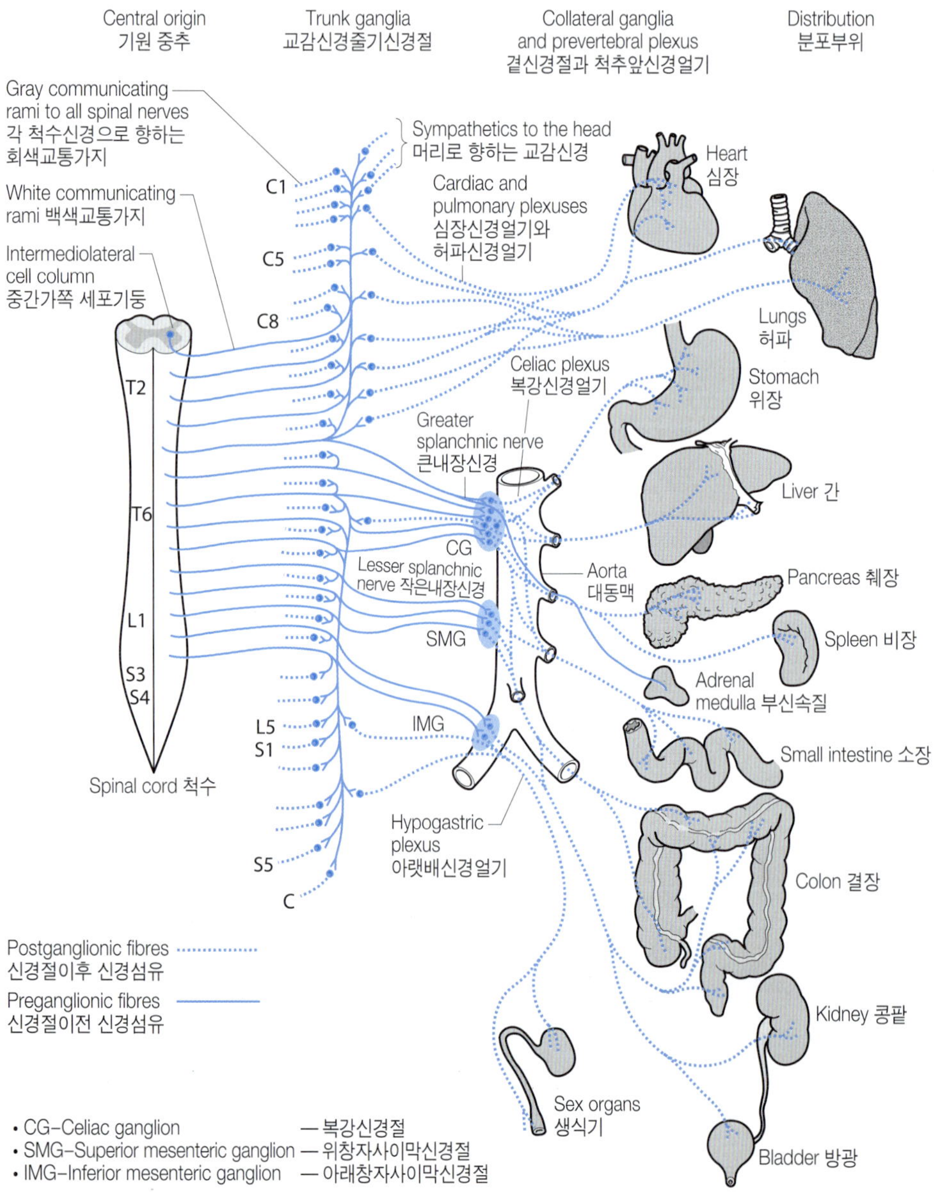

그림 8.7 자율신경계 교감신경 부분이 넓게 투사된 모습

있고, 뇌신경이 매개하는 종말기관에 대해 기능을 측정할 수 있다. 예를 들어, 눈에서 눈물, 침, 코점막 분비물이 너무 많이 나고 숨을 깊이 쉬기 어려우며 심박수가 낮고 위장이 아프며 창자에 경련통이 있고 대변을 자주 묽게 보는 환자의 경우 숨뇌 부위의 과활성을 의미할 수 있다. 숨뇌 부위가 저활성 상태이면 마른 눈, 마른 입, 마른 코안(비강), 높은 심박수, 변비 등이 나타날 수 있다. 뇌신경의 운동기능과 내장기능 양쪽에 대해 신경학적 진찰을 철저히 수행하고 여러 소견을 다시 관련 신경축 구조물과 기능적으로 연결시켜 보는 것이 얼마나 중요한지 잘 보여주는 사례이다.

*교감신경계*는 사실상 신체 모든 조직에 대해 광범위하게 분포한다(그림 8.7). 연접이전 신경세포는 척수회색질 구역 7번 층의 중간가쪽 세포기둥 그리고 중간안쪽 세포기둥이라고 하는 곳에 위치한다. 여기 신경세포의 축삭은 앞가지를 거쳐 척수를 빠져나온 후 갈라져 백색교통가지를 형성한다. 이 섬유는 몇 가지 경로 중 한 곳으로 진행한다(그림 8.8).

1. 분절적으로 척추옆신경절 혹은 척추앞신경절에서 연접을 형성한다.
2. 척수로부터 빠져나온 분절과 다른 분절의 척추옆신경절 혹은 척추앞신경절에서 연접을 형성한다.
3. 척추옆신경절 혹은 척추앞신경절에서 연접을 형성하지 않고 연접이전 말이집 신경섬유로서 계속 말초까지 진행한다(Williams & Warwick 1984).

교감신경계 신경절이전 신경세포의 출력신호는 뒤뿌리신경절로부터의 분절적 들신경 입력, 겉질 모든 구역과 둘레계통과 시상하부로부터 MRF와 PMRF를 거쳐 내려오는 분절위 입력 등이 관여해 복잡하게 진행되는 상호작용의 총합이다(Donovan 1970, Webster 1978, Williams & Warwick 1984). 교감신경계의 신경절이후섬유는 신경전달물질로서 노르에피네프린을 분비한다. 노르에피네프린(노르아드레날린)과 에피네프린(아드레날린) 카테콜아민에 아드레날린 수용체가 결합한다.

이들 수용체는 알파 아드레날린 수용체와 베타 아드레날린 수용체의 두 가지 종류로 나눌 수 있다(그림 8.2). 부신속질의 크롬친화세포는 발생학적으로 척추옆신경절과 상동기관이며 마찬가지로 신경절이전 교감신경섬유에 의해 신경지배를 받고 이 섬유는 위에서 언급한, 척추옆신경절에서 연접을 형성하지 않는 섬유이다. 여기 세포가 자극을 받으면 분비하는 신경전달물질-신경호르몬은 에피네프린과 노르에피네프린의 혼합물이며 4:1로 에피네프린이 많다(Elenkov 등 2000).

에피네프린과 노르에피네프린은 티로신-디히드록시페닐알라닌(dihydroxyphenylalanine, DOPA)-도파민 경로에서 제조되며 카테콜아민이라 부른다. 신체가 중립 환경에 놓였을 때에는 세포에서의 연료 대사, 심박수, 혈관 긴장도, 혈압과 혈류역학, 열생산, 그리고 밑에서 설명하듯이 일부 면역기능 등 다양한 기능을 조절함으로써 항상성을 유지하는 데에 카테콜아민이 역할을 한다. 항상성 상태가 교란되는 것을 감지하면 교감신경계와 시상하부-뇌하수체-부신 축 계통이 활성화되고 항상성을 회복하려 시도하면서 전신(부신)과

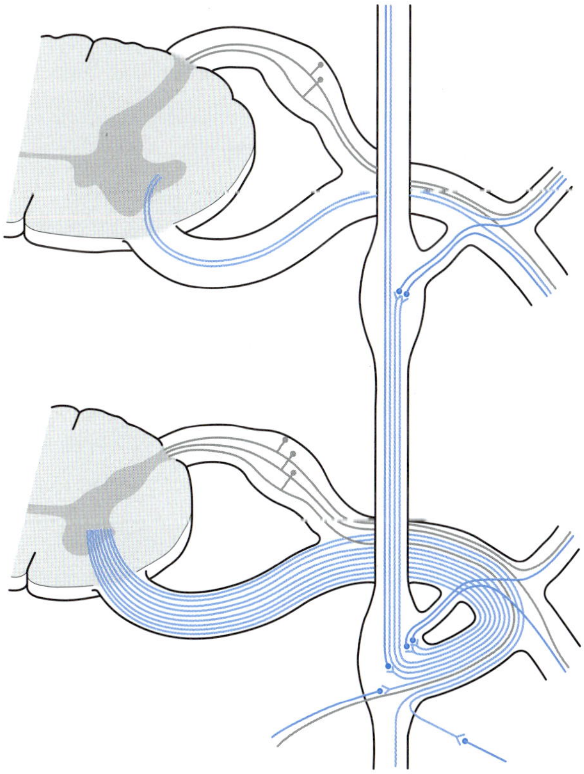

그림 8.8 척추옆신경절에서 교감신경섬유의 여러 경로. 연접이전 신경섬유가 연접을 형성하지 않은 채 직접 신경절을 통과한 후 대개 창자 깊은 조직 속에 위치한 다른 신경절에 이르기도 한다. 다른 연접이전 신경섬유 중에는 자신이 척수를 빠져나온 동일한 수준에 위치한 연접이후 세포와 연접을 형성하는 것도 있다. 다른 연접이전 신경섬유 중에는 자신이 척수를 빠져나온 수준으로부터 몇 분절 떨어진 수준까지 교감신경줄기를 따라 위로 올라가거나 밑으로 내려온 후 연접을 형성하는 것도 있다. 이렇게 투사되는 신경섬유의 예가 위목신경절이다.

말초(신경절이후 요소의 활성화)의 카테콜아민과 글루코코르티코이드 농도를 상승시킨다. 1930년대에 Hans Selye는 이러한 일련의 변화, 즉 반응을 전신순응 증후군(general adaptation syndrome) 혹은 전신 스트레스 반응이라고 했다(Selye 1936). 전신 스트레스 반응 시 중추에서는 두 가지 중심기전이 작동하는데, 즉 시상하부 뇌실곁핵에서 생산되는 부신겉질자극호르몬(코르티코트로핀) 분비호르몬의 생산과 분비 그리고 뇌줄기 청색반점 노르에피네프린 분비계통으로부터의 노르에피네프린 분비량 증가이다. 기능적으로 이들 두 계통은 상호신경분포 경로를 통해 서로를 더욱 활성화시킨다(Chrousos & Gold 1992). 청색반점이 활성화되면 카테콜아민 분비량이 늘어나며 그 중 노르에피네프린이 대부분을 차지하고, 대뇌겉질, 시상밑, 시상하부 여러 부위 등 광범위한 영역으로 분비된다. 이들 부위가 활성화되면 부신속질로부터의 카테콜아민 분비량과 신경절이후 교감신경섬유로부터의 카테콜아민 분비량이 늘어난다.

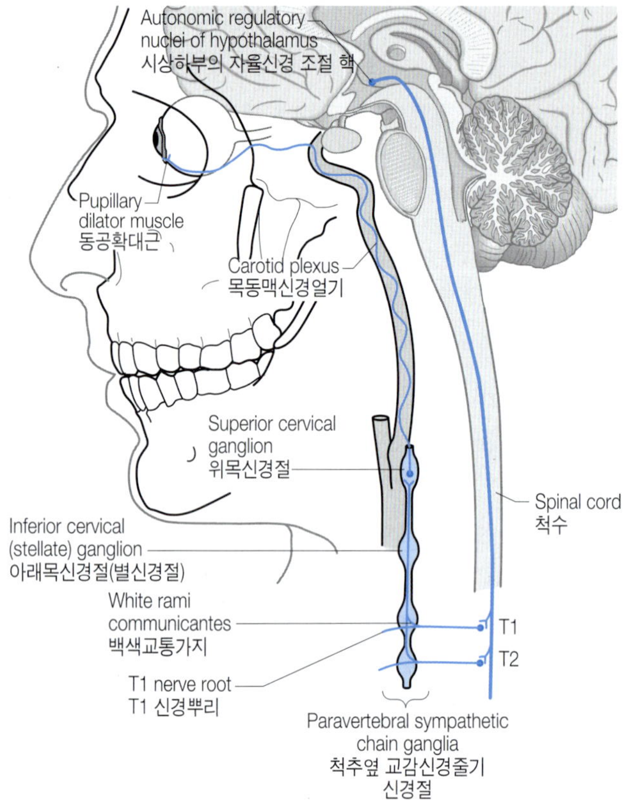

그림 8.9 시상하부로부터 눈 동공으로 향하는 교감신경 투사섬유. 시상하부로부터 T1~L2 수준 척수 IML 세포기둥에 위치한 신경절이전 세포로 투사되어 이들 신경절이전 세포의 활성화 정도를 조정하고, 신경절이전 세포로부터 위목신경절의 신경절이후 세포로 투사된다. 이어서 연접이후 세포는 목동맥을 따라 머리 속으로 들어가 가지를 내어 눈돌림신경을 따라 눈에 이른다.

교감신경 자극의 기능적 효과

Functional effects of sympathetic stimulation

말초 운동신경과 함께 말초 쪽으로 진행하는 신경절이후 교감신경섬유는 대개 말초신경 근육의 혈관에 대해서만 신경지배를 제공한다. 이들 신경섬유가 활성화되면 혈관이 확장된다. 말초 감각신경과 함께 말초 쪽으로 진행하는 교감신경섬유는 대개 신경분포 부위의 털주머니(모낭) 털세움근에 대한 운동신경섬유이며, 땀샘에 대한 분비촉진 신경섬유이고 혈관의 혈관수축근 신경섬유이다. 이들 섬유를 자극하면 혈관이 수축되며 대개 땀샘과 털세움근 활성이 증가된다.

머리뼈 부위 구조물에 신경지배를 제공하는 교감신경 투사섬유는 T1 수준 척수 IML의 신경절이전 신경세포에서 시작한다. 여기 신경세포에서 나온 축삭은 척주를 빠져나와 곧바로 목가슴신경절(cervicothoracic ganglion)을 통과해 위목신경절(superior cervical ganglion)에 이르고, 여기 신경절에 위치한 신경절이후 신경세포에서 끝난다. 이어서 여기 신경세포로부터 나온 축삭은 속목동맥신경(internal carotid nerve)을 거쳐 투사되며, 속목동맥신경은 목동맥을 따라 목동맥관을 통과해 머리뼈 속으로 들어가고, 머리뼈 속에서 팽대되어 목동맥신경얼기(carotid plexus)를 형성한다. 목동맥신경얼기로부터 나온 신경섬유는 모든 뇌신경을 따라 진행하면서 각 뇌신경 분포부위의 혈관에 신경지배를 제공한다. 내장운동신경섬유와 혈관운동신경섬유가 눈돌림신경과 함께 진행해 섬모체신경절(ciliary ganglion)에 이르고 여기를 곧바로 통과해 긴섬모체신경(long ciliary nerve)을 형성해 안구로 간다. 혈관운동신경섬유가 안구 세동맥의 혈관수축 정도를 제어한다. 내장운동신경섬유는 홍채의 동공확대근에서 끝나며 활성화되면 동공이 확대된다(그림 8.9). 일부 섬유가 진행하는 곳은 위눈꺼풀의 눈꺼풀올림근이며 Muller 민무늬근이라고도 한다. 이들 섬유가 활성화되면 각각의 근육이 수축해서 눈꺼풀을 뒤로 당긴다. 이 근육에 대한 교감신경지배는 신경지배의 일부분에 해당하며 눈돌림신경의 운동섬유가 일부 신경지배를 담당한다. 섬모체신경절로부터 나오는 다른 섬유는 섬모체근(모양체근)에 분포한다. 이들 섬유가 활성화되면 모양체근이 수축하고 그 결과 수정체가 이완되어 가까운 물체가 초점에 더 잘 맞게 된다.

안뜰자율신경반사

Vestibuloautonomic reflexes

안뜰교감신경반사(vestibulosympathetic reflex)는 안뜰계통, 소뇌의 중간선 요소, 자율신경 제어중추 등이 광범위하게 상호작용하기 때문에 성격이 다양하다. 자율신경 기능을 매개하고 안뜰계통으로부터 입력을 받는 중요한 부위로는 고립로핵(NTS), 팔결핵(다리뇌와 중간뇌), 시상하부 핵, 입쪽과 꼬리쪽 배쪽가쪽 숨뇌(RVLM, CVLM), 미주신경등쪽핵(DMN), 의문핵, 청색반점 등이 있다. 다리뇌 위침분비핵(SSN)과 중간뇌 에딩거-베스트팔핵과 같은 다른 부교감신경핵으로도 직접 투사되어 각각 침분비와 눈물분비, 동공수축이 일어난다.

안뜰신경이 활성화되었을 때 교감신경계에 효과가 미치는 기전은 주로 CVLM과 RVLM을 통한다. RVLM은 숨뇌그물체의 한 부위로 긴장성 혈관운동 신경세포, 즉 IML을 긴장성으로 흥분시키는 신경세포가 들었다. CVLM은 안뜰계통 혹은 고위신경계 중추에 의해 직접적으로 혹은 고립로핵을 통해 간접적으로 활성화될 수 있다. 여기에는 RVLM을 억제시키는 신경세포가 들었다.

결국 안뜰교감신경반사에는 흥분기와 억제기 등 두 개의 위상이 존재한다. 어떤 경우에는 안뜰교감신경반사가 초기의 흥분기와 후기의 억제기로 구성된다. 이런 유형의 반사는 당사자가 갑자기 일어설 때 생기는 기립 스트레스의 영향으로부터 보호받는 데에 도움이 된다. 즉 기립저혈압은 압력수용체 활성뿐만 아니라 안뜰교감신경반사에 의해 일어난다.

이들 반사는 매우 복잡하며 안뜰계통 속 일부 신경세포는 흥분기에 강한 효과를 나타내고, 다른 일부 신경세포는 억제기에 강한 효과를 나타내는 듯하다. 어떻든 간에 안뜰핵 혹은 안뜰수용체로부터의 출력이 커지면 교감신경 활성과 부교감신경 활성이 동시에 함께 커질 수 있다. 예를 들어, 이러한 이유로 시상하부와 RVLM이 활성화되어 혈압이 상승하고, 땀분비가 늘어나며, 미주신경 DMN과 SSN이 활성화되어 눈물분비와 장 활동이 증가할 수 있다. 안뜰활성이 없으면 자세를 바꿀 때 혈관운동 긴장도를 잘 유지하지 못해 기립저혈압이 발생할 수 있다. 또한 안뜰계통이 유의한 과활성을 보이면 목동맥나무 전반에 걸친 혈관운동 긴장도 항진이 과다해서 어지럼증이 생길 수 있다.

호너 증후군

Horner's syndrome

시상하부, 즉 척수위 투사섬유로부터 눈돌림신경에 이르는 경로의 교감신경줄기 어느 지점에서든 문제가 발생하면 호너 증후군(Horner' s syndrome)이라고 알려진 일련의 증상이 나타날 수 있다. 호너 증후군의 고전적인 소견은 눈꺼풀처짐(psosis, 안검하수), 동공수축(miosis, 축동), 땀없음증(anhidrosis) 등이지만 여러 다른 이상소견이 나타날 수도 있다. 눈꺼풀처짐은 위눈꺼풀이 아래로 처지는 증상이며, 위눈꺼풀의 근육에 대한 교감신경지배의 문제로 생긴다. 동공수축은 동공 크기가 줄어드는 증상이며, 교감신경 입력이 감소하기 때문에 홍채의 확장근 활성이 떨어져 생긴다. 그 결과 상대적으로 수축근 수축에 대한 맞섬작용이 없어져 동공이 수축된다. 호너 동공에 빛을 비추면 수축하기는 하지만 경우에 따라 세심하게 관찰해 보면 수축되는 정도가 감소해 있다. 이런 때에 섬모체척수반사(ciliospinal reflex)도 활용해 볼 수 있는데, 통증에 대한 반응으로서 동공이 확장된다. 목 부위를 꼬집었을 때 양쪽 동공이 확장되면 정상 상황이다. 반면 호너 증후군의 경우처럼 한쪽 교감신경지배가 파괴되면 문제된 쪽 동공의 확장반응이 없어지거나 감소한다. 눈꺼풀 근육이 이완되기 때문에 눈알함몰(enophthalmos), 즉 안구가 뒤로 당겨져 눈확 속으로 들어간 모양을 보이는 경우도 있다. 땀없음증, 즉 땀을 내는 기능이 감소된 증상이 호너 증후군에서 같은쪽 얼굴과 목에 나타나기도 한다. 환부 피부는 그렇지 않은 피부에 비해 대개 번들거리고 만지면 매끈하다. 얼굴과 목 부위로의 교감신경 투사섬유는 위목신경절 전에 교감신경줄기로부터 나오기 때문에 땀없음증은 대개의 경우 신경절이후 병소, 즉 위목신경절 이상의 병소와 연관되지 않는다. 하지만 IML로 향하는 시상하부 투사섬유가 파괴되면 땀없음증이 같은쪽 위 사분역 전체에서 나타날 수 있다. 호너 증후군은 원인이 다음의 것들을 비롯해 여러 가지로 다양하다(그림 8.10).

- 가쪽 뇌줄기의 경색 혹은 출혈
- 척수 외상
- 허파꼭대기 종양, 팬코스트 증후군(Pancoast syndrome) 혹은 팬코스트종양이라고도 함
- 목 부위의 외상이나 종양
- 목동맥박리 등 목동맥신경얼기의 손상이나 병리
- 혈전, 동맥자루, 신생물 등 해면정맥굴 문제
- 눈확 골절이나 감염
- 교감신경 기능의 생리적 비대칭

교감신경계는 광범위하게 분포한다.

The distribution of the sympathetic system is widespread

교감신경 투사섬유는 광범위하게 분포해서 사실상 신체 모든 조직에 분포한다. 주요 신경절로부터의 분포 부위를 아래에서 설명한다.

*위목신경절(superior cervical ganglion)*은 T1~2 척수 수준의 신경절이전 신경세포 축삭으로부터 시작하고 물리적으로는 둘째~셋째목뼈 수준에 위치한다. 신경절이후 축삭이 다음의 머리와 목 구조물로 투사된다.

- 뇌와 눈알에 대한 혈관운동섬유
- 위눈꺼풀 민무늬근과 동공근육에 대한 운동섬유
- 수정체의 섬모체근에 대한 운동섬유
- 뒤머리뼈우묵 수막에 대한 혈관운동섬유

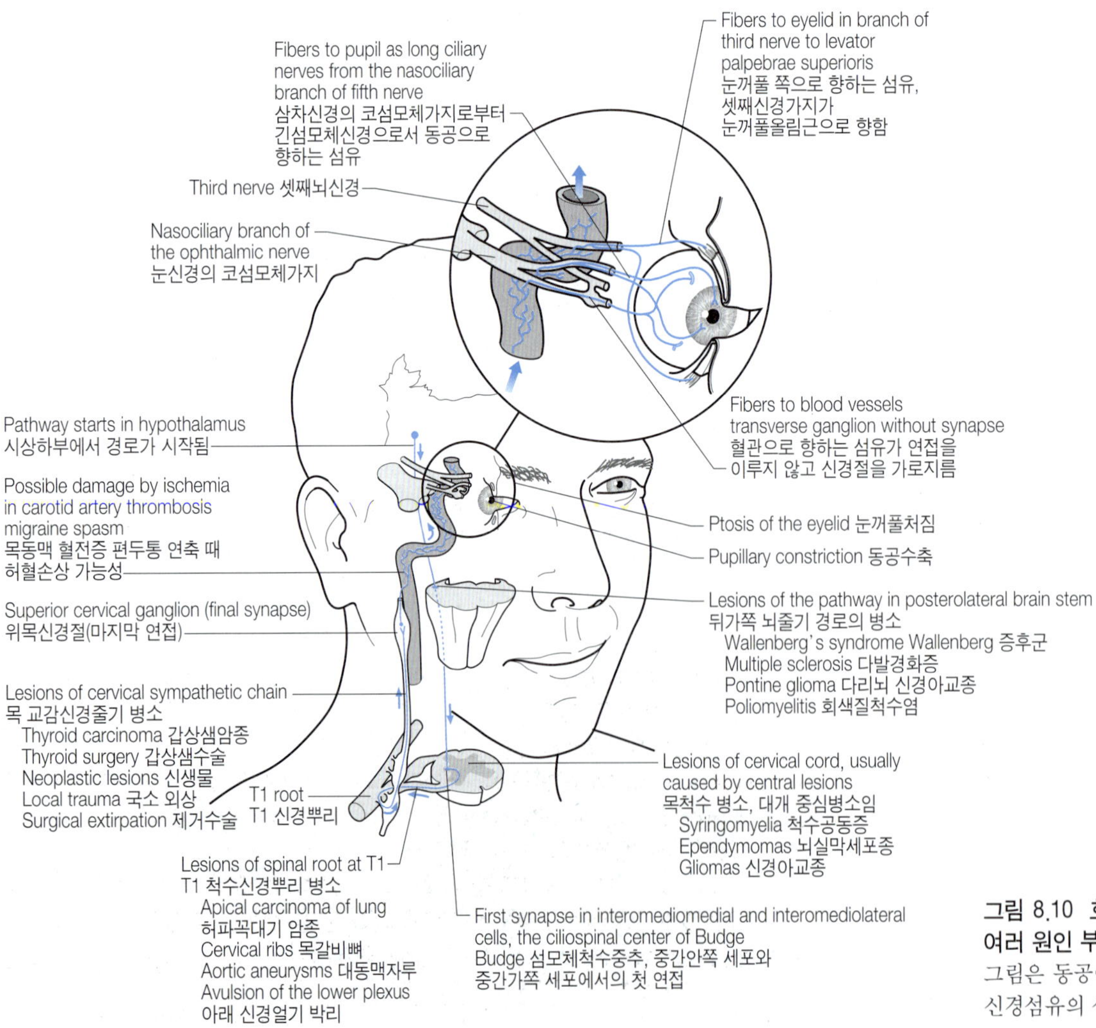

그림 8.10 호너 증후군을 일으키는 여러 원인 부위와 해부학 구조. 삽입 그림은 동공에 신경분포를 제공하는 신경섬유의 상세한 해부구조이다.

- 목동맥토리에 대한 혈관운동섬유
- 얼굴 땀샘에 대한 혈관운동섬유와 내장운동섬유
- 얼굴 혈관에 대한 혈관운동섬유

*중간목신경절(middle cervical ganglion)*은 T2~4 척수 수준 IML의 신경절이전 신경세포 축삭으로부터 시작하고 물리적으로는 여섯째목뼈 수준에 위치한다. 신경절이후 축삭이 다음의 목 구조물로 투사된다.

- 갑상샘에 대한 혈관운동섬유와 내장운동섬유
- 부갑상샘에 대한 혈관운동섬유와 내장운동섬유
- 기관에 대한 운동섬유와 혈관운동섬유
- 식도에 대한 운동섬유와 혈관운동섬유
- C4와 C5 목척수신경을 따라가는 혈관운동섬유

목가슴신경절(cervicothoracic ganglion), 즉 별신경절(stellate ganglion)은 T5~6 척수 수준 IML의 신경절이전 신경세포 축삭으로부터 시작하고 물리적으로는 C7~T1 척추뼈 수준에 위치한다. 신경절이후 축삭이 다음의 목과 위가슴 구조물로 투사된다.

- 척추동맥에 대한 혈관운동섬유
- C4, C5, C6, C7 척수신경에 대한 혈관운동섬유
- 온목동맥에 대한 혈관운동섬유

가슴 부위에서의 교감신경 분포는 각 척추뼈 수준 분절의 척추옆신경절 투사섬유와 일치한다. 하지만 내장신경 형성에 대해서는 언급할 필요가 있다. 내장신경은 신경절이전 말이집섬유로 이루어지고 척추옆신경절을 통과할 때 시냅스를 형성하지 않으며, 다만 이들 섬유의 곁가지가 신경절에서 연접을 형성하기도 한다는 증거가 일부 존재하기는 한다(그림 8.3 참조).

*큰내장신경(greater splanchnic nerve)*은 T5~9 척수 수준에 위치한 IML 신경세포의 신경절이전 섬유로 구성된다. 이 축삭이 투사되는 곳은 복강신경절과 대동맥콩팥신경절, 콩팥위샘(부신)이며, 여기에서 각각의 신경절이후 신경섬유와 연접을 형성한다. *작은내장신경(lesser splanchnic nerve)*은 T9~10 척수 수준 IML의 신경절이전 신경세포로부터 시작한다. 그 축삭이 대동맥콩팥신경절로 투사된다. 허리 부위의 교감신경 투사섬유는 T8~12 수준 IML 신경세포 축삭으로 형성되고 창자간막사이 신경얼기(intermesenteric plexus)와 위아랫배신경얼기(superior hypogastric plexus)로 투사된다. 여기 수준의 신경절이후섬유는 척추옆신경절에서 시작하며 폐쇄근, 넙다리신경과 함께 넓적다리로 향하는 투사섬유가 된다.

골반 교감신경 투사섬유는 T10~L2 척수 IML의 신경절이전 신경세포 축삭으로 구성된다. 이들 축삭은 엉치뼈 인근에 나란히 위치한 4개의 신경절로 투사된다. 여기 신경절의 신경절이후 섬유는 정강신경, 음부신경, 아래볼기신경, 위볼기신경을 따라 각각의 분포 부위로 진행한다.

임상적으로 중요한 몇 부위의 자율신경지배에 대해 상세히 살펴볼 것이다.

심장의 신경지배

Innervation of the heart

심박수를 조정하는 신경절이전 부교감신경세포는 숨뇌에 위치하며, 심장 인근에서 신경절이후 신경세포와 연접을 형성한다. 부교감신경섬유가 고립로핵(NTS), 미주신경등쪽핵(DMV), 의문핵으로부터 투사되면서 혀인두핵(9번 뇌신경), 미주신경(10번 뇌신경)을 따라 말초 쪽으로 진행한다. 감각운동 겉질 그리고 NTS, DMV, RVLM 등은 직접 연결된다. 이렇게 겉질 투사가 직접 NTS-DMV 쪽으로 이루어지는 것은 겉질이 압력수용체반사와 심장 부교감신경 제어 양쪽에 모두 영향을 미치는 해부학적 근거가 된다(Zamrini 등 1990). 이 연결관계 역시 같은쪽 우세 양상이다.

NTS, DMN, 의문핵 등의 신경세포 역시 교감신경 출력신호를 조정하는 기타 뇌줄기 핵과 IML의 신경절이전 교감신경세포를 향해 투사섬유를 낸다(Lane & Jennings 1995). 미주신경의 오른쪽 투사섬유와 왼쪽 투사섬유는 분포부위가 비대칭인데, 오른쪽 미주신경 투사섬유는 앞 오른쪽 그리고 왼쪽 심실 여러 부위에 분포하고, 왼쪽 미주신경 투사섬유는 심실의 뒤가쪽면에 분포한다. 하지만 미주신경 투사섬유가 주로 신경지배를 하는 곳은 심장의 심방 부분이며, 그 중 굴심방결절(SA node)에서 일반적으로 심장박동 속도를 결정한다. 양쪽 심실로 투사되는 미주신경 섬유는 교감신경 분포에 대해 길항작용을 하는 정도의 제한적 작용만 하는 것으로 보인다(Rardon & Bailey 1983).

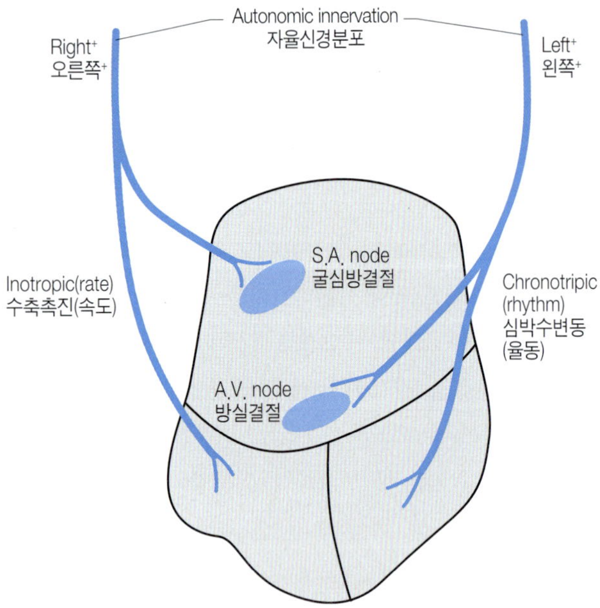

그림 8.11 심장에 대한 자율신경분포 개요 그림. 왼쪽과 오른쪽 신경분포 투사양상이 다르기 때문에 오른쪽과 왼쪽 자율신경 긴장이상증의 임상소견 차이점이 생길 수 있다.

심장에 대한 교감신경 분포는 생리학 연구에 의하면 오른쪽 교감신경가지와 왼쪽 교감신경가지로 나뉠 수 있다. 오른쪽 신경절이후 교감신경 투사섬유는 별신경절을 비롯한 척추옆 교감신경절로부터 시작되며 심장으로 진행해 심방과 양쪽 심실 앞면에 분포한다. 왼쪽 교감신경 투사섬유는 더 뒤가쪽으로 분포하면서 방실결절(AV node)과 왼쪽 심실에 신경지배를 제공한다(Levy 등 1966, Randall & Ardell 1990). 교감신경 투사섬유를 자극하면 심장에 다양한 생리효과가 유발된다. 오른쪽 별신경절을 자극하면 심박수 증가 등 주로 심박수변동 효과가 나타나며, 왼쪽 별신경절을 자극하면 수축력 변화, 율동 변화, 전신 혈압 증가 등 주로 수축촉진 효과가 나타난다(Levy 등1966, Rogers 등 1978)(그림 8.11). 양쪽 신경절 중 한쪽 혹은 양쪽에 대한 자극이 증가하면 세동 문턱값이 낮아진다(Schwartz 1984, Swartz 등 1994). 심장혈관 기능에 대한 겉질 제어의 연구에 의하면 뇌기능이 비대칭일 때 같은쪽 경로를 통해 심장에 영향이 미칠 수 있다고 추정된다. 분명한 것은, 신경축상 여러 수준에서 오른쪽을 자극하거나 억제했을 때 심박수 변화가 더 크며, 반면 신경축 왼쪽에서의 교감신경 긴장도가 높으면 심실세동 문턱값이 낮아진다는 점이다. 심방에서는 부교감신경 기전이 우세를 점하지만 심실에서는 교감신경 기전이 우세를 점하기 때문에 이러한 현상이 나타난다(Lane 등 1992).

허파의 신경지배

Innervation of the lungs

양쪽 허파로 투사되는 신경절이후 교감신경섬유는 T2~5 척추 수준의 척추옆신경절로부터 시작하며 허파 혈관과 기관지로 투사된다. 교감신경섬유가 흥분하면 기관지와 혈관이 모두 확장된다.

부교감신경섬유가 미주신경등쪽핵(DMN)으로부터 시작해 미주신경을 타고 허파로 진행하며 허파조직 전체에 펴져 있는 여러 허파신경얼기에서 연접을 형성한다. 이어서 신경절이후 섬유가 허파의 혈관, 분비샘, 기관지를 향해 투사된다. 부교감신경섬유가 흥분하면 기관지와 혈관이 수축하고 샘으로부터의 분비물 생산이 증가된다.

콩팥의 신경지배

Innervation of the kidneys

신경절이후 섬유가 콩팥신경얼기로부터 시작해 진행하여 콩팥동맥의 혈관운동 구조물에 연접을 형성한다. 여기 섬유가 흥분하면 콩팥동맥이 수축한다. 부교감신경 투사섬유가 미주신경으로부터 시작해 콩팥동맥의 혈관운동 구조물을 향해 진행한다. 여기 섬유가 흥분하면 콩팥동맥이 확장된다.

부신(콩팥위샘) 속질

Medulla of the adrenal glands (Suprarenal glands)

부신속질로 오는 교감신경섬유는 연접이전섬유 성격이며 대개 큰내장신경을 통과해 진행한다. 이들 섬유가 연접을 형성하는 속질의 분비세포는 척추옆신경절의 신경절이후 신경세포와 발생학적으로 상동기관이고, 신경절이전 투사섬유에 대한 신경절이후 요소로서의 역할을 수행한다. 다른 모든 신경절이전 자율신경섬유의 연접에서처럼 아세틸콜린이 신경전달물질로서 분비된다. 여기 섬유가 흥분하면 부신속질로부터 노르에피네프린과 에피네프린 등 카테콜아민의 생산, 분비가 증가한다.

방광의 신경지배

Innervation of the urinary bladder

방광에 대한 신경지배는 복합적이다. 들신경 교감신경섬유가 방광배뇨근 근육조직으로부터 시작하고 아랫배신경을 통해 진행해 위허리 교감신경 신경절로 향한다. 이어서 뒤신경뿌리를 타고 진행해 척수 T9~L2 수준 IML 신경세포로 향한다. 여기 섬유를 통해 방광으로부터 들어오는 고유감각정보와 통각정보가 전달될 가능성이 높다. 날신경 교감신경섬유는 T11~12 수준 IML 신경세포로부터 투사되어 백색교통가지를 타고 진행해 아랫배신경얼기로 향하고 여기서 연접을 형성하고 아랫배신경에 합쳐져 방광배뇨근(detrusor)과 속조임근(internal sphincter)에 이른다. 이들 섬유가 흥분하면 속조임근이 수축하고 배뇨근이 억제된다. 부교감신경 지배에는 들신경 투사와 날신경 투사 모두가 있다. 들신경 투사섬유는 속조임근과 배뇨근 몸통으로부터 시작하고 음부신경을 타고 진행해 S2~4 뒤신경뿌리로 향하고 여기 수준의 척수 앞가쪽 회색질 구역에서 끝난다. 이들 섬유는 아마도 방광조직으로부터 들어오는 고유감각, 통각, 촉각, 온도, 근육신장 등 정보를 전달한다. 날신경 부교감섬유는 척수 S2~4 분절로부터 아랫배신경얼기를 향해 진행하고 여기에서 연접을 형성한 후 배뇨근과 속조임근을 향해 투사된다. 이들 섬유가 흥분하면 배뇨근이 흥분하고 속조임근이 억제된다.

바깥조임근(external sphincter)에 신경지배를 제공하는 음부신경(pudendal nerve)은 S2~4 척수신경뿌리의 앞뿔로부터 시작한다. 이들 섬유는 수의조절을 받으며 흥분하면 바깥조임근이 수축한다. 음부신경을 타고 오는 들신경섬유는 바깥조임근과 뒤 요도로부터 고유감각과 통각 정보를 전달한다.

배뇨에 대한 겉질 제어도 존재한다. 중심옆 소엽 겉질 구역의 흥분신호가 방광 수축을 일으키며, 이것이 배뇨에 대한 수의조절에서 하나의 역할을 수행할 것이다(Chusid 1982)(그림 8.12).

배뇨근으로 향하는 교감신경은 방광벽 민무늬근에 대한 작용이 거의 없거나 전혀 없고 주로 혈관에 분포한다. 남성의 경우 교감신경이 활성화되면 방광목 조임근이 수축되어 사정 때 정액이 방광으로 들어가지 못하도록 한다. 배뇨가

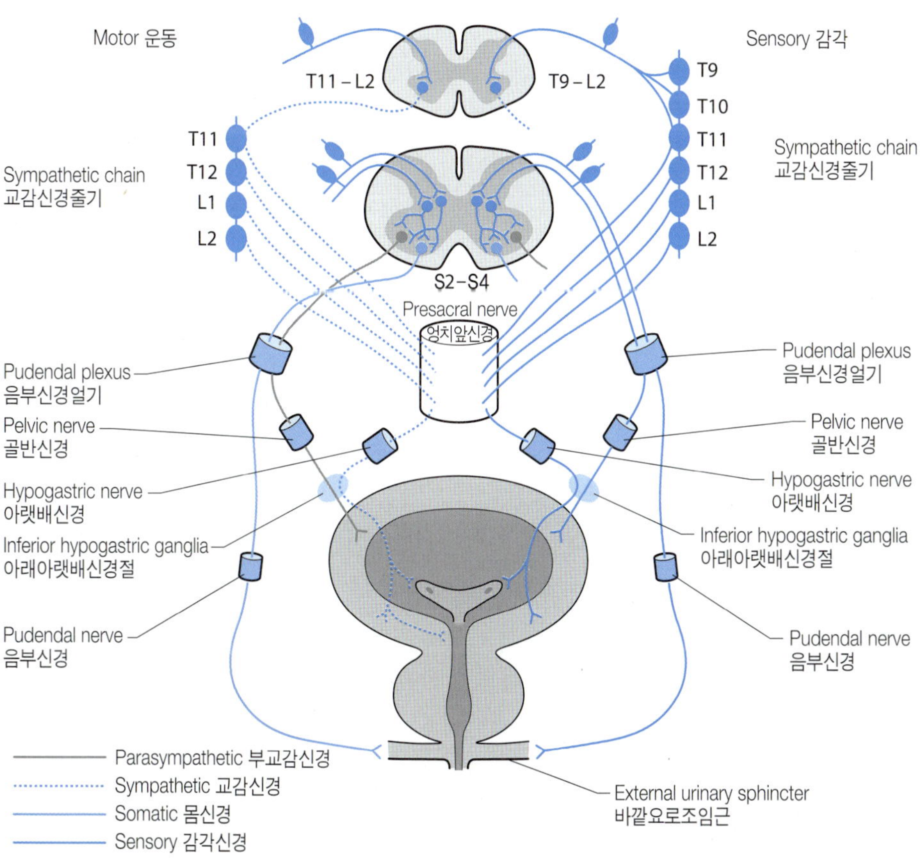

그림 8.12 음경과 음핵 발기와 관련된 신경경로와 해부구조 개요 도표

일어나려면 부교감신경계가 활성화되고 그 결과 배뇨근이 수축하고 속조임근이 이완되면서 아울러 겉질 자극을 통해 바깥조임근이 수의적으로 이완된다.

음핵과 음경의 발기

Erection of the penis and clitoris

부교감신경계가 제어하여 음경과 음핵 조직에 충혈이 일어난다. 음경과 음핵 조직이 충혈되면 음경이 발기되고 음핵이 팽창된다. 신경절이전 부교감신경섬유는 S1~4 척수 수준의 가쪽 회색질 구역에서 시작하며 아랫배신경얼기에서 연접을 형성한다. 신경절이후 투사섬유는 음부동맥과 함께 진행해 음경과 음핵 조직에 신경지배를 제공한다. 신경절이후 섬유가 흥분하면 조직을 향한 혈류가 크게 증가하고 발기가 일어난다.

사정은 L1~2 척수수준 회색질에서 시작하는 교감신경 요소가 작용할 때 일어난다. 신경절이전섬유가 허리신경절에서 연접을 형성한다. 이어서 신경절이후 신경세포의 축삭이 아랫배신경얼기를 통과해 정관, 정낭, 전립샘으로 향한다. 신경절이후 투사섬유가 흥분하면 이들 구조물의 민무늬근이 물결치듯 수축하고 정액이 사정된다(Snell 2001).

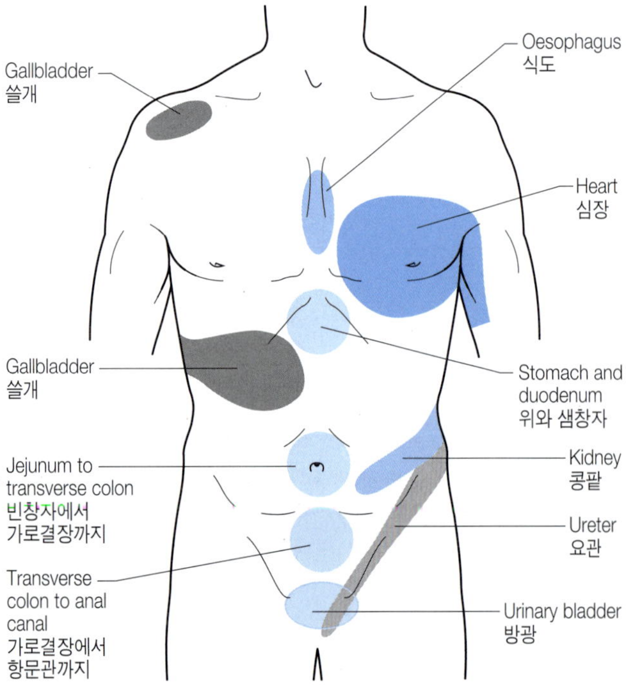

그림 8.13 여러 기관으로부터의 연관통증 양상 개요 그림

자궁의 신경지배

Innervation of the uterus

자궁에 대한 신경지배는 척수 T12~L1 수준에서 시작하는 신경절이전 신경세포를 통해 주로 이루어진다. 신경절이전 섬유가 척추옆 신경절을 통과해 아래아랫배신경얼기로 가서 연접을 형성한다. 신경절이후 신경세포는 자궁 민무늬근으로 투사되며 흥분하면 혈관수축과 근육수축이 일어난다. 부교감신경 신경절이전 섬유는 S2~4 척수 수준 신경세포에서 시작하며 아랫배신경얼기에서 연접을 형성하고 나서 자궁 민무늬근으로 투사된다. 이들 신경섬유가 흥분하면 자궁 근육이 이완되고 혈관이 확장된다. 자궁은 신경세포의 제어뿐만 아니라 고도의 호르몬 제어도 받는다(Snell 2001).

연관내장통증

Referred visceral pain

내장은 자율신경 투사섬유에 의해서만 신경지배를 받는 경우가 대부분이기 때문에 들신경 자율신경경로를 통해 통각, 온도, 고유감각 정보가 중추신경계로 전달되어야 한다. 내장통증은 대개 잘 국소화되지 않고 정량적으로 기술하기 어렵다. 들신경 자율신경 섬유를 타고 전달된 정보가 동일한 분절 수준에서 신경지배를 받는 신체 다른 부위에서 지각되는 경우가 많다. 이 현상을 연관통증(referred pain)이라 한다. 신체의 어떤 부위에서는 특정 장기로부터의 연관통증이 일관되게 관찰되었다. 이것을 연관통증양상이라 한다(그림 8.13).

혈류의 교감신경 제어

Sympathetic control of blood flow

유속은 압력기울기에 정비례하고 저항에 반비례한다. 예를 들어, 혈관이 좁아져 저항이 증가한 경우 압력기울기가 일정하다면 유속이 감소하게 된다. 혈관 직경이 줄면 저항이 증가하는 까닭은 혈관 표면에 접촉하게 되는 혈액의 비율이 더 커져 마찰력이 더 많이 생기기 때문이다. 혈관의 길이와 직경에 따라 저항이 증가한다. 혈관이 길어지거나 직경이 작아지면 일정량의 혈액이 혈관벽에 더 빈번히 접촉하면서 흐름에 대한 저항이 증가한다. 심장에 가까울수록 압력이 더 큰 까닭은 혈관 직경이 커서 저항이 더 작고 심장으로부터 해당 지점까지 비교적 짧은 거리를 흘러온 상태이기 때문이다. 압력기울기는 혈관 내부의 절대적 압력이 아니라 전체 계통의 처음과 끝 압력으로 결정된다. 저항이 증가하면 압력기울기도 증가해야 같은 혈류속도가 유지된다. 따라서 심장이 더 열심히 뛰어야 한다.

요약하면,

1. 혈액의 점도
2. 혈관 길이
3. 혈관 반지름

이들 모두에 따라 혈관 저항이 변한다.

- 저항은 반지름의 4제곱에 반비례하기 때문에 혈관직경이 조금 변하더라도 혈류속도가 크게 변할 수 있다.
- 동맥계통은 심장이 이완될 때 유속을 유지하기 위한 압력 저장소 역할을 한다. 즉 큰 혈관은 혈관벽에 엘라스틴(elastin, 탄력소)을 대량 함유하기 때문에 확장했다가 압축된다. 수축기에는 흘러나가는 양보다 더 많은 양의 혈액이 들어온다. 약 1/3 정도가 흘러나간다.
- 모세혈관 혈류는 심장주기에 걸쳐 동일하게 유지된다.
- 유속의 주요 추진력은 평균동맥압이다. 확장기 + τб 1/3 맥압의 값과 같다.
- 평균동맥압 = 심장박출량 × 총말초저항 + 중심정맥압
- 세동맥이 주요 저항 혈관이다. 모세혈관은 그다지 큰 저항을 제공하지 않는다.
- 세동맥 저항이 높기 때문에 세동맥에서 평균압력이 상당히 감소한다(93mmHg에서 37 mmHg로). 이것은 압력 차이를 조성해 혈류 추진력을 일으키는 데에 도움이 된다.

세동맥 수축 정도가 증가하면 상류의 평균동맥압이 상승하게 되고 그 결과 다른 부위로 향하는 혈류의 추진력이 증가한다. 구체적인 한 부위에 연료가 실제로 어느 정도 공급될지에 대해서는 국소의 다른 인자 역시 영향을 미친다.

교감신경지배에 의해 대부분의 혈관에서는 수축이 일어나지만 심장과 뼈대근육(골격근)의 경우 국소의 대사기전이 강력하여 혈관수축 효과가 무효로 된다. 예를 들어, 심장에 대한 교감신경지배가 운동으로 상승되면 심장박출량이 늘어나고 전반적인 교감신경 혈관수축성 긴장도가 올라간다. 심장과 활성 뼈대근육의 혈관은 대사활성이 커진 데에 대한 반응으로 이완되어 상류의 추진력이 전반적으로 상승한 효과를 누린다. 또한 뼈대근육과 심장근육에는 베타 2 수용체가 존재하여 교감신경지배가 상승한 데에 대한 반응으로 부신에서 분비되는 에피네프린(아드레날린)을 받아들이고, 베타 2 수용체가 활성화되면 대사기전을 통해 해당 부위에서 혈관이 확장된다.

운동을 할 때에 심장이나 근육 등 대사적으로 활발한 장기에 대한 추진력이 높아진 상황을 감당하기 위해 소화계통에서는 혈관수축이 분명해진다.

동맥나무의 민무늬근에 교감신경이 분포해서 뇌와 심장에 대한 혈류의 추진력(압력)을 일정하게 유지하는 데에 역할을 수행한다.

간략히 표현하면, 뇌 세동맥의 대부분에는 교감신경분포가 없기 때문에 뇌혈류가 주로 국소 대사 인자에 따라 결정된다. 대사 수요가 커지면 속목동맥과 주요 혈관가지(ACA, MCA, PCA 등) 속 혈류속도가 변화하여 빨라진다. 심장박출량이 변하지는 않으므로 억제된 다른 부위나 뇌에서 대사적으로 비활성 상태인 구역에 분포하는 혈관의 혈류속도가 보상성으로 감소한다. 연구결과에 의하면 같은쪽 교감신경절을 제거(파괴)한 경우에 그리고 같은쪽에서 뇌 대사가 증가할 것으로 예상되는 경우에도(예를 들어, 좌뇌 혹은 우뇌 인지활동) 속목동맥에서 혈류속도가 증가한다. 반대쪽에서는 보상성으로 속도가 감소하는 현상이 자주 관찰된다.

다른 연구에 의하면 교감신경 탈신경 때 같은쪽 눈으로 가는 혈관, 즉 눈동맥(ophthalmic artery, 속목동맥의 가지) 속 혈류가 증가한다. 이마 부위의 혈관은 동일한 신경얼기를 거쳐 교감신경지배를 받으며, 이마피부 온도의 비대칭 소견은 편두통 환자에서 속목동맥 혈류가 비대칭이라는 연구(일부 의견차이도 존재함), 즉 편두통 환자의 두통기에 속목동맥이나 중간대뇌동맥이 확장하고 이마피부 온도가 증가한다는 소견과 일치한다.

즉 교감신경 기전으로 일어난 혈관수축 혹은 공급동맥 혈류감소에 반응하여 이마피부 온도가 떨어질 것으로 예상되며, 이것은 혈관나무 중 모든 관련 혈관이 상대적 혈관수축 상태인 것과 연관될 것이다. 망막 기전이나 겉질 기전 모두와

관련하여 시각기능의 일부 측면에 영향이 크게 미칠 수 있다.

요약하면, 상당히 광범위한 문헌 검토를 해 본 결과, 반구성은 같은쪽의 이마피부 온도 감소와 관련될 가능성이 높고 그런 증례가 더 많으리라는 것이 현 시점에서 최선의 설명이다. 어쨌든 만일 반구성과 연관되어 같은쪽 중간가쪽 세포기둥 억제가 소실되면 이마 혈관이 더 많이 수축되리라 예상된다. 이 모든 과정에서 다리뇌숨뇌 그물체와 안뜰계통의 통합성이 핵심이다. 경우에 따라 홍분성 안뜰교감신경 반사 때문에 이마피부 온도가 안뜰이탈(vestibular escape)과 같은쪽에서 감소하는 소견이 보이기도 한다. 하지만 반대쪽 안뜰소뇌 기능의 저하로 인한 반구성 기능저하와 같은쪽에서 안뜰이탈이 관찰되는 경우가 많다(Sexton 2006).

자율신경 기능에 대한 임상진찰

Clinical examination of autonomic function

신경학적, 신체적, 정형학적 진찰 중 어떤 요소를 통해 자율신경기능에 대한 정보를 얻을 수 있을까? 4장에서 전체 진찰기법을 살펴보았다. 하지만 신경축의 기능상태를 판단할 때 자율신경 진찰의 중요성을 생각해 여기에서 자율신경 진찰에 대해 다시 검토한다.

동공 크기와 동공빛반사

Pupil size and pupil light reflexes

동공 크기(pupil size)와 동공빛반사(pupil light reflex)는 교감신경과 부교감신경 긴장도에 따라 정해진다. 안뜰, 소뇌, 겉질 등이 교감신경과 부교감신경 양쪽의 긴장도에 미치는 영향을 검토해야 한다. 이들 영향 중 일부 내용은 본 지침서의 앞쪽에서 다루었다.

눈꺼풀틈새 폭(안검하수)

Width of palpebral fissure (Ptosis)

교감신경과 눈돌림신경 지배에 따라 정해진다. 따라서 호너증후군, 눈돌림신경 병소, 중간뇌 그물체 중심통합상태의 생리적 변화 등을 감별해야 한다.

혈 압

Blood pressure

혈압은 항상 양쪽 팔에서 재야 한다. 혈압을 부분적으로 결정하는 요소인 말초저항은, 혈관운동 긴장도가 비대칭적으로 제어됨으로 인해 머리와 몸의 양쪽에서 차이를 보일 수 있다. 같은쪽 다리뇌숨뇌 그물체의 중심통합상태나 통합성 저하로 인해, 혹은 홍분성 안뜰교감신경 반사로 인해 혈관운동 긴장도가 상승될 수 있다.

피부 상태

Skin condition

말초저항이 증가하면 특히 손발끝에서 피부의 통합성이 저하될 수 있다.

검안경검사 – 정맥동맥비와 혈관 통합성

Ophthalmoscopy – vein to artery(V:A) ratio and vessel integrity

검안경검사는 시각신경유두와 망막의 혈관분포를 평가하는 데에 유용하다. 망막 주변부와 시각신경유두의 형태에 따라 맹점의 크기나 모양을 설명할 수 있기 때문에 이와 함께 맹점의 크기를 측정해야 한다. 교정 혹은 기타 활동 전후의 변화는 기능적 성격이다.

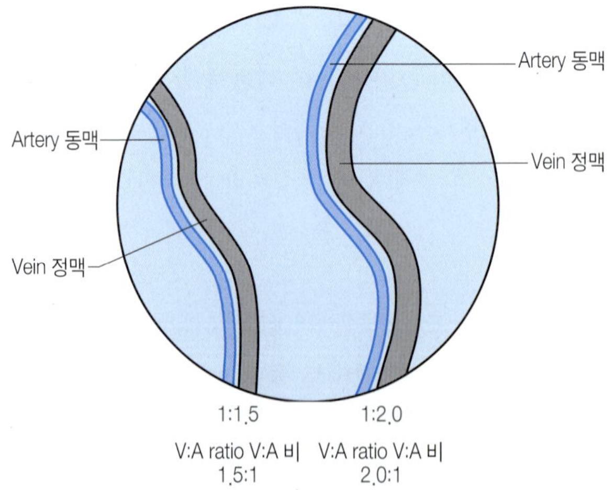

그림 8.14 망막동맥에서의 정맥동맥비(V:A ratio) 개념 그림. 정상비는 1.5:1, 즉 정맥이 동맥보다 조금 굵은 상태이다. 정맥동맥비가 커지면 정맥이 팽창되었거나 동맥이 수축했다는 뜻이다. 정맥동맥비가 커지는 원인으로는 교감신경 과활성화가 흔하다.

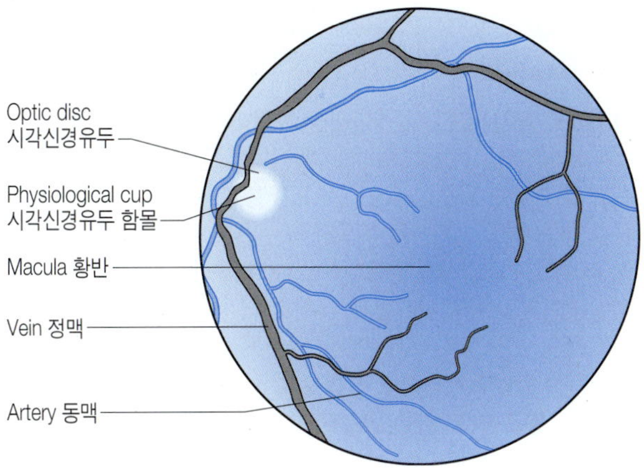

그림 8.15 망막의 정상 해부구조

정맥동맥비(V:A ratio)는 망막중심동맥으로부터 나오는 정맥과 동맥가지의 크기 차이를 말한다. 차이가 크면 교감신경 출력이 상승해 말초저항이 커지고 동맥이 수축했기 때문이다. 혈관의 상태 역시 뇌혈관 통합성의 지표로서 참고가 된다(그림 8.14, 8.15).

눈떨림 역시 쉽게 관찰된다.

심장 청진

Heart auscultation

부정맥이나 심장음의 변화가 다리뇌숨뇌 그물체 중심통합 상태의 변화 때문에 나타날 수 있다. 상세한 논의는 본 교재의 범위를 벗어난다.

장음 칭진

Bowel auscultation

장음 청진은 미주신경 기능에 대한 자극의 효과를 감시하는 어떤 치료과정에서 특히 유용할 수 있다(예를 들면, 온수관류 교정, 시각자극이나 운동 등).

피부와 고막 온도와 혈류

Skin and tympanic temperature and blood flow

이것은 교정 전후 점검사항으로서 특히 유용하다. 교정 후에 피부온도 비대칭이 상당히 변할 수 있다. 이러한 변화는 한쪽 의존성이다. 이마피부 온도가 감소한 쪽에 교정을 시행한다면 비대칭이 심해지거나 역전되는 경우가 흔하다. 상충하는 결과를 일으킬 가능성이 있는 여러 인자에 대해서는 추가 연구가 계속 진행 중이다. 이마피부 온도가 달라지도록 하는 요인은 뇌가 얼마나 많은 양의 연료를 필요로 하는지, 그리고 자율신경 기능에 대한 안뜰계통과 겉질의 영향 등 여러 가지라는 점을 기억하자(Sexton 2006).

피부표기증, 즉 '발적' 혹은 적색반응

Dermatographia – the 'flare' or red response

만성 염증질환이나 통증에 대한 민감성이 높아진 환자에서 적색반응(red response)이 관찰되는 경우가 많다. 7장 복합부위통증증후군을 참조하라.

허파 팽창, 호흡수, 호흡비

Lung expansion, respiratory rate and ratio

들숨 : 날숨(흡기 : 호기) 비가 1 : 2면 거의 정상적인 교감신경미주신경 평형을 나타낸다고 간주한다. 즉 들숨보다 날숨 때 두 배의 시간이 소요된다는 뜻이다. 일부 환자는 이렇게 하기 어려워하며 어느 정도 훈련이 필요하다.

얕고 빠르게 숨을 쉬면 호흡성 알칼리증이 생길 수 있으며 호흡성 알칼리증은 신경계의 과민성을 초래한다. 이산화탄소가 더 빠른 속도로 날숨으로 배출되어 혈중 [H^+] 이온이 감소한다. 이어서 [Ca^{++}] 이온이 감소하고 세포외액에서 [Na^+] 이온이 증가하게 된다. 이것은 임상적으로 타진 근육긴장증(percussion myotonia)으로 관찰될 수 있으며 타진 근육긴장증은 여러 종류의 대사 혹은 호르몬 장애에서 관찰되고, 또는 분절적 혹은 척수위 기전의 신경지배 변화로 인해 나타난다. 타진 근육긴장증을 검사하려면 엄지손가락쪽 엄지두덩을 치고 나서 1~2초보다 긴 시간동안 엄지두덩근육이 연축성 수축을 하거나 엄지손가락이 불수의적으로 굴곡되는지 살핀다.

임상증례 풀이 Clinical case answers

증례 8.1

8.1.1

동공부등증은 동공근육이 비대칭으로 활성화되면서 일어날 수 있다. 또한 동공부등증은 한쪽 동공이 확대되거나 한쪽 동공이 수축되어 나타날 수 있다. 호너 증후군은 눈으로 향하는 교감신경 입력 기능이상의 결과 기능이상과 같은쪽 동공이 수축되기 때문에 나타날 수 있다. 교감신경 입력의 증가는 척수 IML 세포의 감아조이기 혹은 부교감신경 입력의 감소 때문에 나타날 수 있다. 또한 본 증례에서의 젊은 아가씨는 생리적 기능이상과는 관계없는, 출생 때부터 존재한 선천성 동공부등증일 가능성도 있다. 어머니에게 아기 때 사진을 갖다달라고 요청해서 의문을 해소할 수 있다.

증례 8.2

8.2.1

심박수를 조정하는 신경절이전 부교감신경세포는 숨뇌에 위치하며 심장 근처에서 신경절이후 신경세포와 연접을 형성한다. 고립로핵, 미주신경 등쪽핵, 의문핵 신경세포 역시 IML의 신경절이전 교감신경세포와 교감신경 유출신호를 조절하는 기타 뇌줄기 핵을 향해 투사섬유를 낸다(Lane & Jennings 1995). 미주신경 투사섬유는 왼쪽과 오른쪽 분포가 비대칭이어서 오른쪽 미주신경 투사섬유는 좌우 심실 일부에 신경지배를 제공하고 왼쪽 미주신경 투사섬유는 좌우 심실의 뒤가쪽면에 신경지배를 제공한다. 하지만 미주신경 투사섬유가 주로 신경지배를 하는 곳은 심장의 심방 부분이며, 그 중 굴심방결절(SA node)에서 일반적으로 심장박동 속도를 결정한다. 양쪽 심실로 투사되는 미주신경섬유는 교감신경 분포에 대해 길항 작용을 하는 정도의 제한적 작용만 하는 것으로 보인다.

심장에 대한 교감신경 분포는 생리학 연구에 의하면 오른쪽 교감신경가지와 왼쪽 교감신경가지로 나뉠 수 있다. 오른쪽 신경절이후 교감신경 투사섬유는 별신경절을 비롯한 척추옆 교감신경절로부터 시작되며 심장으로 진행해 심방과 양쪽 심실 앞면에 분포한다. 왼쪽 교감신경 투사섬유는 더 뒤가쪽으로 분포하면서 방실결절(AV node)과 왼쪽 심실에 신경지배를 제공한다. 교감신경 투사섬유를 자극하면 심장에 다양한 생리 효과가 유발된다. 오른쪽 별신경절을 자극하면 심박수 증가 등 주로 심박수변동 효과가 나타나며, 왼쪽 별신경절을 자극하면 수축력 변화, 율동 변화, 전신 혈압 증가 등 주로 수축촉진 효과가 나타난다. 양쪽 신경절 중 한쪽 혹은 양쪽에 대한 자극이 증가하면 세동 문턱값이 낮아진다. 심장혈관 기능에 대한 겉질 제어의 연구에 의하면 뇌 기능이 비대칭이면 같은쪽 경로를 통해 심장에 영향이 미칠 수 있다고 추정된다. 분명한 것은, 신경축상 여러 수준에서 오른쪽을 자극하거나 억제했을 때 심박수 변화가 더 크며, 반면 신경축 왼쪽에서의 교감신경 긴장도가 높으면 심실세동 문턱값이 낮아진다는 점이다. 심방에서는 부교감신경 기전이 우세를 점하지만 심실에서는 교감신경 기전이 우세를 점하기 때문에 이러한 현상이 나타난다.

참고문헌

Angaut, P., Brodal, A., 1967. The projection of the vestibulocerebellum onto the vestibular nuclei of the cat. Arch. Ital. Biol. 105, 441–479.

Brodal, A., 1969. Neurological Anatomy. Oxford University Press, London.

Brown, L.T., 1974. Corticorubral projections in the rat. J. Comp. Neurol. 154, 149–168.

Cechetto, D., Saper, C., 1990. Role of the cerebral cortex in autonomic function. In: Loewy, A., Spyer, K. (Eds.), Central Regulation of Autonomic Functions. Oxford University Press, New York, pp. 208–223.

Chrousos, GP, Gold, PW., 1992. The concepts of stress and stress system disorders: Overview of physical and behavioral homeostasis. JAMA 267, 1244–1252.

Chusid, J.G., 1982. The brain Correlative Neuroanatomy and Functional Neurology, nineteenth ed. Lange Medical, Los Altos, CA, 19–86.

Donovan, B.T., 1970. Mammillian Neuroendocrinology. McGraw-Hill, New York.

Elenkov, I.J., Wilder, R.L., Chrousos, G.P., et al., 2000. The sympathetic nerve—An integrative interface between two supersystems: The brain and the immune system. Pharmacol. Rev. 52, 595–675.

Furness, J.B., Costa, M., 1980. Types of nerves in the enteric nervous system. Neuroscience 5, 1–20.

Lane, R.D., Jennings, J.R., 1995. Hemispheric asymmetry, autonomic asymmetry, and the problem of sudden cardiac death. In: Davidson, RJ., Hugdahl, K. (Eds.), Brain Asymmetry. MIT Press, Cambridge, MA.

Lane, R.D., Wallace, J.D., Petrosky, P., et al., 1992. Supraventricular tachycardia in patients with right hemisphere strokes. Stroke 23, 362–366.

Levy, M.N., Ng, M.L., Zieske, H., 1966. Functional distribution of the peripheral cardiac sympathetic pathways. Circ. Res. 14, 650–661.

Nadler, L.S., Rosoff, M.L., Hamilton, S.E., et al., 1999. Molecular analysis of the regulation of muscarinic receptor expression and function. Life Sci. 64, 375–379.

Natelson, B.H., 1985. Neurocardiology—an interdisciplinary area for the 80s. Arch. Neurol. 42, 178–184.

Picciotto, M., Caldarone, B.J., King, S.L., et al., 2000. Nicotinic receptors in the brain: links between molecular biology and behaviour. Neuropsychopharmacology 22, 451–465.

Randall, W.C., Ardell, J.L., 1990. Nervous control of the heart: anatomy and pathophysiology. In: Zipes, DP., Jalife, J. (Eds.), Cardiac Electrophysiology. WB Saunders, Philadelphia, 1st ed. pp. 128.

Rardon, D., Bailey, J., 1983. Parasympathetic effects on electrophysiologic properties of cardiac ventricular tissue. JACC 2, 1200–1209.

Rogers, M.C., Battit, G., McPeek, B., et al., 1978. Lateralization of sympathetic control of the human sinus node: ECG changes of stellate ganglion block. Anesthesiology 48, 139–141.

Schwartz, P., 1984. Sympathetic imbalance and cardiac arrhythmias. In: Randall, W. (Ed.), Nervous Control of Cardiovascular Function. Oxford University Press, New York, 1st ed. pp. 128.

Selye, H., 1936. Thymus and the adrenals in the response of the organism to injuries and intoxications. Br. J. Exp. Pathol. 17, 234–238.

Sexton, S.G., 2006. Forehead temperature asymmetry: A potential correlate of hemisphericity (personal communication).

Smith, O.A., DeVito, J.L., 1984. Central neural integration for the control of autonomic responses associated with emotion. Annu. Rev. Neurosci. 7, 43–65.

Snell, R.S., 2001. The autonomic nervous system. Clinical neuroanatomy for medical students. Lippincott Williams and Wilkins, Philadelphia.

Swartz, C.M., Abrams, R., Lane, R.D., et al., 1994. Heart rate differences between right and left hand unilateral electroconvulsive therapy. J. Neurol. Neurosurg. Psychiatry 57, 97–99.

Walberg, F., 1960. Further studies on the descending connections to the inferior olive. Reticulo-olivary fibers: an experimental study in the cat. J. Comp. Neurol. 114, 79–87.

Webster, K.E., 1978. The brainstem reticular formation. In: Hemmings, G., Hemmings, WA. (Eds.), The Biological Basis of Schizophrenia. MTP Press, Lancaster.

Williams, P.L., Warwick, R., 1984. Gray's Anatomy. Churchill Livingston, Edinburgh.

Zamrini, E.Y., Meador, K.J., Loring, DW, et al. 1990. Unilateral cerebral inactivation produces differential left/right heart rate responses. Neurology 40, 1408–1411.

제 9 장
겉 질

The cortex

9

생각해 볼 임상증례 Clinical cases for thought

증례 9.1

정지표지판에 머리를 살짝 부딪친 환자가 내원하였다. 심한 두통, 생각이 흐릿함, 욕지기 등 증상을 호소한다. 신경학적 검사를 전체적으로 시행해 보니 유의한 소견은 왼쪽 각막반사 소실이 유일하다.

질문
- 9.1.1 이 환자에서 추가적 조치를 취하게 되는, 병력상 상당히 중요한 내용은 무엇인가? 추가적 조치는 어떤 것일까?
- 9.1.2 이 환자에서 고려해야 할 감별진단을 적어도 5개 나열하시오.

증례 9.2

49세 여성 환자가 다리의 양쪽 불완전마비와 감각소실 그리고 배뇨조절 상실 등 증상으로 내원하였다. 병력을 듣다가 정동둔마, 의욕저하, 운동개시 지연 등의 소견도 확인한다.

질문
- 9.2.1 적어도 5개 이상의 감별진단 항목을 열거하시오.

서 론

Introduction

겉질(cortex)은 뼈로 된 보호막 속에 들어 있고 수막(meninges)이라 하는 몇 개의 막성 구조물이 완충작용을 해 준다. 수막은 3개 층, 즉 경질막(dura mater), 거미막(arachnoid mater), 연질막(pia mater) 등으로 구성된다. 이들 수막은 뇌척수액의 생산과 흡수, 뇌에 대한 충격완화, 뇌로의 여러 혈관 전송 등을 비롯한 다양한 기능에 참여한다. 겉질은 그 자체가 여러 신경세포, 축삭, 가지돌기, 혈관, 신경아교세포 등이 복잡하게 모인 곳이다. 겉질 여러 구역의 기능위치 선정에 대해 논의해 왔으나 실제로 신경축의 여러 기능계통은 당면한 상황에서 최선의 결과를 산출하기 위해 서로 협력작용을 한다. 예를 들어, 이마겉질의 기능으로 간주되고 있는 사고활동도 의미있는 의식의 흐름으로 이어가려면 바닥핵과의 상호작용이 필요하다. 본 장에서는 수막과 고유겉질에 영향이 미칠 수 있는 다양한 질병과 알츠하이머병이나 간질과 같은 겉질 기능이상 그리고 이러한 기능이상의 결과에 대해 살펴본다. 겉질 그물과 기능 투사 그리고 이러한 계통의 활성화 수준을 임상적으로 측정하는 방법 등도 살펴본다.

발생학적 발달

Embryological development

포유류 겉질 신경세포는 세포분화 시기조절에 따라 운명이 달라지며, 여기에는 유전적 인자와 환경적 인자가 모두 영향을 미친다(2장 참조). 대뇌겉질 신경세포는 뇌실 구역에서, 가쪽뇌실을 덮는 상피층 기원세포에 의해 생성된다. 이들 세포가 이동해 가는 겉질면은 나중에 회색질 겉질로 발달한다. 이 때 여러 신경세포의 최종 위치는 '출생시점', 즉 마지막 분열시점에 따라 정해진다. 이동은 방사아교세포라고 하는, 방사상으로 배열된 신경아교세포를 따라 일어나며, 방사아교세포의 안내를 받아 신경세포는 겉질로 이동한다. 대뇌겉질 신경세포층은 속이 먼저, 바깥이 나중에 자리를 잡기 때문에 새로운 신경세포는 더 성숙한 신경세포를 넘고 둘러서 지나가야 하며 그 과정에서 아마도 이전에 자리를 잡은 신경세포로부터 정보를 얻을 것이다.

수 막

Meninges

수막(meninges)은 층상 구조물로서 뇌척수액을 담고 뇌와 척수를 보호한다. 수막을 구성하는 세 층은 경질막(dura mater, 경막), 거미막(arachnoid mater, 지주막), 연질막(pia mater, 연막) 등이다(그림 9.1, 9.2).

*경질막(dura mater)*은 수막 바깥쪽의 질긴 섬유 부분으로 두 층, 즉 뼈막층과 수막층으로 이루어져 있다. 이 중 뼈막층은 머리뼈 속면에 직접 부착된다. 경질막의 뼈막층과 수막층은 대부분의 부위에서 단단하게 결합되며, 예외적으로 수막층이 머리안 깊은 곳으로 돌출해 형성되는 질긴 섬유판인 대뇌낫(falx cerebri), 소뇌천막(tentorium cerebelli)은 머리안 공간을 경계가 명확한 여러 구역으로 나뉜다. 대뇌낫은 머리뼈 정중면을 따라 양쪽 대뇌반구를 가른다. 소뇌천막의 판 모양 구조물은 뇌의 나머지 부분과 소뇌를 나눈다. 만일 해부 구조물이 천막 밑에 위치한다면 천막아래(infratentorial) 구조물이라고 부르고, 천막 위에 위치한다면 천막위(supratentorial) 구조물이라고 부르기 때문에 중요한 기준점이 된다. 몇 가지 중요한 구조물이 이 천막을 지나야 뇌줄기나 척수로 진입하게 된다. 이렇게 지나게 되는 천막의 구멍을 천막패임이라 한다. 이것이 임상적으로 중요한 까닭은 공간점유 병소 혹은 뇌척수액 차단 때문에 압력이 높아지면 여러 구조물이 천막패임 속으로 압축되고 그 결과 천막패임 속으로 밀린 조직과 천막패임을 통과해 밀려 들어간 조직이 손상되고 기능이상 상태가 될 수 있기 때문이다. 대뇌낫도 머리속압력이 상승될 때 신경조직이 대뇌낫을 향해 혹은 대뇌낫 밑으로 밀려 들어가 손상될 가능성을 지닌 또다른 구조물이다.

*거미막(arachnoid mater)*은 위쪽 경질막과 아래쪽 연질막에 부착된 가느다란 거미줄 모양의 구조물이다. *연질막(pia mater)*은 뇌 실질 표면에 매우 밀착되어 있다. 이 층은 뇌 표면을 따라 이랑과 고랑의 모든 표면 속으로 이어지며, 혈관은 연질막을 통과해야만 뇌 실질에 도달한다. 동맥이 겉질 속으로 진입할 때 연질막층이 혈관을 따라 뇌 속으로 들어간다. 연질막층은 혈관 크기가 작아지면서 관통부위가 생기고 모세혈관 수준에 이르면 사라진다. 뇌 속 연질막과 동맥 사이의 혈관주위공간은 수막 혈관 주위의 혈관주위공간으로 이어진다. 정맥에는 이와 유사한 형태의 둘러싸는 연질막층이 없다.

수막이 다른 수막이나 부착 구조물에 연결되는 방식 때문에 경질막바깥공간, 거미막밑공간, 경질막밑공간 등 임상적으로 중요한 세 가지 잠재적 공간이 형성된다. *경질막바깥공간(epidural space)*은 경질막과 머리뼈 사이에 형성될 수 있는 잠재적 공간이다. 단단하게 결합된 경질막과 머리뼈

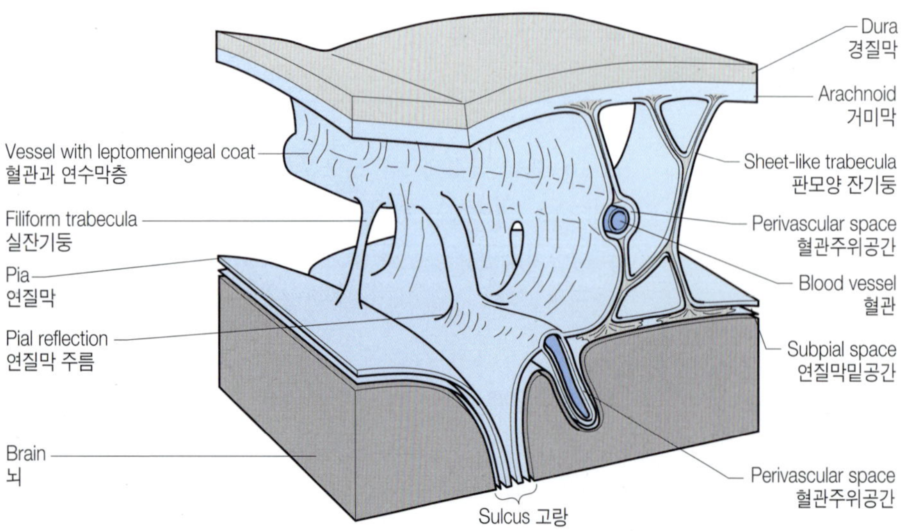

그림 9.1 수막을 형성하는 3개 층의 관계

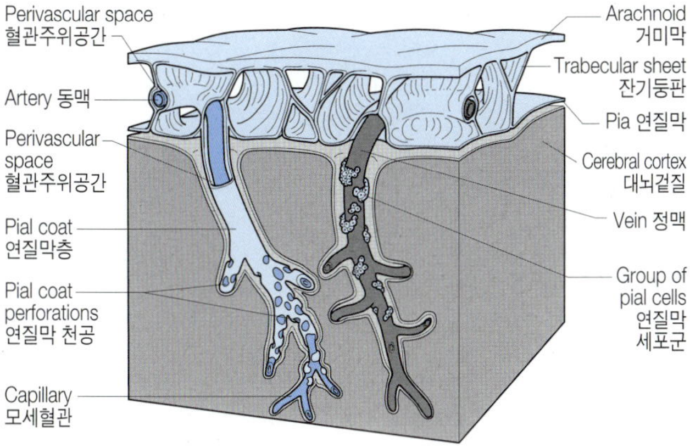

그림 9.2 거미막과 연질막의 관계

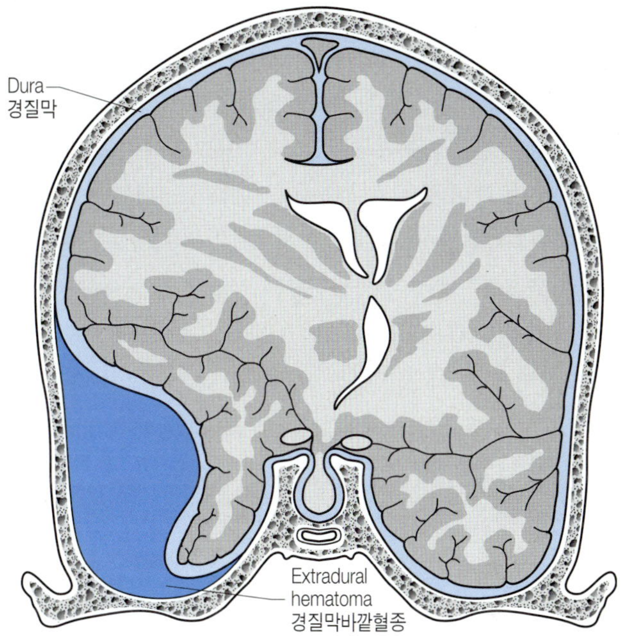

그림 9.3 경질막바깥공간의 경질막바깥혈종

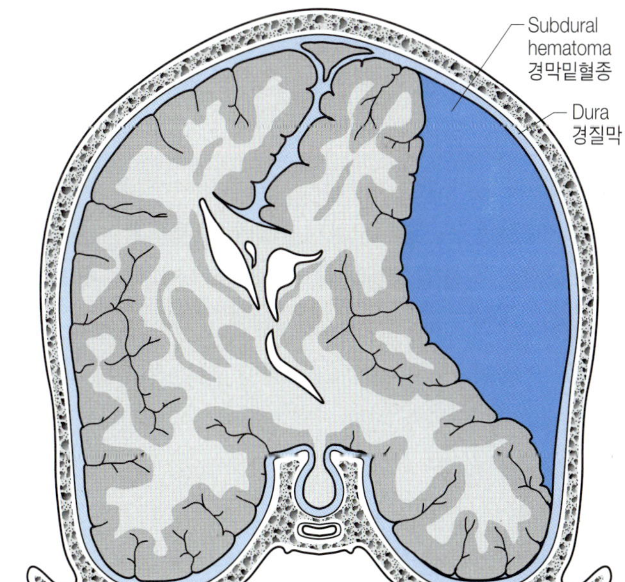

그림 9.4 경막밑공간의 경막밑혈종

사이로 뇌막동맥(meningeal artery)이 지난다. 중간뇌막동맥이 통과하는 관자뼈는 머리뼈 중에서 가장 얇은 뼈이며 때문에 골절이 일어나기 제일 쉽다. 관자뼈에 외상을 입으면 뇌막동맥이 찢어지고, 혈액이 잠재적 경질막바깥공간 속으로 흘러나올 수 있다. 혈액이 쌓이면서 경질막의 뼈막층이 뼈로부터 강제로 떨어져 거미막층과 연질막층 쪽으로 팽창되고 그 결과 뇌에 압력을 가하게 된다. 이를 경질막바깥혈종(경막외혈종)이라 한다(그림 9.3).

*경질막바깥혈종(epidural hematoma)*은 동맥압에 의해 뼈막 경질막이 머리뼈로부터 벌어짐에 따라 대개 빠르게 커지고 팽창된다. 경질막은 계속 분리되다가 경질막이 머리뼈에 더 단단하게 붙는 부위인 머리봉합에 이르러 멈춘다. 그 결과 양면오목 렌즈 모양의 팽창병소가 형성된다. 임상 환자는 머리뼈에 외상을 입은 후 명료 기간, 즉 증상이 전혀 없는 시기를 거치기도 한다. 몇 시간이 지나면 혈종이 팽창되면서 뇌를 압박하기 시작하고 치료하지 않으면 결국 머리속압력이 상승하고 사망한다.

*경질막밑공간(subdural space)*이 임상적으로 중요한 이유는 뇌실질을 떠나 경질막을 뚫고 정맥굴로 향하는 여러 연결정맥 때문이다. *경막밑혈종(subdural hematoma, SDH)*이 생기는 것은 겉질 실질로부터 시상정맥굴을 향해 흐르는 연결정맥이 심각한 외상으로 찢겨졌을 때이다. 그 결과 천천히 커지고 압력이 낮은 혈종이 경질막층과 거미막층 사이의 잠재적인 공간에 생기며, 이 혈종은 겉질의 마루 구역에 생기는 경우가 많다. 고전적인 증상양상이 따로 있지는 않고 외상으로 유발되는 경우가 많다. 꼭 심한 외상일 필요는 없으며 실제로 50% 이상의 증례는 사소한 외상으로 유발된다고 추정된다.

경막밑혈종은 기타 뇌혈관 문제나 공간점유 병소와 증상이 비슷한 경우가 많다. 알코올을 섭취하면 응고기전이 약해지고 또 넘어져서 머리외상을 입는 경우도 많다. 항응고

제를 복용해도 노년층에서 작은 외상으로 경막밑혈종이 생길 위험이 높아진다(그림 9.4). *만성 경막밑혈종*은 노년층에서 몇 주나 몇 개월 지난 후에야 증상이 나타나기도 한다. 이것은 주로 정맥으로부터 낮은 압력으로 혈액이 느리게 누출되고 또 연령이 증가하면서 뇌조직이 어느 정도 수축되어 커진 공간에 혈액이 더 많이 쌓이고 나서야 기능장애가 생기기 때문이다. *급성 경막밑혈종*은 상당한 힘의 외상을 입어야 생기며 그렇기 때문에 대개 외상성 거미막밑출혈이나 뇌타박상과 같은 다른 심각한 뇌손상을 동반하곤 한다.

*거미막밑공간(subarachnoid space)*은 연질막층과 거미막층 사이의 공간이며 잔기둥으로 분할되고 여기에는 뇌척수액과 뇌의 주요 혈관이 지난다. 거미막밑공간에 대해 임상적으로 중요하게 생각해야 할 내용은 *거미막밑혈종* 가능성이다. 거미막밑공간을 지나는 동맥의 기존 동맥자루에 문제가 생겨 이 공간 속으로 혈액이 유출되면서 생기는 것이 가장 흔하다. 동맥자루로부터 느리게 유출되기도 하고 한번에 터지기도 한다. 파열되기 전에 증상을 보이는 환자는 15% 미만이며, 파열되면 심한 두통을 동반하는 욕지기와 구토가 동시에 시작된다. 이 때의 두통은 평생 처음 겪어보는 심한 두통이라고 표현되곤 한다. 눈부심, 목 강직 등 증상이 동반되기도 한다. 수막염, 편두통과 증상표현이 비슷하기 때문에 반드시 감별진단 항목으로서 고려해 배제시켜야 한다.

머리속 종양, 출혈, 부종, 뇌척수액 압력변화 등 *머리속압력(intracranial pressure, 두개내압)*이 올라가는 모든 병리과정에 의해 뇌조직이 압박될 수 있다. 어느 부위의 뇌가 압박될지 그리고 압박에 대해 어떤 반응이 나타날지는 *덩이효과(mass effect, 종괴효과)*에 따라 달라진다. 덩이효과는 사람에 따라 다양한 양상으로 나타날 수 있지만 탈출증(herniation)이라고 하는, 뇌조직이 압박을 받아 해부학적 능선 구조물을 넘어가는 세 가지 임상적 상황은 다음과 같다.

1. 천막경유탈출증(transtentorial herniation)은 안쪽 관자엽, 즉 대개 갈고리이랑 혹은 갈고리이랑 주위구역이 압박, 돌출되어 천막패임을 통과해 내려가는 것이다(그림 9.5). 중간뇌 부위와 대뇌다리가 압력을 받기 때문에 눈돌림신경 기능이상과 반마비가 나타날 수 있다. 눈돌림신경이 손상되면 대개 병소 쪽과 같은쪽 동공이 확장되며, 이것은 교감신경 활동이 무저항 상태가 되기 때문이다. 반마비는 대개 병소 반대쪽에 나타난다. 중간뇌 그물계통이 손상되면 의식상실과 혼수에 이르기도 한다.
2. 중심탈출증(central herniation)은 뇌줄기가 아래쪽으로 이동하는 것이다. 하방변위 때문에 갓돌림신경(6번 뇌신경)이 당겨지고 가쪽곧은근이 마비될 수 있다(그림 9.5).
3. 소뇌편도탈출증(tonsillar herniation)은 머리속압력이 상승해 소뇌편도 부위를 머리뼈 큰구멍(foramen magnum)을 지나 하방으로 누르는 경우에 생긴다. 숨뇌 부위에 강한 압력이 가해지기 때문에 소뇌편도탈출에서는 대개 호흡정지, 혈압 불안정, 사망에 이른다(그림 9.5).
4. 대뇌낫밑탈출증(subfalcine herniation)은 띠이랑이 대뇌낫 아래로 그리고 반대쪽 뇌반구 쪽으로 밀릴 때 생긴다. 대뇌낫밑탈출에서는 특이적 임상징후가 보이지 않을 수 있다(그림 9.5).

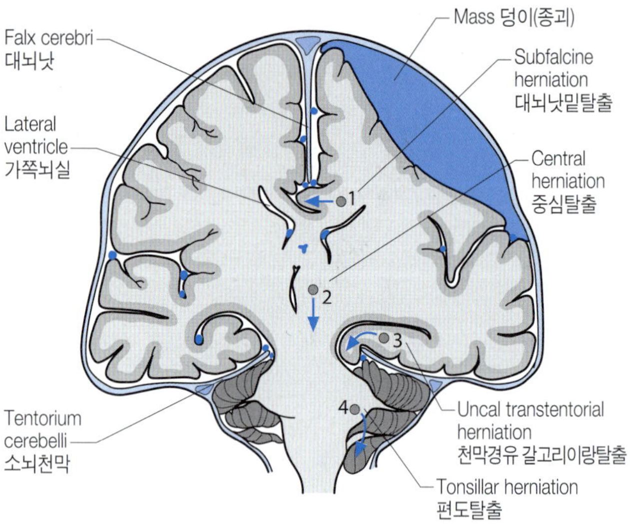

그림 9.5 머리속압력이 불균등하게 분포하여 나타날 수 있는 뇌 구조물의 위치이동 효과, 즉 덩이효과

뇌척수액

Cerebral spinal fluid (CSF)

뇌척수액(cerebral spinal fluid)은 정상일 때 맑고 무색, 무취인 액체로서 뇌와 척수에 퍼져 있다. 뇌척수액은 아마도 뇌와 척수에 대한 완충기능을 하며, 조직을 거쳐 뇌와 척수로 전해질 수 있는 외부 충격이나 교란으로부터 보호한다.

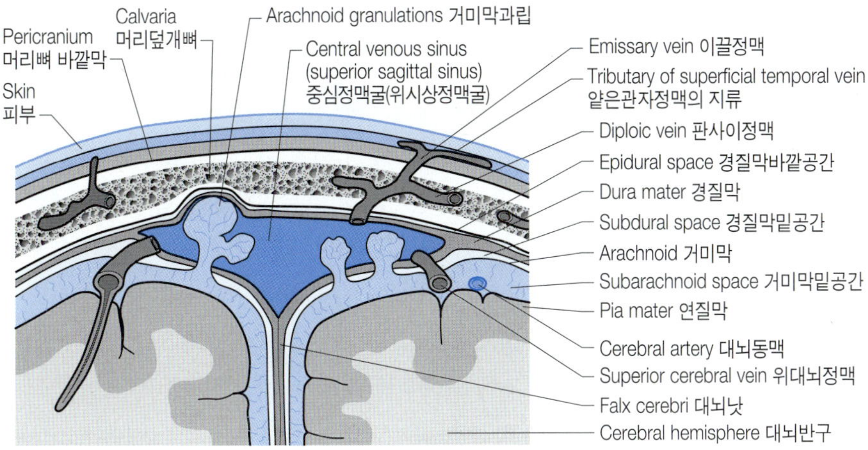

그림 9.6 CSF가 흡수되는 해부 구조. CSF의 흡수를 담당하는 거미막과립은 위시상정맥굴을 따라 위치하며 여기를 통해 CSF가 정맥배출계통으로 들어가 전신순환으로 복귀한다.

뇌척수액은 어느 정도 대사 운반매체 역할도 하며, 영양소를 신경축 세포 쪽으로 운반하고 대사 폐기물을 신경축 구조물로부터 제거한다. 뇌척수액은 수술후 병소에서 조직이 제거된 부위를 뇌척수액이 채우는 경우와 같이 머리속 용적이 변화한 경우 압력을 분배시키는 기능도 수행한다. 뇌척수액은 뇌줄기와 뇌실의 맥락얼기 조직을 통과해 투석되는 혈액으로부터 만들어진다. 뇌척수액은 두 가지 계통으로 순환하는데, 속 계통은 가쪽뇌실 두 곳, 뇌실사이구멍, 셋째뇌실, 대뇌수도관, 넷째뇌실 등이고, 바깥 계통은 여러 수조를 비롯해 뇌와 척수 주변의 바깥공간 전체이다. 속 계통과 바깥 계통이 교통되는 통로는 루시카(Luschka)구멍이라 하는 넷째뇌실의 가쪽구멍 두 곳, 마장디(Magendie)구멍이라 하는 넷째뇌실의 안쪽구멍 등이다. 각 계통의 뇌척수액은 용적이 약 150cm^{3}이다. 뇌척수액이 생성되는 속도는 약 20cm^3/hr 혹은 480cm^3/day 이다. 이 말은 몸의 뇌척수액 전체가 매일 3.2번 교체된다는 뜻이다. 이 과정에서 뇌척수액은 위시상정맥굴을 따라 위치하는 거미막과립에서 흡수되어 정맥배출계통 속으로 들어가며 전신순환 쪽으로 되돌려진다(그림 9.6).

뇌척수액은 가쪽뇌실로부터 셋째뇌실을 통과하여 넷째뇌실 쪽으로 순환하며 이어서 바깥 계통으로 흘러가 척수와 뇌 바깥면을 적신다(그림 9.7).

요점 9.1 Quick facts

CSF 검사 요약

소견	의심 질환
중성구, 저하된 포도당	급성 세균수막염
중성구, 정상 포도당	뇌고름집
림프구, 저하된 포도당	바이러스, 결핵, 크립토코쿠스
림프구, 정상 포도당	바이러스, 뇌종양, 매독

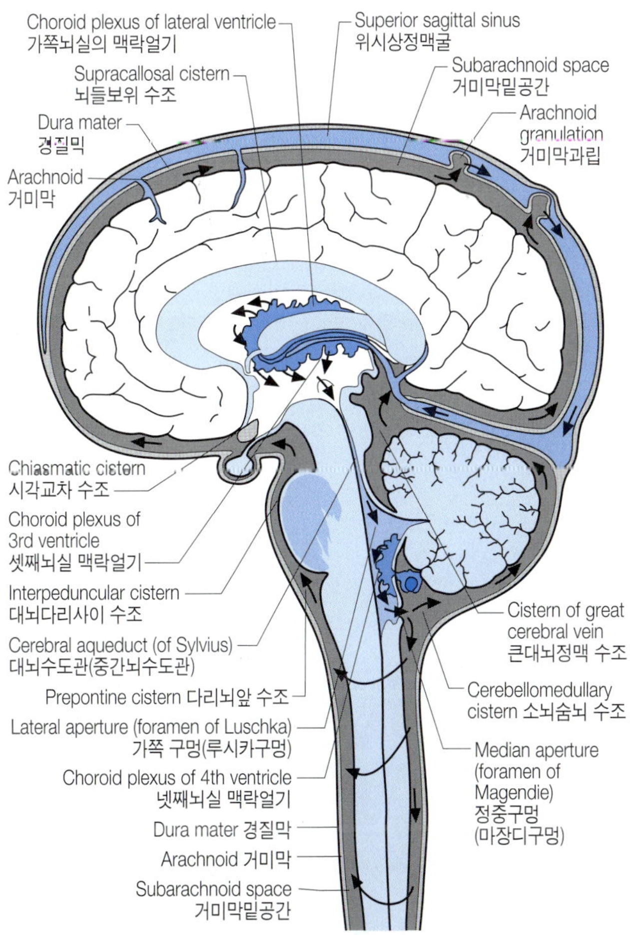

그림 9.7 CSF 계통 속에서 CSF의 흐름. 모든 뇌실에 맥락얼기가 존재하는 것이 보인다.

뇌척수액 임상검사

Clinical examination of cerebral spinal fluid

뇌척수액 검사는 신경축을 침범하는 감염증과 같은 몇몇 질환을 진단하는 데에 유용한 방법이다. 뇌척수액을 채취할 때에는 일반적으로 허리천자 시술을 한다. 이 시술을 통해 직접 접근하게 되는 허리수조 거미막밑공간에는 뇌척수액이 담겨 있다(그림 9.8). 이 시술을 활용해 뇌척수액 시료를 채취하고 뇌척수액 압력을 측정하며 필요하다면 과잉의 뇌척수액을 제거하며 약물이나 방사선조영제를 투여하는 통로 역할도 한다. 뇌척수액에서 여러 요소를 검사한다.

1. 뇌척수액 압력 — 정상치는 100~200mmH_2O(7.7~15.4mmHg)이다. 뇌척수액 압력 상승은 뇌실 배액계통 차단, 과잉생산, 공간점유 병소 등의 원인으로 생길 수 있다. 두 가지 가장 흔한 원인은 수막염과 거미막밑출혈이다. 뇌종양이나 뇌고름집(뇌농양)은 여러 날에서 여러 주가 경과된 후 압력을 증가시킨다.

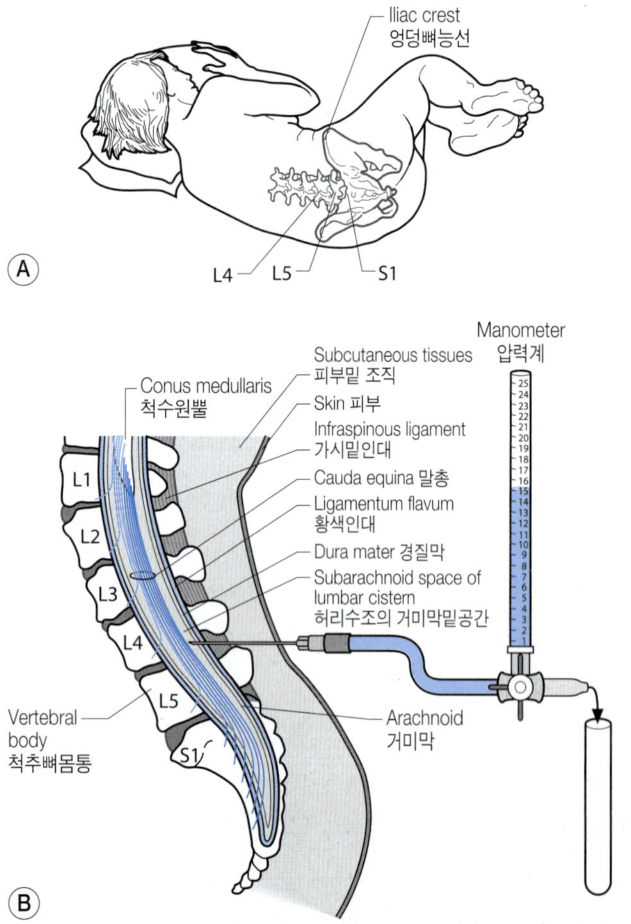

그림 9.8 (A) 환자 자세와 바늘 삽입 기준점. (B) 허리 수조의 여러 구조물에 대한 바늘의 위치. 그림에 보이는 것처럼 세 방향 꼭지로 선택해서 CSF 압력을 측정하거나 CSF 검체를 채취할 수 있다.

2. 뇌척수액 모양 — 정상 뇌척수액은 맑고 무색이다. 뇌척수액이 전반적으로 희거나 혼탁하면 상당량의 백혈구(white blood cells, WBC)가 존재하는 경우이다(400/mm^3 이상). 뇌척수액이 적색이나 분홍색이면 적혈구(red blood cells, RBC)가 존재하는 경우일지 모르지만, 적혈구가 뇌척수액 속에서 4시간 이상 머무르면 뇌척수액이 황색을 띠기도 한다(황색변색증, xanthochromia). 이것은 헤모글로빈이 분해되기 때문이다.
3. 뇌척수액 포도당 — 정상치는 45mg/100mL 이상이다. 임상적으로 가장 의미있는 소견은 포도당 농도 감소이다. 세균수막염의 사실상 모든 증례에서 나타나는 소견이다. 포도당 농도 감소의 다른 원인으로는 다음과 같은 것들이 있다.
   - 세균 침입
   - 곰팡이 침입
   - 결핵
   - 거미막밑출혈(해당효소 분비로 인한)

   혈당과 뇌척수액 포도당 농도 사이의 관계 때문에 뇌척수액 검체를 채취할 때 혈당농도를 함께 측정해야 한다.
4. 뇌척수액 단백질 — 정상치는 성인의 경우 15~45mg/100mL로 생각된다. 신생아에서는 150mg/100mL 정도로 높아지기도 한다. 임상적으로 가장 중요한 소견은 단백질 농도 상승이다. 단백질 농도 상승의 원인으로는 다음과 같은 것들이 있다.
   - 뇌 혹은 척수 종양
   - 뇌고름집
   - 전신루푸스
   - 다발경화증
   - 요독증
   - 세균 침입
5. 뇌척수액 세포수 — 정상 뇌척수액에서는 mm^3당 5개를 넘지 않는다. 정상 상태에서 뇌척수액에 존재하는 세포는 사실상 모두 림프구이다. 백혈구수 수치가 가장 높은 경우는 대개 수막염과 같은 급성 세균감염이다.

박테리아 감염에서 백혈구증가증의 가장 많은 부분을 차지하는 세포 유형은 다형핵세포 혹은 중성구이다.

수막 관련 임상 증후군

Clinical syndromes involving the meninges

수막종

Meningiomas

수막종(meningioma)은 머리속 종양 전체에서 약 20%를 차지하며, 경질막, 특히 경질막이 뼈에 단단하게 붙는 곳에서 시작한다. 수막종의 다양한 유형에는 다음과 같은 것들이 있다.

- 속귀신경집종과 혀밑신경종(신경섬유종)
- 시상결 수막종
- 표면 수막종
- 날개뼈 능선
- 후각 고랑
- 안장결절
- 천막 수막종

뇌고름집

Cerebral abscesses

뇌고름집(cerebral abscesses)은 뇌 실질 내부의 국소 화농을 말한다. 고름집(농양)의 다양한 원인 중에 *황색포도알균*과 *연쇄알균*이 있다. 고름집은 내부분 그람양성균과 그람음성균의 혼합형이다. 이러한 감염이 일어나는 가장 흔한 임상상황은 다음 세 가지이다.

1. 인접 부위의 국소 감염으로부터 생기는 경우로서 예를 들어 치아감염, 굴염, 귀염 등
2. 먼 부위로부터 생기는 경우로서 허파 감염이 대개 혈행 확산됨
3. 머리손상이나 수술 후

두통, 열, 국소 신경결손 등 고전적인 세 증후가 나타나는 증례는 약 50%이다. 기타 증상으로 발작, 시각신경유두부종, 욕지기, 구토, 목경축 등이 있다(Vogel 1994).

> **요점 9.2** Quick facts
>
> **출혈점(petechiae)인가 아닌가?**
>
> 유리잔 검사(glass test)는 유리잔 하나를 피부에 대고 눌러 피부의 붉은 점이 없어지는지 살펴보는 검사이다. 출혈점이라면 눌러도 없어지지 않는다.

수막염

Meningitis

수막염(meningitis)은 경질막, 거미막, 연질막, 뇌척수액의 병원체 감염에 대한 염증반응이다. 연수막염(leptomeningitis)은 연질막-거미막층, 경수막염은 경질막층에 해당된다. 뇌척수액을 비롯해 거미막밑공간은 뇌, 척수, 시각신경 전체가 이어져 있으므로 대개 신경축 전체에 영향을 미친다.

머리속 구획으로 통하려면 혈류를 거치게 되는 반면 뇌척수액으로 통하려면 맥락얼기를 거치거나 혹은 직접 연질막 혈관을 거치면 된다. 연질막이 섬세하고 약해 보이지만 실제로는 감염 확산에 대해 대단히 효과적인 장벽이고 아래에 위치한 뇌조직으로 파급되는 것을 전체적으로 막는다.

병원체가 뇌척수액 속으로 일단 진입하면 면역계통의 반격기능이 심각하게 지장을 받고 나중에는 상당량의 병원체의 자극을 통해 세균 침입에서의 중성구 뇌척수액세포증가증이나 바이러스 침입에서의 림프구 뇌척수액세포증가증이 생긴다(Scheld 1994, Pryor 1995). 세균이 뇌척수액 속으로 진입하는 기전은 다음의 셋 중 하나일 것으로 생각된다.

1. 세균으로부터 분비된 화학물질 때문에 혈액뇌장벽을 형성하는 여러 세포에서 세포사이 치밀이음부가 이완된다.
2. 세균이 맥락얼기 창을 거쳐 진입한다.
3. 중추신경계를 정상적으로 순환하는 큰포식세포나 기타 세포 내부로 세균이 진입한다.

세균이 침입한 결과 일차적으로 다음과 같은 상황이 초래된다.

1. 뇌척수액의 중성구 뇌척수액세포증가증
2. 맥락얼기의 투과성이 항진되고 그 결과 뇌척수액 압력이 높아져 결국 머리속압력이 올라간다.

3. 뇌혈류 감소
4. 겉질 저산소증
5. 뇌척수액 산증
6. 거미막밑공간의 중성구 침입

뇌척수액에서 백혈구의 정상 농도는 mm^3당 세포수 0~5이며, 정상적인 경우 거의 대부분은 림프구이다.

수막염을 일으키는 다양한 생물 중 *크립토코쿠스네오포르만스(Cryptococcus neoformans)*는 효모의 일종으로서 흙에서 발견되며 전세계에 분포한다. 발생률은 약 5/1,000,000이며, 면역계통이 손상된 사람에게서 흔하게 나타난다. 면역손상의 위험요인에는 림프종, 당뇨, 후천면역결핍증후군(AIDS) 등이 있다. 크립토코쿠스 수막염의 증상은 다음과 같다.

- 두통
- 열
- 욕지기, 구토
- 목 강직(Kernig 징후, Brudzinski 징후가 양성을 보일 수 있다.)(그림 9.9)
- 눈부심
- 정신상태 변화
- 환각

진단

- 허리천자를 반드시 시행한다.
- 뇌척수액 염색에서 효모가 보일 수 있다.
- 뇌척수액 배양에서 효모가 자란다.
- 뇌척수액이 크립토코쿠스 항원 양성을 보일 수 있다.
- 혈액검사상 혈청 크립토코쿠스 항원 양성이 보인다.

치료

- 항진균제를 이용해 감염을 치료한다.
- 암포테리신 B(amphotericin B) 정맥내 투여가 가장 흔히 쓰인다.
- 위의 방법이 효과가 없는 경우 약물의 수막공간내 투여(척주관내 주사)가 필요하다.
- Fluconazole 고용량 경구투여가 종종 효과적이다.

매독균(매독)

Treponema pallidum (Syphilis)

매독을 치료하지 않거나 제대로 치료하지 않은 합병증으로서 생길 수 있다. 특징적인 변화가 정신상태와 신경기능에서 나타나는 수막혈관 신경매독(meningovascular neurosyphilis) 유형은 매독 감염의 생명을 위협하는 진행성 합병증이다. 다른 미생물에 의한 수막염과 비슷한 면이 있으나 뇌의 혈관구조에 심각한 손상을 일으키고 그 결과 많은 비율의 환자에서 뇌졸중을 일으킨다. 증상은 다음과 같다.

- 두통
- 욕지기, 구토

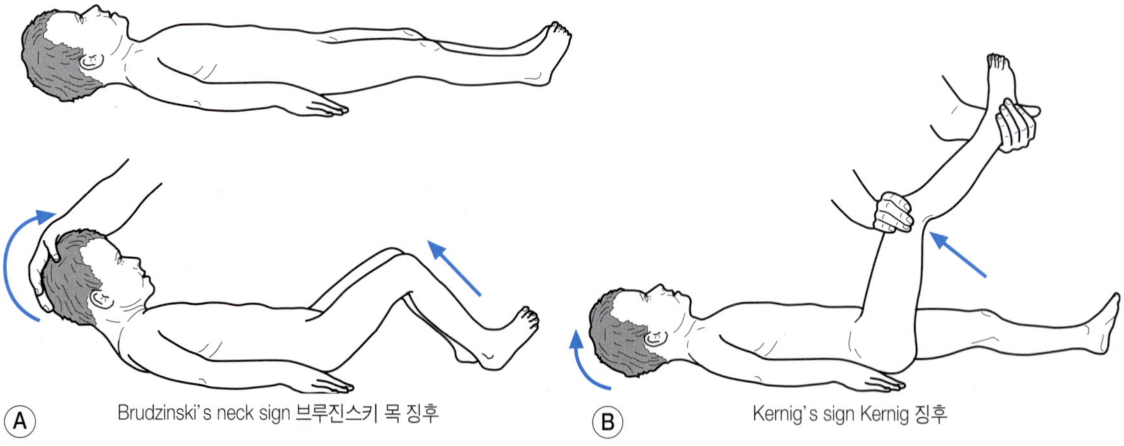

그림 9.9 (A) Brudzinski 목 징후 시행법. 환자는 힘을 빼고 바로누운 자세를 취하고 환자의 목을 빠르게 굽혔을 때 경질막 자극 상태라면 환자는 무릎을 구부려 수막이 신장되는 정도를 줄이려 한다. **(B) Kernig 징후.** 환자는 힘을 빼고 조용히 바로누운 자세를 취하고 환자의 다리를 무릎을 구부려 천천히 들어올리고, 이어서 다리를 갑자기 똑바로 했을 때 수막자극 상태라면 환자는 갑자기 목을 굽힘 자세로 만들게 된다.

- 목 강직(Kernig 징후, Brudzinski 징후가 양성을 보일 수 있다.)(그림 9.9)
- 목 통증
- 어깨와 팔 강직
- 열
- 눈부심
- 소음 민감도
- 정신상태 변화, 즉 혼동, 방향감장애, 주의력 저하, 피자극성, 졸림, 기면 등
- 시각 변화
- 발작

진단

국소 신경학적 결손, 즉 신경기능의 국소적 상실이 흔히 보이는 소견이다. 신경학적 검진을 통해 뇌신경 특히 눈운동을 조절하는 갓돌림신경(4번 뇌신경), 도르래신경(6번 뇌신경), 눈돌림신경(3번 뇌신경) 등의 기능저하가 드러나기도 한다. 진찰에 추가로 포함되어야 하는 것으로서 발작이 존재한다면 뇌파도, 머리 CT 혹은 MRI, 뇌척수액 검사, 매독혈청검사(serum VDRL), 신속 혈장 즉시과민항체(serum RPR) 등 매독 선별검사가 있다. 만일 선별검사가 양성이면 형광매독항체흡수검사(FTA-ABS)를 통해 확인해야 한다.

치료

기존의 신경손상이 영구적이기 때문에 치료목표는 감염을 치료하고, 진행되는 장애를 줄이고, 신경손상을 줄이는 것이다. 페니실린, 테트라사이클린, 에리트로마이신 등이 일차선택약이다. 치료 후 증상이 극적으로 호전될 수 있지만 진행성 장애가 나타날 수 있다.

인플루엔자균 Hemophilus influenzae

B형 *인플루엔자균*이 가장 흔하다. 1개월에서 5세 연령의 소아에서 수막염을 일으키는 제일 원인이며, 6~9개월 사이에 최대 발병률을 보인다. 이 미생물은 기도 어딘가로부터 혈류 쪽으로 퍼지고 이후 수막에 도달한다.

이 질환의 발생에 대한 위험인자에는 최근 병력상 가운데 귀염(중이염), 굴염, 인두염 등이 있다. 또한 병력상 가족 구성원이 과거에 인플루엔자균에 감염된 경우도 해당된다. 다음의 증상과 검사소견이 나타날 수 있다.

- 영아의 영양공급 불량, 피자극성
- 열
- 어린 영아의 정상체온 미달
- 심한 두통(크고 날카로운 비명)
- 욕지기, 구토
- 목 강직 혹은 목 굽힘 시 소리지름(Kernig 징후, Brudzinski 징후가 양성을 보일 수 있다.)(그림 9.9)
- 비일상적 신체 자세
- 목 굽힘, 즉 턱을 가슴 쪽으로 옮겨가는 동작에서 등 통증
- 눈부심
- 영아에서 숫구멍, 즉 머리뼈의 부드러운 부분의 팽창
- 활모양강직, 즉 등이 활처럼 휘어서 머리가 뒤로, 턱이 위로 간 자세(opisthotonus)
- 발작
- 혼미, 혼수
- 혈액과 뇌척수액에서 백혈구 수치 상승

수막염이 예상되는 경우 가급적 빨리 항생제 치료를 시작해야 한다. 약 20%의 증례에서 나타나는 청각신경 손상을 줄이기 위해 스테로이드를 투약하기도 한다. 사망률이 상당히 높아서 3~5%의 환자는 목숨을 잃는다. 일부 생존 환자에게서 뇌 손상, 물뇌증(수두증), 학습장애, 행동문제 등이 나타난다. 가급적 빨리 모든 가족이 화학예방법을 시작하는 것이 바람직하다.

수막알균(수막구균) Meningococcus

이 질환은 수막알균이라고도 하는 *수막염균(Neisseria meningitidis)*에 의해 생긴다. 5~29세 연령대에서 수막염을 일으키는 가장 흔한 원인이다. 대개 상기도 감염이나 목앓이 후에 생기는 것이 일반적이다. 급격하게 발병하여 몇 시간 안에 위험한 상태나 생명을 위협하는 상태로 진행하기도 한다. 출혈점이라 하는 아주 작은 붉은 점을 동반하는 독특한 발진 외에 다음의 증상이 있다.

- 고열

요점 9.3 Quick facts

병원체 요약(Summary of causative agents)

연령	병원체
1개월 미만	B군 사슬알균(Group B Strep.)
1개월~5세	인플루엔자균(*H. Influenza*)
5~29세	수막염균(*N. meningitidis*)
30세 이상	폐렴사슬알균(*S. pneumoniae*)

- 심한 두통
- 욕지기, 구토
- 목 강직(Kernig 징후, Brudzinski 징후가 양성을 보일 수 있다.)
- 눈부심
- 정신상태 변화

정밀한 신체진찰을 통해 저혈압, 빠른맥, 목강직, 발진 등이 관찰되며 백혈구를 검사하면 수치가 올라가 있다. 혈액을 배양하면 수막알균이 자란다. 척추천자를 하면 백혈구 상승, 포도당 저하, 단백질 상승 등 소견이 보인다. 합병증에는 뇌 손상, 쇼크, 뇌척수액 압력증가, 심근염, 물뇌증, 귀먹음, 근육마비, 정신지체 등이 있다.

폐렴사슬알균(폐렴알균) *Streptococcus pneumoniae*(Pneumococcus)

폐렴사슬알균(*Streptococcus pneumoniae*), 즉 폐렴알균(Pneumococcus, 폐렴구균) 감염으로 생긴다. 30세 이상 연령의 성인에서 가장 흔한 원인이다. 대개 몇 시간에서 며칠 이내에 증상이 빨리 시작한다. 이 질환의 이환에 대한 위험인자는 재발성 폐렴, 뇌척수액 누출, 머리 손상, 당뇨, 알코올 남용, 재발성 폐렴, 심장판막 감염, 재발성 귀 감염, 최근의 상기도 감염 등이다. 수막염과 비슷한 유형의 징후나 증상으로는 다음과 같은 것이 있다.

- 빠른맥박
- 체온 상승
- 목 강직(Kernig 징후, Brudzinski 징후가 양성을 보일 수 있다.)
- 심한 두통
- 욕지기, 구토
- 눈부심
- 정신상태 변화

진단

척추천자(허리천자)를 하면 그람양성 세균소견(폐렴알균), 단백질 상승, 포도당 저하 등 소견을 보이는 경우가 많다. CT 스캔이나 MRI 검사는 머리속압력이 상승한 경우가 아니면 대개 정상이다. 혈청과 뇌척수액 배양검사에서 폐렴알균이 자라기도 한다.

치료

가급적 빨리 항생제 치료를 시작해야 한다. 세프트리악손(Ceftriaxone)이 가장 흔히 사용되는 약물이다. 세균이 내성을 보이면 반코마이신(Vancomycin) 혹은 리팜핀(Rifampin)을 쓸 수 있다. 특히 소아에서는 코르티코스테로이드 요법을 종종 활용하기도 한다. 조기치료를 하더라도 20%의 환자는 사망하며, 50%는 심각한 장기적 합병증으로 고생한다.

포도알균(황색, 표피)

Staphylococcus (aureus, epidermidis)

이 질환의 원인 세균은 대개 황색포도알균(*Staphylococcus aureus*) 혹은 표피포도알균(*Staphylococcus epidermidis*)이다. 수술 합병증으로 생기기도 하고 혹은 다른 부위로부터 혈행확산을 통해 생기기도 한다. 위험인자는 뇌 수술, 뇌척수액 션트, 심장판막 감염, 과거의 뇌 감염, 즉 고름집, 뇌염 등이 있다. 증상은 다음과 같다.

- 열
- 심한 두통
- 욕지기, 구토
- 목 강직
- 눈부심
- 발진(패혈증)

뇌척수액과 혈청 배양에서 포도알균이 보일 수 있으며 이러한 감염은 사망으로 이어지는 경우가 많다.

결핵균 Mycobacterium tuberculosis

결핵균(*Mycobacterium tuberculosis*)에 의해 생기는 질환이다. 대개 몸의 다른 부위로부터 확산되며, 대개 순차적으로 증상이 시작된다. 일반적으로 면역계통이 손상된 사람에게서만 나타나는 드문 질환이다. 하지만 치료하지 않으면 치명적이다.

무균수막염 Aseptic meningitis

이 범주의 수막염은 세균수막염의 징후와 증상을 모두 나타내면서도 원인균이 확인되지 않는다. 무균수막염의 원인으로서 세균이 아닌 다른 여러 병원체가 거론되어 왔다. 즉 바이러스, 곰팡이, 결핵, 약물유발성 등이다. 콕사키바이러스, 에코바이러스 등 엔테로바이러스 군이 무균수막염 증례의 약 50%를 차지한다. 멈프스 바이러스와 같은 다른 엔테로바이러스도 무균수막염 증례의 상당 부분을 차지한다.

헤르페스 바이러스는 1형과 2형 모두 영아와 어린 소아 혹은 면역계통의 기능이 손상된 사람들에서 무균수막염을 일으킬 수 있다.

광견병 바이러스와 AIDS 바이러스(HIV) 역시 수막염의 원인이라고 확인되었다. 흥미로운 점은 항생제나 일부 비처방약 소염제 등 몇몇 약물 또한 무균수막염 발병과의 관련성을 보였다는 것이다. 세균수막염의 징후와 증상이 모두 존재할 수 있다.

뇌척수액 백혈구 계산치가 상승되어 있고, 혈청과 뇌척수액 배양에서 세균이 자라지 않는다. 사용할 만한 특이적 치료법은 없으며 증상이 시작되고 나서 5~14일이 지나면 대개 완전히 회복된다.

그람음성 미생물 Gram-negative organisms

병원체는 녹농균(*Pseudomonas aeruginosa*), 대장균(*Escherichia coli*), 엔테로박터 에어로게네스(*Enterobacter aerogenes*), 프로테우스 모르가니(*Proteus morganii*), 폐렴막대균(*Klebsiella pneumoniae*) 등이다. 앞에서 살펴본 그람양성 세균수막염의 징후와 증상이 모두 나타날 수 있다. 정맥내 항생제 투여가 일차선택 치료법이며 40~80%의 환자는 그람음성 미생물 수막염을 이겨내지 못한다.

편두통

Migraine

통증에 민감한 경질막과 중간뇌막동맥 벽이 편두통의 통증 발생에서 역할을 한다고 시사하는 근거가 일부 존재한다(17장 참조).

뇌 염

Encephalitis

뇌염(encephalitis)은 수막과 뇌실질 모두에 걸친 염증반응이다. 세균, 곰팡이, 바이러스 등 여러 미생물이 뇌염을 일으킬 수 있다. 바이러스가 단연 가장 흔한 병원체이다. 바이러스 뇌염의 가장 흔한 원인은 엔테로바이러스, 단순헤르페스 1형 바이러스, 멈프스 바이러스, 아르보바이러스 등이다. 뇌염 환자는 수막염을 나타내는 증상 외에 다음의 증상도 나타날 수 있다.

- 정신상태 이상, 즉 섬망, 혼동, 방향감장애 등
- 초점 혹은 광범위 신경학적 징후(위운동신경세포 침범 소견)
- 실어증, 실조, 반신불완전마비, 뇌신경 결손

뇌염에 대해서는 주로 지지적 치료를 시행한다. 항바이러스제 Acyclovir가 헤르페스뇌염에 효과적인 경우가 있다. 예후는 환자의 연령에 따라 달라지는데, 30세 미만에서는 생존율이 67~100%이고, 30세 이상에서는 64%이다.

혈관사고

Vascular accidents

뇌속출혈

Intracerebral haemorrhage

뇌속출혈(intracerebral haemorrhage)은 뇌실질 속 혈관에 문제가 생겨 혈액이 뇌 조직 속으로 누출되어 생긴다. 겉질

요점 9.4 Quick facts

겉질 혈액공급(Blood supply of the cortex)

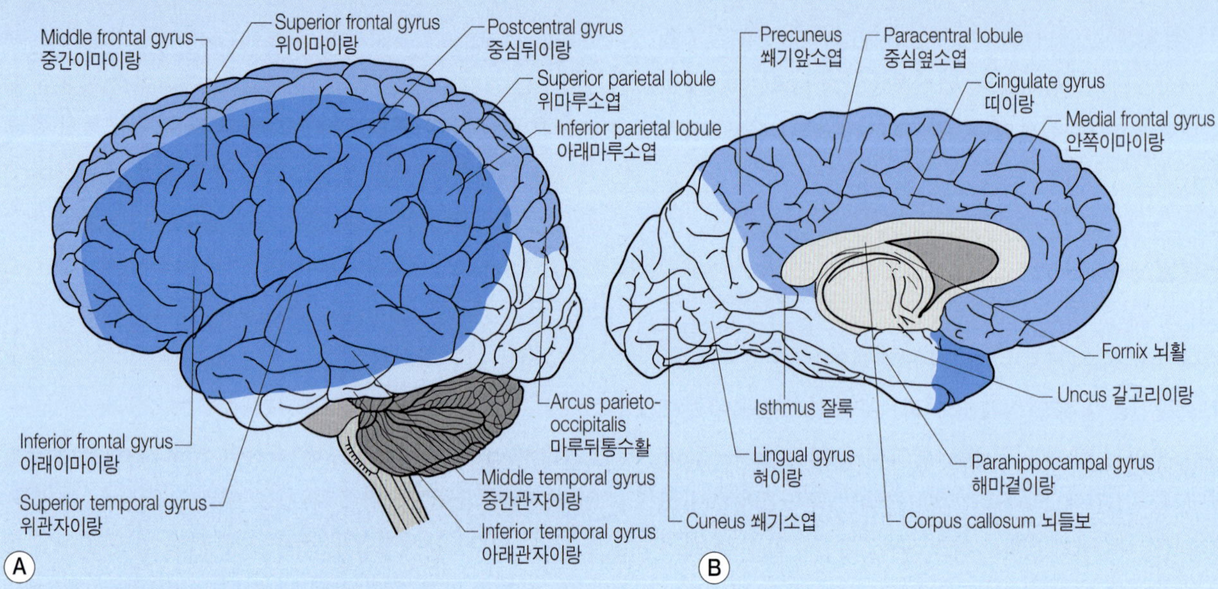

그림 9.10 (A) 왼쪽 대뇌반구의 가쪽면, 대뇌 동맥의 공급을 받는 구역이 보임. (B) 왼쪽 대뇌반구의 안쪽면, 대뇌 동맥의 공급을 받는 구역이 보임. 여기 그림에서 앞대뇌동맥이 공급하는 구역은 중간색으로, 중간대뇌동맥이 공급하는 구역은 어두운 색으로, 뒤대뇌동맥이 공급하는 구역은 밝은 색으로 표시했다.

요점 9.5 Quick facts

동맥류 부위(Aneurysm sites)

- 앞교통동맥(28%)
- 뒤교통동맥(25%)
- 중간대뇌동맥(12%)
- 눈동맥, 앞대뇌동맥, 뒤대뇌동맥(13%)
- 기타 부위(22%)

밑 바깥섬유막 부위의 렌즈핵줄무늬체동맥에서 출혈되는 경우가 많다. 외상성 혹은 비외상성으로 출혈될 수 있으며 갑작스런 전격성 두통이 생기고 의식상실이 빠르게 악화된다. 양쪽 대뇌반구에 가해지는 비대칭적 압력 때문에 천막 탈출도 흔히 발생한다.

거미막밑출혈

Subarachnoid haemorrhage

거미막밑출혈(subarachnoid haemorrhage)은 거미막밑공간을 가로지르는 동맥에 이미 존재하던 동맥자루에 문제가 생겨 혈액이 거미막밑공간으로 누출되면서 생기는 경우가 가장 흔하다. 동맥자루에서 천천히 누출되기도 하고 그대로 터지기도 한다. 파열 전에 증상을 보이는 환자는 15% 미만이며, 파열 후에는 심한 두통과 욕지기, 구토 증상이 동시에 발병한다. 평생 처음 겪어보는 가장 심한 두통이라고 표현하는 경우가 많다. 눈부심과 목 강직 등 증상이 동반되기도 한다.

동정맥기형

Arteriovenous malformation (AVM)

동정맥기형(arteriovenous malformation, AVM)은 동정맥 이음부의 선천기형으로서 큰 매듭 모양의 부위이고, 구조적으로 민감한 경우가 많아 비교적 작은 외상에도 파열될 수 있다. 출혈이 일어나는 굴맥관은 압력이 낮은 상태이다. 이러한 출혈로 인해 종종 국소 신경학적 징후와 두통, 간질, 그리고 때로는 물뇌증 등이 나타난다. 반복적인 거미막밑출혈의 혈액으로 거미막밑융모가 막혀 뇌척수액 흡수에 지장을 초래할 수 있고 그 결과 물뇌증에 이른다.

물뇌증 Hydrocephalus

물뇌증(hydrocephalus, 수두증)은 머리속공간의 뇌척수액 과다가 원인이다. 물뇌증은 뇌척수액 생산과다, 뇌척수액 흐름 폐쇄, 뇌척수액 흡수 감소 등으로 생길 수 있다.

거미막밑출혈, 수막염, 기타 과립의 적절한 작용능력을 떨어뜨리는 인자 때문에 혈액 산물로 거미막과립이 차단되어 *교통물뇌증(communicatiing hydrocephalus)*이 생긴다. *무교통물뇌증(noncommunicating hydrocephalus)*에서는 뇌실 계통의 뇌척수액 흐름이 막힌다. 대개 작은 구멍이나 대뇌수도관이 막힌다.

간혹 노년층에서 관찰되는 *정상압물뇌증(normal pressure hydrocephalus)*의 경우 만성적으로 뇌실이 확장되고 겉질이 위축된다. 다음 세 가지의 증상이 흔히 보이기도 한다.

- 기억장애와 혼동
- 진행성 보행장애
- 배뇨조절 곤란

다음 항목에 대한 감별진단이 이루어져야 한다.

- 다양한 종류의 치매
- 파킨슨병
- 경막밑혈종, 경질막바깥혈종, 거미막밑혈종
- 다발경색치매
- 저혈당
- 독성
- 감염
- 콩팥기능상실, 간기능상실
- 고칼슘혈증

겉 질

Cortex

사람의 겉질은 확인된 몇몇 기능적 부위와 그 사이의 연합겉질로 구성된다. 겉질 여러 부위의 기능이 국소화된다고 이야기를 하지만, 사실 신경축의 여러 기능계통이 서로 협력해 작용함으로써 당면한 환경에 대해 가능한 한 최선의 결과를 만들려고 한다. 예를 들어, 사고활동은 이마겉질에

> **요점 9.6** Quick facts
>
> **대뇌겉질층(Layers of cerebral cortex)**
>
> - 학습의 편의를 위해 세포 유형, 세포 기능, 세포 밀도, 세포 배열 등의 차이에 따라 대뇌겉질을 여러 개의 층으로 나눌 수 있다.
> - 이렇게 나뉘는 6개 겉질층(1~6번 층)은 얕은층에서 깊은층의 순서로 다음과 같이 부르기도 한다.
>   - 분자층(molecular layer) 혹은 얼기층(plexiform layer)
>   - 바깥과립층(external granular layer)
>   - 바깥피라미드세포층(external pyramidal layer)
>   - 속과립층(internal granular layer)
>   - 신경절세포층(ganglionic layer) 혹은 속피라미드세포층(internal pyramidal layer)
>   - 뭇모양층(multiform layer) 혹은 다형세포층(layer of polymorphic cells)

> **요점 9.7** Quick facts
>
> **겉질 세포 유형(Types of cells in the cortex)**
>
> - Martinotti 세포
> - 신경아교모양(neurogliaform)
> - 바구니세포(basket cells)
> - 수평세포(horizontal cells)
> - 방추세포(fusiform cells)
> - 별세포(stellate cells)
> - 피라미드세포(pyramidal cells)

해당하며 반드시 바닥핵과 상호작용을 해야 의미있는 의식의 흐름으로 이어갈 수 있다. 겉질이 담당하는 기능인 행동반응과 감정의 융합에는 해마와 편도핵의 기능이 필수적이다. 운동은 이마엽 운동겉질에서 제어하지만 척수와 소뇌가 되먹임을 제공하지 않으면 의미가 없고 무작위적인 운동이 된다. 겉질은 다음과 같이 여러 엽 구역으로 나눌 수 있다.

이마엽

Frontal lobes

이마엽(전두엽)은 고차 감각 처리, 계획, 실행, 언어 처리, 추상적 사고, 운동 조절, 인지, 감정, 행동 등 복잡한 조작과 관련된다. 이마엽에서 가장 앞쪽 부분은 추론, 판단과 같은 복합인지과정에 관련된다. 이러한 여러 사고활동을 묶어

요점 9.8 Quick facts

피라미드세포(Pyramidal cells)

- 피라미드세포라는 이름은 세포체 모양이 피라미드를 닮은 데에서 유래되었다.
- 피라미드세포는 대부분 폭이 10~50㎛이다.
- 하지만 거대피라미드세포(Betz 세포)는 폭이 120㎛에 이르기도 하며 이마엽 중심앞이랑(운동겉질)에서 관찰된다.
- 피라미드세포는 꼭대기가 겉질의 연질막면을 향해 배열되어 있다.
- 각 피라미드세포의 꼭대기로부터 큰 꼭대기 가지돌기가 뻗어나와 연질막 쪽을 향해 가면서 여러 개의 곁가지를 낸다.
- 다른 여러 개의 가지돌기는 가쪽으로 진행해 주변 신경그물 속으로 들어간다.
- 바닥에서 축삭이 하나 뻗어 투사섬유(projection fiber), 연합섬유(association fiber), 맞교차섬유(commissural fiber) 등이 되어 백색섬유로를 거쳐 빠져나간다.

요점 9.9 Quick facts

별세포(Stellate cells)

- 별세포는 크기가 작아서 과립세포라고 부르기도 한다.
- 별세포는 폭 8㎛ 정도의 다각형(별) 모양이다.
- 별세포는 여러 가지돌기에서 다중 가지를 내며 인근 세포에서 끝나는 비교적 짧은 축삭이 있다.

요점 9.10 Quick facts

방추세포(Fusiform cells)

- 방추세포는 장축이 겉질면에 수직 방향이다.
- 방추세포는 대개 겉질 가장 깊은층에만 밀집되어 분포한다.
- 가지돌기 여러 개가 세포체의 각 극에서 나온다.
- 아래 가지돌기는 겉질 세포층 중 세포체와 동일한 층에서 연접을 형성한다. 위 가지돌기는 겉질 세포층 몇 개를 통과해 얕은층 쪽을 향해 올라간다.
- 축삭은 세포체 아래에서 시작해 백색섬유로를 타고 내려가 연합섬유, 맞교차섬유, 투사섬유가 된다.

*생물학적 지능(biological intelligence)*이라 할 수 있다. *수행 기능(executive function)*은 생물학적 지능의 한 요소이다. 수행기능에 의해 인지과정이 조절되고 지시를 받는다. 의사결정, 문제해결, 학습, 추론, 전략적 사고 등은 모두 수행기능(실행기능)의 구성요소이다. 이마앞겉질 또한 주의제

요점 9.11 Quick facts

수평세포(Horizontal cells)

- 수평세포는 작고 방추 모양이며 겉질면에 수평 방향이다.
- 수평세포는 대개 겉질 중 가장 얕은 몇 개의 층에서 관찰된다.
- 가지돌기 여러 개가 세포체의 각 극에서 나오고 축삭은 겉질면에 수평으로(평행하게) 진행해 피라미드세포와 연접을 형성한다.

어계통 역할을 맡아 두 개의 예행연습계통 속으로의 정보흐름을 조절하고 저장기억에 대한 검색을 촉진한다.

1. 발성고리 — 언어(단어, 숫자 등)
2. 시공스케치북 — 시각과 활동

해부학적으로 이마엽의 경계는 뒤로 Rolando 틈새인 중심고랑이고, 아래로 Sylvius 틈새인 가쪽틈새이다. 이마엽은 중심앞 구역과 이마앞 구역 등 두 개의 주요 구역으로 나눌 수 있다. 중심앞 구역에는 4번, 6번 영역 겉질이 포함되며 중심앞이랑, 그리고 위 · 중간 · 아래이마이랑의 뒤쪽 부분 등으로 구성된다. 이마앞 구역을 구성하는 것은 이마엽의 나머지 부분이며, 이를 가로지르는 두 개의 고랑에 의해 위 · 중간 · 아래이마이랑 등 3개의 이랑으로 나뉜다. 겉질의 두께는 1.5~4.5mm로 변화를 보이며 깊은 고랑 부위보다 노출된 표면 이랑이 항상 더 두껍다.

겉질은 기본 속성상 층판 구조이며 6개의 개별 층이 겉질 대부분에 존재한다. 각 층의 두께, 세포 수, 주요 세포 유형 등이 겉질 영역에 따라 차이를 보인다. 가장 위쪽에서 가장 밑쪽으로 열거하면 분자층, 바깥과립층, 바깥피라미드세포층, 속과립층, 신경절세포층, 방추세포층 혹은 뭇모양층 등이다(그림 9.11). *분자층(molecular layer)*인 1번 층은 겉질의 가장 위쪽 층이다. 여기에는 신경아교세포의 세포체, 그리고 겉질 깊은층으로부터 나온 축삭이나 가지돌기가 위치한다. *바깥과립층(external granular layer)*인 2번 층은 매우 치밀하며 여기에 위치한 작은 과립세포와 작은 피라미드세포는 겉질 다른 층의 신경세포로 투사된다. 바깥 혹은 안쪽 *피라미드세포층(external/medial pyramidal layer)*인 3번 층에는 피라미드세포가 열을 지은 모양으로 위치한다. 3번 층의 여러 신경세포에서 투사되는 축삭이 겉질의 다른 층으로 가서 연합 투사를 형성한다. *속과립층(internal granular*

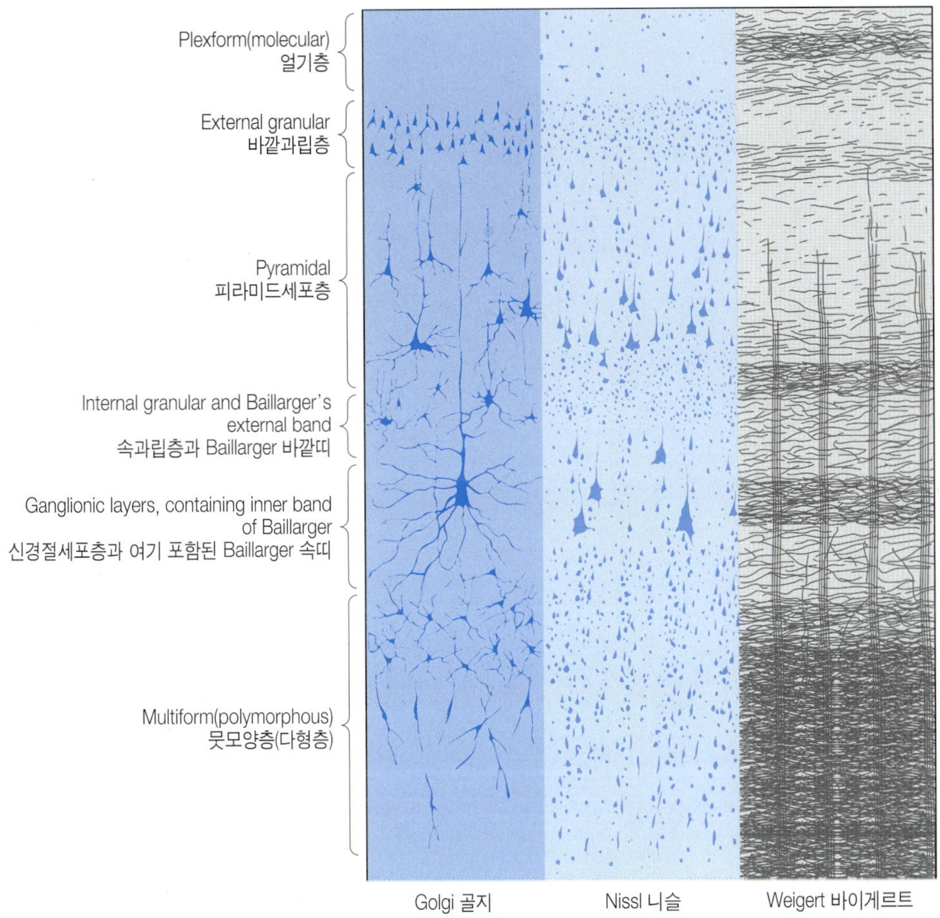

그림 9.11 겉질 구조 모식도

> **요점 9.12** Quick facts
>
> **Martinotti 세포**
>
> - Martinotti 세포는 겉질 각 세포층에 분포하는 작은 다극세포이다.
> - Martinotti 세포는 가지돌기가 짧고, 축삭은 겉질면 쪽을 향하며 겉질의 얕은 층 쪽으로 진행하면서 곁축삭을 몇 개 낸다.

*layer)*인 4번 층은 얇고 세포구조가 바깥과립층과 동일하다. *신경절세포층(ganglionic layer)* 혹은 *속피라미드세포층(internal pyramidal layer)*인 5번 층에는 작은 과립세포, 큰 피라미드세포, 그리고 일부 연합섬유의 세포체가 위치한다. 5번 층에서 나오는 연합섬유는 *Baillarger*와 *Kaes Bechterew* 띠라는 두 개의 큰 경로를 형성한다. 5번 층 신경세포는 시상 이외의 겉질밑 구조물인 바닥핵, 중간뇌, 척수 등으로 투사된다. *방추세포층(fusiform layer)*은 *뭇모양층(multiform layer)*이라고도 하는 6번 층이며, 여기의 신경세포는 주로 시상으로 투사된다. 겉질의 어느 부분에든 각 층이 모두 존재한다. 하지만 각 층이 상대적으로 치밀한 정도가 모든 부위에서 동일한 것은 아니다. 해당 부위의 기능에 따라 몇몇 층이 다른 층보다 더 두껍다. 겉질 여러 구역을 구조와 기능상 차이에 따라 구별하는 가장 일반적인 분류법을 고안한 것은 1909년의 Korbinian Brodmann이었다. 겉질을 현미경으로 관찰해 겉질을 세포 구조상 서로 다른 52개 구역으로 나누었으며 이를 브로드만 영역이라 한다(그림 9.12). Brodmann이 세포 구조에 따라 나눈 내용은 겉질의 기능 출력 부위와 아주 밀접하게 대응된다. 일부 내용을 표 9.1에 정리했다.

운동겉질

Motor cortex

운동겉질은 Rolando 중심고랑 앞쪽에 위치하고 안쪽으로 중심옆 소엽에 이어진다. 일차운동겉질 구역은 브로드만 4번

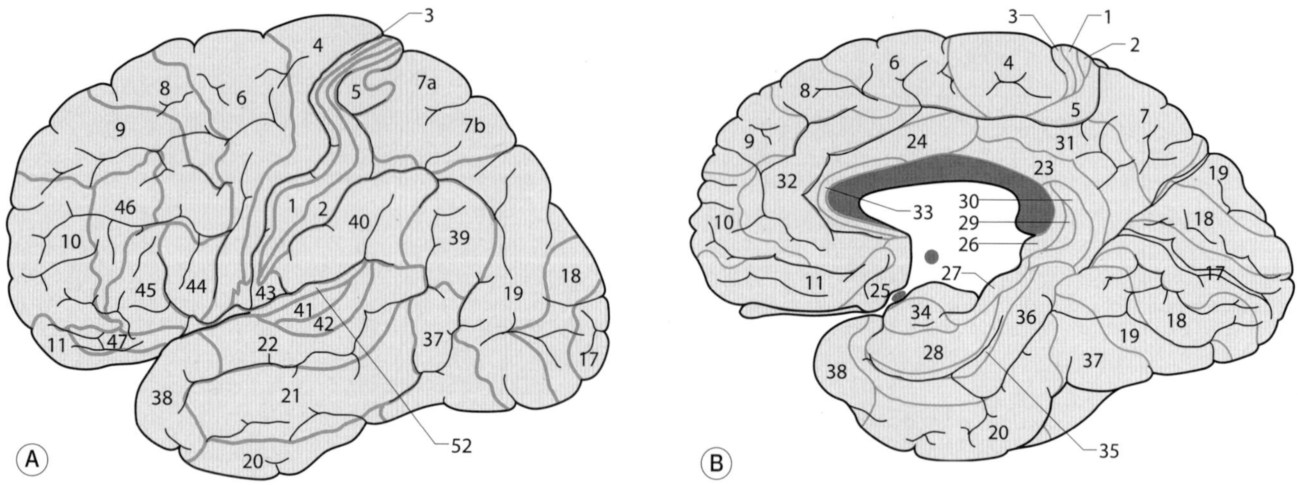

그림 9.12 여러 뇌 구역의 분류

표 9.1 겉질 브로드만 영역

브로드만 영역	기능 영역	위치	기능
1~3	일차몸감각겉질	중심뒤이랑	촉각
4	일차운동겉질	중심앞이랑	수의운동 제어
5	삼차몸감각겉질, 뒤마루 연합영역	위마루소엽	팔다리와 눈운동 계획
6	보조운동겉질, 보조눈영역, 운동앞겉질, 이마엽 눈영역	중심앞이랑과 입쪽 인접겉질	시각운동, 지각
7	뒤마루 연합영역	위마루소엽	시각운동, 지각
8	이마엽 눈영역	위이마이랑, 중간이마이랑, 안쪽 이마엽	홱보기 눈운동
9~12	이마앞 연합겉질, 이마엽 눈영역	위이마이랑, 중간이마이랑, 안쪽 이마엽	사고, 인지, 운동 계획
17[a]	일차시각겉질	새발톱고랑 기슭	시각
18	이차시각겉질	안쪽과 가쪽 뒤통수이랑	시각, 깊이
19	삼차시각겉질, 중간관자 시각영역	안쪽과 가쪽 뒤통수이랑	시각, 색채, 동작, 깊이
20	시각관자아래 영역	아래관자이랑	시각 형성
21	시각관자아래 영역	중간관자이랑	시각 형성
22	고차청각겉질	위관자이랑	청각, 언어
23~27	둘레연합겉질	띠이랑, 뇌들보밑 구역, 뇌들보팽대뒤 구역, 해마곁이랑	감정
28	일차후각겉질, 둘레연합겉질	해마곁이랑	후각, 감정
29~33	둘레연합겉질	띠이랑, 뇌들보팽대뒤 구역	감정
34~36	일차후각겉질, 둘레연합겉질	해마곁이랑	후각, 감정
37	마루-관자-뒤통수 연합겉질, 중간관자 시각영역	관자엽과 뒤통수엽 이음부 위치에 중간관자이랑과 아래관자이랑	지각, 시각, 읽기, 언어

표 9.1 겉질 브로드만 영역 (계속)

브로드만 영역	기능 영역	위치	기능
38	일차후각겉질, 둘레연합겉질	관자극	후각, 감정
39	마루-관자-뒤통수 연합겉질	아래마루소엽(모이랑)	지각, 시각, 읽기, 언어
40	마루-관자-뒤통수 연합겉질	아래마루소엽(모서리위이랑)	지각, 시각, 읽기, 언어
41	일차청각겉질	Heschl 이랑, 위관자이랑	청각
42	이차청각겉질	Heschl 이랑, 위관자이랑	청각
43	미각겉질(?)	섬겉질, 이마마루덮개	미각
44	브로카영역, 가쪽 운동앞겉질	아래이마이랑(이마덮개)	언어, 운동계획
45	이마앞연합겉질	아래이마이랑(이마덮개)	사고, 인지, 계획, 행동
46	이마앞연합겉질(등쪽가쪽 이마앞겉질)	중간이마이랑	사고, 인지, 계획, 행동, 눈 관련
47	이마앞연합겉질	아래이마이랑(이마덮개)	사고, 인지, 계획, 행동

출처: Martin(1996)
[a]13~16번 영역은 섬겉질에 속한다.

요점 9.13 Quick facts

겉질 신경세포 분류(Classification of cortical neurons)

1. 사이신경세포
   - 축삭이 겉질을 벗어나지 않는 신경세포
   - 예를 들면, 별세포(과립세포)
   - 수평세포
   - Martinotti 세포
   - 2번 층과 3번 층의 작은 피라미드세포
2. 연합신경세포
   - 축삭이 나와 백색섬유로를 거쳐 대개 다른 겉질 부위로, 대개 인접 이랑을 향해 가며 예를 들면, 5번 층과 3번 층의 작은 피라미드세포로 간다.
3. 날신경세포
   - 축삭이 겉질을 벗어나 사이뇌, 뇌줄기, 소뇌, 척수의 여러 구조물에 대해 신경지배를 제공한다.
   - 날신경세포가 내는 축삭은 대개 백색섬유로, 즉 뇌들보(corpus callosum), 대뇌부챗살(corona radiata), 속섬유막(internal capsule) 등을 거쳐 나간다. 3개 섬유로 모두를 통과하는 결축삭을 내는 날신경세포도 있다.
   - 5번 층의 큰피라미드세포(Betz 세포)가 그 예이다.

영역이고 중심앞이랑에 위치한다. 운동겉질은 겉질의 여러 구역이 몸의 여러 구역에 대응되는 몸영역 배열 구조이다. 이러한 연결관계를 묘사한 것이 운동 축소인간(motor homunculus)이다. 중심앞이랑에서 신체의 특정 부위에 대한 신경지배를 담당하는 조직의 양은 해당 부위가 신체에서 물리적으로 얼마나 큰지가 아니라 얼마나 많은 운동제어를 필요로 하는지에 비례한다. 예를 들어, 신체 중 다리가 손가락보다 물리적으로 훨씬 크지만 일차운동겉질의 훨씬 많은 부분이 다리가 아니라 손가락을 제어하는 데에 활용된다. 손가락의 개별 운동을 위해서는 앞뿔신경세포와의 단일연접 연결이 중요하다. 손 뻗기나 걷기와 같은 행동에서 큰 근육군을 제어하는 데에는 사이신경세포와의 간접적 연결이 중요하다. 시상을 거쳐 연속적으로 흐르는 촉각, 시각, 고유감각 정보가 운동활성을 조절하며, 수의운동이 정확하고도 적절한 순서로 이루어지는 데에 필요하다. 운동연합영역은 소뇌와 바닥핵도 조절작용을 하고 이어서 일차운동영역으로 투사된다.

운동겉질의 기능적 투사 Functional projections of the motor cortex

운동겉질이 투사되는 같은쪽 중간뇌 그물체와 바닥핵 새줄무늬체에서는 글루타민성 신경세포가 활성화되어 흥분을 일으킨다. 중간뇌와 겉질 사이의 상호투사에 의해 중간뇌가 흥분되면 언제나 겉질이 자극을 받는다. 겉질은 다리뇌 그물체와 다리뇌 핵군을 거쳐 반대쪽 소뇌로 그리고 같은쪽 다리뇌숨뇌그물체(PMRF)로도 투사된다. PMRF가 흥분한

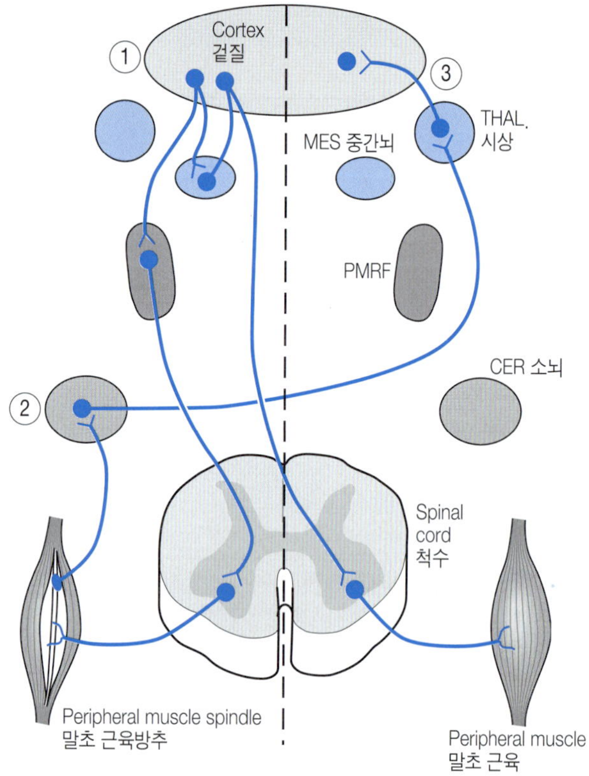

그림 9.13 기능적 운동겉질 회로 도식

결과 생기는 여러 기능활성의 하나로 같은쪽 감마운동신경세포 활성이 증가하며 그 결과 같은쪽 근육방추섬유의 민감도가 상승한다. 그래서 시상과 소뇌를 거쳐 반대쪽 겉질로 향하는 되먹임이 증가하게 된다. 임상에서 반대쪽 겉질의 여러 영역을 자극할 때에 이 기능회로를 활용할 수 있다(그림 9.13). 중간뇌와 바닥핵은 특이성 영역이라고 부르기도 한다. 즉 PMRF와 같은 다른 영역에 비해 통합되는 원천이 더 적고, 발화빈도(FOF)가 변할 때 신경계에서 이들 영역의 기능에 더 심대한 충격이 미칠 수 있다는 뜻이다. 겉질 활성이 감소하면 중간뇌 운동중추와 중간둘레 회로에서 기원하는 원시 행동에 대한 조정이 되지 못할 수 있으며 이를 방출현상(release phenomenon)이라 한다. 필기경련, 연축사경(연축기운목), 얼굴 틱 등의 질환은 모두 바닥핵 회로의 결손 그리고 중간뇌나 대뇌겉질에서 기원하는 반응이 저지받지 않은 것 등의 이유로 생길 수 있다. 겉질줄무늬체시상 회로를 통해 부적절한 신호가 나가지 못하도록 뇌에서 억제하지 못하는 것과 주의력결핍과다활동장애(ADHD)로 진단된 아동의 충동행동도 이러한 사례이다(Melillo & Leisman 2004).

*브로카영역(Broca's area)*은 언어 우세 반구의 아래 셋째

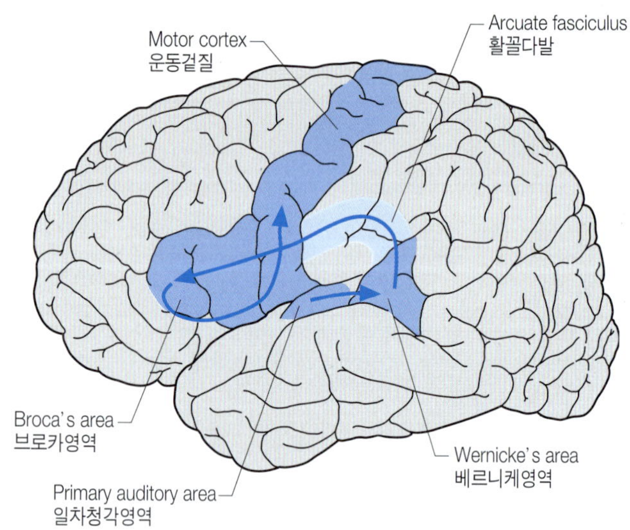

그림 9.14 브로카영역과 베르니케영역 겉질의 해부학적 위치

이마이랑에 위치한다. 이 영역은 말소리를 내는 데에 필요한 운동동작을 조정하거나 프로그래밍한다. 언어 관련 운동동작을 실행하는 데에 필수적이기는 하지만 직접 동작을 일으키지는 않는다. 이 곳 신경세포가 발화해도 운동동작 신경충동은 생기지 않는다. 운동동작 신경충동은 일차운동겉질 신경세포의 기능이다. 브로카영역 신경세포가 발화하면 운동 프로그래밍 양상이 생성된다. 브로카영역은 또한 구문론, 즉 언어에서 단어를 정렬하는 것에도 관련된다. 브로카영역이 손상되면 편측실행증(hemiapraxia, 반행위상실증) 혹은 브로카실어증이 생길 수 있다(그림 9.14).

*모이랑(angular gyrus, 각회)*는 관자엽 위모서리에 근접해서, 모서리위이랑(supramarginal gyrus) 바로 뒤에 위치한다. 시각상징 인식에 관계된다. 말하기와 언어에 가장 중요한 겉질 영역의 하나이며 다른 모든 연합겉질의 지배적 통합중추 역할을 담당하기도 한다. 모이랑은 인간 외의 종에서는 나타나지 않기 때문에 뇌에서 인간 특성이 높은 부분이기도 하다. 청각, 시각 그리고 이들 자극이 해당 시점에서 각 사람에게 지니는 의미 등과 관련된 섬유를 비롯해 여러 종류의 섬유가 모이랑을 통과해 지난다. 관자엽 베르니케영역과 브로카영역을 연결하는 섬유군인 활꼴다발(arcuate fasciculus) 역시 이곳으로부터 투사를 보내고 받는다. 말하기와 언어의 우성 대뇌반구 모이랑이 손상되면 다음의 질환이 일어나기도 한다. 명칭실어증(이름못대기증)

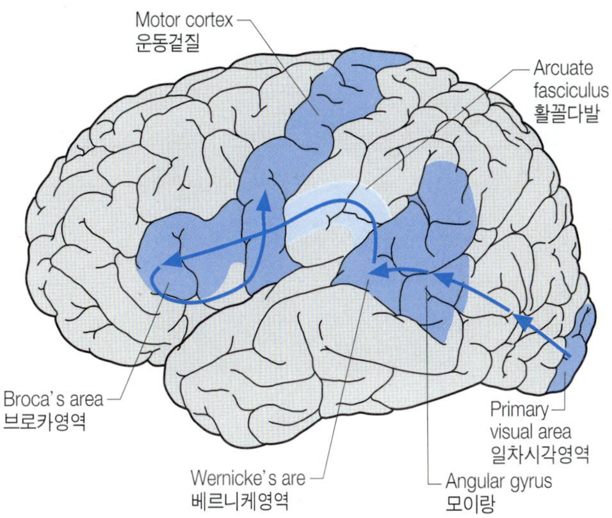

그림 9.15 일차시각겉질로부터 모이랑과 브로카영역을 향하는 투사섬유

즉 단어를 찾거나 이름을 대기 힘들어하는 것, 실독증과 실서증 즉 읽고 쓰기 힘들어하는 것, 좌우혼동 즉 왼쪽과 오른쪽을 구별하지 못하는 것, 손가락 인식불능증 즉 촉각으로 식별하는 감각지각력의 결손, 계산불능 즉 셈하기 힘들어하는 것 등이다(그림 9.15).

겉질로 가는 축삭의 4가지 주요 전달물질의존 투사계통

The cortex receives axons from four major transmitter-dependent projection systems

겉질, 시상, 뇌줄기는 뇌줄기에 위치한 여러 투사계통으로부터 나오는 신경조절 투사축삭이 연결된다. 이들 투사계통의 다양한 활동 중에는 다음에 대한 조절작용도 포함된다.

- 의식수준
- 수면각성 주기
- 감정상태
- 운동행동
- 겉질반응활성

투사계통을 분류하는 기준은 분비되는 신경전달물질이다. 이들 투사계통에는 콜린 투사계통, 도파민 투사계통, 노르아드레날린 투사계통, 세로토닌 투사계통, 히스타민 투사계통 등이 있다.

요점 9.14 Quick facts

도파민 기능 저하를 시사하는 임상검사

- 미간 타진반사 시 눈깜박반사 조절소실 및 눈깜박 속도 저하
- 회피반사 상승
- 인지활동 시 동공 긴장도 조절의 변화
- 주시 불량, 시각 안정성 상실
- 항핵보기 검사와 OKN 검사를 하면 이들 행동을 반영하는 이마엽과 바닥핵 회로의 이상이 나타날 수 있다.
- 돌기 행동(rotation behavior), 즉 특정 방향으로 도는 경향성이 도파민 전달의 비대칭성에 따라 달라진다. 사람이나 개는 도파민 전달이 더 큰 쪽으로부터 멀어지는 방향으로 도는 경향을 보인다고 생각된다.
- 느린파 겉질 반응(P300)을 살펴보면 일련의 인지장애나 기분장애에서 감각자극에 대한 EEG의 비정상 반응이 더 객관적으로 드러날 수도 있다.

*콜린 투사계통(cholinergic projection system)*을 구성하는 3가지 신경세포 집단이 서로 다른 기능영역으로 투사된다. 신경세포 집단 두 군의 축삭은 직접 겉질 구역으로 투사되고 셋째 군은 시상을 통해 간접적으로 겉질로 투사된다. 첫째 군의 신경세포가 위치하는 바닥앞뇌핵 군을 Meynert 바닥핵이라 한다. 여기 핵 군의 신경세포로부터 콜린축삭이 겉질의 광범위한 영역으로 직접 투사된다. 둘째 신경세포 군은 거의 해마형체로만 투사되며 브로카 대각섬유줄 핵과 안쪽 사이막핵 신경세포로부터 시작된다. 이들 두 신경세포 군의 콜린 활성은 대개 촉진성이다. 셋째 군의 콜린 투사축삭이 시작되는 신경세포는 뇌줄기 다리뇌중간뇌 부위의 두 구역에 위치한다. 첫째 군 신경세포의 위치는 가쪽 부분 그물체와 수도관주위회색질이며 이곳 핵 군의 신경세포를 다리다리뇌뒤판핵이라 한다. 둘째 군 신경세포의 위치는 중간뇌와 다리뇌 사이의 이음부이며 가쪽등쪽뒤판핵이라 한다. 이들 핵 군으로부터 나오는 투사축삭이 끝나는 여러 핵 중에 시상 섬유판속핵이 있다. 이어서 연접이후 시상 신경세포가 겉질의 광범위한 영역으로 투사된다(그림 9.16).

*도파민 투사계통(dopaminergic projection system)*을 구성하는 중간줄무늬체, 중간둘레, 중간겉질 군 등 3가지 서로 다른 신경세포 집단이 서로 다른 기능 영역으로 투사된다(그림 9.17). 중간줄무늬체 신경세포군은 중간뇌 흑색질 치밀부에 위치하며 주로 꼬리핵과 조가비핵으로 투사된다. 이 경로상 병소로 인해 파킨슨병과 같은 운동장애가 생긴다.

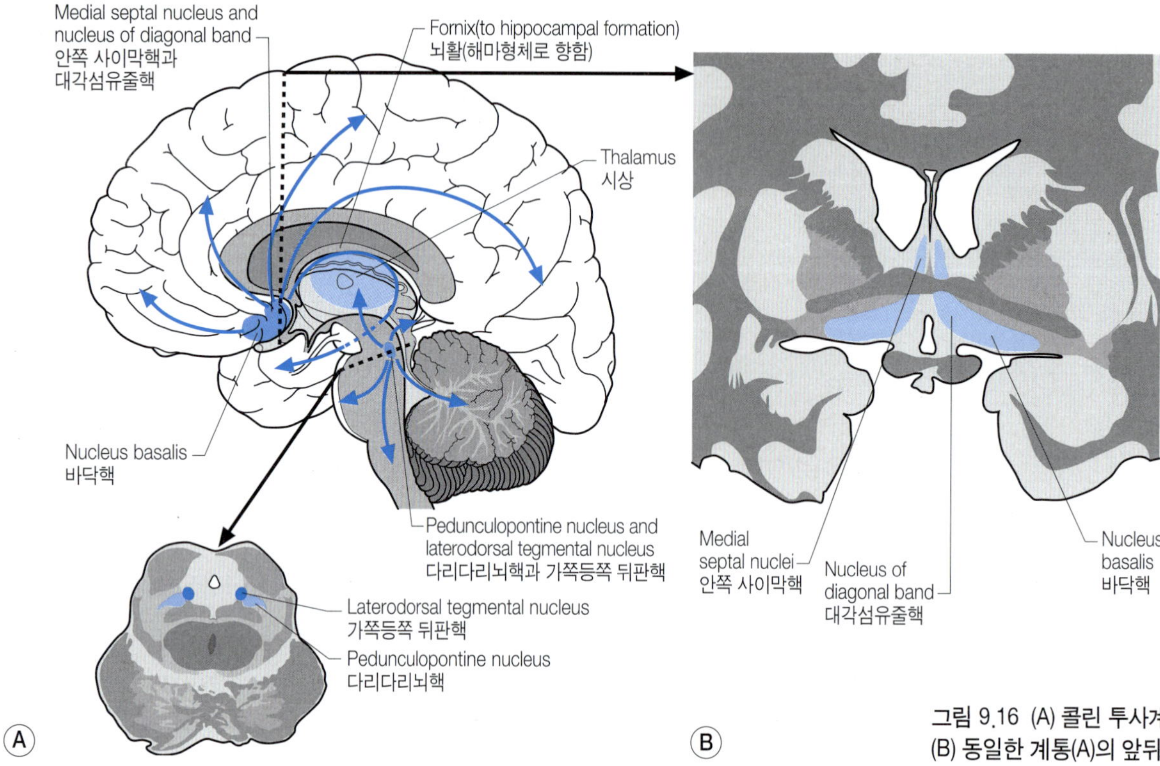

그림 9.16 (A) 콜린 투사계통의 측면 영상. (B) 동일한 계통(A)의 앞뒤방향 영상.

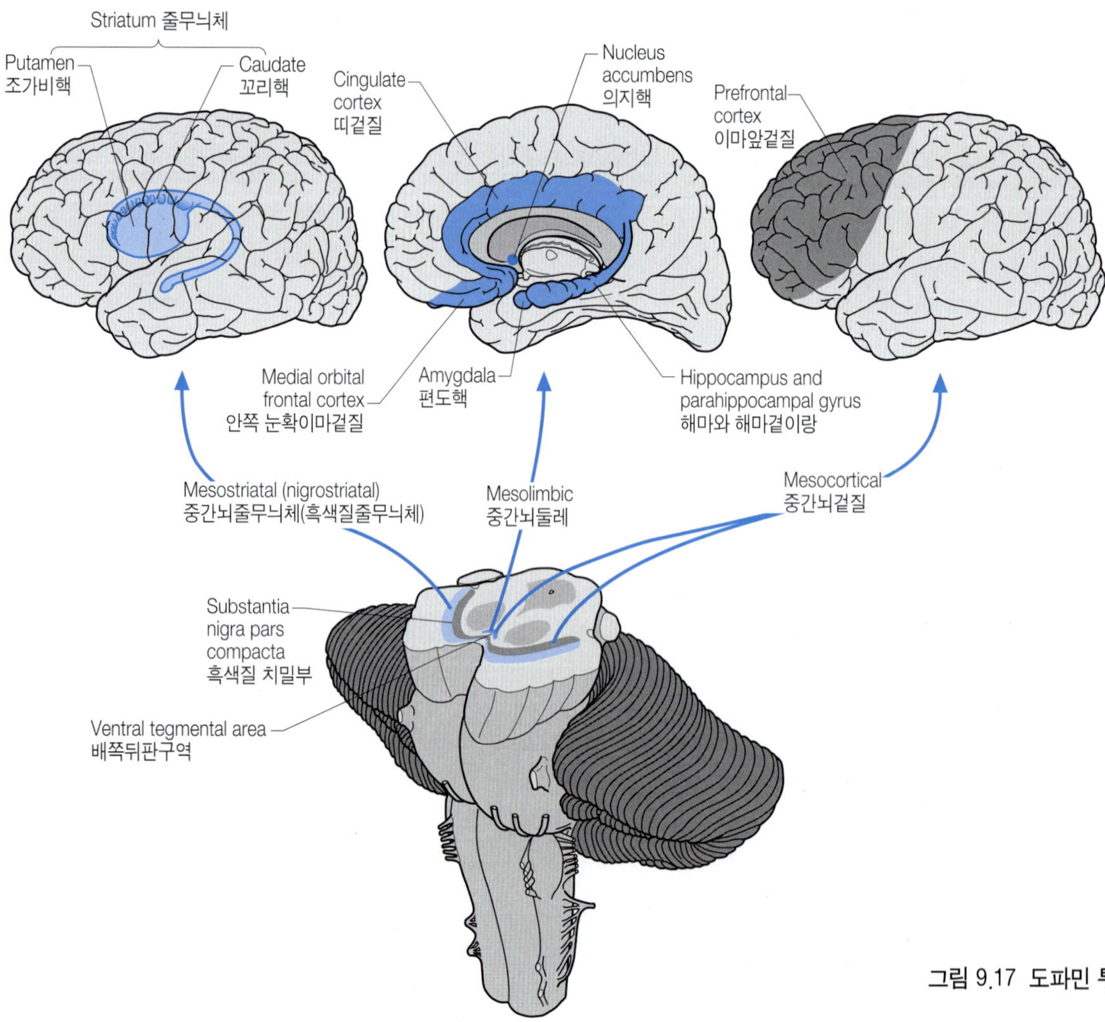

그림 9.17 도파민 투사계통

이곳 투사계통에 도파민이 비대칭적으로 분포한다는 근거 문헌이 일부 제시되었다. 도파민과 운동제어 사이의 밀접한 연관성 때문에 운동제어에 대한 우성 반구에 도파민 농도가 더 높으리라 추정되었었다. 많은 사람들에서는 왼쪽 반구에 해당한다. 여러 연구를 통해 이러한 추정이 사실이라고 입증되었다(Rossor 등 1980, Glick 등 1982, Wagner 등 1983). 다른 여러 연구를 통해 아데닐사이클라아제의 도파민특이 활성화와 도파민 대사 관련 인자 역시 비대칭적이어서 선호하는 손의 반대쪽 반구에서 활성이 더 높다고 밝혀졌다(Glick 등 1983, Yamamoto & Freed 1984).

중간둘레 투사경로는 중간뇌의 배쪽 뒤판에서 시작되며 안쪽 관자겉질, 편도핵, 띠이랑, 의지핵 등 모두 둘레계통과 관련된 영역으로 투사된다. 여기 투사경로의 기능이상이나 병소는 환각과 같은 정신분열병의 양성증상을 일으킨다고 생각된다.

중간겉질 투사경로는 중간뇌의 흑색질과 배쪽뒤판 구역 신경세포에서 시작하며 광범위한 이마앞겉질 영역에서 끝난다. 이 투사경로는 일차운동영역이나 감각영역보다 운동겉질이나 연합겉질 영역을 선호한다고 생각된다(Fallon & Loughlin 1987). 도파민 신경세포는 운동에 반응해서 방전하는 것이 아니라 행동의 강화나 보상에 대한 급박함과 확률성의 상황에 따라 방전한다. 보상 신경세포의 발화가 보상 시점으로부터 신호 제시점으로, 즉 무조건자극으로부터 조건화자극으로 이동한다. 이를 통해 보면 겉질출력활성에 대한 조절과 고위 통합겉질기능이 도파민 조절과 관련된다고 생각된다(Clark 등 1987). 이 투사경로가 손상되거나 기능이상 상태가 되면 파킨슨병의 인지증상과 정신분열병의 음성증상을 일으킨다. 운동장애나 정신분열병과 같은 도파민 기능장애 환자를 감시할 때에는 도파민 활성을 임상적으로 측정하는 것이 매우 중요할 수 있다.

눈깜박임 속도는 도파민 기능과 생물리학적으로 정확하게 상관된다는 점이 밝혀졌다(Gallois 등 1985). 눈깜박임 속도가 빠른 소견은 도파민 출력이 더 높은 사람들에서 관찰된다. 눈깜박임 속도가 빠른 소견은 안뜰소뇌 기능이상 징후를 보이는 사람들에게 시각 자극과 안뜰 자극을 가할 때에도 관찰된다. 눈깜박반사 조절상실 그리고 미간 타진반사 때 나타나는 눈깜박임 속도가 낮은 소견은 도파민 결핍 혹은 기능이상의 정확한 징후일 수 있다.

*노르아드레날린 투사계통(noradrenergic projection system)*을 구성하는 신경세포는 숨뇌와 다리뇌의 가쪽뒤판 구역과 입쪽다리뇌의 두 개의 서로 다른 곳에 위치한다. 입쪽다리뇌 신경세포를 청색반점(locus ceruleus, 청반)이라 하며 가쪽뒤판구역 다리뇌와 숨뇌의 신경세포와 함께 둘레구역을 비롯한 앞뇌 전체의 각 구역 그리고 소뇌, 뇌줄기, 척수로 투사된다(그림 9.18). 노르아드레날린 투사계통은 각 개인의 환경 스트레스에 대한 적응 반응, 주의력 관련 기능, 각성의 대뇌 조절에 관계되는 것으로 보인다(Clark 등 1987, Morilak 등 1986). 노르아드레날린 계통은 정동행동 조절에

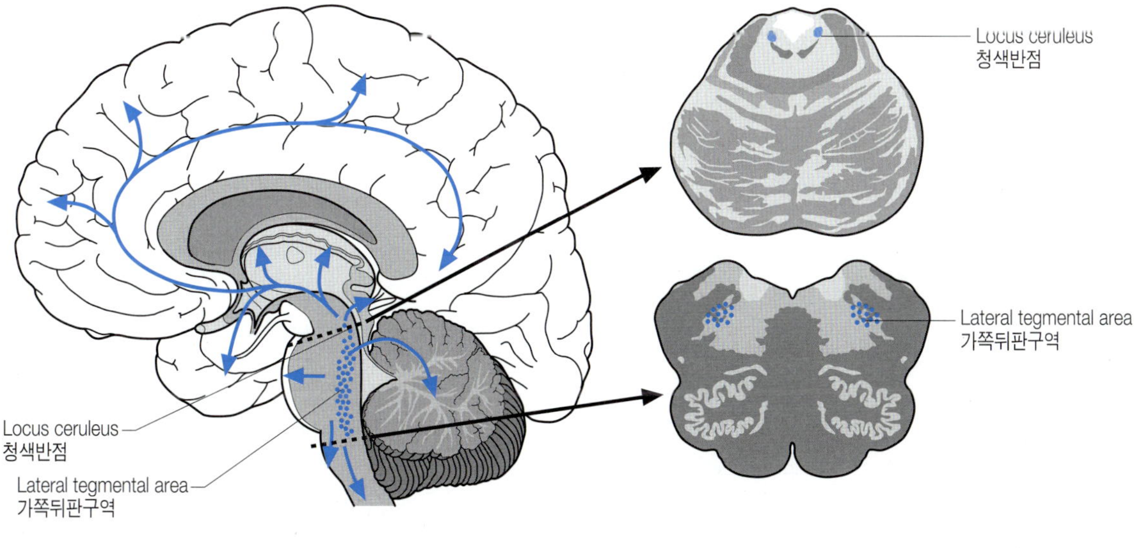

그림 9.18 노르아드레날린 투사계통

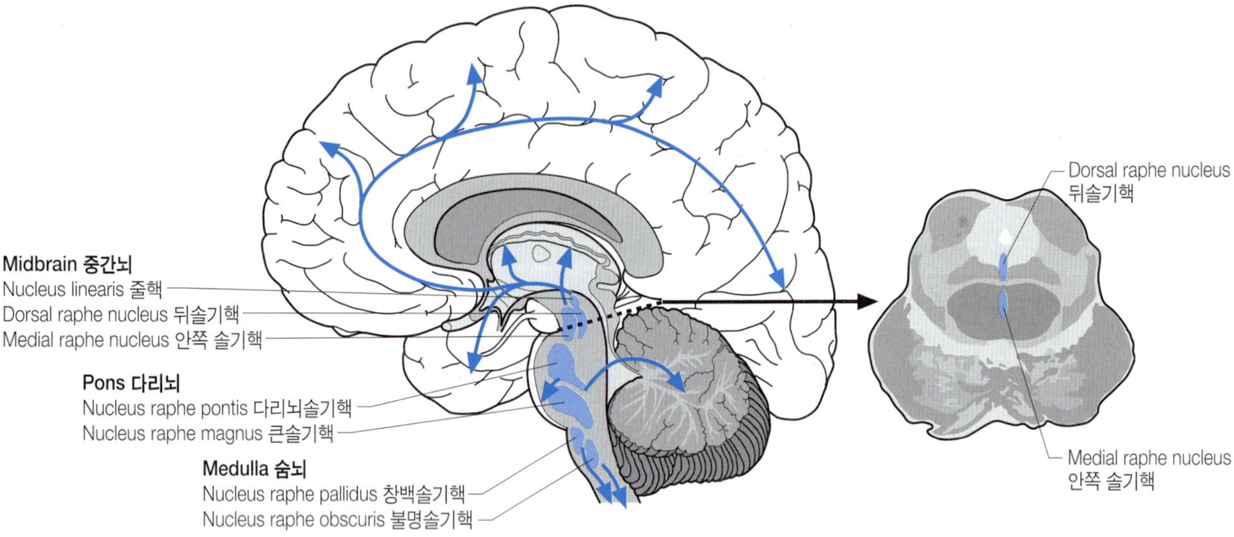

그림 9.19 세로토닌 투사계통

도 관계된다. 몇몇 유형의 우울에서 노르아드레날린 농도가 감소한다(16장 참조). 이 계통은 신경면역 조절에도 관계된다(15장 참조).

*세로토닌 투사계통(serotonergic projection system)*을 구성하는 것은 솔기핵이라 하는 숨뇌, 다리뇌, 중간뇌의 일군의 핵과 꼬리쪽 청색반점과 맨아래구역의 다른 일군의 신경세포이다. 여기 신경핵은 입쪽 신경핵군과 꼬리쪽 신경핵군으로 나눌 수 있다. 입쪽 솔기핵은 같은쪽으로 투사되어 안쪽앞뇌다발을 거쳐 앞뇌 전체를 향하고 앞뇌에서 세로토닌은 상황에 따라 흥분성 혹은 억제성 어느 쪽으로든 작용할 수 있다(Fallon & Loughlin 1987). 꼬리쪽 솔기핵은 소뇌, 숨뇌, 척수를 향해 투사된다(그림 9.19). 세로토닌 투사경로는 다양한 심리활동에서 역할을 한다고 생각된다. 세로토닌 조절상 기능이상이 발생하면 우울, 불안, 강박행동, 공격행동, 식사장애 등이 나타날 수 있다(Arora & Meltzer 1989, Spoont 1992). 세로토닌 활성 역시 실제 비대칭이며 오른쪽 반구가 우성이라고 밝혀졌다(Arato 등 1987, Demeter 등 1989).

*히스타민 투사계통(histaminergic projection system)*은 최근에 와서야 확인되었다. 히스타민 투사계통을 구성하는 것은 중간뇌 그물체 구역에 산재된 여러 신경세포와 시상하부 융기유두체핵의 여러 신경세포이다. 이들 신경세포는 앞뇌를 향해 투사되며 뇌의 각성상태 조절에 관계될 가능성이 높다(그림 9.19).

겉질 기능 혹은 반구 기능이 심리학적 비대칭 분포를 보이는 것을 따라 기본적으로 이상의 여러 신경전달물질 투사계통상 전달물질 활성도 분포하는 것으로 보인다. 세로토닌이나 노르에피네프린처럼 자율신경적 혹은 심리적 각성 수준을 상향조절하거나 하향조절하는 것과 밀접히 관계된 신경전달물질은 오른쪽 반구의 농도가 더 높아서, 오른쪽 반구의 각성에 대한 역할이라는 기존 지식을 더욱 뒷받침한다. 반면 도파민처럼 운동제어와 더욱 밀접히 관계된 신경전달물질은 우성 운동 반구, 즉 대부분의 사람에서는 왼쪽 반구의 농도가 더 높다(Wittling 1998).

마루엽

Parietal lobes

중심뒤이랑은 일차감각영역에 해당하며 브로드만 영역 3(a, b), 1, 2번으로 구성된다. 일차몸감각영역은 3b이다. 시상 중계핵에서 수렴성으로 그리고 분산성으로 연결되기 때문에 3b 영역 신경세포의 수용영역은 약 300~400개 기계수용체 들신경으로부터 입력되는 내용이 반영된다. 어떤 영역에서는 수용체 수가 실제로 훨씬 크다. 겉질 수용야는 경험이나 감각신경 손상에 의해 변화될 수 있다. 수용야 중간의 흥분에 가장 잘 반응한다.

요점 9.15 Quick facts

몸감각겉질에서의 몸수용입력 처리에 관련된 부위

1. 촉각정보의 기본적 처리는 3번 구역에서 일어난다.
2. 더 복잡한 고차 처리는 1번 구역에서 일어난다.
3. 촉각과 팔다리 위치정보가 결합함으로써 진행되는, 대상물체에 대한 촉각인식은 2번 구역에서 이루어진다.

요점 9.16 Quick facts

몸감각(Somatic sensibility)

1. 식별촉각
2. 고유감각
3. 통각
4. 온도감각

요점 9.17 Quick facts

정밀감각(Epicritic sensations)

1. 미세 촉각/위치선정(국소인지력, topognosis)
2. 진동(주파수와 진폭 판단)
3. 공간 세부/두점식별
4. 모양 인식(입체감각인식, stereognosis)
5. 수용체는 피막 상태이고 충분한 말이집상태이다.

몸감각 연합영역은 뒤 마루겉질 일차감각영역보다 더 뒤쪽에 위치하며 브로드만 영역 5, 7번으로 구성되고, 특히 시상베개와 시상 가쪽핵군으로부터 정보를 받는다. 감각 개시와 운동 유도에 관계된다. 5번 영역은 양쪽 손으로부터의 고유감각 통합과 촉각식별에도 관계된다. 5번 영역의 여러 신경세포는 전체 팔다리의 근육군과 인근 관절로부터의 입력, 즉 전체 팔다리의 자세에 대한 정보도 받아들이며 이것은 운동에 대한 감각유도에서 중요하다. 예를 들어, 어떤 대상쪽으로 손을 뻗을 때에 반드시 필요하다. 7번 영역은 촉각과 시각 통합에 관계되며 입체감각인식과 눈·손 협조기능 등이 여기에 해당된다.

일차몸감각 겉질의 신경세포 역시 몸영역배열 방식으로 몸 여러 영역을 표시한다. 이것을 몸감각 축소인간이라 한다. 축소인간에서 복부 피부를 표시하는 경우에 비해 손가락 피부는 1 평방 센티미터를 표시하는 겉질 조직이 약 100배에

요점 9.18 Quick facts

원시감각(Protopathic sensations)

1. 통증과 온도
2. 가려움과 간지럼
3. 수용체는 비피막상태이고 민말이집상태이다.

요점 9.19 Quick facts

반무시(Hemineglect, 편측무시)에 대한 임상검사

- 시야
- 두점식별과 관절위치감각
- 눈운동검사
- 원활 시각 추적
- 각 시야에 대한 손가락코 검사
- 양쪽 선 이등분 검사(best hand test)
- 입체인식불능·국소인식불능·피부그림인식불능 (astereognosia/atopognosia/agraphognosia)
- 감각소거·무시(sensory extinction, inattention)
- 시각탐색작업

달한다. 피부로부터 몸영역배열을 따라 4벌의 입력이 브로드만 영역 3a, 3b, 1, 2번으로 투사되기 때문에 일차몸감각영역에는 신체표면에 대한 완전한 지도 4벌이 들어 있다.

마루엽은 주변 엽으로부터 몸, 시각, 청각 유발전위를 통합함으로써 외부와 개인 내부 공간을 표시한다. 마루 영역은 또한 이마·둘레 연합영역과 겉질밑 구조물에 대한 연접이전 입력의 필수적 원천이기도 하다. 그래서 여기에 손상이 발생하면 소뇌나 이마엽 병소의 경우처럼 인지, 기분, 행동상 변화가 나타날 수 있다. 마루엽은 기능적으로 위 영역과 아래 영역으로 나눌 수 있다. 위마루 영역은 지각과 각성상태에 손상이 없을 때의 시각 유도 활동에 관계되고 아래 마루 영역은 시각과 각성상태에 관계된다. 아래 엽의 모서리위 이랑과 모이랑도 무시 증후군이 생기는 과정에서 역할을 한다. 몸감각 연합영역에서 투사되는 정보는 고차 몸감각 연합영역, 즉 해마곁, 관자연합, 띠겉질, 운동앞 겉질 등으로 투사되며 운동앞 겉질에서 통합되어 운동제어, 눈-손 협조, 기억 관련 촉각경험, 촉진 등에 활용된다.

*몸감각(somatic sensibility)*은 들신경 정보 여러 유형의 특성에 대한 설명으로 이루어진다. 몸 정보에는 4가지 주요 종

류가 있다. 즉 식별촉각, 고유감각, 통각, 온도감각 등이다. 몸감각에는 정밀감각과 원시감각 등 두 가지 종류가 있으며, 각각 피막 수용체와 비피막 수용체로 검출된다(5장 참조).

임상적 무시 증후군 Clinical neglect syndromes

무시 증후군(neglect syndromes)에는 여러 가지 다른 임상 증상이 있으며, 특정 들신경 입력이 적절히 통합되지 못하여 의식 속으로 떠오르지 못하거나 혹은 해당 입력의 의미가 인식되지 못한다.

반무시(hemineglect)는 몸 한쪽 혹은 자신이 살아가는 세상의 한쪽을 잘 알아차리지 못한다. 감각 무시 혹은 운동 무시의 형태로 나타날 수 있다. 반무시는 대개 오른쪽 마루엽의 병소와 관련되며, 따라서 감각 증상과 운동 증상이 몸 왼쪽에 나타난다. 왼쪽 마루엽 병소는 훨씬 덜 심각하여 부주의하게 혹은 불완전하게 진찰할 때에는 발견하지 못할 수도 있다. 반감각무시 환자는 몸 한쪽에서 오는 소리, 시각, 촉각, 위치감각, 통증 등의 입력에 대해 신경쓰지 않는다. 몸 양쪽 수용체를 동시에 자극하면 이 질환을 가장 잘 확인할 수 있다. 반무시 증후군 환자는 무시되는 쪽의 감각을 인정하지 않으려 한다. 어떤 경우에는 양쪽을 자극했다고 알렸는데도 불구하고 어떠한 감각도 인정하지 않으려 한다. 이 질환은 왼쪽 뇌 병소보다 오른쪽 뇌 병소에서 훨씬 더 흔하게 나타나기 때문에 왼쪽 반마비나 왼쪽 반맹이 훨씬 흔하게 관찰된다. 질병인식불능증(anosognosia)은 일종의 반무시 증후군에 해당하는 예이다. 질병인식불능증에서는 몸 한쪽의 장애나 질병에 대해 전혀 알지 못하는 증상이 나타날 수 있다. 질병인식불능증의 전제조건은 모서리위이랑과의 이음부 그리고 모이랑의 병소이다.

관자엽

Temporal lobes

*관자엽(temporal lobe)*은 시각(배쪽 경로), 청각, 후각, 미각, 안뜰 신경입력의 중추 처리에서 역할을 하며 또한 기억, 행동, 감정 등에도 깊이 관여한다. 관자엽은 가쪽틈새 밑, 뒤통수엽 앞에 위치한다. 뒤통수엽과 관자엽을 나누는 기준은 어떤 자연적 경계가 아니라 가상의 선이다. 관자엽은 3개의 이랑, 즉 위 · 중간 · 아래이랑과 2개의 고랑, 즉 위 · 아래고랑으로 나눌 수 있다. 또한 베르니케영역이 여기 위치하므로 의미론, 즉 말뜻을 파악하는 데에도 관여한다. *베르니케영역(Wernicke's area)*은 위관자이랑의 뒤쪽 부분에 위치한다(그림 9.14). 언어 우세 반구의 베르니케영역은 의미있는 말을 만들고 이해하는 데에 핵심 역할을 한다. 이곳의 병소는 베르니케실어증을 일으키게 한다. 41번 영역 *Heschl 이랑(Heschl's gyrus)*은 가로관자이랑이라고도 부르며 일차청각영역에 해당한다. 이차청각영역 혹은 청각연합영역은 두 곳이며 말을 이해하는 데에 중요한 역할을 한다. 하지만 말을 이해하는 능력을 이 곳에서 전부 담당하는 것은 아니며 베르니케영역을 비롯한 여러 영역이 관계된다.

Kluver-Bucy 증후군

관자엽 앞부위와 그 바로 밑 편도핵이 손상되면 Kluver-Bucy 증후군이라고 하는 생소한 질환이 생길 수 있다. 고전적 증상으로는 무엇이든 손에서 입으로 가져가려 하며 전형적인 경우 그 대상과 성행위를 하려 한다. 포장도로와 성행위를 하려다가 체포당하는 사람이 고전적인 사례이다. 실제로 음식이나 성적 상대자와 관련해 손상을 입은 것은 '무엇' 경로이다. 원숭이의 관자엽에 수술을 시행하면 먹이가 무엇인지, 상대자가 누구인지, 음식이 무엇인지, 그리고 전반적으로 어떤 대상물이든 그 의미가 무엇인지 잘 알지 못한다.

다른 증상으로 시각인식불능증, 즉 시각적으로 대상물을 인식하지 못하는 증상, 정상적인 두려움이나 분노반응의 상실, 기억상실, 주의산만성, 발작, 치매 등이 나타날 수 있다. 이 질환에 연관될 가능성이 있는 헤르페스뇌염과 외상으로 인해 뇌가 손상될 수 있다.

또한 관자엽 병소로 온순함, 즉 감정저하, 시각인식불능증, 식이행동과 성행동 변화 등이 생긴다.

뒤통수엽

Occipital lobes

*뒤통수엽(occipital lobe)*은 가장 뒤쪽 엽이며 자연적 경계가 없으며, 시각에 관계된다. 일차시각영역은 새발톱고랑을 기준으로 나뉘며 시각로로부터 시상을 거쳐 입력을 받는다(그림

요점 9.20 Quick facts

무슨 뜻의 용어인가?

- 명칭실어증(anomia, 이름못대기증)은 단어를 생각해 내거나 이름을 대기 어려워하는 증상이다. 이름못대기증을 보이는 사람은 어떤 대상물에 대해 여러 기능을 열거하고 의미를 설명하기는 하더라도 이름은 생각해 내지 못한다.
- 실독증(alexia, 읽기언어상실증)과 실서증(agraphia, 쓰기언어불능증)은 읽기와 쓰기를 어려워하는 증상이다.
- 좌우혼동(left-right disorientation)은 오른쪽과 왼쪽을 구별하지 못하는 증상이다.
- 손가락인식불능(finger agnosia) 혹은 촉각인식불능(tactile agnosia)은 촉각으로 대상물체를 식별하는 감각지각 능력이 없는 증상이다.
- 계산못함증(acalculia)은 계산하기 어려워하는 증상이다.

요점 9.21 Quick facts

관자부위 기능에 대한 임상검사

- 후각
- 시야
- 명칭실어증(anomia)
- 연합인식불능(associative agnosia)
- 청각
- 숫자주의력(바로 따라 말하기, 뒤로 따라 말하기)

9.15). 위시야는 새발톱고랑 밑에서 표현되고, 아래시야는 새발톱고랑 위에서 표상된다. 시각겉질의 시각처리 단위를 구성하는 것은 초기둥(hypercolumnn)이라 하는 신경세포의 수평기둥 그리고 주위 수평 신경세포로부터의 다양한 사이신경세포 투사이다. 초기둥은 시각 세계 중 한 부분에 대한 모든 정보를 처리하는 구성단위이다. 여러 기둥 단위는 같은 층 내에서 특히 다른 수용야에 해당하지만 비슷한 방향의 자극에 반응하는 세포들이 수평연결로 이어져 있다. 수평 사이신경세포로부터의 수평 신경세포 투사는 우리가 대상을 볼 때 맥락 속에서 파악하는 방법인 '맥락효과'와 '생리적 보충 효과'의 기전이라고 생각된다.

*이차시각영역(secondary visual areas)*에서는 시각정보가 통합되고, 현재의 자극을 과거의 기억과 지식에 연관지어 의미를 부여한다. 여기에 저장되는 기억이 많다. 일차시각겉질보다 위쪽이다. 일차시각영역이 손상되면 손상 정도에

요점 9.22 Quick facts

재활치료에서의 관자엽 활성화

- 여러 도구나 동물 사진 보기 · 이름말하기 – 양쪽 배쪽 관자 활성화
- 동물 – 왼쪽 안쪽 관자엽
- 도구 – 왼쪽 운동앞 구역(손운동을 통해 활성화되기도 함)

따라 시야에 맹점이 생기거나 완전 실명에 이른다. 이차시각겉질이 손상되면 시각인식불능증이 생긴다. 이 질환을 앓는 사람은 시각자극을 보기는 하지만 그 자극을 어떤 기억에 연관시키거나 그 대상의 기능을 파악하지 못한다. 시각인식불능증이 의미와 관련된 문제인 것에 비해 명칭실어증은 이름대기 혹은 단어회상과 관련된 문제이다.

겉질 비대칭

Cortical asymmetry

반구별 전문화된 기능표현이 불균형을 보이고 또한 감각, 운동, 자율신경 징후가 비대칭인 것이 겉질 비대칭의 특징이다. 또한 인격, 기분, 인지 측면을 포함한다.

겉질 비대칭(반구성)

Cerebral asymmetry (Hemisphericity)

반구성(hemisphericity), 즉 뇌 비대칭에 대해 행동과학과 생의학 과학 역사상 오랫동안 연구되어 왔고 오늘날 기능신경학에서 아마 가장 논란이 되는 개념 중 하나일 것이다. 사람의 뇌가 비대칭이라는 사실은 문헌에 잘 정립되어 있다(Geschwind & Levitsky 1968, LeMay & Culebras 1972, Galaburda 등 1978, Falk 등 1991, Steinmetz 등 1991). 비대칭 설계와 각 반구에서 수행하는 기능제어 사이에 정확히 어떤 관계가 있는지는 여전히 논란거리이다.

반구 비대칭 혹은 편측화 개념에 따르면 뇌의 양쪽 반구는 다양한 기능 중 서로 다른 측면을 제어하고 양쪽 반구가 기능할 때 활성화 수준이 두 곳에서 다를 수 있다고 본다. 각 반구가 기능하는 수준은 반구의 중심통합상태(CIS)에 따

라 달라지며, 반구의 중심통합상태를 상당한 정도까지 결정하는 것은 말초로부터 들어오는 들신경 자극, 그리고 영양공급, 산소공급 등이다. 들신경 자극을 동기화하는 뇌줄기와 시상은 그 자체로 비대칭인 구조물이며 각각 같은쪽 겉질이 간접적으로 조율한다.

전통적으로 반구성 개념은 언어와 시각공간 자극 처리에 대해 적용되었다. 오늘날 반구성 개념은 접근행동 혹은 회피행동, 진행중 활동의 유지 혹은 중단, 행동의 긴장성 측면 혹은 위상성 측면, 긍정적 감정가치와 부정적 감정가치, 자율신경계의 비대칭적 제어, 감각 지각의 비대칭적 조정, 인지 · 주의력 · 학습 · 감정 과정 등을 다루는 더욱 정교한 이론으로 발전했다(Davidson & Hugdahl 1995).

겉질 반구만 왼쪽 구조물과 오른쪽 구조물로 된 것은 아니다. 시상, 편도핵, 해마, 꼬리핵, 바닥핵, 흑색질, 적색핵, 소뇌, 뇌줄기 핵, 말초신경계 등이 모두 양쪽 구조물에 해당하며 비대칭적으로 기능할 가능성을 안고 있다.

반구성은 환자의 손잡이 방향과 밀접한 관련성을 보이지는 않다. 어느 쪽 반구가 우세인지를 측정하는 다른 지표인 눈 우세방향과 손잡이 방향은 상관성이 별로 없다. 왼쪽 반구성 기능저하의 고전적 증상은 우울증과 읽기장애인 반면, 오른쪽 반구성 기능저하에서는 주의력결핍과 행동장애 증상이 나타날 수 있다. 여러 뇌기능이 오른쪽 반구 혹은 왼쪽 반구에서 처리된다고 알려져 왔다(표 9.2 참조). 자율신경 비대칭이 겉질 비대칭의 중요한 지표인 까닭은 자율신경 비대칭에 내포된 뇌로의 연료전달 측면 그리고 교감신경기능과 부교감신경에 대한 흥분성 영향과 억제성 영향의 통합 측면 때문이다. 각 반구에서 많은 양의 투사경로가 같은쪽 다리뇌숨뇌 그물체로 향하며 적은 양의 투사경로가 중간뇌 그물체로 향한다. 그 결과 다리뇌숨뇌 그물체 혹은 중간뇌 중심통합상태 관련 다른 여러 징후가 반구성의 표시일 수 있다. 소뇌기능을 검사할 때에 상반활동의 분해가 아니라 운동이 느려지는 현상은 소뇌에서의 원인 때문이 아니라 겉질기능의 저하를 의미하는 경우가 많다. 물론 반구성 상태에서 기능해리가 발생하여 두 가지 문제가 공존할 수도 있다. 즉 겉질밑 출력, 연료전달, 인지, 기분, 행동 등 일련의 소견에 따라 겉질 반구성이 결정되는 경우가 많다.

진찰 Examination

기능신경학 관점에서 가장 중요하고 영향력이 큰 다음 세 부위의 기능이상이나 비대칭을 고려해야 한다.

1. 안뜰소뇌계통

표 9.2 반구별 뇌기능

왼쪽 반구	오른쪽 반구
분석적 – 세부사항에 대해 평가함	전반적 – 큰 그림에 대해 평가함
순차적 혹은 선형 순서에 따른 정보처리	무작위적 혹은 가변 순서에 따른 정보처리
언어 처리	시각공간 처리
단어 이해	음조, 몸짓, 신체언어 이해
언어에 대한 운동과 인지제어	몸짓과 음성의 긴장도
순서반응에 대해 계획하고 논리적으로 반응함	충동적으로 혹은 감정적으로 반응함
사실과 지식에 근거를 둔 사고양상을 매개함	본능과 느낌에 근거를 둔 사고양상을 매개함
	창조성을 매개함
미세운동제어와 감각 처리	대략운동제어와 공간방향감(공간지남력)
친숙한 환경을 선호함	낯선 환경에 대해 반응함
시간 · 공간상 고빈도 정보처리를 선호함 (즉 속도와 세부사항 정도가 높은 정보)	시간 · 공간상 저빈도 정보처리를 선호함 (즉 속도와 세부사항 정도가 낮은 정보)

2. 자율신경계
3. 대뇌신경세포활성

자율신경기능 비대칭 검토사항

Asymmetrical autonomic functional considerations

심장혈관기능 Cardiovascular function

심장혈관기능의 겉질 제어에 대해 여러 연구를 통해 밝혀진 사실은 뇌기능의 비대칭이 같은쪽 경로를 통해 심장에 영향을 준다는 점이다. 이들 연구에 따르면 오른쪽 신경축을 여러 수준에서 자극하거나 억제시키면 심박수의 변화가 더 크고, 반면 왼쪽에서 교감신경 긴장도가 높아지면 심실세동 문턱값이 낮아진다(Lane 등 1992). 부교감신경 기전이 심방에서 우세이고, 교감신경 기전이 심실에서 우세이기 때문에 이러한 현상이 나타난다고 설명되어 왔다. 입쪽배가쪽숨뇌(RVLM), 미주신경등쪽핵(DMV), 고립로핵(NTS) 그리고 감각운동겉질 사이의 직접적 연결경로가 추적자로 확인되었다. 고립로핵·미주신경등쪽핵을 향하는 직접적 겉질 투사경로는 압력수용체 반사나 심장 부교감신경 제어에 겉질이 영향을 미치는 해부학적 근거가 된다. 같은쪽 연결경로가 우세를 보인다고 관찰되기도 했다.

오른쪽 미주신경이 굴심방결절에 신경분포 선호를 보이고 왼쪽 미주신경이 방실결절에 신경분포 선호를 보이는 점을 생각하면 오른쪽 반구의 병소에 비해 왼쪽 반구의 병소에서는 굴심방결절에 대한 부교감신경의 영향이 덜 강하게 나타날 것으로 예상할 수 있다(Barron 등 1994). 이러한 심박수 변화의 일부 원인은 자율신경 출력에 대한 오른쪽 뇌와 왼쪽 뇌의 하행성 영향이 불균형을 이루기 때문일 것이다(Zamrini 등 1990).

겉질 반구성 측정

Measuring cortical hemisphericity

양쪽 선 이등분 검사 Best-hand test (Bilateral line-bisection test)

오른쪽 반구 경색 환자는 수평선을 이등분할 때 중간선으로부터 상당히 오른쪽으로 치우쳐 있고, 반면 왼쪽 반구 경색 환자는 중간선으로부터 왼쪽으로 치우치는 정도가 덜 심각하다고 알려져 있다. '정상' 대상자의 가성무시(pseudoneglect)에서는 중간선으로부터 왼쪽으로의 치우침이 보인다.

수평선에서 어디를 중간점으로 선택할지는 활성화되는 우성 반구에 따라 달라진다. 어느 쪽 뇌의 추정값이 전달될지는 어느 쪽 손이 전령으로 선택되는지에 달려 있다. 가장 정확한 추정값을 전달하는 손은 뇌에서 행동을 주로 담당하는 쪽의 조종을 받는다. 그래서 두 손 선 이등분 검사를 잘 활용하면 반구성에 대한 또 하나의 생물리학적 창문이 될 수 있다.

선 이등분 검사방법 Conducting the line-bisection test

215×280mm 종이 두 장에 수평 선 20개를 엇갈려서 1cm씩 떨어뜨려 긋는다. 선의 길이는 종이 위에서 중간까지는 70mm로부터 160mm까지 10mm씩 단계적으로 길어지고 중간에서 밑까지는 역순으로 단계적으로 짧아진다. 처음에는 오른손으로 각 선의 중간점을 표시하고 이어서 두 번째 종이에 왼손으로 각 선의 중간점을 표시한다. 정확한 중간점으로부터의 거리를 0.5mm까지의 정밀도로, 왼쪽(–)과 오른쪽(+) 방향까지 측정하고 각각의 종이에 기록한다. 합계를 구해 20으로 나눈다.

두 손 선 나누기 작업이 매력적인 반구성에 대한 검사인 까닭은 정상인에서 상당히 안정성이 높고 다양한 수행결과를 보여주기 때문이다. 각 개인에게서 오른손과 왼손의 중

요점 9.23 Quick facts

마루 기능이상에 대한 임상진찰에 반드시 포함되어야 하는 검사

- 시야
- 두점식별과 관절위치감각
- 눈운동 따라보기
- 원활 시각 추적
- 각 시야에 대한 손가락코 검사
- 양쪽 선 이등분 검사(best hand test)
- 입체인식불능·국소인식불능·피부그림인식불능 (astereognosia/atopognosia/agraphognosia)
- 감각소거·무시(sensory extinction, inattention)
- 시각탐색작업

간선 판단에서 안정적인 차이가 보이는 것은 아마 팔의 먼 쪽 끝을 제어하는 것이 각 대뇌반구이고, 각 대뇌반구의 중간선 판단을 독립적으로 전달하기 때문일 것이다. 흥미롭게도 사람들은 다른 쪽 손에 펜을 쥐고서야 비로소 중심에서 벗어난 곳에 표시했음을 의식하곤 하는 경향이 있다.

운동 강도와 긴장도 Motor strength and tone

근육긴장도는 뇌기능이 저하된 쪽의 모든 근육에서 감소되는 경우가 많다. 복강신경얼기 이상 부위의 굽힘근과 복강신경얼기 이하 부위의 폄근에 대한 억제가 소실되어 마루불완전마비(parietal paresis) 자세, 즉 같은쪽 팔의 가벼운 굽힘 상태, 같은쪽 다리의 가벼운 폄 상태로 된다.

팔다리 제어 Limb control

협조기능 상실이 특징적으로 소뇌 관련 상태인 듯 보이지만 반대쪽 겉질기능 상실로 인해 나타나기도 한다.

기타 방출현상 Other release phenomena

들신경 굽힘근반사 과장 반응은 운동 방출현상의 하나이며 반대쪽 겉질의 기능저하 때문에 나타날 수 있다. 부적절한 감정이 표현되거나 악몽을 생생하게 꾸는 현상의 원인일 가능성이 있는 둘레 방출현상은 같은쪽 겉질의 기능저하로 인해 나타난다.

자발적 가쪽 눈운동 Spontaneous lateral eye movements

무작위적인 혹은 의미없는 가쪽 핵보기 눈운동이 일어나지 않게 하기 위해 어느 정도의 겉질 활성이 필요하다. 이러한 기능이상 운동이 존재하면 겉질기능 저하를 뜻하는 소견일 수 있다(13장 참조).

기억 핵보기 Remembered saccade

기억 핵보기(remembered saccade)를 제어하는 것은 반대쪽 이마겉질 영역이다. 이 부위의 기능성이 저하되면 핵보기가 부정확해진다(13장 참조).

이마피부 온도 Forehead skin temperature

눈확위 부위 이마에서 측정하는 온도는 속목동맥 계통의 가지를 통해 공급되는 혈액에 의한 체온이고, 바로 그 속목동맥 계통이 뇌겉질 영역에 혈액을 공급한다. 이마피부 온도가 비대칭이라면 뇌 활성의 비대칭과 연관된 것일 수 있다. 정확한 상호관계에 대해서는 아직 논란이 있으나 온도가 높은 쪽이 더 크게 활성화된 쪽인 듯하다.

고막 온도 Tympanic temperature

고막 온도와 뇌 활성화를 연결시켜 보려고 여러 연구에서 시도했다. 정확한 상호관계는 아직 논란이 있다. 하지만 겉질 활성화 수준이 올라감에 따라 고막 온도는 내려가는 듯하다(Cherbuin & Brinkman 2004). 이는 계통에 존재하는 역흐름 냉각기전 때문이며, 목동맥 혈류가 증가하고 활성화 정도가 동반해 증가함에 따라 온도가 내려간다.

자율신경 반응 비대칭 Asymmetric autonomic responses

겉질의 자극을 받아 다리뇌숨뇌 그물체의 여러 영역이 활성화되며 그 결과 억제되는 중간가쪽(IML) 신경세포는 교감신경 기능계통의 연접이전 신경세포이다. 겉질로부터 다리뇌숨뇌 그물체로 향하는 투사경로는 대부분 같은쪽 경로이며 그래서 임상에서 관찰될 만한 비대칭 억제 양상이 생길 수 있다. 예를 들어, 망막 혈관의 정맥동맥비가 왼쪽 눈과 오른쪽 눈 사이에 다를 수 있으며 이것은 교감신경 활성화의 비대칭을 의미한다. 심박수 변화 혹은 심장리듬 변화는 교감신경계나 부교감신경계 활성화의 비대칭을 의미하는 것일지 모른다.

맹점 크기 Blind spot sizes

맹점 측정치를 통해 겉질 활성화 혹은 시상 활성화의 비대칭이 나타날 수 있다.

소뇌 검사 Cerebellum testing

걸질과 소뇌는 그 사이의 투사경로가 두터워서 어느 한 쪽의 활성화 정도가 저하되었을 때 다른 쪽이 그 영향에 취약하다. 이러한 과정을 기능해리(diaschisis)라 한다. 임상 소견상 소뇌기능이 저하되었다면 이것은 반대쪽 걸질기능 저하에 따른 이차적 현상일 수 있으며 그 역일 수도 있다. Romberg 검사나 Fukuda 행진 검사를 실시하면 비대칭 정도의 차이를 평가하는 데에 유용할 것이다.

말하기 양상 Speech patterns

말하기는 복합적 과정이고 관계되는 여러 걸질 부위가 응집되어 기능을 해야 성공적으로 말을 할 수 있다. 말하기 양상의 변화와 기타 소견을 통해 반구기능 저하를 시사하는 소견을 얻을 수 있다.

인지행동 검사 Cognitive and behavioural testing

사람에서 특정 반구 영역에 해당된다고 알려진 기능이 여러 가지이다. 이들 영역의 기능이상을 임상적으로 관찰할 수 있는 경우가 많으며 이것을 각 반구의 활성화 상태에 대한 지침으로 활용할 수 있다(표 9.3 및 부록 9.1 설문 참조).

표 9.3 전형적 뇌 행동

왼쪽 반구 행동		오른쪽 반구 행동
이름	인식함	얼굴
언어	지시	시각 혹은 운동감각
억제	감정	고조
단어	의미	신체언어
논리적	사고 · 관념	해학적
순차적	정보처리 문제해결	주관적, 양상
심각한	호소	명랑한
여러 가지 세부사항과 사실	읽기 · 듣기	주제, 큰 그림
체계적 계획	학습	탐색
고도로 구조화된	과제	제약이 없는
개요	기억함	요약

부록 9.1 어느쪽 뇌 중심인가? 비대칭성 설문지

성명: ______________

15번까지 각각 짝을 이루는 두 진술 중 자신에게 가장 가까운 하나의 진술 첫머리에 × 표시를 한다.

진술 A	진술 B
1. 나는 자신과 다른 사람들의 감정적 느낌에 대해 이야기하곤 한다.	1. 나는 감정적 느낌에 대해서는 이야기하지 않으려 하는 경향이 있다.
2. 나는 일 마무리를 잘 한다.	2. 나는 일 시작을 잘 한다.
3. 나는 부분 여럿으로부터 전체를 조직한다(종합적, 창조적).	3. 나는 전체를 쪼개 부분 여럿으로 만든다(재생산적 · 환원적).
4. 나는 응급상황 때 행동이 빠르다.	4. 나는 제거절차를 이용해 질서정연하게 문제를 해결한다.
5. 나는 생각하고 들을 때 주고 받으면서 한다, 즉 목소리를 내어 말을 많이 한다.	5. 나는 생각하고 들을 때 조용히 한다, 즉 최소한의 말만 한다.
6. 나는 다른 사람의 마음을 그리 잘 읽지 못한다.	6. 나는 다른 사람들이 무엇을 생각하는지 아주 잘 알아낸다.
7. 나는 큰 그림을 본다(자료를 넘어서 추정하고 예측한다).	7. 나는 분석적이다(자료의 범위를 벗어나지 않는다).
8. 나는 독립적, 은둔적, 사적, 우회적 성향이다.	8. 나는 상호의존적, 개방적, 공적, 직접적 성향이다.
9. 나는 고유의 옷차림을 구상하곤 한다.	9. 나는 성공을 위한 옷차림을 하며 고급 옷을 입는다.
10. 마음이 어지러운 때에는 혼자 조용히 있어야 한다.	10. 마음이 어지러운 때에는 친밀한 사람과 모두 이야기해버려야 한다.
11. 나는 다른 사람들을 칭찬하며, 또한 다른 사람들로부터 칭찬을 받기 위해 노력한다.	11. 나는 다른 사람들을 칭찬하지 않으며, 또한 다른 사람들로부터의 칭찬도 필요없다.
12. 나는 대상이나 사물에 대한 관심이 더욱 크다.	12. 나는 사람이나 느낌에 대한 관심이 더욱 큰 성향이다.
13. 나는 다른 사람들이 솔직하게 반응해 주는 것이 좋다.	13. 나는 다른 사람들이 나를 평가하는 상황을 피한다.
14. 나는 동료 혹은 가까운 친구가 말을 너무 많이 한다고 느낄 때가 많다.	14. 나는 동료 혹은 가까운 친구가 나와 말을 별로 안 하고 내 말을 별로 안 들어준다고 느낀다.
15. 난 주어진 권한에 대해 엄격하다. 사람들이나 자녀들이 내 말에 따르고 내 허락을 구하려고 애쓴다.	15. 난 주어진 권한에 대해 엄격하지 않다.

출처: Morton(2003b)

겉질 관련 신경세포와 축삭의 광범위 손상

Diffuse neuronal and axonal injuries involving the cortex

심각한 외상뇌손상(TBI)으로 인해 축삭이 광범위하게 손상될 수 있으며 이를 광범위축삭손상(diffuse axonal injury, DAI)이라 한다(Olsson 등 2004). DAI는 외상뇌손상에서 가장 흔하고 또 중요한 병리적 특징의 하나이며, 가능한 원인에는 머리에 대한 직접적 둔기손상으로부터 채찍질손상 유형의 외상에서 생기는 타격-역타격손상의 충격에 이르기까지 거의 모든 유형의 머리외상이 해당된다. 이러한 머리손상으로 인해 가벼운 정도에서 심각한 정도까지의 폐쇄머리손상이 생길 수 있다.

가벼운 폐쇄머리손상(CHI)으로 생긴 광범위축삭손상에 영향을 받을 가능성이 있는, 다양한 겉질기능의 계획이나 실행에 관련된 신경망 중의 하나가 순차적 기억유도 홱보기이다. 홱보기 활동의 이러한 기능이상은 매우 민감하며, 또한 이를 활용해 머리외상 이후 광범위축삭손상이나 신경세포 손상 여부를 확인할 수 있다. 폐쇄머리손상 환자는 마지막 눈 위치와 일차 홱보기의 측정과대증, 위치오차 증가, 방향오차 증가 소견을 보인다(Heitger 등 2002). 머리손상 병력이 있고, 외상뇌손상에 나타나는 경우가 많다고 알려져 있다. 다음 증상 중 하나라도 해당되면 홱보기 검사를 함께 활용하여 환자의 축삭손상 정도를 상당히 정확하게 추정할 수 있다.

- 정신운동 느려짐
- 귀울림, 난청, 청각과민 등 중추 청각경로의 기능이상
- 얼굴 감정 지각 결손
- 기억 홱보기에서 홱보기 순서 제어 이상
- 주의력결핍

뇌 외상에는 국소 뇌 대사 변화, 대사율 감소가 동반되며 경우에 따라 에너지 위기까지 동반된다. 포도당과 산소 대사에 대한 양전자방출단층촬영(PET)을 실시하면 외상뇌손상에 의해 지속성 대사위기 상태가 생기는 것이 보이며 이 상태는 젖산/피루브산 비가 상승되고 허혈과 무관한 것으로 정의된다(Vespa 등 2005). 이러한 젖산 증가가 두드러지는 전형적인 환자에서는 예후가 불량하다(Clausen 등 2005).

뇌조직산증은 신경세포의 사망 기전이라고 알려져 있다(Marion 등 2002).

사람에서 심각한 외상뇌손상(TBI)은 대뇌의 산염기 동적 평형에 심대한 장애를 초래한다. 외상 후 첫 24시간 동안 pH 변화가 지속되는 것이 관찰된다. 뇌조직 산증에 동반되어 조직 P_{CO_2}와 젖산 농도가 증가된다. 지속적 식물상태이거나 사망하는 환자의 경우 이러한 병리생화학적 변화가 더욱 심하다. 대뇌타박상이나 기저의 경막밑혈종에 인접한 뇌조직에서는, 잠깐이라도 과호흡을 해서 pH가 떨어지고 CO_2와 젖산 농도가 올라가게 되면 이차 뇌손상을 매개하는 물질의 세포외 농도가 유의하게 상승할 수 있다. 과호흡으로 유도되는 이러한 변화는 손상 후 3~4일 정도 시기보다 24~36시간 시기에 훨씬 흔하다(Marion 등 2002).

해마다 미국에서는 백만 건 이상의 채찍질손상이 발생한다. 채찍질손상 환자에서 신경심리학적 장애가 보고되는 경우가 많지만 경계성 특성 때문에 대개 무시된다. 환자가 많이 호소하는 증상은 두통, 현기증, 청각장애, 귀울음, 집중력과 기억장애, 삼킴곤란, 시각장애, 턱관절 기능이상 등이다(Spitzer 등 1995). 이 증후군을 '채찍질손상 뇌' 라고 한다.

목에 채찍질손상을 받았던 환자에서는 마루뒤통수 구역 뇌에서 관류저하와 대사저하증 소견을 일관되게 보였다(Otte 등 1997). 이것은 목뼈로부터의 척수삼차신경 통각 입력이 증가되거나 가속 힘으로부터 광범위축삭손상이 생긴 것 때문이라는 가설이 제기되었다. 척수삼차 들신경과 안뜰들신경에는 대뇌 혈류역학, 뇌줄기 그물체의 모노아민 신경세포 발화빈도를 변화시키는 힘이 있다.

축삭이 기계적 손상에 대해 취약한 이유는 백색질 경로 속에서 고도로 조직화된 구조와 점도탄력성 두 가지 때문이라고 생각된다. 정상 조건에서는 축삭이 유연하지만 뇌 외상 시 동반되는 급격한 변형에 노출되면 손상되기 쉬운 상태가 된다. 즉 축삭을 빠르게 신장시키면 축삭의 세포뼈대가 손상될 수 있으며 그 결과 탄력성이 소실되고 축삭형질 운반기능에 장애가 발생한다. 이어서 축삭에 부기가 발생하는 곳이 불연속적 망울 형체이거나 연장된 축삭염주이며 여기에 운반된 단백질이 축적된다(Smith 등 2003).

결국, 부은 축삭이 끊어져 뇌조직 신경병리에 추가적 문제가 될 수 있다. 뇌 외상의 임상증상은 대개 광범위축삭손상으로 설명될 수 있다. 하지만 광범위축삭손상은 비침습적으로 검출하기 극히 힘들며 임상 증후군으로서 잘 정의되지

않는다. 손상의 생체역학, 시간에 따른 축삭의 병태생리학, 환자 임상결과에서의 역할 등에 대한 우리의 종합적 이해에 따라 광범위축삭손상에 대한 진단과 치료의 미래가 달라질 것이다(Henderson 등 2005).

점점 더 많이 누적되는 증거에 의하면 척추증과 관련해 척주관이 좁아지고 목뼈의 동작이 비정상적이거나 과도하면 긴장과 전단력이 커지고 그 결과 척수 속에 국소 축삭 손상이 생긴다. 정상적인 동작을 하는 동안 목척수에 축방향 긴장이 유의하게 발생한다. 목등뼈 이음부는 굽힘동작이 가장 크게 일어나는 곳이며 척수 길이가 24% 신장된다. 이로 인해 국소 척수의 긴장이 발생한다. 병리적 변위가 존재하는 상황이라면 긴장이 척수의 물질적 특성을 초과하고 그로 인해 신경학적 손상이 일시적 혹은 영구적으로 발생할 수 있다. 신장 연관 손상이 광범위축삭손상, 척수당김증후군, 신경손상의 실험모형에서 가장 큰 병인요소라는 점이 오늘날 널리 인정된다(Henderson 등 2005).

축삭손상은 긴장 부하가 가장 심한 곳에 재현성 있게, 다음의 잘 규명된 일련의 세포내 사건을 따라 일어난다. 즉 말이집 신장 손상, 축삭집 투과성 변화, 칼슘 유입, 세포뼈대 붕괴, 신경잔섬유와 미세관 밀집, 선행 축삭운반 장애, 소기관 축적, 축삭 수축망울 형성, 이차 축삭절단 등이다. 척수 내부에서 생기는 신장과 전단력은 목 척추증 척수병증의 발병기전상 중요한 요인이라고 생각된다.

알츠하이머병(AD)의 특징은 연접과 축삭의 변성 그리고 노년판(SP)이다. 노년판의 주요 구성요소는 응집된 베타아밀로이드이며 이 단백질은 아밀로이드 전구물질 단백질(APP)에서 유도된다. 외상뇌손상 자체가 알츠하이머병의 위험인자일 뿐만 아니라 머리가 심한 손상을 입으면 알츠하이머병과도 연관된 분자적 사건의 연쇄반응이 시작된다고 생각된다(Olsson 등 2004).

발작과 간질

Seizures and epilepsy

간질(epilepsy)은 환자가 유발요인 없는 재발성 발작에 대한 선행경향을 보이는 장애이다. 발작(seizure)에서는 짧은 시기동안 뇌가 비동기화 돌발파 활성을 나타내며 그 결과 환자가 비정상적 활동이나 경험을 하게 된다. 일부 유형의 간질에서는 발작이 전체 뇌에서 일어나 전신발작이 되기도 한다. 다른 유형에서는 뇌의 특정 부위나 초점에 국한해서 시작되고 끝난다. 이런 유형의 발작을 부분발작 혹은 초점발작이라 한다. 발작이 뇌의 어느 영역에서든 초점발작으로서 시작되고 나서 다른 영역으로 퍼져 이차성 전신발작이 될 수 있다. 부분발작을 단순부분발작과 복합부분발작으로 더 분류할 수 있다.

*단순부분발작(simple partial seizure)*은 뇌의 어느 부분에서든 일어날 수 있으며 이 때 생기는 증상은 뇌의 발생 영역에 따라 달라진다. 단순부분발작의 한 가지 공통 특징이라면 의식이 손상되지 않는다는 점이다. 환자가 발작 이전, 도중, 이후의 사건을 기억할 수 있으며 발작 자체를 인식할 수도 있다. 예를 들어, 오른쪽 운동겉질에서의 단순부분발작은 왼쪽 손에 한 차례 움찔수축이 생길 수 있다. 이 때의 단일수축은 활성이 증가되기 때문에 양성증상이라고 부른다. 하지만 왼쪽 이마엽 브로카영역에서의 단순부분발작에서는 말하기가 손상될 수 있다. 이것은 활성이 손상되기 때문에 음성증상이라고 부른다. 발작이 실제 일어나는 시기를 발작기라고 하며 발작 직후 시기를 발작후 시기라 한다(Wyllie 1993).

*복합부분발작(complex partial seizure)*에서는 의식에 장애가 오며 아마도 뇌줄기 그물활성계(reticular activating system)의 간섭 혹은 겉질의 여러 영역에 걸친 광범위한 문제 때문일 가능성이 가장 높다. 복합부분발작은 뇌의 어느 영역에서든 일어날 수 있지만 가장 흔하게 발생하는 영역은 관자엽이다. 여러 가지 원인으로 관자엽 간질이 생기겠으나 가장 흔한 형태는 안쪽관자엽간질(MTLE) 혹은 둘레간질이다(Engel 1993). 안쪽관자엽간질 환자들은 흔히 발작이 완전히 시작되기 전에 조짐을 느낀다. 조짐으로 나타나는 것에는 기시감(이미 본 느낌)과 같은 정신감각이나 명령 혹은 입맛 다시기나 두 손으로 문지르는 동작과 같은 반복적 운동작업 등이 있다. 이러한 반복적 작업을 자동증이라고 한다. 안쪽관자엽간질 증후군에서는 같은쪽 바닥핵도 문제되는 경우가 흔하며 그 결과 반대쪽에 근육긴장이상증이나 부동증이 생길 수 있다. 발작 후 회복에 몇 분에서 몇 시간까지 걸리기도 하며 혼동, 기억상실, 피곤함, 공격, 우울 등이 동반되기도 한다.

*전신발작(generalized seizure)*은 대개 긴장간대 발작 유형이며, 처음의 긴장기에는 대부분의 근육이 전신적으로 수축하고 의식을 잃는다. 간대기에는 율동적 격동동작이 양쪽에서 일어난다. 대개 처음에 매우 공격적이며 시간이 지나면서 가벼워진다. 이 시기에 크게 우려되는 점은 혀를 깨물거나 삼키는 것이다. 발작후 회복에 몇 분에서 몇 시간까지 소요되며 탈진, 기억상실, 두통, 혼동 등이 나타날 수 있다.

전신발작은 사전에 조짐이나 초점발작이 나타나지 않으며 처음부터 양쪽 반구 모두 문제된다. 기전은 겉질로 광범위하게 투사되는, 시상이나 뇌줄기 위쪽 신경세포 집단의 율동적 활성과 관계있다. 부분발작 그리고 이차성 전신발작에서 비정상적인 전기활성이 시작되는 발작초점에 흥분성이 상승하게 되는 원인은 흉터, 피덩이, 종양 등으로 인한 연접연결이나 세포특성상 변화 때문이다. 간질이 종양 때문에 발생하는 경우는 매우 드물고, 어린이의 경우에는 특히 그러하다.

알츠하이머병

Alzheimer's disease

알츠하이머병은 진행퇴행뇌질환의 하나이다. 노년층 치매의 가장 흔한 원인이다. 알츠하이머병의 유병률은 65세에 약 1%에서 85세에 약 40%로 65세 이후에 급격히 증가한다(Blumenfeld 2002). 알츠하이머병은 다음의 임상증상을 보인다.

- 기억장애
- 언어장애
- 실행증
- 진행성 인지장애
- 정신병
- 우울
- 인격변화

알츠하이머병에서 흔히 나타나는 기억상실의 처음 증상은 대개 매우 가벼워서 정상적인 노화에서 흔히 보이는 기억상실과 별다른 차이가 없다.

처음에는 최근 기억만 손상되고 장기기억은 손상받지 않는다. 질병이 상당한 단계로 진행되었어도 환자는 관례적으로 해 온 일을 변함없이 계속하면서 실제로 상당히 잘 생활할 수 있고, 혹은 기억과 인지상 실수가 점점 더 빈번해지도록 진행하는 것을 가족이 감춰주는 경우도 아주 많을 것이다. 결국 증상이 진행되어 환자는 가족의 도움을 받거나 관례적으로 해 온 일에서도 하루하루의 여러 일을 처리하기 곤란한 지경에 이른다(McKhann 등 1984).

알츠하이머병이라고 진단이 내려지려면 환자에게 치매, 진행성 기억상실, 그리고 정상적인 일상생활에 지장을 초래하는 다른 인지손상이 적어도 1개 확인되어야 한다. 다른 형태의 치매를 모두 배제한 경우에만 알츠하이머병 진단이 내려지는 경우가 많지만 이것은 임상적으로 매우 힘들 수 있다. 처음 진단되었을 때로부터의 평균여명은 약 10년이지만 환자에 따라 상당한 차이를 보인다.

알츠하이머병의 신경병리학 소견은 신경원섬유매듭과 신경판이 형성되는 것이다. 신경판(neuritic plaque)을 구성하는 요소는 불용성 단백질인 베타아밀로이드와 아포지질단백질 E이고, 그 주변을 둘러싸는 것은 디스트로피 신경돌기라고 하는 비정상 축삭과 가지돌기다발이다. 신경원섬유매듭의 성분은 타우단백질이라고 하는, 짝을 이루는 나선형 단백질 혹은 과인산화 미세관 연관 단백질이 세포 내에 축적된 것이다(Blumenfeld 2002). 신경원섬유매듭과 신경판 그리고 그 결과 나타나는 알츠하이머병의 발생과 연관된 분자적 사건의 연쇄반응이 심각한 머리손상으로 개시되는 것으로 보인다.

요점 9.24 Quick facts

알츠하이머병(Alzheimer's disease)

- 알츠하이머병은 고령층에서 가장 흔한 진행성 퇴행 뇌질환이다.
- 알츠하이머병의 특징은 연접과 축삭의 변성과 노년판(SP, senile plaque)이다. 노년판의 주요 구성요소는 베타아밀로이드(Aβ) 무리이며, 이것은 아밀로이드 전구물질 단백질(APP)에서 유도되는 펩티드이다.
- 외상뇌손상(TBI) 자체가 알츠하이머병의 위험요소이기도 하지만 심각한 머리손상을 입으면 알츠하이머병과 관련된 연쇄반응의 분자적 사건이 시작되는 것으로 보인다.

임상증례 풀이 Clinical case answers

증례 9.1

9.1.1

머리 손상을 조금이라도 입으면 어떤 식으로든 내출혈이 되었을 가능성이 있다. 두통, 각막반사 소실, 욕지기 등은 모두 머릿속출혈에 일치되는 소견이다. 이 환자를 추가평가하려면 머리 CT 검사를 즉시 실시해야 한다.

9.1.2

1. 진탕(concussion)
2. 경막밑혈종(subdural haematoma)
3. 경질막바깥혈종(epidural haematoma)
4. 머리뼈 골절(skull fracture)
5. 뇌타박상(cerebral contusion)

증례 9.2

9.2.1

1. 말총 증후군(Cauda equina syndrome)
2. 이마엽 간질(Frontal lobe epilepsy)
3. 이마엽 종양(Frontal lobe tumour)
4. 파킨슨병(Parkinson's disease)
5. 제거성 이마엽 뇌졸중(Ablative frontal lobe stroke)

참고문헌

Arato, M., Frecska, E., Tekes, K., et al., 1991. Serotonergic interhemispheric asymmetry: gender difference in the orbital cortex. Acta Psychiatr. Scand. 84, 110–111.

Arato, M., Tekes, K., Palkovits, M., et al., 1987. Serotonergic split-brain and suicide. Psychiatry Res. 21, 355–356.

Arora, R.C., Meltzer, H.Y., 1989. Serotonergic measures in the brains of suicide victims: 5-HT_2. Am. J. Psychiatry 146, 730–736.

Barron, S.A., Rogovski, Z., Hemli, J., 1994. Autonomic consequences of cerebral hemisphere infarction. Stroke 25, 113–116.

Blumenfeld, H., 2002. Higher order cerebral function. Neuroanatomy Through Clinical Cases. Sinauer Associates, Sunderland, MA.

Cherbuin, N., Brinkman, C., 2004. Cognition is cool: can hemispheric activation be assessed by tympanic membrane thermometry? Brain Cogn. 54 (3), 228–231.

Clark, C.R., Geffen, G.M., Geffen, L.B., 1987. Catecholamines and attention. I: Animal and clinical studies. Neurosci Biobehav Rev. 11, 341–352.

Clausen, T., Khaldi, A., Zauner, A., et al., 2005. Cerebral acid-base homeostasis after severe traumatic brain injury. J. Neurosurg. 103 (4), 597–607.

Davidson, R.J., Hugdahl, K., 1995. Brain Asymmetry. MIT Press, Cambridge, MA/ London.

Demeter, E., Tekes, K.L., Majorossy, K., et al., 1989. The asymmetry of ^{3}H-imipramine binding may predict psychiatric illness. Life Sci. 44, 1403–1410.

Engel, J. (Ed.), 1993. Surgical Treatment of the Epilepsies. Raven, New York.

Falk, D., Hildebolt, C., Cheverud, J., et al., 1991. Human cortical asymmetries determined with 3D-MR technology. J. Neurosci. Methods 39 (2), 185–191.

Fallon, J.H., Loughlin, S.E., 1987. Monoamine innervation of cerebral cortex and a theory of the role of monoamines in cerebral cortex and basal ganglia. In: Peters, A. Jones, E.G. (Ed.) Cerebralo Cortex, vol 6. Plenum Press, New York, pp. 41–127.

Galaburda, A.M., LeMay, M., Geschwind, N., 1978. Right-left asymmetries in the brain. Science 199, 852–856.

Gallois, P., Hautecoeur, P., Ovelacq, E., et al., 1985. The gaze and functional hemispheric activation in normal subjects. Rev. Neurol. 141 (11), 735–739.

Geschwind, N., Levitsky, W., 1968. Human brain: left-right asymmetries in temporal speech regions. Science 161, 186–187.

Glick, S.D., Meibach, R.C., Cox, R.D., et al., 1983. Multiple and interrelated functional asymmetries in rat brain. Life Sci. 32, 2215–2221.

Glick, S.D., Ross, D.A., Hough, L.B., 1982. Lateral asymmetry of neurotransmitters in human brain. Brain Res. 234, 53–63.

Heitger, M.H., Anderson, T.J., Jones, R.D., 2002. Saccade sequences as markers for cerebral dysfunction following mild closed head injury. Prog. Brain Res. 140, 433–448.

Henderson, F.C., Geddes, J.F., Vaccaro, A.R., et al., 2005. Stretch-associated injury in cervical spondylotic myelopathy: new concept and review. Neurosurgery 56 (5), 1101–1113. discussion 1101–1113.

Lane, R.D., Wallace, J.D., Petrosky, P.P., et al., 1992. Supraventricular tachycardia in patients with right hemisphere strokes. Stroke 23, 362–366.

LeMay, M., Culebras, A., 1972. Human brain morphological differences in the hemispheres demonstrable by carotid arteriography. N. Engl. J. Med. 287, 168–170.

McKhann, G., Drachman, D.A., Folstein, M., et al., 1984. Clinical diagnosis of Alzheimer's disease; report of the NINCDS-ADRDS Work Group under the auspices of the Department of Health and Human Services Task Force on Alzheimer's Disease. Neurology 34, 939–944.

Marion, D.W., Puccio, A., Wisniewski, S.R., et al., 2002. Effect of hyperventilation on extracellular concentrations of glutamate, lactate, pyruvate, and local cerebral blood flow in patients with severe traumatic brain injury. Crit. Care Med. 30 (12), 2619–2625.

Martin, J.H., 1996. Neuroanatomy Text and Atlas. McGraw-Hill, New York.

Melillo, R., Leisman, G., 2004. Neurobehavioral Disorders of Childhood. Kluwer Academic/ Plenum, New York.

Morilak, D.A., Fornal, C., Jacobs, B.L., 1986. Single unit activity of noradrenergic neurons in locus coeruleus and serotonergic neurons in the nucleus raphe dorsalis of freely moving cats in relation to the cardiac cycle. Brain Res. 399 (2), 262–270.

Morton, B.E., 2003a. Two-hand line-bisection task outcomes correlate with several measures of hemisphericity. Brain Cogn. 51, 305–316.

Morton, B.E., 2003b. Asymmetry questionnaire outcomes correlate with several hemisphericity measures. Brain Cogn. 51, 372–374.

Olsson, A., Csajbok, L., Ost, M., Hoglund, K., et al., 2004. Marked increase of beta-amyloid (1–42) and amyloid precursor protein in ventricular cerebrospinal fluid after severe traumatic brain injury. J. Neurol. 251 (7), 870–876.

Otte, A., Ettlin, T.M., Nitzsche, E.U., et al., 1997. PET and SPECT in whiplash syndrome: a new approach to a forgotten brain? J. Neurol. Neuosurg. Psychiatr. 63, 368–372.

Pryor, D., 1995. Common CNS infections. New Ethicals 32, (11) pp. 32.

Rossor, M., Garrett, N., Iversen, L., 1980. No evidence for lateral asymmetry of neurotransmitters in post-mortem human brain. J. Neurochem. 35, 743–745.

Scheld, W.M., 1994. Acute Bacterial Meningitis in Harrison's Principles of Internal Medicine, thirteenth ed.

Smith, D.H., Meaney, D.F., Shull, W.H., 2003. Diffuse axonal injury in head trauma. J. Head Trauma Rehabil. 18 (4), 307–316.

Spitzer, W.O., Skovron, M.L., Salmi, L.R., 1995. Scientific monograph of the Quebec task force on whiplash associated disorders: redefining 'whiplash' and its management. Spine 20 (Suppl 8), 1s–73s.

Spoont, M.R., 1992. Modulatory role of serotonin in neural information processing: implications for human psychopathology. Psychol. Bull. 112, 330–350.

Steinmetz, H., Volkmann, J., Jancke, L., et al., 1991. Anatomical left-right asymmetry of language-related temporal cortex is different in left-handers and right handers. Ann. Neurol. 29 (3), 315–319.

Vespa, P., Bergsneider, M., Hattori, N., et al., 2005. Metabolic crisis without brain ischemia is common after traumatic brain injury: a combined microdialysis and positron emission tomography study. J. Cereb. Blood Flow Metab. 25 (6), 763–774.

Vogel, F.S., 1994. The central nervous system. In: Rubin, E., Farber, J. (Eds), Pathology second ed., Vol. 1, pp. 334–348.

Wagner, H..N, Burns, D.H., Dannals, R.F., et al., 1983. Imaging dopamine receptors in the human brain by positron tomography. Science 2211, 1264–1266.

Wittling, W., 1998. Brain asymmetry in the control of autonomic-physiologic activity. In: Davidson, R. Hugdahl, K. (Eds.), Brain Asymmetry. MIT Press, Cambridge, MA.

Wyllie, E., 1993. The Treatment of Epilepsy; Principles and Practice. Lea & Febiger, Philadelphia.

Yamamoto, B.K., Freed, C.R., 1984. Asymmetric dopamine and serotonin metabolism in nigrostriatal and limbic structures of the trained circling rat. Brain Res. 297, 115–119.

Zamrini, E.Y., Meador, K.J., Loring, D.W., et al., 1990. Unilateral cerebral inactivation produces differential left/right heart rate responses. Neurology 40, 1408–1411.

제 10 장
시상과 시상하부

The thalamus and hypothalamus

10

생각해 볼 임상증례 Clinical cases for thought

증례 10.1

23세의 젊은 여성이 과도한 체중증가를 주요 호소증상으로 내원하였다. 지난 12주간 체중이 15kg 늘었다고 한다. 임신검사는 음성이었다. 지난 주에는 시각장애도 있었다.

질문
- 10.1.1 이 환자의 증상과 관련해 고려할 감별진단 3가지를 설명하시오.
- 10.1.2 기아 제어에서 역할을 수행한다고 생각되는 시상하부 핵은 어디인가?

증례 10.2

45세 여성이 시각장애를 주요 호소증상으로 내원하였다. 한쪽 눈을 감으면 시야에 검은 부분이 여럿 생긴다.

질문
- 10.2.1 생리적 맹점이 커진 원인은 무엇인가?
- 10.2.2 정상 상황에서 우리가 자신의 생리적 맹점을 인식하지 못하는 기전을 설명하시오.

서 론

Introduction

시상과 시상하부는 전통적으로 각각 단순한 중계계통 그리고 뇌하수체에 대한 지배적 제어기관으로 간주되었다. 하지만 이들 영역 신경축의 기능에 대한 이해가 깊어지면서 이들 영역이 사람의 기능에서 담당하는 다양한 기능에 대한 이해도 깊어졌다. 이제 시상은 의식을 가능케하는 광범위한 겉질의 선천자극양상에서 핵심적 역할을 수행한다고 생각된다. 뇌파도를 이용해 그 활동을 기록할 수 있다. 시상하부는 교감신경계의 일부 측면에 대한 제어중추로 보이며 또한 일부 유형의 학습과 기억에 관계된다.

본 장에서는 흥미롭고 또 임상적으로 관련이 깊은 이들 영역 신경축의 해부학과 신경학적 기능회로를 살펴본다.

시상 해부학

Anatomy of the thalamus

사이뇌(diencephalon)는 셋째뇌실을 둘러싸며 시상, 가쪽무릎체, 안쪽무릎체, 시상밑부, 시상상부, 시상하부 등을 포함한다. 각 대뇌반구 속에 하나씩 들어 있는 시상은 큰 달걀 모양의 회색질 덩어리이며 사이뇌의 등쪽 부분에 위치한다(그림 10.1). 시상은 후각을 제외한 모든 종류의 감각수용체와 대뇌겉질 사이를 이어주는 중요한 곳이다.

시상의 입쪽 끝은 앞결절(anterior tubercle)이라고도 부르고 여기보다 더 넓은 시상 뒤쪽 부분은 안쪽 팽대부를 시상베개(pulvinar)라고 하며, 가쪽 팽대부를 가쪽무릎체

요점 10.1 Quick facts

시상하부가 작용하는 주요 계통 4곳

1. 자율신경계
2. 내분비계
3. 둘레계통 · 감정계통
4. 항상성 제어

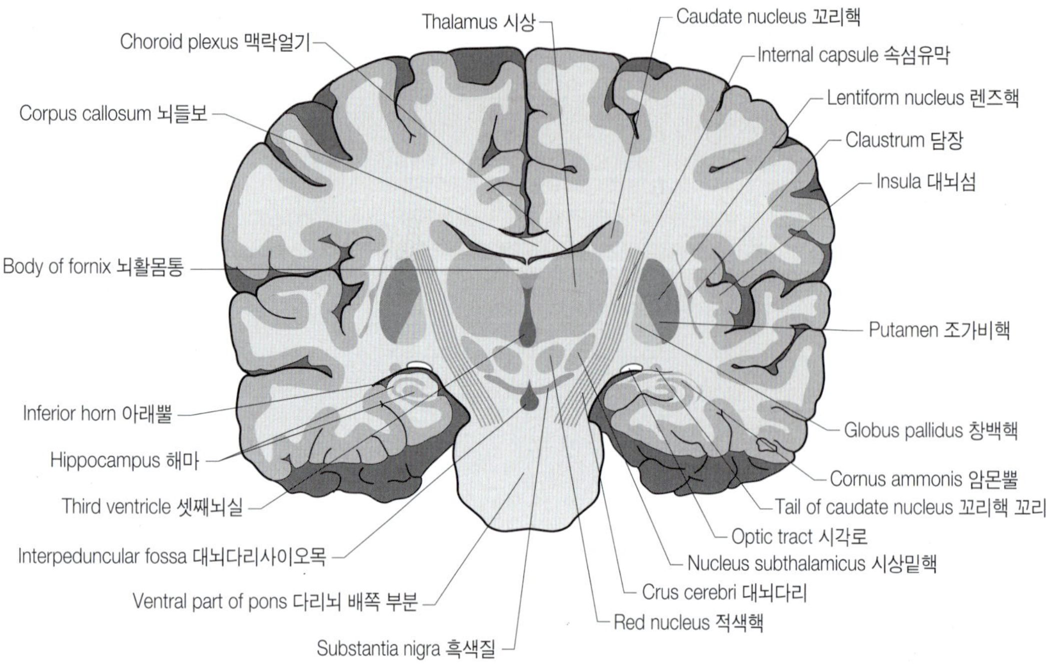

그림 10.1 사이뇌의 해부학적 관계에 대한 가로단면도

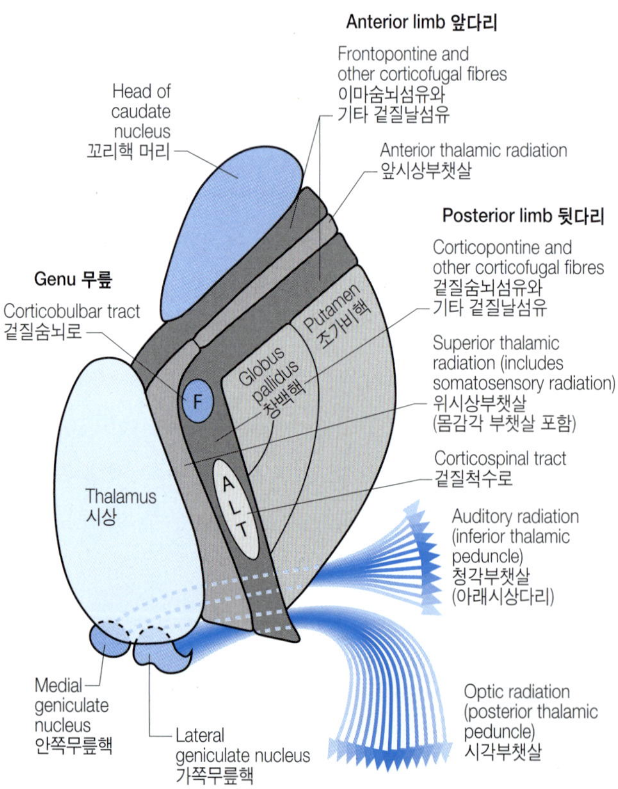

그림 10.2 시상과 속섬유막, 창백핵, 조가비핵, 꼬리핵의 관계 그리고 속섬유막 내부에 위치한 다양한 들신경 경로와 날신경 경로

(lateral geniculate body)라고 한다. 시상의 안쪽면은 셋째 뇌실의 가쪽 벽을 형성하고, 중심시상붙음 혹은 시상사이붙음이라고 하는 회색질의 짧은 교통투사를 통해 반대쪽 시상 안쪽면으로 연결된다(Chusid 1982). 시상은 바닥핵, 소뇌, 시상하부, 척수를 비롯한 신경계의 겉질밑 주요 영역 모든 곳으로부터 광범위한 투사연결을 받고, 대뇌겉질 대부분과 상호투사 관계를 형성한다. 시상부챗살(thalamic radiation)이라고도 하는, 겉질 쪽으로 향하고 그리고 겉질로부터 나오는 연결경로는 다리 혹은 줄기라고 하는 4개의 섬유로를 통해 이어진다. 이들 투사경로가 속섬유막의 상당 부분을 차지한다(그림 10.2). 앞시상다리 속에는 앞시상핵과 안쪽 시상핵으로부터 이마겉질 모든 영역 쪽으로 향하는 투사섬유가 지난다. 위시상다리 속에는 배쪽 시상핵과 가쪽 시상핵에 들고 나는, 중심앞이랑과 중심뒤이랑, 운동앞겉질과 감각앞겉질 쪽으로 향하는 투사섬유가 지난다. 뒤시상다리 속에는 뒤쪽과 뒤통수겉질 쪽으로 향하는 그리고 가쪽무릎체와 시상베개를 비롯한 가쪽 시상구역과 뒤시상구역에 들고 나는 투사섬유가 지난다. 아래시상다리는 안쪽무릎체를 비롯한 뒤시상구역을 관자겉질 쪽으로 연결시킨다(Williams & Warwick 1984). 바깥섬유판은 속섬유막에 바로 인접한

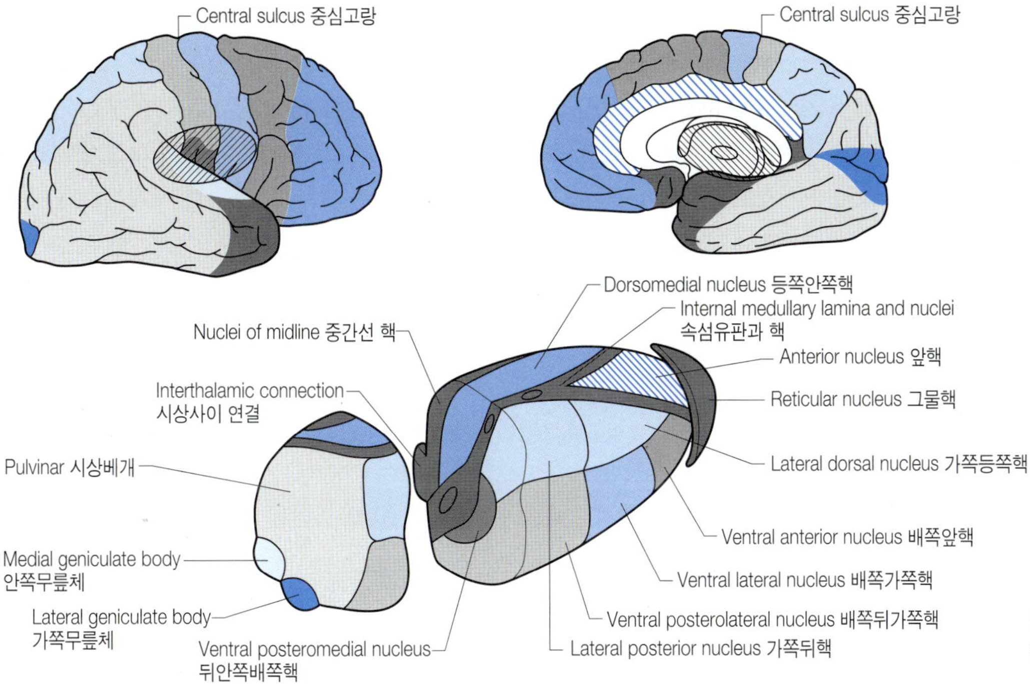

그림 10.3 시상핵과 겉질쪽을 향한 주요 투사

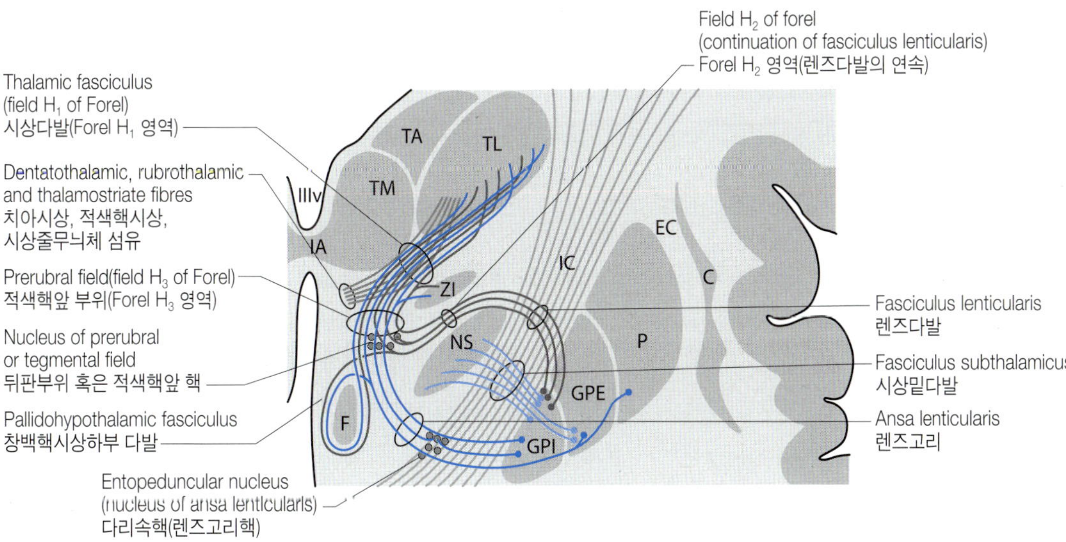

그림 10.4 렌즈다발과 렌즈고리로부터의 시상다발 형성. 앞핵군은 해마형체의 해마이행부앞으로부터 그리고 유두시상로를 거쳐서 시상하부의 같은쪽 유두체핵으로부터 입력을 받는다.

시상 가쪽면의 여러 층 말이집섬유이다(그림 10.3). 속섬유판은 백색질이 이루는 수직판이며 시상 물질 속 깊은 곳에 위치하고 시상 앞 부분에서 둘로 갈라져 시상 물질이 가쪽, 안쪽, 앞 구역으로 나뉜다(그림 10.3). 시상에는 속섬유판을 기준으로 7개의 핵군이 있다. 즉 입쪽에 위치한 앞핵군, 중간선 핵군, 안쪽 핵군, 배쪽 핵군, 시상베개를 포함하며, 뒤쪽으로 확장되는 가쪽핵 덩이, 섬유판속핵군, 끝으로 그물핵군 등이다(그림 10.3). 시상의 여러 핵군은 생존을 위해 겉질로부터의 신경활성화에 의지해야 하는 특이성 구역으로 생각된다. 이들 핵은 여기로 투사되는 겉질 영역의 손상, 저자극, 과다억제 등의 경우 현저한 신경경유 변성을 보인다(Williams & Warwick 1984). 이 과정의 사례인 기능해리에서는 신경축의 한 구역으로부터 나오는 출력이 감소해 그 결과 하류 신경세포 집단에 변성이 초래된다.

*앞핵(anterior nuclear group)*이 받는 입력은 시상하부의 같은쪽 유두체핵으로부터 유두시상로를 거쳐서 그리고 해마형체의 해마이행부앞으로부터 온다(그림 10.4). 앞시상군의 신경세포는 주로 23번, 24번, 32번 영역 등 이마겉질, 띠겉질 여러 구역으로 투사된다. 앞핵군은 해마와 시상하부를 연결하는 둘레계통의 주요 요소이고, 기억과 감정 조절에 관여한다.

근래에 이 부위 신경축에 대한 이해가 깊어지면서 얻게 된 결론에 따르면 최근 기억이 확립되려면 해마-뇌활-유두체-시상-둘레-겉질 경로가 반드시 정상적으로 기능하며 손상이 없는 것이 필수적이다. *안쪽핵(medial nuclei)*은 다발곁핵, 정중밑핵, 중심옆핵, 가쪽곁핵 등 여러 작은 핵으로 구성된다. 하지만 안쪽핵은 안쪽등쪽핵이 조절한다. 안쪽핵은 시상하부, 이마겉질, 편도체, 줄무늬체, 뇌줄기 그물체와 상호투사를 형성한다. 이들 핵은 다른 모든 시상 핵과도 상호투사를 형성한다. 사람에서는 안쪽핵 기능이상 때문에 의욕 충동, 문제해결 능력, 감정 안정성 등에 복합적인 변화가 초래된다.

*배쪽핵(ventral nuclear group)*은 배쪽앞핵(VA), 배쪽뒤핵(VP), 배쪽중간핵(VI) 등 3개 핵으로 구성된다. 배쪽뒤핵은 기능적으로 중요한 배쪽뒤가쪽핵(VPL), 배쪽뒤안쪽핵(VPM)으로 더 세분한다. 배쪽핵에 도달하는 섬유의 대부분은 감각계통 들신경섬유로부터 온다. 배쪽뒤가쪽핵(VPL)은 반대쪽 쐐기핵과 널판핵으로부터 안쪽섬유띠 경로를 거쳐 오는 투사, 반대쪽과 같은쪽 척수시상로 모두로부터 앞가쪽계통을 거쳐 오는 투사를 받는다. 배쪽뒤안쪽핵(VPM)은 삼차신경섬유띠와 미각섬유띠로부터의 투사를 받는다. 이들 핵은 속섬유막 뒤다리를 거쳐 겉질 1번, 2번, 3번 영역 등 몸감각영역으로 상호 투사된다(그림 10.2). 배쪽중간핵(VI)은 소뇌 중간위치핵과 치아핵으로부터 그리고 바닥핵으로부터 투사를 광범위하게 받는다. 배쪽중간핵은 다른 시상핵 쪽으로 그리고 겉질 4번, 6번 영역 등 운동영역 쪽으로 투사된다. 배쪽앞핵(VA)은 창백핵으로부터 시상다발을 거쳐 그리고 소뇌 치아핵으로부터 투사를 광범위하게 받는다. 따라서 배쪽앞핵은 운동기능 겉질영역에 대해 소뇌와 바닥핵으로부터의 투사를 통합하고 조정하는 데에 매우 중요하다.

중간선 핵은 뇌실곁핵, 띠곁핵, 결합핵 등으로 구성된다. 이들 핵의 들신경 투사와 날신경 투사는 명확하게 밝히기 매우 어렵지만 이들 핵과 섬유판속핵이 겉질 각성을 매개할 가능성이 매우 높다.

*가쪽핵(lateral nuclear group)*을 구성하는 부분은 가쪽등쪽핵(LD), 가쪽뒤핵(LP), 시상베개 등이며 이곳 혼자 꼬리쪽 시상 구역 전체의 약 25%를 차지한다. 시상베개는 계통발생상 비교적 늦은 시기에 해당되며 고등 영장류와 사람에만 존재한다. 시상베개는 가쪽무릎체와 안쪽무릎체로부터의 투사와 시각로 망막세포로부터의 직접 투사를 받는다고 생각된다. 시상베개는 관자겉질, 뒤통수겉질, 마루겉질로 상호 투사된다. 가쪽등쪽핵(LD)은 아래마루겉질과 뒤띠겉질로 상호 투사된다. 가쪽뒤핵(LP)은 마루겉질과 중심뒤이랑 겉질 쪽으로 상호 투사된다.

*그물핵(reticular nuclei)*은 시상 가쪽면 주위의 바깥 껍질이 된다. 시상 쪽으로 향하고 시상으로부터 나오는 들신경 투사섬유와 날신경 투사섬유가 모두 그물핵 구역을 지난다. 그물핵의 신경세포는 주로 GABA 작용성인 반면 다른 시상핵은 주로 흥분성이고 글루타민 작용성이다. 그물핵은 겉질로 직접 투사되지는 않고 시상의 다른 핵으로만 투사되는 듯하다(Destexhe & Sejnowski 2003).

*섬유판속핵(intralaminar nuclei)*은 속섬유판 물질 속에 위치한 여러 개의 신경세포 군이다. 즉 중심옆핵, 가쪽중심핵, 경계중심핵, 그리고 훨씬 큰 안쪽중심핵 등이다. 이들 핵의 기능은 아직 분명치 않다.

중간선 핵은 신경세포로 이루어진 작은 섬 여러 곳이며 대개 시상사이붙음 영역에 위치한다. 이들 핵은 뇌줄기 그물체로부터의 투사를 주로 받으며 줄무늬체와 소뇌로 투사된다. 이들 핵이 얼마나 의미있는 기능을 하는지는 수수께끼이다.

*가쪽무릎핵(lateral geniculate nucleus, LGN)*은 시상베개 입쪽 표면에서 부풀어 오른 곳으로 보이며, 같은쪽 눈의 귀쪽 절반과 반대쪽 눈의 코쪽 절반에 해당하는 망막신경절세포의 축삭으로부터 나오는 들신경 입력을 받는다. 이어서 가쪽무릎핵(LGN) 신경세포의 축삭은 같은쪽 일차시각겉질 쪽으로 시각부챗살을 거쳐 투사된다. 이 핵의 신경세포는 6개 층을 이루고 시각로 섬유의 약 90%가 끝난다. 나머지 10%의 섬유가 끝나는 곳은 중간뇌 덮개앞 구역, 중간뇌 덮개의 위둔덕이며 일부 섬유는 시상하부 신경세포와 직접 연접을 형성한다(Snell 2001). 가쪽무릎핵(LGN)에 도달하는

투사연결의 10~20% 정도만이 망막에서 직접 온다. 나머지 투사경로는 뇌줄기 그물체, 시상베개, 그리고 줄무늬체로부터의 상호 투사로부터 온다. 가쪽무릎핵과 줄무늬체 사이의 투사경로가 중요한 이유가 여러 가지이지만 특히 겉질에서 시각 처리를 할 때 나타나는 생리적 완성, 즉 '메우기' 과정에서 중요한 역할을 한다.

안쪽무릎핵(medial geniculate nucleus, MGN) 혹은 안쪽무릎체는 음조배열 방식으로 구성되어 위관자이랑 쪽으로 입력된다. 시상베개 뒤 표면에서 부풀어 오른 곳으로 보인다. 아래둔덕으로부터 안쪽무릎체에 도달하는 들신경섬유가 아래팔을 형성한다. 아래둔덕은 가쪽섬유띠로부터의 투사경로가 지난다. 안쪽무릎핵(MGN)이 받아들이는 청각정보는 양쪽 귀로부터 오지만 주로 반대쪽 귀로부터 온다. 안쪽무릎핵(MGN)의 날신경 투사섬유가 형성하는 청각부챗살은 위관자이랑 청각 겉질에서 끝난다(Snell 2001).

생리적 '맹점'

Physiological 'blind spot'

시각영상은 눈 수정체를 지나면서 거꾸로 되고 뒤집힌 상태로 망막에 영상을 형성한다. 위시야로부터 들어온 영상은 아래망막 쪽으로 투시되고, 아래시야로부터 온 영상은 위망막 쪽으로 투사된다. 왼쪽 시야는 두 눈 각각의 오른쪽 반쪽망막 쪽으로 투사되어 왼쪽 눈에서 오른쪽인 코쪽 반쪽망막과 오른쪽 눈에서 귀쪽 반쪽망막이 영상을 받는다. 중심영상, 즉 시야 초점이 도달하는 망막 오목은 망막에서 망막세포가 가장 치밀하게 분포하는 곳이며 그렇기 때문에 시력이 가장 우수한 곳이다. 오목(fovea)이 받아들이게 되는 영상은 전체 시야의 중심 1~2° 정도이지만 시각신경 축삭의 약 50%에 해당하고 시각겉질 신경세포의 약 50%를 향해 투사된다. 오목 주변 부위는 황반(macula)에 해당되며 비교적 시력이 높은 곳이다. 시각신경유두(optic disc)는 각 망막에서 안쪽, 즉 코쪽으로 약 15° 지점에 위치하며 망막세포 축삭이 모여 망막을 벗어나면서 시각신경을 형성하는 곳이다. 이 부위가 기능적으로 중요하기는 하지만 광수용체가 없다. 그렇기 때문에 각 눈에는 중심 주시점으로부터 귀쪽 약 15° 부위에 맹점(blind spot)이 생긴다. 양쪽 눈이 기능을 하고 열려 있고 중심 주시점에 초점을 맞춘 상태에서는 맹점이 겹치지 않으며 그렇기 때문에 모든 시야가 겉질에 표현되고 사람은 시각 경험 속에서 맹점을 인식하지 못한다. 뒤통수엽 일차시각영역인 시각 줄무늬겉질 영역에는 맹점과 한눈초승달이 표현되고 둘 다 귀쪽 시야에 해당되며 교대독립 눈우세기둥이 들어 있지 않다. 즉 이들 영역은 한쪽 눈으로부터만 정보를 받아들인다는 뜻이다. 그쪽 눈을 감으면 망막 수용체 활성화가 없기 때문에 열린 눈의 맹점이 표현되는 영역이 활성화되지 않게 된다.

한쪽 눈을 감으면 이제 시야에는 시각입력이 표현되지 않는 영역이 생기며 맹점 부위에 아무것도 보이지 않는 것이 분명해질 것으로 예상된다. 하지만 이런 일은 일어나지 않는다. 맹점 영역에 해당하는 겉질 신경세포는 맹점이 존재하지 않는다는 착각을 만드는 다른 신경세포로부터 분명히 자극을 받아들인다. 이것이 실제 일어나는 일이며, 시각 줄무늬겉질에 위치한 일련의 수평투사 신경세포를 통해 주변 초기둥이 서로 활성화시키는 과정을 거쳐 이루어진다. 이들 초기둥 사이의 수평연결에 의해 지각완성, 즉 '메우기'가 일어난다(Gilbert & Wiesel 1989, McGuire 등 1991).

즉 맹점이 꼭 한눈 현상인 것은 아니며 주변 신경세포로부터 오는 수평 연결의 발화빈도(FOF)에 따라 달라진다. 주변 신경세포를 활성화시키는 수용체와 경로는 어느 쪽 눈에서든 나올 수 있다.

지각완성(perceptual completion)이란 시각수용체가 없는 곳에 해당하는 시야를 뇌가 메우는 작용을 말한다. 지각완성은 일상생활 중에 왜 우리가 맹점을 인식하지 못하는지를 설명해 준다. 맹점의 크기와 모양은 4장에서 설명한 간단한 방법을 활용해 지도화할 수 있다.

맹점의 크기와 모양은 지각완성이 일어나도록 자극을 제공하는 겉질 수평신경세포의 중심통합상태(CIS)에 따라 상당 부분 달라진다. 수평신경세포의 통합상태를 상당 부분 결정하는 것은 전체 줄무늬겉질 신경세포의 활성 수준이다. 줄무늬겉질 신경세포의 중심통합상태(CIS)에 여러 인자가 영향을 끼칠 수 있으나 주요 자극원은 시상겉질 활성화로부터 상호 시상겉질 시각부챗살 경로를 거쳐 온다. 이상의 내용에서 분명히 보이듯이 가쪽무릎핵에 도달하는 투사섬유는 대부분 망막세포로부터 온 것이 아니다. 이로부터 보면 가쪽무릎핵이 일종의 다중양식 감각통합 수렴점으로서 기능하고 이어서 줄무늬겉질 신경세포가 적절하게 활성화된다. 가쪽무릎핵이 활성화되는 정도는 시간적으로 그리고 공간적으로 여기로 수용되는 모든 다중양식 투사연결의 활성 수준에 따라 달라진다.

1997년 Frederick Carrick 교수의 발견에 따르면 시상 쪽으로의 들신경 입력을 비대칭적으로 교대시키면 그 결과 각 눈의 맹점 크기에 대한 효과가 비대칭적이었다. 들신경 자극이 상승한 쪽에서는 맹점이 감소하는 것으로 확인되었다. 이것은 시상에서의 다중양식 감각통합 때문에 일어난 시상겉질 활성화로 인해 반대쪽 뇌기능이 상승했기 때문으로 생각되었다.

Carrick 교수가 연구 시 활용한 자극 방법은 위목뼈에 대한 도수교정이었으며 위목뼈 도수교정은 시각 줄무늬겉질로 투사되는 뇌줄기와 시상 영역 다중양식 신경세포의 발화빈도(FOF)를 증가시킨다고 알려져 있다. 이곳의 상호연결에 의해 시각겉질 신경세포의 활성화 문턱값이 낮아진다. 시각겉질 신경세포의 발화 문턱값이 떨어지는 기전을 통해 도수교정의 결과 맹점이 작아지게 되었던 까닭은 기하학적으로 항구적인 맹점에 해당하는 구역 주변 영역이 반대쪽 시각신경유두에 바로 인접한 곳의 수용체 활성화에 반응하고 문턱값에 도달하기 쉽게 되었기 때문이다. 또한 맹점의 크기와 모양은 시각신경유두 인접 수용체와 연관된 신경세포의 활성화 정도와 연관성을 보인다. 시각신경유두 주위의 수용체는 시각신경유두를 통해 빠져나가는 시각신경을 형성하는 신경세포의 밑에 위치한다. 그래서 위를 지나는 섬유를 거쳐 빛이 통과할 때의 간섭 때문에 시각신경유두 인접 수용체 전위의 크기도 감소될 수 있으며 비록 발달과정에서 말이집 코팅이 없어진 상태일 것이기는 해도 그렇다. 이렇지 않다면 간섭이 훨씬 컸을 것이다. 간섭의 결과 수용체전위의 크기가 감소하고 이어서 대응되는 일차 들신경의 발화빈도(FOF)가 감소되는 결과가 초래된다. 이 때문에 생리적 맹점은 맹점의 해부학적 진정한 크기보다 더 클 수 있다.

겉질의 중심통합상태(CIS)를 유지한다고 알려진 소뇌-시상겉질 고리의 발화빈도(FOF)는 시상으로 수용되는 몸감각 수용체전위의 크기에 따라 영향을 받기 때문에 맹점의 크기와 모양을 겉질과 시상 여러 영역의 중심통합상태(CIS)를 측정하는 지표로 활용할 수 있다는 개념에 이르게 되었다.

즉 시각 들신경입력의 발화 상태가 일정한 경우 근육신장이나 관절 기계수용체 전위에 의해 일차 들신경의 발화빈도가 변화하고 맹점의 겉질 감수영역과 연관된 시각 신경세포에 영향이 미치게 된다. Carrick 교수는 "하나의 수용체 기반 신경계에서 발화빈도가 변하면 다른 여러 환경적 양식과 연접을 공유하는 관계의 신경세포에서 중심통합상태가 반드시 영향을 받고, 그 결과 일반적으로 하나의 양식과 연관된 겉질 신경세포의 발현이 증가하거나 감소한다"는 견해를 제시했다(Carrick 1997).

맹점 크기의 변화를 초래했을 가능성이 있는 어떤 병리적인 혹은 기타 선행원인을 배제하기 전에 맹점의 크기에 임상적 의미를 너무 많이 부여하지 않도록 주의해야 한다. 맹점의 크기는 다음의 요인에 의해 커진다고 알려졌다.

- 다발성 소실성 백반 증후군(MEWDS)
- 급성 황반 시각신경망막병증
- 급성 특발성 맹점확장 증후군(AIBSE)
- 다초점 맥락막염
- 가성 추정 눈히스토플라스마증
- 유두주위 망막 기능이상
- 전신 혈관병

따라서 검안경검사는 기능신경학 검진의 중요한 요소이다. 4장에서 살펴본 몇 가지 기타 유용한 검안경 소견은 여러 신경세포 집단의 중심통합상태를 평가할 때 도움이 될 수 있다.

시상의 기능

Functions of the thalamus

시상은 후각을 제외한 모든 들신경 감각양식으로부터 입력을 받는다. 후각지각은 일차후각영역 겉질과 이차후각영역 겉질에서 일어나며 따라서 시상을 거치지 않는다.

시상 기능이상으로 인한 감각소실, 시상통증, 불수의운동

배쪽뒤가쪽핵(VPL), 배쪽뒤안쪽핵(VPM)의 병소는 대개 몸 반대쪽에서 가벼운 촉각, 촉각 위치선정과 촉각식별, 고유감각 등을 비롯한 모든 감각양식에 대해 감각소실을 일으킨다.

시상에 경색증과 같은 병소가 생긴 후 반대쪽에 자발적인 통증이 종종 극심한 통증으로 나타나기도 한다. 이런 유형의 통증을 *시상통증(thalamic pain)*이라 하며 진통제를 강력하게 투여하더라도 대개 반응을 보이지 않는다.

무도아테토시스(무도느린비틀림운동) 운동을 보이는 운동장애가 시상 병소로 인해 생길 수 있다. 운동장애는 줄무늬체로부터의 정보가 통합되지 못한 것 때문일 가능성이 높으며 또한 배쪽뒤가쪽핵(VPL), 배쪽뒤안쪽핵(VPM) 병소 때문에 고유감각이 통합되지 못한 것 때문일 수도 있다.

시상 입력의 처리

Processing of thalamic input

후각을 제외한 모든 감각양식 입력은 대뇌 겉질에 직접 도달하는 것이 아니라 시상의 여러 특정 구역에 위치한 시상겉질 중계신경세포에 대해 먼저 연접을 형성한다. 이어서 이곳의 중계신경세포는 상호 경로를 거쳐 감각겉질의 여러 해당 구역으로 투사되어 국소해부적으로 조직화된 시상겉질 고리 투사계통이 된다(Jones 1985). 시상겉질 중계신경세포는 시상 그물 신경세포와도 상호 연결을 형성하는데 이 신경세포는 억제성이다. 그물 신경세포는 시상 속으로 들어오거나 시상으로부터 나가는 모든 다른 들신경 투사나 날신경 투사로부터도 투사연결을 받는다. 즉 이곳은 시상겉질 고리와 겉질시상 고리로부터 양방향 흥분자극을 받고 그물 곁가지로부터 억제성 입력을 받는다. 시상 중계신경세포는 감각입력을 중계하는 것 말고도 내재특성상 내인성 문턱값 활성을 발생시키고 복잡한 발화양상을 노출시키기도 한다(Sherman 2001). 시상 중계신경세포는 최근에 일정기간 억제를 받은 상태가 아니라면 일반적인 통합양상과 발화양상에 따라 정보를 겉질로 중계한다. 일정기간 억제자극을 받은 후 경우에 따라 낮은 문턱값의 극파 활동전위를 발생시킬 수 있으며, 이를 억제후 반동 돌발파라 한다. 이 돌발파는 내인성으로 발생되는 것으로 보이며 뇌파도(EEG)를 통해 겉질 활성 뇌파를 기록할 때 탐지된다고 생각되는 시상겉질 고리의 활성화가 일부 이에 의해 생성될 수 있다(Destexhe & Sejnowski 2003). 중계신경세포는 통합과 발화 그리고 돌발성과 긴장성 행동을 보이는 것 외에 0.5~4Hz 델타 주파수범위의 지속적 진동활성을 발생시킬 수도 있다(Curro Dossi 등 1992). 시상 그물세포 역시 진동활성을 발생시키지만 8~12Hz 범위의 진동활성이다(Contreras 1996). 시상 신경세포의 진동활성은 겉질의 조정을 받아 제어되는 것으로 보인다(Blumenfeld & McCormick 2000). 실제로 시상 진동이 유지되려면 겉질의 되먹임이 필요해 보인다. 어떤 이론에서는 뇌의 여러 구조물에서 시상 진동을 활용하며 신경회로의 주기적 진동의 결과 생기는 지속적 반복적 연접 자극을 통해 신경형성 변화를 촉진한다고 본다. 장기기억이 형성되는 과정이 하나의 사례일 것이다. 해마에서는 하룻동안 일어났던 사건을 회상해 겉질 쪽으로 제시한다. 이제 겉질이 시상을 자극해 진동 흥분 양상이 만들어지고 그 결과 생긴 연접 형성력 덕택에 장기기억이 구성될 수 있다(Destexhe & Sejnowski 2001).

시상에서 이루어지는 다중양식 투사의 통합과 시상 신경세포에서 관찰되는 복합발화양상을 보면 시상의 위치가 과거에 생각했던 것처럼 단순한 중계중추가 아니라 신경계의 핵심적인 통합기관이자 기능 단위라는 사실을 이상 살펴본 내용을 통해 분명히 알 수 있다.

시상하부의 해부학

Anatomy of the hypothalamus

시상하부는 시상 배쪽, 즉 아래에 위치하고 셋째뇌실의 바닥과 가쪽밑 벽을 형성한다.

시상하부를 구성하는 몇 개의 구조물은 유두체, 회색융기, 회색융기에서 시작해 밑으로 뇌하수체줄기에 이어지는 깔때기, 시각교차 그리고 여러 핵군의 신경세포 등이다(Chusid 1982). 시상하부의 핵군은 뇌활과 유두시상로를 기준으로 안쪽 구역과 가쪽 구역으로 나뉜다. *안쪽 구역(medial zone)*에 해당하는 8개의 핵군은 시각로앞핵, 앞핵, 시각교차위핵 일부, 뇌실곁핵, 등쪽안쪽핵, 배쪽안쪽핵, 깔대기핵 혹은 활꼴핵, 뒤핵 등이다(그림 10.5).

*가쪽 구역(lateral zone)*에 해당하는 6개의 핵군은 시각로앞핵 일부, 시각교차위핵 일부, 시각로위핵, 가쪽핵, 융기유두체핵, 가쪽융기핵 등이다.

시상하부는 뇌척수액을 통해 얻는 정보, 혈류를 통해 얻는 정보, 신경계를 통해 얻는 정보 등 여러 가지로 나머지 신체로부터 정보를 받아들인다(그림 10.5).

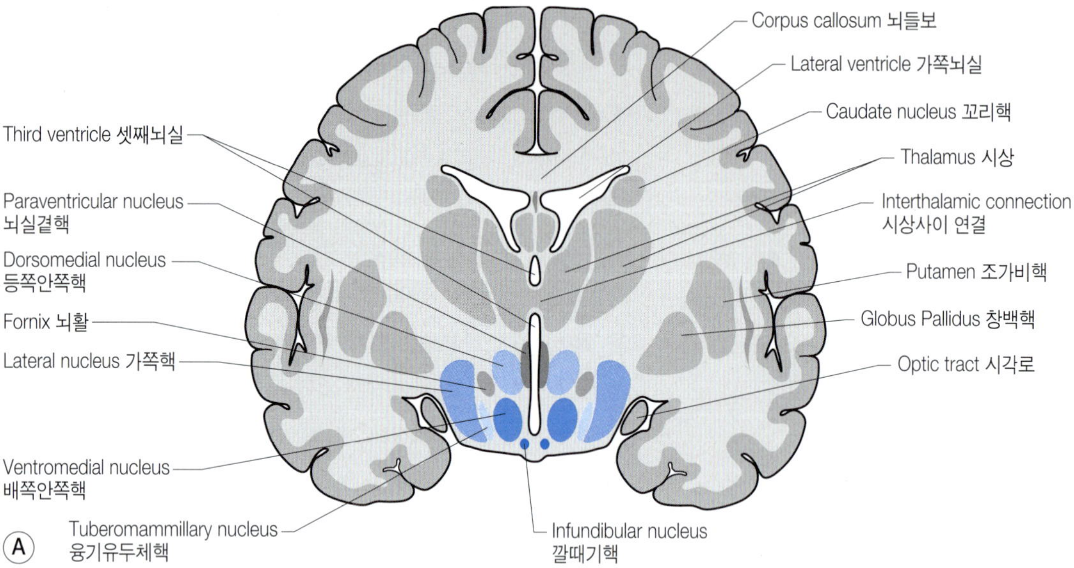

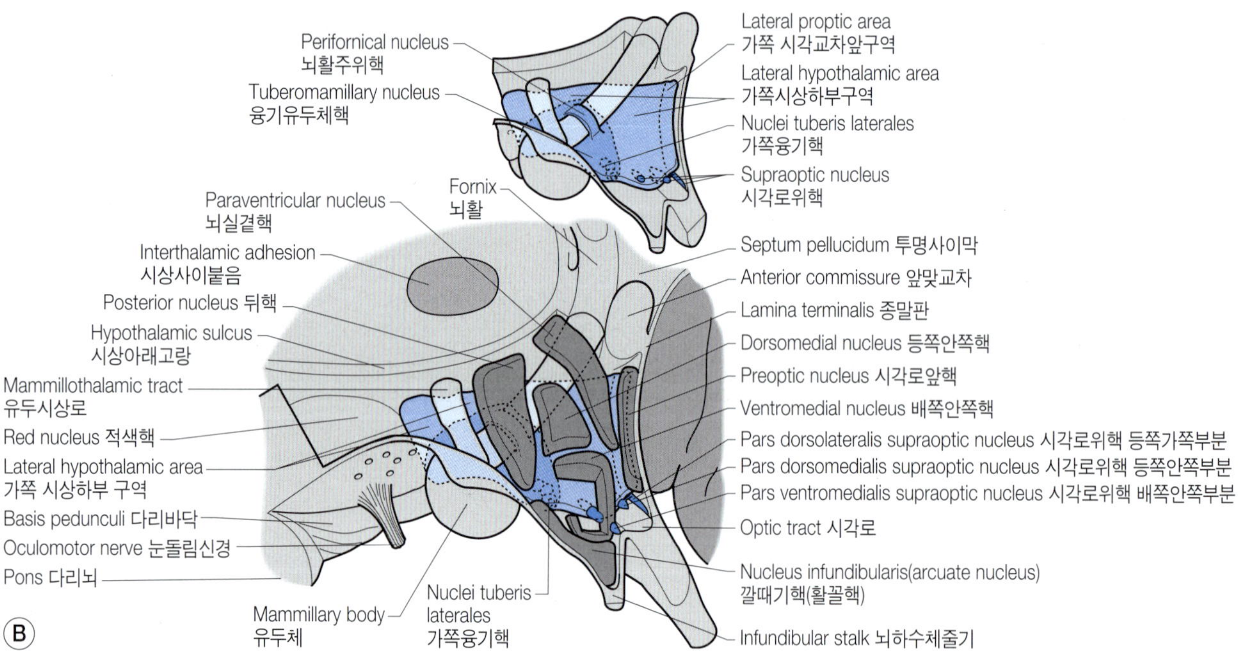

그림 10.5 시상하부 안쪽 핵군(A)과 가쪽 핵군(B)

시상하부로의 들신경 입력

Afferent inputs to the hypothalamus

시상하부로의 들신경 투사는 두 가지 기본적 형태를 띨 수 있다. 직접 투사는 상당히 명확한 해부학적 경로를 형성하고, 다연접 곁가지 투사는 존재한다고 알려지기는 했으나 명확한 경로를 확인하기 어렵다. 시상하부가 받아들이는 곁가지 들신경 투사와 직접 들신경 투사는 다음을 비롯한 광범위한 여러 구역 신경축에서 나온다.

- 중간뇌의 수도관주위 뒤판과 회색질 구역
- 시상밑핵
- 창백핵
- 여러 시상 핵
- 해마형체
- 앞후각겉질 여러 영역
- 편도체
- 사이막핵
- 이마앞겉질 여러 영역

- 뇌하수체
- 망막 직접 투사연결
- 소뇌
- 다리뇌숨뇌 그물체
- 섬유띠 몸 들신경으로부터의 곁가지
- 눈확이마겉질, 섬겉질, 앞띠겉질, 관자겉질 여러 영역 등 둘레겉질의 일부 구역

둘레계통으로부터의 돌출 투사경로가 시상하부로 수용됨

신경축의 여러 영역에서 시상하부 핵으로 투사를 보내며, 이들 영역은 둘레계통의 기능적 측면에서 역할을 한다고 알려져 있다.

*뇌활(fornix)*은 해마형체로부터 유두체 쪽으로 투사되는 섬유다발이다. 뇌활은 배쪽으로 휘면서 앞맞교차 구역을 향하고 여러 사이막핵과 띠이랑으로부터 곁가지 연결을 받는다. 뇌활은 앞맞교차 구역에서 두 개의 기둥, 즉 뇌활다리로 나뉜다(그림 10.6). 해마맞교차는 뇌활의 거의 전체 길이에 걸쳐 두 개의 뇌활다리를 연결하는 가로섬유 집단이다. 앞

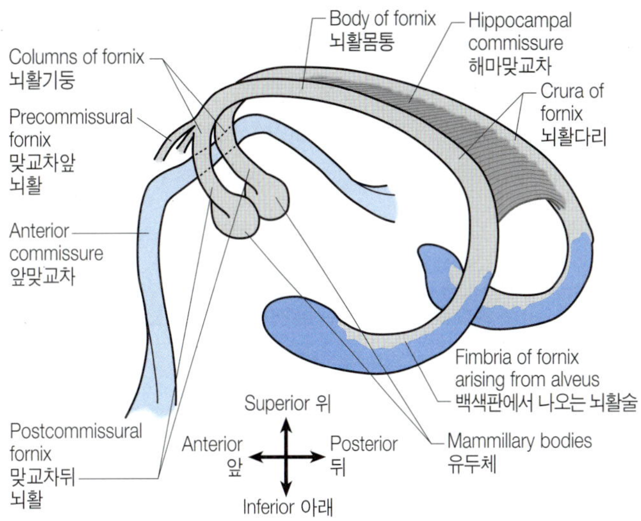

그림 10.6 뇌활의 구조

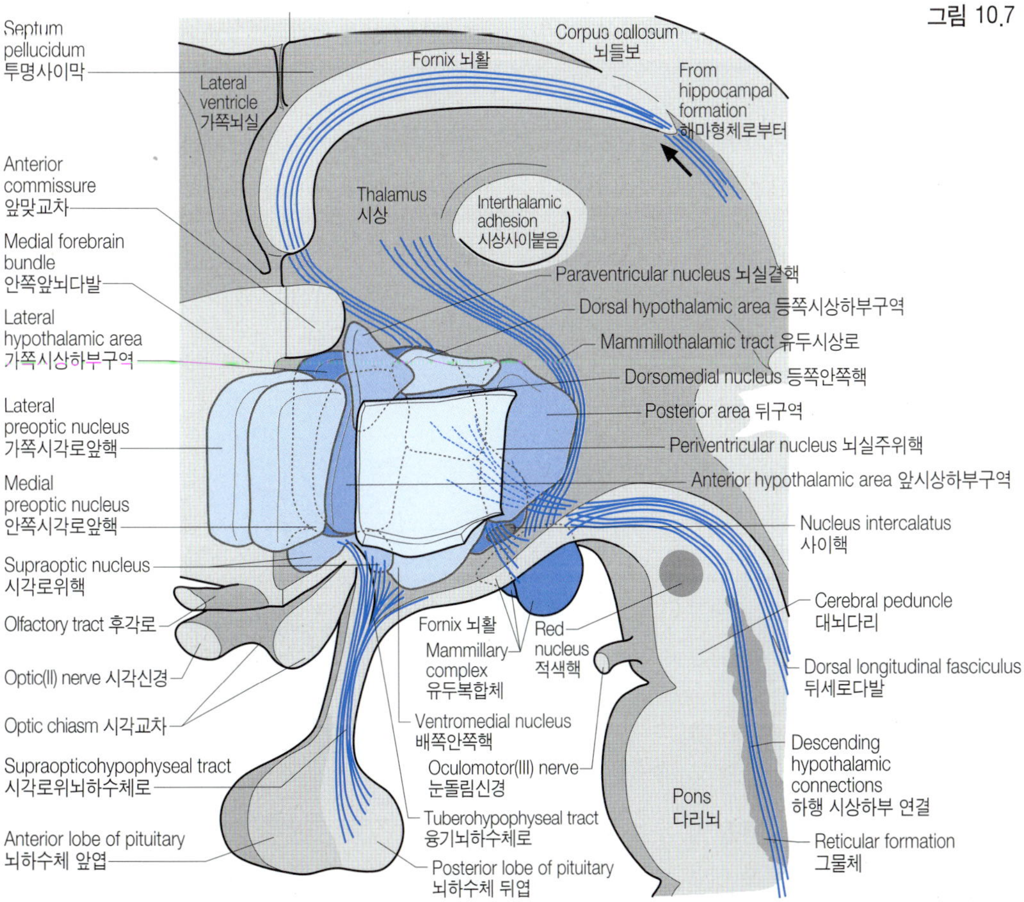

그림 10.7 안쪽앞뇌다발과 편도체의 구조

맞교차가 뇌활다리 섬유를 가로지르기 전에 뇌활에서는 맞교차앞 투사경로가 나와 시상하부 시각로앞핵 쪽으로 향한다. 맞교차뒤 뇌활에서는 투사경로가 나와 시상하부의 뇌실주위, 가쪽, 등쪽 구역을 향하며 시상하부 유두체에서 끝난다.

*편도체(amygdaloid complex)*에서는 투사경로가 시각로앞 구역 쪽으로 그리고 시상하부의 다른 여러 핵 쪽을 향하고 이 때 거치게 되는 편도시상하부 섬유는 두 개의 경로 즉 종말줄과 배쪽 편도원심로에서 시작된다(그림 10.7).

*안쪽앞뇌다발(medial forebrain bundle)*은 시상하부의 주요 세로 경로이며, 들신경섬유와 날신경섬유가 모두 들어있다. 사이막핵, 후각겉질, 눈확이마겉질로부터 나온 섬유가 이 경로를 통해 시상하부 핵 쪽으로 내려간다. 다리뇌숨뇌 그물체, 배쪽뒤판 콜린·아드레날린 투사계통, 중간둘레 도파민 투사계통 등에서 나온 섬유가 안쪽앞뇌다발을 통해 올라간다(그림 10.7).

시상하부의 날신경 투사

Efferent projections of the hypothalamus

시상하부 날신경 투사계통의 주요 기능 3가지는 다음과 같다.

1. 상호 둘레 투사
2. 뇌줄기와 척수의 운동중추나 자율신경중추 쪽으로의 다연접 투사
3. 뇌하수체의 신경뇌하수체나 샘뇌하수체와의 신경내분비적 연락

시상하부의 기능

Functions of the hypothalamus

시상하부는 자율신경, 둘레계통, 항상성, 내분비활성 등 다양한 신체기능을 조정하는 기능을 한다.

주로 뇌실곁핵과 등쪽안쪽핵에서 시작하는 시상하부 투사연결은 자율신경계의 부교감신경과 교감신경 모두에 영향을 끼친다. 이들 하행섬유는 처음에는 안쪽앞뇌다발을 따라 가고 이어서 갈라져 수도관주위회색질과 등쪽가쪽 영역 뇌줄기 그리고 척수를 지난다. 끝나는 곳은 뇌줄기 부교감신경절이전 핵의 신경세포, 엉치척수 중간회색질 영역의 신경세포, 가슴허리척수 중간가쪽 세포기둥의 신경세포 등이다. 또한 하행 자율신경 조정 경로가 시작되는 곳은 고립로핵, 청색반점 노르아드레날린 핵, 솔기핵, 다리뇌숨뇌 그물체 등이다.

시상하부는 둘레계통 투사연결이 시상하부로 들어오는 과정을 통해 면역계통 기능과 자율신경 경로의 감정적 조절에서 중요한 기능을 담당할 수 있다(Beck 2005).

다양한 항상성 기능 역시 시상하부가 조절한다. 시각교차위핵은 하루주기리듬을 조절하고, 가쪽시상은 식욕과 체중 설정치를 조절하며, 배쪽안쪽핵은 식욕을 억제하므로 이곳의 기능이상으로 인해 비만이 초래될 수 있고, 앞시상 구역은 갈증을 조절하고 체온조절에는 앞시상 구역과 뒤시상 구역이 모두 관계된다. 시상하부 핵은 성욕이나 기타 복합적 감정상태도 조절한다. 신경내분비 조절기전은 주로 뇌하수체를 통해 작동한다. 작은세포 신경세포가 정중융기로 투사되어 앞뇌하수체를 제어한다. 시상하부는 신경전달물질과 펩티드를 창문구조가 고도로 발달된 문맥계통 속으로 분비하며 '분비호르몬'과 '분비억제호르몬' 분비를 촉진함으로써 이러한 기능을 간접적으로 수행한다. 큰세포 신경세포는 계속해 뇌하수체줄기를 따라 뒤뇌하수체로 가서 직접 온몸

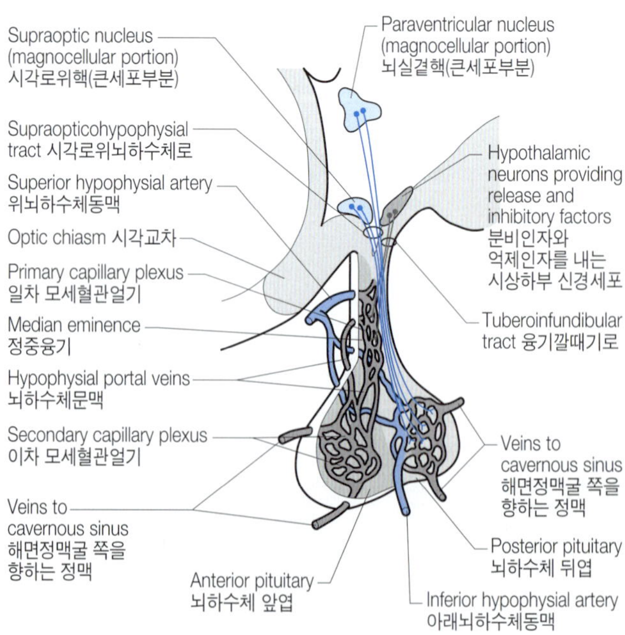

그림 10.8 시상하부·뇌하수체 계통의 해부 구조

요점 10.2 Quick facts

시상하부가 역할을 수행하는 동적평형 기능

1. 혈압과 전해질 유지
   - 마시기와 염에 대한 식욕
   - 혈액 삼투질농도
   - 혈관운동 긴장도
2. 체온조절
3. 에너지대사 조절
   - 급식
   - 소화
   - 대사율
4. 생식기능
   - 짝짓기와 성욕
   - 임신
   - 수유
5. 스트레스에 대한 긴급반응
   - 부신 스트레스 호르몬
   - 신체반응과 면역학적 반응

순환에 이른다. 시상하부는 옥시토신과 바소프레신 분비를 촉진한다(그림 10.8, 10.9). 시상하부, 뇌하수체 그리고 뇌하수체에서 분비된 호르몬의 조절을 받는 부신 등은 관계가 밀접하며 시상하부-뇌하수체-부신 축이라고 부른다. 이 계통은 신경축의 여러 항상성 반응을 일으키며 스트레스 반응의 부정적 측면과 관련해 거론되어 왔다. 항상성 상태에 교란이 감지되면 교감신경계와 시상하부-뇌하수체-부신 축 계통이 모두 활성화되고 그로 인해 카테콜아민과 글루코코르티코이드 농도가 전신(부신) 그리고 말초(신경절이후 활성화) 모두에서 상승하는 기전을 통해 항상성을 회복하려는 시도가 이루어진다. 1930년대에 Hans Selye는 이러한 일련의 사건, 즉 일련의 반응을 전신순응 증후군(general adaptation syndrome) 혹은 전신 스트레스 반응이라고 설명했다(Selye 1936). 전신 스트레스 반응 때 중추에서는 두 가지 주요 기전이 관련되는데, 즉 시상하부 뇌실곁핵에서 만들어지는 코

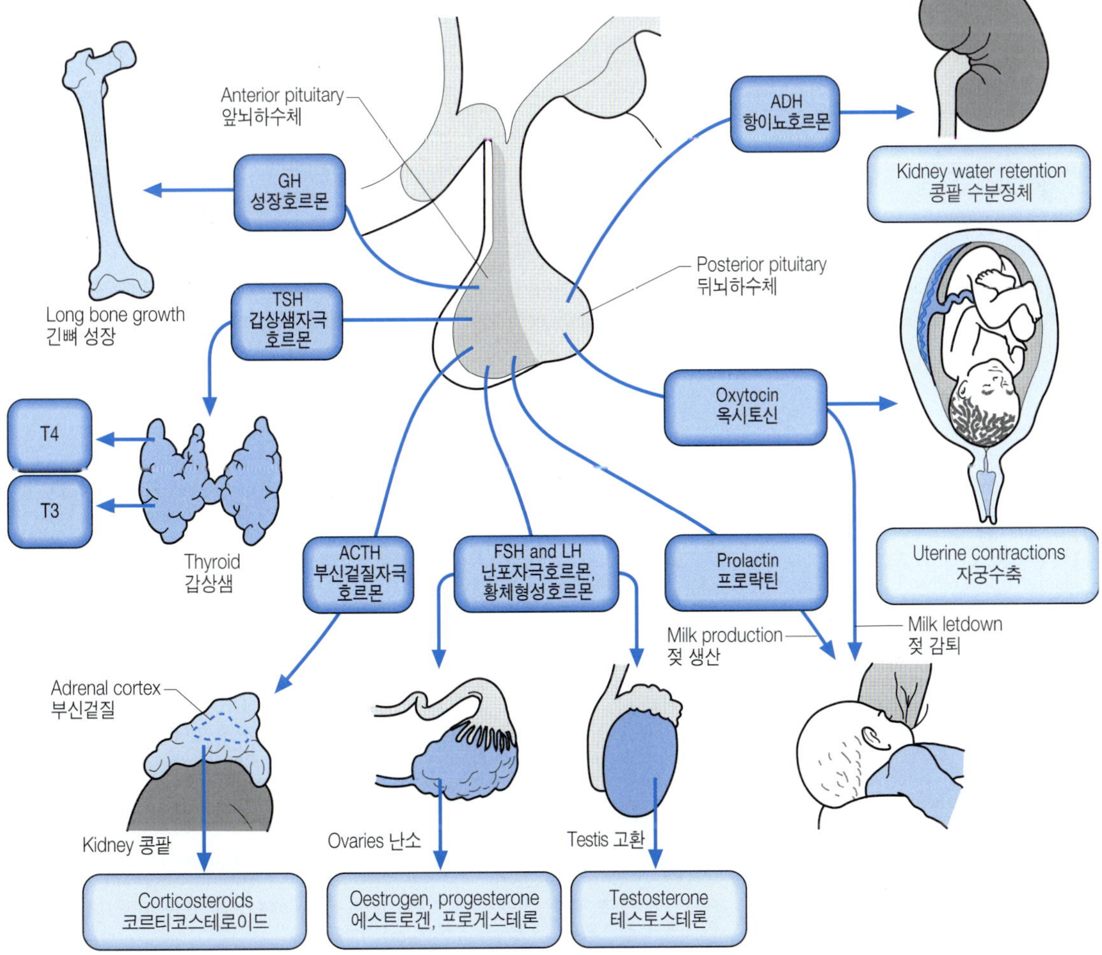

그림 10.9 뇌하수체 호르몬 작용의 요약 도표

르티코트로핀 분비호르몬이 생성 · 분비되는 것과 뇌줄기 청색반점의 노르에피네프린 분비 계통으로부터 노르에피네프린이 분비되는 것이다. 이들 두 계통은 상호 신경분포 경로를 통해 기능적으로 서로를 활성화시킨다(Chrousos & Gold 1992). 청색반점이 활성화되면 대뇌겉질과 시상밑, 시상하부 등 광범위한 영역에 대해 카테콜아민이 더 많이 분비되며 카테콜아민의 대부분은 노르에피네프린이다. 이들 영역이 활성화되면 신경절이후 교감신경섬유와 부신속질로부터 카테콜아민이 분비되는 양이 늘어난다.

이 결과 나타나는 여러 가지 카테콜아민 매개 반응에는 심박수 상승, 혈압 상승, 혈액 속으로의 당 분비 상승 등이 있다(더 상세한 반응목록은 8장 참조).

임상증례 풀이 Clinical case answers

증례 10.1

10.1.1

1. 뇌하수체 종양
2. 시상하부 종양
3. 정신신체장애

10.1.2

시상하부 가쪽핵은 식욕과 체중 설정치를 조절한다.

증례 10.2

10.2.1

맹점의 크기는 다음 요인에 의해 커진다고 알려졌다.

- 다발성 소실성 백반 증후군(MEWDS)
- 급성 황반 시각신경망막병증
- 급성 특발성 맹점확장 증후군(AIBSE)
- 다초점 맥락막염
- 가성 추정 눈히스토플라스마증
- 유두주위 망막 기능이상
- 전신 혈관병
- 맹점이 커진 쪽의 반대쪽 겉질 활성 저하

10.2.2

한쪽 눈을 감으면 이제 시야에는 시각입력이 표현되지 않는 영역이 생기며, 맹점 부위에 아무것도 보이지 않는 것이 분명해질 것으로 예상된다. 하지만 이런 일은 일어나지 않는다. 맹점 영역에 해당하는 겉질 신경세포는 맹점이 존재하지 않는다는 착각을 만드는 다른 신경세포로부터 분명히 자극을 받아들인다. 이것이 실제 일어나는 일이며 시각 줄무늬겉질에 위치한 일련의 수평투사 신경세포를 통해 주변 초기둥이 서로 활성화시키는 과정을 통해 이루어진다. 이들 초기둥 사이의 수평연결에 의해 지각완성, 즉 '메우기' 가 일어난다.

즉 맹점이 꼭 한눈 현상인 것은 아니며 주변 신경세포로부터 오는 수평 연결의 발화빈도(FOF)에 따라 달라진다. 주변 신경세포를 활성화시키는 수용체와 경로는 어느 쪽 눈에서든 나올 수 있다.

지각완성(perceptual completion)이란 시각수용체가 없는 곳에 해당하는 시야를 뇌가 메우는 작용을 말한다. 지각완성은 일상생활 중에 왜 우리가 맹점을 인식하지 못하는지를 설명해 준다.

참고문헌

Beck, R.W., 2005. Psychoneuroimmunology. In: Beirman, R. (Ed.), Pathology Made Simple. Macquarie University.

Blumenfeld, H., McCormick, D.A., 2000. Corticothalamic inputs control the pattern of activity generated in thalamocortical networks. J. Neurosci. 20, 5153–5162.

Carrick, F.R., 1997. Changes in brain function after manipulation of the cervical spine. J. Manipulative Physiol. Ther. 20 (8), 529–545.

Chrousos, G.P., Gold, P.W., 1992. The concepts of stress and stress system disorders: overview of physical and behavioral homeostasis. J. Am. Med. Assoc. 267, 1244–1252.

Chusid, J.G., 1982. The brain. Correlative Neuroanatomy and Functional Neurology. Lange Medical, Los Altos, CA, pp. 19–86.

D. Contreras, 1996. Oscillatory Properties of Cortical and Thalamic Neurons and Generation of Synchronized Rhythmicity in the Corticothalamic Networks. PhD thesis, Quebec, Canada.

Dossi, R.C., Nunez, A., Steriade, M., 1992. Electrophysiology of a slow (0.5–4 Hz) intrinsic oscillation of cat thalamocortical neurons in vivo. J. Physiol. 447, 215–234.

Destexhe, A., Sejnowski, T.J., 2001. Thalamocortical Assemblies. Oxford University Press, Oxford.

Destexhe, A., Sejnowski, T.J., 2003. Interactions between membrane conductances underlying thalamocortical slow wave oscillations. Phys. Rev. 83, 1401–1453.

Gilbert, C.D., Wiesel, T.N., 1989. Columnar specificity of intrinsic horizontal and corticocortical connections in the cat visual cortex. J. Neurosci. 9, 2432–2442.

Jones, E.G., 1985. The Thalamus. Plenum, New York.

McGuire, B.A., Gilbert, C.D., Rivlin, P.K., et al., 1991. Targets of horizontal connections in macaque primary visual cortex. J. Comp. Neurol. 305, 370–392.

Selye, H., 1936. Thymus and the adrenals in the response of the organism to injuries and intoxications. Br. J. Exp. Pathol. 17, 234–238.

Sherman, S.M., 2001. A wake up call from the thalamus. Nat. Neurosci. 4, 344–346.

Snell, R.S., 2001. The thalamus and its connections. Clinical Neuroanatomy for Medical Students. Lippincott Williams and Wilkins, Philadelphia.

Williams, P., Warwick, R., 1984. The diencephalon or 'Interbrain'. Gray's Anatomy. Churchill-Livingston, Edinburgh, pp. 953–990.

제 11 장
바 닥 핵

The basal ganglia

11

생각해 볼 임상증례 Clinical cases for thought

증례 11.1

61세 여성이 인격상 가벼운 변화와 왼쪽 팔의 내던지는 운동과 거칠고 불수의인 격동을 주요 호소증상으로 내원하였다. 이제 인격변화를 느낀 지 몇 개월 되었지만 팔 동작은 내원 2주 전에 시작되었고 진행성으로 악화되지는 않는 상태이다.

질문
- 11.1.1 운동이상(dyskinesia)이란 무엇인가? 몇 가지 예를 드시오.
- 11.1.2 본 증례를 설명할 수 있는 이론적 바닥핵 경로 기능이상에 대해 설명하시오.

증례 11.2

56세 치과의사가 오른손에 가벼운 떨림을 주요 호소증상으로 내원하였다. 남자는 지난 몇 달 동안 떨림이 진행성으로 악화되는 것을 느꼈고 떨림이 더 악화된다면 혹시 자신의 환자에게 손상을 끼칠까 염려한다. 진찰상 남자의 팔꿈치와 손목의 동작에서 경축이 보인다. 또한 엄지손가락과 집게손가락에서 '알약 돌리는 운동(pill rolling)' 동작이 안정 시에 보였다가 환자가 손을 움직이면 멈춘다. 더 질문을 해 보니 환자의 아버지와 남자 형제가 최근 특발 파킨슨병으로 진단되었다고 말한다.

질문
- 11.2.1 특발파킨슨병의 고전적인 주증상은 무엇인가? 그 중 본 증례의 남자에서 나타난 것은?
- 11.2.2 운동감소 운동이상(hypokinetic dyskinesia)의 원인이라고 생각되는 바닥핵 신경세포 회로에 대해 기술하시오.
- 11.2.3 이 환자에 대해 어떤 치료법을 선택할 수 있는가?

증례 11.3

어머니를 따라 온 13세 여성이 학업과 수면에 지장을 초래할 정도로 만지작대고 안절부절 못하는 증상이 극심한 것을 주요 호소증상으로 내원하였다. 환자는 지난 몇 주 동안 집중력에 어려움을 겪었다고 말하고 극히 침울하다. 더 질문을 해 약 5개월 전에 유럽에서 학교가 쉬는 동안 A군 사슬알균(연쇄구균) 감염에 대한 치료를 받았음을 알아냈다.

질문
- 11.3.1 무도병(chorea), 느린비틀림운동(athetosis), 도리깨질증(ballismus) 등 운동장애 환자의 동작에 대해 기술하시오.
- 11.3.2 운동과다 운동이상(hyperkinetic dyskinesia)의 원인이라고 생각되는 바닥핵 신경세포 회로에 대해 기술하시오.
- 11.3.3 헌팅톤병(Huntington's disease)과 시덴함무도병(Sydenham's chorea)의 차이를 기술하시오.

서 론

Introduction

겉질-새줄무늬체-시상-겉질 계통의 활성화 경로는 새줄무늬체-시상-겉질 투사연결를 통하는 내내 분리상태가 유지되는 분리회로를 통해 작동하는 것으로 생각된다.

정상적인 경우 시상은 투사되는 겉질 표적 신경세포에 대해 흥분성 영향을 준다. 바닥핵에는 자발억제방전 양이 많아 시상의 표적핵이 긴장억제 상태로 유지된다. 바닥핵의 억제성 출력핵 자신을 조정하는 두 가지 평행 경로 중 하나는 억제성이고, 다른 하나는 흥분성이며, 이들 경로 자체를 조정하는 입력은 흥분성 겉질 신경세포로부터 온다.

정상적인 경우 바닥핵으로부터 오는 시상에 대한 억제와 흥분작용은 적절한 시간에 적절한 양만큼 일어나 겉질 활성을 뒷받침한다. 하지만 어떤 경우에는 바닥핵 회로의 기능이상이 원인이 되어 운동이나 사고활동이 영향을 받는 여러 질환이 나타날 수 있다. 즉 특발파킨슨병(idiopathic Parkinson' s disease, IPD), 헌팅톤병(Huntington' s disease, HD), 시덴함무도병(Sydenham' s chorea, SC), Tourette 증후군(Tourette' s syndrome, TS), 도리깨질증(ballismus), 근육긴장이상증(dystonia), 강박장애(obsessive compulsive disorder, OCD), 주의력결핍과다활동장애(attention deficit hyperactivity disorder, ADHD), 정신분열병(schizophrenia), 우울증(depression), 물질남용장애, 관자엽간질 등이다(Marsden 1984, Swerdlow & Koob 1987, Javoy-Agid 등 1984, Reiner 등 1988, Modell 등 1990, Swerdlow 1996, Castellanos 1997, Van Paesschen 등 1997, Leckman 등 1998).

본 장에서는 겉질-시상-시상-겉질 계통의 신경회로와 이곳의 기능이상으로 생길 수 있는 운동장애를 살펴본다. 기타 비운동성 기능이상은 16장에서 다룬다.

바닥핵의 해부학

Anatomy of the basal ganglia

바닥핵은 5개의 주요 겉질밑핵으로 구성된다. 즉 꼬리핵, 조가비핵, 창백핵, 시상밑핵, 흑색질 등이다. 기능적 측면에서 생각하면 의지핵과 배쪽 창백핵도 주로 둘레계통 기능과 관련한 바닥핵의 여러 활동에 관련되기 때문에 바닥핵의 일부로 간주할 수 있다.

꼬리핵과 조가비핵은 발생학적 상동기관이며 성숙해 가는 동안 형태구조와 기능이 비슷하게 유지된다. 이 때문에 이들 두 핵과 이들 구조물이 합쳐 형성되는 핵인 배쪽 줄무늬체는 새줄무늬체(neostriatum)라는 하나의 기능적 구조로 묶인다(Kandel 등 2000)(그림 11.1).

새줄무늬체는 사실상 겉질의 모든 영역으로부터 나오는 투사연결을 받으며 바닥핵으로 향하는 모든 입력에 대해 문지기 역할을 한다. 꼬리핵은 큰 C자 모양의 구조물이며 머리, 몸통, 꼬리 부분으로 구성되고 뇌의 가쪽뇌실과 일정한 위치관계를 유지한다. 앞배쪽 영역에서 두 핵이 배쪽 줄무늬체로 합쳐지는 것을 제외한 나머지 영역에서는 꼬리핵과

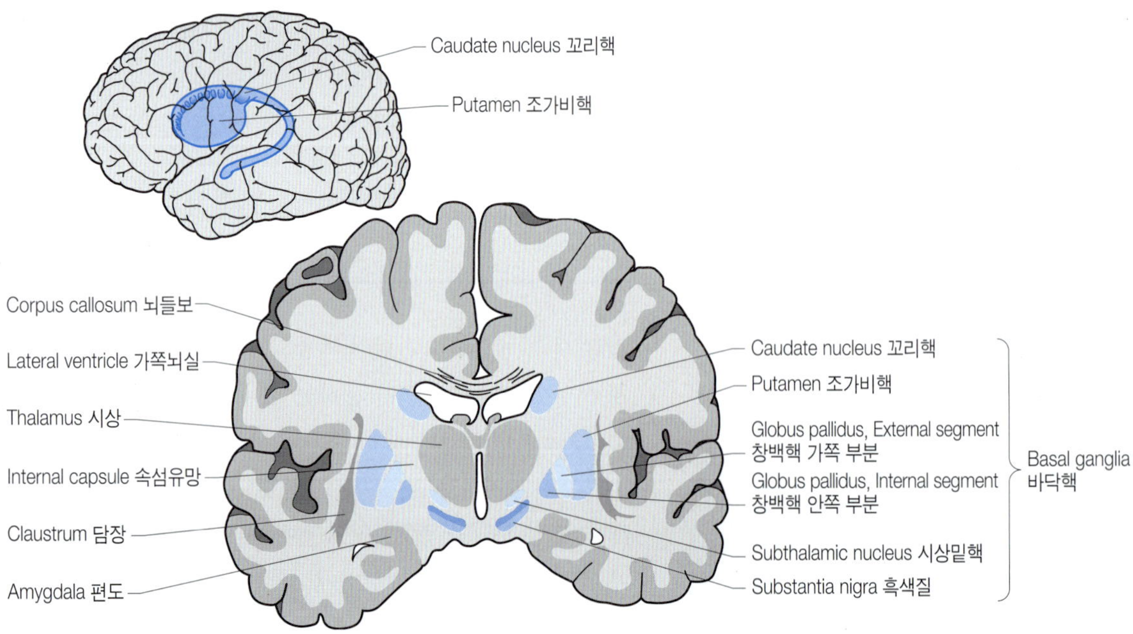

그림 11.1 바닥핵과 관련 구조물의 해부학적 관계 앞뒤방향 영상

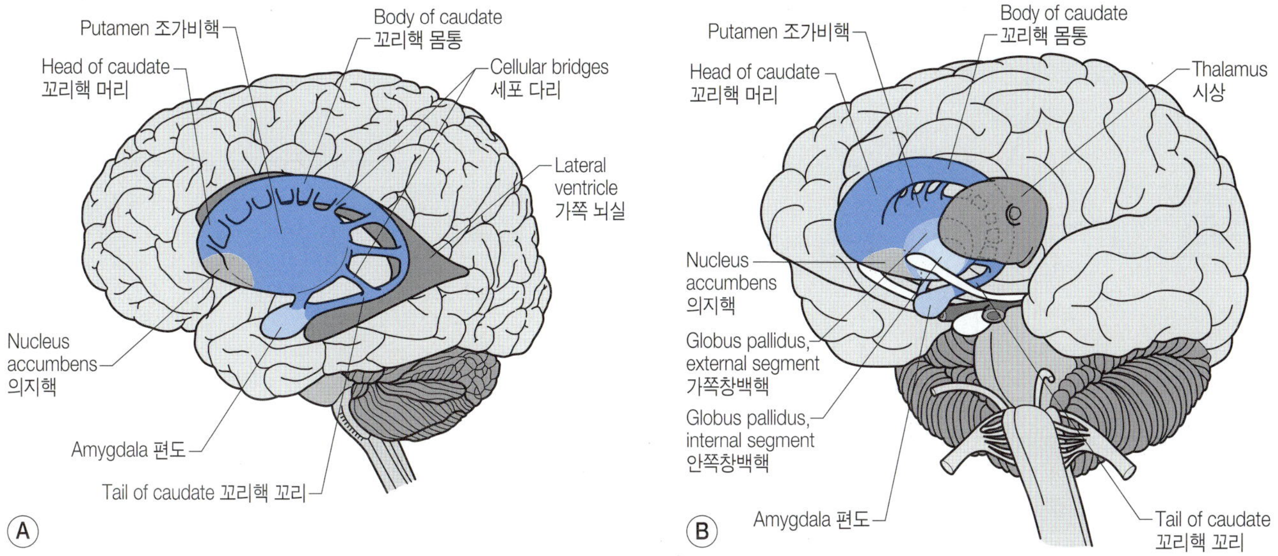

그림 11.2 바닥핵과 관련 구조물의 해부학적 관계 가쪽, 삼차원 영상

조가비핵이 속섬유막 축삭섬유로에 의해 분리되어 있다. 배쪽 줄무늬체의 대부분 영역은 둘레계통 여러 영역으로부터 투사연결을 받으며 의지핵(nucleus accumbens)에 해당한다(Blumenfeld 2002)(그림 11.2).

꼬리핵과 조가비핵이 속섬유막으로 분리되기는 하지만 세포다리라고 부르는 작은 투사축삭을 거쳐 서로 연락을 계속한다. 이 다리 구조 때문에 이 구역의 해부단면이 줄무늬 모양으로 보이며, 그래서 '줄무늬체' 라는 이름이 붙었다.

조가비핵은 바닥핵을 구성하는 여러 핵 중 가장 가쪽에 해당하는 큰 핵이다. 조가비핵의 안쪽에 위치하는 창백핵과 조가비핵 등 두 핵이 렌즈핵을 구성한다.

창백핵을 구성하는 두 개의 분명한 핵은 안쪽창백핵(globus pallidus pars interna, GPi)과 가쪽창백핵(globus pallidus pars externa, GPe)이다. 가쪽핵 구역은 안쪽핵 구역보다 가쪽에 위치한다. 안쪽창백핵은 바로 안쪽이 속섬유막이며 속섬유막에 의해 시상, 시상밑핵, 중간뇌 흑색질과 분리된다.

시상밑핵(Luys body라고도 함)은 흑색질 위 끝에 대해 등쪽가쪽에 위치한 원통형 흑색질 덩어리이며 뒤로 적색핵 가쪽면까지 뻗어 있다. 가쪽창백핵으로부터 오는 투사섬유를 받고 창백핵 간접경로의 일부분을 구성한다.

흑색질은 중간뇌 배쪽 부분과 덮개 부분을 분리하는 넓은 색소침착 회색질이며, 다리뇌 윗면으로부터 시상하부까지 뻗어 있다. 흑색질은 세포유형 차이에 따라 두 영역으로 분리할 수 있다. 배쪽 영역은 흑색질 그물부(substantia nigra pars reticulata, SNr)라고 부르고, 흑색질 등쪽 부분은 흑색질 치밀부(substantia nigra pars compacta, SNc)라고 부른다. 흑색질 치밀부에는 도파민 신경세포가 다량 위치하며 여기에 들어 있는 어둡게 색소침착되는 회색 물질인 뉴로멜라닌(neuromelanin)은 연령이 증가함에 따라 도파민 신경세포 안에 더 축적된다. 뉴로멜라닌의 성분으로 생각되는 도파민의 산화 중합체는 신경세포의 리소좀 저장과립에 축적된다(Kandel 등 2000).

중간뇌 배쪽뒤판영역에도 도파민 신경세포가 여럿 위치하며 이들 세포는 흑색질 치밀부 신경세포와 상동기관이다.

새줄무늬체는 바닥핵의 입력핵

The neostriatum is the input nucleus of the basal ganglia

새줄무늬체는 꼬리핵과 조가비핵으로 구성되며 바닥핵의 주요 입력핵이다. 새줄무늬체에는 반구당 약 1억 1천만 개의 신경세포가 들어 있고(Alexander & DeLong 1992), 이에 비해 다리뇌 바닥부분의 한쪽 반절에서 겉질 투사연결을 받는 신경세포는 1천 2백만 개라고(Tomasch 1969) 추정되었다. 줄무늬체가 받는 흥분성 글루타민성 국소해부적 투사연

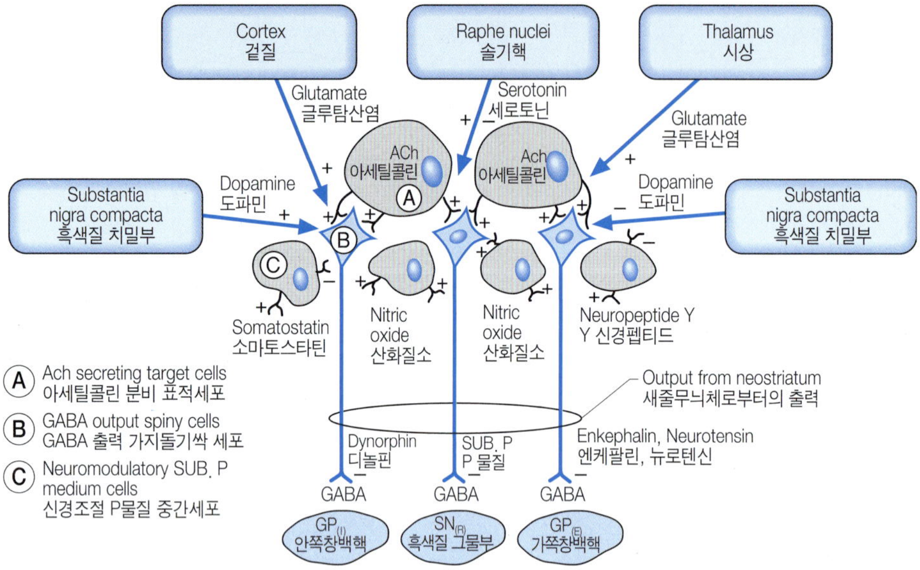

그림 11.3 새줄무늬체의 세포 구조

결이 출발하는 곳은 시상 섬유판속핵(중심정중핵과 다발결핵)과 겉질 모든 영역이다(Kunzle 1975, 1977, Selemon & Goldman-Rakic 1985). 흑색질 치밀부로부터 흑색질줄무늬체 경로를 거쳐 오는 도파민 입력투사도 받는다. 이 경로는 여러 종류 도파민 수용체와의 복잡한 상호작용을 통해 새줄무늬체에 영향을 끼치며 그 결과 일부 신경세포는 흥분되고 다른 일부 신경세포는 억제된다. 솔기핵으로부터 오는 세로토닌성 축삭도 새줄무늬체로 투사된다.

새줄무늬체에는 중간-가지돌기싹 투사 신경세포, 큰 콜린 신경세포, 작은 사이신경세포 등 다양한 신경세포가 위치한다.

중간-가지돌기싹 투사 신경세포는 새줄무늬체 신경세포의 90~95%에 이르며 감마아미노부티르산(GABA)를 분비한다. 이 GABA 작용성 억제 신경세포는 겉질로부터 새줄무늬체로 향하는 입력의 대부분을 받고 또한 새줄무늬체의 유일한 출력 신경세포이다. 따라서 새줄무늬체로부터 창백핵과 흑색질 쪽으로 향하는 모든 출력은 완전히 억제성이다.

이들 신경세포를 추가로 기본적인 두 개의 군으로 나눌 수 있다. 한 군은 가쪽창백핵으로 투사되며 GABA 외에 신경펩티드인 엔케팔린(enkephalin)과 뉴로텐신(neurotensin)도 분비한다. 둘째 군은 안쪽창백핵 혹은 흑색질 그물부로 투사되며 GABA 외에 신경펩티드인 P 물질과 디놀핀(dynorphin)도 분비한다(Kandel 등 2000).

큰 콜린성 사이신경세포에서는 아세틸콜린을 분비하며 광범위한 곁가지 계통을 통해 중간-가지돌기싹 투사 신경세포와 연결되며, 억제성 출력 신경세포를 흥분시키는 것으로 생각된다.

작은 사이신경세포군에서는 소마토스타틴, Y 신경펩티드, 산화질소 합성효소 등 다양한 억제성 신경활성물질이 분비된다(그림 11.3).

새줄무늬체로부터 안쪽창백핵과 흑색질 그물부로 향하는 직접경로 · 간접경로가 조절하는 시상과 다리뇌숨뇌 그물체의 억제

새줄무늬체로부터 바닥핵 출력핵인 안쪽창백핵과 흑색질 그물부 쪽으로 향하는 주요 경로가 두 개 있다. 이들 두 경로상 억제회로와 흥분회로를 이해하면 바닥핵 질환을 원인으로 하는 운동과 사고활동상 운동과다로부터 운동감소에 이르는 범위의 기능장애를 이해하는 데에 도움이 될 것이다.

직접경로의 경우, 새줄무늬체 출력신경세포에서 나온 투사축삭은 안쪽창백핵 신경세포, 흑색질 그물부 신경세포와 연접을 형성한다. 새줄무늬체에서 나온 이 투사연결에서 분비되는 GABA, P 물질, 디놀핀 등은 안쪽창백핵과 흑색질 그물부 표적신경세포에 대해 억제성으로 작용한다.

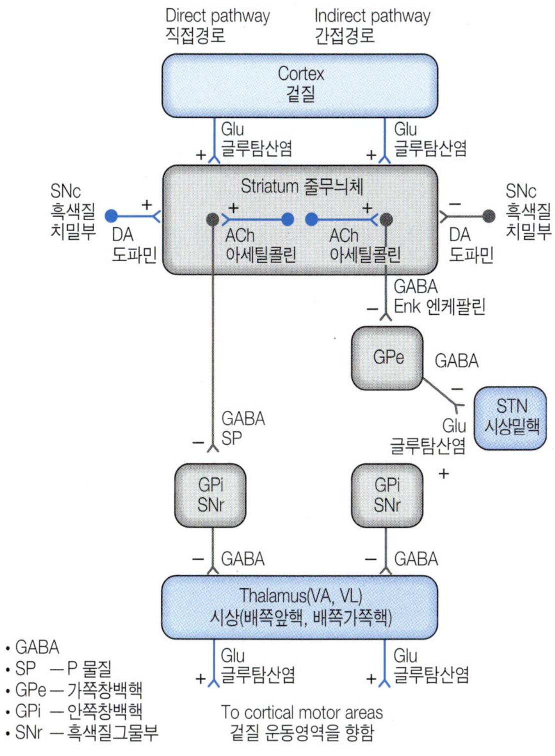

그림 11.4 두 개의 주요 경로가 새줄무늬체로부터 향하는 바닥핵 출력핵, 안쪽창백핵(GPi)과 흑색질 그물부(SNr)

간접경로의 경우, 새줄무늬체 신경세포에서 나온 축삭이 가쪽창백핵 신경세포로 투사되고 이곳에서 분비되는 신경전달물질인 GABA, 엔케팔린, 뉴로텐신 등은 가쪽창백핵 신경세포에 대해 억제성으로 작용한다. 이어서 가쪽창백핵 신경세포는 시상밑핵(STN)에 위치한 신경세포 쪽으로 투사되고 이곳에서 GABA 신경전달물질을 분비해 시상밑핵 출력신경세포를 억제한다. 시상밑핵 신경세포는 시상밑다발을 거쳐 안쪽창백핵 신경세포로 투사되며, 여기에서 글루탐산염이 분비되고 완전히 흥분성이다. 시상밑 출력신경세포는 바닥핵 여러 회로 중 유일하게 흥분성인 신경세포이다. 시상밑핵(STN) 신경세포는 안쪽창백핵 신경세포로 투사된다.

안쪽창백핵과 흑색질 그물부의 출력신경세포는 완전히 억제성이며 신경전달물질 GABA를 분비한다(그림 11.4).

안쪽창백핵 신경세포의 축삭은 앞시상다발을 거쳐 시상 배쪽앞핵과 배쪽가쪽핵을 향해 투사된다. 여기 투사연결은 주로 머리와 목 이하 신체의 운동제어 기능과 연관된다. 안쪽창백핵 신경세포는 시상 안쪽등쪽핵과 섬유판속핵(중심정중핵과 다발결핵)을 향해 투사되기도 한다. 여기 투사연

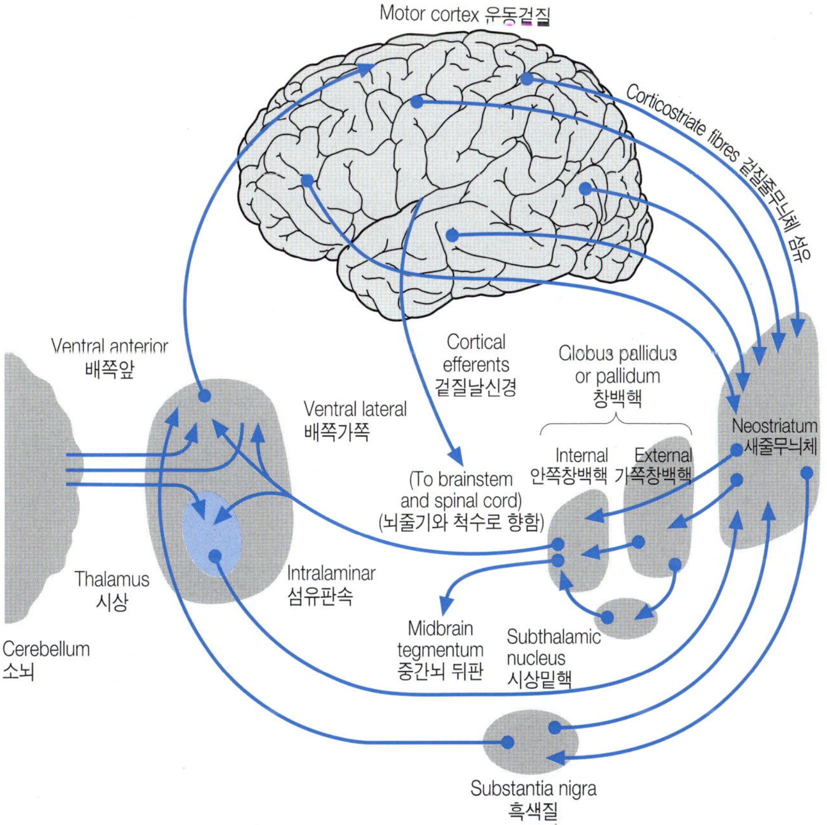

그림 11.5 신경축 중 겉질줄무늬체-바닥핵-시상겉질 고리 관련 복합기능 투사계통. 광범위한 여러 겉질 영역에서 새줄무늬체 쪽으로 투사되고 시상이 소뇌로부터의 투사를 받기도 한다는 점에 주의한다.

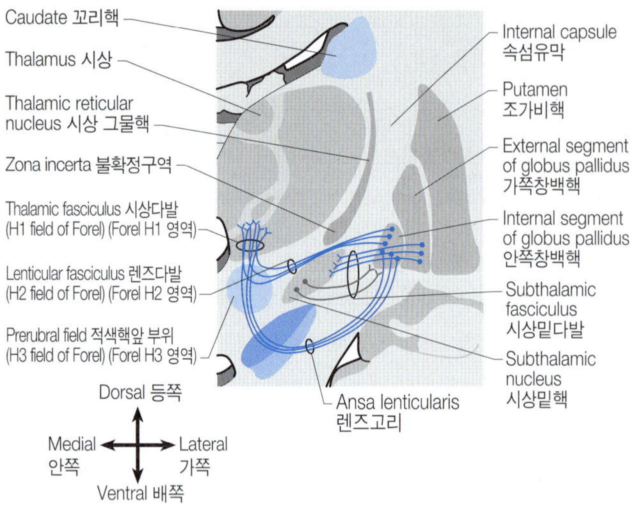

그림 11.6 시상으로 향하는 안쪽창백핵의 출력투사

결은 대개 둘레계통 활성과 연관된다(그림 11.5). 안쪽창백핵의 출력투사가 시상다발에 이르는 경로는 두 가지이다. 렌즈고리(ansa lenticularis)라 하는 첫째 경로는 배쪽으로 휘어 속섬유막 밑을 지난 후 등쪽으로 돌아 시상다발에 합쳐지고 시상까지 간다. 렌즈다발(lenticular fasciculus)이라 하는 둘째 경로는 속섬유막을 똑바로 통과해 렌즈고리에 합쳐지고 시상다발이 되어 시상 속으로 들어간다(Chusid 1982). 두 경로가 합쳐져 시상다발을 형성하는 곳을 Forel H 영역이라고 부르기도 한다. Forel H1 영역은 시상다발을 말하고 Forel H2 영역은 렌즈다발을 말하며 Forel H3 영역 혹은 적색핵앞 부위는 렌즈고리가 시상다발에 합해지는 영역을 말한다(그림 11.6). 끝으로 안쪽창백핵 신경세포가 다리뇌숨뇌 그물체(PMRF)라고 하는 다리뇌와 숨뇌의 복합 그물 신경세포를 향해서도 투사된다. 이 투사연결은 그물척수로에 대한 조절과 관련된다(Afifi 1994).

흑색질 그물부(SNr) 신경세포는 시상 배쪽가쪽핵과 배쪽앞핵으로도 투사된다. 이 투사연결은 머리와 목에 대한 운동 제어와 연관된다. 또한 흑색질 그물부 신경세포가 투사되는 위둔덕에서는 덮개척수로의 활동을 조정한다. 끝으로, 흑색질 그물부 신경세포가 투사되는 다리뇌숨뇌 그물체(PMRF)에서도 그물척수로 신경세포의 출력을 조절한다(그림 11.5).

흑색질 치밀부 신경세포는 신경조절물질로서 도파민을 분비한다. 이곳의 신경세포는 새줄무늬체로 투사되어 새줄무늬체 출력 신경세포에 대해 복잡한 조절작용을 한다. 흑색질 치밀부가 분비하는 도파민이 새줄무늬체에서 나타내는 순효과는 직접경로 출력신경세포의 흥분과 간접경로 출력신경세포의 억제이다(Parent & Cicchetti 1998).

직접경로와 간접경로의 기능조정 출력의 결과 나타날 수 있는 운동 · 인지 기능이상

겉질-새줄무늬체-시상-겉질 계통의 활성화 경로는 평행 분리 회로를 통해 작동하며, 회로의 분리상태는 새줄무늬체-시상-겉질 투사연결 전반에 걸쳐 유지된다고 생각된다. 운동고리, 둘레고리, 이마겉질고리 등 몇 가지 고리의 기능을 통해 운동, 둘레계통, 이마겉질 활성이 각각 조절된다(그림 11.7).

바닥핵 직접경로가 겉질에 의해 활성화되면 그 결과 시상이 순흥분되며, 이어서 시상 투사를 받는 겉질 여러 영역이 활성화된다. 바닥핵 간접경로가 겉질에 의해 활성화되면 그 결과 시상이 억제되며 이어서 시상 투사를 받는 겉질 여러 영역이 억제된다(그림 11.4). 새줄무늬체의 큰 아세틸콜린 분비 신경세포는 간접경로의 출력신경세포와 흥분성 연접

요점 11.1 Quick facts

바닥핵 구조물로부터의 출력 요약

새줄무늬체(꼬리핵, 조가비핵)	모두 억제성
안쪽창백핵	모두 억제성
가쪽창백핵	모두 억제성
시상밑핵	모두 흥분성
흑색질 그물부	모두 억제성
흑색질 치밀부	흥분성과 억제성

요점 11.2 Quick facts

직접경로와 간접경로의 구성요소

- **직접경로**
  새줄무늬체-안쪽창백핵-시상-겉질과 기타 표적조직
- **간접경로**
  새줄무늬체-가쪽창백핵-시상밑핵-안쪽창백핵-시상-겉질과 기타 표적조직

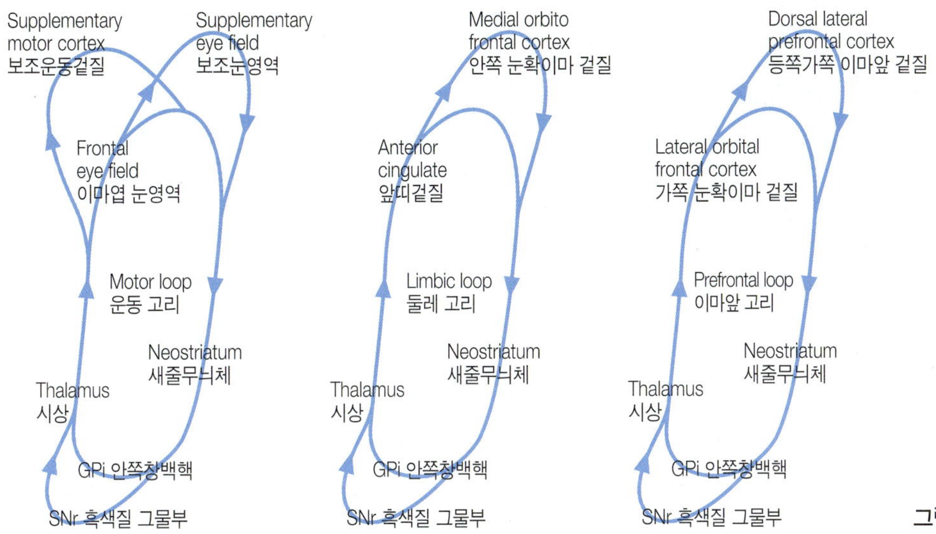

그림 11.7 새줄무늬체-시상-겉질 계통 고리

을 선택적으로 형성하는 경향이 있고, 그래서 이들 신경세포가 흥분되면 그 결과 간접경로의 활성화 정도가 올라가고 운동과 사고 활동이 억제된다.

정상적인 경우 바닥핵으로부터 오는 시상에 대한 억제와 흥분작용은 적절한 시간에 적절한 양만큼 일어나 겉질 활성을 뒷받침한다. 하지만 어떤 경우에는 바닥핵 회로의 기능이상이 원인이 되어 운동이나 사고활동이 영향을 받는 여러 질환이 나타날 수 있다. 즉 특발파킨슨병(idiopathic Parkinson' s disease, IPD), 헌팅톤병(Huntington' s disease, HD), 시덴함무도병(Sydenham' s chorea, SC), Tourette 증후군(Tourette' s syndrome, TS), 도리깨질증(ballismus), 근육긴장이상증(dystonia), 강박장애(obsessive compulsive disorder, OCD), 주의력결핍과다활동장애(attention deficit hyperactivity disorder, ADHD), 정신분열병(schizophrenia), 우울증(depression), 물질남용장애, 관자엽간질 등이다(Marsden 1984, Javoy-Agid 등 1984, Swerdlow & Koob 1987, Reiner 등 1988, Modell 등 1990, Baxter 등 1992, Swerdlow 1996, Castellanos 1997, Van Paesschen 등 1997, Leckman 등 1998).

특발파킨슨병

Idiopathic Parkinson's disease

*특발파킨슨병(idiopathic Parkinson' s disease, IPD)*은 흑색질 치밀부(SNc) 도파민 신경세포의 변성과 연관되며, 이것은 앞에서 설명했듯이 직접경로에 대해 흥분효과를, 간접경로에 대해 억제효과를 나타낸다. 새줄무늬체에서 도파민성 자극이 소실되면 그 결과 직접경로와 간접경로 모두를 통해 운동이 순억제된다(그림 11.8). 파킨슨병(PD)은 기본특성상 점진적으로 발병하고 천천히 진행성 경과를 밟다가 심각한 장애에 이른다. 주요 징후와 증상으로는 안정 시 떨림(tremor), 운동완만(bradykinesia, 운동이 느림), 근육경축

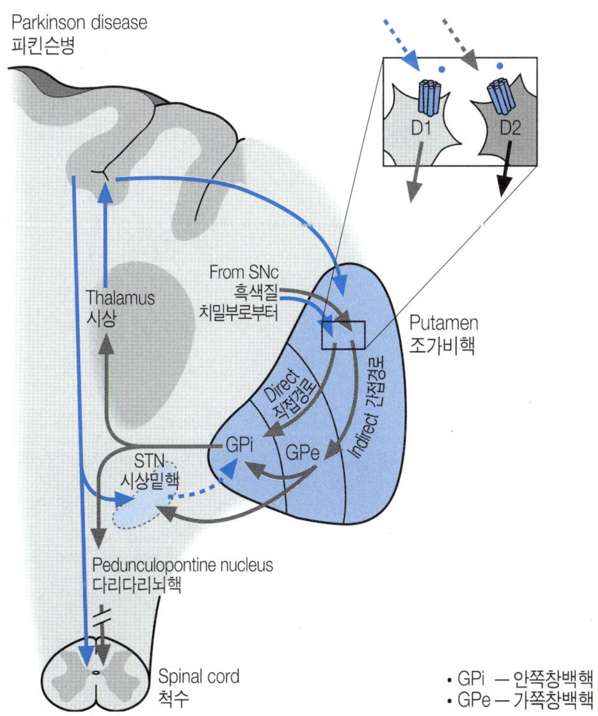

그림 11.8 특발파킨슨병(IPD) 발생에서 도파민 신경세포의 병리적 기능

요점 11.3 Quick facts

바닥핵 직접경로와 간접경로에 대한 흥분과 억제의 효과

직접경로 흥분	시상 흥분	운동, 사고, 둘레계통 흥분
간접경로 흥분	시상 억제	운동, 사고, 둘레계통 활성 억제
직접경로 억제	시상 억제	운동, 사고, 둘레계통 활성 억제
간접경로 억제	시상 흥분	운동, 사고, 둘레계통 흥분

(rigidity), 운동불능(akinesia, 운동개시의 장애와 운동 결핍), 체위반사 소실 등이다(Wichmann & DeLong 2002). 이러한 증상이 파킨슨병에 국한되어 나타나는 것이 아니기 때문에 파킨슨병의 임상진단은 임시적일 수밖에 없다. 도파민 합성과정에서의 전구물질인 레보도파(levodopa)에 대해 환자가 양호한 반응을 보인다면 다소간 진단의 확실성을 기할 수 있다.

파킨슨병(PD)은 비정형 파킨슨 증후군 혹은 파킨슨플러스 증후군이라 하는 피라미드바깥길, 소뇌, 눈운동상 파킨슨병과 비슷한 기타 장애와 감별해야 한다. 진행핵상마비, 올리브다리뇌소뇌 위축, 겉질바닥핵 변성, 샤이-드래거 증후군 등이 여기에 속하는 장애이며, 모두 특징적인 임상상을 보고 확인 가능한 경우가 많다. 운동이상 외에 파킨슨병 환자는 인지장애나 정동장애를 보이는 경우가 많다. 파킨슨병에서는 우울증이 흔하며 피라미드바깥길 증상보다 앞서서 나타나는 환자들이 많다. 치매도 파킨슨병 환자에서 흔하며 유병률 자료에 의하면 파킨슨병 증례의 약 50%에서 유의한 인지손상을 보인다. 이 점도 파킨슨병의 임상증상 범위 중 핵심 부분이라고 생각된다.

파킨슨병의 병리적 특징은 *레비소체(Lewy body)*라고 하는 세포내 포함물이다. 흑색질 치밀부의 도파민 생산 신경세포 내부에 생긴다. 레비소체라는 포함물은 아마도 도파민 분해산물로서 신경세포에 축적되고 변성과정의 신경세포에서 농도가 증가될 것이다. 여러 해 전부터 레비소체가 파킨슨병 흑색실에 국한된 현상은 아니며 겉질에 광범위하게 분포할 수 있다는 점이 밝혀졌다. 광범위레비소체병은 병리적 개념이며 임상상에 대해서는 아직 분명치 않다. 환자들은 흔히 인지저하와 파킨슨 증상을 보이며 인지증상과 파킨슨 증상 중 하나가 우세를 보인다(Korczyn 2000).

요점 11.4 Quick facts

용어의 의미

- 운동이상(dyskinesia) – 운동이 비정상임
- 운동완만(bradykinesia) – 운동이 느려짐
- 운동감소(hypokinesia) – 운동량이 감소함
- 운동불능(akinesia) – 운동을 못함
- 경축(rigidity) – 팔다리나 관절 수동운동 때 저항이 심함
- 근육긴장병증(paratonia) – 팔다리운동에 대한 능동 저항
- 근육긴장이상증(dystonia) – 지속적 근육연축의 결과 위치나 자세가 비틀림
- 느린비틀림운동(athetosis) – 얼굴, 팔다리 혹은 몸통에서의 느리고 꼬이는 운동
- 무도병(chorea) – 흐르는 듯하고 격동이 있고 일정한 특징을 보이는 춤추는 듯한 운동
- 도리깨질증(ballismus) – 팔다리의 내던지는, 반동운동
- 떨림(tremor) – 느리거나 빠르게 율동적으로 혹은 반쯤 율동적으로 진동하는 운동

파킨슨병에서는 시간이 지남에 따라 도파민(DA) 생산 신경세포의 수가 진행성으로 감소한다. 흑색질줄무늬체로(nigrostriatal tract)를 타고 꼬리핵보다는 조가비핵 쪽으로 많이 가는 흑색질 도파민 신경세포에만 문제된다는 점을 눈여겨볼 필요가 있다. 화학분석에 의하면 줄무늬체에서 도파민이 진행성으로 소실되다가 줄무늬체의 도파민 양이 70% 감소했을 때에야 비로소 임상증상이 나타난다. 이 과정에 대해 20년이라는 긴 시간이 걸린 후에야 증상이 나타날 수도 있다(Hornykiewicz 1988, Scherman 등 1989).

파킨슨병에서는 다른 신경전달물질도 문제된다. 청색반점 세포체의 노르에피네프린(NE) 소실, 솔기핵에서의 세로토닌(5-hydroxytryptamine, 5-HT) 소실, Meynert 바닥핵의 콜린세포 소실 등이다. 아마 이러한 결핍이 파킨슨병의 정동증상이나 인지증상을 일으킬 가능성이 있고 운동 기능이상과도 관련될 수 있다.

파킨슨병의 원인은 확실하지 않지만 다인자성이며 유전인자와 환경인자가 질병발생 과정에 작용할 가능성이 높다. 근래에 많이 알려진 한 이론에 따르면 신경세포의 비가역 손상에 흥분성 아미노산, 특히 글루탐산염이 관련될 가능성이 있다(Sonsalla 등 1989). 뇌들보가 겉질, 글루타민 신경분포를 대량으로 받아들이기 때문에 파킨슨병의 경우 특히 이런 경우에 해당된다. 신경세포 막에 위치하는 N-메틸-D-아스파르

테이트(*N*-methyl-D-aspartate, NMDA) 수용체가 과다하게 지속적으로 활성화되면 신경독성이 생긴다고 생각된다. 한 환경가설에서 제시하기로는 파킨슨병에서는 흑색질 신경세포의 지질 과산화가 선택적으로 증가한다. 이로 인해 자유라디칼이 과다하게 생성되고 자유라디칼로 인해 세포가 손상되고 사멸할 수 있다(Ben Shachar 등 1991). 이 이론과 관련해 특히 연관되는 사실은 지질 과산화 과정 중 자유라디칼이 형성될 때의 철 격리와 도파민 분해가 관련될 수 있다는 점이다. 흑색질과 창백핵 모두 철이 풍부하며 철 농도는 나이에 따라 증가하고 파킨슨병의 경우 특히 그러하다.

파킨슨병(PD)의 최적표준 치료법은 레보도파(levodopa)를 이용해 도파민을 대체하는 것이다. 레보도파는 위장관을 통해 흡수되어 뇌와 말초 모두에서 1-아미노산 디카르복실라아제(1-amino acid decarboxylase, 1-AAD) 효소에 의해 도파민으로 전환된다. 말초에서 레보도파가 도파민으로 전환되는 과정이 benserazide과 carbidopa의 작용으로 억제될 수 있다. 오늘날 환자들은 대부분 레보도파와 benserazide 혹은 carbidopa의 복합처방으로 치료를 받는다. 이렇게 복합처방을 하는 목적은 말초에서 레보도파가 도파민으로 전환되지 못하도록 하려는 데에 있는데, 말초에서 도파민의 작용으로 기립저혈압, 욕지기와 같은 좋지 못한 부작용이 생길 수 있기 때문이다(Cederbaum 등 1991).

파킨슨병에 대한 수술적 중재로는 제기법과 이식법이 있다. 떨림을 감소시키는 기능적 정위 신경외과수술 병소의 표적은 배쪽가쪽시상과 뒤배쪽 창백핵이다. 유산된 태아의 중간뇌로부터 얻은 도파민 조직을 파킨슨병 환자의 꼬리핵이나 조가비핵에 이식하는 방법이 큰 관심을 받아왔으나 결론은 여전히 혼돈스러우며, 여기에는 코호트 크기가 작고 참여자의 질병 중증도가 문제되는 등의 이유가 있었다(Widner & Rehncrona 1993).

치매의 유병률은 일반 인구집단에서보다 파킨슨병에서 더 높다. 파킨슨병 치매에 앞서 가벼운 기억상실, 일과성 혼동 삽화, 환각 등이 나타날 수 있다. 인지저하의 진행은 운동장애와 관련이 없으며 치매의 발생에 대한 유일한 강한 예측인자는 환자의 연령이다. 임상적으로 파킨슨병(PD) 치매는 알츠하이머병(AD)과 다르다. 파킨슨병 환자는 언어장애증이나 인식불능증과 같은 동종피질 연합영역 기능이상이 발생하는 경우가 드물고 치매가 '이마엽' 유형의 치매와 비슷하다.

> **요점 11.5** Quick facts
>
> **파킨슨병(Parkinson's disease)의 특징적 징후와 증상**
> 1. 운동불능증(Akinesia) – 보행 등에서 운동개시의 전반적 장애
> 2. 운동완만증(Bradykinesia) – 운동이 전반적으로 느림
> 3. 경축(Rigidity) – '톱니바퀴 경축(cogwheel rigidity)' 속의 무증상 떨림
> 4. 떨림(Tremor) – 안정 시 4~5Hz임. 수의운동을 개시하면 떨림이 억제됨

파킨슨병에서는 우울증도 상당히 흔하다. 우울증은 치료 가능성이 있기 때문에 파킨슨병 환자는 모두 우울 동반증상 가능성에 대해 반드시 평가를 받아야 한다(Cummings 1992). 활용할 만한 우울증 진단을 위한 검사로는 신경심리평가, 자기보고, 투사검사 등이 있다. 그렇지만 이런 검사가 모두 연구에서 중요한 역할을 담당함에도 불구하고 어느 것도 유능한 임상의사가 수행하는 임상평가보다 낫지 않다. 움직임 없는 얼굴, 느린 운동, 사고완만 등으로 우울증에 대한 잘못된 인상을 받을 수 있어서 파킨슨병 환자의 정동상태는 임상적으로 평가하기 어려울 수 있다. 우울성 운동지체와의 감별이 매우 중요하다.

헌팅톤병

Huntington's disease

*헌팅톤병(Huntington's disease, HD)*에서는 새줄무늬체 신경세포가 변성된다. 변성은 간접경로의 새줄무늬체 출력신경세포에서 더 두드러지는 것으로 보인다(Albin 등 1992). 그 결과 가쪽창백핵이 탈억제되고 이로 인해 시상밑핵이 과억제된다. 시상밑핵의 기능적 과억제의 결과 시상밑핵에 제거 병소와 비슷한 상황이 조성되고 그로 인해 운동과다 운동장애가 생긴다(그림 11.9). 헌팅톤병이 더욱 진행되면 새줄무늬체의 변성이 확산되어 직접경로와 간접경로 모두의 출력신경세포가 문제되며 그 결과 운동감소성 파킨슨 증후군과 비슷한 증상을 보인다(Young 등 1986).

소아형 헌팅톤병이 존재하고 헌팅톤병의 발병시기가 2세의 어린 시기로부터 80세의 고령 시기까지 범위를 보일 수

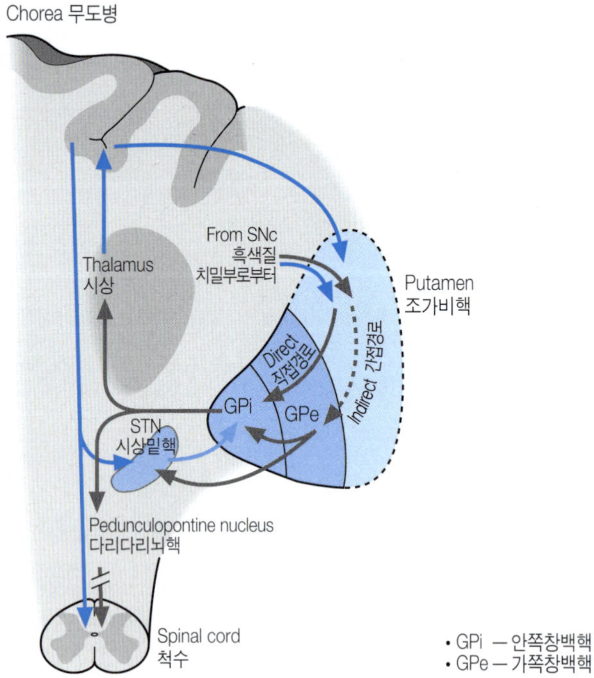

그림 11.9 헌팅톤병(HD)에서 새줄무늬체 신경세포가 변성할 때 관찰되는 병리

있지만 전형적 발병시기는 30대 중반에서 40대 중반까지의 성인층이다. 헌팅톤병은 남성과 여성에서 비슷한 빈도로 생기며 10만명당 5~10명이다(Kandel 등 2000). 헌팅톤병은 신경학적 증상과 정신증상이 모두 서서히 발병하는 특성을 보인다. 처음 증상은 인격 변화, 순차적으로 나타나는 작은 불수의운동 등이고, 질병이 진행함에 따라 무도병이 더 분명해지고 기능장애를 유발한다(Harper 1996). 시간이 지나면서 운동증상이 악화되어 걷기, 말하기, 먹기 등이 더 힘들어지고, 이전보다 운동에 소요되는 에너지량이 늘고 기초대사율도 늘어서 체중감소가 흔하다. 인두 근육과 성대의 협조불능으로 생긴 삼킴곤란이 원인이 되어 헌팅톤병 환자의 많은 수가 결국 흡인폐렴에 걸린다. 유전적 요소가 크다.

소아형 헌팅톤병은 Westphal 이형 헌팅톤병이라고도 하며, 보고된 증례의 약 10%에서 나타난다. 처음 증상은 파킨슨 증후군과 더 비슷하며 무도병보다 운동완만, 경축, 떨림 등의 증상이 두드러진다. 소아형 헌팅톤병은 대부분 부계 전달로 인하여 발생하는데 9세 이전에 증상이 생기고, 부친이 질병을 앓는 경우가 90% 이상이다(Folstein 1989). 소아형 헌팅톤병은 다음 세대에서 발병 나이가 더 어려지는 독특한 경향을 보이며, 이를 대물림악화(anticipation)라고 한다. 소아형 헌팅톤병에서 대물림악화는 부계 전달의 경우 더욱 분명하다.

헌팅톤병에서는 줄무늬체 속 신경세포의 여러 집단이 차별적으로 영향을 받아 사이신경세포보다는 투사신경세포가 선택적으로 소실된다(DiFiglia 1990). 헌팅톤병 환자에서는 GABA 수치가 꼬리핵-조가비핵 부위에서 현저하게 감소되어 투사신경세포가 소실되는 소견과 일관된다. 줄무늬체 투사신경세포의 두 집단 중 간접경로의 신경세포가 먼저 손상되며 그래서 간접경로가 주로 파괴된다. 오늘날의 바닥핵 회로의 모형에 의하면 간접경로에 장애가 발생했을 때 운동이 전반적으로 증가해 무도병이나 도리깨질증으로 나타날 것으로 예상된다. 직접경로와 간접경로 모두가 변성되었을 때의 기능적 결과는 경축성 운동완만 상태이며, 이 상태는 성인 헌팅톤병의 나중 단계에 나타난다. 소아형 헌팅톤병의 경우 초기 증상이 파킨슨병과 비슷하며, 직접경로와 간접경로 모두의 줄무늬체 신경세포가 발병 당시부터 변성된다(Albin 등 1989).

헌팅톤병에서 신경세포가 사멸하는 방식이 아직 불분명하기는 하지만 세포자멸사, 즉 세포예정사가 최종 공통 경로일 수 있으며 신경세포는 이를 통해 수명을 다 한다. 헌팅톤병 유전자가 발견되기 전에는 헌팅톤병의 발병기전에 대한 유력한 가설이 흥분독성 혹은 대사성 기능이상 관련 내용이었다. Huntingtin 유전자가 부호화하는 huntingtin 단백질은 흥분성 아미노산 신경전달과의 관계가 분명치 않고 미토콘드리아 에너지 기전과의 관계도 분명치 않다. Huntingtin의 정상 기능을 완전히 알지는 못하지만 막 재이용과 관련된다(DiFiglia 등 1995). 즉 이들 가설과 연관지어 huntingtin 단백질이 어떤 영향을 주는지는 아직 불분명하다.

흥분독성 기전에서는 흥분성 아미노산 신경전달이 과다하여 그 결과 신경세포가 죽는다. 글루타민성 NMDA 수용체의 과자극, 즉 지나친 자극과 관련한 흥분독성 기전은 문헌을 통해 잘 알려져 왔다. 이러한 과자극으로 인해 지나치게 많은 양의 칼슘 이온(Ca^{++})이 신경세포 속으로 들어오고 신경세포에서 사전에 예정된 유전적 사멸경로를 촉발시킬 수 있다. 글루탐산이 신경세포 사멸을 촉발시킨다고 상정되었으며, 이에 해당하는 여러 가지 신경학적 장애에는 저산소증-허혈, 머리 외상, 간질, 정신분열병, 알츠하이머병 · 파킨슨병 · 근육위축가쪽경화증과 같은 신경변성 장애 등이 있다(Fagg 등 1986, Choi & Rothman 1990, Kornbuber & Wiltfang 1998).

미토콘드리아 기능이상도 헌팅톤병의 발병기전으로서 정상 환경 수준의 세포외 글루탐산에 대해서 세포가 손상에 취약해지도록 할 가능성이 거론되어 왔다(Albin & Greenamyre 1992). 양전자방출 단층촬영술과 자기공명 분광법 검사를 통해 헌팅톤병 환자에서 당대사 이상이 확인되었다(Mazziotta 등 1987). 미토콘드리아 기능이상이 헌팅톤병 발생과정에서 미치는 충격이나 역할에 대해서는 계속 연구가 진행중이다. 하지만 적어도 1개 연구에서 확인된 바에 의하면 미토콘드리아 전자운반사슬의 필수 보조효소인 보조효소 Q_{10}을 투여하면 헌팅톤병 환자의 겉질에 상승되었던 젖산염 농도가 정상 대조군의 수치로 떨어진다(Koroshetz 등 1997). 이것을 보면 헌팅톤병이 생기는 데에 미토콘드리아 에너지 기전이 모종의 방식으로 역할을 한다고 생각된다.

사람의 질병에서 관찰되는 일반적인 유전돌연변이는 점돌연변이, 결손, 중복, 과오돌연변이 등이므로 huntingtin 유전자가 발견된 것은 이례적이었다. huntingtin 유전자(*IT-15* 유전자)의 돌연변이는 이 유전자의 불안성 구역에서 일어나며, 이곳에 돌연변이가 생기면 헌팅톤병 환자의 대립유전자에 존재하는, 정상적으로 보이는 삼뉴클레오티드 반복 모티프가 확대될 수 있다. 글루타민에 대한 코돈은 CAG 이며 이 모티프의 삼뉴클레오티드가 반복되면 *huntingtin* 단백질 내에 부분 다글루타민의 부분이 만들어진다. 정상적인 huntingtin 대립유전자에는 CAG 반복서열이 6~35개 있어서 성숙 단백질 중 글루타민을 6~35개 만든다. 헌팅톤병 환자의 대립유전자에는 반드시 36개 이상의 반복서열이 존재한다. 41개 이상의 반복서열은 틀림없이 헌팅톤병을 일으키지만 35~39개의 반복서열은 '회색 영역'으로서 질병 발생 여부에 다소 불확실성이 있다(Cha & Young 2000).

현재, 헌팅톤병의 발병을 예방하거나 진행을 늦출 효과적인 방법은 없다. 오늘날의 치료는 대증치료이며 신경이완제를 써서 무도병을 완화시키고, 정신작용약을 이용해 우울증, 강박증상, 정신병 등을 다룬다. 또한 헌팅톤병 환자가 많이 겪는 삼킴곤란이나 걷기 곤란에 대해 언어치료와 물리치료가 유용하다(Ranen 등 1993).

요점 11.6 Quick facts

헌팅톤병(Huntington's disease)의 특징

1. 보통염색체우성 신경변성 질환
2. 무도병모양 운동, 치매, 정신장애가 진행성으로 악화되다가 결국 사망에 이름
3. 새줄무늬체의 진행성 변성
4. 바닥핵 3개 고리 모두의 기능이상

도리깨질증

Ballismus

도리깨질증(ballismus, ballism)에 해당되는 질환군의 특징은 내던지는, 폭이 큰, 회전운동이며 대개 몸쪽 팔다리 근육군이 문제된다. 이 질환군은 한쪽으로 나타나는 형태가 가장 흔하며 이를 반도리깨질증(hemiballism)이라 한다. 고전적으로 말하는 원인은 바닥핵 병소로서 반대쪽 시상밑핵 위치이지만 반대쪽 새줄무늬체의 병소 역시 도리깨질증 운동이상을 초래할 수 있다(Provenzale & Schwarzschild 1994)(그림 11.10).

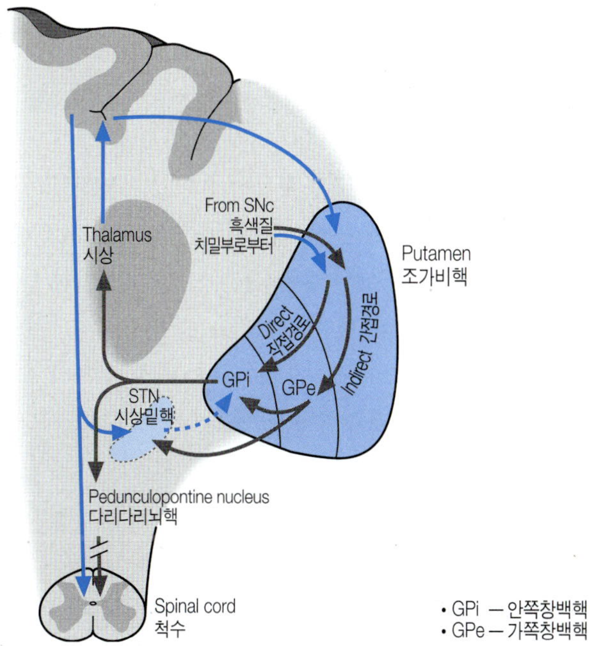

그림 11.10 도리깨질증에서 보이는 병리

시덴함무도병

Sydenham's chorea (SC)

시덴함무도병(SC)은 A군 사슬알균에 감염되어 적절한 항생제 치료를 받지 않은 이후에 생긴다. 가장 흔한 집단은 청소년기 여성이다. 대개 감염 후 4~5개월에 생기며 안절부절못하는 느낌이 심해지고, 만지작대는 시간이 많아지는 증상으로 시작한다. 운동증상에 동반해서 경우에 따라 감정불안정성이나 강박행동을 보이기도 한다. 증상이 몇 주에서 몇 개월에 걸쳐 순차적으로 악화되고 나서 가라앉는다. 약 20%의 환자들은 나중에 증상이 다시 생긴다. 그 이유는 항-사슬알균 항체와 줄무늬체 신경세포 수용체의 교차반응과 관계가 있을 것으로 생각된다.

Tourette 증후군

Tourette's syndrome (TS)

Tourette 증후군(TS)은 환자의 병력만을 근거로 진단한다. Tourette 증후군의 DSM-IV 진단기준은 다발성 운동틱이 자주 나타나고 한 가지 이상 유형의 음성틱이 존재하며 1년의 대부분 기간동안 연속적으로 발생하는 것이다. 대개 증상이 일찍, 20세 이전에 나타나야만 Tourette 증후군으로 판단한다(American Psychiatric Association 1994).

틱(tics)은 갑작스럽고 빠르며 반복적이고 비율동적인 상동형 운동이나 발성이다. 단순틱은 의미가 있거나 이해할 만한 활동이 아니라 '틱' 하는 운동이나 소리 같은, 짧고 국한된 운동이나 소리이다. 얼굴을 찡그리거나 입을 움직이거나 머리를 움찔하거나 어깨·팔·다리를 움찔할 수 있다. 복합틱은 더 지속적이고 정교한 운동 혹은 더 알아볼 만한 단어나 소리이며 의도적으로 했다는 인식을 줄 수 있다(Swerdlow & Leckman 2002). Tourette 증후군 환자 중 적은 비율에서(10%) 저속하거나 음란한 말이 음성틱으로 나올 수 있다. 이런 유형의 표현을 욕설증(coprolalia)이라 한다. 틱을 의식적으로 억제할 수 있으나 마치 강박경향처럼 억제하면 불안이 쌓이고 결국 틱이 표현될 때 더 강하게 표현된다. 많은 어린이들이 여러 발달단계를 거치면서 정상적 활동으로서 틱을 나타낸다. 정상적인 혹은 발달과정상 틱은 대개 18세까지 완전히 사라진다(Shapiro 등 1978).

Tourette 증후군의 일반적인 증상은 전형적으로 3~8세 사이에 시작되고, 아동기 내내 틱이 주기적으로 악화되고 완화된다. 8~12세 시기는 대부분의 아동에게서 중증도가 가장 심한 시기로 보이며 꾸준히 감소해 18세에는 아동의 50%에서 틱이 없어지게 된다(Leckman 등 1998). 성인기까지 틱이 지속되는 경우라면 대개 예측하기 쉬운 양상이 나타나며 스트레스나 감정흥분이 증가될 때 그리고 전반적으로 시간이 지남에 따라 틱의 빈도와 강도가 증가한다.

Tourette 증후군의 원인과 높은 정도의 일치를 보이는 유전적으로 발생한 기능이상은 겉질-새줄무늬체-시상-겉질 회로와 관련된다고 상정되어 왔으며, 여러 부위에서 그리고 여러 가지 방식으로 어느 한 부분이 아니라 전체 계통의 기능에 영향을 주는 것으로 보인다. 기능이상 영역 네 곳이 제시되었다.

1. 새줄무늬체 신경세포의 충전밀도 상승과 같은 고유 줄무늬체 신경세포 이상(Balthasar 1957)
2. 직접경로 출력신경세포 활성의 감소(Haber & Wolfer 1992).
3. 새줄무늬체에 대한 도파민 신경분포 증가와 도파민 전달체 지점의 밀도 증가(Singer 등 1992)
4. 시상밑핵 글루타민 출력의 감소(Anderson 등 1992)

Tourette 증후군의 치료 목표는 유연하고 통합된 생물사회적 그리고 생물심리적 전략을 개발해 불안이 축적된 것이 잘 제어된 방식으로 해소되고 감정적 상황에서 흥분이 제어되도록 하는 것이다.

근육긴장이상증

Dystonia

근육긴장이상증(dystonia)의 특징은 이 질환에 이환된 사람들에게서 보이는, 연축성 근육활성으로 인한 비틀린 자세와 운동이다. 연축성 근육활성이 장기간 지속되면 이를 근육긴장이상 자세(dystonic posturing)라고 한다. 연축성 근육활성 때문에 천천히 변화하는 반복적 활성이 나타나면 이를 근육긴장이상 운동이라고 한다(Rothwell 등 1983).

근육긴장이상의 감별 특징은 다음과 같다.

1. 수의운동 때 대항근의 과도한 수축

2. 시도한 운동과 일반적으로 관계없는 먼 근육까지 이르는 근육수축의 범람확산
3. 근육수축 시 발생하는 자발적 연축

대항근의 과도한 수축과 근육수축의 범람확산을 보면 근육긴장이상증에서는 정상적인 척수의 억제 되먹임 기전이 기능이상 상태인 것으로 추정된다. 하지만 실제로 그런 것 같지는 않다. 근육긴장이상 환자에서는 고전적인 척수 이연접 경로를 통한 대항근의 1a 상호억제가 무손상 상태이다(Nakashima 등 1989). 오히려 이들 반사에 대한 연접이전 혹은 척수위 억제의 기능이상 상태이다. 하행억제 기능이상의 원인은 시상을 거쳐 겉질로 다시 중계하는 바닥핵 회로의 기능변화 때문일 것으로 생각된다.

근육긴장이상증을 기술할 때에는 연축 증상의 범위를 기준으로 할 수 있다. 목근육의 연축인 기운목(사경, torticollis), 눈 주변의 눈둘레근(orbicularis oculi) 연축인 눈꺼풀연축(blepharospasm), 후두와 성대 근육의 연축발성장애(spasmodic dysphonia), 손 근육의 필기경련 등이 국소 근육긴장이상증에 해당한다. 전신 근육긴장이상증은 몸의 여러 넓은 영역이 문제되며 한쪽에 혹은 양쪽에 나타날 수 있다.

특발 비틀림 근육긴장이상증(idiopathic torsional dystonia, ITD)은 드문 유전성 전신 근육긴장이상증이며, 대개 눈 운동을 제어하는 근육과 조임근이 손상을 받지 않기는 하지만 전신 대부분의 근육이 영향을 받을 수 있다. 특발 비틀림 근육긴장이상증의 원인은 9q34 염색체의 *DYT1* 유전자와 관계된다고 생각된다. 이 유전자는 도파민 베타 수산화효소(dopamin beta hydroxylase, DBH) 효소를 부호화한다. 유전자 활성이 바닥핵 신경세포의 자극활동과 관계있되고, 활성화 수준이 일정한 빈도 이하로 감소하면 이 유전자가 활성화된다고 생각된다. 손상 후에 이러한 상황이 생길 수 있다. 말초의 외상은 유전자를 보유한 사람들에서 특발 비틀림 근육긴장이상증이 생기도록 촉진하는 사건이 될 수 있다고 상정되었다.

임상증례 풀이 Clinical case answers

증례 11.1

11.1.1

운동이상증(dyskinesia)은 운동의 장애이며 대개 바닥핵-겉질 고리가 관계된다. 틱, 느린비틀림운동(athetosis), 무도병모양, 도리깨질증 등 여러 유형의 운동이상증이 알려졌다.

11.1.2

이 여성의 증상은 시상밑핵 기능이상이 원인일 가능성이 높다. 바닥핵 직접경로와 간접경로에서의 억제회로와 흥분회로를 이해하면 바닥핵 질환을 원인으로 하는 운동과 사고활동상 운동과다로부터 운동감소에 이르는 범위의 기능장애를 이해하는 데에 도움이 될 것이다.

직접경로의 경우, 새줄무늬체 출력신경세포에서 나온 투사축삭은 안쪽창백핵(GPi) 신경세포, 흑색질 그물부(SNr) 신경세포와 연접을 형성한다. 새줄무늬체에서 나온 이 투사연결에서 분비되는 GABA, P 물질, 디놀핀(dynorphin) 등은 안쪽창백핵(GPi)과 흑색질 그물부(SNr) 표적신경세포에 대해 억제성으로 작용한다.

간접경로의 경우, 새줄무늬체 신경세포에서 나온 축삭이 가쪽창백핵(GPe) 신경세포로 투사되고 이곳에서 분비되는 신경전달물질인 GABA, 엔케팔린, 뉴로텐신 등은 가쪽창백핵(GPe) 신경세포에 대해 억제성으로 작용한다. 이어서 가쪽창백핵 신경세포는 시상밑핵(STN)에 위치한 신경세포 쪽으로 투사되고 이곳에서 GABA 신경전달물질을 분비해 시상밑핵 출력신경세포를 억제한다. 시상밑핵 신경세포는 시상밑다발을 거쳐 안쪽창백핵 신경세포로 투사되며 여기에서 글루탐산염이 분비되고 완전히 흥분성이다. 시상밑 출력신경세포는 바닥핵 여러 회로 중 유일하게 흥분성인 신경세포이다. 시상밑핵(STN) 신경세포는 안쪽창백핵 신경세포로 투사된다.

이곳 핵의 기능이상으로 인해 시상이 안쪽창백핵의 억제로부터 이탈될 수 있으며 그 결과 도리깨질 운동이 나타난다(그림 11.1.2 참조).

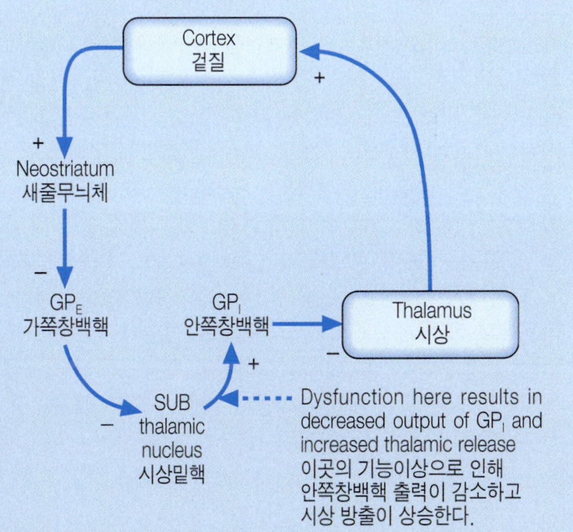

임상증례 풀이(계속) Clinical case answers

증례 11.2

11.2.1

특발 파킨슨병(IPD)은 흑색질 치밀부(SNc) 도파민 신경세포의 변성과 연관되며, 이것은 앞에서 설명했듯이 직접경로에 대해 흥분효과를, 간접경로에 대해 억제효과를 나타낸다. 새줄무늬체에서 도파민성 자극이 소실되면 그 결과 직접경로와 간접경로 모두를 통해 운동이 순억제된다. 파킨슨병(PD)은 기본특성상 점진적으로 발병하고 천천히 진행성 경과를 밟다가 심각한 장애에 이른다. 주요 징후와 증상으로는 안정시 떨림(tremor), 운동완만(bradykinesia, 운동이 느림), 근육경축(rigidity), 운동불능(akinesia, 운동개시의 장애와 운동 결핍), 체위반사 소실 등이다. 이 환자에서는 안정 시 떨림, 근육경축 등이 보인다.

11.2.2

직접경로의 기능이상 때문에 운동감소증(hypokinesia)이 나타난다고 생각된다. 직접경로에서 새줄무늬체 출력신경세포의 투사축삭은 안쪽창백핵(GPi) 신경세포나 흑색질 그물부(SNr) 신경세포에 연접을 형성한다. 새줄무늬체에서 시작되는 이 투사연결에서는 GABA, P 물질, 디놀핀 등을 분비하며 안쪽창백핵(GPi)과 흑색질 그물부(SNr)의 표적 신경세포에 억제성으로 작용한다(그림 11.2.2 참조).

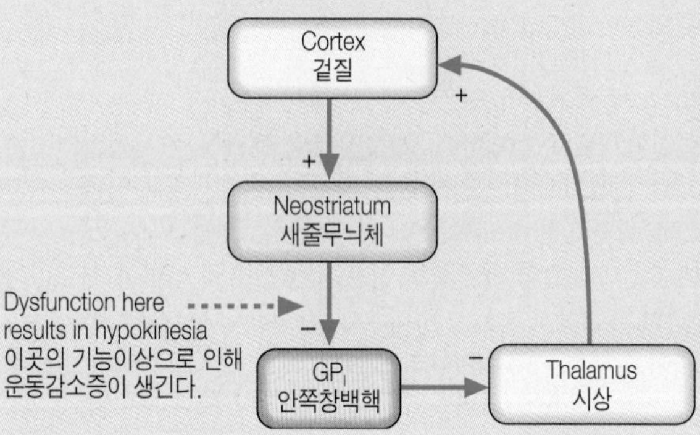

11.2.3

파킨슨병(PD)의 최적표준 치료법은 레보도파(levodopa)를 이용해 도파민을 대체하는 것이다. 레보도파는 위장관을 통해 흡수되어 뇌와 말초 모두에서 1-아미노산 디카르복실라아제(1-amino acid decarboxylase, 1-AAD) 효소에 의해 도파민으로 전환된다. 말초에서 레보도파가 도파민으로 전환되는 과정이 benserazide과 carbidopa의 작용으로 억제될 수 있다. 오늘날 환자들은 대부분 레보도파와 benserazide 혹은 carbidopa의 복합처방으로 치료를 받는다. 이렇게 복합처방을 하는 목적은 말초에서 레보도파가 도파민으로 전환되지 못하도록 하려는 데에 있는데, 말초에서 도파민의 작용으로 기립저혈압, 욕지기와 같은 좋지 못한 부작용이 생길 수 있기 때문이다. 파킨슨병에 대한 수술적 중재로는 제거법과 이식법이 있다. 떨림을 감소시키는 기능적 정위 신경외과수술 병소의 표적은 배쪽가쪽시상과 뒤배쪽 창백핵이다. 유산된 태아의 중간뇌로부터 얻은 도파민 조직을 파킨슨병 환자의 꼬리핵이나 조가비핵에 이식하는 방법이 큰 관심을 받아 왔으나 결론은 여전히 혼돈스러우며 여기에는 코호트 크기가 작고 참여자의 질병 중증도가 문제되는 등의 이유가 있었다. 겉질로부터 새줄무늬체로 향하는 자극을 상승시키고자 하는 치료 역시 도움이 될 수 있다.

증례 11.3

11.3.1

도리깨질증(ballismus, ballism)에 해당되는 질환군의 특징은 내던지는, 폭이 큰, 회전운동이며 대개 몸쪽 팔다리 근육군이 문제된다. 이 질환군은 한쪽으로 나타나는 형태가 가장 흔하며 이를 반도리깨질증(hemiballism)이라 한다. 고전적으로 말하는 원인은 바닥핵 병소로서 반대쪽 시상밑핵 위치이지만 반대쪽 새줄무늬체의 병소 역시 도리깨질증 운동이상을 초래할 수 있다.

무도병(chorea)에서는 반복적, 짧은 격동성, 큰 폭의 춤과 같은, 제어가 안 되는 운동이 신체 한 부분에서 시작되고 나서 신체 다른 여러 부분으로 갑자기 예측불가능하게 옮겨간다.

느린비틀림운동(athetoisis)은 느린, 구불구불한, 몸부림치는 운동이 연속해서 흐르며 대개 손과 발에 나타난다.

11.3.2

간접고리의 장애로 인해 운동과다 운동장애가 생긴다고 생각된다(그림 11.1.2 참조).

11.3.3

헌팅톤병은 신경학적 증상과 정신증상이 모두 서서히 발병하는 특성을 보인다. 처음 증상은 인격 변화, 순차적으로 나타나는 작은 불수의운동 등이고, 질병이 진행함에 따라 무도병이 더 분명해지고 기능장애를 유발한다(Harper 1996). 시간이 지나면서 운동증상이 악화되어 걷기, 말하기, 먹기 등이 더 힘들어지고, 이전보다 운동에 소요되는 에너지량이 늘고 기초대사율도 늘어서 체중감소가 흔하다. 인두 근육과 성대의 협조불능으로 생긴 삼킴곤란이 원인이 되어 헌팅톤병 환자의 많은 수가 결국 흡인폐렴에 걸린다. 유전적 요소가 크다.

시덴함무도병은 A군 사슬알균에 감염되어 적절한 항생제 치료를 받지 않은 이후에 생긴다. 가장 흔한 집단은 청소년기 여성이다. 대개 감염 후 4~5개월에 생기며 안절부절 못하는 느낌이 심해지고 만지작대는 시간이 많아지는 증상으로 시작한다. 운동증상에 동반해서 경우에 따라 감정불안정성이나 강박행동을 보이기도 한다. 증상이 몇 주에서 몇 개월에 걸쳐 순차적으로 악화되고 나서 가라앉는다. 약 20%의 환자들은 나중에 증상이 다시 생긴다. 그 이유는 항-사슬알균 항체와 줄무늬체 신경세포 수용체의 교차반응과 관계가 있을 것으로 생각된다.

참고문헌

Afifi, A.K., 1994. Basal ganglia: functional anatomy and physiology. Part 1. J. Child Neurol. 9 (3), 249–260.

Albin, R.L., Greenamyre, J.T., 1992. Alternative excitotoxic hypotheses. Neurology 42, 733–738.

Albin, R.L., Young, A.B., Penney, J.B., 1989. The functional anatomy of basal ganglia disorders. Trends Neurosci. 12, 366–375.

Albin, R.L., Reiner, A., Anderson, K.D., et al., 1992. Preferential loss of striato-external pallidal projection neurons in presymptomatic Huntington's disease. Ann. Neurol. 31, 425–430.

Alexander, G.E., DeLong, M.R., 1992. Central mechanisms of initiation and control of movement. In: Asbury, A.K., McKhann, G.M., McDonald, I.W., (Eds.), Diseases of the Nervous System: Clinical Neurobiology. WB Saunders, Philadelphia, pp. 285–308.

American Psychiatric Association (1994). Diagnostic and Statistical Manual of Mental Disorders, fourth ed. American Psychiatric Association, Washington DC.

Anderson, G.M., Pollak, E.S., Chatterjee, D., et al., 1992. Postmortem analysis of subcortical nomoamines and amino acids in Tourette syndrome. Adv. Neurol. 58, 123–133.

Balthasar, K., 1957. Uber das anatomische Substrat der geralisierten Tic-Krankheit (maladie des tics, Billes de la Tourette): Entwicklungshemmung des Corpus striatum. Archiv für Psychiatric und Nervenkrankheiten vereinigt mit Zeitschrift für gesamte Neurologie und Psychiatrie 195, 531–549.

Baxter, L.R., Schwartz, J.M., Bergman., et al., 1992. Caudate glucose metabolic rate changes with both drug and behaviour therapy for obsessive-compulsive disorder. Arch. Gen. Psychiatry 49, 681–689.

Ben Shachar, D., Riederer, P., Youdim, M.B.H., 1991. Iron melanin interaction and lipid peroxidation: implication for Parkinson's disease. J. Neurochem. 57, 1609–1614.

Blumenfeld, H., 2002. Basal Ganglia in Neuroanatomy Through Clinical Cases. Sinauer Associates, Sunderland, MA.

Castellanos, F.X., 1997. Toward a pathophysiology of attention-deficit/hyperactivity disorder. Clin. Pediatr. 36, 381–393.

Cederbaum, J.M., Gardy, S.E., McDowell, F.H., 1991. 'Early' initiation of levodopa treatment does not promote the development of motor response fluctuations, dyskinesias or dementia in Parkinson's disease. Neurology 41, 622–629.

Cha, J.J., Young, A.B., 2000. Huntington's disease. In: Bloom, F.E., Kupfer, D.J. (Eds.), Psychopharmacology: The Fourth Generation of Progress. American College of Neuropsychopharmacology.

Choi, D.W., Rothman, S.M., 1990. The role of glutamate neurotoxicity in hypoxic-ischemic neuronal death. Annu. Rev. Neurosci. 13, 171–182.

Chusid, J.G., 1982. The brain. Correlative Neuroanatomy and Functional Neurology, nineteenth ed. Lange Medical, Los Altos, CA, pp. 19–86.

Clough, C.G., 1991. Parkinson's disease: management. Lancet 337, 1324–1327.

Cummings, J.L., 1992. Depression and Parkinson's disease: review. Am. J. Psychiatry 149, 443–454.

Delong, M.R., 2000. The basal ganglia. In: Kandel, E.R., Schwartz, J.H., Jessell, T.M. (Eds.), Principles of Neural Science, fourth ed. McGraw-Hill, New York, pp. 853–867.

DiFiglia, M., 1990. Excitotoxic injury of the neostriatum: a model for Huntington's disease. Trends Neurosci. 13, 286–289.

DiFiglia, M., Sapp, E., Chase, K., et al., 1995. Huntingtin is a cytoplasmic protein associated with vesicles in human and rat brain neurons. Neuron 14, 1075–1081.

Fagg, G.E., Foster, A.C., Ganong, A.H., 1986. Excitatory amino acid synaptic mechanisms and neurological function. Trends Pharmacol. Sci., 357–363.

Folstein, S., 1989. Huntington's Disease: A Disorder of Families. Johns Hopkins University Press, Baltimore.

Haber, S.N., Wolfer, D., 1992. Basal ganglia peptidergic staining in Tourette syndrome: a follow-up study. Adv. Neurol. 48, 145–150.

Harper, P.S. (Ed.), 1996. Huntington's Disease. Major Problems in Neurology. WB Saunders, Philadelphia.

Hornykiewicz, O., 1988. Neurochemical pathology and the etiology of Parkinson's disease: basic facts and hypothetical possibilities. Mt. Sinai J. Med. 55, 11–20.

Javoy-Agid, F., Ruberg, M., Taquet, H., et al., 1984. Biochemical neuropathology of Parkinson's disease. Adv. Neurol. 40, 189–198.

Korczyn, A.D., 2000. Parkinson's disease. In: Bloom, F.E., Kupfer, D.J. (Eds.), Psychopharmacology: The Fourth Generation of Progress. American College of Neuropsychopharmacology.

Kornhuber, J., Wiltfang, J., 1998. The role of glutamate in dementia. J. Neural Transm. Suppl. 53, 277–287.

Koroshetz, W.J., Jenkins, B.G., Rosen, B.R., et al., 1997. Energy metabolism defects in Huntington's disease and effects of coenzyme Q_{10}. Ann. Neurol. 41, 160–165.

Kropotov, J., 2009. Quantitative and Event Related Potentials in Neurotherapy. Elsevier, London.

Kunzle, H., 1975. Bilateral projections from precentral motor cortex to the putamen and other parts of the basal ganglia. An autoradiographic study in Macaca fascicularis. Brain Res. 88, 195–209.

Kunzle, H., 1977. Projections from the primary somatosensory cortex to basal ganglia and thalamus in the monkey. Exp. Brain Res. 30, 481–492.

Leckman, J.F., Zhang, H., Vitale, A., et al., 1998. Course of tic severity in Tourette syndrome: the first two decades. Pediatrics 102, 14–19.

Marsden, C.D., 1984. Motor disorders in basal ganglia disease. Hum. Neurobiol. 2, 245–255.

Mazziotta, J.C., Phelps, M.E., Pahl, J.J., Huang, S-C., Baxter, L.R., Riege, W.H., Hoffman, J.M., Kuhl, D.E., Lanto, A.B., Wapenski, J.A., Markham, Ch., 1987. Reduced cerebral glucose metabolism in asymptomatic subjects at risk for Huntington's disease. N. Engl. J. Med. 316, 357–362, February 12, 1987.

Modell, J.G., Mountz, J.M., Beresford, T.P., 1990. Basal ganglia/limbic striatal and thalamocortical involvement in craving and loss of control in alcoholism. J. Neuropsychiatry Clin. Neurosci. 2, 123–144.

Nakashima, K., Rothwell, J.C., Day, B.L., Thompson, P.D., Shannon, K., Marsden, C.D., 1989. Reciprocal inhibition between forearm muscles in patients with writer's cramp and other occupational cramps, symptomatic hemidystonia and hemiparesis due to stoke. Brain 112, 681–697.

Parent, A., Cicchetti, F., 1998. The current model of basal ganglia organization under scrutiny. Mov. Disord. 13 (2), 199–202.

Provenzale, J.M., Schwarzschild, M.A., 1994. Hemiballism. Am. J. Neuroradiol. 15 (7), 1377–1382.

Ranen, N.G., Peyser, C.E., Folstein, S.E., 1993. A Physician's Guide to the Management of Huntington's Disease: Pharmacologic and Non-Pharmacologic Interventions. Huntington's Disease Society of America, New York.

Reiner, A., Albin, R.L., Anderson, K.D., et al., 1988. Differential loss of striatal projection neurons in Huntington disease. Proc. Natl. Acad. Sci. U.S.A. 85, 5733–5737.

Rothwell, J.C., Obeso, J.A., Day, B.L., et al., 1983. Pathophysiology of dystonias. In: Desmedt, J.E. (Ed.), Motor Control Mechanisms in Health and Disease. Raven Press, New York, pp. 851–863.

Scherman, D., Desnos, C., Darchem, F., et al., 1989. Striatal dopamine deficiency in Parkinson's disease: role of aging. Ann. Neurol. 26, 551–557.

Selemon, L.D., Goldman-Rakic, P.S., 1985. Longitudinal topography and interdigitation of cortico-striatal projections in the rhesus monkey. J. Neurosci. 5, 776–794.

Shapiro, A.K., Shapiro, E.S., Braun, R.D., et al., 1978. Gilles de la Tourette Syndrome. Raven, New York.

Singer, H.S., Hahn, I.H., Moran, T.H., 1992. Abnormal dopamine uptake sites in post-mortem striatum from patients with Tourette's syndrome. Ann. Neurol. 58, 123–133.

Sonsalla, P.K., Nicklas, W.J., Heikkila, R.E., 1989. Role for excitatory amino acids in methamphetamine-induced nigrostriatal dopaminergic toxicity. Science 243, 398–400.

Swerdlow, N.R., 1996. Cortico-striatal substances of cognitive, motor and sensory gating: speculations and implications for psychological function and dysfunction. In:

Panksepp, J. (Ed.), Advances in Biological Psychiatry. JAI, Greenwich, CT, pp. 179–208.

Swerdlow, N.R., Koob, G.F., 1987. Dopamine, schizophrenia, mania and depression: toward a unified hypothesis of cortico- striato-pallido-thalamic function. Behav. Brain Sci. 10, 197–245.

Swerdlow, N.R., Leckman, J.F., 2002. Tourette syndrome and related tic disorders Neuropsychopharmacology: The Fifth Generation of Progress. American College of Neuropsychopharmacology.

Tomasch, J., 1969. The numerical capacity of the human corticopontocerebellar system. Brain Res. 13, 476–484.

Van Paesschen, W., Revesv, T., Duncan, J.S., et al., 1997. Quantitative neuropathology and quantitative magnetic resonance imaging of the hippocampus in temporal lobe epilepsy. Ann. Neurol. 42, 756–766.

Wichmann, T., DeLong, M.R., 2002. Neurocircuitry of Parkinson's disease Neuropsychopharmacology: The Fifth Generation of Progress. American College of Neuropsychopharmacology.

Widner, H., Rehncrona, S., 1993. Transplantation and surgical treatment of Parkinsonian syndromes. Curr. Opin. Neurol. Neurosurg. 6, 344–349.

Young, A.B., Penney, J.B., Starosta-Rubenstein, S., et al., 1986. Pet scan investigations of Huntington's disease: cerebral metabolic correlates of neurological features and functional decline. Ann. Neurol. 20, 296–303.

제 12 장 둘레계통

The limbic system

12

생각해 볼 임상증례 Clinical cases for thought

증례 12.1

71세 남성이 허리통증과 무릎통증을 주요 호소증상으로 내원하였다. 남성에게 던진 질문을 기억하거나 지시에 따르기 힘들어한다는 점이 진찰 중 눈에 띈다. 남성은 당신의 지시를 자꾸 잊는 듯하다. 당신은 남성의 단기기억 상실에 대해 더 조사해봐야겠다고 판단하고 남성의 부인에게 질문을 하다가 남성이 알츠하이머병 증상을 나타낸다는 사실을 알았다.

질문 • 12.1.1 단기기억과 장기기억의 정립에 관련된 신경생리 회로는 무엇인가?

증례 12.2

45세 남성이 두통을 주요 호소증상으로 내원하였다. 지난 2개월 동안 두통이 진행성으로 악화되어 이제 일상생활을 해 나갈 수도 없는 지경이 되었다. 남성의 부인이 함께 왔는데, 두통에 대해 크게 염려했지만 지난 2개월간 보였던 남성의 인격변화에 대해서도 염려하였다. 남성은 공격성과 성욕과다증이 더 심해져 왔고 갑자기 폭력적으로 폭발하기도 했다. 남성은 사건 후에 바로 사과를 하지만 왜 그렇게 행동했는지 설명하지 못했다.

질문 • 12.2.1 당신은 이 불운한 남성에게 뇌종양이 있어서 둘레계통의 어떤 요소가 영향을 받는 것이라고 추정한다. 둘레계통의 요소는 무엇이며, 이 남성의 경우 어떤 영역이 문제되었을 가능성이 높은가?

서 론

Introduction

둘레계통은 전통적으로 후각의 통합계통으로 생각되었으며 그래서 후각뇌(rhinencephalon)라는 예전 용어도 사용되었다. 오늘날에는 둘레 구조물이 우리가 사람으로서 정의되도록 하는 다양한 기능에 관계된다는 점이 분명히 밝혀졌다. 둘레계통은 감정과 행동반응 형태로 나타나는 후각, 내장, 신체입력 관련 다중양식 정보의 복합적 통합에 관계된다. 이에 관계되는 행동으로는 먹이를 탐색하고 포획하는 것, 구애, 짝짓기, 아이 기르기, 공격성의 사회화, 인간관계 유지 등이다. 둘레계통은 기억확립과 감정충동 발달에서도 역할을 한다.

둘레계통의 해부학적 요소

Anatomical components of the limbic system

둘레계통의 요소가 정확히 무엇인지는 여전히 논란중이다. 본 책에서 우리는 다음의 구조물을 둘레계통의 요소로 생각하기로 한다(그림 12.1, 12.2).

- 후각신경, 후각망울, 후각로
- 앞후각핵
- 후각섬유줄과 후각로이랑
- 후각로삼각(olfactory trigon)
- 앞관통질(anterior perforated substance)
- 후각결절
- 조롱박엽(piriform lobe)
- 편도체핵
- 투명사이막과 진성사이막

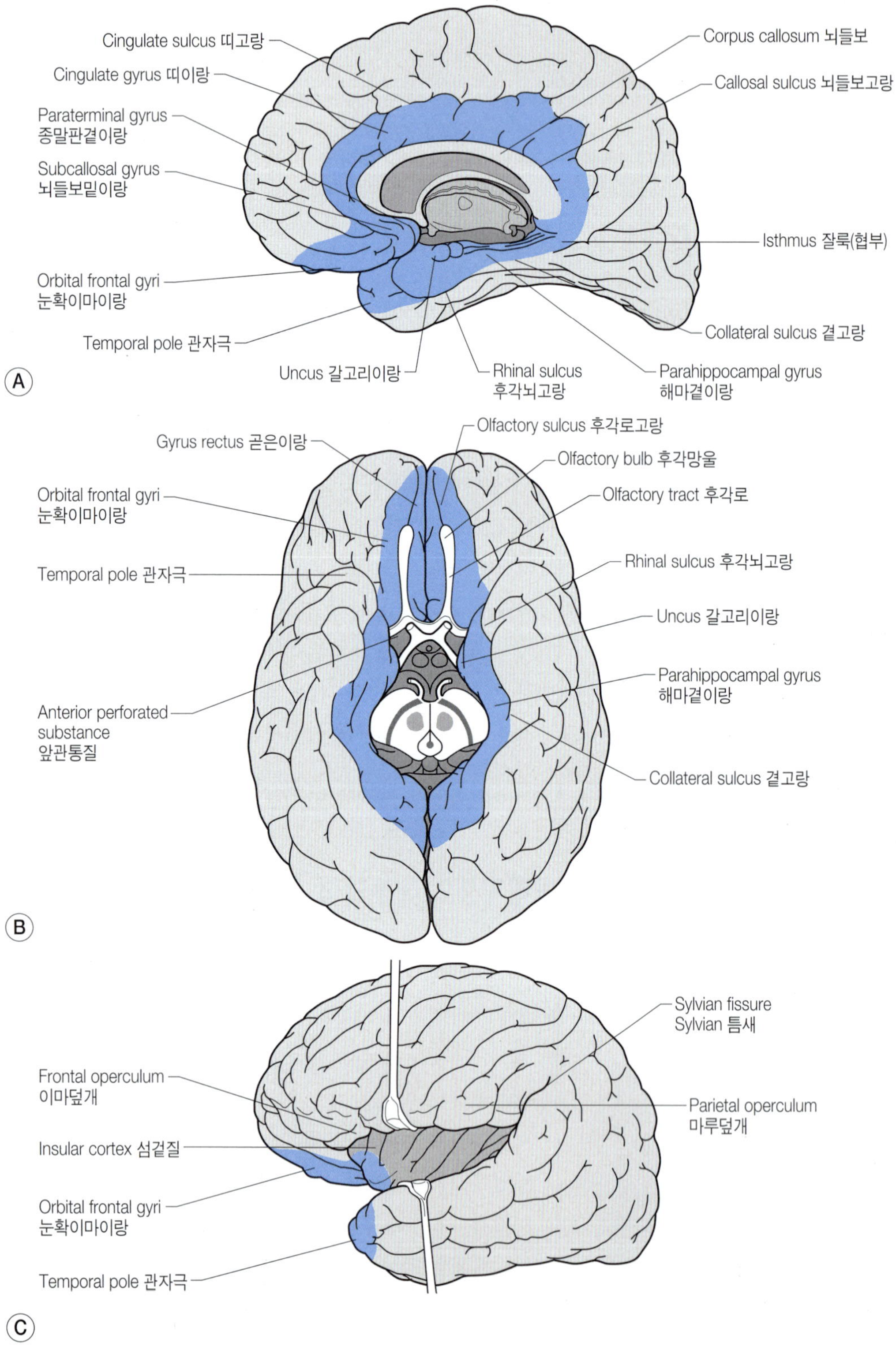

그림 12.1 여러 시야에서 본 둘레계통

- 해마형체
- 뇌활
- 분계섬유줄(stria terminalis, 종말줄)
- 고삐섬유줄(stria habenularis)
- 띠이랑과 해마곁이랑

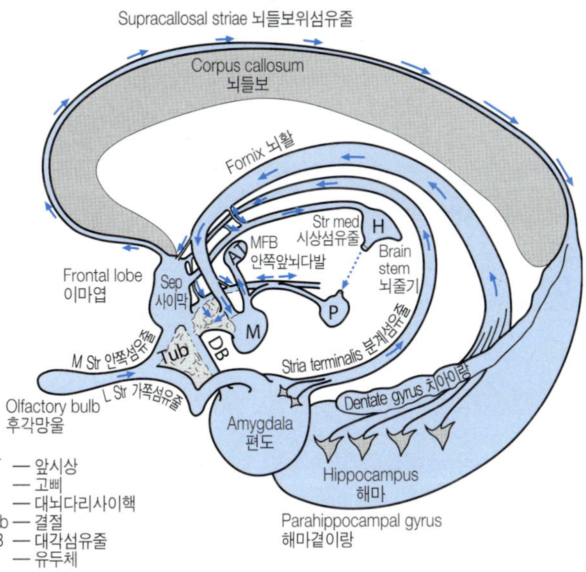

그림 12.2 둘레계통의 3차원 표현

- 시상하부
- 안쪽시상과 앞시상

후각망울, 후각로, 후각겉질

Olfactory bulb, tract and cortex

후각망울과 후각로는 원시대뇌반구 앞안쪽 부분의 외배엽성 확장으로부터 발달한다. 후각망울은 부챗살 모양 구조이며 표면으로부터 중심까지 다음과 같은 6개 층이 명확하다(그림 12.3).

1. 후각신경섬유층
2. 연접토리 영역
3. 분자층과 바깥과립층
4. 승모세포층
5. 속과립층
6. 후각로 섬유

후각신경(1번 뇌신경)은 코점막 후각세포의 축삭으로서 나타난다. 이어 이들 축삭이 복합 상호교차 다발로 모이고 약 20개의 축삭다발로 묶여 벌집뼈 체판을 가로질러 후각망

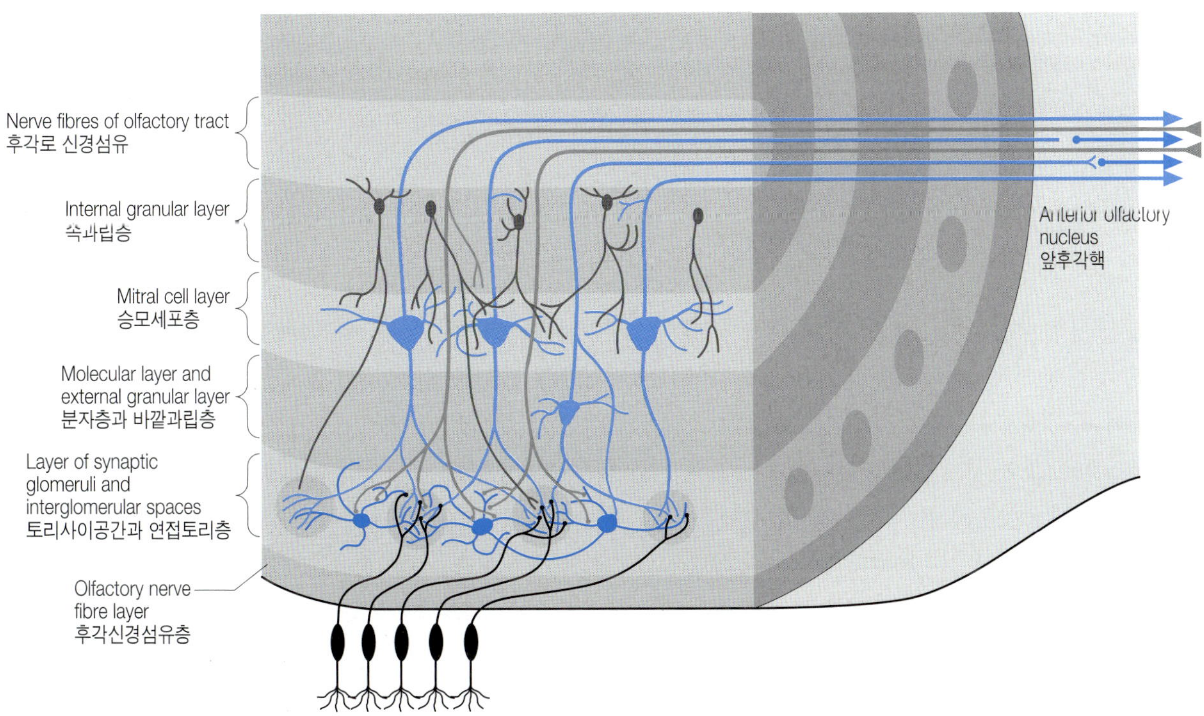

그림 12.3 후각망울과 후각로

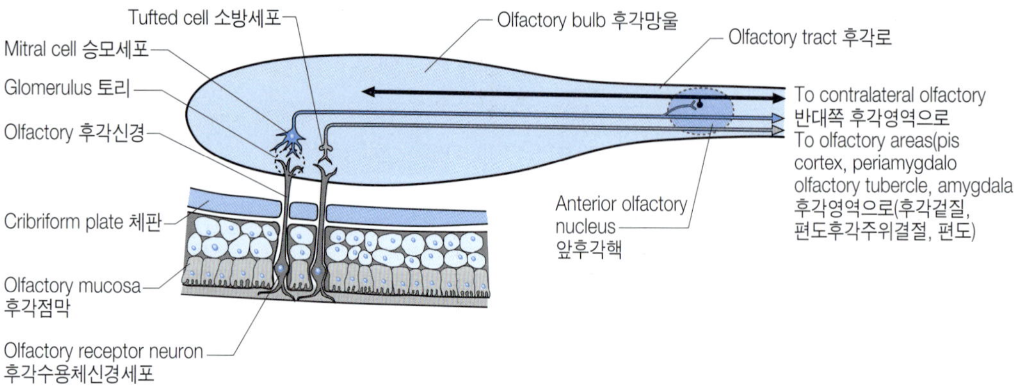

그림 12.4 후각신경

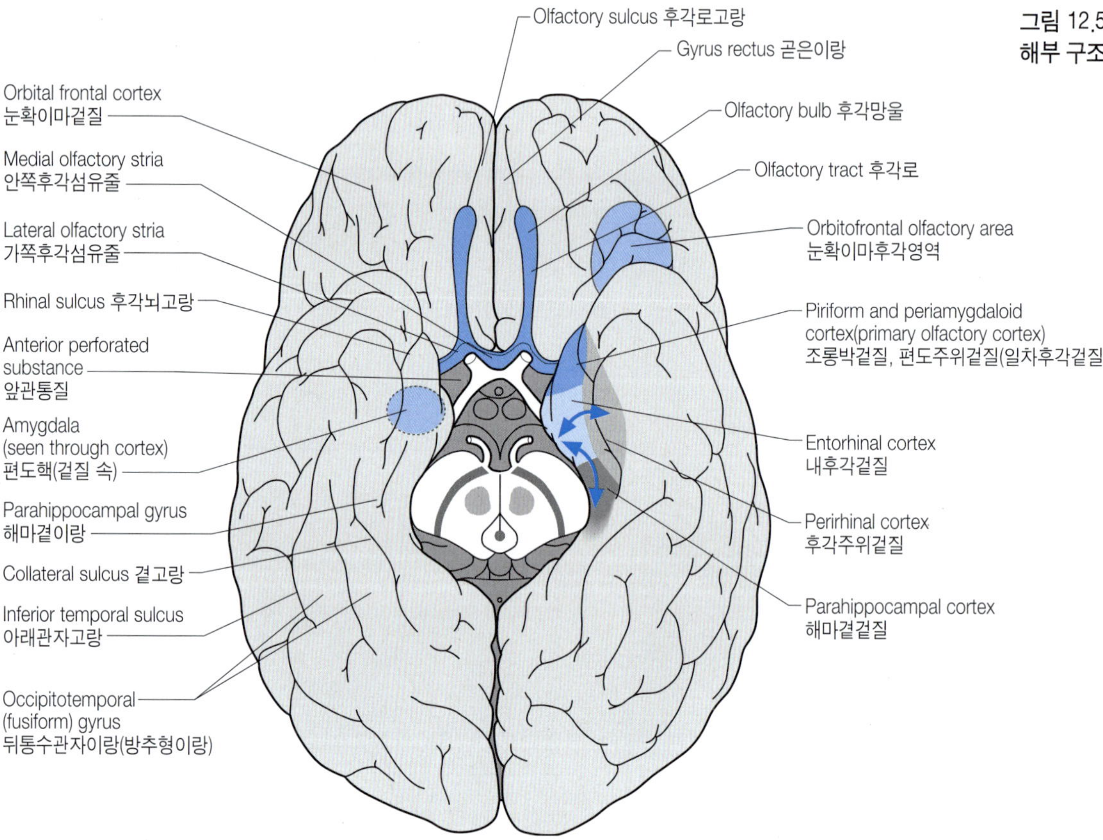

그림 12.5 일차·이차후각겉질의 해부 구조와 위치

울 토리에서 연접을 형성한다(그림 12.4). 후각상피가 담겨 있는 지질 물질은 후각샘(Bowman' s gland)에서 생산되며 공기중 입자를 녹여 후각신경 수용체에 접촉되도록 한다.

후각망울 *토리(glomeruli)*는 하행조절을 담당하는 겉질원심섬유와 반대쪽 후각망울로부터 온 축삭, 바깥과립세포, 승모세포, 소방세포 등 신경세포, 가지돌기, 축삭 등의 복합체로 구성된다. 승모세포와 소방세포의 축삭은 후각로 중심으로 진행해 앞후각핵에 이르고 여기에서 일부 축삭이 연접을 형성하며 다른 일부는 반대쪽으로 투사되고 계속해서 신경절이후 축삭과 함께 진행해 후각섬유줄을 형성한다. 가쪽 후각섬유줄은 앞관통질, 대뇌 조롱박엽, 가쪽후각로이랑, 겉질안쪽 편도핵 등을 향해 투사된다. 이들 구조물을 *일차후각겉질(primary olfactory cortex)*이라 한다(그림 12.5). 안쪽후각섬유줄은 앞관통질 쪽으로 곁가지를 낸다. 일부 섬유는 앞맞교차를 거쳐 중간선을 넘어 반대쪽 앞후각핵에서 연접을 형성한다. 이들 섬유는 시상핵 중 하나에서 연접을 형성하지 않고 겉질에 도달한다고 알려진 유일한 감각섬유이다. 해마곁이랑 내후각 영역은 조롱박엽 꼬리쪽 영역을 형성하며 *이차후각겉질(secondary olfactory cortex)*로 생각된다. 이차후각겉질은 시상하부와 함께 냄새와 연관된 감정과 자율신경반사를 매개한다. 일차후각겉질과 이차후각겉질 영역은 사람의 후각지각을 담당한다.

편 도

Amygdala

편도는 모양이 아몬드와 비슷해서 이런 이름이 붙었으며, 편도체 혹은 편도핵 복합체라고도 한다. 편도는 관자엽 등쪽안쪽 부분의 여러 신경세포와 그에 연관된 신경섬유 집단으로 구성된다. 편도체는 두 개의 주요 핵군, 즉 겉질안쪽 혹은 바닥안쪽 회로와 바닥가쪽 회로로 구성된다. 겉질안쪽 회로를 구성하는 것은 중심, 안쪽, 겉질 편도핵, 가쪽후각섬유줄 핵, 앞편도 영역 등이다. 겉질안쪽 부분에 위치한 피라미드 신경세포와 과립 신경세포의 불규칙한 집단은 초보적 겉질 구조물처럼 보인다. 바닥가쪽 회로는 가쪽, 바닥, 덧바닥 편도핵 등을 포함하며 이행부위를 지나면 해마곁이랑으로 이어진다. 편도로 투사되는 구조물은 앞후각핵, 후각망울, 가쪽후각섬유줄, 여러 시상하부 핵, 여러 시상 핵, 뇌줄기 그물체, 그리고 겉질 여러 영역 등이다. 편도의 일부 신경세포는 분계섬유줄을 거쳐 시상하부 시각교차앞구역과 사이막 영역으로 투사되며, 다른 신경세포의 투사축삭은 편도원심섬유를 거쳐 시상하부 여러 핵, 시상 안쪽등쪽핵, 중간뇌 그물체 등으로 향한다(Williams & Warwick 1982).

해마형체

Hippocampal formation

해마형체를 구성하는 것은 원시겉질(archipallium)이라 하는 계통발생학적 고대 뇌의 굽은 기둥이다(그림 12.6). 해마형체에는 고유해마, 해마이행부, 치아이랑 등이 포함된다. 치아이랑 중심점으로부터 부챗살 시계방향으로 원시겉질 구조물을 따라가면 원시겉질을 3개 구역으로 나눌 수 있다. 즉 치아이랑, 암몬뿔, 해마이행부 등이다(그림 12.7). 치아이랑과 암몬뿔은 고대 겉질의 3층 겉질구조를 보이고, 해마

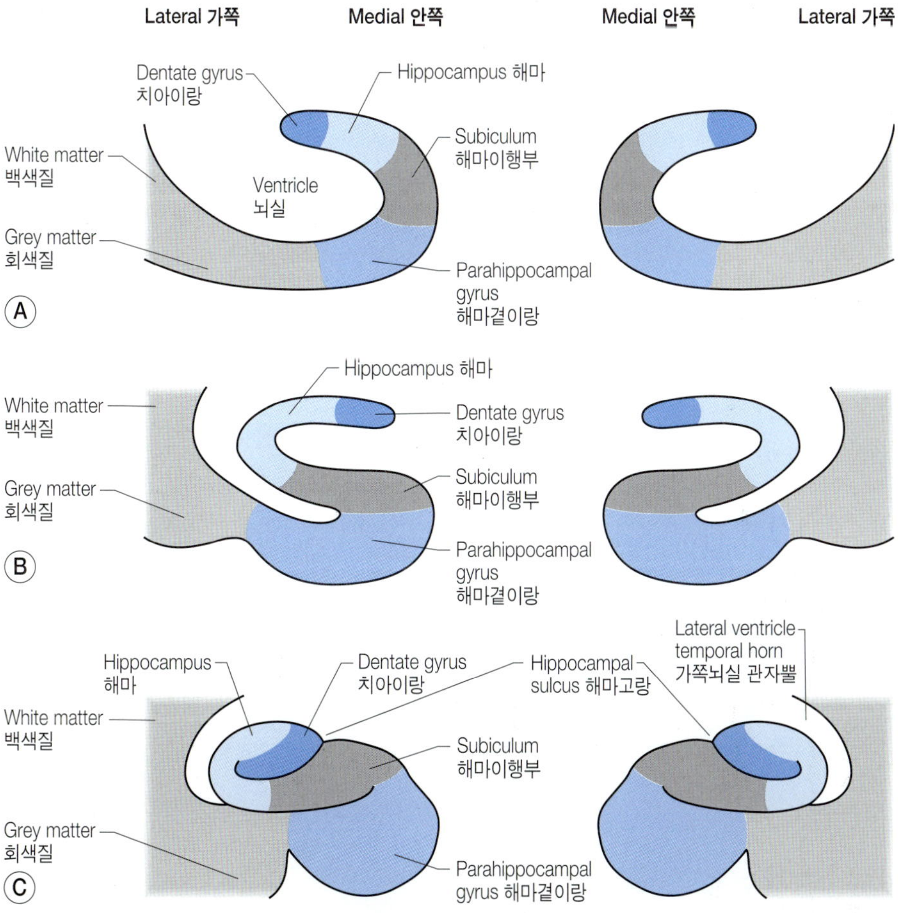

그림 12.6 해마, 해마이행부, 치아이랑, 해마곁이랑 발달과정 중 일어나는 복잡한 발생학적 주름

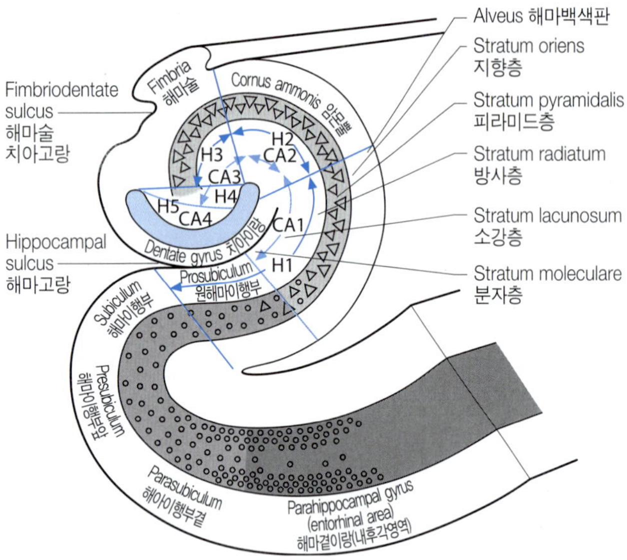

그림 12.7 해마형체 구성요소인 고유해마, 해마이행부, 치아이랑

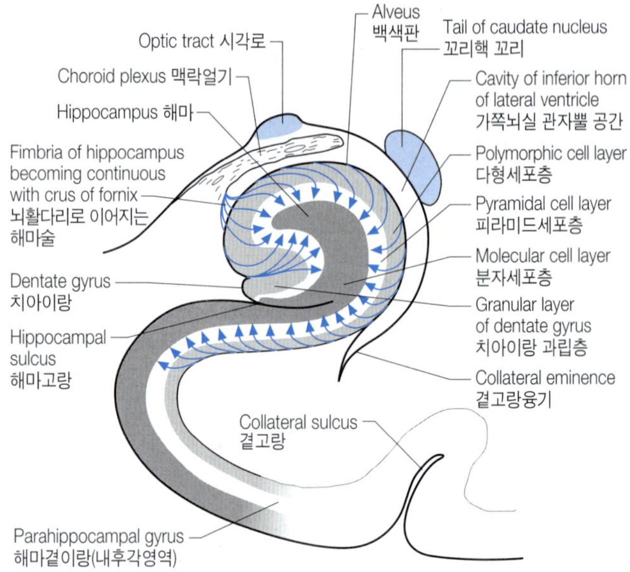

그림 12.8 해마형체 구성요소

이행부는 길이 방향으로 진행함에 따라 4층으로부터 6층까지 순차적으로 이행한다(그림 12.8). 해마형체에는 다음 구조물이 포함된다.

- 회색층(indusium griseum)
- 세로섬유줄
- 치아이랑
- 암몬뿔
- 해마이행부
- 갈고리이랑의 여러 부위

해마는 치아이랑과 암몬뿔이 복잡하게 맞접혀 구성되며 전체 길이에 걸쳐 해마이행부와 해마곁이랑 위에 위치한다.

해마가 받는 들신경투사는 다음과 같다(그림 12.9).

- 띠이랑
- 사이막핵
- 내후각겉질
- 회색층
- 반대쪽 해마형체로부터 나오는 맞교차섬유
- 뇌줄기 그물체로부터 나오는 아민 섬유

해마로부터 흘러나가는 원심경로가 통과하는 뇌활은 주로 치아이랑과 암몬뿔 피라미드 신경세포로부터 나온 축삭

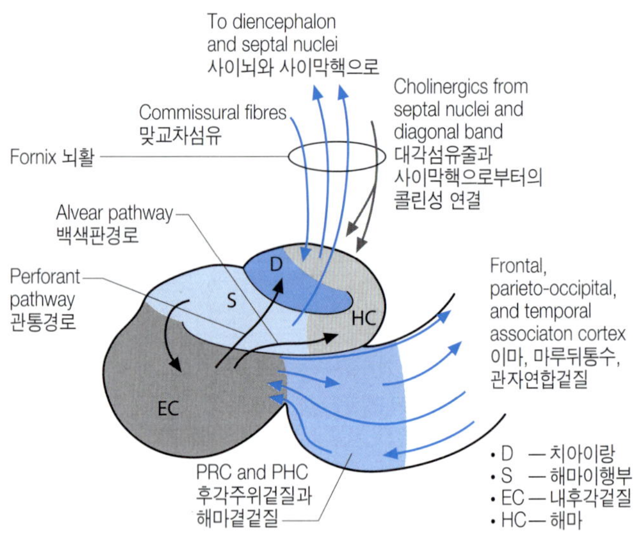

그림 12.9 해마형체의 들신경투사와 날신경투사

으로 구성된다. 이들 섬유가 끝나는 곳은 다음 구조물이다.

- 띠이랑
- 투명사이막
- 시각로앞핵과 앞시상하부핵
- 앞시상
- 유두체핵
- 뇌줄기 그물체
- 중간뇌 뒤판

해마는 몇 가지 중요한 기능을 수행하며 연상행동 획득에서 일차적 역할을 담당한다. 또한 기억회상 기전을 통해 공간적, 시간적 여러 사건 사이의 근접성을 식별하는 데에도 관계된다(McIntosh & Gonzalez-Lima 1998).

둘레계통의 기능

Functions of the limbic system

둘레계통은 감정과 행동반응 형태로 나타나는 후각, 내장, 신체입력 관련 다중양식 정보의 복합적 통합에 관계된다. 이에 관계되는 행동으로는 먹이를 탐색하고 포획하는 것, 구애, 짝짓기, 아이 기르기, 공격성의 사회화, 인간관계 유지 등이다. 둘레계통은 기억확립과 감정충동 발달에서도 역할을 한다. 감각계통에서 발생시킨 지각을 통합하는 과정에서 편도를 동원해 이들 지각에 감정의 색을 입힌다. 해마를 활용해 이 지각의 여러 측면을 장기기억 속에 저장한다.

관자둘레계통의 안쪽 회로 혹은 원시겉질 부분은 학습, 기억, 주의력 제어, 내부상태에 관한 정보 등에서 중요한 여러 면을 매개한다. 바깥 혹은 바닥가쪽 회로는 등쪽가쪽 이마앞 겉질 그리고 마루연합겉질과 광범위하게 연결되며, 정동, 충동, 사회적 · 개인적 상호작용 등의 암묵통합, 바깥세상에 대한 정보를 처리한다.

관자둘레 기능의 장애

Disorders of temporolimbic function

둘레계통의 장애에 의해 다양하고 이상한 행동증후군, 기억장애, 공격행동이 나타난다.

시상하부, 편도, 이마앞겉질 등은 공격성 표현에서 결정적인 신경구조이다(Weiger & Bear 1988). 주로 콜린성 신경전달을 거쳐 매개되는 배쪽안쪽 시상하부 영역은 특히 약탈형 공격성과 연관된다고 알려졌다. 이곳 영역의 양쪽 병소에 의해 시상하부 분노라고 하는 공격성 폭발이 나타날 수 있으며, 이것을 유발하는 것은 허기, 갈증, 성욕과 같은 기본적 충동을 충족시키려는 시도가 좌절되는 상황이다. 시상하부 분노는 전형적인 경우 걷어차기, 물기, 할퀴기, 물건을 던지기 등과 같은 단순한 행동의 폭발로 나타나며, 대개 거칠고 후려치는 반응이고 특정 표적을 향하지 않는다(Reeves & Plum 1969). 사건 이후 환자는 후회한다고 말하고 자신이 충동을 제어하지 못했다고 어느 정도 병식을 보이기도 한다. 공격행동은 간헐폭발장애(intermittent explosive disorder)의 특징이기도 하며 여기에는 이마관자둘레 회로가 관계될 가능성이 많다. 간헐폭발장애 환자는 행동제어를 충동적으로 상실하는 삽화를 겪으며, 아주 작은 자극에 심각한 폭력 반응을 보이는 경우가 많다. 이마앞 겉질은 시상하부 및 편도와 밀접하게 연결되어 있으며 공격제어 체계에서 핵심적인 부위이다. 눈확이마의 병소로 인해 정동 탈억제가 나타나는 경우가 많으며 피자극성과 분노의 폭발이 가장 흔하지만 우둔함, 이상행복감, 시끄러운 행동, 개인 사이나 사회관계에서의 탈억제 등을 보이기도 한다(Lichter & Cummings 2001). 탈억제 이마엽 증후군으로 인해 공격행동이나 폭력범죄 활동을 보이는 사람의 행동은 대개 충동적이고, 정교한 계획이나 결과에 대한 고려가 없다. 행동이 대개 단순한 특성을 보이고 양심의 가책 없이 저지른다. 반사회적 인격장애 환자에서 보이는 공격행동과 폭력행동 이면에노 이마앞 회로와 겉질밑 회로의 이상이 존재할 가능성이 있다. 공격행동은 둘레계통의 특정 신경회로에서 신경전달의 장애와 연결된다고도 거론되어 왔다. 세로토닌성, 노르아드레날린성, 도파민성, GABA성 회로가 모두 공격행동을 비롯한 여러 행동의 조절에서 역할을 한다고 확인되었다. 세로토닌 계통에 대한 소견이 가장 일관된다. 세로토닌 농도가 높거나 낮은 것 모두 비정상 행동과 관련된다. 예를 들어, 뇌척수액 중 세로토닌 농도가 낮은 소견이 자살을 시도한 사람들에서 그리고 자살에 성공했던 사람들에서 확인되었다(Virkkunen 등 1995).

위에서 살펴보았듯이 편도는 겉질 여러 영역으로부터 감각입력을 받아들이고 시상하부와 관자둘레 겉질 쪽으로 배쪽 편도원심 경로와 분계섬유줄을 거쳐 투사한다(Othmer 등 1998). 이러한 연결이 신경기전이 되어 이를 통해 바깥자극에 감정적 색깔이 입혀진다. 그래서 둘레 과다연결 증후군(limbic hyperconnection syndrome)이 드물고 논란이 있는 *Gastaut-Geschwind* 증후군이라는 행동증후군의 증상 중 하나인 높은 감정반응의 원인일지도 모르며, 이 증후군의 특징은 높은 감정반응, 과장된 행동, 생리적 충동의 불안정성 등 심리사회적 상호작용상 3가지 영역의 기능이상이다. 감정반응상 증상은 시기에 따라 보이는 강한 형이상학적 집착과 지나친 종교성, 과장된 철학적인 혹은 도덕적인 관심 등이다. 환자들은 우울증, 편집병, 자극흥분성 등 정동변화를 겪기도 한다. 과장된 언어 · 운동 · 쓰기 행동, 관념에의 비합리적 집착, 대인관계상 유착성과 지속적 만남, 세부내용에 대한 강박적 집착, 배경정보를 지나치게 꼭 수집하려 함, 도덕적인 혹은 종교적인 분위기로 생각과 감정을 자세히 기술함 등의 증상으로 행동상 '점도' 가 표현된다(Trimble 등 1997).

끝으로, 환자들은 생리적 충동이 지속적이고도 강력하게 변하고 그 결과 성욕저하, 공격성, 두려움 반응 등을 보인다(Lichter & Cummings 2001).

편도의 손상이나 기능이상으로 인해 여러 학습된 감정상태에 대한 지각에 변화가 생길 수 있다. 여러 학습된 감정상태, 특히 두려움과 불안 등에 대한 감각유입은 바닥가쪽 복합체를 거쳐 편도로 투사된다. 이곳 핵군이 받아들이는 정보는 시상과 겉질로부터 직접 온다는 사실을 기억하자. 가쪽바닥 복합체에 병소가 생겼다면 행동을 수행하게 된 자극이나 실제 수행된 행동의 의미와 관계없이 신체, 시각, 후각 자극에 대해 평온하고 만족하며 무관심한 반응이 나타나는 경우가 많다. 바닥가쪽 복합체에 병소가 생기면 무조건자극의 비보상적 측면과 조건자극 사이의 연관성에 대한 학습내용은 손상받지 않지만 무조건자극의 보상측면과 조건자극 사이의 연관성은 없어지는 것으로 보인다. *Kluver-Bucy 증후군*에서 보이는 이상한 행동을 이 기전으로 설명할 수 있다. 고전적인 경우 자신의 손에 든 무엇이나 입으로 가져가려 한다. 적절치 못한 생물종이나 대상물에 대해 성교를 시도하는 경우가 많다. 포장도로와 성행위를 하려다가 체포당하는 불운한 사람이 고전적인 사례이다. 실제로 음식이나 성적 상대자와 관련해 손상을 입은 것은 '이것이 무엇인가' 경로이다. 원숭이의 관자엽에 수술을 시행하면 먹이가 무엇인지, 상대자가 누구인지, 음식이 무엇인지, 그리고 전반적으로 어떤 대상물이든 그 의미가 무엇인지 잘 알지 못한다.

관자둘레 기능이상의 다른 증상으로 시각인식불능증, 즉 시각적으로 대상물을 인식하지 못하는 증상, 정상적인 두려움이나 분노 반응의 상실, 기억상실, 주의산만성, 발작, 치매 등이 나타날 수 있다. 이 질환은 헤르페스뇌염이나 외상과 같은, 뇌 손상에 이를 수 있는 다른 질병이나 질환과 연관될 수 있다. 앞서 다룬 것처럼 시상하부 병소 때 비슷한 증상이 보일 수 있다.

자폐증의 편도 이론

Amygdala theory of autism

사람에서 여러 신경 구역의 그물망이 '사회적 뇌' 를 구성한다고 제안되었으며 편도가 이 그물망에 포함된다. 소아정신 질환 자폐증은 '사회적 지능' 의 결핍 상태이기 때문에 자폐증을 초래하는 원인이 편도 기능이상이며 그 결과 환자들에서 사회적 행동상 결핍이 초래될 수 있다고 제시되었다. 기능자기공명영상법(fMRI)을 활용한 근래의 연구에 의하면 자폐증 환자는 두 눈으로부터 유심적 추론을 할 때 편도가 활성화되지 않는 반면 자폐증이 아닌 사람들은 편도 활성을 보였다. 그래서 편도는 자폐증에서 비정상인 신경 구역의 하나라고 제시된다(Baron-Cohen 등 2000).

학습과 기억

Learning and memory

해마와 둘레계통의 기타 여러 영역은 기억과 학습의 확립에서 역할을 한다고 알려져 있다. 기억 문제는 기타 신경학적 기능이상 환자에서 흔히 관찰되며 기억에 대해 기본적으로 이해하는 것이 그 치료를 위해 임상적으로 필요하기 때문에 여기에서는 기억 과정에 대해 개괄적으로 살펴볼 것이다.

*암묵기억(implicit memory)*은 이전에 학습한 작업을 수행할 때 사용하며 의식적으로 회상해야 할 필요가 없고, 절차기억, 점화기억, 연합기억, 비연합기억 등 다양한 기억이 여기에 해당된다. *절차기억(procedural memory)*은 이전에 학습한 기술이나 습관을 수행하는 방법을 떠올리는 것에 관계된다. 줄무늬체 영역에 크게 의존한다고 생각된다. *점화(priming)*는 이전에 노출된 적이 있는 단어나 대상에 대해 그 단어나 대상을 더 잘 회상하게 되는 종류의 기억이다. *연합(associative) 학습이나 기억*은 두 개 혹은 그 이상의 자극을 연관시키는 것이며, 고전적 조건화와 조작조건화가 해당된다(Kandel 등 2000).

*고전적 조건화(classical conditioning)*는 연접이전 세포와 연접이후 세포 모두의 활성에 따라 달라지는 연접전달의 연접이전 촉진이다. 신경회로가 한 종류의 자극을 다른 종류와 연관시키는 법을 학습한다. 이렇게 자극이 짝을 이루면 그 결과 더 크게 더 오래 지속되며 강화된다. 이런 식으로 활동의존성 촉진이 일어나려면 조건자극과 무조건자극이 시간간격이 좁게 발생해야 한다. 조건자극경로에서 활동전위에 반응해 칼슘이 유입되면 활성화된 칼슘-칼모듈린이 아데닐사이클라아제에 결합해 자극이 강화된다. 위에서 설명한 세로토닌 분비에 따른 민감화와 비슷한 식으로 일어난다. 아데닐사이클라아제는 일치 검출기로서 작용하며, 동시에 존재하는 혹은 필요한 시간간격 내에 존재하는 조건자극과 무조건자극에 대한 분자적 반응을 확인한다. 고전적 조건화의 연접이후 요소는 자극강화가 실제 일어났던 감각신경세포 쪽으로의 역행 신호이다.

고전적 조건화를 겪는 단순 회로의 신경세포에는 NMDA 수용체와 비-NMDA 수용체가 모두 존재한다. 습관화와 민감화 때 NMDA 수용체 통로의 마그네슘 마개 때문에 비-NMDA 수용체만 활성화된다. 고전적 조건화에서는 자극이 짝을 이루기 때문에 마그네슘 마개가 제거되어 NMDA 통로가 열리고 그 결과 칼슘이 유입되어 신경세포의 신호전달 경로가 활성화된다. 그 결과 다양한 역행 전령 계통이 활성화되어 신경전달물질 분비량이 늘어난다. 즉 고전적 조건화에서는 특정 시간간격 내에 3개의 신호가 모여야 학습이 일어난다. 3개의 신호는 다음과 같다.

1. 칼슘 유입에 의한 아데닐사이클라아제 활성화(조건)
2. 아데닐사이클라아제에 결합된 세로토닌 수용체의 활성화(무조건)
3. 연접이후세포가 무조건자극에 의해 적절하게 활성화되었음을 표시하는 역행신호

민감화와 고전적 조건화와 관련된 암묵기억을 장기간 저장하는 데에는 고리형 AMP(cAMP)-단백질키나아제 A(PKA)-미토겐활성화 단백질 키나아제(MAPK)-cAMP 반응요소 결합단백질(CREB) 경로가 관계된다(3장 참조).

*조작조건화(operant conditioning)*는 의도한 행동을 강화시키는 방법으로서 보상과 처벌을 활용해 자극과 행동을 연관시키는 것이다. 조작조건화에는 위에서 고전적 조건화에 대해 설명한 것과 비슷한 신경생리적 기전이 활용될 가능성이 높다.

*비연합(nonassociative) 학습 혹은 기억*은 어떤 사람이나 신경세포가 한 차례 혹은 반복해서 새로운 자극에 노출될 때 일어난다. 이런 유형의 학습이나 기억에는 연접 기능의 민감화와 습관화에 대한 신경생리 과정이 관계되며, 비연합 학습과 기억에서 중요한 과정에 해당한다(Kandel 등 2000).

*습관화(habituation)*는 회로가 활성화되는 빈도에 따라 달라지는 연접전달의 연접이전 억제이다. 연접전달에 대해 특정한 유형의 장기 비활성화 혹은 장기 활성화가 존재하는 상황에서는 감각신경세포의 구조가 자극에 적응하게 된다. 이 과정은 주로 학습과 기억저장에 특화된 신경축 부위에서 일어난다. 습관화 자극이 하나의 자극 후에 쉼없이 다른 하나가 제시된다면 강력한 단기기억이 형성될 수 있으나 장기기억은 심각하게 손상된다. 따라서 장기기억을 자극하는 주요 원리는 훈련을 빈번하게 그렇지만 충분히 간격을 두고 실시하는 편이 밀집된 훈련보다 대개 훨씬 효과적이라는 점이다. 다른 식으로 표현하면, 시험에 대비해 '주입식으로 밀어넣는' 공부는 단기적으로 효과가 있을지 모르지만 장기기억을 유지하기 위해서는 빈번하되 시간간격을 띄운 공부가 훨씬 낫다.

민감화(sensitization) 과정은 연접전달의 연접이전 촉진이다. 이 과정은 어떤 자극이 신경세포에 유해하거나 혹은 사람에게 해롭다고 지각되는 경우 특히 효과적이다. 민감화는 축삭축삭, 세로토닌 연결에 해당하며 G 단백, 아데닐사이클라아제, cAMP, PKA/PKC 경로가 활성화되고, 그 결과 몇 가지 기질 단백질의 인산화를 통해 신경세포로부터의 신경전달물질 분비가 증가된다. 민감화 과정은 연접이전 신경세포와 연접이후 신경세포만 관여해 직접적으로 일어나기도 하고, 혹은 사이신경세포가 참여해 간접적으로 일어나기도 한다.

기억은 기억에 담긴 정보가 어떻게 저장되고 검색되는지에 따라 두 가지 별개의, 하지만 기능적으로 서로 관련된 계통으로 분류할 수 있다. 즉 암묵기억과 명시기억이다.

*명시기억(explicit memory)*은 사람, 장소, 사물에 대한 사실적 회상과 이들의 의미에 대한 이해이며, 암묵기억보다 더 유연하고 다음과 같은 다양한 종류의 기억이 여기에 해당된다.

1. 삽화기억(episodic memory)은 시간과 공간 속에서 사건에 대한 회상이다.
2. 말뜻기억(semantic memory)은 사실, 말, 명칭, 의미에 대한 회상이다.

예를 들어, '작년에 나는 롤링스톤즈 콘서트에 여동생과 함께 갔다'는 삽화기억을 활용하는 문장이고, '수성이 태양에 가장 가깝다'는 말뜻기억을 활용하는 문장이다.

명시기억은 해마 여러 연접의 장기강화작용이 관계된다. 이 작용에서 내후각겉질이 일차 입력이자 일차 출력을 담당한다. 연합겉질의 단일양식 영역과 다중양식 영역이 해마결이랑과 후각주위 겉질로 투사되고 두 곳으로부터 내후각겉질로 투사된다. 이어서 정보는 내후각겉질로부터 해마를 향해 흐르며 이 때 아마도 관통경로, 이끼섬유경로, Schaffer 곁가지 경로 등 3가지 경로를 거친다(Kandel 등 2000).

관통경로는 내후각겉질로부터 치아이랑 과립세포를 향해 투사된다. 이 경로는 다중양식 정보가 연합겉질로부터 해마를 향해 전달되는 일차적 통로이다. 이끼섬유경로에는 과립세포 축삭이 들었으며 해마 CA3 구역의 피라미드세포를 향해 달리고, 베타아드레날린 수용체의 노르아드레날린 활성화 의존성이며 이를 통해 아데닐사이클라아제가 활성화된다. 이 경로는 특성이 비연합성이며 세로토닌에 의해 변화될 수 있다. Schaffer 곁가지 경로는 CA3 구역 피라미드세포의 흥분성 곁가지로 구성되며 CA1 구역 피라미드세포에서 끝난다. Schaffer 곁가지 경로와 관통경로의 장기강화작용은 특성이 연합성이다(그림 12.10).

*명시적 장기기억(long term memory)*은 마루엽, 관자엽, 이마엽의 단일양식 혹은 다중양식 연합겉질에서 분리되어 처리되는 다중 감각 요소를 통해 일어난다. 이제 이 정보는 해마곁겉질과 후각주위 겉질로 동시에 전달된다. 이어서 정보가 내후각겉질로 투사되고 관통경로를 거쳐 치아이랑과 해마를 향해 투사된다. 해마로부터 정보는 다시 해마이행부를 거쳐 내후각겉질로 흐르고, 이어서 후각주위겉질과 해마곁겉질을 거치고, 다음에는 새겉질의 다중양식 연합영역을 거친다. 장기기억과 관련된 요소는 겉질 연합영역에 존재하며 기억저장용량에 제한이 없어 보인다.

내후각겉질이 알츠하이머병에서 병리적 변화가 처음 일어나는 곳이다. 그렇기 때문에 첫 징후는 명시기억의 결손

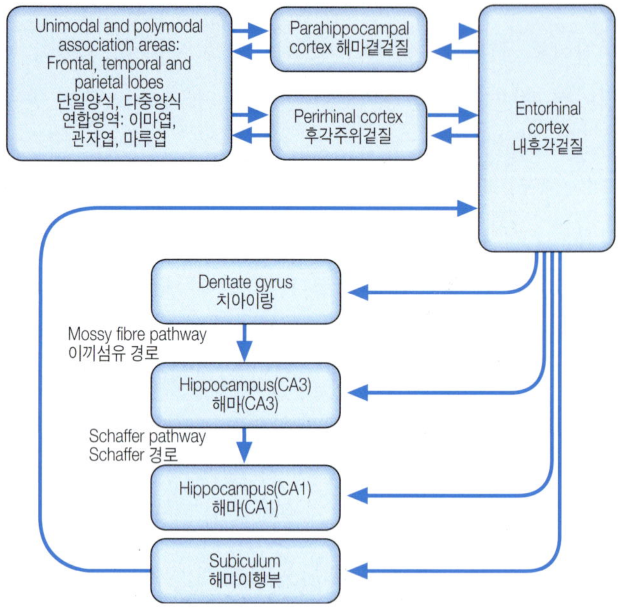

그림 12.10 해마형체의 입력경로와 출력경로

혹은 상실이 된다.

기억처리는 다음과 같은 4가지 과정으로 나눌 수 있다.

1. *부호화(encoding)* — 새로운 재료에 관심을 기울이는 과정이다. 새로운 정보에 어느 정도의 주의력을 기울이는지가 기억의 강도에 직접적으로 관계된다.
2. *강화(consolidation)* — 기억을 더 안정적으로 만드는 과정이다. 신경세포에서의 유전자 발현과 단백질의 합성이 여기에 해당한다. 기억강화작용을 상실하는 원인은 장기기억을 선택적으로 차단하는 단백질 합성이나 mRNA 억제 때문이다. 강화작용은 다음과 같은 3가지 과정과 관계된다.
   - 유전자 발현
   - 새로운 단백질 합성
   - 연접연결 단백질 혹은 성장

   세로토닌을 반복해 처치하면 단백질 키나아제 A의 촉매 아단위가 다른 둘째전령물질 키나아제인 미토겐활성화 단백질 키나아제(MAPK)를 동원하게 되며, 이 키나아제는 흔히 세포성장과 연관된다. 단백질 키나아제 A와 MAPK가 감각신경세포 핵으로 위치를 바꾸고 여기에서 유전자 스위치를 활성화한다.
3. *저장(storage)* — 기억을 저장용량에 제한이 없어 보이는 장기기억 속으로 굳히는 과정이다.

4. *검색(retrieval)* — 기억을 의식적 인식 속으로 다시 꺼내는 과정이며, 상당 정도까지 주의력 제어계통이라고 하는 작업 단기기억 회로 의존성이다.

이마앞겉질은 *주의력 제어 계통(attentional control system)*이며, 중심수행중추라고도 한다. 주의력 제어 계통에서 조절하는 정보흐름이 향하는 곳은 다음의 예행연습계통 두 곳이며, *발성고리(articulatory loop)*는 언어, 단어, 숫자 처리와 관계되고 *시공스케치북(visuospatial sketch pad)*은 파티에서 친구 얼굴을 알아본다든가 자료를 암기하는 것과 같은 활동, 시각에 관계된다. 이 계통은 새로운 기억을 확립하는 경우나 장기기억을 회상하는 데에 모두 중요하다.

임상증례 풀이 Clinical case answers

증례 12.1

12.1.1

명시적인 장기기억의 존재는 다중감각요소가 마루엽, 관자엽, 이마엽 등의 단일양식 혹은 다중양식 연합겉질에서 개별적으로 처리되는 과정을 통한다. 이제 이 정보는 동시에 해마곁겉질과 후각주위겉질로 전해진다. 이어서 내후각 겉질로 투사되고 관통경로를 거쳐 치아이랑과 해마로 향한다. 정보는 해마로부터 해마이행부를 거쳐 다시 내후각겉질로 가고, 이어서 후각주위겉질과 해마곁겉질로, 이어서 새겉질의 다중양식 연합영역으로 간다. 장기기억 관련 요소는 겉질 연합영역에 존재하며 기억저장 용량에 제한이 없는 듯하다. 단기기억은 앞의 경로와 동일한 경로를 거치지만 겉질영역으로 투사되지 않으며 습관화 과정에 민감하다. 습관화(habituation) 과정은 회로의 활성화 빈도에 따라 달라지게 되는, 연접전달의 연접이전 억제와 관련된다. 어떤 식으로든 연접전달이 장기 활성화 혹은 장기 비활성화되면 감각신경세포의 구조가 자극에 적응한다. 이 과정이 주로 일어나는 곳은 학습과 기억저장에 특화된 신경축 부위이다. 한 차례 후 지체 없이 다른 한 차례의 습관화 자극이 가해지면 강력한 단기기억이 형성될 수 있지만 장기기억은 심각하게 손상된다. 따라서 장기기억을 자극하는 주요 원리는 훈련을 빈번하게 그렇지만 충분히 간격을 두고 실시하는 편이 밀집된 훈련보다 대개 훨씬 효과적이라는 점이다. 다른 식으로 표현하면, 시험에 대비해 '주입식으로 밀어넣는' 공부는 단기적으로 효과가 있을지 모르지만, 장기기억을 유지하기 위해서는 빈번하되 시간간격을 두고 공부하는 방법이 효과적이다.

증례 12.2

12.2.1

둘레계통의 구성요소는 다음과 같다.

- 띠이랑
- 유두체핵
- 회색층
- 해마이행부
- 투명사이막
- 뇌줄기 그물체
- 세로섬유줄
- 갈고리이랑 여러 부위
- 앞시상
- 중간뇌 뒤판
- 암몬뿔

둘레계통의 장애에 의해 다양하고 이상한 행동증후군, 기억장애, 공격행동이 나타난다.

시상하부, 편도, 이마앞겉질 등은 공격성 표현에서 결정적인 신경구조이다(Weiger & Bear 1988). 주로 콜린성 신경전달을 거쳐 매개되는 배쪽안쪽 시상하부 영역은 특히 약탈형 공격성과 연관된다고 알려졌다. 이곳 영역의 양쪽 병소에 의해 시상하부 분노라고 하는 공격성 폭발이 나타날 수 있으며, 이것을 유발하는 것은 허기, 갈증, 성욕과 같은 기본적 충동을 충족시키려는 시도가 좌절되는 상황이다. 시상하부 분노는 전형적인 경우 걷어차기, 물기, 할퀴기, 물건을 던지기 등과 같은 단순한 행동의 폭발로 나타나며, 대개 거칠고 후려치는 반응이고 특정 표적을 향하지 않는다(Reeves & Plum 1969). 사건 이후 환자는 후회한다고 말하고 자신이 충동을 제어하지 못했다고 어느 정도 병식을 보이기도 한다. 공격행동은 간헐폭발장애(intermittent explosive disorder)의 특징이기도 하며 여기에는 이마관자둘레 회로가 관계될 가능성이 많다.

참고문헌

Baron-Cohen, S., Ring, H.A., Bullmore, E.T., et al. 2000. The amygdala theory of autism. Neurosci. Biobehav. Rev. 24 (3), 355–364.

Kandel, E.R., Kupfermann, I., Iversen, S., 2000. Learning and memory. In: Kandel, E.R., Schwartz, J.H., Jessell, T.M. (Eds.), Principles of Neural Science. McGraw-Hill, New York, pp. 1227–1246.

Lichter, D.G., Cummings, J.L., 2001. Frontal-Subcortical Circuits in Psychiatric and Neurological Disorders. Gulford Press, New York, pp. 365–381.

McIntosh, A.R., Gonzalez-Lima, F., 1998. Large-scale functional connectivity in associative learning: interrelations of the rat auditory, visual, and limbic systems. J. Neurophysio. 80, 3148–3162.

Othmer, J.P., Othmer, S.C., Othmer, E., 1998. Brain functions and psychiatric disorders. A clinical view. Psychiatr. Clin. North Am. 21 (3), 517–566.

Reeves, A.G., Plum, F., 1969. Hyperphagia, rage and dementia accompanying a ventromedial hypothalamic neoplasm. Arch. Neurol. 20, 616–624.

Trimble, M.R., Mendez, M.F., Cummings, J.L., 1997. Neuropsychiatric symptoms from the temporolimbic lobes. J. Neuropsychiatry Clin. Neurosci. 9, 429–438.

Virkkunen, M., Goldman, D., Nielsen, D.A., et al. 1995. Low brain serotonin turnover rate (low CSF 5-HIAA) and impulsive violence. J. Psychiatry Neurosci. 20 (4), 271–275.

Weiger, W.A., Bear, D.M., 1988. An approach to the neurology of aggression. J. Psychiatr. Res. 22 (2), 85–98.

Williams, P.L., Warwick, R., 1982. Gray's Anatomy, 37th ed. Churchill Livingston, Edinburgh.

제 13 장
뇌줄기와 그물체

The brainstem and reticular formation

13

생각해 볼 임상증례 Clinical cases for thought

증례 13.1

16세 남성이 한 달 전 모터사이클 사고 때의 진탕 이후 생긴 흐린시력 증상으로 내원하였다. 남성은 두통은 없다고 하고 손, 팔, 발의 감각이나 힘 상실도 없다고 했다. 느린 따라보기 검사 중 두 눈이 약간 비동향운동을 보인다. 핵보기의 빠른 복귀기에 지나침 현상도 보인다.

질문
- 13.1.1 눈운동을 제어하는 신경학적 기전은 무엇이며 어떻게 해서 흐린시력 증상이 생기는가?

증례 13.2

65세 남성이 부인과 함께 내원했는데 부인은 남편의 얼굴 모양에 대해 걱정이다. 부인에 따르면 남편의 모습이 변했고 이전보다 얼굴표정이 별로 없다고 한다. 부인이 보기에 지난 몇 주 동안 그랬다. 검사해 보니 남자는 오른쪽 이마를 움직이지 못하고 부드럽게 압력을 가할 때 오른쪽 눈을 감고 있지 못한다.

질문
- 13.2.1 위운동신경세포와 아래운동신경세포 병소의 일반적인 차이를 논하시오.
- 13.2.2 얼굴신경 위운동신경세포 병소와 아래운동신경세포 병소를 감별할 때 임상징후상 차이점에 대해 논하시오.
- 13.2.3 이 남성의 경우 고려해야 할 감별진단 5가지에 대해 논하시오.

증례 13.3

47세 여성이 빨리 일어설 때의 어지럼증을 주요 호소증상으로 내원한다.

질문
- 13.3.1 이 여성의 경우 고려해야 할 감별진단 5가지에 대해 논하시오.
- 13.3.2 빠른 자세변화 때의 혈압조절과 관련된 생리적, 신경학적 기전과 경로에 대해 논하시오.

서 론

Introduction

해부학적으로 탐구할 때 뇌줄기보다 더 복잡한 부위는 아마 없을 것이다. 임상신경학을 적용하려면 해부학을 3차원적 관점에서 이해하는 것이 관건이다. 전통적인 신경학 교재에서는 그물체에 대해 그다지 관심을 두지 않았다. 그물체는 시상으로부터 척수에 이르기까지 뇌줄기의 모든 수준에 걸쳐 분포하는 영역이며 뇌와 말초로부터 온 정보를 통합하고 뇌줄기의 감각, 운동, 자율신경핵을 연결시키는 역할을 담당한다. 이를 통해 그물체는 눈 운동, 자세, 급식, 호흡, 항상성, 각성, 수면, 혈관운동 긴장도와 심장박출량 조절, 통증 등과 같은 복잡한 여러 반사와 기능을 매개한다. 뇌신경은 뇌줄기 여러 수준의 기능상태로 통하는 임상적 창으로서 매우 중요하다. 또한 뇌줄기는 심박수와 호흡과 같은 생명기능을 제어하는 역할도 담당한다. 이 부위가 복잡하기는 하지만 시간과 에너지를 충분히 투자해서 뇌줄기를 구성하는 구조와 기능적 관계를 철저히 이해한 사람이라면 막대한 양의 임상적 정보에 대한 통로를 확보하게 된다.

뇌줄기의 해부학

Anatomy of the brainstem

뇌줄기를 구성하는 해부학적 영역은 다음과 같다(그림 13.1 ~13.3).

그림 13.1 뇌줄기 해부구조의 앞면 영상

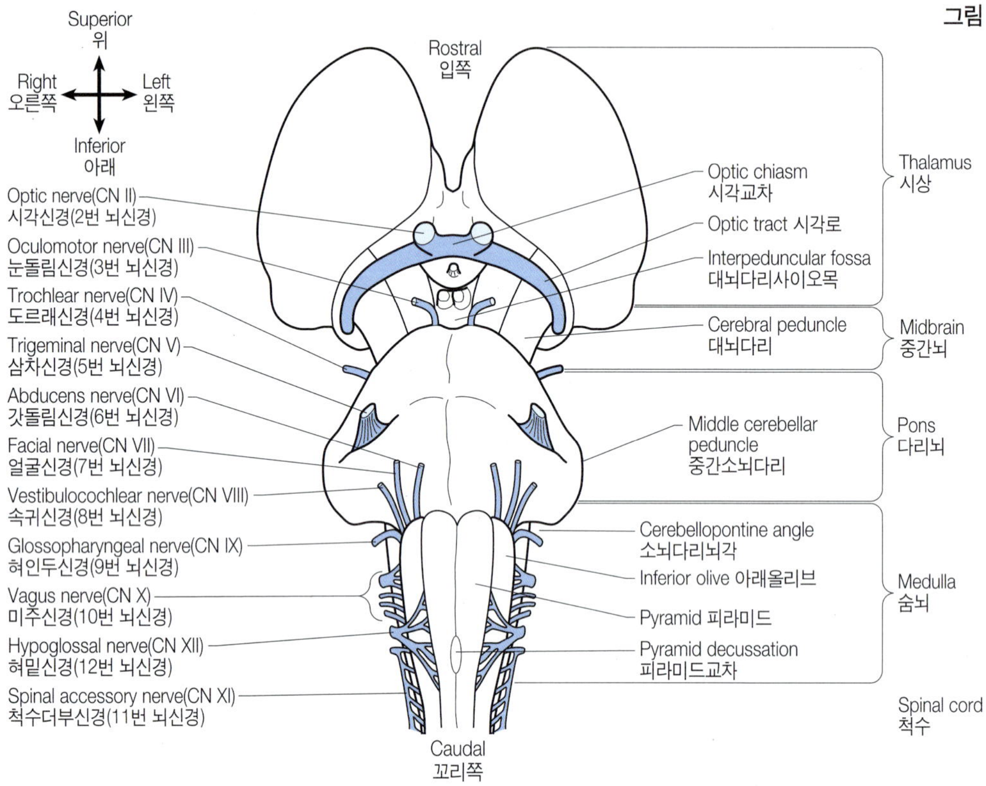

그림 13.2 뇌줄기 해부 구조의 뒷면 영상

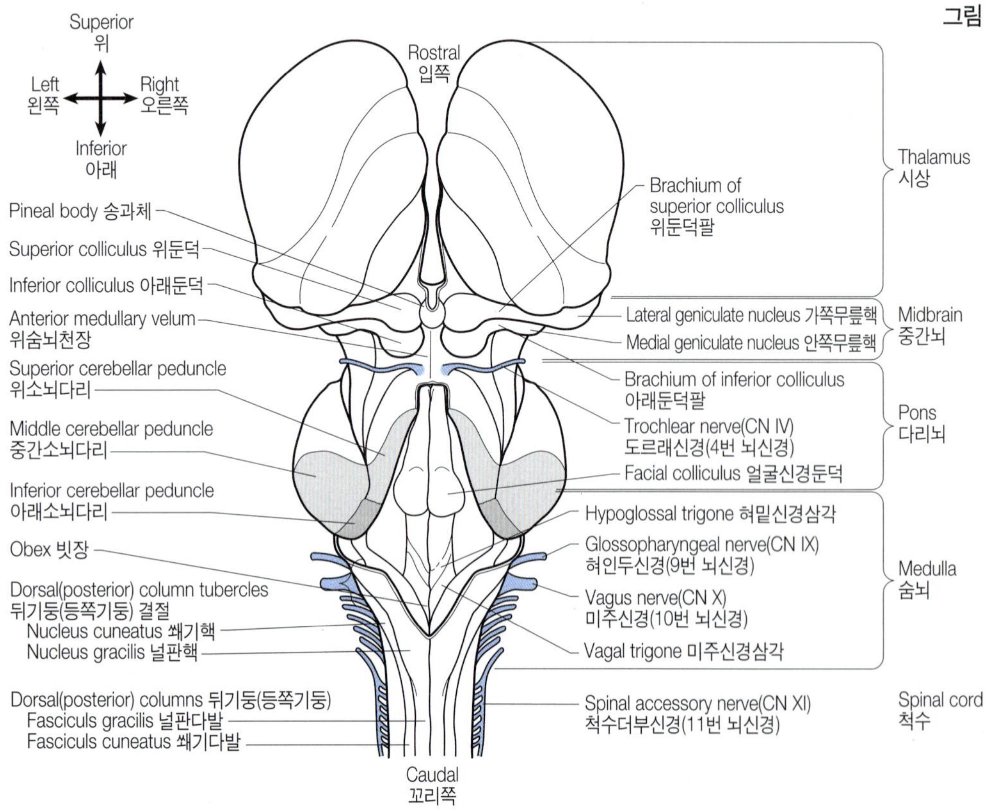

그림 13.3 뇌줄기 해부 구조의 측면 영상

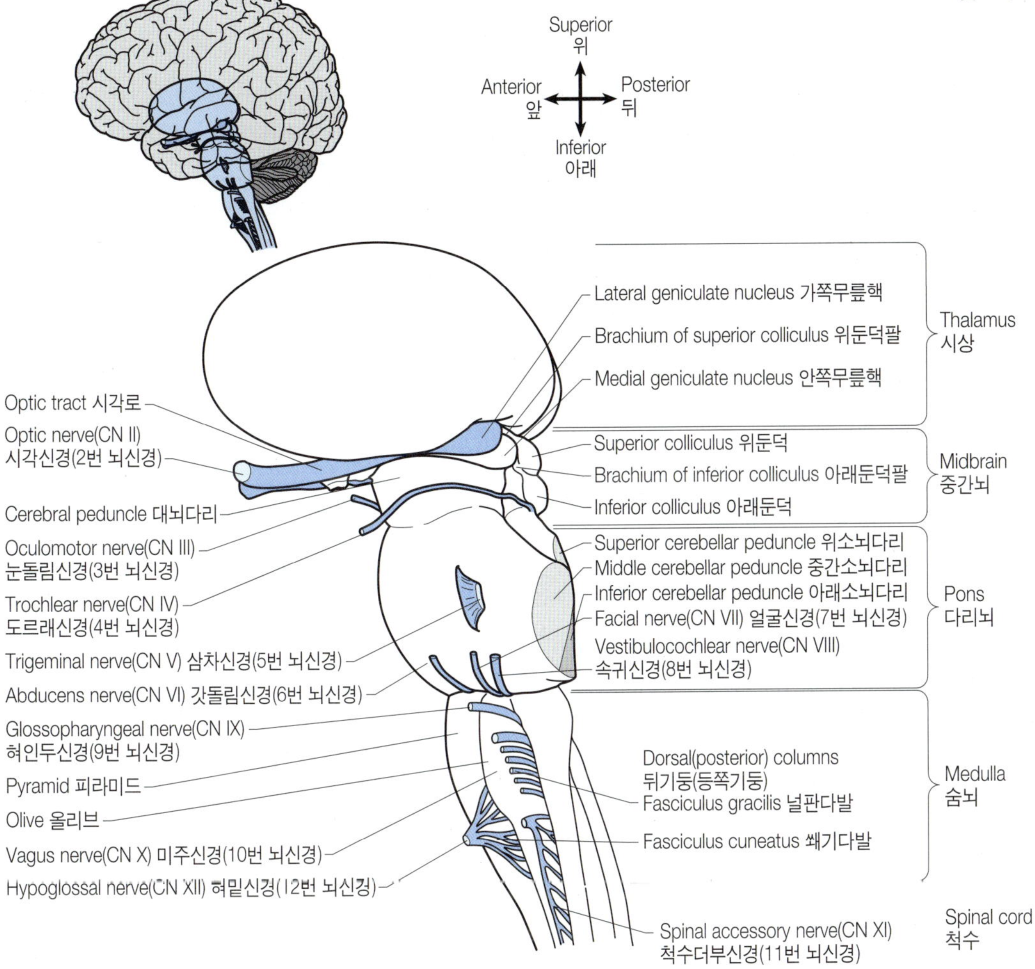

요점 13.1 Quick facts

일차 들신경과 그 곁가지로부터의 입력 결과 생기는 현상

1. 알파운동신경세포와 관련한 단일연접 반사
2. 대항근 억제
3. 협동근 흥분
4. 반대쪽 상동기관 억제
5. 반대쪽 상동기관의 대항근 흥분
6. IML 신경세포 흥분
7. 소뇌 과립층 흥분, 그 결과 반대쪽 시상 흥분을 거쳐 반대쪽 겉질 통합성이 증가됨

요점 13.2 Quick facts

추체바깥길 계통이란 무엇인가?

피라미드바깥길 계통은 직접적 피라미드, 즉 겉질척수 투사 계통에 속하지 않는 운동세어와 관련된 뇌와 뇌줄기의 모든 영역과 경로를 나타낸다. 다음은 피라미드바깥길 계통에 해당한다.

1. 바닥핵
2. 뇌줄기 그물체
3. 안뜰핵
4. 적색핵

1. *중간뇌(midbrain, mesencephalon, 중뇌)*는 대뇌와 다리뇌 사이에 길이 약 2.5cm인 부위에 위치한다.
2. *다리뇌(pons, 교뇌)*는 중간뇌와 숨뇌 사이에 위치한다.
3. *숨뇌(medulla oblongata, 연수)*는 다리뇌 바닥으로부터 첫째 목신경 쌍 부위까지이다. 숨뇌는 꼬리쪽으로 척수(medulla spinalis, spinal cord)에 이어진다.

여러 수준에서 가로단면으로 자를 때 관찰되는 여러 구조물의 개요를 살펴보는 것으로부터 뇌줄기에 대해 기술해 보고자 한다.

중간뇌

Mesenchphalon

중간뇌의 여러 구조물은 위둔덕과 아래둔덕 수준의 중간뇌 단면에서 관찰할 수 있다(그림 13.4, 13.5).

수도관주위회색질 영역 Periaqueductal grey area

수도관주위회색질 영역은 대뇌수도관을 둘러싸는 신경세포 세포체 영역이다. 셋째뇌실의 회색질에 이어진다.

덮개 Tectum

덮개(tectum)는 중간뇌의 '천장'인 등쪽 부분에 해당하며 사구체(corpora quadrigemina)가 여기에 위치하고, 위둔덕과 아래둔덕 그리고 중간뇌 신경축에서 대뇌수도관 등쪽의 모든 물질을 함께 가리킨다. 위둔덕은 시각반사에 관계되며 시상 가쪽무릎체로 투사된다. 아래둔덕은 소리와 연관된 반사에 관계되며 시상 안쪽무릎체로 투사된다.

뒤판 Tegmentum

뒤판(tegmentum)은 뇌줄기 조직의 대부분 영역을 차지하며 대뇌수도관과 넷째뇌실 배쪽 영역에 해당한다. 여기에 뇌줄기의 여러 핵과 중간뇌, 다리뇌, 숨뇌 그물체의 대부분이 포함된다.

흑색질 Substantia nigra

흑색질은 넓게 층을 이룬 색소침착 신경세포이며 이곳에 의해 바닥과 뒤판이 나뉜다. 흑색질은 다리뇌 윗면으로부터 시상까지 뻗어 있다. 흑색질은 새줄무늬체, 시상, 시상밑핵, 위둔덕, 뇌줄기 그물체 등으로 투사되고 그곳으로부터 투사를 받는다. 흑색질 신경세포가 이용하는 신경전달물질은 도파민이다.

눈돌림신경 Oculomotor nuclei

눈돌림신경은 눈의 위곧은근, 아래곧은근, 안쪽곧은근 등의 근육에 대한 운동핵이다.

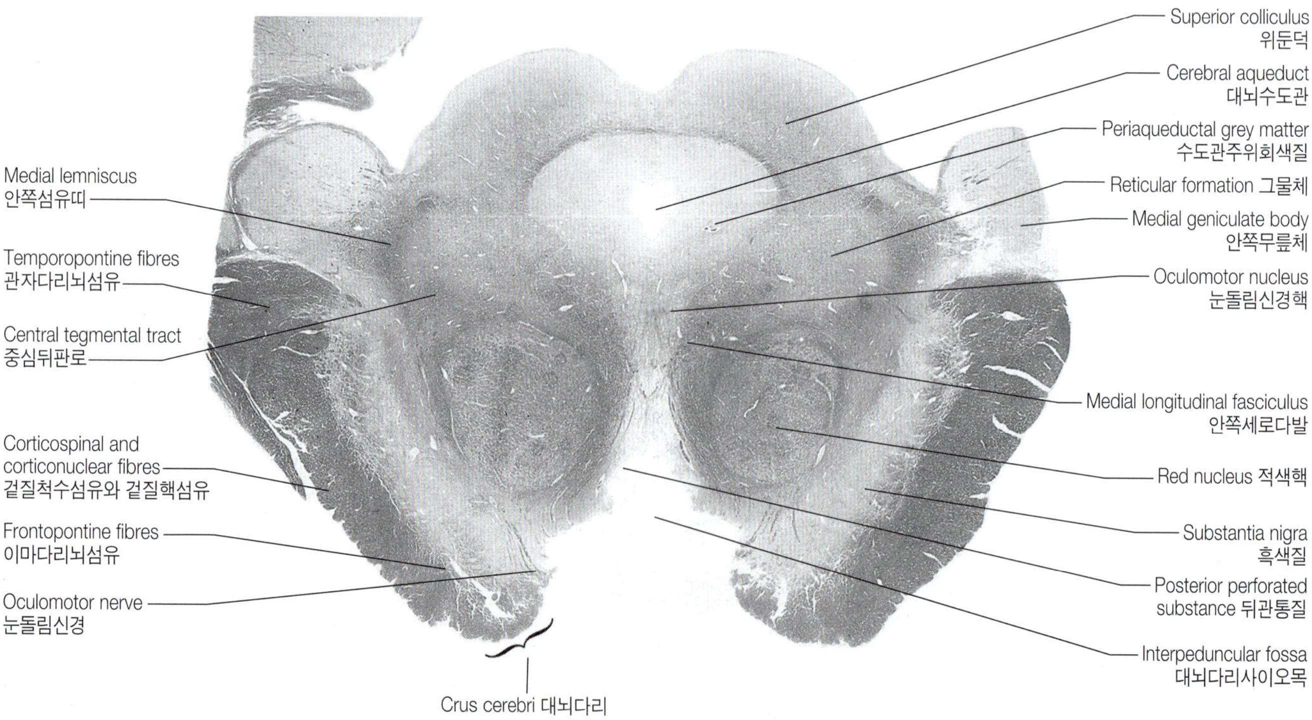

그림 13.4 위둔덕 부위 중간뇌의 단면 영상(Standring 2008)

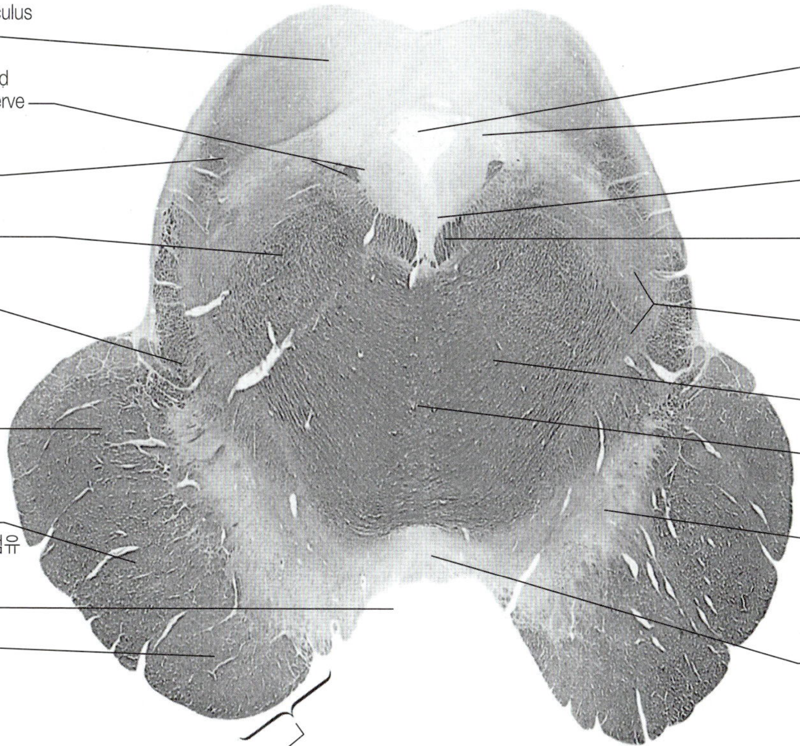

그림 13.5 아래둔덕 부위 중간뇌의 단면 영상(Standring 2008)

적색핵 Red nucleus

적색핵은 양쪽에 위치하며 큰세포와 작은세포의 두 신경세포집단으로 구성되는 타원형 핵군이다. 큰세포 신경세포는 큰 다극세포이며 적색핵 덩어리의 꼬리쪽 영역에 위치한다. 이들 신경세포는 겉질적색섬유를 거쳐 감각운동겉질로부터 그리고 겉질척수로를 거처 겉가지로부디 양쪽투사를 받는다. 겉질투사와 적색핵의 표적 신경세포가 이루는 적색척수로는 뇌줄기를 가로질러 몸영역배열을 유지하며 투사되고 주로 척수 중간회색질 영역을 향한다. 적색척수로 축삭의 일부는 여러 뇌신경 운동핵과 다리뇌숨뇌 그물체 신경세포에서 끝나며 각각 적색숨뇌로와 적색그물계통을 형성한다(Brown 1974). 위둔덕을 향하는 상호 양쪽투사도 존재하며 적색덮개로를 형성한다(그림 13.6). 적색척수로와 겉질척수로는 척수의 가쪽운동계를 형성한다. 안쪽운동계를 구성하는 것은 그물척수로와 안뜰척수로이다.

적색핵의 작은세포 신경세포는 작은 피라미드 혹은 공 모양의 신경세포이며 주로 적색핵 덩어리의 입쪽 영역에 위치

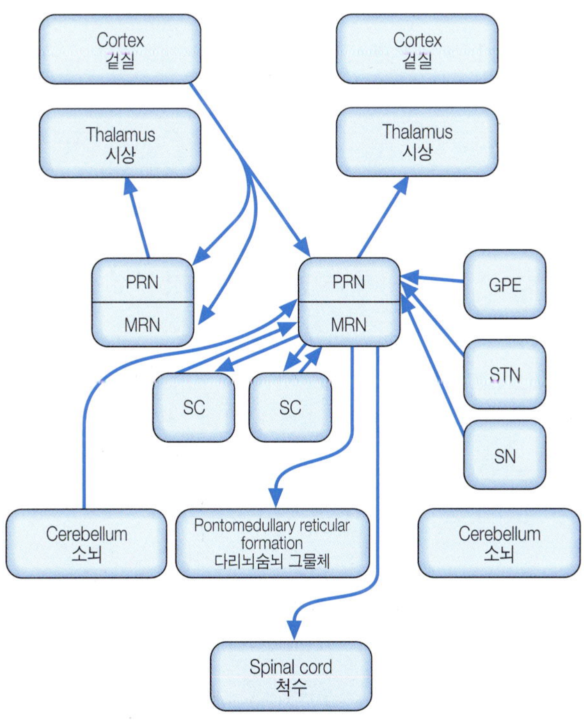

그림 13.6 적색핵의 구심투사와 원심투사

한다. 이들 신경세포는 반대쪽 소뇌 치아핵 그리고 같은쪽 가쪽창백핵, 흑색질, 시상밑핵 등으로부터 투사를 받는다. 같은쪽 시상으로 투사된다(그림 13.6).

안쪽세로다발 Medial longitudinal fasciculus (MLF)

이 구조물은 고도말이집 상태의 축삭로이며 셋째뇌실 가쪽 벽의 카할사이질핵(interstitial nucleus of Cajal)으로부터 내려와 중간뇌, 다리뇌, 숨뇌를 지나고 척수로 가서 앞분절사이다발에 이어진다. 안쪽세로다발(MLF)은 모든 뇌신경핵과 중간뇌, 다리뇌, 숨뇌 등 모든 관련 구조물 사이의 주요 교통 통로이다. 안쪽 안뜰척수로 축삭은 안쪽세로다발과 함께 척수를 향해 투사된다(Brodal 등 1962). 안뜰핵에서 나오는 다른 축삭은 안쪽세로다발을 타고 올라가 바깥눈 해당 뇌신경핵 등 더 입쪽 구조물에 이른다. 안쪽세로다발은 배아 발생 과정 중 가장 먼저 말이집 상태로 되는 섬유로이며 배아발생 초기의 발생중 신경세포에 대한 자극을 제공하는 주요 경로 역할을 할 가능성이 높다.

안쪽섬유띠 Medial lemnisci

안쪽섬유띠(medial lemnisci)는 축삭다발이 척수시상로 안쪽으로 삼각형 구조를 이룬 것이다. 축삭다발을 이루는 것은 반대쪽 뒤기둥핵인 널판핵과 쐐기핵의 축삭인데, 교차한 후 형성된 속활꼴섬유가 계속 이어져서 안쪽 섬유띠로 이어진다. 같은쪽 시상으로 투사되는 삼차신경 감각핵 축삭이 이들 섬유와 합쳐진다. 뒤기둥핵으로부터 나온 축삭은 배쪽뒤가쪽핵 시상의 신경세포에서 끝나며, 삼차신경 감각핵으로부터 나온 축삭은 배쪽뒤안쪽핵 시상의 신경세포에서 끝난다(Guyton & Hall 1996).

대뇌다리 Crus cerebri

반달 모양의 이 구조물은 바닥(basis)이라고도 하며 흑색질 앞에 위치하고 구성요소는 겉질척수 섬유로, 겉질핵 섬유로, 겉질다리뇌 섬유로 등이다. 겉질척수섬유는 반대쪽 척수의 앞뿔 신경세포에서 끝난다. 겉질핵섬유는 뇌줄기 전반에 걸쳐 주로 반대쪽 뇌신경핵에서 끝난다. 겉질다리뇌섬유의 구성요소는 이마겉질영역과 관자겉질영역으로부터의 투사섬유이며 다리뇌핵 사이신경세포에서 끝난다. 이어서 이들 핵으로부터 주로 반대쪽 소뇌를 향해 투사된다.

다리뇌

Pons

다리뇌의 구조는 대뇌다리 바로 위 삼차신경 수준의 단면을 통해 관찰할 수 있다(그림 13.7).

위소뇌다리 Superior cerebellar peduncle

위소뇌다리는 소뇌결합팔(brachium conjunctivum)이라고도 하며, 소뇌반구의 위쪽 백색질로부터 뻗어 나와 뒤판으로 향하며, 아래둔덕 수준에서 완전히 교차된다. 위소뇌다리의 구성요소는 다음과 같다.

1. 치아적색섬유와 치아시상섬유, 모두 각각 반대쪽 적색핵과 시상에서 끝남
2. 배쪽 혹은 앞척수소뇌로의 섬유, 척수로부터 소뇌로 투사됨
3. 갈고리섬유다발 섬유, 갈고리섬유다발 속에는 꼭지핵으로부터의 섬유가 들었으며 가쪽안뜰핵에서 끝남

앞척수소뇌로(배쪽척수소뇌로) Anterior(ventral) spinocerebellar tract

앞척수소뇌로는 양쪽 구조물로서 척수 배쪽가쪽다발을 타고 올라간다. 같은쪽 소뇌의 소뇌벌래구역과 중간구역에서

> **요점 13.3** Quick facts
>
> **Wallenberg 증후군**
>
> Wallenberg 증후군은 허혈이나 뇌졸중 제거 병소로 인해 뒤가쪽 숨뇌 구역이 손상되거나 기능이상이 발생하여 나타날 수 있다.
> 1. 같은쪽 호너 증후군
> 2. 반대쪽 통증과 온도감각 소실
> 3. 같은쪽 얼굴 무감각
> 4. 욕지기, 현기증, 구토, 눈떨림
> 5. 같은쪽 소뇌 징후
> 6. 삼키기 어려움 + 딸꾹질

끝난다. 앞척수소뇌로가 소뇌로 중계하는 정보는 앞뿔세포에 도달한 정보, 즉 명령이 무엇이었는지이다. 이 경로는 소뇌운동계 날복사 기전의 구성요소이다.

가쪽섬유띠 Lateral lemnisci

이 경로 속으로 반대쪽 뒤달팽이핵으로부터 아래둔덕까지의 신경섬유가 지나간다.

중간소뇌다리 Middle cerebellar peduncle

중간소뇌다리는 양쪽 구조물이며, 다리뇌팔(brachium pontis)이라고도 하고 소뇌다리 중 가장 크다. 이 속으로 다리뇌핵으로부터 반대쪽 새소뇌로 향하는 신경섬유가 지나간다. 겉질다리뇌소뇌 경로의 구성요소이다.

그물체 Reticular formation

다리뇌 그물체는 숨뇌와 중간뇌 그물체와 이어진다. 이 영역은 신경축의 사실상 모든 영역으로부터 입력을 받고 신경축 전반에 넓게 투사된다(상세한 내용은 아래 내용 참조).

안쪽섬유띠와 삼차신경섬유띠 Medial and trigeminal lemnisci

이 구조물은 앞에서 다루었다(위 내용 참조).

넷째뇌실 Fourth ventricle

이 공간의 경계는 배쪽으로 다리뇌와 숨뇌이며 등쪽으로 소뇌이다. 위로 대뇌수도관에 이어지고 아래로 숨뇌 중심관에 이어지며 뇌척수액(CSF) 용량은 약 20mL이다. 넷째뇌실 바닥은 마름오목(rhomboid fossa)이라고도 하며 다리뇌와 숨뇌의 등쪽면에 의해 형성된다. 넷째뇌실은 뇌척수액(CSF) 계통의 구성요소이다(Chusid 1982).

숨 뇌 Medulla

숨뇌의 구조물은 다음 수준의 단면에서 관찰할 수 있다.

1. 이레올리브핵

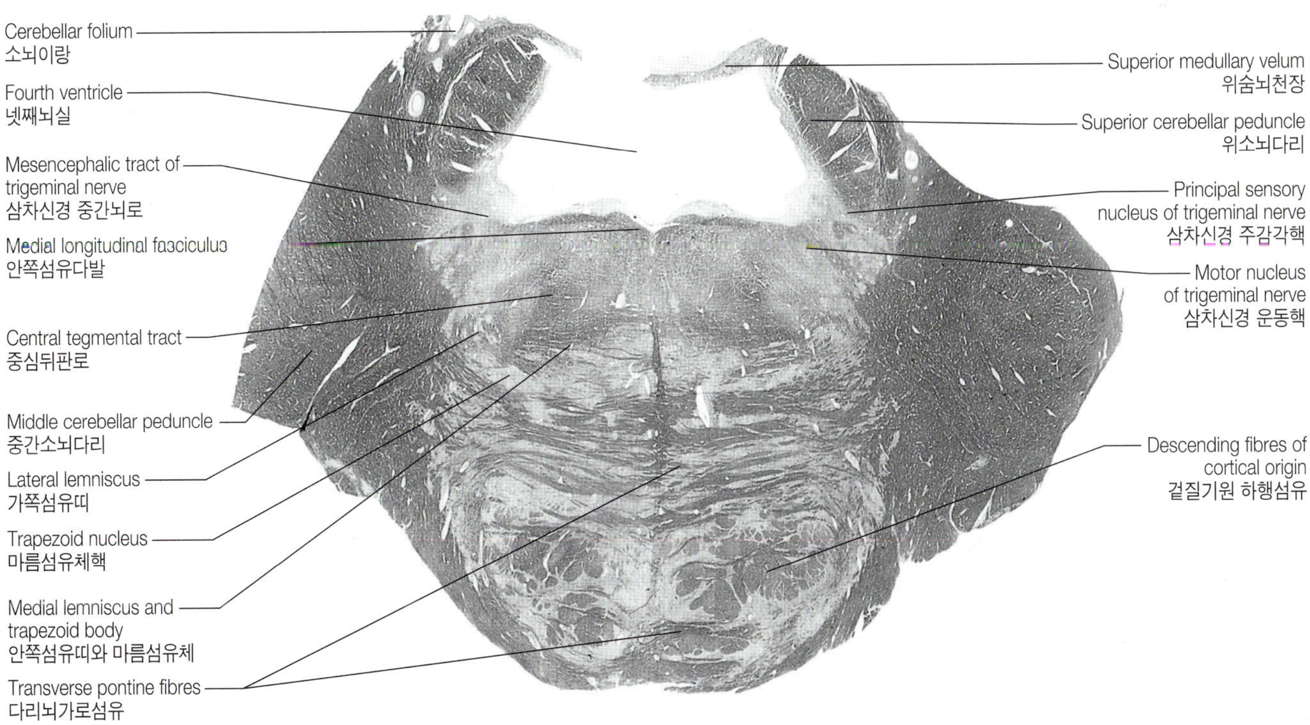

그림 13.7 삼차신경 수준 다리뇌의 단면 영상(Standring 2008)

2. 섬유띠교차
3. 피라미드교차

아래올리브 수준 단면에서 관찰되는 구조물(그림 13.8)

넷째뇌실 맥락얼기 Choroid plexus of 4th

이 구조물은 넷째뇌실 맥락조직(tela choroidea)이라고도 하며 혈관화 정도가 높은 연질막층이다. 맥락얼기로부터 뇌척수액(CSF)이 생산된다.

아래소뇌다리 Inferior cerebellar peduncle

이는 양쪽 구조물이며 밧줄모양체(restiform body)라고도 하고, 넷째뇌실 벽으로부터 가쪽으로 올라가 위소뇌다리와 중간소뇌다리 사이를 통해 소뇌로 진입한다. 이 속을 다음 경로의 신경섬유가 지나간다.

1. 올리브소뇌로, 반대쪽 위올리브핵 신경세포로부터 시작해 소뇌반구와 소뇌벌레를 향해 투사됨
2. 뒤척수소뇌로, 척수 Clark 기둥영역 신경세포로부터 시작해 중간위치핵 구역과 옛소뇌겉질을 향해 투사됨
3. 널판핵과 쐐기핵으로부터 나온 뒤바깥활꼴섬유
4. 안뜰소뇌로, 안뜰핵으로부터 시작해 소뇌 타래결절엽을 향해 투사됨

쐐기핵 Cuneate nucleus

쐐기핵은 양쪽에 위치하며 널판핵보다 가쪽 그리고 위 방향에 해당한다. 팔과 어깨로부터 고유감각 정보를 받아들이는 신경세포로 구성된다. 쐐기핵으로부터 나온 투사축삭은 속활꼴섬유를 거치며 여기에서 교차되어 안쪽섬유띠를 형성하고 마지막에는 반대쪽 시상을 향해 투사된다.

덧쐐기다발핵 Accessory cuneate nucleus

이 구조물이 받아들이는 축삭은 근육방추와 관절 수용체로부터 나오며 양쪽 팔과 어깨로부터 같은쪽 소뇌 쪽으로 무의식적 고유감각을 전달한다. 덧쐐기다발핵 세포로부터 나오

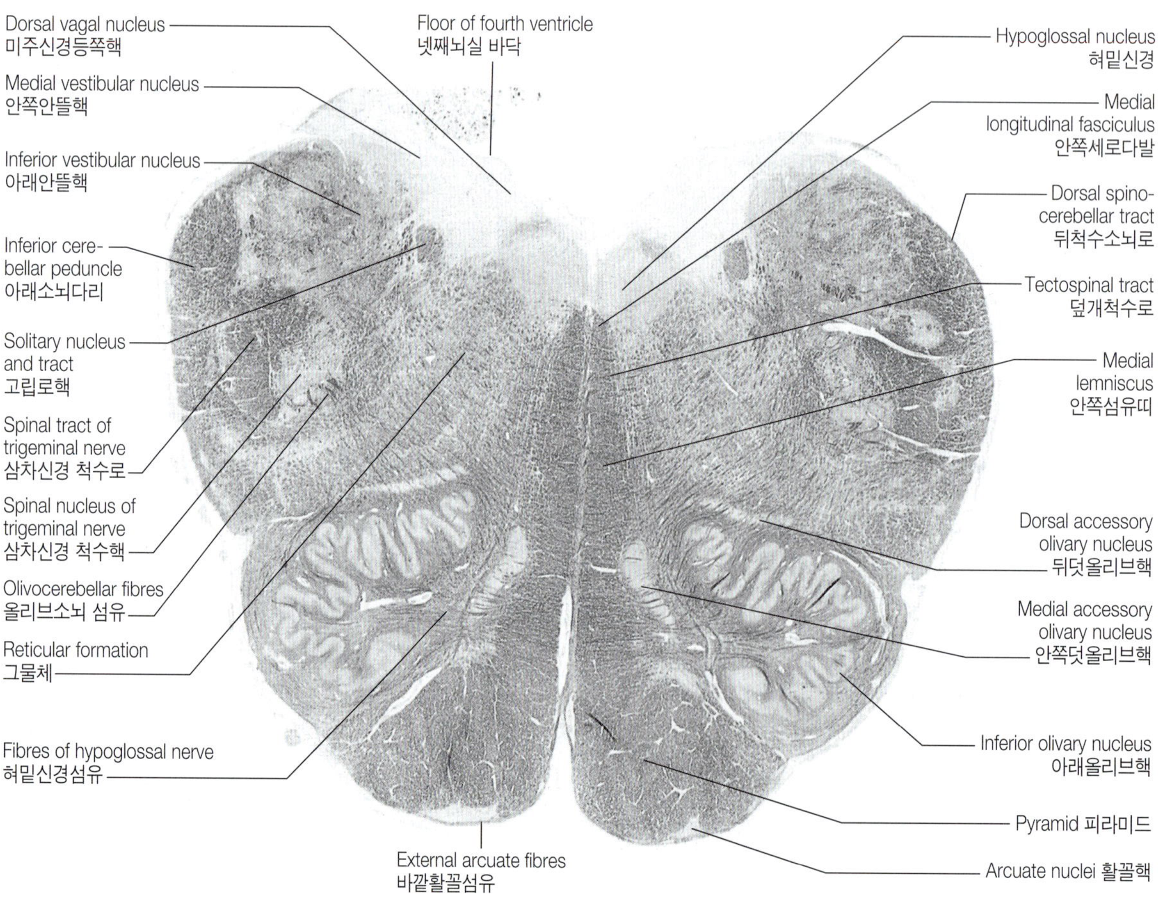

그림 13.8 아래올리브 수준 숨뇌의 단면 영상(Standring 2008)

는 축삭은 쐐기소뇌로를 형성하며 바깥활꼴섬유를 거친다.

가쪽척수시상로 Leteral spinothalamic tract

가쪽척수시상로는 척수 배쪽가쪽다발의 앞척수소뇌로에 대해 안쪽, 앞쪽에 위치한다. 반대쪽 뒤뿔 영역에 위치한 신경세포로부터 나오는 투사축삭에 의해 형성된다. 이들 신경세포가 투사하는 축삭은 앞백색질맞교차를 거쳐 반대쪽 가쪽척수시상로를 향해 진행하며, 이 경로는 올라간 척수시상로와 같은쪽 시상에서 끝난다.

아래올리브핵 Inferior olivary nucleus

아래올리브핵은 양쪽 핵군이며 숨뇌올리브 내에 위치한다. 겉질, 기타 뇌줄기 핵, 같은쪽 작은세포 적색핵, 같은쪽 척수등으로부터 나온 투사연결을 받아들인다. 이곳 신경세포의 축삭은 오름섬유(climbing fiber)라고도 하며, 아래소뇌다리를 거쳐 소뇌겉질 모든 영역으로 투사된다. 이들 구조물은 아래올리브핵 복합체라고 하며 소뇌겉질로부터 치아핵으로, 반대쪽 적색핵으로, 아래올리브핵으로, 다시 반대쪽 소뇌겉질로 향하는 복잡한 고리를 형성한다(그림 13.9).

미주신경등쪽핵(DMN) Dorsal motor nucleus of the vagus nerve (DMN)

이 핵은 양쪽에 위치하며 혀밑신경핵에 대해 등쪽 그리고 가쪽에 해당한다. 이 핵은 미주신경과 척수더부신경의 신경절이전 부교감신경 축삭을 낸다.

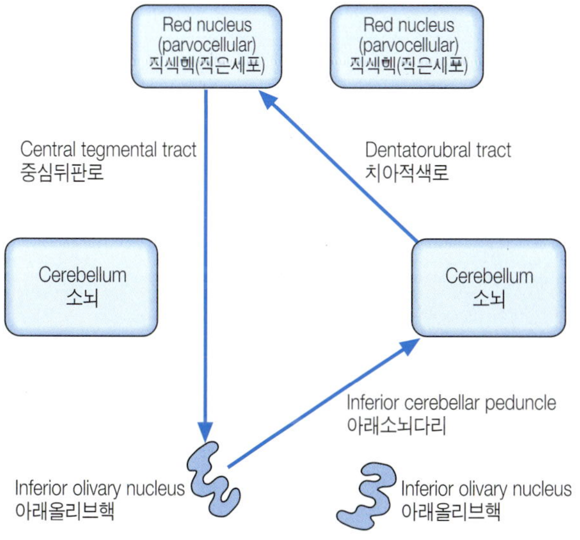

그림 13.9 아래올리브 복합체의 기능 고리

> **요점 13.4** Quick facts
>
> **고립로핵(Nucleus tractus solitarius)**
>
> 수기조작 측면에서 볼 때 자율신경계에서 가장 중요한 하나의 요소가 고립로핵(nucleus tractus solitarius, solitary nucleus, NTS)이다. 고립로핵이 받는 들신경 입력은 내장과 신체 그리고 둘레 구조물에서 오며, 안뜰계통에서 대량의 투사를 받는다. 고립로핵은 척수위 내장반사를 매개하고 위창자계통, 심장호흡계통, 미각 등을 비롯한 내장 지도가 들어 있다.

고립로핵 Solitary tract nucleus

이 핵은 NTS(nucleus tractus solitarius)라고도 한다. 미주신경 운동핵에 대해 배가쪽에 위치하며 숨뇌 전체 길이에 걸쳐 펴져 있다. 뇌신경 내장들신경은 고립로핵을 향해 투사된다. 입쪽 부분 고립로핵은 미각핵(gustatory nucleus)이라고 하며, 특수내장들신경(7번, 9번, 10번 뇌신경)을 통한 미각 투사를 받는다. 꼬리쪽 부분 고립로핵은 심장호흡핵이라고 부르며 일반내장들신경으로부터 투사를 받는다.

의문핵 Nucleus ambiguus

의문핵은 양쪽성 핵이며 삼차신경 척수핵에 대해 배안쪽에 위치하고 숨뇌 전반에 걸쳐 세로로 달린다. 의지핵 신경세포로부터 혀인두신경(9번 뇌신경), 미주신경(10번 뇌신경), 척수더부신경(11번 뇌신경) 등의 인두운동 출력이 나온다.

미주신경 Vagus nerve

미주신경은 아래올리브와 아래소뇌다리 사이에서 여러 잔뿌리 모양으로 다리뇌숨뇌 이음부를 통해 입쪽 숨뇌를 빠져나온다. 목정맥구멍을 거쳐 머리뼈를 빠져나간다. 미주신경은 심장, 허파, 췌장, 간, 콩팥, 위장관 등 목 이하의 모든 구조물에 대한 신경절이전 부교감신경 출력과 인두근육과 후두근육에 대한 인두운동신경을 낸다.

피라미드 Pyramids

피라미드는 양쪽 구조물이며 다리뇌숨뇌 이음부로부터 피라미드교차까지 숨뇌 배쪽면에 위치한다. 대부분 피라미드 신경세포와 관련되는 겉질의 운동출력 신경세포 축삭이 피라미드를 형성한다. 이들 축삭이 척수의 겉질척수로를 형성하게 된다.

혀밑신경 Hypoglossal nerve

혀밑신경은 피라미드와 아래올리브핵 사이에서 숨뇌 배안쪽으로부터 빠져나온다. 혀밑신경은 혀밑신경관을 거쳐 머리뼈를 빠져나가 혀에 운동축삭을 공급한다.

혀밑신경핵 Hypoglossal nucleus

혀밑신경핵은 숨뇌 아래 절반 중심관의 배쪽가쪽 부분 가까운 곳 양쪽에 위치한다.

섬유띠교차 수준 단면에서 관찰되는 구조물(그림 13.10)

널판다발 Fasciculus gracilis

널판다발의 양쪽 경로는 쐐기다발에 대해 안쪽으로 숨뇌 등쪽을 지난다. 대개 T6 이하 수준 몸통과 다리의 촉각과 고유감각을 검출하는 뒤뿌리신경절세포 축삭에 의해 형성된다. 축삭이 뒤뿌리를 거쳐 척수로 진입한 후 같은쪽 널판다발을 타고 올라가 널판핵에 이른다.

널판핵 Gracile nucleus

널판핵은 양쪽 핵이며 쐐기핵에 대해 꼬리쪽 안쪽에 위치한다. 널판핵이 받아들이는 널판다발 축삭은 다리와 몸통의 촉각과 고유감각을 검출하는 뒤뿌리신경절세포로부터 시작한다. 신경세포의 투사축삭은 속활꼴섬유를 거치며 이 섬유는 교차한 후 반대쪽 배쪽뒤가쪽 시상핵에서 끝난다.

쐐기다발 Fasciculus cuneatus

양쪽 구조물이며 숨뇌 등쪽에, 널판다발에 대해 가쪽으로 위치한다. 쐐기다발은 대개 T6 이상 수준 몸통과 팔에서 촉각과 고유감각을 검출하는 뒤뿌리신경절세포 축삭에 의해 형성된다. 축삭이 뒤뿌리를 거쳐 척수로 진입한 후 같은쪽 쐐기다발을 타고 올라가 쐐기핵에 이른다.

쐐기핵 Cuneate nucleus

이 구조물은 앞에서 다루었다(위 내용 참조).

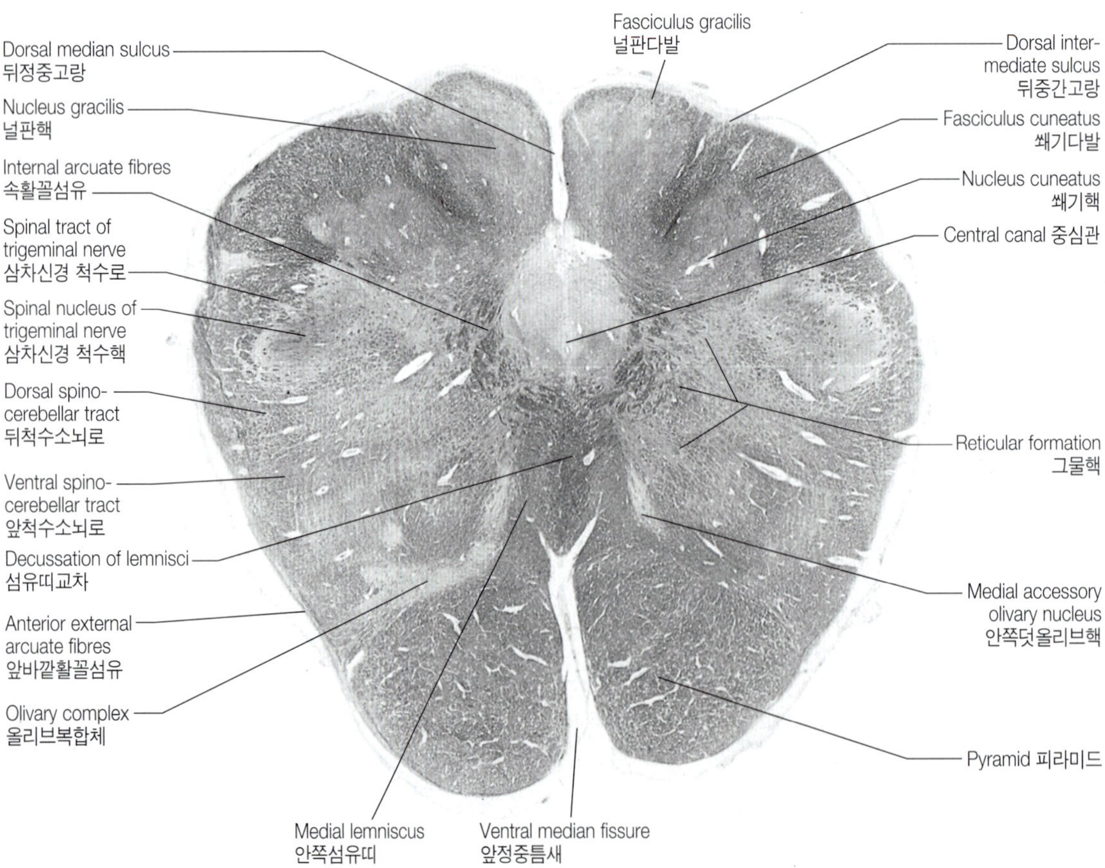

그림 13.10 섬유띠교차 수준 숨뇌의 단면 영상(Standring 2008)

섬유띠교차 Decussation of lemnisci

쐐기핵과 널판핵으로부터 나온 축삭이 형성하는 속활꼴섬유는 섬유띠교차를 타고 가로지른 후 그 지점부터는 안쪽섬유띠로서 진행한다.

피라미드 Pyramids

이 구조물은 앞에서 다루었다(위 내용 참조).

안쪽섬유띠 Medial lemniscus

이 구조물은 앞에서 다루었다(위 내용 참조).

척수시상로 Spinothalamic tract

이 구조물은 앞에서 다루었다(위 내용 참조).

혀밑신경핵 Hypoglossal nucleus

이 구조물은 앞에서 다루었다(위 내용 참조).

앞척수소뇌로와 뒤척수소뇌로 Posterior and anterior spinocerebellar tracts

이 구조물은 앞에서 다루었다(위 내용 참조).

피라미드교차의 가로단면에서 관찰되는 구조물(그림 13.11)

널판다발과 쐐기다발 Fasciculus gracilis and cuneatus

이 구조물은 앞에서 다루었다(위 내용 참조).

가쪽겉질척수로 Lateral corticospinal tract

이 구조물은 앞에서 다루었다(위 내용 참조).

피라미드 Pyramids

이 구조물은 앞에서 다루었다(위 내용 참조).

앞겉질척수로 Anterior corticospinal tracts

양쪽 경로이며 숨뇌 피라미드에 포함되었다가 피라미드 교차에서 교차하지 않고 척수 배쪽다발의 배쪽안쪽 부분을 따라 같은쪽으로 진행한다. 앞겉질척수로를 통해 중계되는 운동정보는 몸통, 척추, 몸쪽 팔다리 근육을 향한다.

척수시상로 Spinothalamic tract

이 구조물은 앞에서 다루었다(위 내용 참조).

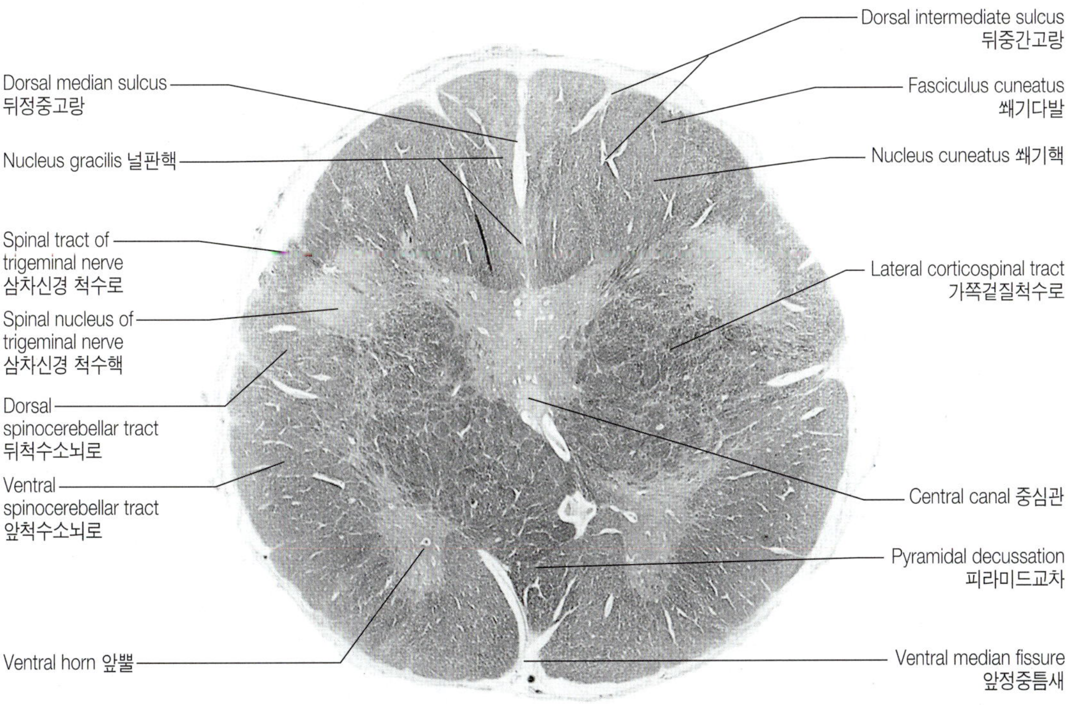

그림 13.11 피라미드교차 수준 숨뇌의 단면 영상(Standring 2008)

앞척수소뇌로와 뒤척수소뇌로
Anterior and posterior spinocerebellar tracts

이 구조물은 앞에서 다루었다(위 내용 참조).

그물체
Reticular formation (RF)

전통적인 신경학 교재에서는 그물체에 대해 그다지 관심을 두지 않았다. 그물체는 시상으로부터 척수에 이르기까지 뇌줄기의 모든 수준에 걸쳐 분포하는 영역이며 뇌와 말초로부터 온 정보를 통합하고 뇌줄기의 감각, 운동, 자율신경핵을 연결시키는 역할을 담당한다. 이를 통해 그물체는 눈 운동, 자세, 급식, 호흡, 항상성, 각성, 수면, 혈관운동 긴장도와 심장박출량 조절, 통증 등과 같은 복잡한 여러 반사와 기능을 매개한다. 그물체를 구성하는 연속적인 여러 신경세포 집단이 서로 연결되는 다중연접 경로는 기본성격상 교차되기도 하고 교차되지 않기도 한다. 그물체는 신경축의 사실상 모든 감각양식으로부터 투사를 받고 겉질을 향하는 직접투사를 비롯해 신경축의 모든 영역을 향해 투사된다(Webster 1978).

요점 13.5 Quick facts

팔결핵(Parabrachial nucleus)

팔결핵(parabrachial nucleus)은 다음 여러 계통과 상호연결을 유지한다.
- 안뜰계통과 중간선 소뇌
- 겉질과 겉질밑의 편도를 비롯한 여러 내장중추와 둘레중추
- 몸신경 핵

요점 13.6 Quick facts

소뇌다리뇌각(Cerebellopontine angle)

소뇌다리뇌각(cerebellopontine angle)은 다리뇌 가쪽면, 소뇌, 관자뼈 바위능선 안쪽 1/3 사이에 만들어지는 삼각형 부위이다.

5번 뇌신경(운동신경 부분)이 입쪽 경계에 위치하고 9번 뇌신경은 꼬리쪽 경계에 위치한다. 6번 뇌신경은 안쪽 가장자리를 따라 올라가고, 7번 뇌신경이 여기를 가로질러 속귀길로 진입한다.

그물체로 향하는 들신경투사는 다음과 같다.
- 척수그물체로
- 척수시상로
- 안쪽섬유띠
- 모든 뇌신경핵
- 소뇌그물로
- 시상그물로
- 시상하부그물로
- 시상밑그물로
- 이마겉질과 마루겉질로부터 오는 겉질그물로
- 둘레그물투사

그물체로부터 나가는 날신경투사는 다음과 같다.
- 그물숨뇌로
- 그물척수로
- 자율신경핵과 중간가쪽기둥(IML)으로 향하는 투사
- 그물소뇌로
- 그물줄무늬로
- 그물적색로
- 시상과 겉질로 향하는 직접 투사
- 그물계통의 여러 다른 영역으로 향하는 직접 투사

그물체의 해부학
Anatomy of the reticular formation

그물체 신경세포는 다중 상호연결 양상을 형성하며 어망과 모양이 비슷해서 그물모양(reticular)이라는 뜻의 이름이 붙었다. 신경세포는 신경축의 중심 부위에 위치한다. 신경세

요점 13.7 Quick facts

다리뇌숨뇌 그물체의 기능적 측면

다리뇌숨뇌 그물체(PMRF)는 실제 임상에서 특히 연관이 깊은 특유의 4가지 기능이 있다.
1. 같은쪽 IML 출력을 억제함
2. 같은쪽 통증을 억제함
3. 같은쪽 모든 앞뿔세포(VHC)에 대한 억제를 억제함(근육긴장도 촉진)
4. 같은쪽 T6 이상 앞근육군과 T6 이하 뒤근육군을 억제함

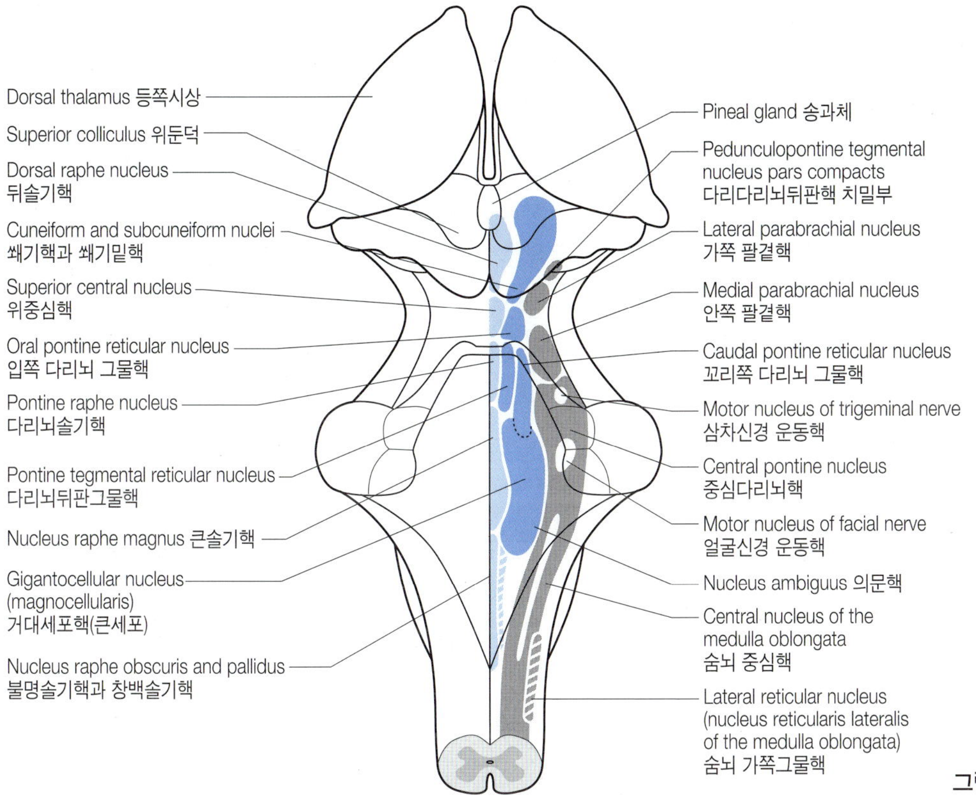

그림 13.12 뇌줄기 그물체의 기둥 구조

포를 그 크기를 기준으로 하여 크게 3개 기둥으로 묶을 수 있다. 정중기둥은 가장 중심부에 위치하며 중간크기 신경세포로 구성된다. 안쪽기둥은 정중기둥 바로 가쪽이며 비교적 큰 신경세포로 구성된다. 가쪽기둥은 가장 가쪽에 위치하며 비교적 작은 신경세포로 구성된다(그림 13.12).

그물체 기둥 신경세포를 다음과 같이 여러 핵으로 묶을 수 있다(그림 13.12).

정중기둥 핵 Median column nuclei

- 뒤솔기핵
- 위중심핵
- 다리뇌 솔기핵
- 큰솔기핵
- 불명솔기핵, 창백솔기핵

안쪽기둥 핵 Medial column nuclei

- 쐐기핵, 쐐기밑핵
- 입쪽다리뇌 그물핵
- 다리뇌뒤판 그물핵
- 거대세포핵(큰세포핵)

가쪽기둥 핵 Lateral column nuclei

- 다리다리뇌뒤판핵 치밀부
- 가쪽 팔곁핵
- 안쪽 팔곁핵
- 중심다리뇌핵
- 중심숨뇌핵

그물신경세포 투사계통에서 활용되는 여러 신경전달물질

Reticular neurons projection systems utilise different neurotransmitters

여러 핵군을 각각에서 분비되는 신경전달물질에 따라 확인할 수도 있다. 9장에서 여러 투사계통에 대해 자세히 다루었다. 여기에서는 그물체와 관련된 내용만을 설명한다.

*콜린 투사 축삭*은 뇌줄기의 다리뇌숨뇌 부위의 두 영역에 위치한 신경세포에서 시작된다. 첫째 신경세포 집단의 위치는 다리다리뇌뒤판핵(pedunculopontine tegmental nuclei)이라고 부르는 신경세포 핵군의 수도관주위회색질과 그물체 가쪽 부분이다. 둘째 신경세포 집단의 위치는 가쪽등쪽뒤판핵(laterodorsal tegmental nuclei)이라고 부르는 다리뇌와 중간뇌 사이 이음부이다. 두 핵군으로부터 나온 투사 축삭이 시상 섬유판속핵을 비롯한 여러 핵에서 끝난다.

*도파민 투사 신경세포*는 그물핵의 두 경로로부터 시작된다. 중간둘레 투사경로는 중간뇌 배쪽뒤판 신경세포로부터 시작되며 안쪽 관자겉질, 편도, 띠이랑, 의지핵 등 모두 둘레계통과 연관된 영역 쪽으로 투사된다. 이 투사연결에 병소나 기능이상이 생기면 정신분열병의 양성증상, 즉 환각과 같은 증상이 생기는 요인이 된다고 생각된다.

중간겉질 투사경로는 중간뇌 흑색질과 배쪽뒤판 영역 신경세포로부터 시작되며 이마앞겉질의 광범위한 여러 영역에서 끝난다. 이 투사경로는 감각영역이나 일차운동영역보다 운동겉질과 연합겉질 쪽으로 치우치는 듯하다(Fallon & Loughlin 1987).

*노르아드레날린 투사계통*을 구성하는 여러 신경세포가 위치하는 두 곳은 숨뇌와 다리뇌의 가쪽뒤판 영역과 입쪽 다리뇌이다. 입쪽 다리뇌 영역 신경세포를 청색반점이라고 하며, 다리뇌와 숨뇌의 가쪽뒤판 영역 신경세포와 함께 둘레엽을 비롯한 앞뇌 모든 영역, 그리고 소뇌, 뇌줄기, 축삭 등으로 투사된다.

*세로토닌 투사계통*은 중간뇌, 다리뇌, 숨뇌 등의 솔기핵이라고 하는 핵군 그리고 맨아래구역(area postrema)과 꼬리쪽 청색반점 등의 핵군으로 구성된다. 이들 핵을 입쪽 핵군과 꼬리쪽 핵군으로 나눌 수 있다. 입쪽 솔기핵은 같은쪽으로 투사되며 안쪽앞뇌다발을 거쳐 전체 앞뇌 쪽으로 가고 앞뇌에서 세로토닌은 경우에 따라 기본특성상 흥분성으로 혹은 억제성으로 작용한다(Fallon & Loughlin 1987). 꼬리쪽 솔기핵은 소뇌, 숨뇌, 척수 쪽으로 투사된다.

*히스타민 투사계통*은 근래에 와서야 확인되었다. 구성요소는 중간뇌 그물체에 산재된 신경세포와 더 명확하게 분포하는 시상하부 융기유두체핵 신경세포 집단이다.

그물체의 기능

Functins of the reticular formation

그물체의 기능은 다음과 같다.

1. *운동제어 조정* — 그물체는 알파운동신경세포와 감마운동신경세포 모두의 활성 수준을 조정할 수 있으며 따라서 근육의 긴장도와 반사활성을 변화시킬 수 있다. 그물체는 특히 대항근의 상호억제 그리고 항중력근 근육긴장도 유지와 관계된다. 감정반응과 연관된 얼굴근육의 운동활성을 매개하는 것은 그물체이다. 이 경로는 뇌신경핵 쪽을 향하는 겉질숨뇌로와 관계없으며 따라서 겉질숨뇌 뇌졸중 환자라 하더라도 감정적으로 자극을 받았을 때 여전히 대칭성으로 웃음을 지을 수 있다.
   중간뇌 그물체(MRF)는 반대쪽 굽힌근 긴장도를 올리는 역할을 한다. *다리뇌숨뇌 그물체*(PMRF)는 같은쪽

요점 13.8 Quick facts

다리뇌숨뇌 그물체 활성화 저하로 인해 초래될 수 있는 기능적 영향

- 혈압 상승
- 정맥동맥비(V:A ratio) 상승
- 발한 상승
- 피부온도 저하
- 부정맥(왼쪽) 혹은 빠른맥(오른쪽)
- 동공 커짐(중간뇌 통합성의 저하로 인해 초래되기도 함)
- 같은쪽 통증 증후군
- 같은쪽 근육긴장도의 전반적 저하
- 같은쪽 팔의 굽힘근 각형성
- 같은쪽 다리의 폄근 각형성

요점 13.9 Quick facts

대뇌다리뇌소뇌 경로(Cerebropontocerebellar pathways)

대뇌다리뇌소뇌 경로에서는 대뇌겉질과 소뇌 사이에서 2천만 개 이상의 섬유가 막대한 양의 축삭투사를 한다. 신경세포는 다리뇌핵에서 연접을 이루고 나서 교차한다. 즉 대뇌겉질 모든 영역으로부터 온 신호는 다리뇌와 반대쪽 중간소뇌다리를 거쳐 소뇌에 도달한다. 소뇌에서 들신경(들어오는 구심성) 연결과 날신경(나가는 원심성) 연결의 비는 약 40:1이어서 소뇌는 정신, 운동, 감각, 자율신경 기능제어를 위해 통합이 이루어지는 핵심 위치가 된다.

T6 이상 앞근육(굽힘근) 억제와 T6 이하 뒤근육(굽힘근) 억제 역할을 한다.

2. *몸감각과 내장감각 조정* — 그물체는 통증을 비롯한 모든 몸감각과 내장감각을 조정하는 능력이 있다. 다리뇌숨뇌 그물체(PMRF)는 특히 통증억제를 조정한다.
3. *자율신경계 조정* — 그물체는 자율신경계의 교감신경 기능과 부교감신경 기능 모두의 활성을 조정하는 데에도 관계된다. 중간뇌 그물체(MRF)가 활성화되면 양쪽 중간가쪽(IML) 신경절이전 교감신경세포가 흥분한다. 다리뇌숨뇌 그물체(PMRF)가 활성화되면 같은쪽 중간가쪽(IML) 신경절이전 신경세포가 억제된다.
4. *뇌하수체 호르몬 조정* — 그물체는 직접경로와 간접경로 모두를 통해 시상하부로부터 나오는 분비인자의 출력을 조정하며 그 결과 뇌하수체 호르몬의 분비를 조정한다. 그물체는 또한 시상하부 하루주기리듬과 생체리듬 양상에도 영향을 끼친다.
5. *그물활성계 조정* — 그물체는 광범위한 겉질 여러 영역으로 직접 투사됨으로써 의식수준을 유지하는 데에도 관계된다. 이 투사계통을 그물활성계(reticular activation system)라고 한다.

그물체의 복잡성을 보여주는 사례를 하나 보면, 씹기, 빨기, 침분비, 삼킴, 핥기 등 섭식반사(feeding reflex)가 다리뇌숨뇌 그물체와 5번, 7번, 9번, 10번, 12번 뇌신경에 의해 매개된다. 하지만 섭식행동이 1번, 2번, 3번, 4번, 6번, 8번, 11번 뇌신경과 중간뇌 그물체(MRF)와 중간둘레 보상중추로부터 영향을 받기도 한다. 예를 들면, 영아의 빰을 쓸어내리면 이에 반응해서 고개를 돌리고(9번, 8번 뇌신경과 중간뇌 그물체) 빨기운동을 보인다. 동물과 마찬가지로 사람도 시야에서 음식과 같은 자극의 위치와 같은 어떤 공간적 특징에 반응할 수 있다. 음식의 냄새와 모양이나 자신의 만족 등을 매개하는 것은 보상중추이다. 발성, 재채기, 한숨, 구토, 딸꾹질 등 호흡반사 역시 그물체를 통해 매개된다.

한 가지 중요한 것은, 이 구역에서는 척추, 안뜰계통, 중간선 소뇌, 겉질, 둘레계통, 자율신경계 등이 서로 밀접하게 위치하며 두려움, 불안, 공황, 기분, 탈억제, 수면, 각성, 위험 감수 등의 행동특징이나 면역기능에 영향을 끼치기도 한다는 점이다.

그물계통 기능이상의 임상적 의미와 기능계통

Functional systems and clinical implications of the reticular system dysfunction

겉질이 투사되면 양쪽 중간뇌 그물체(MRF)와 같은쪽 다리뇌숨뇌 그물체(PMRF)를 흥분시킨다. 이어서 중간뇌 그물체는 위에서 설명한 것처럼 양쪽 굽힘근군과 중간가쪽(IML) 영역으로 투사된다. 중간뇌 그물체의 기능통합성이 상실되면 양쪽 교감신경계의 활성화 수준이 저하되고 양쪽 굽힘근 긴장도가 저하된다(그림 13.13).

다리뇌숨뇌 그물체가 투사되면 같은쪽 굽힘근군과 중간가쪽(IML) 영역을 억제한다(그림 13.14). 그래서 다리뇌숨뇌 그물체의 통합성이 저하되면 임상적으로 다음의 관련 징후가 타나난다.

- 혈압 상승
- 정맥동맥비(V:A ratio) 상승

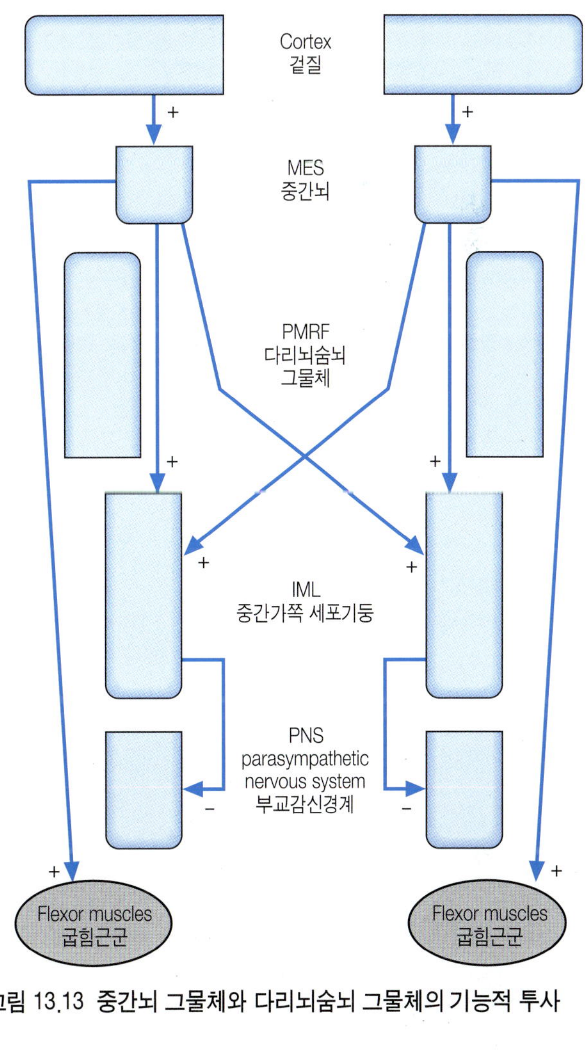

그림 13.13 중간뇌 그물체와 다리뇌숨뇌 그물체의 기능적 투사

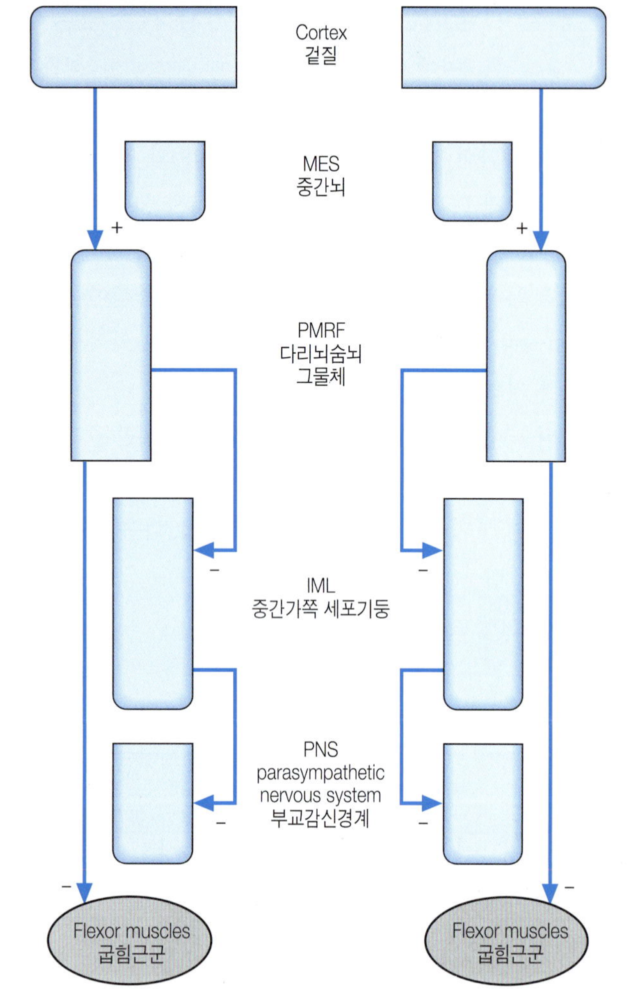

그림 13.14 다리뇌숨뇌 그물체의 기능적 투사

- 발한 상승
- 피부온도 저하
- 부정맥(왼쪽) 혹은 빠른맥(오른쪽)
- 동공 커짐(중간뇌 통합성의 저하로 인해 초래되기도 함)
- 같은쪽 통증 증후군
- 같은쪽 근육긴장도의 전반적 저하
- 같은쪽 팔의 굽힘근 각형성
- 같은쪽 다리의 폄근 각형성

뇌신경

Cranial nerves

뇌신경 중 후각신경(1번 뇌신경)과 시각신경(2번 뇌신경)을 제외한 나머지는 모두 뇌줄기 핵에서 시작한다(그림 13.15, 13.16).

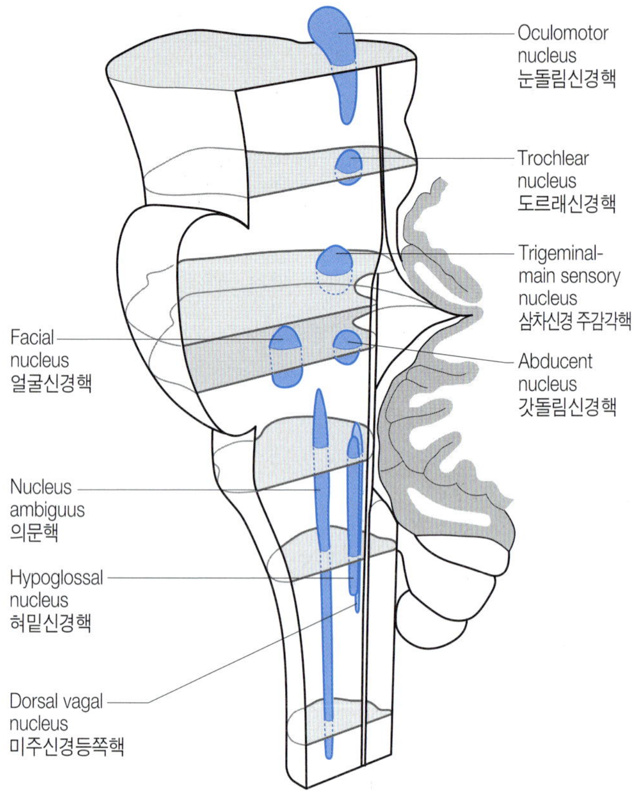

그림 13.15 뇌신경핵의 해부학적 위치와 상호관계에 대한 가쪽 영상

후각신경(1번 뇌신경)

Olfactory nerve (CN I)

후각상피가 담겨 있는 지질물질은 후각샘(Bowman' s gland)에서 생산된다. 일차들신경은 민말이집 상태로 체판을 통과한 후 후각토리 승모세포와 연접을 형성한다. 승모세포 축삭이 후각신경을 형성한다(그림 13.17).

주 경로에는 원심섬유와 구심섬유가 모두 들었으며 수용체 활성을 조정하고 지각된 다양한 냄새를 증강시킨다. 후각로는 시각신경과 시각교차 위로 이마엽 밑을 지난다.

후각로가 끝나는 3개의 섬유줄은 후각결절과 후각로이랑, 안쪽편도핵, 기타 둘레계통 여러 구역 신경세포와 연접을 형성한다. 이차후각겉질은 시상하부와 함께 냄새와 연관된 감정반사와 자율신경반사를 매개한다(Moore 1980, Wilson-Pauwels 등 1988)(그림 13.18).

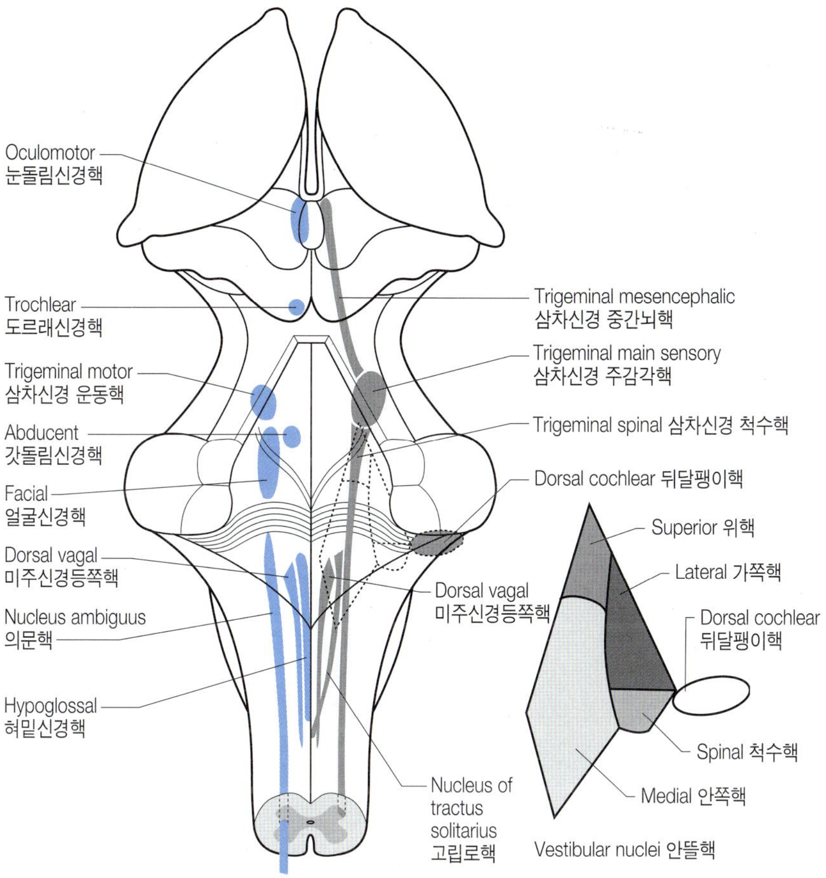

그림 13.16 뇌신경핵의 해부학적 위치와 상호관계에 대한 뒷면 영상

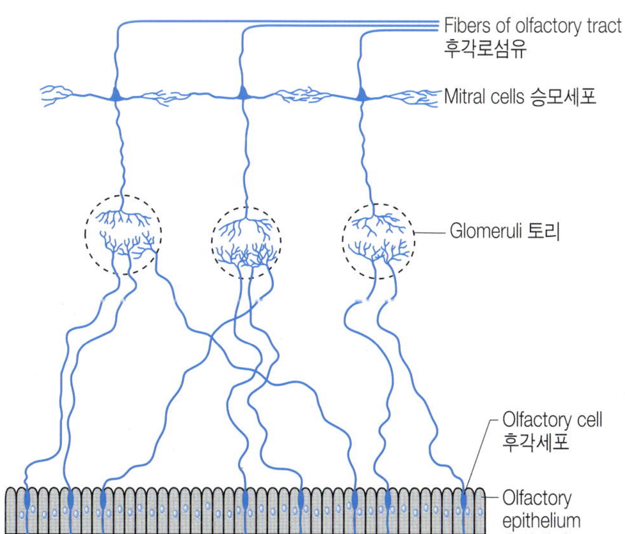

그림 13.17 후각기관의 해부학

시각신경(2번 뇌신경)

Optic nerve (CN II)

구조적으로 보면, 시각신경은 사실 신경이 아니며 망막으로부터 뒤통수겉질로 향하는 신경섬유의 투사로 계열이다. 고유시각신경을 형성하는 것은 망막신경절세포의 축삭이다. 이어서 축삭은 시각신경유두라고 하는 비반응성 영역을 거쳐 망막을 벗어나며 시각교차 쪽으로 가서 오른쪽 시야로부터 온 축삭과 왼쪽 시야로부터 온 축삭이 나뉘어 시각로가 된다. 망막에서 시각신경유두의 위치는 안쪽, 즉 코쪽으로 약 15° 되는 곳이다.

시각로는 시상 가쪽무릎체 쪽으로 투사되어 그곳에서 연접을 형성한다. 시상 신경세포로부터 투사되는 축삭은 시각부챗살이라 한다. 이 축삭은 시각겉질 신경세포에서 끝난다.

시각상은 눈 수정체를 지나면서 도립상과 반전상으로 되어 망막에 상을 형성한다. 위시야로부터 들어온 영상은 아래망막에 투사되고, 아래시야로부터 들어온 영상은 위망막에 투사된다. 왼쪽 시야는 각 눈의 오른쪽 반쪽망막을 향해 투사되므로 왼눈의 오른쪽 코쪽 반쪽망막과 오른눈의 귀쪽 반쪽망막이 영상을 받아들인다. 중심영상, 즉 시야의 초점이 도달하는 망막오목은 망막 중 망막세포 밀도가 가장 높은 곳이고 그렇기 때문에 시력이 가장 좋은 곳이다. 황반중

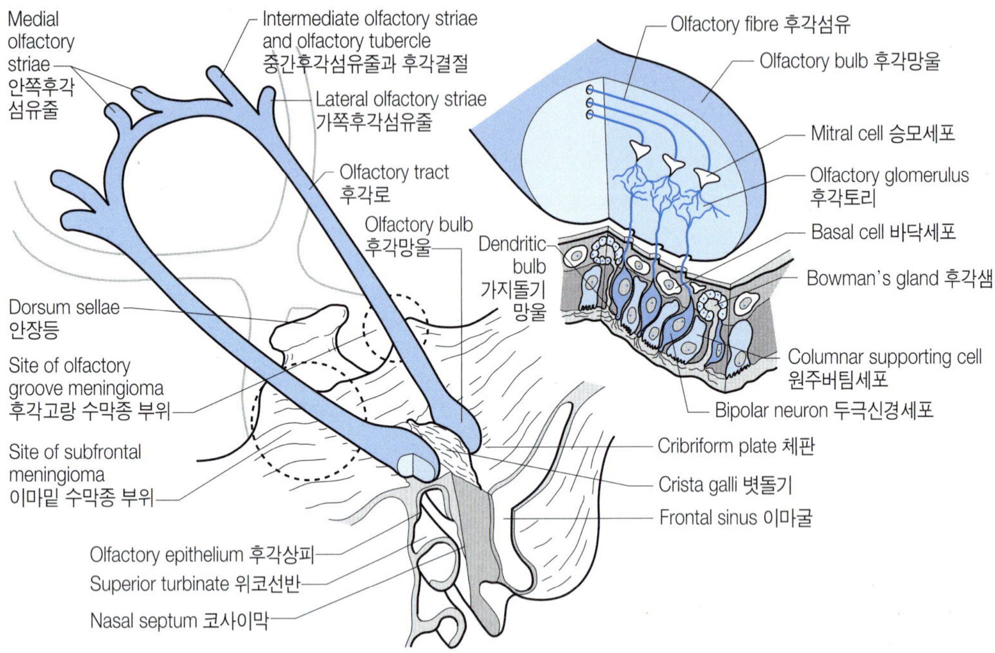

그림 13.18 후각경로와 후각망울

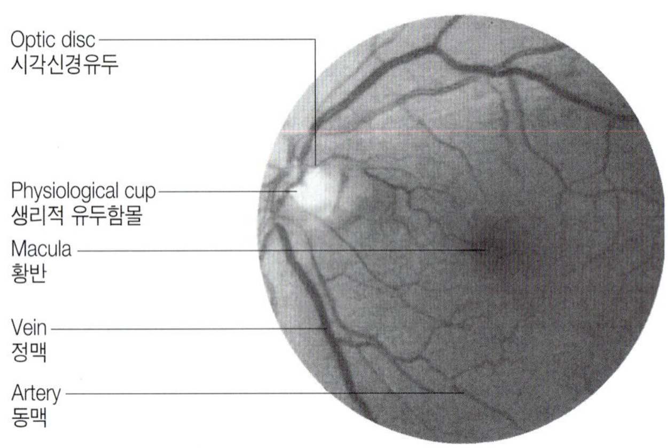

그림 13.19 정상 안저 모양

심오목은 전체 시야의 중심 1~2°에 해당하는 영상을 받아들이지만 시각신경 축삭의 약 50%에 해당하고 시각겉질 신경세포의 약 50%를 향해 투사된다. 황반은 오목 주변 부위로 이루어지며 마찬가지로 시력이 비교적 우수한 곳이다(그림 13.19).

막대세포와 원뿔세포는 빛자극에 대한 일차 수용체이며 색소상피세포에 인접한 망막의 가장 깊은 지점에 위치한다. 막대세포와 원뿔세포가 연접을 형성하는 두극신경세포는 이어서 신경절세포와 연접을 형성한다. 신경절세포는 감수영역이 넓고 운동에 잘 반응하는 M 세포와 감수영역이 좁고 미세한 세부내용과 색채에 잘 반응하는 P 세포로 더 분류할 수 있다(그림 13.20). 시각신경, 시각로, 시각부챗살 등을 따라 어느 지점에서든 손상이나 기능이상이 발생하면 특징적인 임상적 시야결손이 나타날 수 있다(그림 13.21). 시각신경에 대한 임상검사는 시력과 시야검사 등이 있다(Moore 1980, Wilson-Pauwels 등 1988).

눈돌림신경(3번 뇌신경)

Oculomotor nerve (CN III)

눈돌림신경은 중간뇌 눈돌림신경핵에서 시작해 적색핵을 지나고 위눈확틈새를 통과해 머리뼈를 빠져나와 눈의 위곧은근, 아래곧은근, 안쪽곧은근 등에 운동신경지배를 한다. 에딩거-베스트팔핵으로부터 나온 부교감신경 역시 이 신경의 축삭을 따라 진행해 부교감신경지배를 공급한다(Moore 1980, Wilson-Pauwels 등 1988)(그림 13.22).

도르래신경(4번 뇌신경)

Trochlear nerve (CN IV)

도르래신경은 아래둔덕 수준 눈돌림신경핵 바로 꼬리쪽에 위치한 도르래신경핵으로부터 시작된다. 축삭이 뒤로 빠져

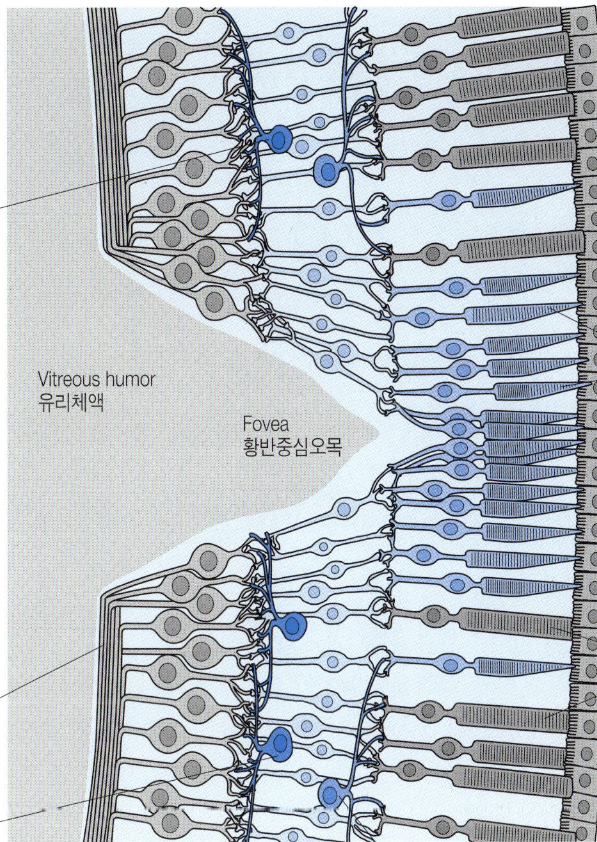

그림 13.20 망막의 해부학

나온 후 위숨뇌천장 부위에서 가로질러 소뇌다리를 빙 돌아 휘감은 후 위눈확틈새를 통과해 머리뼈를 빠져나가 눈의 위빗근에 신경지배를 한다(Moore 1980, Wilson-Pauwels 등 1988).

갓돌림신경(6번 뇌신경)

Abducens nerve (CN VI)

갓돌림신경 축삭은 다리뇌 꼬리쪽 부분 넷째뇌실 바닥 부위의 신경핵에서 시작된다. 축삭이 다리뇌를 통과해 진행한 후 앞으로 빠져나와 관자뼈 바위 부분을 따라 진행하고 해면정맥굴 바깥벽 쪽으로 가며 이곳에서 신경이 위눈확틈새를 통과해 머리뼈를 빠져나와 가쪽곧은근에 운동신경지배를 한다(Moore 1980, Wilson-Pauwels 등 1988).

눈운동 제어 Control of eye movement

눈운동 제어에 내해 이해하려면 꼭 기억해야 하는 사실은 눈운동은 모두가 시력이 최상인 중심오목에 의도한 대상을 유지하기 위해 설계되었다는 점이다. 의도한 대상을 분명하게 시각화하려면 대상이 중심오목에 비교적 안정된 상태로 유지되어야 하며, 몇 분 정도 각도 이내의 범위로 두 눈이 동시에 정렬되어야 한다(Leigh & Zee 1992). 정상 기능에 대해 이해를 하면 비정상 눈운동이 언제 왜 일어나는지 더 잘 이해할 수 있다. 안구는 정상적으로 원위치로 돌아가려는 경향을 보인다. 안구를 다른 어떤 위치로 유지하려면 바깥 눈근육을 정확한 비율에 따라 지속적으로 수축시켜야 한다.

눈이 새 표적을 향해 움직일 때에는 홱보기(saccade, 신속보기)라는 운동을 통해 이루어지며, 홱보기는 빠르고 터지

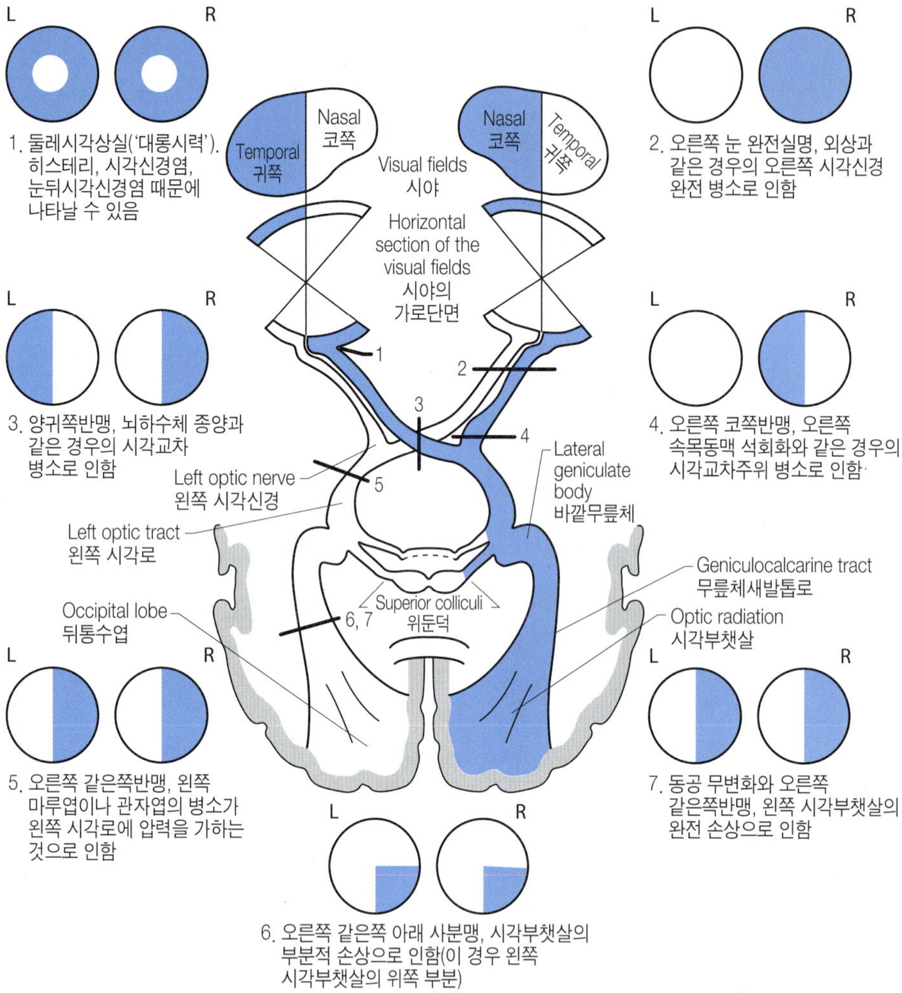

그림 13.21 시각계통 병소에 따른 시야결손

는 듯한 운동이다. 핵보기의 속도는 초당 700°에 이를 수 있으며 핵보기 운동 때에는 시각이 일시적으로 억제된다. 핵보기 프로그램은 위상기(pulse phase)와 긴장기(step phase)라고 하는 명확한 두 요소로 구성된다. 위상기는 활동전위의 폭발적인 활성이며 이를 통해 눈을 새로운 표적 쪽으로 움직인다. 긴장기는 활동전위의 새로운 발화속도이며 이를 통해 눈을 새 위치에서 유지시킨다(그림 13.23).

핵보기는 기본적으로 수평으로 혹은 수직으로 일어날 수 있다. *수평 핵보기(horizontal saccade)*의 돌발파 활성을 생성하는 곳은 다리뇌 정중곁그물체의 돌발파 신경세포이다. 돌발파 신경세포(burst neuron)가 발화하는 시기는 핵보기 직전부터 핵보기가 긴장기로 진입한 바로 그 시점까지이다. 돌발파 출력기간 사이에 돌발파 신경세포는 중간위치솔기핵 범휴지 신경세포(omnipause neuron)의 긴장성 억제를 받는다(Buttner-Ennever 등 1988). 범휴지 신경세포는 계속 방전을 해서 돌발파 신경세포를 억제하다가 자신이 휴지기로 들어가면 돌발파 신경세포가 탈억제되어 돌발파 활동전위를 발화하고 그 결과 눈이 핵보기 동작을 하게 되며, 이후 휴지 신경세포가 다시 발화를 시작해 돌발파 신경세포를 억제시킨다. 수평 핵보기의 긴장기를 조성한다고 생각되는 주시유지 신경망, 즉 신경통합기에서는 적절한 자세를 취하게 되는 핵보기 속도를 계산하고 특정 지점에 대한 주시를 유지하기 위해 바깥눈근육을 적절하게 수축시킨다. 안쪽안뜰핵, 소뇌타래, 혀밑신경전위치핵 등은 수평운동의 신경통합계통에서 중요한 구성요소이다(Zee 등 1981, Cannon & Robinson 1987)(그림 13.24).

*수직 핵보기(vertical saccade)*의 돌발파 활성을 생성하는 곳은 안쪽세로다발의 입쪽 사이질핵(riMLF) 돌발파 신경세포이다(Buttner-Ennever 등 1988). 이 핵의 위치는 중간뇌 수도관의 배쪽, 적색핵앞 부위이며 중간뇌와 시상의 이음부

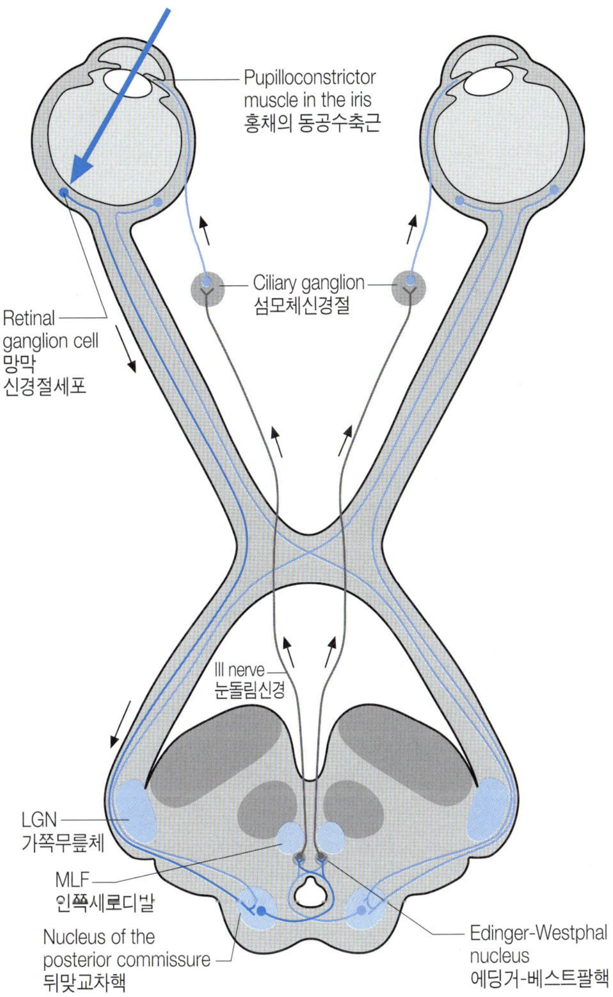

그림 13.22 눈돌림신경의 진행로

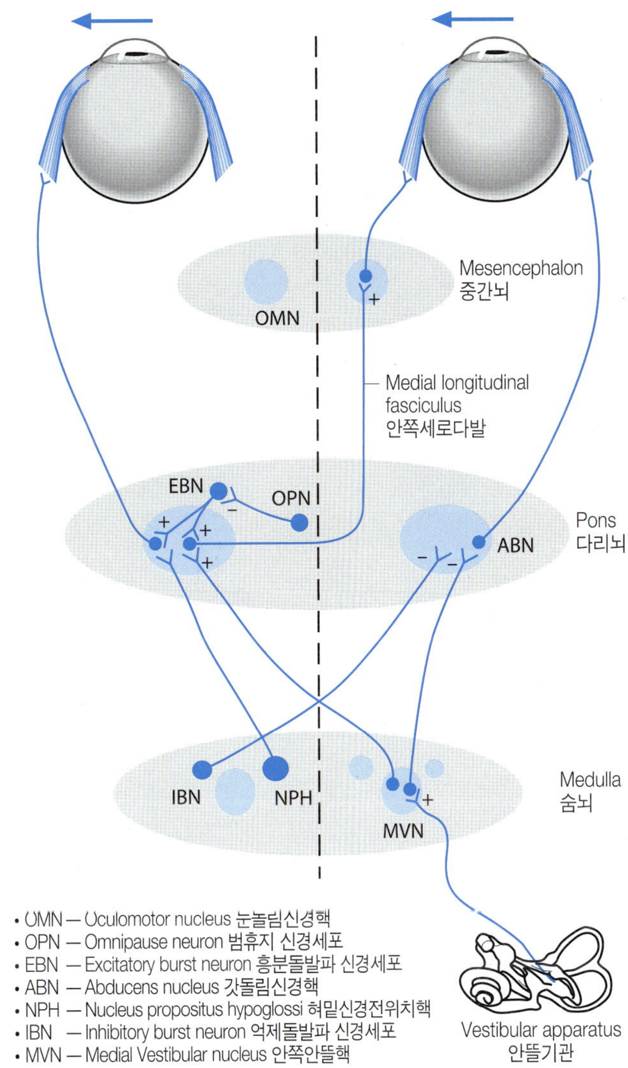

그림 13.24 수평 눈운동 발생 관련 요소

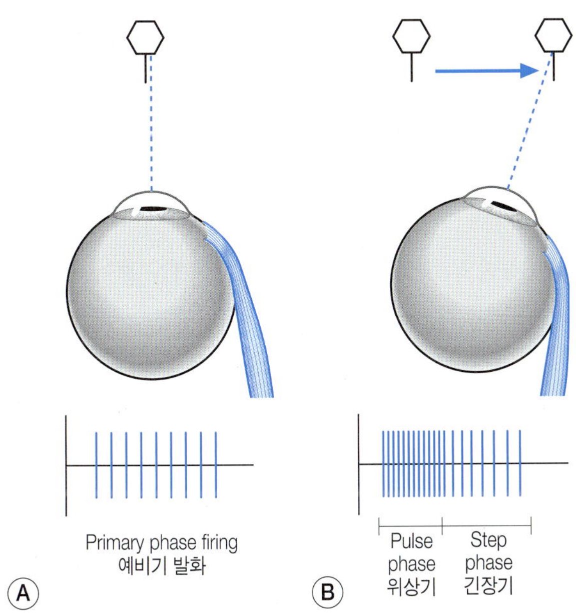

그림 13.23 눈운동에서 시기별 신경활성화

에 해당한다. 이 핵의 활성은 다리뇌 정중곁그물핵, 중간위치솔기핵의 범휴지 신경세포, 반대쪽 안뜰핵으로부터의 입력 등에 의해 달라진다. 안쪽세로다발의 입쪽 사이질핵(riMLF)은 같은쪽 눈돌림신경핵(3번 뇌신경), 도르래신경핵(4번 뇌신경) 쪽으로 투사된다. 안쪽세로다발의 입쪽 사이질핵(riMLF)은 왼쪽 핵과 오른쪽 핵이 중간뇌의 뒤맞교차와 앞맞교차를 통해 상호연결된다. 위곧은근과 아래빗근에 신경지배를 제공하는 올림근 핵의 섬유는 뒤맞교차 경로를 지나고, 아래곧은근과 위빗근에 신경지배를 제공하는 내림근 핵으로 향하는 투사연결은 앞맞교차 경로를 지난다. 수직 확보기 운동의 속도 명령을 통합하는 것은 카할사이질핵이다(Fukushima 등 1990)(그림 13.25).

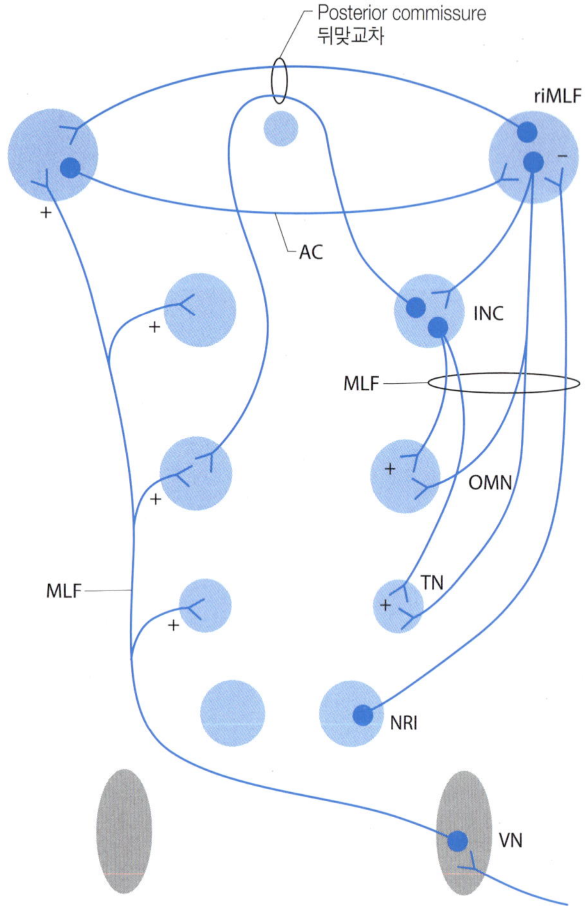

- INC — Interstitial nucleus of Cajal 카할사이질핵
- MLF — Medial longitudinal fasciculus 안쪽세로다발
- OMN — Oculomotor nucleus 눈돌림신경핵
- NRI — Nucleus raphe interpositus 중간위치솔기핵
- AC — Anterior commissure 앞맞교차
- TN — Trochlear nucleus 도르래신경핵
- VN — Vestibular nucleus 안뜰핵
- riMLF — Rostral interstitial nucleus of the medial longitudinal fasciculus 안쪽세로다발의 입쪽 사이질핵

그림 13.25 수직 눈운동 발생 관련 요소

겉질의 홱보기 눈운동 조정 Cortical modulation of saccadic eye movements

겉질의 홱보기 눈운동 조정 역시 정상적 시각에 필수적인 요소이다. 이마엽의 세 영역이 홱보기 제어에서 역할을 한다. 즉 이마엽눈영역(frontal eye field, FEF), 보조눈영역(supplementary eye field), 등쪽가쪽 이마앞겉질(dorsal lateral prefrontal cortex) 등이다. 이마엽눈영역(FEF)을 구성하는 신경세포 집단은 브로드만 8번 영역 뒤 영역이며, 홱보기 운동 전에 방전하고 이전에 보았던 혹은 기억하는 표적 쪽으로의 홱보기 운동을 개시하는 데에서 역할을 한다고 생각된다(Bruce & Goldberg 1985). 이들 신경세포가 흥분하면 그 결과 반대쪽 홱보기가 생긴다. 보조눈영역 신경세포는 등쪽안쪽 이마엽에 위치하며 홱보기가 복합학습행동의 일부분이 되도록 계획을 짠다(Mann 등 1988). 등쪽가쪽 이마앞 겉질은 기억하는 표적 위치 쪽으로의 홱보기에 대해 계획을 짜는 것과 관계된다(Boch & Goldberg 1989).

부드런따라보기 제어 Control of smooth pursuit

부드런따라보기(smooth pursuit, 추종보기) 운동을 통해 움직이는 대상물을 볼 수 있다. 홱보기보다 훨씬 느리고 최대 속도는 초당 100°에 이를 수 있다. 부드런따라보기 운동은 수의적 조절을 받지 않는다. 부드런따라보기 활동은 중간관자엽과 위안쪽관자엽 시각영역에서 조정되는 것으로 보인다. 이들 영역 겉질은 등쪽가쪽 다리뇌핵로 투사된다(Suzuki 등 1990). 등쪽가쪽 다리뇌핵의 투사연결이 향하는 소뇌타래, 소뇌벌레목젖, 등쪽 소뇌 등에서 부드러운 동작을 계산하고 보정한다.

눈운동에 대한 소뇌의 영향 Cerebellar influences on eye movements

소뇌는 눈 제어에서 두 가지 기본적인 조작과 관계된다. 첫째는 시각획득과 관련하여 실시간 위치로 눈을 제어하는 것에서의 역할이고, 둘째는 장기적응 제어기전으로 눈돌림계통을 조절하는 것과 관련된다(Leigh & Zee 1991).

눈이 현재 받아들이는 자극에 대해 눈의 운동이 적절하게 이루어지도록 확실히 하는 것이 소뇌의 기능이다. 안뜰소뇌의 소뇌타래에 위치한 푸르킨예세포(Purkinje cell, 조롱박세포)는 머리가 고정되어 있든 움직이든 부드런따라보기 추적운동 때 눈운동 속도에 따라 방전한다. 예를 들어, 우리는 머리를 가만히 두고 움직이는 대상물에 고정해 주시할 수 있다. 이 경우 우리 눈은 시야를 가로질러 대상물을 부드럽게 따라가야 한다. 혹은 고정된 대상물에 눈을 고정하고 머리를 돌릴 수 있다. 이 경우에도 우리 눈은 반대방향으로 또한 머리가 돌아가는 것과 동일한 속도로 부드럽게 추적해야 표적에 대한 초점을 유지할 수 있다(Zee 등 1981). 홱보기 눈운동 때 눈확에서 눈의 위치와 관련해 다른 여러 신경세포가 방전한다. 양쪽의 긴밀한 통합이 역시 중요하기는 하

요점 13.10 Quick facts

각막반사(Corneal reflex)

1. 확보기 겨냥이상(saccadic dysmetria)은 확보기의 표적 지나침 혹은 표적 못미침이다. 이러한 병소는 소뇌 꼭지핵 등 쪽벌레 병소의 특징이다. Wallenberg 증후군에서 나타나는 특징적인 겨냥이상 양상은 병소 쪽으로의 지나침 확보기와 반대쪽으로의 못미침 확보기이다. 순수한 수직 확보기를 시도하면 확보기에 부적절한 수평요소가 나타나 그 결과 눈이 병소 쪽으로 변이, 즉 표류한다.
2. 확보기 속도 저하는 대개 돌발파 신경세포의 기능이상과 관련된다. 느린 수평 확보기는 다리뇌의 수평 확보기 신경세포와 관련되며, 느린 수직 확보기는 중간뇌 수직 확보기 신경세포와 관련된다. 올리브다리뇌소뇌위축(olivopontocerebellar atrophy)이나 진행핵상마비(progressive supranuclear palsy)와 같은 질병이 이들 신경세포를 각각 손상시킬 수 있다.
3. 확보기 운동의 위상기와 긴장기의 불일치 때문에 눈의 확보기후 변이, 즉 글리사드(glissade, 미끄럼) 현상이 나타날 수 있다. 안뜰소뇌 입력의 기능이상에 동반되어 나타나는 질환이다
4. 눈신경 마비, 중증근육무력증, 눈 근육병증 등의 장애 때 느린 못미침 확보기와 글리사드가 함께 나타날 수 있다.
5. 이마엽이나 마루엽 기능이상 때문에 확보기의 활동잠재기가 길어질 수 있다. 헌팅톤병, 핵상마비, 알츠하이머병에서 이런 확보기가 보고되었다.
6. 확보기 진동(saccadic oscillation)이란 수평면에 국한된 눈떨림(ocular flutter, 안구조동)과 수직 혹은 비틀림 방향과 같은 다중방향 눈간대경련(opsoclonus)을 말한다. 여러 유형의 뇌염과 신경모세포종 등에서 그리고 일부 독소와 관련해서 이들 병소가 보고되었다.

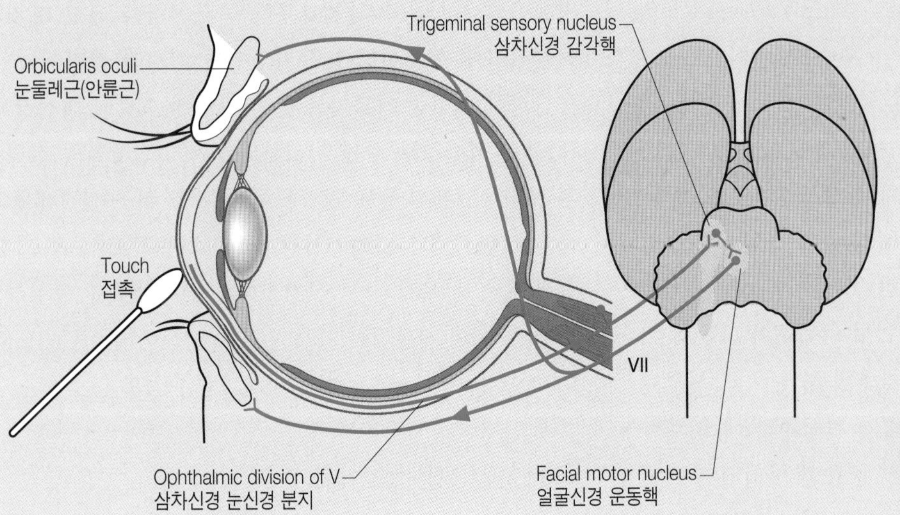

그림 13.26 각막반사(corneal reflex)

지만 눈운동에서 각 눈의 제어를 담당하는 것은 대부분 반대쪽 소뇌이다. 예를 들어, 오른쪽 눈의 부드러운 따라보기 운동과 중심부로 돌아오는 확보기 눈운동은 왼쪽 소뇌의 조절제어를 받는다.

확보기 눈운동 장애 Disorders of saccadic eye movement

확보기 눈운동 장애는 눈운동의 정확성, 속도, 잠재기, 안정성이 문제될 수 있다.

부드런따라보기 장애 Disorders of smooth pursuit

부드런따라보기 장애는 소뇌나 뇌줄기 기능이상과 연관되는 경우가 많다. 느린 격동 확보기 동작은 약물처치 혹은 소뇌자극 감소로 인한 생리적 활성화 감소와 연관될 수 있다.

*눈떨림(nystagmus)*은 눈이 반복적으로 이쪽저쪽으로 움직이는 것이며, 움직이는 차에서 창밖을 내다보거나 눈운동 검사띠와 같은 대상물을 눈 앞에서 움직이면 생기게 할 수 있다. 부적절한 눈떨림이 나타난다면 이것은 표적을 망막

중심오목 위치에 일정하게 유지하는 기전의 기능이상을 의미한다. 이 기전에는 안뜰계통, 신경통합기, 따라보기 제어계통 등의 여러 영역이 관계된다. 다양한 눈떨림 양상이 나타날 수 있으며 특정 기능이상 영역과 관계된다.

1. 말초 안뜰기관의 병소나 기능이상은 대개 수평 눈떨림을 일으키며 병소 쪽 저속기를 나타낸다.
2. 상방눈떨림은 대개 다리뇌숨뇌 이음부나 다리뇌중간뇌 이음부 혹은 넷째뇌실 주변 여러 영역의 병소 혹은 기능이상을 나타낸다.
3. 하향눈떨림은 대개 소뇌 퇴행병소나 Arnold-Chiari 기형과 같은 머리목 이음부 근처 여러 영역의 질병이나 기능이상을 나타낸다.

삼차신경(5번 뇌신경)

Trigeminal nerve (CN V)

삼차신경의 세 투사 분지는 머리와 얼굴에서 각기 다른 영역을 신경지배한다. 눈신경 분지는 눈 중간점으로부터 양쪽 귀 수준의 이마 머리뼈 끝 부위까지 감각신경지배를 한다. 위턱신경 분지는 윗입술로부터 눈 아래 반쪽 부위까지 그리고 코점막에 대해 감각신경지배를 한다. 아래턱신경 분지는 입 속, 혀, 치아, 아래턱 피부 등, 그리고 바깥귀와 바깥귀길, 수막 등의 일부 영역에 대해 신경지배를 한다. 감각신경세포는 삼차신경절, 즉 Gasser 신경절(반월신경절)에 위치한다. 삼차신경 운동핵의 운동신경세포는 중간 다리뇌 부위에 위치하며 운동신경지배를 하는 씹기근육에는 깨물근, 관자근, 안쪽날개근과 가쪽날개근 등이 있다. 귀신경절 신경세포는 고막긴장근과 입천장긴장근 등에 운동섬유를 공급한다. 삼차신경섬유는 턱목뿔근 그리고 두힘살근의 앞힘살 쪽으로 턱목뿔신경을 거쳐 운동신경지배를 한다(Moore 1980, Wilson-Pauwels 등 1988). 눈신경 분지 신경섬유는 각막 감각을 중계하며 각막반사(corneal reflex)의 들고리 작용을 한다(4장 참조)(그림 13.27).

얼굴신경(7번 뇌신경)

Facial nerve (CN VII)

얼굴신경은 얼굴표정근육 쪽으로 운동신경지배를 한다. 얼굴신경 신경세포는 꼬리쪽 다리뇌의 얼굴신경핵에 위치한다. 얼굴신경은 다리뇌숨뇌 이음부 뇌줄기를 배쪽가쪽으로 빠져나오고 거미막밑공간을 따라 진행해 속귀길 속으로 들어가며 귀길을 거쳐 진행해 얼굴신경관에 도착하고 이어서 붓꼭지구멍을 거쳐 머리뼈를 빠져나온다. 얼굴신경은 눈 주위 근육에 신경지배를 함으로써 각막반사의 날신경 요소 역할을 한다. 무릎신경절은 얼굴신경 무릎 부위에 있으며 같은쪽 혀의 앞쪽 2/3로부터 미각감각을 받아들이는 신경세포가 들어 있다.

얼굴신경의 부교감신경 날신경투사는 중간신경으로부터 시작되며, 턱밑샘과 눈물샘 쪽으로 향하는 운동축삭에 해당한다. 운동섬유는 두 개의 신경절 쪽으로 두 가지 경로를 타고 투사된다. *턱밑샘(submandibular gland)* 쪽으로 향하는 운동투사는 숨뇌 위침분비핵 신경세포로부터 나온다. 이 신경세포의 축삭은 뇌줄기로부터 중간신경을 타고 빠져나와 얼굴신경에 합해지며 붓꼭지구멍에 이르러 갈라지는 고실끈신경이 고실을 가로지른 후 혀신경에 도달해 혀신경과 합류한다. 혀신경과 함께 진행하다가 턱밑신경절의 신경절이후 신경세포에 도달해 연접을 형성한다. 이곳 신경세포의 축삭은 턱밑샘에 분비촉진신경지배를 하는 혀신경을 거쳐 턱밑샘 쪽으로 투사된다. 신경절이후 신경세포가 활성화되면 그 결과 샘의 세동맥이 확장되고 침 생산이 늘어난다(Moore 1980, Wilson-Pauwels 등 1988)(그림 13.28).

속귀신경(8번 뇌신경)

Vestibulocochlear nerve (CN VIII)

속귀신경, 즉 전정와우신경은 그 명칭에 보이듯이 안뜰신경(전정신경) 부분과 달팽이신경(와우신경) 등 두 신경으로 구성된다.

타원주머니(utricle) 털세포 축삭은 위안뜰신경절에서 연접을 형성한다. 이제 위안뜰신경절 신경세포 축삭은 위안뜰신경을 형성한다. 이 축삭은 둥근주머니(saccule)로부터 나오는 아래안뜰신경 축삭, 달팽이신경과 함께 같은쪽 속귀신경을 형성한다(14장 참조).

달팽이신경은 나선신경절 두극세포 축삭으로부터 시작되며 앞달팽이핵 혹은 뒤달팽이핵에서 끝난다(Moore 1980, Wilson-Pauwels 등 1988).

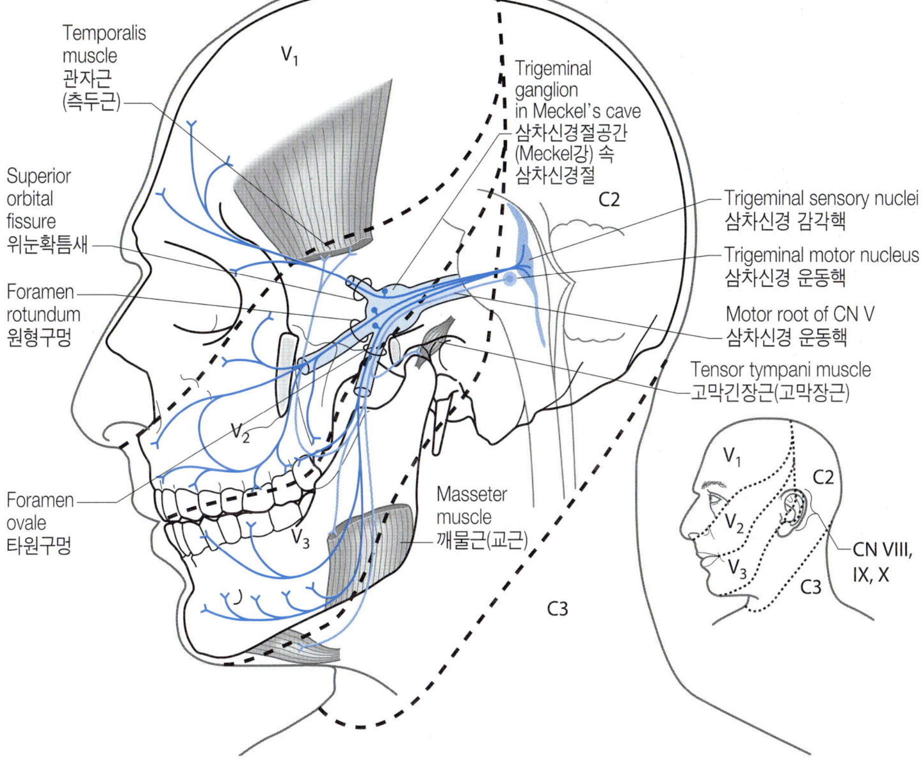

• V1(ophthalmic) — 삼차신경 제1분지(눈신경)
• V2(maxillary) — 삼차신경 제2분지(위턱신경)
• V3(mandibular) — 삼차신경 제3분지(아래턱신경)
• CN VIII, IX, X — 8번, 9번, 10번 뇌신경

그림 13.27 삼차신경(5번 뇌신경)의 분포

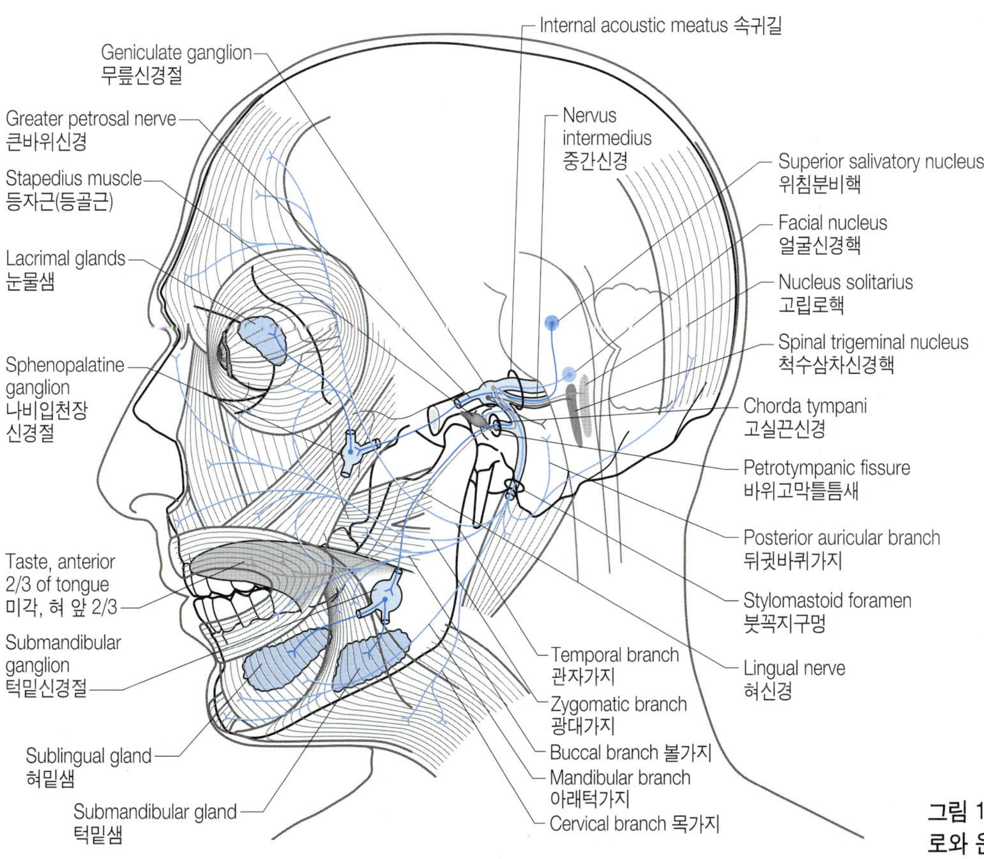

그림 13.28 얼굴신경(7번 뇌신경) 감각경로와 운동경로의 분포

달팽이 Cochlea

달팽이(cochlea)의 구성요소는 나선형으로 배열되고 속에 액체가 차 있는 3개의 관이며 이를 중간계단, 고실계단, 안뜰계단이라고 한다. 소리 압력파가 전달되는 곳은 등자뼈이며, 등자뼈는 둥근창(달팽이창)에 대해 피스톤 작용을 해서 달팽이 부분을 누르고 고실계단의 압력이 상승한다. 이렇게 압력이 상승하면 그 결과 둥근창이 밖으로 휜다. 액체의 위아래 움직임을 고실계단과 중간계단 사이의 바닥판에서 검출한다.

나선기관 Organ of Corti

나선기관(organ of Corti)에는 16,000개의 털세포가 속에 1개 열, 바깥에 3개 열 등 모두 4개 열을 지어 들어 있다. 털세포는 아교덮개막 속으로 투사되며 모두 함께 약 30,000개의 들신경섬유와 여러 날신경섬유종말을 지지한다. 털세포가 긴 쪽 가장자리를 향해 움직이면 흥분되고 긴 쪽 가장자리로부터 멀어지거나 아래쪽으로 휘면 억제된다.

기계적 변환기 Mechanical transduction

등자뼈 발판이 밀고 당기는 피스톤처럼 작동해서 압력파가 안뜰계단 액체 속으로 전달되도록 한다. 압력파가 달팽이 부분을 누르고 그 결과 고실계단 압력이 증가되며 원형창이 밖으로 굽어진다. 액체의 위아래 움직임이 바닥판으로 전달되고 그 결과 털세포 부동섬모가 휜다. Ca^{++}과 K^{+}이 부동섬모 끝의 통로를 통해 들어가고('gating spring' 혹은 'tip link') 그 결과 수용체전위가 생긴다. 달팽이기관과 안뜰기관 털세포는 소리와 가속도를 전기반응으로 변환시킨다. 부동섬유가 기계적으로 휘어져 이온통로가 열리면 신경전달물질 화합물을 분비해 신경섬유종말을 활성화함으로써 연접종말처럼 작동한다. 들신경섬유에서 강도, 시간 흐름, 주파수 등을 부호화한다.

앞달팽이핵(VCN) Ventral cochlear nucleus (VCN)

앞달팽이핵(ventral cochlear nucleus, VCN)을 구성하는 두 개의 주요 세포유형은 헬리콥터 세포라고도 하며 일정하고 규칙적인 율동파를 발생시켜 자극주파수를 표시하는 별세포(stellate cell)와 오직 한 차례만 활동전위를 발생시켜 소리의 시작을 표시하는 덤불세포(bushy cell) 등이다. 즉 이들 세포는 청각자극의 시간에 대해 정확한 정보를 제공하며 소리자극의 수평축상 위치파악에 관계된다(방위각).

달팽이신경핵의 여러 신경세포는 공통의 목적을 위해 작동하는 특정 중계핵으로 평행경로를 따라 투사된다. 앞달팽이핵을 구성하는 두 개의 주요 부분은 다음과 같다.

1. *앞달팽이핵 앞부분* — 이 부분이 가장 두드러지게 출력을 내며 앞청각섬유줄과 마름섬유체를 거쳐 위올리브복합체(안쪽 부분과 가쪽 부분)를 향해 투사된다. 앞달팽이핵 앞부분은 달팽이신경의 상행 가지로부터 입력을 받는다.
2. *앞달팽이핵 뒤부분* — 이 부분의 축삭은 중간청각섬유줄을 거쳐 가쪽 위올리브로 그리고 마름섬유체로 향한다.

뒤달팽이핵(DCN) Dorsal cochlear nucleus (DCN)

뒤달팽이핵(dorsal cochlear nucleus, DCN)은 귀울림의 생리학과 관련된 조기 청각처리에서 중요한 곳이다. 실험동물에서 확인된 바에 의하면 뒤달팽이핵은 뇌줄기 자유면에 평행인 다음과 같은 3개의 층으로 구성된다.

1. 분자층
2. 방추세포층
3. 깊은 뒤달팽이핵 층

첫째 층과 둘째 층은 경우에 따라 뒤달팽이핵의 얕은층이라 부르기도 한다. 수레바퀴 세포(cartwheel cell)와 별세포(stellate cell)를 비롯한 억제 사이신경세포와 과립세포 축삭이 형성하는 평행섬유가 분자층을 주로 구성한다. 그래서 뒤달팽이핵 얕은층은 해부학적 구성이 소뇌이랑의 해부학적 구성과 여러 모로 비슷하다고 생각된다.

뒤달팽이핵의 얕은층은 청각정보만을 받는 것이 아니라 안뜰들신경을 비롯한 비청각정보 역시 받으며 안뜰들신경은 주로 둥근주머니와 몸감각으로부터 입력된다. 얕은층 내에서 과립세포는 Ⅳ형 단위와 억제 사이신경세포와 흥분성 연결을 만든다(특히 수레바퀴 세포). 이어서 수레바퀴 세포는 IV형 단위와 억제성 연결을 형성한다. IV형 단위는 뒤달팽이핵의 출력세포이며 섬유띠바깥경로의 여러 요소와 섬유띠경로 속 일부 신경세포로 투사된다. IV형 단위의 발화빈도 상승은 귀울림 삽화의 발현에 연관된다고 알려졌으며 이들 신경세포는 소리에 매우 민감하다. 뒤달팽이핵의 깊은 층에서는 두 개의 억제사이신경세포 회로가 확인되었다.

1. II형 단위(깊은 뒤달팽이핵 구역의 수직세포에서 시작한다고 생각됨)
2. 앞달팽이핵 뒤부분 구역의 세포를 지적하는 증거가 존재하는 광대역 억제인자

II형 단위는 자연발화속도가 매우 낮으며 광폭소음에 대해 매우 약한 반응을 보인다. 주로 최적주파수 음조에 반응하며 뒤달팽이핵 IV형 단위를 억제한다. 또한 앞달팽이핵 다극세포나 덤불세포와 억제성 연결을 형성한다고도 생각된다.

안쪽 위올리브(MSO) Medial superior olive (MSO)

이 핵에서는 수평축을 따라 소리출처의 위치를 확인하며 10μs 정도로 작은 양귀간 도달시간차를 구별하고 그 결과 위치를 몇 도 정도 범위까지 구별한다.

소리출처가 정중시상면에 위치하면 두 귀를 동시에 흥분시킨다. 반대쪽 앞달팽이핵 앞부분(AVCN)이 안쪽 위올리브 전반에 걸쳐 순차적으로 여러 신경세포를 흥분시킨다. 한쪽

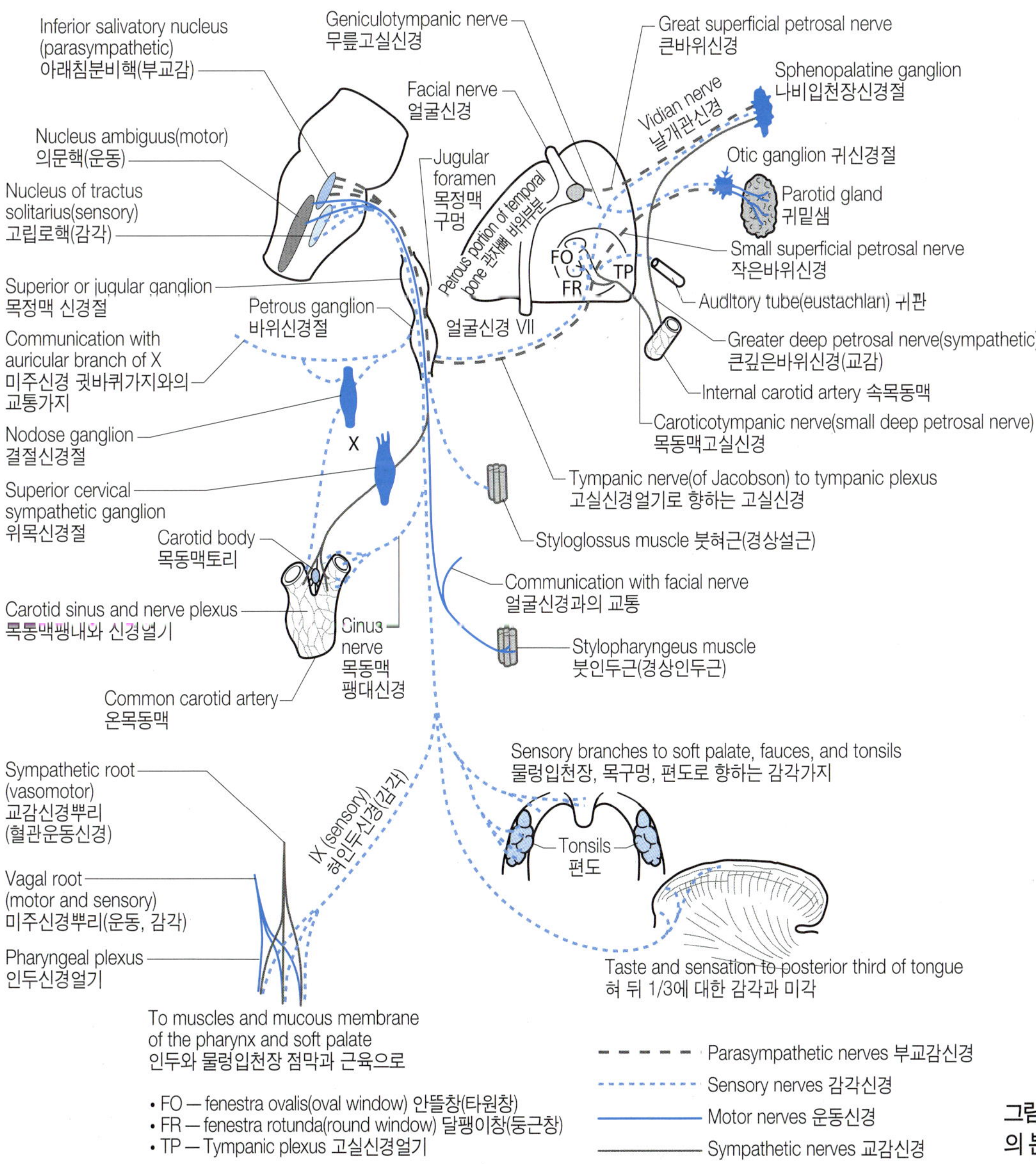

그림 13.29 혀인두신경(9번 뇌신경)의 분포

귀로부터의 입력은 안쪽 위올리브(medial superior olive, MSO) 신경세포를 문턱값까지 흥분시키기에 충분치 못하며 그래서 양귀간 도달시간차는 반대쪽 귀로부터의 전도시간상 지연에 의해 정확하게 맞균형이 맞추어진다.

결국 동시에 들어오는 흥분성 소리 전위에 의해 안쪽위올리브(MSO) 신경세포가 문턱값에 도달하고 소리출처의 위치에 대한 수평축상 지도가 안쪽위올리브에 배열된 신경세포에 형성된다.

가쪽위올리브(LSO) Lateral superior olive (LSO)

가쪽위올리브(lateral superior olive, LSO) 영역은 소리의 위치확인에 관계하지만 어디에서 소리가 나오는지를 계산할 때 양귀간 도달시간차가 아니라 강도신호를 활용한다.

가쪽위올리브가 받아들이는 입력은 양쪽 달팽이핵에서 나오며 같은쪽은 직접적으로 입력되고 반대쪽은 마름섬유체핵을 거쳐 입력된다. 두 입력은 서로 대항적이다.

가쪽위올리브의 각 신경세포는 한쪽 귀에 도달한 자극강도가 반대쪽 귀에 도달한 자극강도보다 특정 양만큼 클 때 가장 잘 반응한다. 머리가 장파장보다 단파장을 더 잘 흡수하기 때문에 가쪽올리브는 고주파 신호를 처리하는 데에 더 효율적이다. 이로 인해 양쪽 귀 사이의 강도차이가 더 분명해진다. 저주파 신호는 안쪽 올리브에 의해 더 효율적으로 처리된다.

아래둔덕 Inferior colliculus

가쪽섬유띠에는 위올리브핵과 반대쪽 뒤달팽이핵으로부터 뒤청각섬유줄을 거쳐 오는 축삭이 지난다. 아래둔덕의 등쪽구역은 청각입력과 몸감각입력 모두를 받아들이고 중심핵은 음조배열 지도를 형성하는 여러 층으로 구성된다.

연구논문에서는 다중양식 부분이 아래둔덕 바깥핵을 가리키는 말로 사용되기도 하며 섬유띠바깥 경로의 일부분을 형성한다.

안쪽무릎핵(MGN) Medial geniculate nucleus (MGN)

아래둔덕 중심핵은 아래둔덕팔을 통해 안쪽무릎핵(medial geniculate nucleus, MGN) 주핵 쪽으로 투사된다. 안쪽무릎핵 주핵 신경세포는 Heschl 가로뇌이랑 일차청각영역으로 투사된다(A1 즉 41, 42번 영역). 안쪽무릎핵의 나머지 부분은 다중양식성이며 섬유띠바깥경로의 일부를 형성한다.

청각겉질의 형성력 Plasticity in the auditory cortex

공간영역 어느 쪽으로부터든 들어온 청각입력이 처리될 때 각 대뇌반구의 역할을 생각해보자. 이것은 시각계통에서의 독립 눈우세기둥(ocular dominance column)과 비슷하다.

귀울림은 환상청각이며 속귀 달팽이로부터 일정 수준의 들길차단 이후 청각겉질의 재구성 때문에 일어날 수 있다고 지적되어 왔다. 달팽이 병소로 인해 특정 범위의 주파수에 해당하는 부분이 상실되면 그 결과 해당하는 겉질 영역이 인근의 소리표상영역으로 대체되면서 청각겉질의 재구성이 일어난다(McIntosh & Gonzalez-Lima 1998).

혀인두신경(9번 뇌신경) Glossopharyngeal nerve (CN IX)

혀인두신경은 위숨뇌 배쪽가쪽을 따라 몇 개의 잔뿌리가 되어 뇌줄기를 빠져나오며, 다리뇌숨뇌 이음부 아래쪽으로 뇌줄기를 빠져나오는 속귀신경 잔뿌리의 바로 밑 부위에 해당한다. 이어서 혀인두신경은 거미막밑공간을 가로질러 목정맥구멍을 거쳐 머리뼈 밖으로 빠져나온다. 다음과 같은 여러 기능을 담당한다(Moore 1980, Wilson-Pauwels 등 1988)(그림 13.29).

1. 혀 뒤쪽 1/3로부터의 미각은 입쪽 고립로핵 혹은 미각핵을 거치고,
2. 혈압과 혈액 가스에 대한 정보는 목동맥토리의 화학수용체와 압력수용체를 거치고 꼬리쪽 고립로핵 혹은 심장호흡핵을 거치며,
3. 가운데귀, 바깥귀길, 인두, 혀 뒤쪽 1/3로부터의 촉각, 통증, 체온 관련 감각은 아래혀인두신경절과 위혀인두신경절을 거치고,
4. 귀밑샘에 대한 부교감신경지배는 아래침분비핵, 작은바위신경, 귀신경절 등을 거치며,
5. 붓인두근에 대한 운동신경지배는 숨뇌 의문핵을 거친다.

요점 13.11 Quick facts

자세변화중 혈압조절

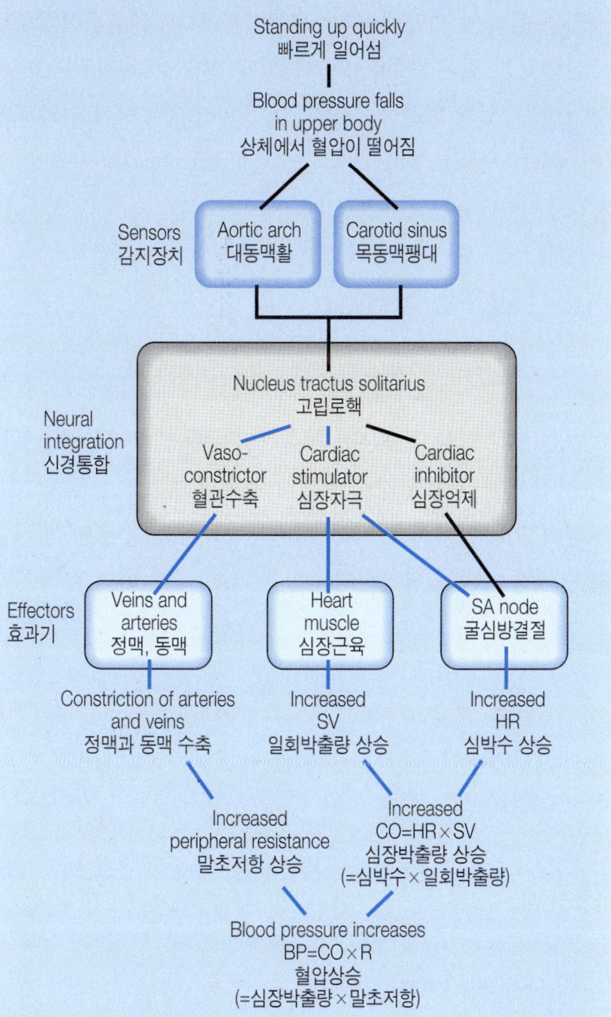

그림 13.30 자세변화 중 혈압조절

미주신경(10번 뇌신경)

Vagus nerve (CN X)

미주신경은 아래올리브와 아래소뇌다리 사이에서 숨뇌의 배쪽가쪽으로부터 빠져나온다. 미주신경은 거미막밑공간을 가로지르고 목정맥구멍을 거쳐 머리뼈 밖으로 빠져나간다.

*인두운동투사(branchial motor projection)*는 인두와 후두 근육 쪽으로 향하는 운동신경 등이 해당되며, 숨뇌 의문핵으로부터 시작된다. 인두운동 요소는 구역반사와 삼킴 동작을 담당하는 인두근육, 성대를 제어하는 후두근육 등이다. 후두근육은 되돌이후두신경과 위후두신경 등 두 개의 미주신경 가지에 의해 신경지배를 받는다. 되돌이후두신경은 대동맥 주변으로 휘어져 내려갔다가 후두 쪽으로 올라오고 심장이나 대동맥의 문제와 관련하여 영향을 받아 음색이 거칠어지거나 변할 수 있기 때문에 임상적으로 중요하다(그림 13.31, 13.32).

미주신경의 *부교감운동투사(parasympathetic motor projection)*는 미주신경등쪽핵 신경세포로부터 시작된다. *심장가지*는 억제성이며 심장에서 심박동 속도를 늦추는 작용을 한다. *허파가지*는 흥분성이며 허파에서 기관지 민무늬근육의 수축을 일으키는 작용을 한다. *위가지(gastric branch)*는 위 근육과 샘에 대해 흥분성이며 날문조임근(pyloric sphincter, 유문괄약근)에 대해 억제성이다. *창자가지*는 창자간막신경얼기, 즉 아우어바흐신경얼기(Auerbach' s plexus)와 점막밑신경얼기, 즉 마이스너신경얼기(Meissner' s plexus)로부터 시작되고, 창자, 막창자(맹장), 막창자꼬리(충수), 오름잘록창자(상행결장), 오른잘록창자굽이, 가로잘록창자의 대부분 등의 근육과 샘에 대해 흥분성이고 돌막창자조임근에 대해 억제성이다(그림 13.31). 미주신경 분포가지 중 대부분에 대한 신경절은 효과기 가까운 곳에 위치하고 종말신경절이라 부른다.

미주신경의 *일반몸감각투사(general somatic sensation projection)*에서는 인두, 천막아래수막, 그리고 바깥귀길의 작은 부분 등에서 통증, 온도, 촉각감각을 검출한다. 신경세포체는 아래신경절(nodose ganglion)과 위신경절(jugular ganglion)에 위치한다. 이들 신경절은 척수 뒤뿌리신경절에 견줄만한 부분이다(그림 13.31).

미주신경의 *내장감각투사(visceral sensory projection)*는 미각감각을 후두덮개와 인두로부터 입쪽 고립로핵(미각중추) 쪽으로, 화학수용체와 압력수용체 입력을 대동맥활 수용체로부터 꼬리쪽 고립로핵(심장호흡중추) 쪽으로 전달한다. 신경세포체는 아래신경절에 위치한다(Moore 1980, Wilson-Pauwels 등 1988)(그림 13.31).

더부신경(11번 신경핵)

Accessory nerve (CN XI)

더부신경은 일부 투사섬유가 목뼈 부위에서 시작해 위로 올라온 후 뇌신경 가지와 함께 목정맥구멍을 거쳐 머리뼈를 빠져나오기 때문에 척수더부신경이라 하며, 미주신경에 부속되는 신경이다. 더부신경의 뇌신경 부분은 꼬리쪽 의문핵에서 시작해 숨뇌 가쪽면을 지나 빠져나와 진행해 목정맥구멍을 거치며 목정맥구멍에서 미주신경에 합류해 빠져나간다. 더부신경의 뇌신경 부분은 후두와 인두벽 쪽으로 운동신경지배를 한다. 더부신경의 척수신경 부분은 척수더부신경핵이라고 부르는, 위쪽 5개 혹은 6개 목척수분절의 앞뿔에 위치한 신경세포 기둥으로부터 시작된다. 척수신경뿌리가 척수 뒤뿌리와 앞뿌리 사이에서 척수 가쪽으로 빠져나와 신경줄기를 형성하고 척주관 거미막밑공간 속에서 위로 올라가 큰구멍을 통과한 후 목정맥구멍을 통해 머리뼈 밖으로 빠져나온다. 더부신경의 척수신경 부분은 목빗근과 등세모근 등 2개의 얕은 목근육에 대한 신경지배를 한다(그림 13.33)(Moore 1980, Wilson-Pauwels 등 1988). 목빗근은 머리를 반대방향으로 돌린다. 즉 오른쪽 목빗근은 머리를 왼쪽으로 돌린다. 이것이 임상적으로 중요한 까닭은 11번 뇌신경의 아래운동신경세포 병소의 경우 같은쪽 어깨올리기 동작이 위약해지고 머리는 어깨올리기 위약 증상의 반대쪽을 향해 돌리는 동작이 위약해지게 되기 때문이다. 위운동신경세포 투사연결은 같은쪽 척수더부신경핵 쪽으로 투사된다고 생각되며, 그렇기 때문에 같은쪽 어깨올리기 동작이 위약해지고 머리는 병소로부터 멀어지는 방향으로 돌리는 동작이 위약해진다(Blumenfeld 2002).

혀밑신경(12번 뇌신경)

Hypoglossal nerve (CN XII)

혀밑신경은 숨뇌 넷째뇌실 바닥 뒤쪽 부분 혀밑신경절로부터 시작한다. 혀밑신경이 숨뇌를 빠져나가는 곳은 올리브와 피라미드 사이이며 이어서 거미막밑공간을 가로질러 진행하고 뒤통수뼈의 혀밑신경관을 거쳐 머리뼈 밖으로 빠져나

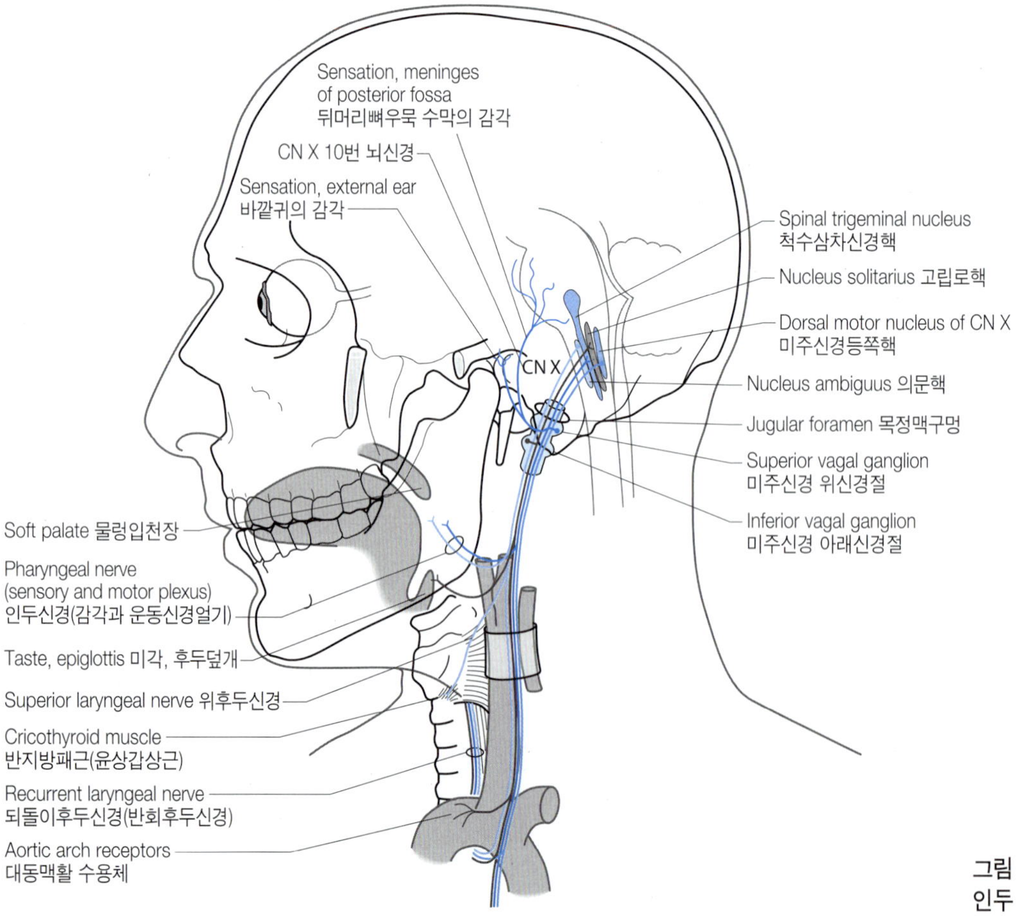

그림 13.31 미주신경(10번 뇌신경)의 인두 운동 투사

간다. 숨뇌 밖으로 나오는 잔뿌리 여러 개가 혀밑신경관을 지나 나올 때에는 합쳐진 후 미주신경 뒤로 진행하고 이곳에서 C1, C2 척수 수준 목척수신경뿌리의 신경섬유와 합류한다. 혀밑신경은 혀에 대한 운동신경지배를 하며 교감신경줄기와 혀신경 쪽으로 곁가지를 낸다(그림 13.34).

뇌신경에 대한 임상검사

Clincal testing of cranial nerve

뇌신경에 대한 임상검사는 4장에서 자세히 다루었다. 여기에서는 내용이 빠지지 않도록 짧게 개괄적인 내용을 살펴본다.

신경학적 진찰을 할 때에 가장 중요하게 기억해야 할 것은 그물체, 대뇌엽과 소뇌엽을 비롯한 신경축의 여러 수준 부위와 뇌신경 사이의 기능적 연관성이다(표 13.1).

뇌줄기 호흡제어중추

Brainstem respiratory control centres

숨뇌호흡중추는 호흡제어의 일차중추이다. 숨뇌호흡중추로부터의 출력을 조정하는 두 개의 고위중추가 숨뇌에 위치하는데, 지속흡입중추(apneustic center)와 호흡조정중추(pneumotaxic center)라고 한다. 호흡조정중추는 들숨에 '제동' 을 걸고, 반면 지속흡입중추는 들숨 '충동' 을 증강시키는 것으로 보인다.

고요한 호흡에서는 가로막(diaphragm, 횡격막)과 바깥갈비사이근 등 들숨근육이 번갈아가면서 수축되고 이완된다. 이것은 등쪽 호흡중추군이라고 하는 숨뇌 제어중추 부분의 주기적 발화에 따라 이루어진다. 배쪽 호흡중추군의 구성요소는 들숨신경세포와 날숨신경세포 모두이며, 환기 요구량이 매우 커서 강제호흡을 할 때 가장 활성화된다. 강제호흡에서는 배근육(복근)과 속갈비사이근이 활성화된다.

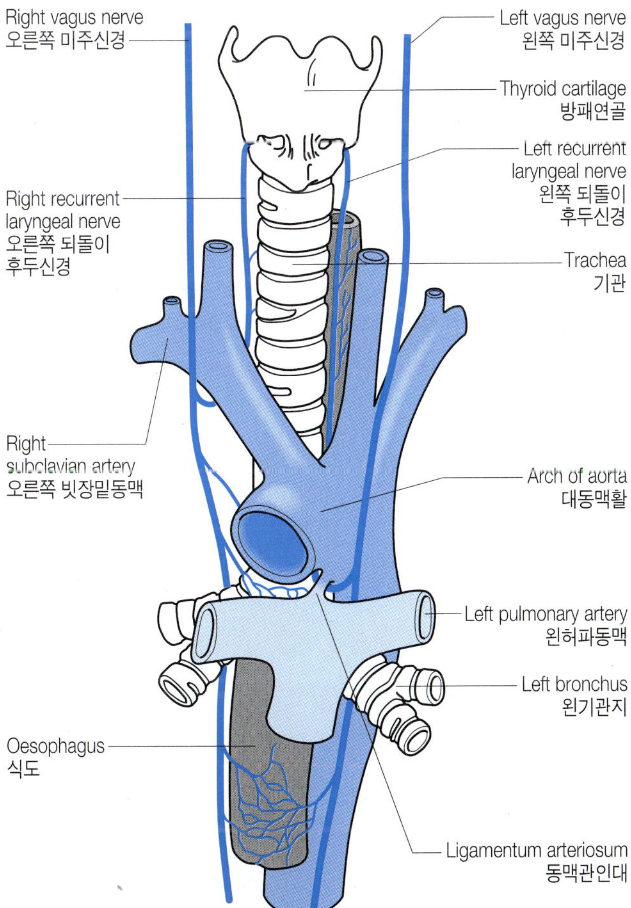

그림 13.32 미주신경과 그 되돌이후두신경 가지의 진행로와 상호관계

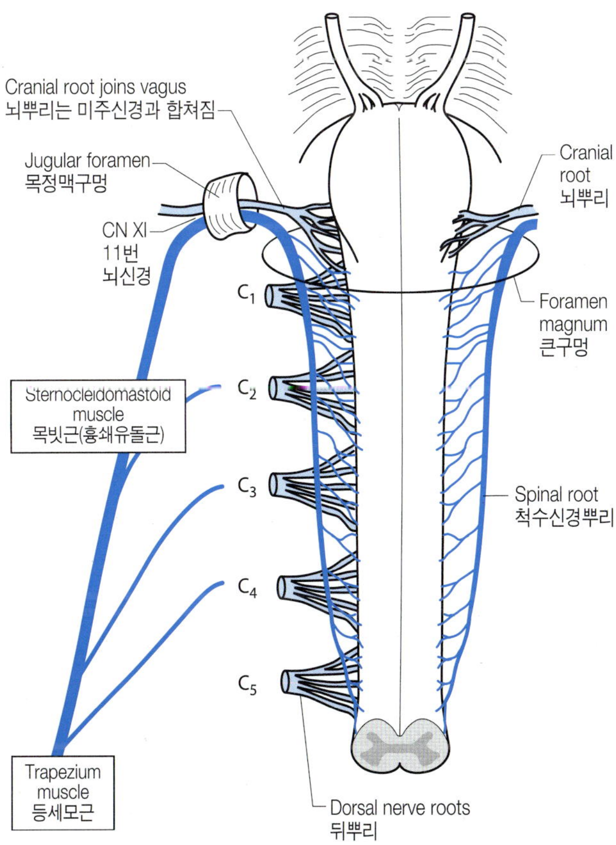

그림 13.33 더부신경(11번 뇌신경) 척수신경뿌리의 분포

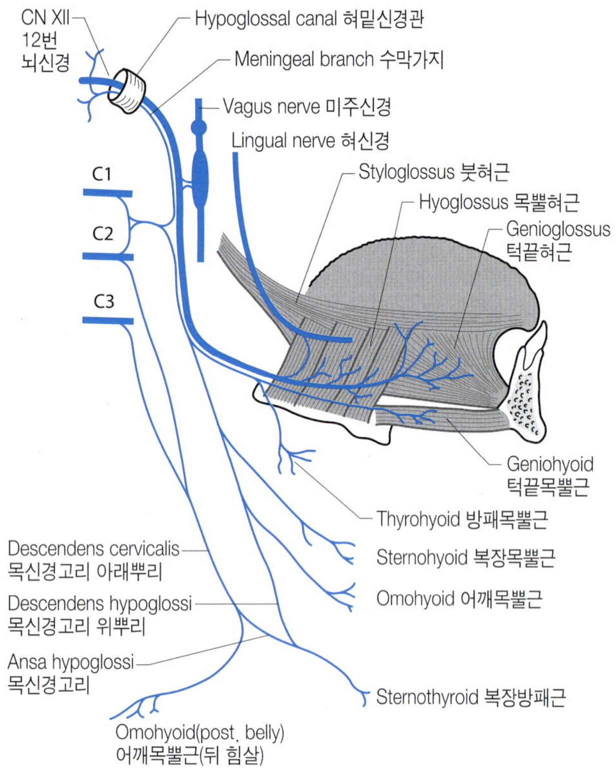

그림 13.34 혀밑신경(12번 뇌신경)의 분포

헤링-브로이어반사

Hering-Breuer reflex

운동중에 일회호흡량이 크면 헤링-브로이어반사(Hering-Breuer reflex)가 촉발되어서 허파의 과잉팽창을 막는다. 기도 민무늬근의 신장수용체가 활성화되어 숨뇌중추를 거치는 들숨억제를 유발한다.

환기조절

Regulation of ventilation

동맥 산소분압(P_{O_2}) 저하를 목동맥토리와 대동맥토리에 위치한 말초 화학수용체에서 검출한다. 이들 수용체는 전체 혈액의 O_2 농도에 의존하지 않기 때문에 심각한 빈혈이 있어도 이 반사가 유발되지는 않는다. 이곳 수용체는 동맥 산소분압이 조금 변하는 것에 민감하지는 않다. 실제로 산소와 헤모글로빈(Hb)의 상호작용 특성 때문에 P_{O_2}가 40% 이상 감소하거나 60mmHg 밑으로 떨어져야 한다. 이 반응성 때문에 산소-헤모글로빈 곡선에 '안전망' 고원이 형성된다. 예를 들어, 헤모글로빈 포화도는 산소분압 60mmHg에서도 여전히 90%이지만 그 밑에서는 급격히 떨어진다.

이산화탄소 분압(P_{CO_2})의 상승이 신경세포 기능에 미치는 영향

동맥 이산화탄소분압(P_{CO_2})이 상승하면 그에 따라 뇌세포바깥액(ECF) 수소이온(H^+) 농도가 변하는 효과가 나타난다. 이산화탄소는 물과 결합해 최종적으로 수소이온과 중탄산이온(HCO_3^-)을 만든다. 관련 화학반응의 개요는 다음과 같다.

$$CO_2 + H_2O \rightleftarrows H_2CO_3 \rightleftarrows H^+ + HCO_3^-$$

세포바깥액에서 수소이온(H^+) 농도가 상승하면 숨뇌 호흡중추 근처의 화학수용체가 자극받는다. 다시 설명하자면 뇌세포바깥액 수소이온농도는 P_{CO_2}를 직접 반영한다(Champ & Harvey 1994).

숨을 참으면 이산화탄소분압과 뇌 세포바깥액 수소이온 농도에 무슨 일이 일어날 것으로 생각되는가? 숨을 참으면 이산화탄소분압이 상승하고 그 결과 수소이온농도가 상승한다. 말초 화학수용체는 산소나 이산화탄소보다 수소이온($[H^+]$)에 대해 훨씬 더 민감하지만 정상적인 경우에는 이산화탄소분압으로 유도된 뇌 세포바깥액 수소이온농도의 변화보다 중요성이 떨어진다. 다른 원인에 의한 수소이온농도 상승은 이 경로에 의해 중탄산이온을 생성함으로써 완충될 수 있다.

혈압조절

Regulation of blood pressure

그물신경세포에 대한 하행의 중추성 영향이나 말초의 영향 때문에 척수 중간가쪽(IML) 세포기둥 혹은 뇌줄기 그물체의 통합성이 변화하고 이 때문에 교감신경 불균형이 일어날 수도 있다. 몸신경 Aδ섬유나 C 섬유로부터 나오는 상행 척수 그물 투사나 내장들신경으로 인해 입쪽 배가쪽 숨뇌가 활성화되고, 이로 인해 혈관운동 긴장도가 상승한다(Holt 등 2006). 이로 인해 전신 혈관저항이 변화하고 전신 혈압이 조정된다.

표 13.1 뇌신경의 기능과 검사

번호	명칭	진입지점	기능과 검사
1	후각신경(Olfactory)	앞뇌	후각
2	시각신경(Optic)	시상(가쪽무릎체) 중간뇌	시각 시야 동공빛반사(들신경 2번 뇌신경, 날신경 3번 뇌신경)
3	눈돌림신경(Oculomotor)	중간뇌	각막반사광검사 주시 6개 위치 동공빛반사(들신경 2번 뇌신경, 날신경 3번 뇌신경)
4	도르래신경(Trochlear)	중간뇌	각막반사광검사 주시 6개 위치 – 위빗근
5	삼차신경(Trigeminal)	중간뇌 다리뇌 숨뇌	얼굴과 이마의 피부, 점막 감각 각막반사(5번, 7번 뇌신경) 씹기근육
6	갓돌림신경(Abducens)	다리뇌(꼬리쪽)	각막반사광검사 주시 6개 위치 – 가쪽곧은근
7	얼굴신경(Facial)	다리뇌(꼬리쪽)	얼굴표정근 각막반사(5번, 7번 뇌신경) 말하기(입술소리) 미각 침분비, 눈물분비
8	안뜰신경(Vestibular)	다리뇌숨뇌 이음부	평형, 자세 공간인식 두눈운동제어 눈운동눈떨림(OKN), 눈기울임반응(OTR) 자율신경기능검사
	달팽이신경(Cochlear)	다리뇌숨뇌 이음부	청각(뼈와 공기를 통함)
9	혀인두신경(Glossopharyngeal)	숨뇌	삼키기(감각) 침분비(귀밑샘) 미각(뒤) 구역반사(감각) 압력수용체반사(목동맥팽대)
10	미주신경(Vagus)	숨뇌	입천장 올림, 삼키기, 구역반사(원심경로) 말하기(파열음) 압력수용체반사(원심경로) 소화
11	뇌더부신경(Cranial accessory) 척수더부신경(Spinal accessory)	숨뇌 숨뇌 C1~C6	삼키기 목운동 – 목빗근과 등세모근 위섬유를 이용한 공간 속 머리방향설정
12	혀밑신경(Hypoglossal)	숨뇌	혀 내밈과 기타 운동 편위, 위축, 근육섬유다발수축 등에 대한 관찰 말하기(설음)

임상증례 풀이 Clinical case answers

증례 13.1

13.1.1

눈을 새 표적을 향해 움직일 때의 움직임을 홱보기(saccade, 신속보기)라 하는데, 빠르고 터지는 듯한 운동이다. 홱보기의 속도는 초당 700°에 이를 수 있으며, 홱보기 운동 때에는 시각이 일시적으로 억제된다. 홱보기 프로그램은 위상기(pulse phase)와 긴장기(step phase)라고 하는 명확한 두 요소로 구성된다. 위상기는 활동전위의 폭발적인 활성이며 이를 통해 눈을 새로운 표적 쪽으로 움직인다. 긴장기는 활동전위의 새로운 발화 속도이며 이를 통해 눈을 새 위치에서 유지시킨다.

홱보기는 기본적으로 수평으로 혹은 수직으로 일어날 수 있다. *수평 홱보기(horizontal saccade)*의 돌발파 활성을 생성하는 곳은 다리뇌 정중곁그물체의 돌발파 신경세포이다. 돌발파 신경세포(burst neuron)가 발화하는 시기는 홱보기 직전부터 홱보기가 긴장기로 진입한 바로 그 시점까지이다. 돌발파 출력기간 사이에 돌발파 신경세포는 중간위치솔기핵 범휴지 신경세포(omnipause neuron)의 긴장성 억제를 받는다. 범휴지 신경세포는 계속 방전을 해서 돌발파 신경세포를 억제하다가 자신이 휴지기로 들어가면 돌발파 신경세포가 탈억제되어 돌발파 활동전위를 발화하고 그 결과 눈이 홱보기 동작을 하게 되며 이후 휴지 신경세포가 다시 발화를 시작해 돌발파 신경세포를 억제시킨다. 수평 홱보기의 긴장기를 조성한다고 생각되는 주시유지 신경망, 즉 신경통합기에서는 적절한 자세를 취하게 되는 홱보기 속도를 계산하고 특정 지점에 대한 주시를 유지하기 위해 바깥눈근육을 적절하게 수축시킨다. 안쪽안뜰핵, 소뇌타래, 혀밑신경전위치핵 등은 수평운동의 신경통합계통에서 중요한 구성요소이다.

*수직 홱보기(vertical saccade)*의 돌발파 활성을 생성하는 곳은 안쪽세로다발의 입쪽 사이질핵(riMLF) 돌발파 신경세포이다. 이 핵의 위치는 중간뇌수도관의 배쪽, 적색핵앞 부위이며 중간뇌와 시상의 이음부에 해당한다. 이 핵의 활성은 다리뇌 정중곁그물핵, 중간위치솔기핵의 범휴지 신경세포, 반대쪽 안뜰핵으로부터의 입력 등에 의해 달라진다. 안쪽세로다발의 입쪽 사이질핵(riMLF)은 같은쪽 눈돌림신경핵(3번 뇌신경), 도르래신경핵(4번 뇌신경) 쪽으로 투사된다. 안쪽세로다발의 입쪽 사이질핵(riMLF)은 왼쪽 핵과 오른쪽 핵이 중간뇌의 뒤맞교차와 앞맞교차를 통해 상호연결된다. 위곧은근과 아래빗근에 신경지배를 제공하는 올림근 핵의 섬유는 뒤맞교차 경로를 지나고, 아래곧은근과 위빗근에 신경지배를 제공하는 내림근 핵으로 향하는 투사연결은 앞맞교차 경로를 지난다. 수직 홱보기 운동의 속도 명령을 통합하는 것은 카할사이질핵이다.

증례 13.2

13.2.1

뇌와 척수 운동계 등 여러 운동계에서 운동 활성화 과정에 두 신경세포 연쇄가 관련되는 경우가 일반적이다. 척수운동계의 위운동신경세포는 대개 겉질이나 뇌줄기의 척수위 여러 핵에 위치한 신경세포이다. 척수앞뿔 척수운동신경세포에 대해 위운동신경세포 조정을 담당하는 하나의 공통경로인 겉질척수로는 특히 운동명령에 초점을 둔 겉질 여러 영역으로부터 시작한다. 뇌운동계 위운동신경세포 역시 운동명령에 초점을 둔 겉질 여러 영역에서 시작하며 뇌줄기 뇌신경핵 신경세포에서 끝나고 이를 겉질숨뇌 투사 혹은 겉질숨뇌로라고 부른다. 위운동신경세포 병소는 대개 처음에 강직마비, 과활성 반사 등의 증상을 나타내고 겉질척수로가 손상된 경우 발바닥 표면에 대해 쓸어내리기 자극을 가하면 바빈스키징후라고 하는 병리적 반사가 나타난다. 아래운동신경세포 병소는 대개 처음에 이완마비, 저활성 반사를 나타내고 시간이 지남에 따라 근육 위축이 나타난다.

13.2.2

얼굴신경의 아래운동신경세포 병소에 의해 같은쪽 얼굴에 완전마비가 나타난다. 위운동신경세포 병소의 경우 반대쪽 이마와 얼굴 위바깥 부위의 눈 주위 근육에서 마비가 나타난다.

13.2.3

1. 겉질의 얼굴운동신경세포가 손상되는 뇌졸중
2. 뇌종양
3. 머리 외상
4. 불완전 벨마비
5. 꼭지돌기염 등 급성 화농성 귓병
6. 부종 부위의 라임병

증례 13.3

13.3.1

1. 교감신경 저활성과 관련된 기립저혈압
2. 혈액량 저하에 기인한 기립저혈압
3. 안뜰신경염
4. 양성발작위치현기증
5. 소뇌변성

13.3.2

일어서면 처음에 상반신 혈압이 즉시 떨어질 것이다. 그 결과 대동맥활과 목동맥팽대 압력수용체의 활성화가 상승한다. 이로 인해 고립로핵 심장호흡핵 신경세포의 활성화가 상승한다. 이제 이곳의 신경세포는 척수 중간가쪽(IML) 영역에 위치한 신경세포를 흥분시키고 그 결과 교감신경계의 활성화가 상승한다. 교감신경계 활성화가 상승하면 세동맥 수축력 그리고 심장수축력과 심박수가 모두 상승한다. 이러한 작용은 각각 총말초저항을 상승시키고 심장박출량을 상승시킴으로써 혈압을 상승시키는 경향을 보인다(요점 글상자 참조).

참고문헌

Blumenfeld, H., 2002. Brainstem I: Surface Anatomy and Cranial Nerves Neuroanatomy through Clinical Cases. Sinauer Associates, Sunderland, MA.

Boch, R.A., Goldberg, M.E., 1989. Participation of prefrontal neurons in the preparation of visually guided eye movements in the rhesus monkey. J. Neurophysiol. 61, 1064–1084.

Brodal, A., Pompeiano, O., Walberg, F., 1962. The Vestibular Nuclei and their Connections, Anatomical and Functional Correlations. Oliver and Boyd, Edinburgh.

Brown, L.T., 1974. Corticorubral projections in the rat. J. Comp. Neurol. 154, 149–168.

Bruce, C.J., Goldberg, M., 1985. Primate frontal eyefields, single neurons discharging before saccades. J. Neurophysiol. 53, 603–635.

Buttner-Ennever, J.A., Buttner, U., 1988. The Reticular formation. In: Buttner, J.A. (Ed.), Review of Oculomotor Research, Vol 2. Neuroanatomy of the oculomotor System. Elsevier, Amsterdam.

Cannon, S.C., Robinson, D.A., 1987. Loss of the neural integrator of the oculomotor system from brainstem lesions in monkeys. J. Neurophysiol. 57, 1383–1409.

Champe, P., Harvey, R., 1994. Lippincott's Illustrated Reviews: Biochemistry, second ed. JB Lippincott, Philadelphia. 61–74

Chusid, J.G., 1982. Correlative Neuroanatomy and Functional Neurology, second ed. Lange Medical, Los Altos, CA.

Fallon, J.H., Loughlin, S.E., 1987. Monoamine innervation of cerebral cortex and a theory of the role of monoamines in cerebral cortex and basal ganglia. In: Peters, A., Jones, J.G., (Eds.), Cerebral Cortex. Plenium Press, New York, 41–127.

Fukushima, K., Fukushima, J., Harada, C., et al., 1990. Neuronal activity related to vertical eye movement in the region of the interstitial nucleus of Cajal in alert rats. Exp. Brain Res. 79, 43–64.

Guyton, A.C., Hall, J.E., 1996. Textbook of Medical Physiology, nineth ed. WB Saunders, Philadelphia.

Leigh, R.J., Zee, D.S., 1991. The Neurology of Eye Movements, second ed. Davis, Philadelphia.

Leigh, R.J., Zee, D., 1992. Oculomotor control: normal and abnormal. In: Asbury, A. McKhann, G., MacDonald, W. (Eds.), Diseases of the Nervous System: Clinical Neurobiology. WB Saunders, Philadelphia.

McIntosh, A.R., Gonzalez-Lima, F., 1998. Large-scale functional connectivity in associative learning: interrelations of the rat auditory, visual, and limbic systems. J. Neurophysiol. 80, 3148–3162.

Mann, S.E., Thau, R., Schiller, P.H., 1988. Conditional task related responses in monkey dorsal medial frontal cortex. Exp. Brain Res. 69, 460–468.

Moore, K.L., 1980. Clinically Orientated Anatomy. Williams and Wilkins, Baltimore.

Ranalli, P.J., Sharpe, J.A., 1986. Contrapulsion of saccades and ipsilateral ataxia: a unilateral disorder of the rostral cerebellum. Ann. Neurol. 20, 311–316.

Suzuki, D.A., May, J.G., Keller, E.L., et al., 1990. Visual motion response properties of neurons in dorsal lateral pontine nucleus of alert monkeys. J. Neurophysiol. 63, 37–59.

Webster, K.E., 1978. The brainstem reticular formation. In: Hennings, G., Hemmings, W.A. (Eds.), The Biological Basis of Schizophrenia. MTP Press, Lancaster

Wilson-Pauwels, L., Akesson, E.J., Stewart, P.A., 1988. Cranial Nerves: Anatomy and Clinical Comments. BC Decker, Toronto.

Zee, D.S., Yamazaki, A., Butler, P.H., et al., 1981. Effects of the ablation of flocculus and paraflocculus on eye movements in primates. J. Neurophysiol. 46, 878–899.

추가 정보

Holt, K., Beck, R.W., Sexton, S.G. 2006. Reflex effects of a spinal adjustment on blood pressure. In Association of Chiropractic Colleges (ACC) Conference Proceedings, Washington, DC. March: 16–18.

제 14 장
소뇌와 안뜰계통

The cerebellum and vestibular system

14

생각해 볼 임상증례 Clinical cases for thought

증례 14.1

44세 여성이 심한 어지럼증과 욕지기를 주요 호소증상으로 내원하였다. 여성은 잠에서 깰 때에는 조금 어지럽게 느끼지만 하루 중 시간이 지날수록 어지럼증과 욕지기가 심해졌다고 말했다. 또한 여성은 복시(겹보임) 그리고 대상물의 수직방향 변위(옮겨보임)에 대해 호소했다. 난청이나 기타 귀 관련 증상은 없다고 한다.

질문
- 14.1.1 본 증례에서 가능성을 고려해야 할 감별진단 6가지에 대해 논하시오.
- 14.1.2 본 증례에서 어지럼증의 충추 원인과 말초 원인을 어떻게 감별할 수 있는가?

증례 14.2

78세 남성이 두통과 평형감 상실을 주요 호소증상으로 내원하였다. 함께 온 아들 역시 남성이 집 주변을 다니면서도 물건을 떨어뜨리고 뭔가에 부딪히곤 했다고 말했다. Romberg 검사가 양성이며 남성은 오른쪽으로 넘어진다. 남성은 몇 달 동안 독감과 비슷한 증상을 앓기도 했다.

질문
- 14.2.1 본 증례에서 고려해야 할 감별진단 5가지에 대해 논하시오.
- 14.2.2 평형과 자세유지에 관계되는 해부학적 경로는 무엇인가?
- 14.2.3 어떻게 해서 이 남성의 소뇌 기능이상이 면역기능 저하의 요인이 될 수 있는가?

서 론

Introduction

소뇌는 전통적으로 척추, 머리, 팔다리 운동기능을 감시하고 조정하는 감각운동 통합중추로 생각되어 왔다. 소뇌는 척수와 감각수용체로부터 척수소뇌로를 거쳐 들신경 입력을 받고 또한 뇌줄기와 대뇌겉질로부터도 입력을 받는다.

입력연결과 출력연결이 지나는 위소뇌다리, 중간소뇌다리, 아래소뇌다리는 소뇌와 뇌줄기를 연결한다. 타래결절엽은 안뜰핵과의 연결을 통해 자세, 눈운동, 일부 자율신경 반응 등의 제어에 관계된다. 소뇌벌레의 앞엽과 뒤쪽 부분에서는 몸통축 여러 부위로부터 입력을 받고 안쪽 내림경로 쪽을 향해 투사된다. 소뇌의 가쪽 부분과 중심 벌레 부분은 '새소뇌(neocerebellum)'로 간주하며 운동실행이 아니라 운동계획에서 역할을 한다고 생각된다.

오늘날에는 소뇌, 특히 새소뇌 혹은 대뇌소뇌(cerebrocerebellum)라고 불리는 소뇌의 가쪽 부분이 정동, 감정, 인지 등의 제어에서도 역할을 한다는 사실이 넓게 인정된다.

'새'라는 접두사는 소뇌 중 이 부분이 인간 진화과정에서 가장 최근 부위라는 의미이다. 즉 소뇌에서 가장 진보된 부위이며 이 부분의 발달은 소뇌반구의 가쪽면, 연합겉질, 고급 의사소통, 고위 의식, 손가락의 능숙한 사용 등과 관련된 영역 등의 성장과 나란히 진행된다.

또한 환경자극에 대해 적절히 반응하는 데에 필수적이며, 우주 속 자신을 지각하고, 근육운동을 제어하며, 평형을 유지하고, 내부 기관과 혈류의 기능을 유지하고, 겉질각성을 유지하며, 또한 환경조건화가 생기도록 신경망의 능동적 형성력을 발달시키는 데에 필수적인 감각정보를 통합하는 데에서도 소뇌와 안뜰계통이 역할을 담당한다는 사실이 오늘날에는 분명하게 밝혀져 있다.

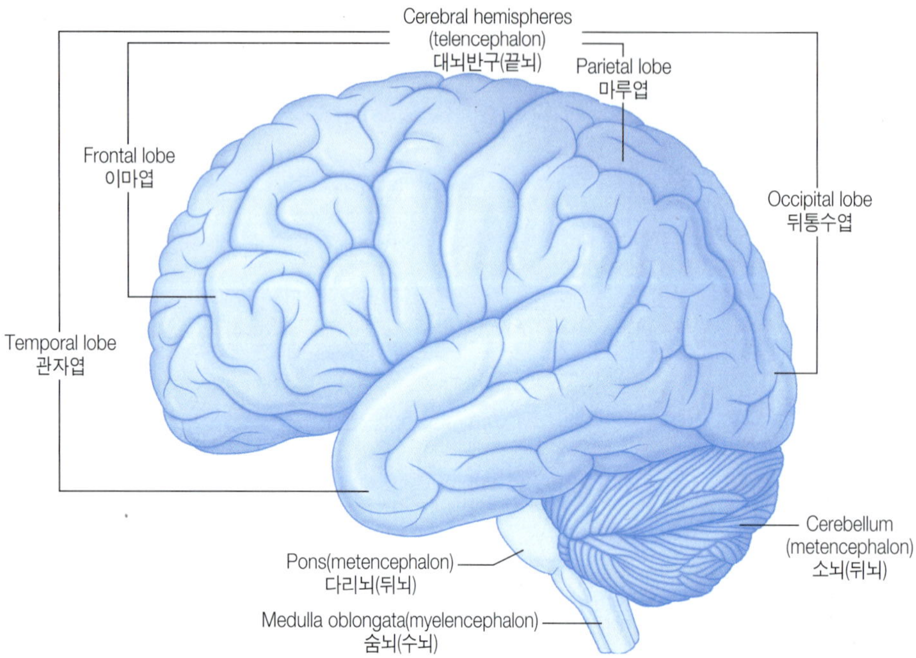

그림 14.1 소뇌의 위치. 소뇌는 뒤머리뼈우묵 다리뇌와 숨뇌 뒤에 위치한다(Drake 등 2010).

소뇌와 겉질 사이에서 투사되는 겉질다리뇌소뇌섬유는 대략 2천만 개인 반면 몸에서 수의근육 쪽으로의 겉질출력을 담당하는 겉질척수섬유는 약 1백만 개에 불과하다는 사실은 전체 신경축의 기능에서 소뇌의 중요성을 잘 보여준다. 소뇌에서 들신경-날신경 비가 약 40:1이라는 점을 보면 소뇌에서 통합기능을 담당하는 것은 분명하다.

요점 14.1 Quick facts

소뇌 제거(Removal of the cerebellum)

1. 감각 문턱값이 변하지 않는다.
2. 근육수축력이 변하지 않는다.

즉 소뇌는 지각 혹은 운동수행에 필수적이지 않다.

소뇌의 해부학

Anatomy of the cerebellum

소뇌의 구성요소는 바깥을 덮는 회색질인 소뇌겉질, 속 백색질, 중간선 양쪽으로 늘어선 3쌍의 깊은 소뇌핵 등이다. 깊은핵은 꼭지핵, 중간위치핵, 치아핵 등이다. 소뇌로부터의 출력은 대부분 이들 3개 핵으로부터 나온다.

소뇌는 다리뇌와 숨뇌 사이, 뒤머리뼈우묵 속에 위치한다(그림 14.1). 경질막이 연장된 소뇌천막에 의해 대뇌와 분리되며 넷째뇌실에 의해 다리뇌나 숨뇌와 분리된다(그림 14.2). 대뇌보다 다소 작지만 연령에 따라 상대적 차이가 변해서, 성인 겉질에 비해 1/8 크기이지만 영아 겉질에 비해서는 1/20 크기에 불과하다.

소뇌는 마름뇌로부터 다리뇌와 숨뇌 등 상동기관과 함께 유도되며, 3개의 소뇌다리를 통해 뇌줄기에 연결된다. 이들 다리와 위숨뇌천장, 아래숨뇌천장 등이 소뇌의 주요 출구 혹은 입구이다. *아래소뇌다리(inferior cerebellar peduncle)*는 *밧줄모양체(restiform body)*라고도 하며 소뇌 속으로 향하는 몇 가지 축삭투사가 지난다(그림 14.3, 14.4).

1. 뒤척수소뇌로, 여기를 지나는 이끼섬유는 척수로부터 나와 척수소뇌 겉질 쪽을 향해 투사됨
2. 덧쐐기소뇌로, 덧쐐기다발핵으로부터 나오는 뒤바깥활꼴섬유에서 시작됨
3. 올리브소뇌로, 반대쪽 아래올리브핵의 오름섬유가 지남
4. 그물소뇌로, 숨뇌 가쪽그물핵과 활꼴핵으로부터 나오는 투사연결을 전달하는 앞바깥활꼴섬유로 구성됨
5. 안뜰소뇌로, 안뜰핵 투사섬유로 구성됨

중간소뇌다리(middle cerebellar peduncle), 즉 *다리뇌팔*

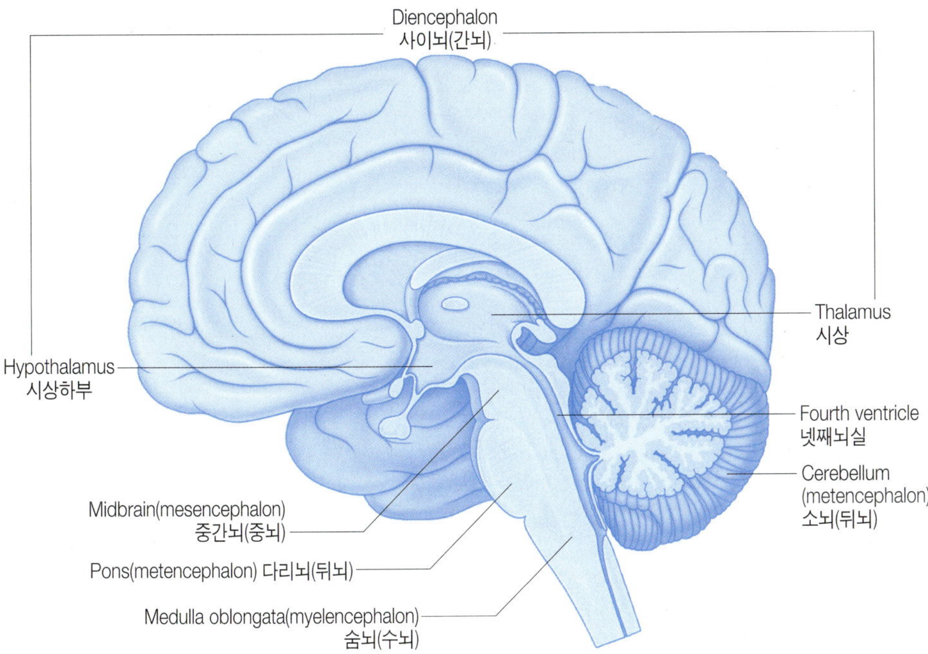

그림 14.2 소뇌와 겉질의 관계(Drake 등 2010)

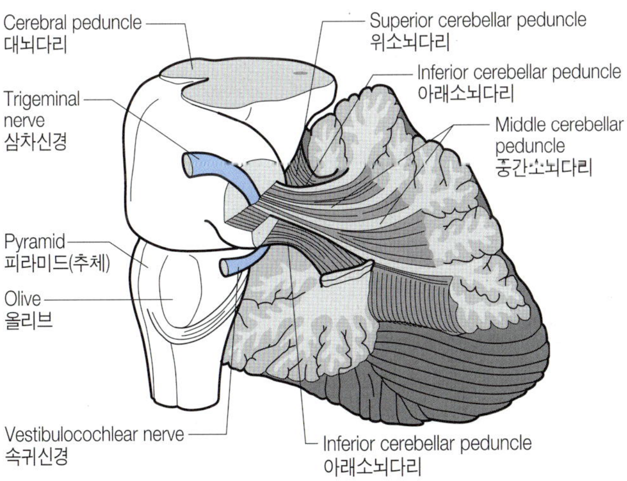

그림 14.3 아래소뇌다리, 중간소뇌다리, 위소뇌다리의 해부학적 관계

*(brachium pontis)*은 소뇌다리 중 가장 크고, 이 속으로 큰 부피를 차지하는 겉질다리뇌소뇌 구심경로가 지난다. 중간소뇌다리는 다리뇌핵으로부터 반대쪽 소뇌 쪽으로 향하는 축삭투사섬유로 구성된다(그림 14.3, 14.4). 대뇌겉질로부터 소뇌 쪽으로 향하는 일차투사에는 운동앞영역과 보조운동영역(6번 영역), 일차운동영역(4번 영역), 일차감각영역(3, 1, 2번 영역), 연합겉질, 둘레겉질 등이 해당된다.

위소뇌다리(superior cerebellar peduncle), 즉 *소뇌결합팔(brachium conjunctivum)*은 들신경섬유와 날신경섬유 모두가 지나간다. 날신경섬유는 다음의 여러 신경로를 형성한다.

1. 치아적색로, 소뇌 치아핵으로부터 반대쪽 중간뇌 적색핵 쪽으로 투사됨
2. 치아시상로, 반대쪽 시상 쪽으로 투사됨
3. 갈고리섬유다발, 꼭지핵으로부터 나와 도중에 숨뇌 가쪽안뜰핵 쪽으로 향하는 섬유가 지남(그림 14.3, 14.4)
4. 아민 들신경 투사, 소뇌 모든 영역 쪽으로 향하는 노르아드레날린, 도파민, 세로토닌 들신경 투사 등이 해당됨

청색반점의 노르아드레날린 신경세포가 투사되는 방향은 분자층의 푸르킨예 가지돌기이며 과립층 과립세포와 함께한다(Bloom 등 1971, Kimoto 등 1981). 배쪽 중간뇌 뒤판 신경세포로부터 시작되는 도파민 섬유는 중간위치와 가쪽 소뇌핵의 푸르킨예 신경세포와 과립 신경세포 쪽으로 투사된다(Simon 등 1979). 세로토닌 들신경섬유는 뇌줄기 솔기핵에서 시작되고 분자층과 과립층에서 끝난다(Takeuchi 등 1982).

위숨뇌천장과 아래숨뇌천장은 위소뇌다리와 도르래신경의 일부 교차섬유를 지지하기도 한다. 이 천장은 타래다리에서 기원하는 신경섬유를 지지하기도 한다.

소뇌 표면에는 평행 이랑 혹은 잎새가 소뇌 표면에서 가로방향으로 지나 소뇌겉질의 표면영역이 넓어지게 되고 소뇌가 나무와 비슷한 모양이 되며, 소뇌 표면은 자연 경제학

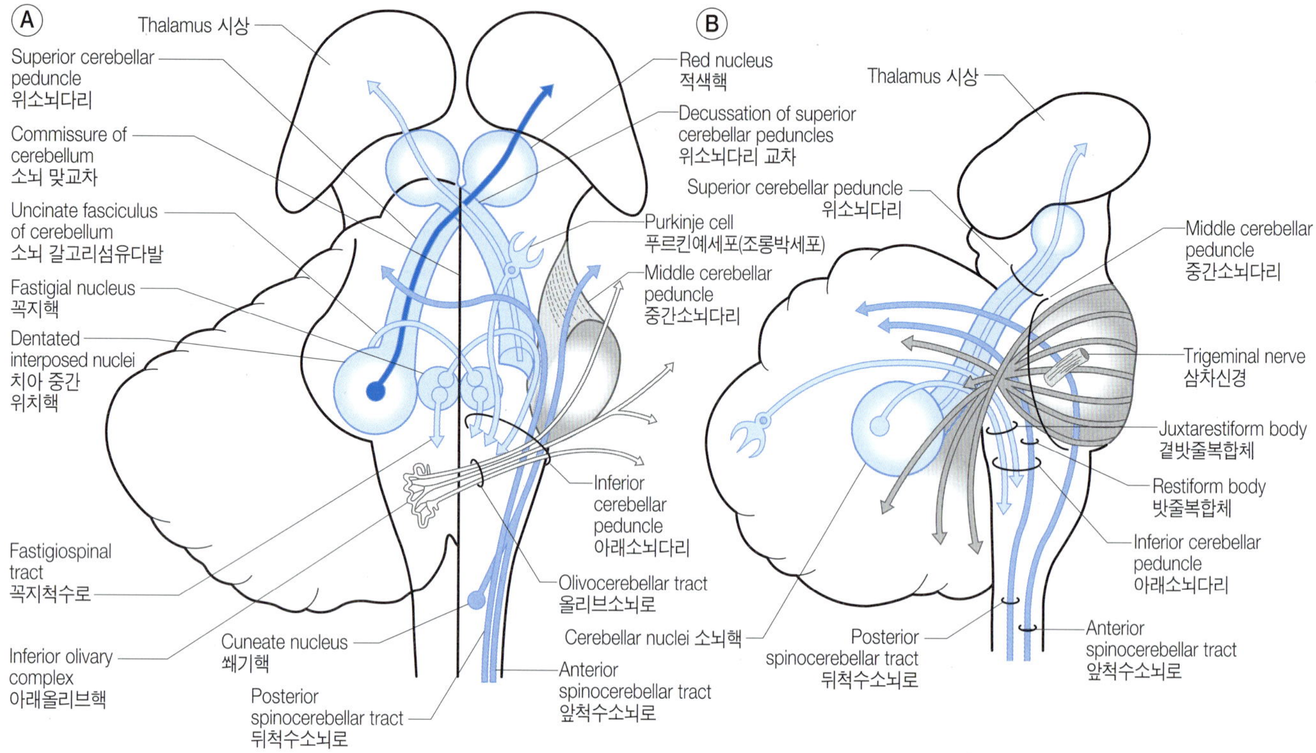

그림 14.4 소뇌다리의 경로, 윗면영상(A)과 측면영상(B)

요점 14.2 Quick facts

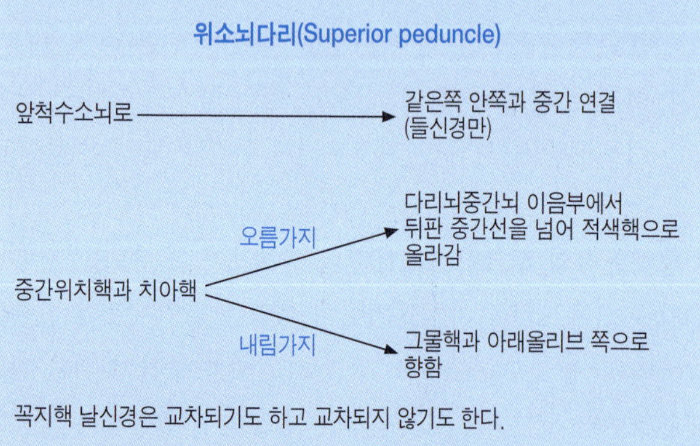

그림 14.5 위소뇌다리

요점 14.3 Quick facts

소뇌기능 손상의 결과 다음의 측면에 기능이상이 초래된다.

1. 공간적 정확도
2. 시간적 협조성
3. 평형
4. 근육긴장도
5. 운동학습
6. 일부 인지기능

의 놀라운 사례에 해당한다(그림 14.6). 소뇌 표면의 일차 열은 앞엽, 뒤엽, 타래결절엽 등 3개이며, 10개의 소엽으로 세분된다. 소뇌는 벌레 부위를 따라 9개 부위로 나눌 수 있으며 벌레는 가쪽의 큰 덩어리 두 개를 나누는, 소뇌 정중 부분의 짝지어지지 않은 작은 구조물이다. 9개 부위가 앞으로부터 뒤의 순서로 표 14.1에 정리되어 있다(그림 14.7). 큰 틈새 2개에 의해 소뇌가 3개의 주요 엽으로 나뉘며, 기타 여러 틈새에 의해 각 엽이 해당 소엽으로 나뉜다.

소뇌의 발생학적 발달

Embryological development of the cerebellum

발달 3개월 초기에 소뇌가 아령 모양 덩어리로서 마름뇌 뇌포 천장에 모습을 드러낸다. 틈새에 해당하는 가로 고랑 여러

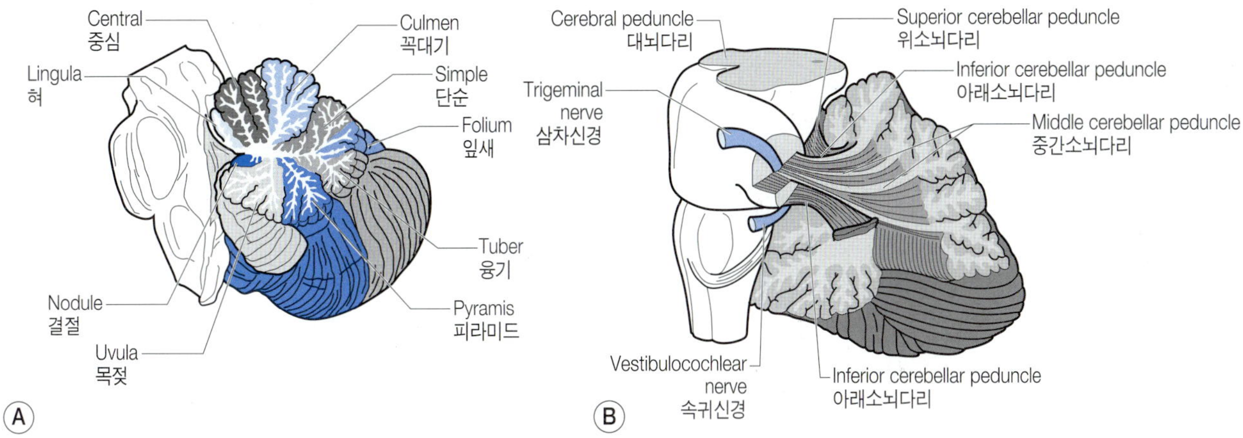

그림 14.6 소뇌벌레 중간선 단면에 보이는 무손상 상태의 오른쪽 소뇌반구. (A) 중심소엽, 꼭대기, 소뇌경사, 벌레융기, 벌레피라미드, 벌레목젖, 결절 등의 부분이 보인다. (B) 위소뇌다리, 중간소뇌다리, 아래소뇌다리가 보인다.

표 14.1 소뇌의 엽, 소엽

혀(lingula) 중심소엽(Central lobule) 꼭대기(culmen)	앞엽(anterior lobe)
첫째틈새(primary fissure)	
경사(declive) 잎새(folium)	뒤엽(posterior lobe)
수평틈새(horizontal fissure)	
융기(tuber) 피라미드(pyramid) 목젖(uvula)	
뒤가쪽틈새(posterolateral fissure)	
결절(nodule)	타래결절엽(flocculonodular lobe)

개가 소뇌 등쪽 표면에 모습을 드러내기 시작한다. 석 달째 후기로 가면 뒤가쪽틈새가 인근 여러 엽을 구분하는 첫 표지가 되며 소뇌 타래결절엽과 기타 부분에 구별이 생긴다.

이와 함께 일차틈새가 소뇌 표면 속을 가로질러 들어가 앞엽과 뒤엽이 분리되기 시작하고 아래 표면에 작은 틈새가 여럿 발달한다.

소뇌는 등쪽으로 팽창되고 양쪽 반구의 아래면 크기가 제일 커져 아래 벌레가 그 속에 묻히며 계곡, 즉 아래 표면상 깊은 고랑이 형성된다.

기능적 관점에서는 소뇌의 주요 부위 3곳을 고려해야 한다. 3개 부위는 진화 역사상(계통발생) 출현시기에 따라 원시소뇌, 옛소뇌, 새소뇌로부터 유도된다.

*원시소뇌(archicerebellum)*는 계통발생학상 제일 먼저 출현하는 부위이며 타래, 해당 다리, 결절, 혀 등으로 구성된다. 원시소뇌는 소뇌에서 가장 오래되고 가장 안쪽에 해당하는 부위이다. 사람에서 원시소뇌는 타래결절엽과 소뇌혀로 구성되는 *안뜰소뇌(vestibulocerebellum)* 역할을 한다(그림 14.7)(Brodal 1981). 새로 붙은 명칭이 나타내듯이 안뜰소뇌는 소뇌 중 안뜰계통과 가장 긴밀하게 연락하는 부위이다. 실제로 뇌줄기 안뜰핵과 원시소뇌겉질의 관계는 깊은 소뇌핵과 옛소뇌 혹은 새소뇌의 관계와 비슷하다. 즉 기능적으로 소뇌핵복합체로서의 역할을 한다. 안뜰소뇌에는 소뇌 몸통을 벗어나 연접을 형성하는 유일한 소뇌겉질세포도 들어 있다. 소뇌의 다른 여러 부위에서는 소뇌겉질의 출력세포가 깊은소뇌핵 신경세포와 연접을 형성한다. 이들 신경세포로부터 나온 자극은 깊은소뇌핵에 억제연접이후전위(IPSPs)를 일으킨다.

계통발생학적으로 다음에 발달한 것이 *옛소뇌(paleocerebellum)*이다. 소뇌혀 외의 앞엽, 피라미드, 뒤벌레목젖 등으로 구성된다. 이로 인해 원시소뇌가 앞쪽의 혀와 뒤쪽의 타래결절로 분리된다(Brodal 1981). 원시소뇌가 역할을 하는 *척수소뇌(spinocerebellum)*는 운동과 연관된 여러 매개변수에 관계된다.

*새소뇌(neocerebellum)*는 계통발생학상 가장 최근에 생긴 부분이며 피라미드와 목젖 외의 뒤엽으로 구성된다. 뇌의 새겉질과 신외투, 시상 뒤쪽면 등이 새소뇌와 나란히 발

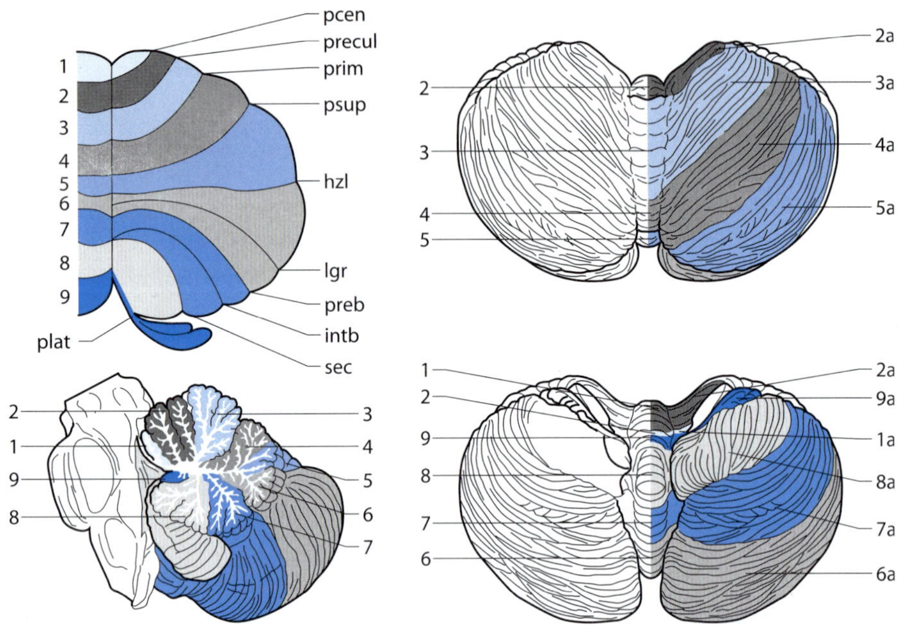

그림 14.7 소뇌에서 여러 계통발생학적 부위의 해부학적 관계

Anterior lobe 앞엽
1 Lingula 혀
2 Central 중심
3 Culmen 꼭대기

Posterior lobe 뒤엽
4 Simple 단순
5 Folium 잎새
6 Tuber 융기
7 Pyramis 피라미드
8 Uvula 목젖

Flocculonodular lobe 타래결절엽
9 Nodule 결절

Fissures 틈새
pcen precentral 중심앞
precul preculminate 꼭대기앞
prim primary 첫째
psup posterior superior 뒤위
hzl horizontal 수평
lgr lunogracile 반달널판
preb prebiventral 볼록앞
intb intrabiventral 볼록속
sec secondary 둘째
plat posterolateral 뒤가쪽

Wings 날개
1a Wing of lingula 혀날개
2a Wing of central lobule 중심소엽날개
3a Anterior quadrangular lobule 앞네모소엽
4a Posterior quadrangular lobule 뒤네모소엽
5a Superior semilunar lobule 위반달소엽
6a Inferior semilunar lobule 아래반달소엽
7a Eliventral lobule 볼록소엽
8a Tonsil of cerebellum 소뇌편도
9a Flocculus 타래

요점 14.4 Quick facts

척수소뇌(Spinocerebellum)

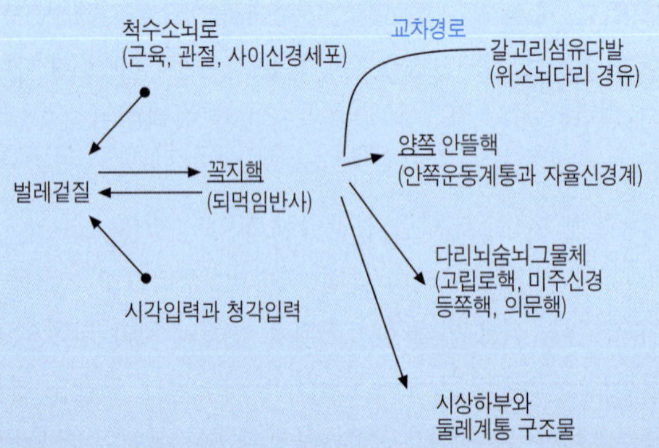

앞겉질척수로에서 역할을 하는 운동겉질과 배가쪽 시상과 꼭지핵 사이에도 연결이 존재한다. 이들 경로는 머리, 목, 몸쪽 팔다리 운동을 제어하는 데에 도움이 된다. 즉 수의운동 작업 시 얼굴, 입, 목, 평형, 자세제어에 해당한다.

그림 14.8 척수소뇌

요점 14.5 Quick facts

척수소뇌(Spinocerebellum)

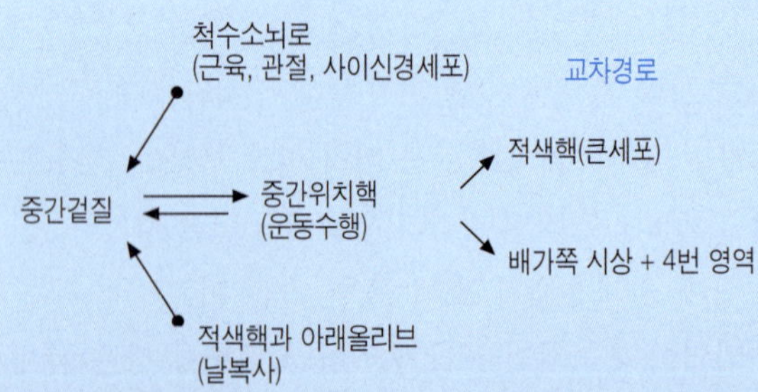

소뇌 중간부위는 운동의 수행, 교정, 조절에 관계된다. 중간위치핵 뒤쪽 부위는 적색핵 외에 안뜰복합체 쪽으로도 발화된다.

이들 경로가 손상되면 같은쪽 운동신경세포의 촉진이상(dysfacilitation)이 초래된다. 즉 환자에게 일정 정도의 근육긴장 저하가 나타나게 되고 지나침, 떨림, 상반운동반복장애 등과 같은 작용근과 대항근이 작용하는 운동의 조절에 문제가 생길 수 있다.

그림 14.9 척수소뇌

요점 14.6 Quick facts

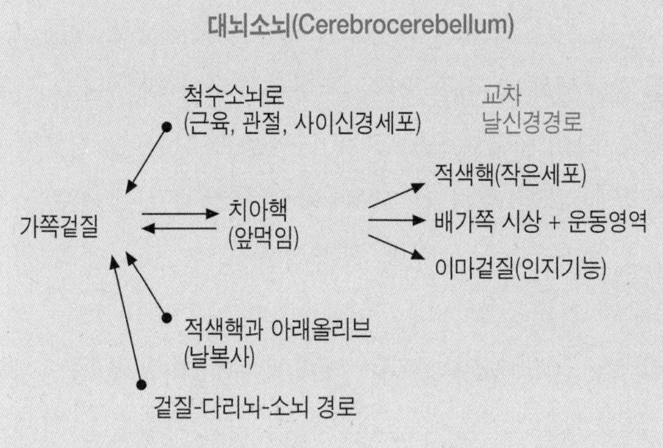

그림 14.10 대뇌소뇌

요점 14.7 Quick facts

소뇌겉질을 구성하는 3개 층과 5개 세포유형

1. 분자층(molecular layer)
   - 골지세포 가지돌기
   - 이곳에 포함된 평행섬유(과립세포 축삭)는 잎새의 긴축에 평행으로 지남
   - 푸르킨예 가지돌기
   - 바구니세포와 별세포(억제성 사이신경세포)
2. 푸르킨예세포층(Purkinje cell layer)
   - 단일세포층이며 푸르킨예세포체가 위치함
   - 푸르킨예세포 가지돌기가 분자층 쪽을 향해 바깥쪽으로 투사되고 인접 푸르킨예세포와 골지 2형 신경세포를 억제하는 되돌이 곁가지를 형성함
3. 과립세포층(granule cell layer)
   - 과립세포체가 소뇌토리의 핵심을 형성하며 골지세포로부터의 축삭가지돌기 연접을 받음
   - 골지세포는 1만 개에 이르는 여러 과립세포에 대한 억제를 촉진하며 또한 과립세포층의 이끼섬유와 오름섬유에 의해 활성화됨. 이 과정을 통해 약한 흥분연접이후전위(EPSP)가 억제됨으로써 소뇌겉질 입력을 날카롭게 만든다.

요점 14.8 Quick facts

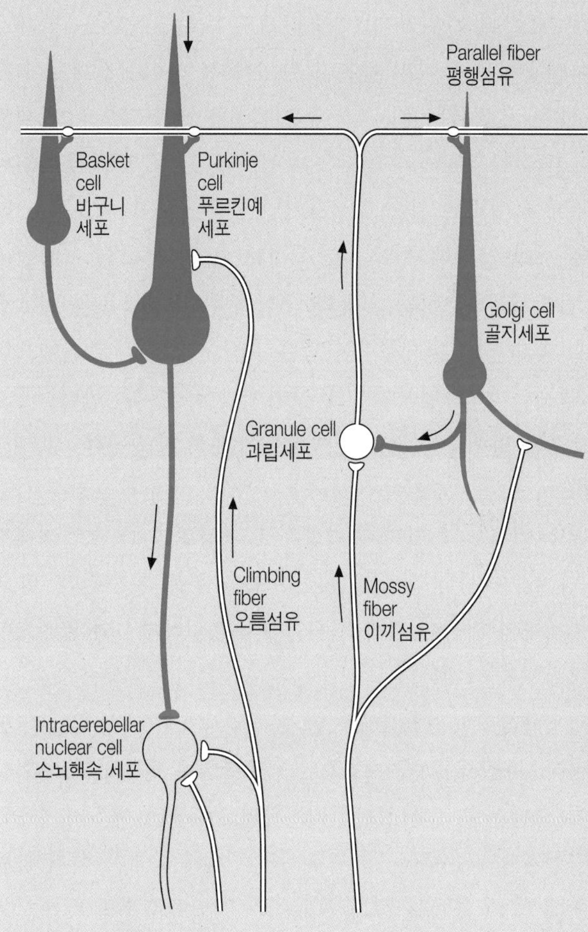

그림 14.11 5종 세포유형

달하며 팽창했다는 점에는 뇌 연합겉질의 범위가 나타나 있다. 소뇌 앞엽과 뒤엽에는 모두 완전한 체표면 감각운동지도가 존재하며 서로 정확하게 겹친다. 새소뇌가 역할을 하는 *대뇌소뇌(cerebrocerebellum)*는 기억과 학습을 비롯한 다양한 활동에 관계된다고 생각된다.

소뇌는 전통적으로 척추, 머리, 팔다리 운동기능을 감시하고 조정하는 감각운동 통합중추로 생각되어 왔다. 오늘날에는 소뇌, 특히 새소뇌 혹은 대뇌소뇌라고 불리는 소뇌의 가쪽 부분이 정동, 감정, 인지 등의 제어에서도 역할을 한다는 사실이 넓게 인정된다.

'새'라는 접두사는 소뇌 중 이 부분이 인간진화 과정에서 가장 최근 부위라는 의미이다. 즉 소뇌에서 가장 진보된 부위이며, 이 부분의 발달은 소뇌반구의 가쪽면(연합겉질) 그리고 고급 의사소통, 고위 의식, 손가락의 능숙한 사용 등과 관련된 영역 등의 성장과 나란히 진행된다.

소뇌겉질 층

The layers of the cerebellar cortex

소뇌겉질은 분자층, 푸르킨예층, 과립층 등 명확한 3개 층으로 나뉜다. *분자층(molecular layer)*을 구성하는 것은 평행섬유라고도 하며 잎새 긴축에 평행으로 지나는 과립세포 축삭, 푸르킨예 가지돌기, 바구니세포 사이신경세포, 별세포 사이신경세포 등이며 둘은 모두 억제성 사이신경세포이다. 바구니세포에서는 긴 축삭이 평행섬유에 수직으로 진행해 푸르킨예 가지돌기와 연접을 형성한다. 또한 일부 푸르킨예 세포체에 직접 연접을 형성하기도 한다. 바구니세포는 평행섬유 선의 앞뒤에서 연접을 형성해 그 결과 이웃 평행섬유를 억제시킨다. 이는 일종의 중심-주위 대항작용을 일으킨다고 생각된다. 별세포에는 작은 축삭이 국소 푸르킨예세포를 억제하며 그 먼쪽면 가지돌기에 연접을 형성한다. 바구니세포와 별세포는 모두 평행섬유에 의해 흥분된다.

다음 층은 *푸르킨예층(Purkinje layer)*이며 푸르킨예세포, 즉 소뇌겉질의 유일한 출력섬유로 구성된다. 푸르킨예세포의 가지돌기는 바깥으로 분자층 쪽을 향해 투사된다. 푸르킨예세포의 되돌이 곁가지는 인접 푸르킨예세포와 골지 2형 신경세포를 억제한다.

*과립층(granule layer)*은 골지 신경세포와 과립세포로 구성된다. 과립세포체는 소뇌 토리의 핵심을 형성하고(이끼섬유와 오름섬유로 활성화됨) 골지세포로부터 축삭가지돌기 연접연결을 받는다. 골지세포는 1만 개에 이르는 여러 과립세포에 대한 억제를 촉진하며 또한 과립세포층의 이끼섬유와 오름섬유에 의해 활성화된다. 이 과정을 통해 약한 흥분연접이후전위(EPSP)가 억제됨으로써 소뇌겉질 입력을 날카롭게 만든다.

겉질세포의 세포간 상호작용의 결과 푸르킨예세포로부터 깊은소뇌핵과 안뜰핵에 연접을 형성하는 하나의 억제출력로가 형성된다. 소뇌 쪽으로의 주요 입력로는 2개이며, 모두 흥분성이다. 두 입력로의 구성부분 중 오름섬유는 실제로는 반대쪽 아래올리브에 위치한 신경세포의 축삭이며 이끼섬유는 여러 다리뇌숨뇌 그물핵 신경세포의 축삭과 척수 6번, 7번 판 신경세포의 축삭이다(Ito 1984). 앞에서 살펴본 것처럼 뇌줄기의 아민 신경세포 역시 소뇌 쪽으로 투사된다.

오름섬유는 먼저 깊은소뇌핵 쪽으로 곁투사를 낸 후 소뇌겉질의 과립세포, 골지세포, 바구니세포, 푸르킨예세포에 연접을 형성한다(Gilman 등 1981, Van der Want 등 1989). 푸르킨예세포 1개당 1개의 연접만 형성된다. 반면 단일 오름섬유가 여러 푸르킨예세포에 신경지배를 제공하기 때문에 단일 오름섬유 극파로 인해 대량의 푸르킨예섬유 활성이 생긴다. 이끼섬유는 과립세포에 대한 연접을 통해 간접적으로 푸르킨예 활성에 영향을 끼친다. 이어서 과립세포 평행섬유는 푸르킨예세포에 직접 연접을 형성하거나 바구니세포 혹은 별세포 사이신경세포를 거쳐 연접을 형성한다. 평행섬유 각각은 긴 범위에 걸쳐 약 500개의 푸르킨예 신경세포를 흥분시키고, 반면 각 푸르킨예 신경세포는 약 20만 개의 평행섬유로부터 입력을 받는다(Gilman 1992)(그림 14.12).

소뇌겉질 신경세포는 모두 억제성이며 과립세포는 예외이다. 푸르킨예 억제출력이 작용하는 곳은 자발활성 핵세포이다. 즉 핵세포에는 푸르킨예세포로부터 나오는 억제작용에 대응되는 강력한 '박동조율기' 전위, 즉 강력한 흥분입력이 있어야 한다. 이 흥분입력은 소뇌겉질에서 연접을 형성하기 전에 분리되는 오름섬유와 이끼섬유 곁축삭으로부터 나오는 흥분충동에서 관찰될 수 있다.

소뇌는 아래올리브 오름섬유를 통해 뇌의 운동영역과 연합영역에서 나오는 모든 명령에 대한 정보를 받는다. 이곳의 올리브 신경세포는 중간뇌와 끝뇌 구조물에서 내려오는 입력도 받는다. 오름섬유에서는 들신경 정보를 단순히 감시하기만 하는 것이 아니라 실제 감각입력과 예측 감각입력 사이의 차이를 검출한다. 아래올리브의 여러 신경세포는 가지가지돌기 연접을 통해 전기적으로 결합되며 그 결과 동기

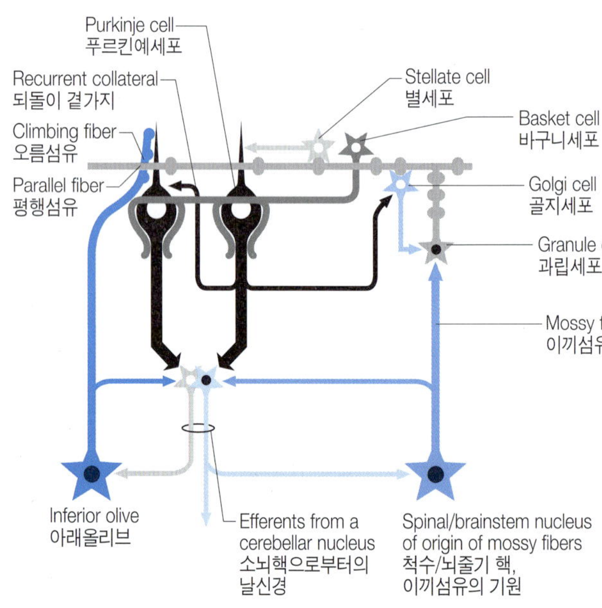

그림 14.12 소뇌겉질의 세포연결

되어 발화할 수 있다. 동기 입력에 의해 많은 푸르킨예세포에서 복합 극파가 생긴다. 또한 전기적 결합은 깊은소뇌핵으로부터 나오는 GABA 섬유의 날신경 제어를 받으며 그 결과 기능적으로 분리된다. 이로 인해 특정 조합의 푸르킨예세포가 선별된다. 오름섬유는 평행섬유 흥분연접이후전위의 강도를 줄임으로써 그리고 동시에 활성인 평행섬유의 연접강도에 대한 선택적 장기억제를 유도함으로써(100~200ms 이내) 평행섬유의 연접효능을 조정한다. 장기억제 효과는 지속적 전압작동 칼슘 유입에 의한다.

소뇌겉질이나 아래올리브가 손상되면 적응불능을 초래한다. 소뇌 쪽으로 향하는 입력의 가장 큰 부분은 반대쪽 대뇌겉질로부터 나온다. 이를 겉질다리뇌소뇌 경로라고 한다. 이 경로에는 약 2천만 개의 신경세포가 있는 데 비해 척수의 겉질척수로에는 1백만 개의 신경세포가 있다.

소뇌의 여러 기능부위

Functional regions of the cerebellum

푸르킨예세포는 축삭이 깊은소뇌핵과 안뜰핵 쪽으로 투사된다. 소뇌는 출력핵을 거쳐 척수에 대해 하행성으로 영향을 끼칠 수 있고, 또한 대뇌겉질에 대해 상행성으로 영향을 끼칠 수 있다. 소뇌출력은 3개의 구성요소로 나눌 수 있다.

첫째 요소는 타래결절엽과 벌레 겉질에서 기원하며 꼭지핵과 안뜰핵에 대해 작용한다. 꼭지핵과 꼭지핵의 날신경 표적인 안뜰핵을 종종 안뜰소뇌라고 부르며 자세를 유지하기 위한 목과 몸통의 근육긴장도 그리고 팔다리 폄에 관계되고, 눈운동에 관계된다. 진화역사와 발생학적 발달상 가장 먼저 출현하는 구조물인 안뜰소뇌는 소뇌의 가장 원시적 기능을 담당한다. 머리와 몸 전체에 걸쳐 여러 감각수용체로부터 광범위하게 입력을 받아 공간방향감과 자기인식을 위한 공간좌표를 제공해 준다.

이때의 정보는 망막, 뇌의 상급시각처리계통, 속귀로부터 나오는 단일연접연결과 다중연접연결 등의 청각과 안뜰신경세포, 특히 척추로부터 안뜰핵을 거쳐 오는 근육과 관절 수용체 등으로부터 나온다.

꼭지 날신경섬유는 교차하거나 교차하지 않기도 한다. 교차섬유는 위소뇌다리 갈고리섬유다발을 거쳐 양쪽 위둔덕 쪽으로 투사되고 카할(Cajal)사이질핵 쪽으로 투사된다(Ito 1984). 일부 섬유는 배쪽가쪽 그리고 배쪽뒤가쪽 시상핵 쪽으로 위소뇌다리를 거쳐 투사된다. 교차하지 않는 섬유는 꼭지숨뇌 투사연결을 형성하며 그 중 대부분을 이루는 구조물이 작은 곁밧줄복합체이다. 이곳 섬유는 같은쪽 안뜰핵 네 곳으로 그리고 같은쪽 그물체 쪽으로 투사된다(Batton 등 1977). 꼭지핵은 운동을 개시한 후 발화한다. 꼭지핵은 말초로부터 대량의 입력을 받아 운동겉질로 조금밖에 투사를 내보내지 않는다. 꼭지핵은 소뇌 되먹임 기전에 관계된다.

둘째 요소는 소뇌반구 중간 영역에서 기원하며 중간위치핵 쪽으로 투사된다. 중간위치핵으로부터 나온 일부 신경세포는 위다리를 통해 투사되어 반대쪽 적색핵 큰세포 신경세포에 연접을 형성한다(Asanuma 등 1983). 하지만 대부분의 신경세포는 반대쪽 배쪽가쪽 꼬리부분 그리고 배쪽 뒤가쪽 입부분 시상핵 신경세포에 연접을 형성한다. 이들 시상 신경세포는 거의 동시에 일차운동겉질 쪽을 향해 발화하며 날복사기전에 관계된다. 날복사기전에서는 겉질이 의도한 프로그램과 소뇌가 파악한 생체상태를 비교한다. 교정신호가 뇌로 보내진 후 운동이 실행된다. 이렇게 함으로써 변화하는 환경 속에서 진개되는 운동을 조절할 때의 시간지연을 최소화한다.

겉보기 근육 위약 때문에 운동 프로그램을 실행할 수 없는 경우에 사실은 중간선 소뇌 기능의 장애 때문일 수 있다. 사례를 통해 이 개념을 잘 살펴볼 수 있다. 한쪽 팔이나 다리를 들어올리거나 몸통으로부터 멀어지는 방향으로 움직이면 자세기전에 가해지는 수요가 커지고 뇌줄기와 소뇌로부터 나오는 안쪽 하행운동경로의 강화작용 부족으로 인해 움직임을 실행하지 못할 수 있다.

셋째 요소는 가쪽겉질영역에서 기원하며 치아핵 쪽을 향해 투사된다. 치아핵 신경세포 축삭은 소뇌결합팔을 통해 반대쪽 적색핵 쪽을 향해 투사되어 적색핵 입쪽 1/3의 작은세포 신경세포에서 끝나고(Gilman 1992), 또한 배쪽가쪽 그리고 배쪽앞 시상핵을 거쳐 투사된다. 치아핵은 감각정보에 대한 의식적 평가가 필요한 작업, 예를 들면 복잡한 공간적, 시간적 운동 프로그램을 계획하거나 해결하기 위해 감각입력 처리가 필요한 작업에서 더 비중있게 활성화된다. 치아핵은 말초로부터 조금밖에 입력을 받지 않으며 앞먹임 반응에 관계된다. 앞먹임 기전은 빠른 운동에서 중요하다.

가쪽소뇌는 학습된 수의운동의 사전계획에 관계된다. 같은쪽 팔다리의 긴장도와 운동을 조절하고 또한 인지기능에서도 중요하다. 자극을 받으면 같은쪽 굽힘근 긴장도가 촉진된다. 사전 감각안내가 필요 없는 활동을 할 때에 소뇌 가쪽 부분은 더 능동적으로 되어 자기의욕 활동계획을 대뇌겉질 쪽으로 전달할 준비태세를 갖춘다.

꼭지투사와 안뜰투사에서는 주로 몸쪽 폄근에 대한 흥분성 작용을 통해 몸쪽 팔다리근육을 제어한다. 중간위치핵에서는 배쪽뒤가쪽 시상핵을 거쳐 운동겉질 쪽으로 투사되는 오름섬유를 통해 그리고 적색척수로를 거쳐 팔과 다리운동을 제어한다. 치아핵에서는 배쪽가쪽 그리고 배쪽앞 시상핵을 거쳐 운동겉질 쪽으로 주로 투사된다(그림 14.14, 14.15).

여러 *소뇌기능*에 대해 운동의 시작과 제동 과정에 불규칙성을 제거해 부드럽게 하는 일종의 '충격완화, 집게누름(damping, clamping)' 계통이라고 단순하게 설명되어 왔다. 다른 기능으로는 단순 운동과 복합 운동의 개시, 교란 후 운동궤도 교정, 안뜰눈반사 제어, 운동 중단 혹은 제동 등이 제시되었다.

여러 가지 요소의 상호작용을 하나의 회로로서 생각하면 소뇌 기능을 가장 잘 설명할 수 있다. 소뇌회로를 구성하는 계통은 뇌 여러 부분을 상호 연결하며 의도와 그 활동의 결과에 대한 메시지를 결합시키고 전환시켜, 해당 시점에 적합한 운동수행에 필요한 여러 지시사항의 최적조합을 얻는다. 즉 소뇌는 고위 뇌기능의 일종의 효력 발생장치라고 할 수 있고, 프로그램 수요와 실제 근육활동 사이의 차이를 검출한다. 소뇌에서 이 역할을 수행하기 위해서는 연합겉질이나 기타 고위중추로부터 나오는, 의도한 행동에 대한 앞먹임 투사지도가 필요하다. 이러한 되먹임은 알파 운동신경세포 쪽으로 향하는 내림경로의 공동활성화를 통해, 그리고 보통의 되먹임 기전을 통해 이루어질 가능성이 매우 높다.

*앞먹임 기전(feedforward mechanism)*이 실행되는 과정인 치아적색-시상겉질 경로는 소뇌로부터 대뇌겉질 쪽으로 운동계획 혹은 인지계획을 전달해 대뇌겉질에서 정밀한 활

요점 14.9 Quick facts

반고리관결석 정복술(Epley's maneuver)

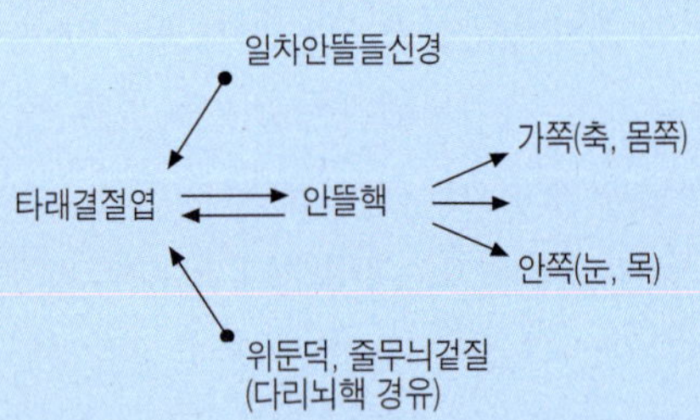

그림 14.13 반고리관결석 정복술

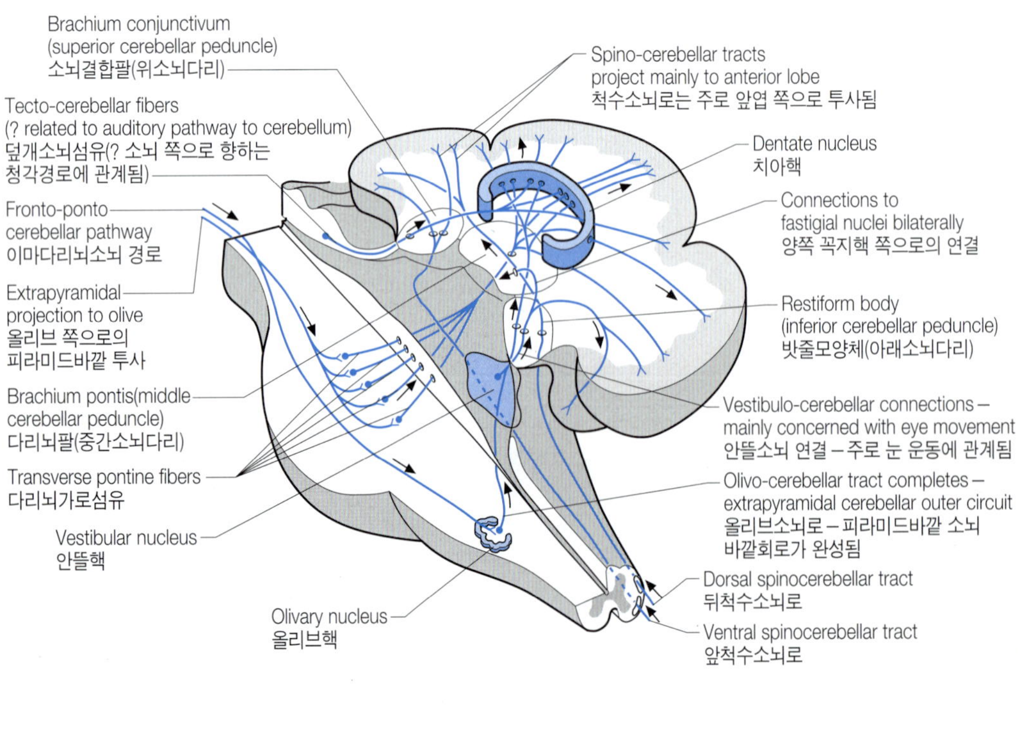

그림 14.14 소뇌 쪽으로 향하는 날신경(입력) 투사

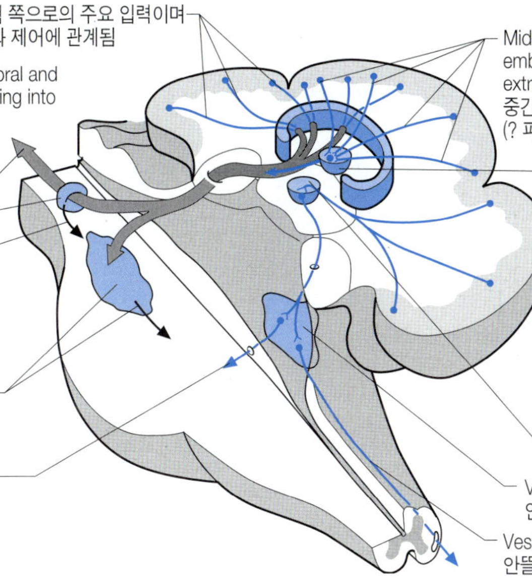

그림 14.15 소뇌의 들신경(출력) 투사

동을 실행하도록 한다. 이를 소뇌의 '앞먹임' 경로라 한다. 앞먹임 과정은 두갈래근반사 수축 후 세갈래근 수축과 같은 예상운동계획이다. 앞먹임 경로는 되먹임이 아니며 되먹임 기전이 가용하지 않거나 너무 느려서 적절한 반응이 유발될 수 없는 경우의 예상운동과 반동운동 때 필요하다. 그렇기 때문에 이 과정이 손상되면 팔다리 동작의 예상제어에 문제가 초래된다.

꼭지핵이 활동해 자세바로잡기 운동 시 안뜰기구를 거쳐 안뜰계통으로부터 들어온 입력의 결과 교감신경 활성이 상승하는 것과 소뇌가 혈관운동중추에 작용해 팔다리 근육 쪽으로 향하는 혈류를 변화시킨 후에야 해당 근육이 운동이 개시되는 것 등 역시 소뇌기능의 중요한 내용이다.

날복사(efference copy, 원심복사) 기전에서는 개체의 실시간 상태에 대한 감각정보를 가쪽뇌와 소뇌 여러 부위로부터 나오는 예상된 혹은 프로그램된 정보에 통합해 운동이 진행되는 도중 혹은 운동을 수행하는 개체의 환경이 변하는 도중의 오차를 최소화한다.

중간위치핵과 중간구역 소뇌겉질은 운동계획에 관계된 소뇌 여러 영역과 척추나 중간선 여러 구조물로부터 들어오는 감각입력에 대해 반사적으로 반응하는 여러 영역 사이의 핵심 연결고리이다. 3점 선 밖에서 득점골을 넣으려는 농구선수의 경우를 생각해보자. 농구선수가 팔꿈치를 펴고 손목을 굽혀 공을 던지기 직전에 상대팀 선수가 옆에서 민다. 농구선수가 이에 반응해 운동 프로그램을 처음 설정했던 것에서 바꾸고 나서 공을 던지지 않는다면 자신의 몸이 선 너머로 밀린 상태이기 때문에 득점골을 넣지 못할 가능성이 높을 것이다. 하지만 척추, 팔다리, 안뜰계통으로부터 들어오는 감각정보 되먹임 때문에 농구선수는 뇌겉질과 소뇌가쪽반구로부터 들어온 원래의 운동 프로그램을 변경시킬 수 있다.

꼭지핵과 벌레 소뇌는 주로 감각운동 프로그램의 *되먹임 기전*에 관계된다. 즉 이곳의 여러 영역이 근육, 관절, 결합조직, 특히 중간선 구조물로부터 나오는 입력을 대량으로 받아들인다는 뜻이다. 예를 들어, 개체의 무게중심에 변화가

요점 14.10 Quick facts

발생학적 상동기관, 무슨 의미인가?

발생학적 발달 시기에 신경세포는 이동을 하면서 발생학적 상동기관(상동체)와 연결을 유지한다. 발생학적 상동기관이란 전구세포가 공통되거나 공통축 속에서의 연결된 관계인 여러 신경세포이다. 위치가 다르더라도 신경계 내에서 공통의 목적이나 기능을 담당하는 경향을 보인다. 대개 상호의존적으로 활동하므로 한 부위에서 일어난 흥분이나 억제의 결과 해당 상동기관 전체의 흥분-억제로 이어진다.

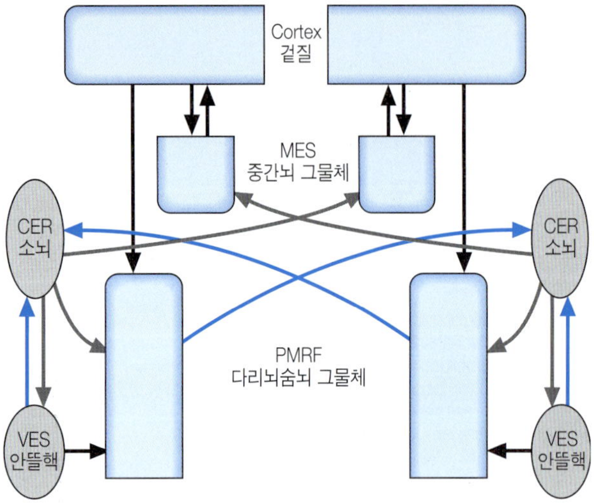

그림 14.16 소뇌기능 계통. 소뇌, 안뜰핵, 다리뇌숨뇌 그물체(PMRF), 중간뇌 그물체(MES), 겉질 사이의 기능적 투사. 소뇌는 반대쪽 겉질로부터 다리뇌 투사경로를 거쳐 다리뇌숨뇌 그물체를 통해 입력을 받는다. 소뇌로부터 다시 반대쪽 겉질로 중간뇌 그물체의 적색핵 투사경로를 거쳐 투사된다. 같은쪽 안뜰핵과 소뇌 사이는 상호투사된다.

생기면 예상되는 안정성 교란을 보상하기 위해 근육긴장도가 반사적으로 변하게 된다. 따라서 감각입력에 의해 중간선 소뇌핵과 꼭지핵으로부터의 출력이 많은 부분 좌우된다.

새로운 작업을 학습할 때에는 되먹임 입력을 먼저 활용하고 나서 치아핵과 가쪽 소뇌에서 발화를 시작해 앞먹임 과정을 촉진할 수 있다. 다시 말하면, 시행착오를 통해 학습한다. 이러한 이유 때문에 학습기에는 작업실행 속도가 느리고 해당 작업을 수행하는 데에 의식적인 노력이 더 많이 필요하다. 소뇌로부터 신호가 뇌 쪽으로 전해지며 가장 근접한 학습반응을 촉진하고, 진행 중 변하는 환경과 자세 등, 그리고 오차 정도에 대한 판단을 근거로 학습반응이 지속적으로 갱신된다(그림 14.16).

소뇌 병소

Cerebellar lesions

소뇌 병소의 경우 소뇌 내에서 문제된 영역이 어디인지에 따라 다양한 증상이 나타날 수 있다. 하지만 소뇌손상의 일부 일반징후와 증상은 병력청취와 진찰을 철저히 함으로써 검출할 수 있다. 다음은 소뇌 문제를 나타내는 임상적 요점이다.

> **요점 14.11** Quick facts
>
> **사고의 진화이론(An evolutionary theory of thought)**
>
> 우리가 몸을 세워 척추근육과 관절이 중력의 힘에 노출되기 시작한 때부터 소뇌가 커지기 시작했다는 분석이 제안된 바 있다. Mellilo와 Leismann은 사람의 골격과 자세 진화에서 자연선택의 역할에 관해 이 가설을 제시했다. 또한 인지는 운동기능의 내재화라는 Llinas 이론을 지적하기도 했다. 즉 운동기능이 진보하고 그에 수반해 더 의도적으로 됨에 따라, 미래에 일어날 일을 예측하는 능력이 좋아지고 그 결과 운동 전략을 적절하게 보정해 개별 활동의 효과를 증강시킬 수 있게 된다 (Mellilo & Leisman 2004).

1. 정상적인 경우 함께 작용하는 여러 근육이 그 능력을 상실하고, 의도한 운동을 수행할 순서에 어긋나게 수축한다.
2. 힘, 속도, 시간상 새로운 오차가 나타나고 표적을 맞추는 능력을 상실한다.
3. 무게식별 장애가 나타나며 이것은 소뇌질환의 유일한 감각장애라고 생각된다. 하지만 오늘날에는 소뇌 결손 시 시상의 중심가쪽핵과 기타 비특이적 여러 핵 쪽으로의 소뇌투사상 변화 때문에 전반적인 감각처리장애 혹은 감각인식상 왜곡이 발생할 수 있다는 점이 파악되어 있다.
4. 소뇌 병소는 또한 안뜰계통과의 긴밀한 연결 때문에 동작의 감각지각과 공간방향감의 장애를 분명히 일으킬 수 있다.

또한 가쪽소뇌 기능이상으로 인해 운동 시간조절과 개시지연(보상실패), 먼쪽 관절과 몸쪽 관절 그리고 개별 손가락 조작 사이의 협조불량 등이 초래될 수 있다. 가쪽소뇌는 또한 언어연상작업과 관련성이 크며 특히 브로카언어영역과 상호 연락하는 오른쪽 소뇌가 그렇다.

안쪽소뇌 병소는 반응을 정확히 수행하는 것에만 지장을 초래하는 반면, 가쪽소뇌 병소는 연속적 사건의 시간조절에 지장을 초래한다. 이것은 운동작업에만 적용되는 것이 아니라 정신 혹은 인지 작업에서 경과시간을 판단하는 것에도 적용된다. 예를 들어, 환자가 두 음조 사이의 길이 차이를 판단하는 능력의 감퇴를 보일 수 있다. 그 결과 운율 언어나 음악에 박자를 맞추는 데에서 판단불량이 초래될 수 있다. 환자는 길을 건널 때 다가오는 차량의 속도를 판단하거나 눈운동 자극처럼 움직이는 대상물의 속도 차이에 대해 검출하거나 반응하는 데에 문제를 보일 수 있다.

소뇌는 학습에도 관계됨

The cerebellum is also involved in learning

소뇌는 운동기능이나 인지기능이 연관된 학습 등 모든 종류의 학습에서 활동적이다. 학습 초기단계에 새로운 자극에 노출되었을 때 특히 활동적이다. 소뇌는 학습하는 동안 운동작업에 대해 필수적인 제어능력을 완전히 획득할 때까지 더 큰 역할을 담당한다. 작업이나 기술을 완전히 획득하고 나면 소뇌의 활동성이 감소한다.

소뇌는 활동의 문맥을 인식하고 자극에 대해 적절한 반응을 자동적으로 유발시키는 역할을 담당한다. 단어연상 작업에서도 이러한 역할을 담당한다. 인지 관점에서 보면 소뇌는 인지계획, 연합학습, 고전적 조건화, 도구적 학습, 선택적 주의력을 여러 감각양식 사이에서 수의적으로 이동시키는 것 등에 관계된다.

눈운동에 대한 소뇌의 영향

Cerebellar influences on eye movements

소뇌는 눈 제어상 두 가지 기본적 조작에 관계된다. 첫째는 시각획득과 관련한 실시간 제어와 위치에 따른 눈 제어에서의 역할이고 둘째는 눈운동 계통을 조절하는 장기적 적응제어 기전이다(Leigh & Zee 1991). 소뇌는 눈이 받아들이는 자극에 대해 적절하게 눈운동이 일어나도록 하는 기능을 한다. 안뜰소뇌의 타래에 위치하는 푸르킨예세포에서는 머리가 고정된 상태이든, 움직이는 상태이든 부드런따라보기 추적 때 눈운동 속도에 따라 방전을 한다. 예를 들어, 머리를 고정시키고 시선을 움직이는 대상물에 고정할 수 있는데, 이 경우 두 눈이 시야를 가로질러 이동하는 대상물을 부드럽게 따라가야 하고, 혹은 두 눈을 고정된 대상물에 고정하고 머리를 돌릴 수 있는데, 이 경우 표적에 초점을 유지하기 위해 머리를 돌리는 속도와 동일한 속도로 반대방향으로 두 눈을 움직이며 여전히 부드럽게 추적할 수 있어야 한다(Zee 등 1981). 다른 여러 신경세포에서는 눈확 속 안구의 위치와 관련해 홱보기 눈운동 동안 방전한다. 긴밀한 양쪽 통합 역시 중요하기는 하지만 눈운동의 개별 제어는 대부분 반대쪽 소뇌에서 담당한다. 예를 들어, 오른쪽 눈의 부드런따라보기 활성과 홱보기 운동에서의 중심 복귀 기능은 왼쪽 소뇌의 조정 제어를 받아 이루어진다.

등쪽 벌레와 꼭지핵 소뇌의 병소로 인해 홱보기 겨냥이상, 특히 구심 홱보기의 측정과대증이 초래된다(Optican & Robinson 1980). 타래 부위의 병소로 인해 초래되는 다양한 눈운동 기능이상에 다음과 같은 것들이 있다(Berthoz & Melvil-Jones 1985, Optican 등 1986).

1. 부드런시각추적 장애
2. 수평주시유발 눈떨림
3. 홱보기후변이, 즉 글리사드(glissade, 미끄럼)(13장 참조)
4. 하향눈떨림과 반동눈떨림
5. 안뜰눈반사 정확도 저하
6. 환경입력 변화에 대한 적응력 저하

안뜰계통

The vestibular system

발달 측면에서 보면 안뜰계통은 신경계에서 가장 오래된 부분 중 하나이다. 말초 부분과 중추 부분으로 구성된다. 말초 부분에는 안뜰기관(반고리뼈관과 귀돌기관), 안뜰신경이 해당된다. 중추 부분에는 안뜰핵, 타래결절엽 소뇌가 해당된다.

요점 14.12 Quick facts

타래결절 병소(Flocculonodular lesions)

- 선 자세와 보행
- 다방향 눈떨림
- 머리 회전
- 눈운동 이상

말초 안뜰계통

Peripheral vestibular system

안뜰 부분 속귀와 안뜰신경이 말초 안뜰계통을 구성한다. 속귀에는 수평, 앞, 뒤 등 3개의 반고리뼈관과 타원주머니, 둥근주머니 등 2개의 귀돌기관이 존재한다.

반고리뼈관의 기능은 머리의 회전운동을 검출하는 것이다. 관이 각기 다른 평면 방향으로 분리되어 각기 다른 방향의 운동을 검출한다(그림 14.17). 양쪽 수평관, 오른쪽 앞관과 왼쪽 뒤관, 왼쪽 앞관과 오른쪽 뒤관 등 반대쪽 관과 짝을 이루어 각 평면상 운동을 검출한다. 머리를 수평으로 오른쪽을 향해 돌리면 오른쪽 수평관 수용체의 발화속도가 상승하고 왼쪽의 발화속도가 저하된다. 서로 짝이 되는 두 관의 평면을 따라 운동이 일어날 때 비슷한 식의 짝진 반응이 서로 짝이 되는 두 관에서 생긴다. 관 주위에 위치한 얇은 층의 액체를 *바깥림프(perilymph, 외임파)*라고 하며, 이 액체는 뇌척수액과 기본 조성이 동일하고 주변 뼈미로로부터 관을 보호하는 역할을 한다. 관 속을 채우는 액체를 *속림프(endolymph, 내임파)*라 하며, 칼륨 농도가 매우 높다. 중립 위치일 때 수평관은 수평으로부터 30° 기울어진 방향이며, 머리를 뒤로 60° 기울이면 수직평면상에 위치한다.

각 관마다 있는 팽창된 곳을 팽대라고 하는데, 이 속에 마루(cupola)와 털세포(hair cell)라는 특수 구조물이 들어 있다(그림 14.17). 털세포의 수용체는 극성을 나타내 털세포 표면에 존재하는 단일 운동섬모를 기준으로 한쪽 방향으로의 운동에 대해 반응해 발화하며 반대쪽 방향으로의 운동에 대해 과다분극(발화 저하)을 나타낸다(그림 14.18). 머리가 회전할 때 관 속 액체는 관성 때문에 멈추어 있다. 이로 인해 팽대마루에 압력이 가해지고 팽대마루와 털세포에 비틀림이 생기며 운동방향에 따라 발화속도가 상승하거나 저하된다.

귀돌기관이 고안된 목적은 선형운동, 즉 평행이동 운동을 검출하기 위해서이다. 타원주머니는 거의 수평방향 모양이며 가쪽 그리고 앞뒤 선형운동을 검출한다. 둥근주머니는 수직방향 모양이며 아래위(수직) 그리고 앞뒤 선형운동을 검출한다. 이를 구성하는 털세포에는 젤라틴막 속에 부동섬모와 운동섬모가 담겨 있다. 젤라틴막 꼭대기에는 귀돌이 담겨 있다. 머리가 선형운동을 할 때 귀돌의 관성 때문에 털세포의 섬모가 비틀리게 되고 그 결과 운동방향에 따라 털세포의 발화속도가 상승하거나 저하된다. 젤라틴막의 변성이나 외상으로 인해 귀돌이 제거되는 경우도 있다. 귀돌이 반고리뼈관에 걸리면 양성돌발체위현기증이라고 하는 질환이 생긴다.

타원주머니 털세포로부터 나오는 축삭은 위안뜰신경절에서 연접을 형성한다. 이어서 위안뜰신경절 신경세포의 축삭이 위안뜰신경을 형성한다. 이 축삭은 달팽이신경, 둥근주머니로부터 나오는 아래안뜰신경의 축삭과 함께 같은쪽 속귀신경(8번 뇌신경, 안뜰달팽이신경, 전정와우신경)을 형성한다. 일부 축삭은 안뜰기관으로부터 소뇌 속으로 직접 가로질러 연접을 형성한다. 안뜰기관 털세포로부터 긴장방전

요점 14.13 Quick facts

중간선 소뇌 병소(Midline cerebellar lesions)

- 선 자세와 보행상 장애
- 몸통 비틀거림
- 머리 회전 자세
- 바깥눈 운동장애
- 단독검사 때 팔다리 운동 정상

요점 14.14 Quick facts

벌레결 병소(Paravermal lesions)

벌레결 병소는 대개 안쪽 소뇌징후와 가쪽 소뇌징후가 조합된 양상으로 표현된다.

요점 14.15 Quick facts

가쪽 소뇌 병소(Lateral cerebellar lesions)

- 선 자세와 보행상 이상(고립 병소인 경우는 예외)
- 바깥눈 운동장애
- 팔다리운동 분해
- 겨냥이상
- 상반운동반복장애, 리듬운동장애
- 팔다리실조
- 저지장애, 과다반동
- 활동떨림, 정지시떨림
- 조음장애, 근육긴장저하
- 인지장애

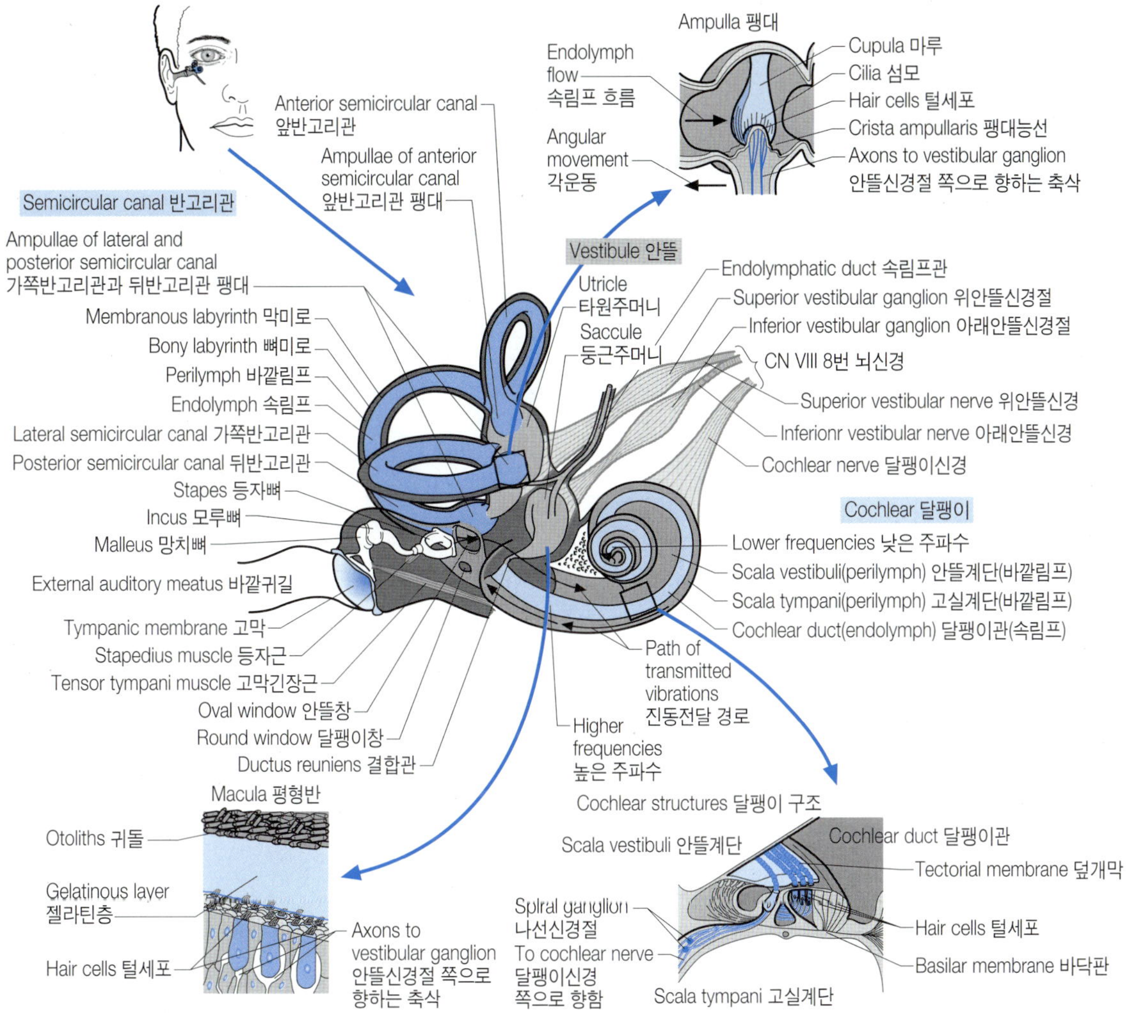

그림 14.17 안뜰 구조와 달팽이 구조 요약

이 나오며 안뜰기관의 운동방향에 따라 위상성 상승 혹은 저하 방전이 더해진다는 사실에 주목할 필요가 있다. 인위적 병소를 통해 긴장방전 속도에 장애를 유발하면 운동이 일어나지 않는 경우에도 운동감각이 생기는 등 안뜰출력에 변화가 초래된다.

> **요점 14.16** Quick facts
>
> **눈꺼풀연축(Blepharospasm)**
> - 눈 주변 근육의 연축이며 그 결과 눈이 오랜 시간동안 부분적으로 감긴 상태가 지속됨
> - 기타 머리 근육긴장이상증을 나타냄
> - 연축발성장애
> - Meige 증후군
> - 만성 안뜰소뇌 장애 환자에서 자주 관찰됨

중추 안뜰계통

The central vestibular system

안뜰핵은 다음과 같은 다양한 원천으로부터 들신경 정보를 받는다.

1. 안뜰기관, 여기에는 반고리뼈관, 귀돌기관, 안뜰신경절 등이 해당됨
2. 고유감각정보, 이 정보는 척수 Clark 기둥에서 시작하는 오름섬유를 거쳐 소뇌 쪽으로 중계됨
3. 시각정보, 줄무늬겉질, 위둔덕, 가쪽무릎핵 시상 등으로부터 나옴

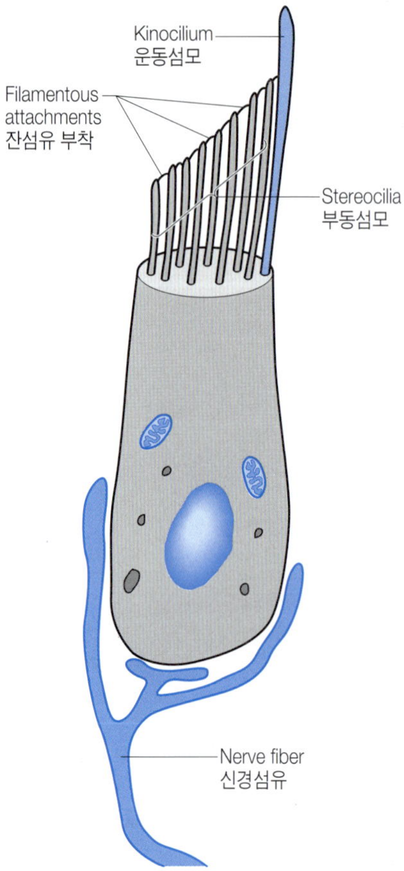

그림 14.18 털세포의 수용체. 털세포의 수용체는 극성을 보이며 털세포에 존재하는 단일 운동섬모에 대해 오직 한쪽 방향으로의 운동에만 반응한다.

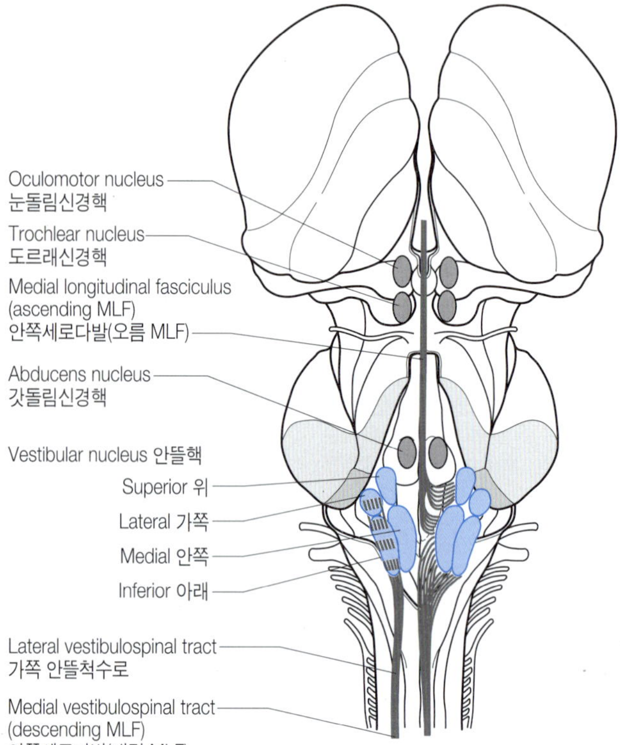

그림 14.19 뇌줄기 안뜰핵(음영 부분)의 해부학적 관계

4. 촉각정보, 이 정보는 시상, 몸감각겉질로부터 투사됨

5. 청각정보, 아래둔덕과 안쪽무릎체 시상으로부터 나옴

8번 뇌신경으로부터 나오는 안뜰투사연결은 주로 안뜰핵과 타래결절엽 소뇌 쪽을 향해 간다. 한 쪽에 4개의 안뜰핵이 다리뇌숨뇌 이음부, 넷째뇌실바닥, 아래소뇌다리 바로 아래 안쪽에 위치한다(그림 14.19). 4개의 안뜰핵은 다음과 같다.

1. 안쪽안뜰핵

2. 가쪽안뜰핵

3. 아래안뜰핵(Deiter 핵)

4. 위안뜰핵

안뜰핵은 모두 안뜰신경으로부터 나오는 축삭투사를 받는다. 안뜰핵은 모두 소뇌뒤엽 타래결절과 상호투사를 형성한다. 이러한 상호투사연결에 의해 소뇌안뜰섬유가 형성된다.

요점 14.17 Quick facts

기능해리(Diaschisis)

- 신경학적으로 상류(연접이전)에 해당하는 집단으로부터 문제된 부위로의 입력이 저하되거나 없을 때 일어난다.
- 잠재적으로 가역적인 기능적 대사저하증이다.
- 브로카실어증은 거의 항상 오른쪽 소뇌 기능해리를 일으킨다.

안쪽안뜰핵으로부터 나온 투사연결은 안쪽세로다발을 타고 올라가 같은쪽 갓돌림신경핵, 반대쪽 도르래신경핵, 눈돌림신경핵 등에서 연접을 형성한다. 안쪽안뜰핵으로부터 나온 하행투사연결은 안쪽 안뜰척수로를 형성하고 앞척수부위를 타고 내려가 목척수와 가슴척수 부위의 앞뿔신경세포에 연접을 형성한다. 이 투사연결은 아마도 허리척수 부위까지는 도달하지 않을 가능성이 높으며, 즉 목과 팔 근육의 자세교정에만 관계된다(그림 14.20).

가쪽안뜰핵으로부터 나온 투사연결은 가쪽 안뜰척수로를 타고 내려가 척수 모든 수준 쪽을 향한다(그림 14.20). 이 경

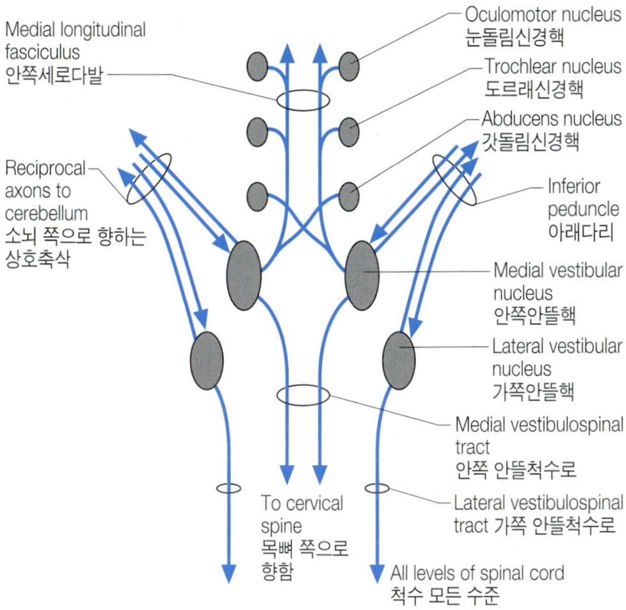

그림 14.20 안뜰핵과 뇌줄기 기타 구조물 및 소뇌 사이의 기능적 투사

로는 자세반응에 관계한다고 생각된다.

통합계통을 구성하는 일련의 복합적 투사계통에 관련되는 것들은 다음과 같다.

1. 안늘핵
2. 뇌줄기 그물체 여러 영역
3. 중간뇌 그물체 여러 영역
4. 소뇌의 기능적 여러 영역 모두(Shimazu & Smith 1971, Horak & Diener 1994)
5. 시상의 여러 핵
6. 대뇌겉질 여러 영역(Tomasch 1969, Uemura 등 1977)

안뜰계통의 겉질밑 출력투사

The subcortical output projections of the vestibular system

출력기전 역시 복합적이고 광범위하며, 다음의 여러 가지가 해당된다.

1. 뇌줄기와 겉질 여러 영역을 통해 제어되는 눈운동
2. 가쪽안뜰핵, 하행 안쪽세로다발, 그물척수로 등을 통한 축근육 제어(위의 여러 경로가 조합되어 앞뿔신경세포 쪽으로 억제 혹은 흥분신호를 적절히 내보냄으로써 자세안정성을 제공함)
3. 미주신경활성을 제어하는 고립로핵을 비롯한 다리뇌 숨뇌그물체 쪽으로 향하는 꼭지핵과 안뜰핵 투사연결을 통한 자율신경계
4. 소뇌-둘레 투사연결을 통해 매개되는 감정요소(Brodal 1981, Robinson 등 1994, Wessel 등 1998)

안뜰계통의 겉질투사

Cortical projections of the vestibular system

안뜰계통은 대뇌겉질 쪽을 향해 양쪽 투사되며 비우성 겉질 쪽으로(대개 오른쪽) 더 많이 투사된다. 안뜰겉질은 마루겉질과 섬겉질 이음부에 위치한다고 생각된다(중심고랑 브로드만 3a, 7번 영역)(Dieterich & Brandt 2008). 반대쪽 안뜰정보가 다연접 연결을 거치며 시상 쪽을 향해 올라가고, 같은쪽으로는 비교차 경로를 통해 안쪽섬유띠 속으로 혹은 그에 인접한 곳을 지난다고 생각된다(Zwergal 등 2008).

안뜰계통의 기능

The funtions of the vestibular system

안뜰계통은 다음의 기능을 수행한다.

1. 자세와 동작에 관한 감각과 지각 — 안뜰계통에서는 머리의 자세만을 검출한다. 또한 적절히 기능을 발휘하기 위해서 이 정보는 나머지 몸 부분 대비 머리의 방향을 나타내는 정보와 통합되어야 한다. 이 역할을 하는 안뜰목반사에서는 안뜰 활성화와 관련해 목의 근육과 관절의 관절수용체, 힘줄기관, 근육방추로부터 전달되는 정보를 통합한다. 예를 들어, 머리와 목을 왼쪽으로 굽히면 목 반고리뼈관과 고유수용체가 모두 발화해 자신의 목이 왼쪽으로 굽혀지지만 나머지 몸 부분은 고정 상태라는 지각을 갖게 된다. 하지만 전체 몸이 왼쪽으로 떨어지는 경우 반고리뼈관만 발화해 전신이 왼쪽으로 떨어지는 중이라는 지각을 갖게 된다.
2. 눈바로잡기 반사를 통한 수직선 대비 머리와 몸의 방향감 — 머리가 편위되더라도 눈은 수평선과 평행을 유지한다. 자세와 평형 제어에서는 시각단서 역시 중요하다. 안뜰기관에 심각한 병소가 생긴 사람들도 눈을 감기 전에는 평형과 자세를 아주 잘 유지할 수 있다. 시각신호가 없으면 방향감 장애를 겪고 거의 즉시 넘어진다.

표 14.2 안구근육

근육	신경지배	일차기능	이차기능	삼차기능
위곧은근(superior rectus)	눈돌림신경	올림	내회선	모음
아래곧은근(inferior rectus)	눈돌림신경	내림	외회선	모음
가쪽곧은근(lateral rectus)	갓돌림신경	벌림		
안쪽곧은근(medial rectus)	눈돌림신경	모음		
위빗근(superior oblique)	도르래신경	내회선	내림	벌림
아래빗근(inferior oblique)	눈돌림신경	외회선	올림	벌림

3. 몸 무게중심의 동적 위치결정 — 예를 들어, 예상치 못하게 갑자기 오른쪽으로 밀쳐졌다면 오른쪽으로 넘어지지 않으려고 오른쪽 다리 폄근과 왼쪽 척추옆 근육이 수축할 것이다. 이러한 모든 것이 자신이 밀쳐졌다고 지각하기 전에 일어난다.
4. 몸운동 동안 머리 안정화(Horak & Shupert 1999) — 머리는 상대적으로 무거운 구조물을 유연하고 가느다란 구조물이 지지하는 모습이다. 운동 동안 머리 위치를 반사적으로 제어해 몸의 무게중심 변화를 뒷받침한다.
5. 머리가 움직이는 동안 눈 안정화 — 머리가 움직이는 동안 표적에 대해 초점을 맞추기 위해 반사적 되먹임 기전이 필요하다. 안뜰눈반사를 통해 바깥눈근육 쪽을 향해 정보를 보내 머리가 움직이는 방향과 동등한 반대방향으로 이들 근육을 통해 두 눈을 움직인다.

안뜰눈반사

Vestibulo-ocular reflexes

위에서 살펴본 것처럼 머리가 운동하는 동안의 주시 안정화는 안뜰계통의 주요 역할 중 하나이다. 이 기능은 안뜰눈반사를 통해 이루어진다. 귀 반고리뼈관은 특정 눈 근육과 연관되어 특정 반고리뼈관에서 발화가 증가하면 해당 근육의 흥분성이 증가하게 된다. 다음과 같다(Brodsky 등 2006).

1. 수평관은 같은쪽 안쪽곧은근과 반대쪽 가쪽곧은근을 활성화한다. 즉 수평관 활성화에 의해 두 눈이 반대쪽으로 운동한다.
2. 뒤관은 같은쪽 위빗근과 반대쪽 아래곧은근을 활성화한다. 즉 뒤관은 두 눈이 반대쪽 아래방향으로 움직이도록 한다.
3. 앞관은 같은쪽 위곧은근과 반대쪽 아래빗근을 활성화한다. 즉 앞관은 두 눈이 같은쪽 위방향으로 움직이도록 한다.

이로부터 한쪽 안뜰계통이 자극을 받으면 같은쪽 위 여러 근육과 안쪽곧은근, 반대쪽 아래 여러 근육과 가쪽곧은근 등의 활성이 증가하는 전체적인 효과가 나타난다는 점을 알 수 있다.

귀돌눈반사는 더 복잡하다. 일반적으로 귀돌눈반사는 눈모음·눈벌림 눈운동이 가쪽 그리고 앞·뒤 평면에서 일어나도록 하며, 눈역회전 운동이 일어나도록 하는 역할을 한다. 눈역회전의 목적은 목 가쪽 굽힘에서처럼 머리가 한쪽으로 돌 때 두 눈의 수직 정렬을 유지하는 것이다. 이 경우 머리가 도는 쪽의 눈에서는 내회선(안쪽돌림, 눈의 12시방향 위치가 중간선 쪽을 향해 돌아감), 반대쪽 눈에서는 외회선(바깥회선, 눈의 2시방향 위치가 중간선으로부터 멀어지는 방향으로 돌아감)이 일어난다. 위 여러 근육은 내회선근으로, 아래 여러 근육은 외회선근으로 작용한다는 점이 중요하다(Brodsky 등 2006)(표 14.2).

안뜰계통 쪽으로 구심자극을 가하는 다양한 방법

들신경 입력을 가해 안뜰계통 반응을 자극하는 방법으로 다음과 같이 여러 가지가 활용되어 왔다.

1. 움직이는 큰 시각적 장면(Lestienne 등 1977)
2. 안뜰신경 전기자극(Nashner & Wolfson 1974)
3. 팔다리 힘줄과 근육 진동(Lackner 1978)
4. 환경자극과 지지표면 변경(Shumway-Cook & Horak 1986)
5. 평행이동 혹은 회전판(Nashner 1977, Keshner 1999)
6. 수직 낙차(Melvill-Jones & Watt 1971, Greenwood & Hopkins 1976)
7. 온수관류

안뜰자율신경반사

Vestibulo-autonomic reflexes

진화 역사와 발생학적 발달상 가장 먼저 출현하는 구조물인 안뜰소뇌는 소뇌의 가장 원시적 기능을 담당한다. 머리와 몸 전체에 걸쳐 여러 감각수용체로부터 광범위하게 입력을 받아 공간방향감과 자기인식을 위한 공간좌표를 제공해 준다. 다음이 해당된다.

1. 망막과 상급 시각처리계통 뇌로부터 오는 정보
2. 청각신경세포와 안뜰신경세포로부터 단일연접 혹은 다연접 연결을 거쳐 오는 정보
3. 속귀로부터 오는 정보
4. 근육과 관절 수용체, 특히 척추로부터 안뜰핵을 거쳐 오는 정보

사람의 경우 안뜰소뇌의 손상이나 질병과 연관된 가장 고전적인 징후는 자세와 평형유지, 눈과 머리운동 제어, 주위 환경 속 공간신호에 대한 반응 등을 하지 못하는 것이다. 이들 기능은 환경 속 위협에 대해 반응하고 음식을 찾으며 짝을 찾고 중력을 이기며 환경 속을 뚫고 의도적으로 이동하는 기본적인 생명기능에 분명히 필수적이다.

한편, 안뜰소뇌의 또다른 핵심기능으로서 머리와 목에 대한 연료공급을 제어한다. 안뜰핵과 오래된 부위 소뇌 역시 자세변화에 대한 적응성 심장혈관 반응과 호흡반응에서 중요하다. 이러한 반사가 없다면 운동 중에 혹은 여러 자세 중에 신경계와 근육계통에 대해 연료공급을 일정하게 유지할 수 없을 것이다. 이들 여러 부위는 누운 자세 혹은 앉은 자세에서 일어설 때와 같은 선형 가속운동 시 혈액량을 이동시키거나 저항을 유지하는 역할을 한다. 흥분성 안뜰교감신경반사의 내림다리를 형성하는 입쪽숨뇌 신경세포를 동원해 수행한다.

진화적, 생리적 관점에서 보면 척추의 정상적 동작과 안정성은 안뜰소뇌와 척수소뇌의 최적 통합성에 매우 중요하며, 따라서 인간 표현의 복합적 여러 측면과 다중기관 계통에 대한 신경학적 제어에 매우 중요하다.

안뜰자율신경반사는 안뜰소뇌에 의해 신경축의 광범위한 여러 영역을 통해 조정된다. 다음과 같은 신경축상 여러 부위가 자율신경기능을 매개하고 안뜰소뇌계통으로부터의 입력을 받는 것으로 알려졌다.

- 고립로핵(NTS)
- 다리뇌와 중간뇌의 팔곁핵
- 시상하부 여러 핵
- 입쪽배가쪽 숨뇌와 꼬리쪽배가쪽 숨뇌(RVLM, CVLM)
- 미주신경등쪽핵(DMN)
- 의문핵
- 청색반점
- 다리뇌 위침분비핵(SSN)
- 중간뇌 에딩거-베스트팔핵

안뜰계통 평가

Assessment of the vestibular system

안뜰계통이 신경계에서 매우 여러 가지로 연결되어 있기 때문에 기능신경학 전문가에게는 안뜰계통의 평가가 중요하다. 안뜰계통에 대한 병상 평가는 다음의 방법으로 할 수 있다.

1. 자세평가 — 머리기울임과 특정 자세반응 등이 안뜰눈반사와 안뜰척수반사 변화 때문에 나타날 수 있다. 귀돌과 반고리뼈관으로부터 이어지는 중력감각 경로의 병소로 인해 환자에서 나타날 수 있는 눈기울임 반응은 머리기울임, 스큐편위, 눈꼬임 등이 해당된다(Brodsky 등 2006).
2. 평형검사(stabilometry) — 임상가는 환자가 보조를 받지 않은 채 눈을 뜨고 그리고 눈을 감고 서 있을 수 있는 능력을 평가한다. 환자에게 눈을 감도록 함으로써 안뜰정보와 고유감각 정보에 의지해 평형 판단을 하도

록 강제하게 된다. 이들 계통 중 하나라도 결손된 상태의 환자는 똑바로 서 있기 훨씬 힘들어하며 쓰러지기도 한다(조금 더 동요하는 것은 정상이다). 눈을 감았을 때 평형이 더 나아지면 시각매개 평형기전의 문제가 존재할 가능성이 있다. 환자에게 고밀도 육면체 폼과 같은, 변형되는 표면에 서 있도록 하면 고유감각 정보가 감소하고 환자는 안뜰정보에 더 많이 의존해야 한다. 평형검사는 힘판 위에서 시행함으로써 자세변화와 평형변화를 더 상세히 측정하고 정량화할 수 있다.

3. Fukuda 발디딤검사(Fukuda 1953) — 임상가는 환자에게 눈을 감은 채 제자리걸음을 50걸음 걷게 한다. 환자는 대개 안뜰 기능저하 쪽을 향해 편위된다. 30° 이상 회전하면 양성 검사소견으로 판단한다.
4. 머리충동검사(head thrust test) — 환자에게 앞쪽으로 멀리 떨어진 한 지점을 보도록 한다. 임상의사는 머리가 한쪽으로 빠르게 움직이도록 한다. 안뜰눈반사(VOR)에 의해 눈은 바로 앞 표적에 고정되어야 한다. 안뜰눈반사가 결핍된 경우에는 눈이 머리와 함께 움직이고 환자는 표적 쪽으로 빠른 홱보기운동을 일으켜야 한다.
5. 눈떨림 — 눈떨림이 여러 원인으로 일어날 수 있겠으나 안뜰기능이상 중 긴장성 안뜰방전의 불일치로 인해 안뜰출력이 낮은 쪽으로 비교적 천천히 눈이 밀려가는 현상이 생긴다. 이로 인해 다시 표적 쪽을 향하는 빠른 홱보기운동이 생긴다. 눈떨림은 빠른 운동이 일어나는 방향에 따라 이름을 붙인다. 정상적인 경우 안뜰 병소의 결과 안뜰출력이 감소되며, 따라서 눈떨림은 대개 병소 쪽으로부터 멀어지는 방향으로 일어난다. 미세한 눈떨림의 경우 검안경으로 망막혈관의 운동을 관찰하면 잘 볼 수 있다. 말초 병소로 인한 눈떨림은 환자가 시선을 무언가에 고정시키는 방법으로 대개 감소시킬 수 있다. 고전적으로는 이러한 현상이 중추 안뜰 병소에서 일어나지 않는다. 그래서 Frenzel 혹은 비디오 전기눈떨림검사를 이용하거나 아니면 환자에게 다른쪽 눈을 가리도록 하고 검안경 검사를 실시해 고정주시가 일어나지 못하도록 해야 한다.
6. Dix Hallpike 검사 — 양성돌발체위현기증(BPPV) 검사이다. 뒤반고리뼈관의 유리 귀돌을 움직여 현기증과 눈떨림을 유도하도록 고안된 검사이다. 눈떨림은 문제된 귀 쪽으로 향하게 되며, 정상적으로 바닥을 향해 밑으로 향한다. 그림 14.21을 보면 A에서 C까지의 각 단계별로 오른쪽 뒤반고리뼈관에 대한 Dix Hallpike 검사법이 설명되었다.

소뇌 기능이상 검사

Testing for cerebellar dysfunction

소뇌기능을 검사하는 여러 가지 방법이 개발되었다(4장 참조). 일부 검사를 열거하면 아래와 같다.

1. 일자걸음, 발꿈치걸음, 까치발걸음, 뒷걸음 걷기
2. 팔다리에 대한 관성부하를 증가시켜 측정이상증 항진시키기, 이로 인해 표적에 대한 지나침과 못미침 현상이 나타날 수 있음
3. 손가락 맞섬 빠르게 교대하기, 팔꿈치의 뒤침과 엎침, 발꿈치/발가락 바닥 똑똑두드리기 등은 모두 상반운동반복장애를 드러내기 위해 고안된 검사법이며, 상반운동반복장애란 빠르게 교대하는 운동을 일관되고 협조상태에서 수행하지 못하는 것을 말함
4. 손가락코 검사, 발가락손가락 검사, 발꿈치정강이 검사, 8자 검사 등은 모두 활동떨림과 측정이상을 드러내기 위한 검사법임

소뇌와 안뜰계통은 정확하고 조화된 눈운동에도 관계된다. 소뇌와 안뜰계통은 다음과 같은 모든 눈운동 측정이상에 관계되기도 한다.

- 홱보기 측정이상(측정과대)과 큰홱보기 진동
- 따라보기
- 홱보기 가쪽쏠림
- 주시유발 눈떨림
- 반동 눈떨림
- 하향 눈떨림
- 원활 추적
- 미끄럼(glissade), 홱보기후 변이
- 안뜰눈반사(VOR) 이득조정 장애
- 안뜰반응 지속시간 증가
- 주기적 교대눈떨림

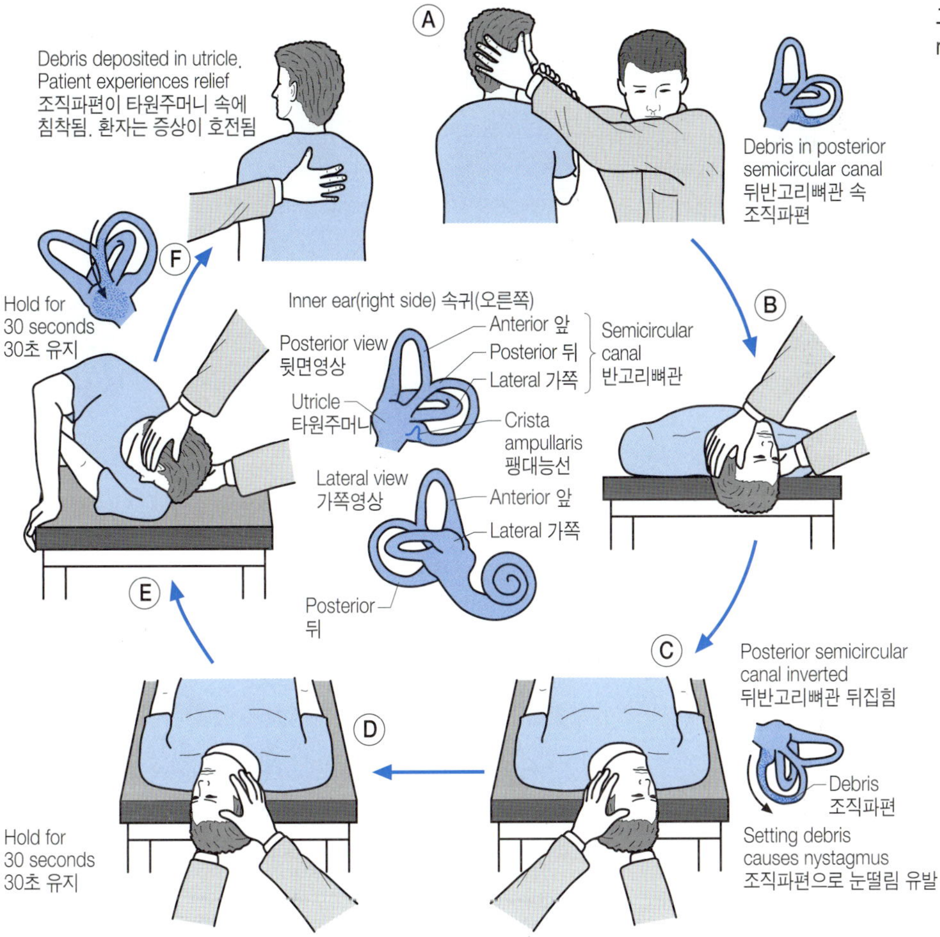

그림 14.21 반고리관결석정복술(Epley's maneuver)

요점 14.18 Quick facts

반고리관결석정복술(Epley's maneuver)

반고리관결석정복술(Epley's maneuver)은 양성돌발체위현기증(benign paroxysmal positional vertigo, BPPV)에 대한 간단하고도 지속적인 치료법이다(그림 14.21 참조).

환사가 바로누운 자세에서 머리는 문제된 쪽이 밑으로 가도록 검사대 가장자리 넘어 늘어뜨린다. 이 위치에서 환자는 대개 몇 초간 현기증과 눈떨림을 보인다. 현기증과 눈떨림이 가라앉으면 머리 폄 자세를 유지한 채 문제된 쪽으로부터 멀어지도록 머리를 돌려 반대방향을 바라보도록 한다. 이어서 머리와 몸을 한꺼번에 돌려 문제된 쪽의 반대쪽을 향한다. 이어서 목 고정기 혹은 고리를 착용시키고 1~2일 동안 머리와 목을 심하게 움직이지 말도록 환자에게 안내한다. 이 기간에는 의자에 앉은 자세에서 잠을 자야 한다. 이 수기는 양성돌발체위현기증 환자의 90~95%에서 효과를 보인다.

떨림증이 소뇌 기능이상에 동반되는 경우가 많다. 떨림은 원인과 종류가 다양하다. *말단떨림(terminal tremor)*은 운동의 한도와 방향 오류 때문에 발생한다. *소뇌떨림(cerebellar tremor)*에서는 불규칙한 떨림과 교정성 격동이 나타나며 정확도가 더 많이 요구될 때 악화된다. 예를 들어, 환자에게 코와 같은 신체의 특정 부위를 어떤 대상물에 접촉하도록 요청했을 때 표적에 가까워질수록 떨림이 심해진다. 소뇌가 동작을 미세조정하려 시도하기는 하지만 실패하기 때문에 떨림이 심해진다. 주로 팔다리의 몸쪽 부위, 머리와 몸통에서 나타난다. *파킨슨 떨림(Parkinsonian tremor)*은 4~6Hz인 반면, *생리적 떨림(physiological tremor)*은 8~12Hz인데 두려움, 불안, 피로 등에 의해 악화된다.

*독성떨림(toxic tremor)*을 일으킬 수 있는 물질은 다음과 같다.

- 갑상샘중독증
- 요독증
- 리튬
- 기관지확장제
- 삼환계 항우울제

요점 14.19 Quick facts

현기증(vertigo)과 어지럼증(dizziness)

환자가 현기증과 어지럼증을 같은 뜻인 것처럼 언급하는 경우가 많지만 사실 두 가지는 서로 다르다. 현기증은 실제 움직임이 없는데도 움직임을 느끼는 것이다. 어지럼증은 어찔어찔하고 불안정하고 '아찔한' 느낌이다.

- 수은, 비소, 납 중독
- 일산화탄소 중독, 알코올 금단, 진정제

척추 도수교정을 받은 많은 환자들이 시각, 평형, 청각, 소화, 혈압, 두통, 생식능력, 척추통증, 기타 건강상 문제가 호전되는 경험을 해 왔다. 척추운동이 회복되고 유해 구심신호가 감소하는 분절효과에 의해 이렇게 호전되는 것이라고 전통적으로 생각되어 왔으나, 이러한 변화가 척수위 기전에 의해 나타남을 시사하는 증거가 계속 많아지고 있다.

흔한 안뜰장애

Common vestibular disorders

안뜰 기능이상으로 인정되는 가장 흔한 증상은 어지럼증과 현기증이며, 그 밖에도 다양한 증상표현이 나타날 수 있다. 어지럼증과 현기증을 동반하는 더욱 흔한 질환 몇 가지를 아래에서 설명한다.

Menière병 Menière's disease

환자는 대개 난청, 귀울림, 현기증, 어지럼증 등을 보인다. Menière병의 원인은 속귀 속림프액의 재흡수 감소로 인해 압력이 증가하고 그 결과 속림프계가 확장되다가 결국 천공되기 때문이다. 천공으로 인해 현기증과 청각 증상이 나타난다고 생각된다.

재흡수 감소의 원인이 확인된 경우 수종(hydrops) 용어를 사용하기도 한다. 재흡수 감소의 원인을 모르는 경우 Menière병이라는 용어를 사용한다. 원인에 대해 논란은 있지만 면역학적 원인일 가능성이 가장 높다. 매일 식이 나트륨 2g 섭취, 카페인과 알코올 회피 등으로 치료한다.

요점 14.20 Quick facts

흔한 질환 4가지에서 현기증 지속시간

원인	지속시간
양성돌발체위현기증(benign paroxysmal positional vertigo)	수 초
척추뇌바닥혈류부전(vertebrobasilar insufficiency	수 분
Menière병(Menière' s disease)	수 시간
안뜰신경염(vestibular neuritis)	수 일
미로경색(labyrinth infarction)	수 일

양성돌발체위현기증(BPPV)

Benign paroxysmal positional vertigo (BPPV)

이 질환과 편두통은 어지럼증을 보이는 환자와 관련되는 경우가 가장 흔하다. 두 질환 각각 연간 천 명당 두 증례의 발생빈도를 보인다. 환자는 대개 머리를 움직이거나 머리 위치를 바꾼 후에 지속시간이 몇 초에서 1분 정도 이하인 현기증이 여러 차례 나타났다고 말한다.

양성돌발체위현기증의 원인은 조직파편이며 대개 한쪽 혹은 양쪽 반고리뼈관 속의, 타원주머니로부터 나온 탄산칼슘 유도체 물질이다. 조직파편의 위치는 뒤관이 가장 흔하다. 뒤관 속 조직파편은 Dix Hallpike 수기를 시행했을 때 대개 현기증, 상방눈떨림, 비틀림눈떨림 증상을 나타낸다. 관 속 조직파편은 부동성 반고리관결석증 형태이거나 혹은 마루 부위에 부착된 마루 반고리관결석증이라는 형태일 수 있다. 반고리관결석정복술(Epley maneuver)로 대부분의 증례가 매우 성공적으로 치료된다.

안뜰신경염 혹은 미로염 Vestibular neuritis or labyrinthitis

이 질환의 원인은 미로 혹은 안뜰신경의 염증이다. 대개 갑작스럽고 심한 현기증이 며칠 동안 지속되고 청력손상은 동반하지 않는다. 총 회복시간은 4~6주 정도 소요될 수 있다. 최근의 상기도감염이 발병과 연관될 수 있다. 바이러스성 원인으로 생각되지만 논란이 있다.

편두통 Migraine

편두통 연관 어지럼증은 6.5%의 유병률을 보이며 두통과 함께 혹은 단독으로 두통을 동반하지 않고 나타날 수 있다 (Furman & Whitney 2000). 편두통은 여전히 주로 배제진단에 해당하기 때문에 진단하기 어려울 수 있다. 어지럼증이 두통을 동반하고 난청을 동반하지 않는 모든 증례에서 편두통을 고려해야 한다.

다음은 어지럼증과 현기증의 기타 원인이다.

- 뇌졸중
- 일과성허혈발작
- 척추뇌바닥혈류부전
- 미로염
- 빈혈
- 목동맥팽대 과민증
- 혈관미주신경실신

임상증례 풀이 Clinical case answers

증례 14.1

14.1.1

1. 뇌졸중(Stroke)
2. 감염: 수막염, 뇌염(Infection: meningitis/encephalitis)
3. Menière병(Menière's disease)
4. 양성돌발체위현기증(Benign paroxysmal positional vertigo)
5. 안뜰신경염(Vestibular neuritis)
6. 비정형편두통(Atypical migraine)

14.1.2

본 증례에서는 어지럼증이 중추성 원인에 의한 것인지 말초성 원인에 의한 것인지에 대한 결정이 결정적 판단이다. 말초성 원인에는 속귀와 안뜰신경의 뇌줄기 진입지점까지의 부분이 해당된다. 중추성 원인은 중추신경계와 뇌 문제를 말한다. 중추성 기능이상은 대부분 기타 신경학적 소견을 함께 나타내며 예외는 소뇌경색 혹은 소뇌출혈이며, 이 경우 현기증 혹은 어지럼증 증상만 나타날 수 있다. 대부분의 환자는 병력을 통해 이 경우와 감별할 수 있다. 환자에게 고혈압, 흡연, 고령, 비만 등과 같은 뇌졸중 연관 위험요인이 있는가? 본 증례의 복시 증상은 중추성 원인의 징후인 경우가 많아 우려스럽기는 하지만 안뜰장애에서 간헐적 어지럼증이 수차례 나타나기도 한다. 다음에는 청력과 난청에 대해 물어본다. 청력장애가 있으면 말초성 원인이라는 강력한 징후이다. 또 하나의 단서는 어지럼증이 심한 정도이다. 안뜰 기능이상 환자에게 요청을 하면 대부분 자리에서 일어나 걸을 수 있다. 하지만 소뇌 문제 환자는 부축을 받지 않고는 대개 잠시 서 있지도 못한다. 마지막으로, 눈떨림 여부를 점검해서 혹시 있으면 눈의 주시방향을 바꿀 때와 주시할 때 어떻게 반응하는지 점검한다. 말초눈떨림은 주시를 하면 대개 사라지지만 중추성 원인에 의한 눈떨림은 그렇지 않다. 말초눈떨림은 대개 어지럼증이 생기고 나서 1~2주 정도 기간 안에 가라앉기 때문에 환자에게 눈떨림이 자발적으로 생겼고 어지럼증이 생긴 지 2주가 넘었으면 중추성 원인일 가능성이 높다.

증례 14.2

14.2.1

1. 소뇌변성(Cerebellar degeneration)
2. 안뜰신경염(Vestibular neuritis)
3. 알코올중독(Alcohol intoxication)
4. 뇌염(Encephalitis)
5. 뇌종양(Brain tumour)

14.2.2

1. 안뜰척수로(Vestibulospinal tracts)
2. 척수소뇌로(Spinocerebellar tracts)
3. 그물척수로(Reticulospinal tracts)
4. 척수그물로(Spinoreticular tracts)
5. 적색척수로(Rubrospinal tracts)
6. 겉질척수로(Corticospinal tracts)

14.2.3

소뇌겉질 입력에 의지해 활성화 수준을 유지하는 겉질 여러 영역에 소뇌활성화 저하로 인한 기능해리가 초래될 수 있다. 겉질 활성화가 면역기능과 결합되어 있으므로 겉질 활성화 저하로 인해 부적절한 면역반응이 초래될 수 있다.

참고문헌

Asanuma, C., Thach, W.T., Jones, E.G., 1983. Brainstem and spinal projections of the deep cerebellar nuclei in the monkey, with observations on the brainstem projections of the dorsal column nuclei. Brain Res. Rev. 5, 299–322.

Batton III, R.R., Jayaraman, A., Ruggiero, D., Carpenter, M.B., 1977. Fastigial efferent projections in the monkey: An autoradiographic study. J. Comp. Neurol. 174, 280–305.

Berthoz, A., Jones, G.M. (Eds.), 1985. Reviews of oculomotor research, vol 1. Adaptive Mechanisms in Visual-Vestibular Interactions. Elsevier, Amsterdam.

Bloom, F.E., Hoffer, B.J., Siggins, G.R., 1971. Studies on norepinephrive containing afferents to Purkinje cells of rat cerebellum. I. Localization of the fibers and their

synapses. Brain Res. 25, 501–521.
Brodal, A., 1981. Neurological Anatomy in Relation to Clinical Medicine, third ed. Oxford University Press, New York.
Brodsky, M.C., Donahue, S.P., Vaphiades, M., Brandt, T., 2006. Skew deviation revisited. Surv. Ophthalmol. 51 (2), 105–128.
Dieterich, M., Brandt, T., 2008. Functional brain imaging of peripheral and central vestibular disorders. Brain 131 (Pt 10), 2538–2552.
Fukuda, T., 1983. Statokinetic Reflexes in Equilibrium and Movement. Tokyo University Press, Tokyo.
Furman, J.M., Whitney, S.L., 2000. Central causes of dizziness. Phys. Ther. 80 (2), 179–187.
Gilman, S., 1992. Cerebellum and motor dysfunction. In: Asbury, A.K., McKhann, G.M., . In: McDonald, W.I. (Eds.), Diseases of the Nervous System: Clinical Neurobiology. WB Saunders, Philadelphia, pp. 368–389.
Gilman, S., Bloedel, J., Lechtenberg, R., 1981. Disorders of the Cerebellum. Davis, Philadelphia, PA.
Greenwood, R., Hopkins, A.L., 1976. Muscle responses during sudden falls in man. J. Physiol. 254, 507–518.
Horak, F.B., Diener, H.C., 1994. Cerebellar control of postural scaling and central set in stance. J. Neurophysiol. 72, 479–493.
Horak, F.B., Shupert, C., 1999. Role of the vestibular system in postural control. In: Herdman, S.J. (Ed.), Vestibular Rehabilitation, second ed. FA Davis, Philadelphia, pp. 25–51.
Ito, M., 1984. The Cerebellum and Neural Control. Raven Press, New York.
Kapteyn, T.S., Bles, W., Njiokiktjien, C.J., Kodde, L., Massen, C.H., 1983. Standardization in platform stabilometry being a part of posturography. Agressologie 24, 321–326.
Keshner, E.A., 1999. Postural abnormalities in vestibular disorders. In: Herdman, S.J. (Ed.), Vestibular Rehabilitation. FA Davis, Philadelphia, pp. 52–76.
Kimoto, Y., Tohyama, M., Satoh, K., Sakumoto, T., Takahashi, Y., Shimizu, N., 1981. Fine structure of rat cerebellar noradrenaline terminals as visualized by potassium permanganate 'in situ perfusion' fixation method. Neuroscience 6, 47–58.
Lackner, J.R., 1978. Some mechanisms underlying sensory and postural stability in man. In: Held, R. (Ed.), Handbook of Sensory Physiology. Spinger-Verlag, New York, pp. 808.
Leigh, R.J., Zee, D.S., 1991. The neurology of eye movements, second ed. Davis, Philadelphia.
Lestienne, F., Soechting, J., Berthoz, A., 1977. Postural readjustments induced by linear motion of visual scenes. Exp. Brain Res. 28, 363–384.
Melillo, R., Leisman, G., 2004. The cerebellum and basal ganglia. Neurobehavioral Disorders of Childhood: An Evolutionary Perspective. Kluwer Academic/Plenum, New York. 47–69.
Melvill-Jones, G., Watt, D.G., 1971. Observations on the control of stepping and hopping movements in man. J. Physiol. 219, 709–727.
Nashner, L., Wolfson, P., 1974. Influence of head position and proprioceptive cues on short latency postural reflexes evoked by galvanic stimulation of the human labyrinth. Brain Res. 67, 255–268.
Optican, L.M., Robinson, D.A., 1980. Cerebellar-dependent adaptive control of the primate saccadic system. J. Neurophysiol. 44, 1058–1076.
Optican, L.M., Zee, D.S., Miles, F.A., 1986. Floccular lesions abolish adaptive control of post saccadic ocular drift in primates. Exp. Brain Res. 64, 596–598.
Robinson, F.R., Phillips, J.O., Fuchs, A.F., 1994. Coordination of gaze shifts in primates: Brainstem inputs to neck and extraocular motor neuron pools. J. Comp. Neurol. 346, 43–62.
Rode, G., Tiliket, C., Charlopain, P., Boisson, D., 1998. Postural asymmetry reduction by vestibular caloric stimulation in left hemiparetic patients. Scand. J. Rehab. Med. 30 (1), 9–14.
Shimazu, H., Smith, C.M., 1971. Cerebellar and labyrinthine influences on single vestibular neurons identified by natural stimuli. J. Neurophysiol. 34, 493–508.
Shumway-Cook, A., Horak, F.B., 1986. Assessing the influence of sensory interaction on balance. Suggestion from the field. Phys. Ther. 66, 1548–1550.
Simon, H., Le Moal, M., Stinus, L., Calas, A., 1979. Anatomical relationships between the ventral mesencephalic tegmentum—a 10 region and the locus coeruleus as demonstrated by anterograde and retrograde tracing techniques. J. Neural Trans. 44, 77–86.
Takeuchi, Y., Kimura, H., Sano, Y., 1982. Immunohistochemical demonstration of serotonin-containing nerve fibers in the cerebellum. Cell and Tissue Res. 226, 1–12.
Tomasch, J., 1969. The numerical capacity of the human cortico-ponto-cerebellar system. Brain Res. 13, 476–484.
Uemura, T., 1977. Neuro-otological Examination. University Park Press, Baltimore.
van der Want, J.J., Wiklund, L., Guegan, M., Ruigrok, T., Voogd, I., 1989. Anterograde tracing of the rat olivocerebellar system with Phaseolus vulgaris leucoagglutinin (PHA-L). Demonstration of climbing fiber collateral innervation of the cerebellar nuclei. J. Comp. Neurol. 288, 1–18.
Wessel, K., Moschner, C., Wandinger, K.P., Heide, W., 1998. Oculomotor testing is differential diagnosis of degenerative ataxic disorders. Arch. Neurol. 55, 949–956.
Zee, D.S., Yamazaki, A., Butler, P.H., Gücer, G., 1981. Effects of the ablation of flocculus and paraflocculus on eye movement in primate. J. Neurophysiol. 46, 878–899.
Zwergal, A., Büttner-Ennever, J., Brandt, T., Strupp, M., 2008. An ipsilateral vestibulothalamic tract adjacent to the medial lemniscus in humans. Brain 131 (Pt 11), 2928–2935.

추가 정보

Chusid, J.G., 1982. Correlative neuroanatomy and functional neurology. Lange Medical, Los Altos, CA.
Nashner, L.M., 1977. Fixed patterns of rapid postural responses among leg muscles during stance. Exp. Brain Res. 30, 13–24.

제 15 장
신경면역의 기능적 상호작용

Neuroimmune functional interactions

15

생각해 볼 임상증례 Clinical cases for thought

증례 15.1

56세 여성이 약물내성 우울증으로 일반의로부터 의뢰되었다. 여성에게 우울증이 처음 생긴 것은 2년 전 비행기 사고로 아들과 딸을 잃은 때였다. 여성은 또한 작년에 바이러스 감염증을 자주 앓았다고 말한다.

질문 • 15.1.1 우울증과 잦은 바이러스 감염 사이의 생리적 연결관계 가능성에 대해 기술하시오.

증례 15.2

34세 여성이 류마티스관절염을 주요 호소증상으로 내원한다. 여성은 자신의 병이 자가면역 기능이상이라고 들었다.

질문 • 15.2.1 면역계가 자기와 자기 아닌 것을 구별하는 방법에 대해 환자에게 설명하시오.

서 론

Introduction

지난 세기동안 신경계와 면역계 사이의 연결관계에 대해 진지하게 가설이 설정되어 왔으며, 특히 지난 20여 년 간 우리는 신경면역 연락계통과 통합계통에 대한 관심과 연구가 폭발적으로 증가하는 현상을 목격했다. 심리학, 면역학, 신경학 분야로부터 제시되는 실험적 증거에 의하면 면역계통은 자율적으로 조절되는 것이 아니라 중추신경계와의 쌍방향 연락에 따라 영향을 받고 조정된다. 사실 심리학, 신경학, 면역학 등 3가지 상위 계통의 기능에 대해 논의할 때 각각의 구성요소를 분리하기가 점점 더 어려워지고 있다. 면역계통의 핵심기능은 우리 몸속으로 침입하려 시도하는 항원과 병원체에 맞서 방어하는 것이다. 알레르기 과민성과 자가면역의 두 상황에서는 면역계통이 어떤 이유에 의해 특정 항원에 대해 부적절하게 반응하거나 혹은 자기 신체의 구성요소에 대해 공격하기 시작한다. 어떻게 그리고 왜 이런 일이 일어나는지 이해함으로써, 이웃 사람들의 고통을 덜어주기 위해 면역계 활성을 조절하는 방법을 찾아낼 수 있다. 우리는 매일 점점 더 많은 지식을 얻고 있으며 겉질 비대칭과 그에 따른 면역기능에의 영향에 대한 놀라운 발견에 의해 사실상 아무도 가보지 않은 새로운 탐험길이 우리에게 열려 있다. 뇌 비대칭은 다양한 양상의 면역반응성과 관계된다. 왼쪽 뇌결손은 IL-2 생산, 자연살해세포와 T 세포 활성 저하와 관련되며 이는 왼쪽 뇌 우세의 면역조절을 시사한다.

면역계의 개요

Overview of the immune system

면역체계는 물리적 장벽, 골수, 림프조직, 백혈구, 가용성 매개체 등 여러 구성요소가 상호작용하는 복합 계통이다. 이들 요소는 함께 기능을 함으로써 침입 미생물, 종양세포, 자기 아닌 것으로 인식된 모든 물질을 인식, 탐식, 파괴한다. 면역체계가 침입 항원에 대해 효과적으로 반응을 하려면 복잡한 일련의 세포적 사건이 일어나야 한다. 항원을 인식해야 하며, 필요하다고 여겨지는 경우 결합해 처리해야 하는 일을 항원제시세포가 담당하며, 항원제시세포는 이제 활성화 T 세포와 B 세포간 연락을 주고받아야 한다. 이제 도움 T 세포에서는 일련의 증식단계가 일어나며 이를 통해 둘째전령물질, 셋째전령물질이 활성화되고 선택적 유전 증식이 진행되어 그 결과 항원제시에 대해 적절한 반응을 일으킨다. 항원이 제시되고 나서 기억세포가 반드시 생산되어 혹시 장래에 항원이 다시 존재하는 경우 더 효율적이고 치명적인 방어작용을 할 수 있게 된다(Roitt 1994). 숙주에게 유용하거나 아직 오염되지 않은 세포나 조직이 파괴되지 않도록 이러한 모든 복잡한 활성이 잘 통제되고 선택적으로 일어나야 하기 때문에 상황은 더 복잡해진다.

감염을 막는 장벽

Barriers resisting infection

우리 몸은 세균, 곰팡이, 기생충에 계속 노출된다. 이러한 유기체 중에는 인체의 깊은 조직에 도달할 기회가 주어지면 심각한 질병을 일으킬 수 있는 것들이 많다.

유기체가 이종 항원의 침입이나 감염을 피하는 가장 간단한 방법은 우선 자신의 신체 속으로 들어오지 못하도록 하는 것이다. 사람도 예외가 아니다. 사람에서 주요 물리적 방어장벽은 피부이며, 피부는 무손상 상태에서는 대부분의 감염물질에 대해 사실상 불투과성이다(Roitt 1994). 게다가 땀 속 지방산과 젖산에 의해 pH가 낮기 때문에 피부는 상당히 다양한 미생물의 장기생존이 불가능하다(Abbas 등 1997).

신체 속면을 덮는 막에서 분비되는 점액은 일종의 방어장벽 기능을 하면서 세균이 상피세포 쪽으로 부착되지 못하도록 막는다. 다른 여러 미생물은 점액에 걸려 기침, 재채기, 삼킴과 같은 기계적 활동에 의해 제거된다(Roitt 1994).

분비되는 체액 속에는 위액 속 산, 정액 속 스페르민과 아연, 젖 속 lactoperoxide 등 살균성분이 포함된 경우가 많다. 용균효소(라이소자임)가 들어 있는 눈물과 침이 씻어내는 기능 역시 미생물 침입을 막는 장벽 역할을 한다(Youmans 1980). 끝으로, 몸의 정상 세균무리는 일종의 세균 대항작용을 담당하며 많은 병리 세균과 곰팡이의 성장을 효과적으로 억제한다(Sommers 1980).

면역체계 세포

Cells of the immune system

면역체계의 모든 구성요소가 다인자 상호작용 과정을 통해 기능을 해야만 효과적으로 기능을 발휘하지만 그 중에서도

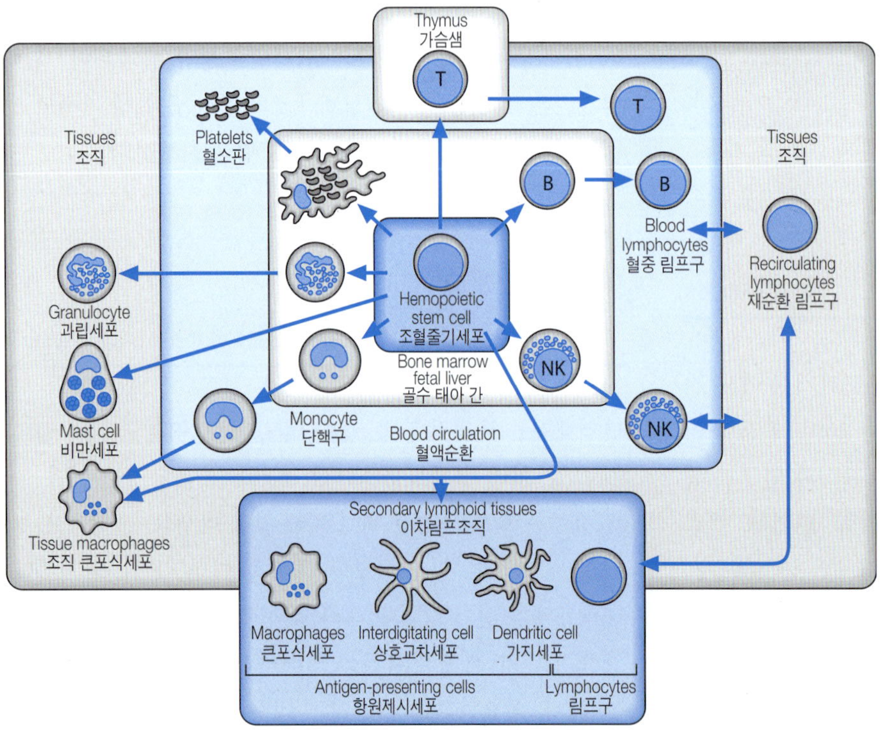

그림 15.1 여러 종류의 백혈구(leukocyte)

요점 15.1 Quick facts

면역학적 정의(Immunology definitions)

- 중성구(neutrophil) — 이동성 포식세포이며 이물질을 삼켜 파괴한다.
- 호산구(eosinophil) — 기생충을 사멸시키는 화학물질을 분비하며 알레르기 반응에 관계된다.
- 호염기구(basophil) — 알레르기 반응에 관계된다.
- B 림프구(B lymphocyte) — 형질세포로 전환되어 항체를 분비하고 이물질 파괴에 간접적으로 대비한다.
- T 림프구(T lymphocyte) — 바이러스나 돌연변이로부터 손상을 받은 세포를 비포식세포 방법을 이용해 직접 파괴하는 세포매개면역에 관계된다.
- 큰포식세포(macrophage) — 순환 단핵구로부터 유도되며 전문적 국소 포식세포가 된다.
- 비특이 면역반응 — 염증, 인터페론, 자연살해세포, 보체계 등이 해당된다. 침입 대상에 대해 이전에 노출된 적이 없었어도 작동한다.
- 특이면역반응 — B 세포를 통한 항체매개면역과 T 세포를 통한 세포매개면역이 해당된다.

가장 핵심적인 세포유형은 백혈구(WBC)이며, 백혈구는 면역체계에서 이동하는 보병이 된다(그림 15.1). 백혈구는 전체 혈액 용적의 약 1%를 차지한다. 정상적인 경우 백혈구 수는 세제곱 밀리미터 혈액당 4,000~11,000개이며, 평균 7,000개이다(Marieb 1995, Guyton & Hall 1996).

백혈구는 구조적, 화학적 특성에 따라 과립구와 무과립구의 크게 두 종류로 분류한다. 과립구에는 고도로 전문화된 세포질 과립이 들어 있다. 무과립구에는 명확한 세포 속 과립이 없다. 중성구, 호염기구, 호산구 등이 과립구에 해당한다. T 림프구와 B 림프구, 비-T, 비-B 림프구 등이 무과립구에 해당한다.

중성구(neutrophil) 혹은 *다형핵백혈구(polymorphonuclear leukocyte)*는 혈구모세포로부터 유도되며 마지막에 골수 속 골수세포로부터 분화된다. 중성구는 수명이 몇 시간에서 몇 일 정도로 짧으며 골수, 말초혈액, 가장자리 풀, 즉 모세관이후 세정맥벽에 부착된 예비세포 등으로서 많은 수가 존재한다. 이들 세포는 세균과 일부 곰팡이로부터 숙주를 방어하는 데에 핵심적이다. 중성구와 단핵구는 *혈구누출(diapedesis)*이라는 과정을 통해 혈류로부터 이동해 조직 속으로 들어갈 수 있다. 혈구누출 때 백혈구는 혈관벽의 작은 구멍 정도의 크기와 모양이 되어 그 구멍 속을 비집고 지나간다. 조직 속에 도달한 후 백혈구는 아메바와 같은 동작을 하면서 주변으로 이동한다(Guyton & Hall 1996).

중성구는 세균을 만나면 포식세포로 되며 세균 살해를 촉진하는 과정인 호흡터짐에서는 산소가 대사된 결과 세균을 죽이는 표백제와 같은 산화물질인 과산화수소가 생성된다. 중성구는 항원과 마주치면 즉시 능동적으로 탐식성 상태가 될 수 있으며, 최종적으로 큰포식세포로 성숙하기 위해 활성화 과정을 거쳐야만 하는 단핵구 등 기타 세포와 달리 성숙기간을 거칠 필요가 없다.

호산구(eosinophil) 속을 채우는 크고 거친 과립에는 다양한 고유 소화효소가 담겨 있다. 호산구는 호염기구와 비만세포 활성화 부위 쪽으로 화학주성을 보이며 병원체에 대해 비교적 약한 포식세포이다. 호산구는 주로 포식작용을 하기에는 너무 큰 기생생물을 공격하는 것에 관련되며, 또한 비만세포와 호염기구로부터 분비된 염증물질을 불활성화해 이러한 물질이 문제없는 다른 조직에까지 광범위하게 작용하지 못하도록 하는 데에도 관계될 가능성이 높다.

*호염기구(basophil)*는 백혈구 중 가장 드물다. 호염기구와 형태가 매우 유사한 큰 비만세포는 콧긴이나 허파처럼 외부환경에 노출된 조직에 위치한다. 호염기구 세포질의 큰 세포질 과립 속에는 히스타민, 헤파린, 브라디키닌, 아나필락시스 지연반응물질, 세로토닌 등이 들어 있다. 히스타민은 염증성 화학물질로서 혈관확장제 역할을 하며, 혈관이 '새도록' 만들고 백혈구를 손상 혹은 염증 부위로 끌어온다. 헤파린은 혈액응고능을 감소시키는 물질이다.

*무과립구(agranulocyte)*에는 위에서 말한 것처럼 림프구와 단핵구가 해당한다. 단핵구는 큰포식세포로 성숙해 과립구 상태로 되기 이전에만 무과립구에 해당한다.

*단핵구(monocyte)*는 골수 속에서 골수 전구세포로부터 유도되며 혈액순환을 타고 조직 쪽으로 이동해서 큰포식세포로 성숙한다. 단핵구는 큰포식세포로 성숙한 상태가 되기 전에는 면역기능에서 거의 역할을 하지 않는다. 심각한 감염증에 투병 중인 사람들에서 혈중 단핵구 수가 증가하는 경우가 있지만 단핵구가 활성화되어 큰포식세포로 성숙하기 이전에는 면역학적 과정에 거의 관여하지 않는다. *큰포식세포(macrophage)*는 고도로 이동성과 활동성을 보이는 포식세포이다. 큰포식세포는 얼마나 자주 그리고 얼마나 심

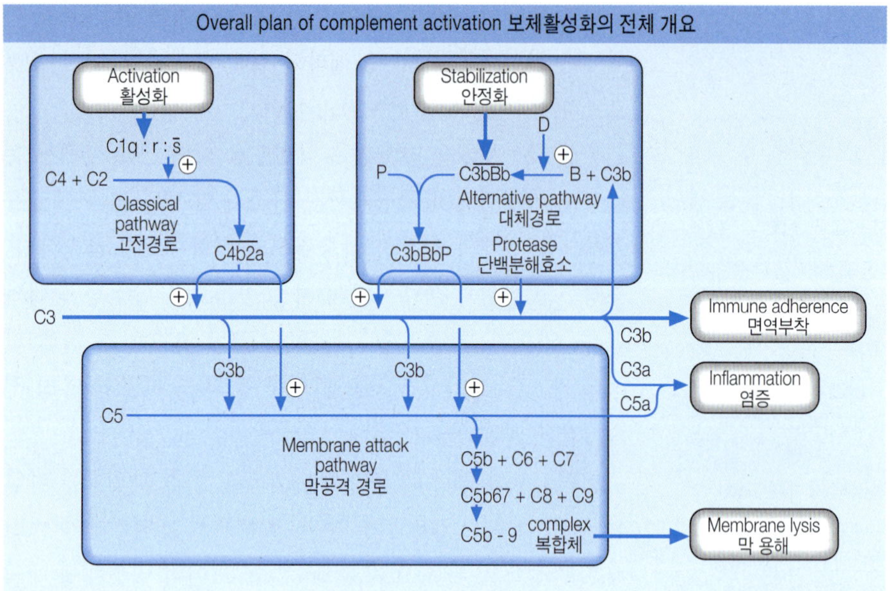

그림 15.2 고전, 대체, 막공격 경로 보체활성화의 전체 개요. 각 부분에 C4, P처럼 숫자와 대문자가 표시되었다. C3b에서처럼 소문자는 보체조각을 나타낸다. 보체 위의 수평선은 활성화된 상태임을 나타낸다. C3b에서처럼 ⊕는 효소활성을 나타낸다.

각하게 항원에 맞서 싸우도록 요구를 받는지에 따라 수명이 몇 개월에서 몇 년에 이른다(Guyton & Hall 1996). 큰포식세포는 3가지 중요한 면역학적 역할을 담당한다.

1. 항원을 처리해 항원결정인자(epitope), 즉 항원을 부분적으로 소화시킨 핵심 세포막 조각을 림프구 쪽으로 제시하고 림프구는 이제 그 항원에 대항하는 세포매개 면역 과정을 개시하게 된다.
2. 큰포식세포는 시토카인, 보체, 프로스타글란딘 등 면역활성물질을 여러 가지 분비한다.
3. 큰포식세포 자체는 T 림프구에 의해 활성화되어 세균과 세포속 기생충을 포식한다.

큰포식세포는 특히 허파와 간에 고밀도로 분포하며 이곳에서는 쿠퍼세포(별큰포식세포)라 불리고, 내층 지라굴과 림프절 속질굴에도 고밀도로 분포한다. 또한 밀도 높게 분포하는 부위인 콩팥토리에서는 큰포식세포를 혈관사이세포라고 하고, 뇌에서는 미세아교세포라고 하고, 뼈에서는 뼈파괴세포라는 유형의 세포를 형성해 뼈대재형성 과정에서 뼈 성분을 탐식한다.

중성구와 큰포식세포가 병원체를 공격할 때 많은 수가 싸움 중 죽기도 한다. 염증과정의 결과로 생긴 괴사조직, 죽은 큰포식세포, 죽은 중성구, 조직-체액 축적물로 이루어진 홍미로운 혼합물을 고름이라 한다. 고름(*pus*)은 일반적으로 며칠 후 주위 조직에 의해 고름 형성 이전의 정상적인 상태로 대부분 재흡수된다. 간혹 이 과정이 일어나지 않은 채 고름집, 즉 공간에 고름이 들어찬 상태가 형성되어 기계적으로 배농시켜야 하는 경우도 있다.

*림프구*는 세포면역반응의 일차세포이다. 림프구는 원래 골수 혈구모세포로부터 유도되며 마지막에 신체 여러 림프조직의 T 세포, B 세포, 비-T, 비-B 세포로 분화된다. 림프구는 가슴샘에서 발달한 후 지라와 림프절의 종자중심에 위치한다. 몸 속에 존재하는 림프구는 수가 많지만 정상적인 경우 말초혈액에는 거의 존재하지 않는다. 혈중에 존재하는 림프구는 대개 특정 림프조직 쪽으로 이동하거나 감염장소 쪽으로 이동하는 림프구이다. 말초혈액에 존재하는 림프구의 약 80% 정도가 T 세포이며, 다음과 같은 중요한 기능을 여러 가지 수행한다(Simons 1991).

1. 면역반응 조절
2. 림포카인 생산
3. 세포매개면역 개시
4. B 세포에서의 항체생산 유도

항원을 포함하는 주요 T 세포 집단에 3가지가 있는데, 즉 *도움 T 세포, 세포독성 T 세포, 억제 T 세포* 등이다. 도움 T 세포와 억제 T 세포는 모두 면역반응 조절에 관계되며 각각 주로 개시, 종료 작용을 한다. 이들 세포 막 당단백질의 구조적 차이가 근래에 파악되어 새로운 분류체계가 만들어졌다. CD4, 즉 T4 세포는 일차 도움 T 세포 특이적 특정 당단백질 구조 수용체를 막에 발현한다. 도움 T 세포 역시 Th1, Th2 등 두 가지 종류로 구별된다. 이들 세포는 다양한 정도로 활성화되고 시토카인을 생산해 세포면역 과정과 체액면역 과정 사이의 이동을 조절한다(아래 참조). CD4 수용체 부분이 부착부위라고 추정되는 사람면역결핍바이러스는 도움 T 세포만을 표적으로 삼는다. CD8, 즉 T8 세포는 세포독성 T 세포와 억제 T 세포 모두에 대해 특이적인 특정 당단백질 구조 수용체를 막에 발현한다(Marieb 1995).

*B 림프구*는 골수에서 발달하며 항원에 노출되면 이차분화 과정을 거치고 비분할 형질세포가 되어 면역글로불린, 즉 항체를 분비한다. *형질세포*에서 발달하는 정교한 세포속 과립세포질그물은 항체를 대량으로 분비할 수 있다. 비-T, 비-B 세포는 T 세포나 B 세포와 달리 표면표지자 당단백질이 없다. 이 종류의 주요 세포유형인 *자연살해세포(NK cell)*는 항체가 존재하지 않아도 혹은 이전에 민감화된 항체가 존재하지 않아도 다양한 여러 표적을 비특이적으로 살해할 수 있다(Simon 1991). 이 세포를 촉진시키는 *인터페론*은 바이러스 물질에 감염되었을 때 세포로부터 합성되는 광범위 항바이러스제의 일종이다(Heaney & Golde 1998).

선천면역과 특이면역

Innate and specific immunity

*신천면역, 즉 비특이면역*의 특징은 각 미생물을 구별하는 능력이 제한적이라는 점이며, 이 체계는 대부분의 감염원에 대해 거의 동일한 방식으로 기능한다. 선천면역의 주요 구성요소는 다음과 같다.

1. 물리적, 화학적 장벽
2. 자연살해세포, 큰포식세포, 염증성 중성구 등의 매개체와 보체를 비롯한 혈중 단백질

*보체계*는 혈장과 모세혈관결 조직공간에 존재하는 약 20개 정도의 다양한 단백질 무리이다. 이들 단백질의 대부분은 전구물질 형태로 존재하다가 연쇄반응을 활성화해 결국 표적 병원체의 파괴 혹은 사멸이 일어나도록 할 수 있다(그림

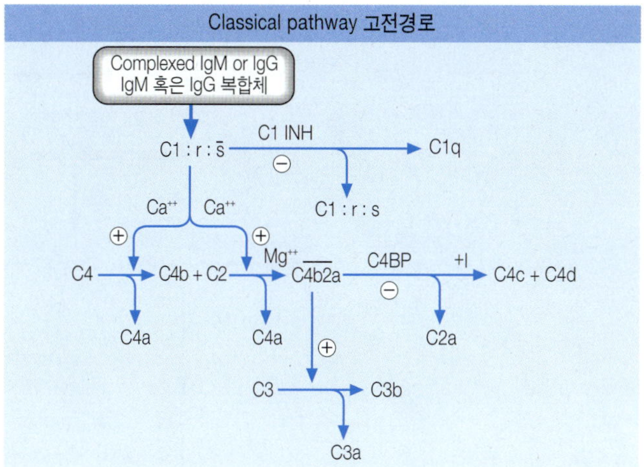

그림 15.3 보체활성화 고전경로의 상세 개요. Ca^{++}와 Mg^{++}은 이가 칼슘과 마그네슘 이온을 나타낸다. ⊕는 효소활성을 나타내고, ⊖는 억제단백질의 작용을 나타낸다.

15.2). 정상적인 경우 전구물질은 혈장에 불활성 상태로 존재하다가 다음의 두 가지 방식 중 하나에 의해 활성화된다.

1. *고전적 활성화경로* — 항원항체결합에 의해 개시됨. 항체는 항원에 결합하면 구조가 변화하고 그 결과 C1 전구단백질 보체가 활성화된다. C1 활성화의 결과 앞먹임 연쇄반응이 일어나 진행에 따라 더욱 증폭되어 초기의 작은 자극이 결국 훨씬 큰 반응이 되어 여러 가지 최종산물이 형성된다(그림 15.3).
2. *대체 활성화경로* — 개시인자는 전구단백질 B, D의 활성화이며, C3 전구물질 수준에서 이전 연쇄반응 속으로 진입함. 전구물질 B, D의 활성화는 병원체 막에 대개 존재하는 큰 다당류 분자와 접촉했을 때 일어나며 이렇게 활성화되는 데에는 항체 형성이 필요하지 않다. 최종결과는 고전적 활성화경로와 동일하다(그림 15.4).

선천면역은 미생물에 대항하는 초기 방어선 역할을 한다. 선천면역과 달리 *특이면역*의 더욱 고도로 진화한 방어기전은 감염원에 대한 노출에 의해 자극되며 이후 특정 항원에 대해 매 번 노출될 때마다 반응의 크기를 증가시킬 수 있다.

적응면역, 즉 특이면역에서의 특정 분자에 대한 특이성, 전문화, '기억' 능력 등 특징에 의해 동일한 미생물에 반복적으로 노출되었을 때 더욱 강력하게 반응하게 된다. 특이면역의 구성요소는 림프구와 림프구의 생산물이다. 항체생산과 같은 특이반응을 유도하는 이물질을 *항원*이라 한다.

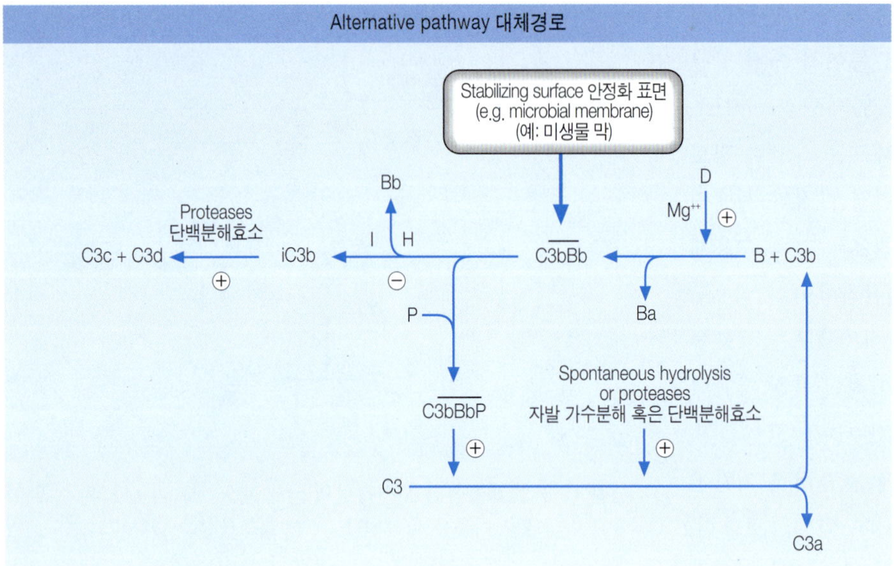

그림 15.4 보체활성화 대체경로의 상세 개요. Mg^{++}은 이가 마그네슘 이온이 필요하다는 점을 나타낸다. ⊕는 효소활성을 나타낸다. ⊖는 억제단백질의 작용을 나타낸다.

이러한 두 체계가 독립적으로 기능하는 것이 아니라 통합되어 작동한다. 선천면역은 미생물에 대한 초기 방어선을 제공하고 또한 특이면역반응을 유도하는 데에서도 중요한 역할을 한다. 이러한 협조작용을 잘 보여주는 사례는 큰포식세포가 염증자극에 노출된 경우이다. 큰포식세포는 시토카인이라 하는 단백질 호르몬을 분비해 해당 미생물 감염원에 특이적인 림프구의 활성화를 촉진한다. 미생물을 섭취한 큰포식세포로부터 특정 시토카인이 분비되어 큰포식세포를 활성화하는 데에 특히 효과적인 T 림프구의 발달을 자극하는 경우가 이러한 또 하나의 상호작용 기전이다. 즉 선천면역과 특이면역의 상호작용은 양방향성이다(Roitt 1994).

특이면역반응은 성공적으로 선천면역에 대한 저항력을 개발한 미생물에 맞서 싸울 수 있다. 특이면역이 기능을 할 때에 역시 특이체계에 의해 생산된 항체를 세균에 결합시키는 것과 같은 선천체계 활동이 증강되며, 그 결과 선천체계의 보체 활성화가 현저하게 증강된다. 특이면역반응은 면역체계의 반응을 매개하는 구성요소에 따라 체액면역과 세포매개면역 등 두 가지 유형으로 나뉜다. 두 가지 유형의 면역 모두 항원 노출에 의해 개시된다.

체액반응 Humoral response

일차 체액반응이 일어나는 것은 항원이 B 림프구 세포 표면 수용체에 결합한 때이며 다양한 둘째전령물질과 셋째전령물질이 활성화되어 최종적으로 세포 DNA의 활성화와 복제가 일어나 항체, 즉 면역글로불린(Igs) 합성이 개시된다. 표면 수용체가 활성화되면 그 결과 B 림프구가 증식해 일련의 클론이 되며, 항원에 대항하는 항체(Igs) 분비능을 지닌 형질세포로 성숙한다(그림 15.5). 이들 B 림프구의 일부는 기억세포가 되어 장래에 다시 노출되었을 때에 대비해 그 공격항원에 대한 기억을 유지한다. 그 결과 일어나는 이차 체액반응에서는 IgM 항체가 관계되며 일차반응보다 훨씬 강력하고 빠르다. 생산된 항체가 그 생산을 자극했던 특이항원에 결합해 항원항체 복합체를 형성하고 큰포식세포, 자연살해세포, 중성구 등 다른 여러 세포가 항원이 포함된 복합체를 인식하고 파괴하도록 한다.

항원 Antigens

항체분자, 즉 면역글로불린(Ig)은 두 개의 동일한 무거운사슬과 가벼운사슬 펩티드가 사슬 사이 이황결합으로 묶여 구성된다(그림 15.6, 15.7). 5가지 종류의 항체가 확인되었고 각 종류마다 여러 소집단도 확인되었다. 항체 종류는 IgG, IgA, IgM, IgE, IgD 등이다.

IgG

IgG는 속체액, 특히 혈관외액에 가장 흔하게 존재하는 면역

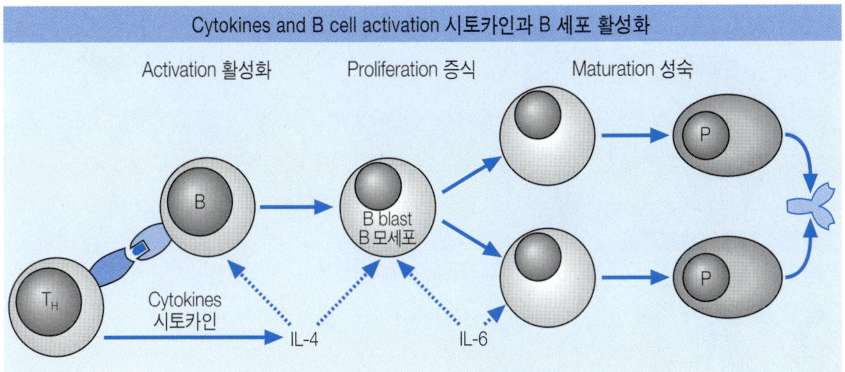

그림 15.5 B 세포 활성화에서 시토카인의 역할. 사람백혈구항원(HLA) 2군 연관 항원제시를 통한 Th 세포(도움 T 세포)와 상호작용 후의 B 세포 분화에서는 대사활성과 크기가 증가하며 이렇게 해서 생기는 림프모구는 유사분열을 거쳐 마지막에 항원분비 형질세포(P)로 성숙한다. Th 세포(그리고 기타 세포)로부터 분비된 시토카인은 여러 분화 단계에서 B 세포에 작용한다. 그림에 인터루킨-4, 인터루킨-6와 관련해 표시되어 있으나 기타 시토카인 역시 작용할 수 있다. 예를 들어, 인터루킨-1과 B 세포 성장인자(BCGF-I)는 조기 활성화를 촉진하며, 인터루킨-2, BCGF-II, 인터페론-γ 등은 복제를 촉진하며, 인터루킨-2와 인터페론-α 등은 형질세포로의 성숙을 촉진한다.

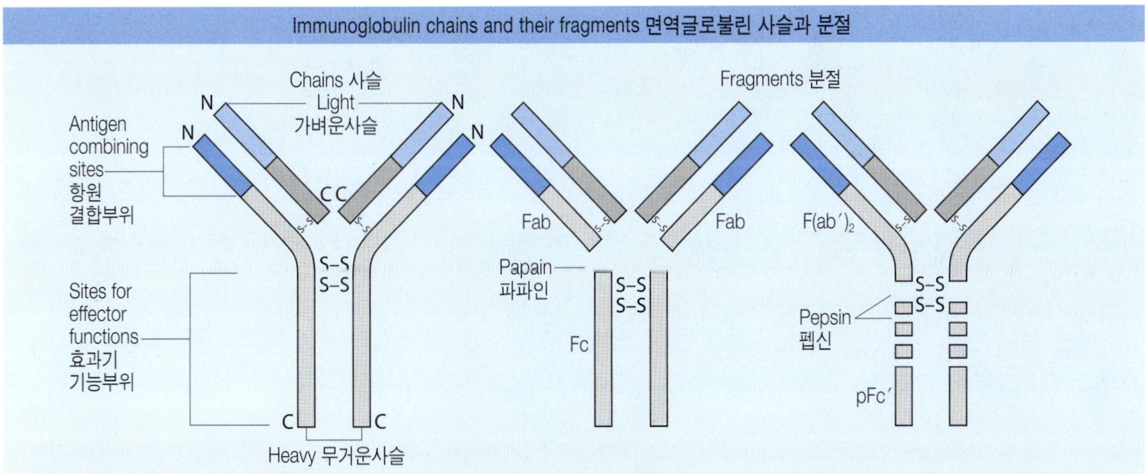

그림 15.6 면역글로불린 사슬과 단백질분해 소화로 형성된 분절. N; 아미노종말. C; 카르복시종말.

글로불린이며 혈관외액에서 미생물 그리고 미생물 독소와 싸움을 벌인다. IgG가 미생물 혹은 항원과 복합체를 형성하면 고전적 보체 연쇄반응이 촉발되고 그 결과 화학주성으로 끌려오는 다형핵(PMN) 세포가 이제 세균 혹은 항원에 부착되며 불변부위(constant region)라고 하는 IgG 항체 분절이 표면수용체를 통해 인식되고 다형핵 세포가 자극을 받아 포식과정을 통해 세균이 섭취된다.

IgG 불변부위에 대한 수용체는 단핵구, 중성구, 호산구, 혈소판, B 림프구에 존재한다. IgG 항체가 B 세포에 결합하면 수용체의 세포반응성 하향조절이 일어나고 그 결과 음성되먹임 식으로 항체생산이 감소한다.

IgG는 태반을 통과하는 유일한 항체이기 때문에 아기가 태어난 후 첫 몇 주 동안 주요 방어선 역할을 한다(그림 15.8).

IgA

IgA는 침, 눈물, 콧물, 땀, 첫젖 그리고 허파, 위장관, 비뇨생식관 분비물 등에서만 관찰되며, 이들 부위에서 미생물 공격에 대항해 몸을 방어하는 역할을 한다. IgA를 합성하는 것은 형질세포이고 뒤덮인 미생물이 점막세포 표면에 부착되지 못하도록 막는 기능을 통해 인체 조직 속으로 들어오지 못하도록 한다. IgA는 고전적 경로가 아니라 대체보체경로를 활성화시키기도 한다(그림 15.8).

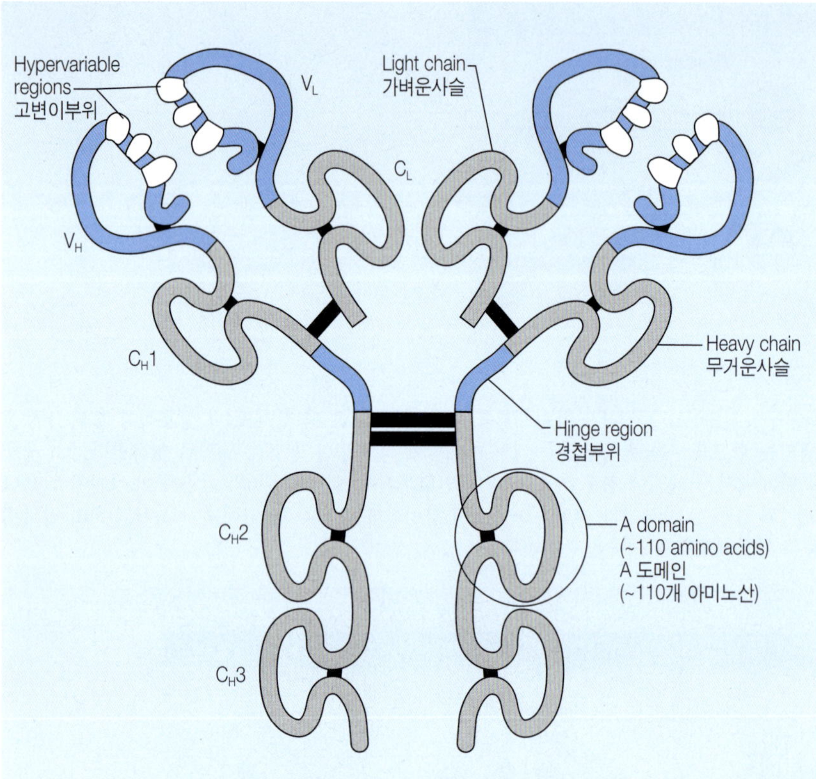

그림 15.7 면역글로불린 분자의 기본 구성요소

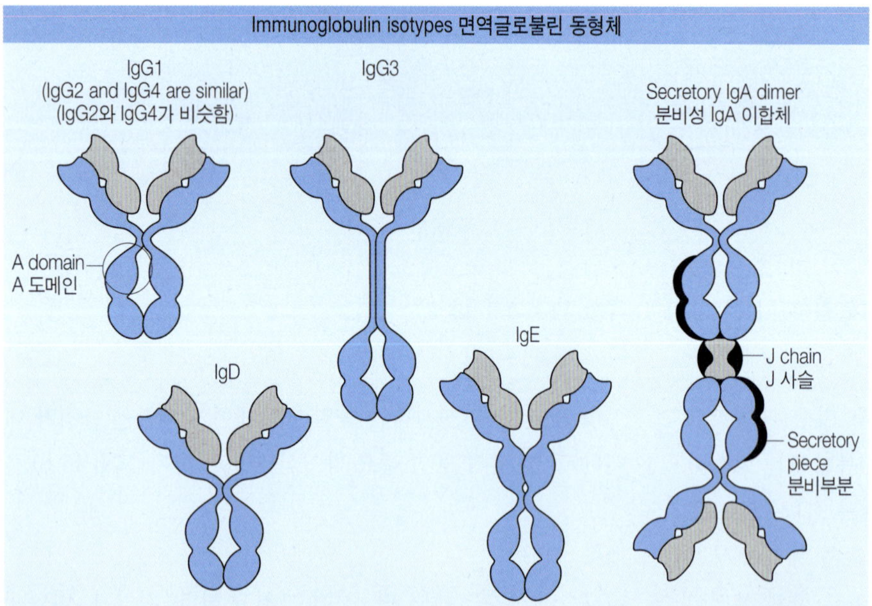

그림 15.8 면역글로불린 IgG, IgD, IgA, IgE의 구조

IgM

IgM은 IgG의 오합체 구조이며 면역글로불린 중 가장 크다. 그렇기 때문에 세균을 응집시키고 고전보체경로를 개시시키는 데에 매우 효과적이다(그림 15.9).

IgD

IgD는 주로 림프구 표면에 존재하며 림프구 활성화와 억제 제어에 관계될 수 있다(그림 15.8).

세포매개 면역반응

Cell-mediated immune response

세포매개면역에 관계되는 T 림프구 여러 세포는 B 림프구와 달리 유리 항원을 인식하는 능력이 없고 몸 자신의 세포 표면에 보이는 단백질 항원이 처리된 조각에만 반응한다. T 림프구의 공격대상은 바이러스, 세균, 세포속 기생충 등에 감염된 신체 세포 그리고 이식된 혹은 주입된 조직처럼 자기가 아니라고 인식되는 세포이다(Marieb 1995).

자기와 자기 아닌 것에 대한 구별은 모든 정상적인 사람의 면역체계에서 가장 두드러진 특성 중 하나이다. 이 능력을 자가관용(self-tolerance)이라 한다. 한편으로는 자가항원 특이적 수용체를 발현할 수 있는 림프구 제거, 다른 한편으로는 자가항원에 접촉했던 자가반응성 림프구의 기능적 불활성화에 의해 자가관용이 유지된다. T 림프구는 주조직적합복합체(major histocompatibility complex, MHC)라 하는 세포표면 단백질에 의해 '자기'와 '자기 아닌 것'을 인식한다.

주조직적합복합체(MHC) 부위는 고도의 유전자 다형성을 보이며 이로부터 만들어진 단백질이 다양한 세포의 여러 표면에서 발현된다. 이를 통해 T 림프구는 몸을 조사해 이종 단백질 유도 펩티드가 존재하는지 찾아내는 능력을 갖춘다. 주조직적합복합체 유전자 생산물에는 두 가지 형태가 있으며 이를 I형, II형 주조직적합복합체 분자라 한다. T 림프구는 오직 하나의 I형 혹은 하나의 II형 주조직적합복합체 분자에 결합된 이종 펩티드를 인식한다(Abbas 등 1997)(그림 15.10).

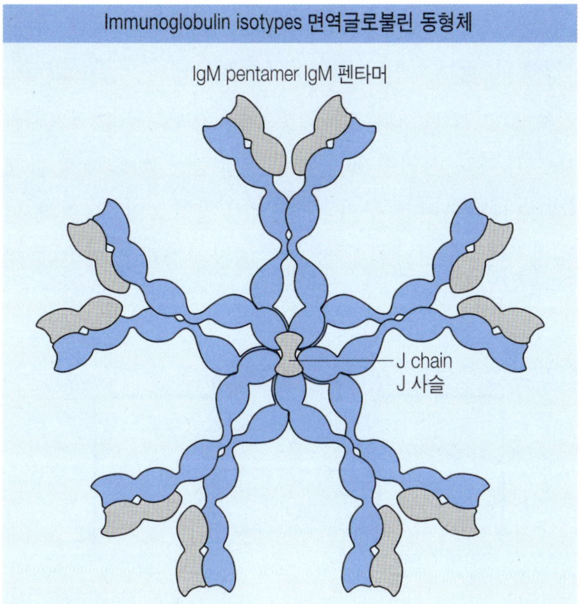

그림 15.9 면역글로불린 IgM의 구조

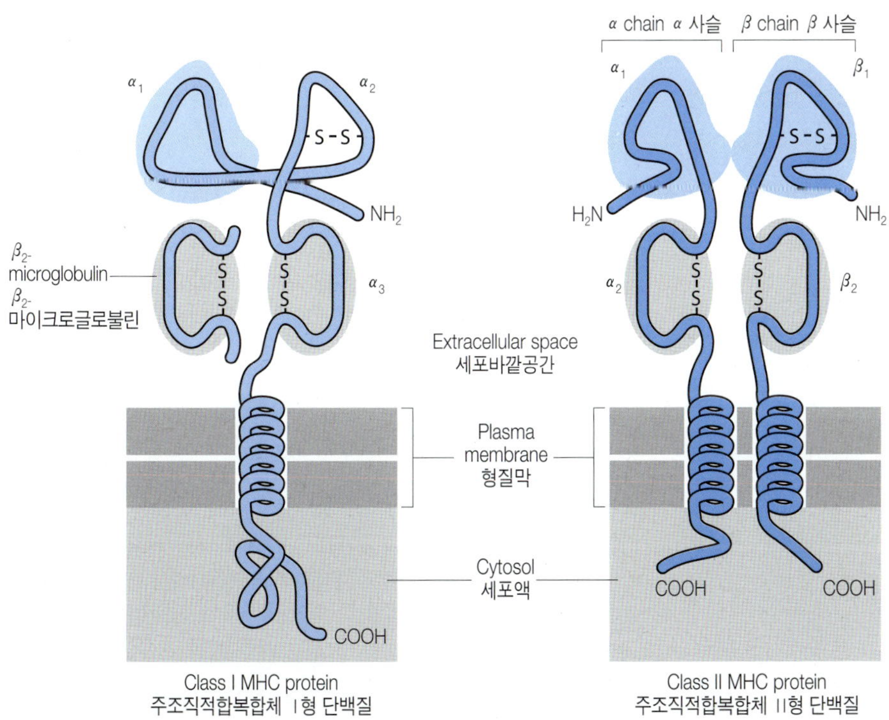

그림 15.10 주조직적합복합체(MHC) I형과 II형의 구조

I형 주조직적합복합체 단백질은 적혈구를 제외한 신체 모든 세포에 존재한다. T 세포가 '자기'를 인식하도록 한다. II형 주조직적합복합체 단백질은 B 세포, 일부 T 세포, 항원 제시세포인 큰포식세포 등에만 존재한다. 이전에 포식되어 세포내 기전에 의해 분해된 후 형질막으로 재활용되었던 이종항원 조각으로 II형 주조직적합복합체 단백질이 구성된다. 면역반응에서 주조직적합복합체 단백질이 극히 중요한 역할을 하는 까닭은 감염된 혹은 암성 상태의 세포가 존재하며 자신의 여러 세포 속에 위장하고 숨어 있다는 신호를 면역계통 세포에게 전달하는 방법이 되기 때문이다(Roitt 1994).

아마도 자율신경계를 거쳐 이루어지는 일종의 뇌-면역체계 연락

One form of communication between the brain and the immune system probably occurs via the autonomic nervous system

해부학적으로 자율신경계의 자율신경 유출신호는 신경절이전 부분과 신경절이후 부분으로 구성된 신경세포 사슬을 통해 나간다. 자율신경계는 기능적으로 그리고 조직학적으로 구별되는 3개의 구성요소로 나눌 수 있는데, 즉 부교감신경계, 교감신경계, 내장신경계이다.

*부교감신경계*는 눈돌림신경(3번 뇌신경), 삼차신경(5번 뇌신경), 얼굴신경(7번 뇌신경), 미주신경(10번 뇌신경) 등 몇몇 뇌신경을 거쳐 신호를 전달한다. 미주신경과 엉치신경 뿌리가 부교감신경 내장신경계통 제어의 주요 출력통로를 구성한다(Furness & Costa 1980). 연접이전 부분과 연접이후 부분에서 모두 분비되는 신경전달물질은 아세틸콜린이다. 기능적으로 보면, 부교감신경계로부터의 신경학적 출력은 중간뇌, 다리뇌, 숨뇌 전체에 퍼져 분포하는 여러 신경세포의 복잡한 상호작용 그물의 통합된 최종산물이다. 이러한 복잡한 상호작용 그물을 조절하는 입력신호는 모든 여러 영역의 겉질, 둘레계통, 시상하부, 소뇌, 시상, 안뜰핵, 바닥핵, 척수 등 신경축의 광범위한 여러 영역으로부터 온다(Walberg 1960, Angaut & Brodal 1967, Brodal 1969, Brown 1974, Webster 1978). 면역체계에 대한 부교감신경 출력의 관계에 대해 오늘날까지 연구가 거의 되지 않았으며 그 결과 면역기능에 대한 부교감신경계 혹은 내장신경계의 영향에 대

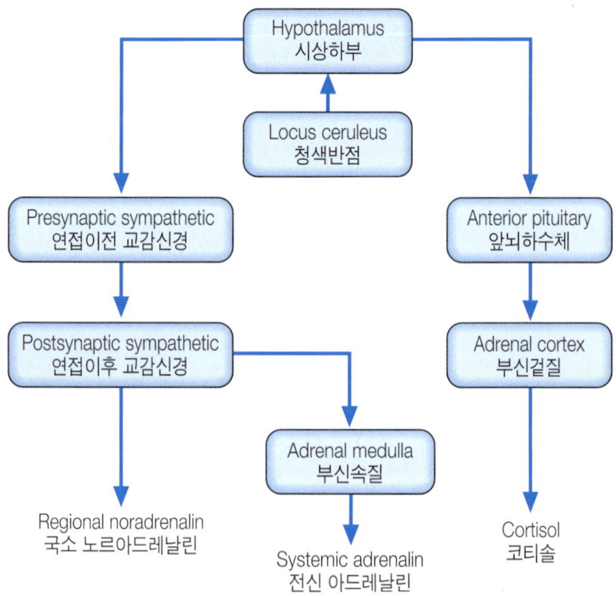

그림 15.11 카테콜아민과 코티솔 분비의 통합. 청색반점 활성화와 부신으로부터의 카테콜아민 분비 사이의 상호작용이 보인다.

요점 15.2 Quick facts

카테콜아민의 기능(Functions of catecholamines)

몸 주위환경이 중성적인 경우 카테콜아민으로 다양한 기능을 조절함으로써 항상성 유지에 기여한다.

- 세포 연료 대사
- 심박수
- 혈관 긴장도
- 혈압과 유동역학
- 열생산
- 일부 면역기능

요점 15.3 Quick facts

통합적인 카테콜아민 분비

항상성 상태의 교란이 감지되면 교감신경계와 시상하부-뇌하수체-부신 축 계통이 모두 활성화되고 그 결과 생기는 전신(부신) 그리고 말초(신경절이후 활성화)에서의 카테콜아민과 글루코코르티코이드 농도 상승 기전을 통해 항상성을 회복하려 시도한다.

해 거의 알려진 것이 없다.

*교감신경계*는 사실상 몸의 모든 조직 쪽으로 광범위하게 분포한다. 연접이전 신경세포는 중간안쪽(intemediomedial), 중간가쪽(intermediolateral) 세포기둥이라고 하는 척수 회색질 부위에 위치한다. 교감신경계 신경절이전 신경세포의 출력은 뒤뿌리신경절로부터 들어오는 분절 들신경입력과 시상하부, 둘레계통, 겉질 모든 영역으로부터 중간뇌와 다리뇌숨뇌 그물체를 거쳐 들어오는 분절위 입력의 복잡한 상호작용 과정의 총합에 해당한다(Donovan 1970, Webster 1978, Williams & Warwick 1984). 교감신경계의 신경절이전섬유는 신경전달물질로서 대부분 노르에피네프린을 분비한다. 발생학적으로 척추옆신경절 세포와 상동기관인 부신속질 크롬친화세포 역시 신경절이전 교감신경섬유의 지배를 받으며 이 섬유는 척추옆신경절에서 연접을 형성하지 않는다. 자극을 받았을 때 이들 세포에서 분비되는 신경전달물질-신경호르몬은 에피네프린과 노르에피네프린의 4 : 1 혼합물이며 에피네프린이 다수를 차지한다(Elenkov 등 2000).

에피네프린과 노르에피네프린은 모두 티로신-디히드록시페닐알라닌(DOPA)-도파민 경로를 거쳐 만들어지며 카테콜아민이라 부른다. 몸 주위환경이 중성적인 경우 카테콜아민으로 세포 연료 대사, 심박수, 혈관 긴장도, 혈압과 유동역학, 열생산, 그리고 아래에서 설명하는 것처럼 일부 면역기능 등 다양한 기능을 조절함으로써 항상성 유지에 기여한다. 항상성 상태의 교란이 감지되면 교감신경계와 시상하부-뇌하수체-부신 축 계통이 모두 활성화되고 그 결과 생기는 전신(부신) 그리고 밀초(신경절이후 활성화)에서 카테콜아민과 글루코코르티코이드 농도 상승 기전을 통해 항상성을 회복하려 시도한다. 1930년대에 Hans Selye는 이러한 일련의 사건 혹은 반응을 전신순응 증후군(general adaptation syndrome) 혹은 전신 스트레스 반응이라고 설명했다(Selye 1936). 중추에서는 이러한 전신 스트레스 반응에 두 가지 주요 기전이 관계된다. 즉 시상하부 뇌실곁핵에서 생산되는 부신겉질자극호르몬-분비호르몬(CRH)의 생산과 분비 그리고 뇌줄기 청색반점 노르에피네프린-분비계통으로부터의 노르에피네프린 분비 증가이다. 기능적으로 이러한 두 계통은 상호 신경지배 경로를 통해 서로 활성화시킨다(Chrousos & Gold 1992). 청색반점이 활성화되면 시상하부, 시상밑, 대뇌겉질의 광범위한 여러 영역 쪽으로 카테콜아민이 더 많이 분비되며, 그 중 대부분은 노르에피네프린이다. 이들 여러 영역이 활성화되면 신경절이전 교감신경섬유로부터 그리고 부신속질로부터 카테콜아민이 더 많이 분비된다(그림 15.11)

카테콜아민 분비신경섬유가 관찰된 광범위한 여러 세포와 조직 중에는 가슴샘, 지라, 림프절, 편도, 골수, 점막연관림프조직(MALT), 창자연관림프조직(GALT), 혈관과 연관되지 않은 림프조직 실질 등이 있다. 일반적으로 이러한 아드레날린성 신경지배 부위는 T 림프구, 큰포식세포, 형질세포 등이 고도로 밀집된 부위로 보인다. 이것은 발달중 B 림프구가 고도로 밀집된 부위가 아드레날린 신경섬유의 신경지배를 별로 받지 않아 보이는 것과 대조된다(Felten 등 1985). 아드레날린 섬유가 이들 세포유형의 발달 초기에 출현하는 것을 보면 이들 세포유형의 성숙과 발달에서 그리고 면역체계의 성숙에서 어떤 역할을 담당할 가능성을 시사한다(Elenkov 등 2000). 연접전달에 대해 오늘날 파악된 내용을 보면 위에서 설명한 세포유형과 신경섬유 사이의 림프조직에서의 상호작용은 최근에 '비연접전달(non-synaptic transmission)' 이라고 명명된 대체 형태의 연접전달을 통해 일어나는 것으로 생각된다(Vizi & Labos 1991, Vizi 2000). 이러한 대체 형태의 신경전달에서는 신경전달물질이 연접이후 교감신경세포로부터 분비되어 비교적 먼 곳까지 확산된 후 위에서 설명한 여러 세포유형의 수용체와 상호작용한다. 그 결과 연접-면역 연락의 신경화학적 상호작용에 3가지 주요 종류가 확인되었다. 빠른 신경호르몬 전달, 중등도로 빠른 비연접 전달, 느린 신경호르몬 전달 등이다. 비연접전달은 여러 조직에서 노르에피네프린의 혈류조절 그리고 몸을 가로지르는 림프구 흐름의 조절 등에서도 역할을 할 수 있다(Villaro 등 1987).

신경면역 상호작용

Neuroimmune interactions

신경계와 면역체계 사이의 양방향 연락에 대해 우리가 대략 지난 25년에 걸쳐 이해하게 된 결과 오늘날에는 이들 두 계통 사이에 양방향 연락체계가 잘 발달해 있으며, 신경전달물질과 시토카인이 관계된다는 점이 분명하다(Besedovsky 등 1981, Ader & Cohen 1982). 시토카인은 세포가 일종의 연락방법으로서 활용하는 화학적 매개체이다. 오늘날에는 많은 수의 시토카인이 확인되었다(표 15.1, 15.2).

인터루킨-1(IL-1), 인터루킨-6(IL-6), 종양괴사인자-알파(TNF-α) 등과 같은 시토카인은 교감신경계와 시상하부-뇌하수체-부신 축을 모두 활성화시키는 복잡한 경로를 통해 뇌에 신호를 전달할 수 있다. 빠르게 작동하는 기전과 느리게 작동하는 기전이 모두 관계된다는 점을 보면 급성 상호작용과 만성 상호작용이 모두 가능하다는 점을 시사하며 실제 기능적으로 일어난다(Berkenbosch 등 1989, Elenkov 등 1996).

교감신경세포와 다른 여러 세포와의 연락을 매개하는 것은 두 가지 주요 수용체 유형이다. 이들 주요 수용체 유형은 알파(α) 아드레날린 수용체와 베타(β) 아드레날린 수용체로 분류된다. 두 유형 모두 베타 1, 2, 3 그리고 알파 1, 2 아형으로 더 세분되며 각 유형마다 아형이 더 많이 존재한다고 알려져 있다. 신경계와 면역체계 사이의 연결관계에 대한 결정적 발견이 이루어진 것은 베타 아드레날린 수용체가 모든 종류의 림프계 세포에 존재하는 것이 관찰되었을 때였다. 여러 세포 유형에 따라 양이 차이를 보여 자연살해세포에서 가장 밀도가 높고 도움 T 림프구에서 가장 밀도가 낮다(Khan 등 1986, Maisel 등 1990). 최근의 연구결과에 의하면 도움 T 림프구의 두 가지 아형에서 수용체 특성이 차이를 보여 베타-2 아드레날린 수용체가 1형 도움 림프구 막에는 발현되지만 2형 도움 림프구 막에는 발현되지 않는다(Sanders 1998). 다음에 논의하듯이 이러한 수용체의 차이는 두 가지 아형 림프구에서 서로 다른 기능적 반응이 나타나는 데에

표 15.1 시토카인: 출처와 기능

시토카인	면역세포	기타 세포	면역학적 효과
IL-1α, β	단핵구/큰포식세포	내피, 상피, 신경세포, 섬유모세포	T 세포와 B 세포, 큰포식세포와 내피 활성화 급성기 반응 자극
IL-2	T 세포		T, B, LGL 등의 활성화와 증식
IL-3	T 세포, 비만세포, 가슴샘 상피	각질세포, 신경세포	다능성줄기세포 증식. 여러 유형 혈구의 생산
IL-4	T 세포와 B 세포, 큰포식세포, 비만세포, 호염기구, 골수버팀질		B 세포 활성화. Th2 세포 분화와 Th1 세포 억제
IL-5	T 세포, 비만세포		호산구의 발달, 활성화, 화학인력
IL-6	T 세포, 단핵구, 큰포식세포	섬유모세포, 간세포, 내피세포와 신경세포	조혈줄기세포 활성화. B, T 세포 분화. 급성기 단백질 생산
IL-7	골수버팀질		B 세포 전구물질 성장. T 세포 증식과 세포독성 활성
IL-8	T 세포, 단핵구, 중성구	내피세포와 상피세포, 섬유모세포	중성구, T 세포, 호염기구의 화학인력. 중성구 활성화
IL-9	T 세포		적혈구 전구물질 발달
IL-10	T 세포와 B 세포, 큰포식세포	각질세포	Th1 세포 큰포식세포기능 억제. LGL, T 세포 활성화
IL-11	골수버팀질	영양막	조혈전구체 자극. 급성기단백질 생산
IL-12	B 세포, 큰포식세포		Th1 세포 분화. LGL, T 세포 활성화
IL-13	T 세포		B 세포 활성화. 단핵구 혹은 큰포식세포 억제
IL-14	T 세포		활성화 B 세포 증식과 면역글로불린 분비억제

(Reeves & Todd 1996)

중요한 역할을 할 수 있다.

베타 아드레날린 수용체는 활성화되면 세포속 효과기 역할을 하는 G 단백 사슬을 활성화시키고 G 단백은 아데닐사이클라아제, 고리형 일인산아데노신(cAMP), 이노시톨 트리포스페이트(IP3), 디아실글리세롤(DAG) 등과 같은 연속적인 일련의 여러 효소의 활성화를 자극한다(3장 참조). 이러한 여러 '둘째전령물질' 효소의 세포속 농도 차이 때문에 기능적 결과의 차이가 생긴다. 서로 다른 여러 수용체 활성으로 인해서도 세포 내부 둘째전령물질의 생산과 활성화 문턱값이 변할 수 있다. 예를 들어, 아드레날린 G 단백 복합체가 활성화되면 대개 그 결과 아데닐사이클라아제가 억제되고 이어서 세포에서 cAMP 생산이 감소한다. cAMP가 조절한다고 알려져 온 다양한 전사인자가 림프구에서 생산되는 여러 시토카인의 생산에 관계된 유전자를 비롯해 여러 유전자의 발현에서 중요한 역할을 한다. 따라서 베타-2 아드레날린 수용체를 카테콜아민이 활성화하면 그 결과 대개 TNF-α와 IL-12 생산을 담당하는 유전자의 전사속도가 감소한다. 또한 바로 그 수용체 활성화 경로에 의해 활성화가 자극받는 유전자가 IL-10 생산효소를 전사한다(Elenkov 등 1995, Hasko 등 1998). 이러한 일련의 사건은 밑에서 요약한 세포면역과 체액면역 사이의 활성화 이동에서 중요하다.

요점 15.4 Quick facts

면역계와 신경계의 연락방법

- 부신겉질로부터 분비되는 글루코코르티코이드(코티솔)
- 교감신경종말로부터 분비되는 카테콜아민(노르아드레날린)
- 부신속질로부터 분비되는 카테콜아민(아드레날린)
- 뇌하수체로부터 분비되는 호르몬(ACTH)
- 면역세포가 생산하는 시토카인, 림포카인, 인터페론, 항괴사인자

요점 15.5 Quick facts

교감신경세포와 면역세포의 연락

교감신경세포와 다른 여러 세포와의 연락을 매개하는 것은 두 가지 주요 수용체 유형이다. 이들 주요 수용체 유형은 알파(α) 아드레날린 수용체와 베타(β) 아드레날린 수용체로 분류된다. 두 유형 모두 베타 1, 2, 3 그리고 알파 1, 2 아형으로 더 세분되며 각 유형마다 아형이 더 많이 존재한다고 알려져 있다.

표 15.2 시토카인: 출처와 기능

시토카인	면역세포	기타 세포	면역학적 효과
IL-15	T 세포		T 세포 증식
TNF-α	큰포식세포, 림프구, 중성구	별아교세포, 내피, 평활근	큰포식세포, 과립구, 세포독성세포, 내피 활성화. 사람백혈구항원 1군 발현 증강. 급성기 반응 자극. 항종양효과
TNF-β	T 세포		TNF-α와 비슷함
TNF-α,-β	T, B 세포, 중성구, 큰포식세포	섬유모세포	항바이러스 활성. 큰포식세포, LGL 자극. 사람백혈구항원 1군 발현 증강
IFN-γ	T, LGL		항바이러스 활성. 큰포식세포와 내피 자극. 사람백혈구항원 1군, 2군 발현 증강. Th2 세포 억제
G-CSF	T 세포, 큰포식세포, 중성구	섬유모세포, 내피	중성구 발달과 활성화
M-CSF	T 세포, 큰포식세포, 중성구	섬유모세포, 내피	중성구 발달과 활성화
GM-CSF	T 세포, 큰포식세포, 비만세포, 중성구, 호산구	섬유모세포, 내피	다능성 줄기세포 분화. 중성구, 호산구, 큰포식세포 발달
TGF-β	T 세포, 단핵구	연골세포, 골모세포, 뼈파괴세포, 혈소판, 섬유모세포	LGL 활성과 T, B 세포 증식 억제

(Reeves & Todd 1996)
IL; 인터루킨, TNF; 종양괴사인자, IFN; 인터페론, CSF; 집락자극인자, TGF; 전환성장인자.

T 림프구의 아형인 도움 T 1형(Th1), 도움 T 2형(Th2)은 모두 세포면역 혹은 후천면역반응의 구성요소이며 시토카인 기전을 통해 다른 면역반응 활동을 활성화하거나 억제할 수 있다. Th1 림프구가 주로 생산하고 분비하는 인터페론 감마(IFN-γ), IL-2, TNF-α 등이 세포면역 과정을 촉진하는 반면, Th2 림프구가 생산하고 분비하는 다른 시토카인 무리, 즉 IL-1, IL-4, IL-10, IL-13 등은 체액면역 과정을 촉진한다(Abbas 등 1996, Grohmann 등 2000). 비활성화 $CD4^{+}$ 림프구(Th0)는 아직 항원에 노출된 적이 없는 림프구이며 항원 무경험이라고 표현한다. 이 세포들은 양잠재력 특성을 보이며 Th1 림프구 혹은 Th2 림프구 어느 쪽으로든 발달할 수 있다. 이들 세포가 어느 쪽으로 발달경로를 밟을지 상당 부분 좌우하는 것은 초기에 이 세포의 활성화를 유도하는 항원제시세포로부터 분비되는 시토카인이다. 예를 들어, 항원을 제시하는 큰포식세포에서 생산한 IL-12는 기타 신호전달기전과 함께 작용해 Th1형 림프구의 발달을 유도한다. Th1 림프구는 IL-12, TNF-α, IFN-γ 등의 생산에 관계되기 때문에 이들 림프구는 염증과정을 촉진한다고 생각되며 기능상 염증성 림프구로 분류된다. 반면 Th2 림프구는 항염증 과정을 촉진하며 항염증성 림프구라고 부른다(Trinchieri 1995, Mosmann & Sad 1996).

Th1형 림프구가 생산하는 시토카인은 Th2형 림프구의 반응과 활성화를 억제하며 거꾸로의 관계도 존재한다. 즉 IL-4와 IL-10은 Th1 반응을 억제하며, IL-12는 Th2 반응을 억제한다. Th2의 IL-10 생산으로 비만세포와 호산구의 성장과 활성화 그리고 B 림프구의 활성화와 형질세포로의 성숙 등이 모두 자극되어 체액면역이 촉진된다. 또한 이 시토카인으로 형질세포가 자극을 받아 IgG로부터 IgE로 면역글로불린 전환이 일어나며 이들 모두는 Th1 염증성 시토카인 생산을 억제하고 해당 부위의 항염증 상태를 촉진한다. 도움 T 세포 카테콜아민 수용체가 활성화되면 1형 활성을 억제하고 2형 활성이 강화되는 것으로 보인다. 그 결과 세포면역으로부터 체액면역 쪽으로의 기능 이동이 일어난다. 이러한 이동의 주요 기전은 베타-2 아드레날린 수용체 자극을 통한 IL-12 억제이다. 이 수용체가 활성화되면 또한 다른 염증성 시토카인인 TNF-α를 억제시키고 그와 함께 강력한 항염증 시토카인의 하나인 IL-10 생산을 촉진하기도 한다(Suberville 등 1996)(그림 15.12).

지금까지는 카테콜아민 분비로 인해 도움 T 림프구에서 체액면역과 세포면역 사이의 균형이 받는 전신적 영향에 대해 집중적으로 논의했다. 국소적 반응은 앞서 논의한 반응과 다를 수 있다. 특정 조직 부위에서의 국소반응으로는 카테콜아민 분비 결과 주로 알파 수용체가 자극을 받고 그로 인해 해당 부위의 다형핵 백혈구가 자극받아 동원됨으로써 염증반응 활성화가 촉진될 수 있다. 이러한 염증성 과정은 케모카인(chemokine)이라고 하는 화학주성 시토카인의 복잡한 일련의 상호작용을 통해 일어난다. 면역체계의 다른 여러 구성요소가 카테콜아민 활성에 의해 조절되는 것으로 보인다. 자연살해세포가 카테콜아민 분비에 의해 억제되는 것으로 보이며 실제로 다수의 막 아드레날린 수용체 때문에 순환혈액 중 카테콜아민 농도에 가장 민감한 세포유형일 수 있다(Irwin 1994). 카테콜아민이 큰포식세포 기능에 대해 미치는 효과는 복합적이고 또한 상호작용 시점의 큰포식세포 활성화 상태에 따라 다소 달라지는 것으로 보인다. 일부 근거에 의하면 무경험, 즉 항원 부하를 받지 않은 큰포식세포는 알파아드레날린 수용체 자극에 대해 더 공격적으로 반응할 수 있으며 그 결과 큰포식세포가 활성화된다. 활성화된 큰포식세포는 베타아드레날린 수용체 자극에 대한 수용성이 증가된 특성을 보이며 그 결과 활성화 감소 즉 활성억

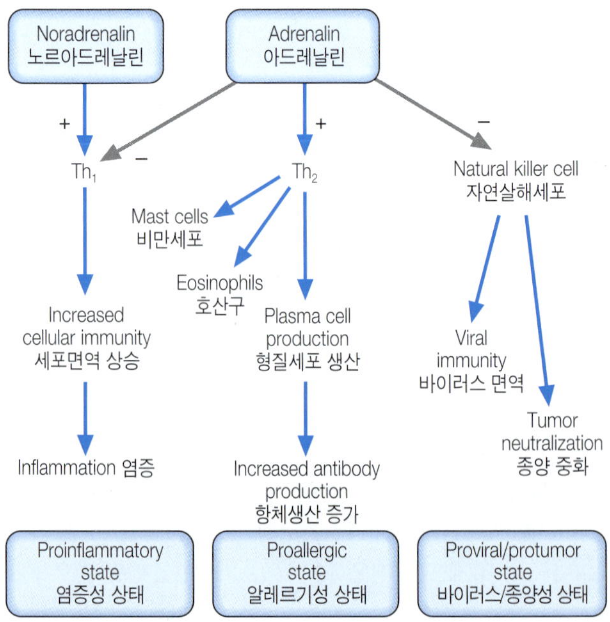

그림 15.12 카테콜아민 활성 요약. 염증성, 알레르기성, 종양성 상태가 생기는 데에 역할을 할 가능성이 있는 여러 경로가 보인다.

제가 일어난다. 큰포식세포의 최종 활성화 상태는 세포에 바로 인접한 환경 속 기타 시토카인이나 염증성 매개물의 존재 여부에 의해서도 달라질 수 있다(Baker & Fuller 1995). 세포독성($CD8^+$) 림프구에 대한 카테콜아민의 효과는 최대로 보더라도 가벼운 정도이다. 카테콜아민이 $CD8^+$ 림프구 발달을 자극하지만 그 기능활성을 억제할 수 있음을 시사하는 가설이 제시된 바 있다(Benschop 등 1996). 중성구 기능은 포식작용, 화학주성, 리소좀 효소 분비, 초과산화물 형성 등 광범위한 활성에 걸쳐 카테콜아민에 의해 억제되는 것으로 보인다(Zurier 등 1974, Gibson-Berry 등 1993).

여러 영역 겉질이 면역기능을 조절할 수 있는가?

Can immune function be modulated by different areas of cortex?

겉질기능이 비대칭적으로 편측화되는 현상이 일어난다는 증거가 광범위하게 존재한다. 신경내분비 활성, 신경전달물질 농도, 교감신경지배, 감정각성과 같은 뇌 신경면역조절에도 몇 가지 편측화 기능이 관계된다고 알려져 있다(Wittling 1998). 다른 여러 계통상 겉질기능의 빈구우세에 대한 광범위한 증거로부터 생각해 보면 면역체계 역시 비대칭적 겉질조절을 받을 가능성이 있다.

면역체계의 기능에 대한 겉질 여러 영역의 비대칭적 조절에 대한 증거가 점점 많아지고 있다. 예를 들어, 여러 연구를 통해 입증된 바로는 각기 다른 감정 자극에 노출되었을 때 입쪽 이마겉질 여러 영역이 서로 다르게 활성화되고 또한 경험된 활성화 상태에 따라 그 사람에서의 면역반응이 변화된다(Kang 등 1991). 왼쪽 이마 겉질은 긍정적인 감정상태 경험이나 표현 때 활성화되고 반면 오른쪽 이마 겉질은 부정적 감정상태의 경험이나 표현 때 활성화되는 것으로 보인다(Davidson 1984, Davidson & Tomarken 1989, Leventhal & Tomaren 1986, Silberman & Weingartner 1986). 이러한 종류의 연구에서 어려운 점 중 하나는 다양한 인지자극에 접했을 때 각 개인에서 나타나는 면역반응의 개인차가 크다는 것이다. 몇몇 연구에서 이 문제를 구체적으로 다루려 시도했으며 그 결과를 보면 각 개인의 반응이 면역학적 변화와 유의한 상관성을 나타낼 수 있다. 예를 들어, 우울증 환자는 일정 범위의 면역 활성화를 보이며 그 활성화 정도가 우울증상의 중증도에 따라 달라질 수 있다(Irwin 등 1990). 우울증 증상의 중증도는 왼쪽 이마겉질의 활성화 수준과 연관된다고 알려졌다(Robinson 등 1984). 왼쪽 이마겉질 병소 상태 그리고 오른쪽 이마 겉질 무손상 상태인 환자들은 우울증 증상이 가장 심각하며, 이것은 오른쪽 겉질 영역과 왼쪽 겉질 영역 사이의 비대칭적 활성화 수준이 면역반응 조절에 중요할 수도 있음을 시사한다(Davidson 등 1990). 다른 연구에 의하면 개인의 인격성향에 따라 스트레스성 사건 이전 그리고 이후의 자연살해세포 활성이 예측된다(Kiecolt-Glaser 등 1984). 또 다른 연구결과에 의하면 극심한 오른쪽 이마겉질 활성화 상태의 여성에 비해 극심한 왼쪽 이마겉질 활성화 상태의 여성에서는 자연살해세포의 활성이 유의하게 높았다(Kang 등 1991). 이들 여러 여성에서 반구 활성화 수준은 뇌파검사상 국소 알파 파워 밀도로 결정했다. 측정 결과 감정적 혹은 인지적 뇌 활성화 정도와 역의 상관관계가 관찰되었다(Davidson 1988).

요점 15.6 Quick facts

T 림프구의 주요 종류 두 가지

T 림프구의 아형인 도움 T 세포 *1형*(Th1)과 도움 T 세포 *2형*(Th2)은 모두 면역반응의 구성요소이지만 시토카인 기전을 통해 세포면역 혹은 체액면역을 활성화하거나 억제할 수 있다.

요점 15.7 Quick facts

T세포 활성화로 일어날 수 있는 면역과정의 변화

- Th1 림프구가 주로 생산, 분비하는 인터페론 감마(IFN-γ), IL-12, TNF-α 등은 세포면역 과정을 촉진한다.
- Th2 림프구가 생산, 분비하는 다른 여러 시토카인, 즉 IL-1, IL-4, IL-10, IL-13 등은 체액면역 과정을 촉진한다.

요점 15.8 Quick facts

면역과정을 조정할 수 있는 T 세포

- Th1 림프구는 염증과정을 촉진한다고 생각되며 염증촉진 림프구 기능으로 분류된다.
- Th2 림프구는 항염증과정을 촉진한다.

여러 동물 연구에서도 대뇌 비대칭성과 면역체계 기능 사이의 관계에 대한 직접적 근거가 제시되었다(Barneoud 등 1987, Neveu 1988). 생쥐에서 왼쪽 이마마루 겉질을 부분적으로 제거해서 기능상 상대적 오른쪽 겉질 활성화 상태를 만들면 그 결과 면역반응이 저하되었고, 오른쪽 겉질을 부분적으로 제거해서 기능상 왼쪽 겉질 활성화 상태를 만들면 아무 변화가 없거나 면역반응이 상승했다(Renoux 등 1983, Neveu 등 1986).

여러 후속연구를 통해 겉질영역 제거와 그 이후의 면역 기능이상과 관련한 몇 가지 일관된 소견이 확인되었다(Renoux 등 1983, Biziere 등 1985, Renoux & Biziere 1986, Barneoud 등 1988). 다음과 같은 소견이다.

1. 왼쪽 겉질 병소 때 지라와 가슴샘을 비롯한 림프기관이 발달하지만 오른쪽 겉질 병소 때에는 지라와 가슴샘 발달이 더욱 증가한다.
2. T 세포 활성화는 왼쪽 겉질 병소 때 유의하게 저하되고 오른쪽 겉질 병소 때 상승한다.

이러한 소견에 의하면 T 세포매개면역은 양쪽 반구가 비대칭적으로 조정하고 각 반구는 반대쪽 반구와 반대로 작용한다. 왼쪽 겉질 활성이 상승하면 여러 가지 T 세포매개면역 지표의 반응성이 증강되는 반면 오른쪽 겉질 활성의 상승은 면역억제성인 듯하다. B 세포 활성은 겉질 활성화 비대칭으로 영향을 받지 않는다고 관찰되었다(Neveu 등 1988, LaHoste 등 1989).

요약하면, 대부분의 연구결과에서 겉질영역 제거 혹은 생리적 활성화 수준 조정 등의 방법으로 반구 활성화 정도가 변화하면 면역학적 반응활성이 변한다는 점을 보고했다. 양쪽 반구는 면역반응을 활발하게 조절하며 왼쪽 반구가 세포면역반응을 증강시키고 오른쪽 반구가 세포면역반응을 억제시키는 것으로 보인다. 일부 증거에 의하면 오른쪽 반구의 관련성이 면역 요소에 직접적으로 작용하는 것이 아니라 왼쪽 반구 활성을 조절하고 왼쪽 반구가 면역기능을 직접 조절할 가능성이 있다(Renoux 등 1983).

반구 화학우세 역시 면역반응성에 영향을 끼칠 수 있다. 여러 연구결과에 의하면 오른쪽 반구의 화학우세는 시상하부 매개 이소프레노이드(isoprenoid) 경로의 상향조절과 관련되며 신체질량지수 상승, 천식이나 만성 기관지염 등 여러 허파질환, 지질과산화 산물 수치 상승, 자유라디칼 제거효소 저하, 염증성 장질환, 전신홍반루푸스(SLE), 뼈관절염, 척추증 등과 같은 다양한 대사성 혹은 면역장애를 보이는 사람들에 더욱 많이 분포했다. 왼쪽 반구의 화학우세는 이소프레노이드 경로의 하향조절과 관련되며 신체질량지수 저하, 골다공증, 폭식증 등을 보이는 사람들에 더욱 많이 분포했다.

소뇌-시상하부 연락 역시 면역체계 기능상 중요할 가능성

Cerebellar-hypothalamic communication may also be important in immune system function

뒤시상하부핵과 등쪽안쪽 시상하부핵의 뒤쪽 부분은 소뇌로부터 분명한 직접 투사연결을 받지만 등쪽안쪽 시상하부핵의 앞쪽 부분은 그렇지 않다. 이 점에 비추어 보면 소뇌가 내장운동기능 조절에 어떻게 관련되는지의 문제에 대한 새로운 관점에 도달하게 된다.

시상하부-소뇌 투사연결이 시작되는 곳은 주로 가쪽·뒤·등쪽 시상하부 영역, 등쪽안쪽·배쪽안쪽·유두체위·융기유두체·가쪽유두체핵, 뇌실주위구역 등이다. 알려진 증거에 의하면 시상하부-소뇌섬유는 소뇌핵과 소뇌겉질 여러 층 신경세포에서 끝난다.

소뇌-시상하부 투사연결은 소뇌핵 4곳 모두에서 시작해 위소뇌다리를 통과하고 위소뇌다리 교차를 가로질러 소뇌시상섬유의 궤도를 따라가다가 시상다발로부터 갈라져 나와 시상하부 속으로 들어간다. 이 섬유는 주로 반대쪽 가쪽, 뒤, 등쪽 시상하부 구역, 즉 등쪽안쪽, 뇌실곁핵 등에서 끝난다. 기능신경학 임상가에게 특히 관심을 끄는 부분은 소뇌중간선 영역이 시상하부 기능에 미치는 영향이다. 소뇌겉질 벌레, 중간선 꼭지핵 등 소뇌 중간선 여러 영역은 척수, 안뜰, 시각, 청각 들신경과 광범위하게 연락을 주고받는다.

시상하부-신경뇌하수체 계통과 자율신경계는 머리위치 변화 그리고 기립반사와 연관된 항상성 반응에 관계된다. 바닥에서 신체기울임으로 유도되는 반응은 자세조절을 위해 정상적으로 요구되는 고유수용체, 안뜰기관, 압력수용체로부터 들어오는 입력 변화 때문이라고 생각된다. 이러한 여러 기관으로부터 들어오는 정보는 시상하부 쪽으로 전송되고 시상하부는 이 정보를 근거로 신경내분비계통과 자율신경계 그리고 여러 종류의 감정행동에 영향을 끼친다. 시상하부 쪽으로의 꼭지핵 입력을 보면 뇌줄기와 시상하부 사이의 연결관계를 통해 이러한 항상성 반응에서 꼭지핵이 중요한 역할을 담당할 것으로 생각된다(Katafuchi 등 1995).

시상하부의 면역기능 조절

Hypothalamic modulation of immune function

시상하부 매개 이소프레노이드 경로에서 디곡신, 돌리콜, 유비퀴논, 콜레스테롤 등 4가지 중요한 대사물이 생산된다. 이러한 대사물에 따라 세포속 칼슘/마그네슘 비, Na^{+}/K^{+} 아데노신삼인산효소, 자유라디칼 제거와 세포호흡, 당접합체(glycoconjugate) 대사가 변화될 수 있다. 이러한 여러 인자는 모두 세포수준에서 면역기능에 영향을 주며 주조직적합복합체-항원 복합체의 형성과 운반상 결함을 초래할 수 있다.

면역활성과 면역기능 적절성이 일치하는가?

Does immune activity equate to appropriate immune function?

신경면역 상호작용의 복잡성으로 인해 이러한 반응이 해당 사람의 건강과 복리에 가할 수 있는 충격을 해석하기 매우 어렵다. 예를 들어, 어떤 경우에는 특정 시토카인이 상승하는 것이 적절하겠지만 다른 경우에는 큰 절망을 낳을 수 있다. 그 작용의 적절성 여부에 관계없이 시토카인 농도만을 측정한다면 시토카인 상승의 진정한 의미를 충분히 놓칠 수 있다. 또한 면역기능의 어떤 면을 측정하는 중인지 그리고 여기에 면역기능이 실제로 측정되는지 혹은 단순히 세포동원의 정량적 측면일 뿐인지에 대해 파악하는 것도 중요하다. 예를 들어, 총 림프구 수가 이 세포의 실제 활성을 의미하는 것은 아니며 림프구가 실제로 면역기능을 수행하기 위해서는 복잡한 상호작용 과정을 거쳐 활성화되어야 한다. 단순한 농도 측정치로는 잘못된 인상을 받을 수 있다.

면역반응은 모두 이종 항원을 인식함으로써 개시된다. 그 결과 활성화된 림프구는 항원을 특이적으로 인식하고 바람직하게는 최종적으로 항원을 제거한다. 특정 면역반응에서는 성숙 림프구, 즉 B 림프구의 특정 수용체에 이종항원이 결합한다. 체액면역 세포가 표면에 발현하는 항체 분자는 이종단백질, 다당류 혹은 세포연관형태 등에 결합할 수 있다. T 림프구는 세포매개면역을 담당하며 다른 세포 표면에 존재하는 단백질 항원의 짧은 펩티드 서열을 오직 인식하는 수용체를 발현한다. 면역반응의 활성화 단계는 특정 항원이 인식된 결과 림프구에서 유도되는 연속적 사건이다. 이 단계에서 모든 림프구에는 두 가지 주요 변화가 일어난다. 첫째, 림프구가 증식하며 그 결과 항원특이 림프구 클론집단이 팽창한다. 둘째, 여기 항원특이 림프구의 후손이 항원제

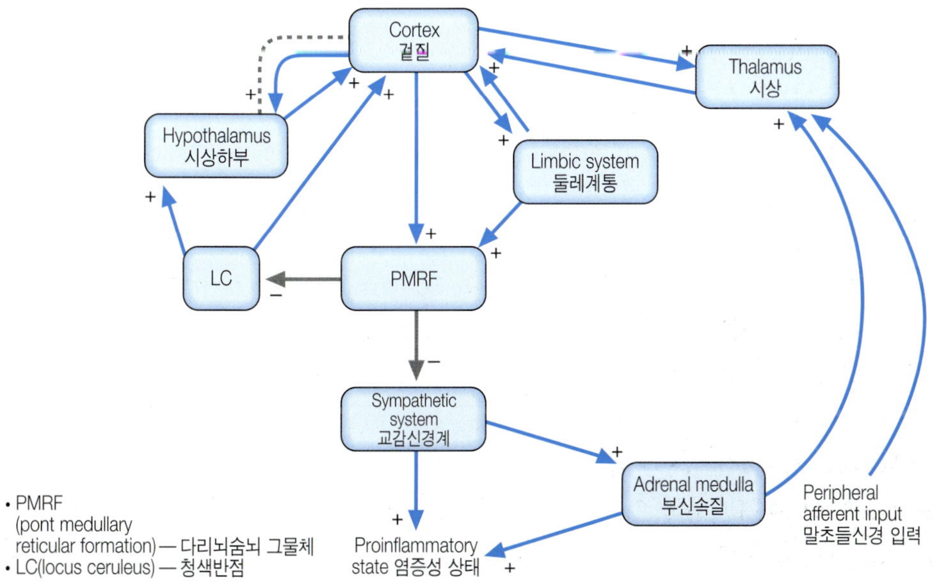

그림 15.13 기능적 신경면역 상호작용

거능력을 갖춘 효과기 세포로 분화한다. 면역반응의 효과기 단계에서 항원이 제거되도록 하는 특정 기능의 활성화가 일어난다.

면역기능은 위에서 설명한 어떤 단계에서도 손상을 받을 수 있으며 면역체계의 유효성은 그 사람의 해당 시점에서의 반응 적절성과 전체 상호작용 과정에 따라 달라진다. 반응의 적절성은 신경계의 조절을 부분적으로 받을 것이므로 신경기능의 비대칭으로 인해 면역반응이 부적절하게 될 수 있다. 가능하다면 해당 사람의 신경면역반응을 지속적으로 평가해야 하며 모든 환자에 대한 임상관리에서 늘 유의해야 한다.

겉질의 비대칭 활성화에 의해 카테콜아민 분비와 교감신경계의 비대칭 활성화가 나타날 수 있고 그에 따라 면역기능이 변화한다. 겉질 자체는 면역계와 쌍방향 의사소통을 하며 활성화 감소로 인해 생긴 우울증의 인지표현이 면역기능에도 영향을 미칠 수 있다.

임상적 의미

Clinical implications

이상 논의한 내용에 따르면 신경계와 면역체계 사이의 상호작용은 복합적이고 또한 다인자적 특성을 보인다. 이곳 연락체계의 들고리와 날고리를 통한 상호작용이 부적절하면 기능이상이나 질환에 이를 수 있다(그림 15.13).

다음은 전신 카테콜아민 수치가 부적절한 것과 관련된다고 알려져 온 여러 임상질환 중 면역 기능이상 관련된 것들이다(Elam 등 1992, Jarek 등 1993, Abbas 등 1996, Li 등 1997).

1. 다양한 감염질환의 발병과 진행
2. 위나선균(*Helicobacter pylori*)의 발병과 진행
3. 감기 감수성 증가
4. 주요 외상 후 합병증 증가
5. 류마티스관절염
6. 다발경화증
7. 1형 당뇨병
8. 자가면역 갑상샘질환
9. 크론병, 섬유근육통
10. 종양성장속도 증가
11. 전신 고혈압과 심장혈관병

몇몇 연구에서는 도수교정의 결과 생기는 척수 구심신호 변화가 교감신경계 활성에 미치는 효과를 연구했다(Korr 1979, Sato 1992, Chiu & Wright 1996). 분절위 변화 특히 뇌기능상 변화를 통해 분절적 척수수준 구심신호 변화의 중추성 효과가 확인되었다(Thomas & Wood 1992, Carrick 1997, Kelly 등 2000). 면역체계 기능의 변화가 척수 구심신호 기전을 통해 매개될 수 있다. 이 기전은 분절위 수준 혹은 분절 수준을 거쳐 작동해 교감신경계 활성을 조절할 수 있다(Beck 2003).

임상증례 풀이 Clinical case answers

증례 15.1

15.1.1

겉질기능이 비대칭적으로 편측화되는 현상이 일어난다는 증거가 광범위하게 존재한다. 신경내분비 활성, 신경전달물질 농도, 교감신경지배, 감정각성과 같은 뇌 신경면역조절에도 몇 가지 편측화 기능이 관계된다고 알려져 있다. 다른 여러 계통상 겉질기능의 반구 우세에 대한 광범위한 증거로부터 생각해 보면 면역체계 역시 비대칭적 겉질조절을 받을 가능성이 있다.

면역체계의 기능에 대한 겉질 여러 영역의 비대칭적 조절에 대한 증거가 점점 많아지고 있다. 예를 들어, 여러 연구를 통해 입증된 바로는 각기 다른 감정 자극에 노출되었을 때 입쪽 이마겉질 여러 영역이 서로 다르게 활성화되고 또한 경험된 활성화 상태에 따라 그 사람에서의 면역반응이 변화된다. 왼쪽 이마 겉질은 긍정적인 감정상태 경험이나 표현 때 활성화되고 반면 오른쪽 이마 겉질은 부정적 감정 상태의 경험이나 표현 때 활성화되는 것으로 보인다. 겉질의 비대칭 활성화에 의해 카테콜아민 분비와 교감신경계의 비대칭 활성화가 나타날 수 있고 그에 따라 면역기능이 변화한다. 겉질 자체는 면역계와 쌍방향 의사소통을 하며 활성화 감소로 인해 생긴 우울증의 인지표현이 면역기능에도 영향을 미칠 수 있다.

증례 15.2

15.2.1

자기와 자기 아닌 것에 대한 구별은 정상적인 사람의 면역체계에서 가장 두드러진 특성 중 하나이다. 이 능력을 자가관용

임상증례 풀이(계속) Clinical case answers

(self-tolerance)이라 한다. 한편으로는 자가항원 특이적 수용체를 발현할 수 있는 림프구 제거, 다른 한편으로는 자가항원에 접촉했던 자가반응성 림프구의 기능적 불활성화에 의해 자가관용이 유지된다. T 림프구는 주조직적합복합체(major histocompatibility complex, MHC)라 하는 세포 표면 단백질에 의해 '자기'와 '자기 아닌 것'을 인식한다.

주조직적합복합체(MHC) 부위는 고도의 유전자 다형성을 보이며 이로부터 만들어진 단백질이 다양한 세포의 여러 표면에서 발현된다. 이를 통해 T 림프구는 몸을 조사해 이종단백질 유도 펩티드가 존재하는지 찾아내는 능력을 갖춘다. 주조직적합복합체 유전자 생산물에는 두 가지 형태가 있으며 이를 I 형, II 형 주조직적합복합체 분자라 한다. T 림프구는 오직 하나의 I 형 혹은 하나의 II 형 주조직적합복합체 분자에 결합된 이종 펩티드를 인식한다.

I 형 주조직적합복합체 단백질은 적혈구를 제외한 신체 모든 세포에 존재한다. T 세포가 '자기'를 인식하도록 한다. II 형 주조직적합복합체 단백질은 B 세포, 일부 T 세포, 항원제시세포인 큰포식세포 등에만 존재한다. 이전에 포식되어 세포내 기전에 의해 분해된 후 형질막으로 재활용되었던 이종항원 조각으로 II 형 주조직적합복합체 단백질이 구성된다. 면역반응에서 주조직적합복합체 단백질이 극히 중요한 역할을 하는 까닭은 감염된 혹은 암성 상태의 세포가 존재하고 자신의 여러 세포 속에 위장하고 숨어 있다는 신호를 면역계통 세포에게 전달하는 방법이 되기 때문이다.

참고문헌

Abbas, A., Lichtman, A., Pober, J., 1997. Cellular and Molecular Immunology, third ed. Saunders, Philadelphia.

Abbas, A.K., Murphy, K.M., Sher, A., 1996. Functional diversity of helper T lymphocytes. Nature 383, 787–793.

Ader, R., Cohen, N., 1982. Behaviorally conditioned immunosuppression and murine systemic lupus erythematosis. Science 215, 1534–1536.

Angaut, P., Brodal, A., 1967. The projection of the vestibulocerebellum onto the vestibular nuclei of the cat. Arch. Italiennes de Biol. 105, 441–479.

Baker, A.J., Fuller, R.W., 1995. Loss of responce to beta- adrenoreceptor agonists during the maturation of human monocytes to macrophages in vitro. J. Leukoc. Biol. 57, 395–400.

Barneoud, P., Neveu, P.J., Vitiello, S., et al., 1987. Functional heterogeneity of the right and left cerebral neocortex in the modulation of the immune system. Physiol. Behav. 41, 525–530.

Barneoud, P., Neveu, P.J., Vitiello, S., et al., 1988. Early effects of right or left cerebral cortex ablation on mitogen-induced speen lymphocyte DNA synthesis. Neurosci. Lett. 90, 302–307.

Beck, R.W., 2003. Psychoneuroimmunology. In: Beirman, R. (Ed.), Handbook of Clinical Diagnosis pp. 27–35.

Benschop, R.J., Rodriguez-Feuerhahn, M., Schedlowski, M., 1996. Catecholamine-induced leukocytosis: early observations, current research and future directions. Brain Behav. Immun. 10, 77–91.

Berkenbosch, F., de Goeij, D., Rey, A.D., et al., 1989. Neuroendrocrine sympathetic metabolic processes induced by interleukin-1. Neuroendocrinology 50, 570–576.

Besedovsky, H.O., del Rey, A.E., Sorkin, E., 1981. Lymphokine containing supernatants from Con A-stimulated cells increase cortisone blood levels. J. Immunol. 126, 385–389.

Biziere, K., Guillaumin, J.M., Degenne, D., et al., 1985. Lateralized neocortical modulation of the T-cell lineage. In: Guillermin, R., Cohn, M., Melnechuk, T. (Eds.), Neural Modulation of Immunity. Raven Press, New York, pp. 81–91.

Brodal, A., 1969. Neurological Anatomy. Oxford University Press, London.

Brown, L.T., 1974. Corticorubral projections in the rat. J. Comp. Neurol. 154, 149–168.

Carrick, F.R., 1997. Changes in brain function after manipulation of the cervical spine. J. Manipulative Physiol. Ther. 20 (8), 529–545.

Chiu, T., Wright, A., 1996. To compare the effects of different rates of application of a cervical mobilisation technique on sympathetic outflow to the upper limb in normal subjects. Man. Ther. 1 (4), 198–203.

Chrousos, G.P., Gold, P.W., 1992. The concepts of stress and stress system disorders: Overview of physical and behavioral homeostasis. JAMA 267, 1244–1252.

Davidson, R.J., 1984. Affect, cognition, and hemispheric specialization. In: Izard, C.E., Kagan, J., Zajonc, R. (Eds.), Emotion, Cognition and Behaviour. Cambridge University Press, New York, pp. 320–365.

Davidson, R.J., 1988. EEG measures of cerebral asymmetry: conceptual and methodological issues. Int. J. Neurosci. 39, 71–89.

Davidson, R.J., Ekman, P., Saron, C.D., et al., 1990. Approach/withdrawal and cerebral asymmetry; emotional expression and brain physiology I. J. Pers. Soc. Psychol. 58, 330–341.

Davidson, R.J., Tomarken, A.J., 1989. Laterality and emotion: and electrophysiological approach. In: Boller, F. Grafman, J., (Eds.), Handbook of Neuropsychology. Elsevier Science, New York, pp. 419–441.

Donovan, B.T., 1970. Mammillian Neuroendocrinology. McGraw-Hill, New York.

Elam, M., Johansson, G., Wallin, B.G., 1992. Do patients with primary fibromyalgia have an altered muscle sympathetic nerve activity? Pain 48, 371–375.

Elenkov, I.J., Hasko, G., Kovacs, K.J., et al., 1995. Modulation of lipopolysaccharides induced tumour necrosis factor-alpha production by selective alpha and beta adrenergic drugs in mice. J. Neuroimmunol. 61, 123–131.

Elenkov, I.J., Papanicolaou, D.A., Wilder, R.L., et al., 1996. Modulatory effects of glucocorticoids and catecholamines on human interleukin-12 and interleukin-10 production: clinical implications. Proc. Assoc. Am. Physicians 108, 374–381.

Elenkov, I.J., Wilder, R.L., Chrousos, G.P., et al., 2000. The sympathetic nerve – an integrative interface between two supersystems: the brain and the immune system. Pharmacol. Rev. 52 (4), 595–638.

Felten, D.L., Felten, S.Y., Carlson, S.L., et al., 1985. Noradrenergic and peptidergic innervation of lymphoid tissue. J. Immunol. 135 (Suppl. 2), 755–765s.

Furness, J.B., Costa, M., 1980. Types of nerves in the enteric nervous system. Neuroscience 5, 1–20.

Gibson-Berry, K.L., Whitin, J.C., Cohen, H.J., 1993. Modulation of the respiratory burst in human neutrophils by isoproterenol and dibutyryl cyclic AMP. J. Neuroimmunol. 43, 59–68.

Grohmann, U., van Snick, J., Campanile, F., et al., 2000. IL-9 protects mice from gram −ve bacterial shock, suppression of TNF-α, IL-12, and INF-γ and induction of IL-10. J. Immunol. 164, 4197–4203.

Guyton, A., Hall, J., 1996. Textbook of Medical Physiology. Saunders, Philadelphia.

Hasko, G., Szabo, C., Nemeth, Z.H., et al., 1998. Suppression of IL-12 production by phosphodiesterase inhibition in murine endotoxemia is IL-10 dependant. Eur. J. Immunol. 88, 57–61.

Heaney, M., Golde, D., 1998. Soluble receptors

in human disease. J. Leukoc. Biol. 64, 135–146.

Irwin, M., 1994. Stress induced immune suppression: the role of brain corticotropin releasing hormone and autonomic nervous systems mechanisms. Adv. Neuroimmunol. 4, 29–47.

Irwin, M., Patterson, T., Smith, T.L., et al., 1990. Reduction of immune function in life stress and depression. Biol. Psychiatry 27, 22–30.

Jarek, M.J., Legare, E.J., McDermott, M.T., et al., 1993. Endocrine profiles for outcome prediction from the intensive care unit. Crit. Care Med. 21, 543–550.

Kang, D.H., Davidson, R.J., Coe, C.L., et al., 1991. Frontal brain asymmetry and immune function. Behav. Neurosci. 105 (6), 860–869.

Katafuchi, T., Hori, T., Oomura, Y., et al. 1995. Cerebellar afferents to neuroendocrine cells: implications for adaptive responses to simulated weightlessness. Endocr. J. 42 (6), 729–737.

Kelly, D.D., Murphy, B.A., Backhouse, D.P., 2000. Use of a mental rotation reaction-time paradigm to measure the effects of upper cervical adjustments on Cortical processing: a pilot study. J. Manipulative Physiol. Ther. 23 (4), 246–251.

Khan, M.M., Sansoni, P., Silverman, E.D., et al., 1986. Beta adrenergic receptors on human suppressor, helper, and cytolytic lymphocytes. Biochem. Pharmacol. 35, 1137–1142.

Kiecolt-Glaser, J.K., Garner, W., Speicher, C., et al., 1984. Psychosocial modifiers of immunocompetence in medical students. Psychosom. Med. 46, 7–13.

Korr, I.M., 1979. The spinal cord as organiser of disease processes: III. Hyperactivity of sympathetic innervation as a common factor in disease. J. Am. Osteopath. Assoc. 79 (4), 232–237.

LaHoste, G.J., Neveu, P.J., Mormede, P., et al., 1989. Hemispheric asymmetry in the effects of cerebral cortical ablations on mitogen-induced lymphoproliferation and plasma prolactin levels in female rats. Brain Res. 483, 123–129.

Leventhal, H., Tomarken, A.J., 1986. Emotion: today's problems. Annu. Rev. Psychol. 37, 565–610.

Li, T., Harada, M., Tamada, K., et al., 1997. Repeated restraint stress impairs the antitumour T cell response through its suppressive effect on Th1-type CD4+ T-cells. Anticancer Res. 17, 4259–4268.

Maisel, A.S., Harris, T., Rearden, C.A., et al., 1990. Beta adrenergic receptors in lymphocyte subsets after exercise. Alterations in normal individuals and patients with congestive heart failure. Circulation 82, 2003–2010.

Marieb, E., 1995. Human Anatomy and Physiology. Benjamen/Cummings, New York. pp. 594–595

Mosmann, T.R., Sad, S., 1996. The expanding universe of T-cell subsets, Th1, Th2, and more. Immunol. Today 17, 138–146.

Neveu, P.J., 1988. Minireview: cerebral neocortex modulation of immune functions. Life Sci. 42, 1917–1923.

Neveu, P.J., Barneoud, P., Vitiello, S., et al., 1988. Brain modulation of the immune system: association between lymphocyte responsiveness and paw preference in mice. Brain Res. 457, 392–394.

Neveu, P.J., Taghzouti, K., Dantzer, R., et al., 1986. Modulation of mitogen-induced lymphoproliferation by cerebral neocortex. Life Sci. 38, 1907–1913.

Renoux, G., Biziere, K., 1986. Brain neocortex lateralized control of immune recognition. Integr. Psychiatry 4, 32–40.

Renoux, G., Biziere, K., Renoux, M., et al., 1983. A balanced brain asymmetry modulates T cell-mediated events. J. Neuroimmunol. 5, 227–238.

Robinson, R.G., Kubos, K.L., Starr, L.B., et al., 1984. Mood disorders in stroke patients: importance of location of lesion. Brain 107, 81–93.

Roitt, I., 1994. Essential Immunology, eight ed. Blackwell Scientific, London.

Sanders, V.M., 1998. The role of norepinephrine and beta-2-adrenergic receptor stimulation in the modulation of Th1, Th2, and B lymphocyte function. Adv. Exp. Med. Biol. 437, 269–278.

Sato, A., 1992. The reflex effects of spinal somatic nerve stimulation on visceral function. J. Manipulative Physiol. Ther. 15 (1), 57–61.

Selye, H., 1936. Thymus and the adrenals in the response of the organism to injuries and intoxications. Br. J. Exp. Pathol. 17, 234–238.

Silberman, E.K., Weingartner, H., 1986. Hemispheric lateralization of functions related to emotion. Brain Cogn. 5, 322–353.

Simon, H.B., 1991. Exercise and human immune function. In: Ader, R. Felten, D.L., Cohen, N. (Eds.), Psychoneuroimmunology. Academic Press, San Diego, CA, pp. 869–895.

Sommers, H., 1980. The indigenous microbiota of the human host. In: Youmans, G.P., Patterson, P.Y., Sommers, H.M. (Eds.), The Biological and Clinical Basis of Infectious Diseases. WB Saunders, Philadelphia, pp. 65–80.

Suberville, S., Bellocq, A., Fouqueray, B., et al., 1996. Regulation of IL-10 production by beta adrenergic agonists. Eur. J. Immunol. 26, 2601–2605.

Thomas, M.D., Wood, J., 1992. Upper cervical adjustments may improve mental function. J. Manipulative Med. 6, 215–216.

Trinchieri, G., 1995. Interleukin -12: a proinflammatory cytokine with immunoregulatory functions that bridge innate resistance and antigen specific adaptive immunity. Annu. Rev. Immunol. 13, 251–276.

Villaro, A.C., Sesma, M.P., Vazquez, J.J., 1987. Innervation of mouse lymph nodes: nerve endings on muscular vessels and reticular cells. Am. J. Anat. 179, 175–185.

Vizi, E.S., 2000. Role of high-affinity receptors and membrane transporters in nonsynaptic communication and drug action in the CNS. Pharmacol. Rev. 52, 63–89.

Vizi, E.S., Labos, E., 1991. Nonsynaptic interactions at presynaptic level. Prog. Neurobiol. 37, 145–163.

Walberg, F., 1960. Further studies on the descending connections to the inferior olive. Reticulo-olivary fibers: an experimental study in the cat. J. Comp. Neurol. 114, 79–87.

Webster, K.E., 1978. The brainstem reticular formation. In: Hennings, G., Hemmings, W.A. (Eds.), The Biological Basis of Schizophrenia. MTP Press, Lancaster.

Williams, P.L., Warwick, R, 1984. Gray's Anatomy. Churchill Livingstone, Edinburgh.

Wittling, W., 1998. Brain asymmetry in the control of autonomic-physiologic activity. In: Davidson, R., (Eds.), Hugdahl, K. Brain Asymmetry. MIT Press, Cambridge, MA.

Youmans, G., 1980. Host bacterial interaction: external defense mechanisms. In: Youmans, G.P. Patterson, P.Y., Sommers, H.M., (Eds.), The Biological and Clinical Basis of Infectious Diseases. WB Saunders, Philadelphia.

Zurier, R.B., Weissmann, G., Hoffstein, S., et al. 1974. Mechanisms of lysosomal enzyme release from human leukocytes. II. Effects of cAMP and cGMP, autonomic agonists, and agents which affect microtubule function. J. Clin. Invest. 53, 297–309.

제 16 장
심리신경학 측면

Psychoneurological aspects

16

생각해 볼 임상증례 Clinical cases for thought

증례 16.1

32세 남성이 두통을 주요 호소증상으로 내원하였다. 남성은 2달 전에 외계인에게 납치되어 실험대상이 되었던 때부터 두통이 생겼다고 한다. 이제 외계인이 자신의 뇌 속에 심어놓은 무선통신 칩을 이용해 외계인과 매일 연락을 한다고 주장한다. 또한 시간여행을 할 수 있다고 주장한다.

질문
- 16.1.1 이 환자에 대한 감별진단 고려사항 항목 5가시를 열거하시오.
- 16.1.2 정신분열병의 증상과 진단기준은 무엇인가?

증례 16.2

53세 여성이 계속되는 기분 굴곡을 염려하는 남편과 함께 내원하였다. 남편의 말에 따르면 여성이 하루는 매우 흥분해서 삶을 사랑하다가도 다음 날에는 살아갈 이유가 전혀 없다고 한다. 남편의 말로는 여성이 우울한 감정을 보이는 기간이 점점 길어지고 행복한 감정을 보이는 기간이 점점 짧아지고 있다고 한다.

질문
- 16.2.1 두 가지 유형 우울증의 특징적 증상을 기술하시오. 이 여성은 어떤 유형에 해당하는가?
- 16.2.2 겉질 비대칭이 우울증과 관련될 수 있음을 시사하는 증거에 대해 기술하시오.

증례 16.3

42세 여성이 괴로워하며 내원하였다. 여성은 통제력을 상실한 듯 소리를 지르며 자신은 죽는 것이 낫다고 말한다. 당신은 최근에 여성의 남자 형제가 갑자기 사망했음을 알게 된다.
여성은 자신이 살아갈 이유가 없다고, 자신이 살든 죽든 아무도 관심이 없다고 되풀이해 말한다. 당신은 여성에게 치료실 중 한 곳의 의자에 앉도록 요청하고 여성의 상태에 대해 생각해본다.

질문
- 16.3.1 자살에 관한 흔한 믿음은 무엇인가?
- 16.3.2 본 증례에서 고려해야 할 자살의 흔한 위험요인 몇 가지를 기술하시오.
- 16.3.3 이 여성에 대해 어떤 조치를 취할 것인가?

서 론

Introduction

감정의 역할과 기능 그리고 신경계, 면역체계와의 관계를 이해하기 위해서는 감정을 정의하고 기술하며 측정하는 기초가 되는 이론구성(theoretical construct)을 반드시 고려해야 한다. 이를 위해 오늘날 널리 알려진 이론을 검토하고 이들 이론의 역사적 발달과정을 간략히 개괄적으로 살펴볼 것이다. 감정이란 무엇인가? 왜 우리에게 감정이 있는가? 감정의 존재이유는 무엇인가? 감정은 무슨 기능을 하는가? 이러한 의문은 시간이 시작된 그 때부터 인류에게 어려운 문제였다. 이러한 기본적 의문으로부터 몇 가지 다른 관점의 감정이론이 형성되었다.

서로 다른 여러 이론적 접근을 분류하기 어려운 경우도 있지만 크게 다음의 3가지 종류로 분류할 수 있다. 즉 사회학습이론, 생물학 이론, 인지이론 등이다. '기분(mood)'을 우리가 느끼는 방식이라고 정의한다면 '정동(affect)'은 기분의 결과로서 우리가 행동하는 방식이라고 정의할 수 있다. 신경학적으로 보면 기분과 정동의 근거는 이마엽과 겉질밑 여러 회로의 넓게 퍼진 그물 사이에서 벌어지는 복잡한 상호작용이다. 모든 종류의 신경계 활성과 비슷하게, 유전적 인자와 환경적 인자가 영향을 끼칠 수 있다. 본 장에서는 임상적으로 관련 있는 심리학적 질환도 개괄적으로 소개한다.

감정이론의 역사적 발달

Historical development of emotional theories

플라톤의 감정모형은 본질적으로 이원론적이다. 이원론에서는 영혼과 영혼이 머무르는 육신의 존재를 말한다. 플라톤은 감정의 위치를 영혼의 직접적 기능으로 보았으며, 이를 구성하는 3가지 힘을 이성, 욕망, 식욕으로 보았다. 플라톤은 이성의 통제력에 대해 끝없이 맞서는 통제불가능한 거친 힘이라고 감정을 그렸다. 플라톤의 감정이론으로부터 두 가지 분명한 관념이 나온다. 첫째, 감정은 합리적인 것과 대치되며, 둘째, 감정이 심리적 갈등에서 역할을 한다. 둘째 개념 속에는 감정의 힘에 대항하는 방어과정 역시 존재한다는 의미가 담겼다.

감정이 이성의 노예가 되어야 하며 이성이 신성한 영혼 속에 위치한다는 관점 때문에 '느낌', 즉 플라톤식 감정이론이 널리 보급되었던 기독교 학자와 이슬람 학자들이 19세기 후반까지 서구식 사고를 지배했다. 데카르트는 *'영혼의 정념에 대해'* 라는 제목의 논설에서 플라톤 이론에 대해 상세히 설명했다. 데카르트는 영혼에 대해 '주 스위치(switch master)', 즉 영혼이 뇌 속 송과체를 통해 몸속에서 움직이도록 해 주는 제어기라고 기술한다. 이제 몸에는 영의 이러한 움직임이 감정으로서 경험된다. 데카르트에게 감정은 영이 몸 속에서 움직이는 것을 인식하는 단순한 경험이었다. 감정은 아무 기능이 없고 다만 자극에 대한 반응으로서 생기는 현상일 뿐이었다. 예를 들어, 육신적 영이 움직여 생기는 두려움의 경험은 외부 위험에 대한 인식으로 흥분되어 나타날 수 있으나, 인지적 위험평가에 의해 영향을 받거나 혹은 적절한 행동반응을 일으킬 수는 없다. 플라톤식, 즉 '느낌' 이론에 대해 제기된 주요 비판 두 가지는 다음과 같다. 즉 감정이 어떻게 해서 행동이라는 결과를 초래하는지에 대해 아무런 설명을 제공하지 못하며, 인지과정이 어떻게 해서 외부자극을 평가해 두려움 반응을 변화시키고 조절하는지에 대해 아무런 설명을 제공하지 못한다(Lyons 1992).

데카르트의 비판에도 불구하고 그는 감정 중 일부가 다른 일부보다 더 기본적 혹은 원시적일 수 있다고 처음으로 제시했으며 경이, 즐거움, 슬픔, 사랑, 증오, 욕망 등 여섯 가지를 일차 '정념(passion)' 이라 했다. 데카르트는 예를 들어 두려움과 흥분처럼 감정이 동시에 두 개 이상의 수준에 존재할 수 있다고 처음으로 제시했다(Powers & Dalgleish 1997).

Williams James는 감정의 '느낌' 이론을 확장시켰으며 *『심리학 원리(Principles of Psychology)』*라는 고전적인 저술을 통해 감정의 생리적 측면을 강조하고 각 감정의 차이를 개괄적으로 설명했고, 이 내용은 심리학적 실험의 길을 터 놓게 되었다. James는 그토록 신념에 차서 감정의 느낌 이론을 제시했던, 영향력있는 가장 마지막 심리학자였으며 그의 사후에 심리학에서 느낌 이론은 쇠퇴했다(Powers & Dalgleish 1997).

이원론적 이론이 쇠퇴하면서 다윈의 '적자생존' 개념이 출현했으며, 다윈의 1859년 논문 *『종의 기원(Origin of Species)』*에 개요가 나온다. 다윈의 견해에 의하면 감정은 원시 인류로부터 전해진 것으로 현대 인류에게는 더 이상 필요가 없다. 이 이론은 감정에 관한 부분에 한해서는 널리 받아들여지지 않았지만 이론의 다른 부분은 대부분의 사회 상류층에게 충격을 주었으며 반어적이게도 연구 열풍을 자극해 감정의 생물학적 이론에 대해 새로운 관심을 불러일으켰다.

다윈의 견해에서는 감정이 더 이상 쓸모가 없으며 막창자꼬리(맹장)와 같은 흔적일 뿐이라고 보고, 플라톤적, 즉 이원론적 견해에서는 감정이 비합리적이라고 보지만, 아리스토텔레스와 같은 다른 이들은 감정에 단기적으로 그리고 장기적으로 중요한 기능이 있어서 각자 자신의 사회적 환경과 물리적 환경의 변화에 적응할 수 있게 된다고 보았다. 아리스토텔레스는 아마도 감정발달의 기능주의 모형을 처음으로 제시한 사람이었다. 아리스토텔레스의 이론은 당시 종교지도자들에게 훨씬 잘 맞았던 스승 플라톤의 이론에 가려서 그의 생전에 널리 받아들여지지 못했다.

아리스토텔레스가 감정에 대해 가장 종합적으로 논술한 내용은 *『수사학(The Art of Rhetoric)』*에 나온다. 이 논설에서 아리스토텔레스는 감정과 감정이 빚어내는 행동 사이의 관계에 대한 개요를 설명한다. 또한 특정 감정 10개에 대해서도 기술하는데, 즉 평온, 우정, 호의, 연민 등 긍정적 감정

4개와 분노, 두려움, 수치, 분개, 선망, 질투 등 부정적 감정 6개이다. 아리스토텔레스는 모든 감정이 일어나려면 3가지 조건이 충족되어야 한다고 주장했다. 첫째, 그 사람이 감정을 경험하기에 적당한 '마음상태' 에 있어야 한다. 둘째, 감정을 유도할 '자극' 이 있어야 한다. 셋째, 감정의 '대상' 이 있어야 한다. 예를 들어, 어떤 사람이 뭔가 위험한 일이 자신에게 닥쳐올지 모른다는 마음 상태였는데 자신을 공격하는 사람에 맞부딪히면 이 상황을 곧 위험이 닥쳐올 상황이라고 평가할 수 있다. 이어서 이러한 평가 결과 두려움을 일으키는 자극으로 이어진다. 감정을 자극하는 것은 상황 자체가 아니라 상황에 대한 평가이다. 위의 사례에서 만약 공격하는 사람이 자신에게 위협이 되지 않는다고 지각되었다면 분노와 같은 전혀 다른 감정에 이르게 되었을 것이다. 아리스토텔레스의 이론은 감정과 감정의 발달에 대한 기능주의적 접근의 기초가 되었다.

행동과 사회학습이론

Behavioural and social learning theories

사회학습이론에서는 감정양상과 반응을 발달시키는 방법으로서 다른 사람의 감정반응을 모형화하는 것의 중요성을 강조한다. 행동주의자는 감정에 대한 설명 중 형이상학적 혹은 인식론적 주장을 언급하는 정도를 주로 참고해서 행동이론에 대한 다양한 분류법 몇 가지를 개발했다. 행동이론의 두 가지 주요 범주는 심리학적 행동주의와 철학적 행동주의이다. 심리학적 행동주의상 감정에 대한 접근법을 가장 잘 보여주는 사례는 James Watson과 B.F.Skinner의 이론이다. Watson은 1919년에 감정을 '신체기전 전체에 대해 특히 내장계통과 샘 계통에 대해 심대한 변화를 동반하는 유전양상-반응' 이라고 기술했다.

Watson 감정모형에서는 두려움, 분노(격노), 사랑 등 3가지 감정만이 구별된다. Watson은 이어서 설명하기를 신생아에서는 이러한 일차 감정만 내보일 수 있다고 했다. 고전적 조건화를 통해 감정반응이 학습될 수 있다는 소견이 Watson의 주요 성과였다(Watson & Raynor 1920).

1967년에 Etzel과 Gewirtz는 조작조건화가 감정발달에 충격을 줄 수 있음을 보고했다. Skinner는 Etzel과 Gewirtz의 연구를 다듬어 조작조건화 틀로부터 감정이 발달되는 복합 모형을 만들었으며, 여기에서 감정이란 어떤 주어진 상황에서 최적화하게 되는 조작행동(operant)과 강화물 무리로 정의된다(Skinner 1974). Skinner의 이론에 대한 주요 비판 중 하나는 일부 감정의 경우 조작행동을 거의 혹은 전혀 나타내지 않는다는 점이다. 예를 들어, 슬픔, 특히 상실 혹은 죽음에 대한 슬픔의 경우 바라는 결과를 가져올 수 있는 행동이 없기 때문에 아무런 조작행동을 일으키지 않는다(Lyons 1992).

영향력이 가장 큰 철학적 행동주의자 중 한 명이 Gilbert Ryle이다. 1949년에 『*마음의 개념(The Concept of Mind)*』이라는 저술에서 감정이 성향, 기분, 초조, 느낌 등 4가지 서로 다른 방식으로 기술될 수 있다고 설명했다. Ryle은 성향(inclination)이란 인격의 영구적 소인(disposition) 상태라고 보았다. 기분, 초조, 느낌 등은 주요 성향 주제의 표면에 단기적으로 표시되는 것들이다. 예를 들어, 어떤 사람이 친절한 성향이라 해도 단기적으로 피자극성과 잔인함을 경험할 수 있으며 이것은 기분 혹은 느낌의 굴곡 때문일 것이다.

사회학습이론을 근래에 더욱 확장했던 Albert Bandura는 인지 요소를 추가했다. Bandura에 따르면 표현력이 향상됨에 따라 자신이 감정적으로 겪했던 지난 경험에 대해 생각함으로써 혹은 심지어 다른 사람들의 경험을 회상함으로써 감정적 자기 각성을 시작할 수 있다(Bandura 1986, 1989, 1991).

사회학습/행동이론에 대한 주요 비판 중 하나는 모형화 혹은 조건화를 통해 획득하지 않은, 자발적으로 나타나는 듯한 감정의 출현을 설명하지 못한다는 점이다.

생물학 이론

Biological theories

감정이 연접연결에서의 화학반응에 불과하다는 이론은 과거 심리학자들에게 널리 보급된 이론이 아니었다. 하지만 감정의 신경화학적 요소를 이해하면서 근래에 이루어진 몇몇 발견과 진전 덕분에 생물학적 감정 이론에 대한 관심의 물결이 생겼다. 이제는 감정의 이해와 표현에 여러 신경화학계통이 필수적이라고 보인다. 뇌의 여러 영역, 특히 시상하부, 시상하부-뇌하수체 축, 앞시상, 띠이랑, 해마, 편도 등 둘레계통이라고 하는 부위가 감정의 발달, 생성, 표현과 관련해 논의되어 왔다(Rolls 1992, Halgren & LeDoux 1993). 특히 자극의 의욕유발적 중요성을 좌우하는 능력의 측면에서(Gaffan 등 1988), 자극에 대해 보상가치 할당의 측면에서(LeDoux 1990), 행동반응과 자율신경 반응을 자극하는 측면에서 편도의 중요성이 대두되었다.

인지이론

Cognitive theories

인지심리학자들은 감정을 사회적 상호작용 발달에서의 중심 힘으로 보는 것이 아니라 감정을 인지과정의 부산물로 본다(Berk 1994). Hebb의 불일치 이론, Adler의 생활습관 이론, Epstein의 인지경험 자아 이론, Apter의 역전 이론 등 몇 가지 인지이론 사례를 밑에서 설명한다.

Donald Hebb(1947, 1949)는 불일치 이론에서 새로운 자극에 의해 고통반응이 어떻게 유도되는지 설명했다. Hebb에 따르면 어떤 사람이 새로운 자극에 접하면 그 자극을 친숙한 대상의 내부 표상 혹은 모형과 비교한다. 자극과 내적 표상 사이의 불일치에 의해 감정반응이 결정된다. 다른 여러 연구자들이 Hebb의 이론을 수정하면서 다양한 감정반응이 Hebb 이론으로 설명될 수 있다고 제시했다. 예를 들어, 단순히 현재 자극과 내부 모형 사이의 가벼운 불일치 때문에도 행복과 같은 긍정적 감정이 생길 수 있다고 주장한다. 불안과 두려움과 같은 부정적 감정이 현재 자극과 내부 모형 사이의 불일치가 커지면서 생길 수 있다(McCall & McGhee 1977, Kagan 등 1978). 이 이론이 부족한 부분은 사람들이 의도적으로 자신의 내부 모형과 다른 새로운 활동을 추구하는 경우가 있다는 점이 관찰될 때이다.

Alfred Adler는 1954년 저술 *『인간 본성의 이해(Understanding Human Nature)』*를 통해 아마도 처음으로 감정, 의욕, 인지 등을 하나의 이론으로 통합했다(Epstein 1993). Adler에 따르면 사람들은 각자 그가 '생활습관(a style of life)' 이라고 불렀던 세계관계방식과 신념체계를 구성한다. 어떤 사람의 생활습관 중심에는 그 사람이 열등함을 극복하고 사회적 승인을 얻으려는, 누구나 바라는 목표를 향한 노력에서 그 사람의 길잡이가 되는 허구적 목표가 존재한다. 감정은 두 가지 방식으로 Adler의 이론 속에 들어온다. 첫째, 열등감을 극복하려 추구하는 것이 생활습관이 발달되는 동기가 된다. 둘째, 생활습관이 일단 발달되면 해당 생활습관에 대응되는 감정이 발달되도록 촉진된다. 다시 말하면, 어떤 사람이 발달시킨 생활습관이 마치 아리스토텔레스의 '마음 상태' 처럼 바로 그 사람이 경험하는 감정의 주요 결정인자이다(Epstein 1993).

인지경험 자아이론(cognitive experiential self theory, CEST)에서 감정은 그 사람의 암묵적 현실이론에 영향을 미치기도 하고 영향을 받기도 한다고 간주한다. 인지경험 자아이론에서는 분노, 슬픔, 즐거움, 애정 등이 일차감정이라고 본다. 인지정동 단위가 일차감정 핵 주위에 여럿 구성된다. 이러한 인지 단위의 지시를 받아 싸움, 회피, 탐색, 애정 표시 등의 중요한 적응 행동양상이 발달된다. 이러한 행동양상이 발달되고 나면 그 결과가 개인에게 일관되게 유익한 경우 감정적 보상경험을 하게 된다.

Apter의 역전이론은 기능신경학 전문가에게 임상적으로 부합하는, 개인에서의 시간 흐름에 따른 변화를 포함하는 이론구성을 갖춘 몇 안 되는 이론 중 하나이기 때문에 여기에서 조금 자세히 설명한다. 역전이론의 핵심은 마음의 명확한 심리상태에 대한 유형학(typology)이다. 사람들은 이들 심리상태 중 하나에 해당될 때에 특정 종류의 감정을 경험하고 싶어 한다. 심리상태에 의해 사람들이 어떤 유형의 경험을 원하는지가 결정되기 때문에 심리상태는 메타동기에 해당한다. 사람들은 심리상태의 차이에 따라 동일한 자극에 대해 서로 다른 식으로 반응할 수 있으며 명확하게 서로 다른 감정을 경험할 수 있다. 이 이론은 사람들 사이의 차이점보다는 어느 한 사람이 시간의 흐름에 따라 어떻게 달라지는 데에 초점을 맞추었다. 역전이론이 제시하는 바에 따르면 8가지 메타동기 상태, 즉 대립상태 4개 쌍이 존재한다. 한쪽 상태에서 반대쪽 상태로의 역전이 이 이론의 특징적인 핵심이다. 하나의 상태쌍에 해당하는 두 상태는 상호배제적이고 상호소진적이다. 예를 들어, 어떤 사람은 항상 한쪽 상태이거나 다른 상태에 해당하며, 동시에 양쪽 상태이거나 어느 상태도 아닌 경우는 없다. 역전이론에서의 8개 상태는 심각한-쾌활한, 순응적-반항적, 권력지향적-애정지향적, 자기지향적-타인지향적 등이다(Apter 1988). 메타동기 상태 첫째 쌍은 목표적(telic) 상태와 과정적(paratelic) 상태의 조합이다. 목표적 상태의 사람은 주로 목표지향적이다. 반면 과정적 상태인 사람은 쾌활한 상태라는 표현이 잘 맞는다. 이 상태의 사람은 자신이 하는 일에 그다지 큰 의미를 두지 않는다. 그리 신경쓰지 않을 수 있다. 어떤 사람의 불안정성, 즉 반대되는 두 상태 이쪽저쪽으로 얼마나 쉽게 역전되는지는 때에 따라 다르다. 실제 역전과정을 좌우하는 이유는 우연성, 포만, 좌절 등 3가지 중 하나이다. 우연성은 역전을 유발하거나 혹은 필연적으로 수반하는 환경의 어떤 변화이다. 포만은 환경변화가 없어도 결국 역전이 일어날 때에 해당된다. 좌절 동기의 역전은 특정 상태를 너무 오랫동안 계속했는데도 만족을 달성하지 못했을 때에 해당된다(Frey 1977).

역전이론에서는 동기와 경험에서 시작해 그 관점에서 생긴 행동을 해석하는 접근법을 취한다. 역전이론은 사람이란 일관되지 못하고 자기모순적이라고 힘주어 말하며 심지어 건강한 사람의 특징은 안정성이 아니라 불안정성이라고까지 말한다(Murgatroyd 1987).

감정의 이론구성 발달

Developing a theoretical construct for emotion

어떻게 해서 사람 신경축 기능의 변화 혹은 변경에 의해 감정상태 변화가 일어나는 것일까? 우리가 어떻게 느끼는지에 따라 신경면역체계 기능이 영향을 받을 수 있을까? 그레이브스병(Graves' disease), 류마티스관절염, 전신홍반루푸스(SLE), 천식, 당뇨병 등 다양한 병에 감정요인이 연관된다고 논의되어 왔다(Koh 1998). 이러한 여러 질병이 감정요인 때문에 생기거나 촉발될 수 있을까? 여러 심리 상태가 편도와 해마를 비롯한 뇌 둘레세동에서의 신경활성 변경과 연관된다고 거론되어 왔으며 이들 부위는 역사적으로 감정반응 발생과 연관되었던 곳이다(Pribram & McGuinness 1975). 감정 활성화와 반응상 불균형에 대해 여러 연구에서 조사를 했다(Sackeim 등 1982, Robinson 등 1984, Flor-Henry 1986). 이러한 여러 연구자들이 이룩한 진전 덕택에 뇌와 뇌하수체에서만 생산된다고 생각되던 스트레스 연관 펩티드가 면역체계 세포(림프구)에서 생산된다는 사실이 발견되었다. 이 소견과 신경세포와 면역세포에 존재하는 신경전달물질 수용체와 호르몬 수용체에 대한 발견을 결합하면(Blalock 1984) 감정과 신경면역체계 사이의 양방향 연락관계는 당연해 보인다.

감정상태와 감정상태의 변화를 어떻게 정의하고 측정할까? 이 상호관계가 어느 정도나 건강을 좌우할까?

감정, 기분, 정동, 신경학적 기능 사이 연결관계는?

What is the connection between emotion, mood, affect, and neurological function?

Campos 등(1994)은 감정을 개인에게 중요한 것들에 있어서 개인과 환경 사이의 관계를 정립하고 유지하며 변화시키고 결정하는 과정이라고 정의했다. 개인의 기분은 역전이론에서 말하는, 어느 한 시점에서 경험하는 여러 감정의 복합적 상호작용에 따라 결정될 수 있다. 즉 '기분'을 우리가 느끼는 방식이라고 정의할 수 있다면, '정동'은 그 기분의 결과로서 우리가 어떻게 행동하는지라고 정의할 수 있다. 신경학적으로 보면 기분과 정동의 근거는 이마엽과 겉질밑 여러 회로의 넓게 퍼진 그물 사이에서 벌어지는 복잡한 상호작용이다. 모든 종류의 신경계 활성과 비슷하게, 유전적 인자와 환경적 인자가 영향을 끼칠 수 있다. 여기 그물에서의 '형성(plastic)' 변화로 인해 기분과 행동에 장기적 변화가 생길 수 있다. 이것이 가리기는 신경홍분성과 상호연결도 형성을 신경형성력(neural plasticity)이라 하며, 반복적으로 혹은 필수적으로 어떤 환경자극에 노출되고 뒤이어 관련 신경에서 유전자 발현이 변경되면서 일어난다.

아마도 유전적으로 결정되는 다른 여러 신경계는 겉질에 '기본기능'이라 하는 선천적 여러 활동을 수행하도록 준비된 듯하다. 기본기능을 구성하는 광범위하고 중복되며 혹은 평행한 여러 단위기 신경계에서의 더 복합적인 여러 상호작용과 다중양식 처리에서 역할을 담당한다. 출생 이후 거의 무손상 상태인 이마-겉질밑 회로와 둘레 회로에는 기본기능에 대한 더 최근의 정의가 적용된다. 수행-통합 기능이 적용되는 이마앞 회로 역시 구성단위인 광범위하고 중복되며 혹은 평행한 여러 기전이 신경계에서의 더 복합적인 여러 상호작용과 다중양식 처리에서 역할을 담당한다. 기본기능은 일반적으로 운동기능이나 감각기능에 비해 모듈형성 정도가 적다. 다시 말하면, 기본기능은 그다지 뇌 단일 부위 의존성이지 않고, 오히려 다중 원천으로부터 입력을 받으며 이로부터 생성된 출력이 개인의 전체 상태에 영향을 끼칠 수 있다. 따라서 이러한 그물과 연관된 기능이상의 결과 이른바 '회로 관련 장애' 가 발생해 인지의 복합적 여러 측면에 영향을 끼치거나 기분변화와 행동변화를 초래할 수 있다. 즉 뇌의 기본적 혹은 수행 부위 연관 이상 때문에 '음성증상' 혹은 '양성증상' 이 생길 수 있다. 음성증상, 즉 결손증상은 정상 기능표현의 감소를 일컬으며, 반면 양성증상은 새로운 행동 혹은 원시기능의 방출을 가리킨다. 음성증상의 사례에 해당하는 우울증에서는 환자가 정상적 활동과 사회적 상호작용을 회피하며 움츠러들고 얼굴과 몸 운동상 표현이 감소한다. 양성증상의 사례라 할 수 있는 임상적 편집정신분열병에서는 환경자극이 증폭되고 현실맥락을 벗어나게 된다. 양성증상은 생산형 증상, 방출현상 혹은 이탈현상이라고도 한다. '이탈현상' 의 고전적인 사례는 공황장애나 불안장애 환자에서 관찰되곤 하는, 자율신경 과대반응성이다. 더 발달된 이마 부위 뇌로부터의 하행성 그물억제가 상실되므로 인해 뇌줄기와 뇌 원시부위에서 가중 혹은 발화 상승이 더 쉽게 일어나게 된다. 강박장애(OCD) 역시 방출현상의 한 사례로 볼 수 있다. 긴장을 해소시켜 줄 특정 활동을 하려는 참을수 없는 욕구가 환자에게 생긴다. 순전히 '탈억제(disinhibition)' 증후군이라고 보이지는 않지만 환자들이 자신의 일상생활에 지장을 주는 활동을 해야 한다는 압박을 느끼는 경우가 많다. 기분과 행동기능에 관계된 겉질 부위와 겉질밑 부위는 다양한 여러 신경세포 회로로부터 긴장성으로 영향을 받으며 이러한 회로 중 일부는 평행하게 분포된 처리회로이며 도파민, 세로토닌, 노르아드레날린, 아세틸콜린 등 매우 다양한 신경전달물질이 활용된다. 이러한 여러 회로의 활동이 누적되어 각 회로에서 활용되는 신경전달물질의 상대적 농도가 시간에 따른 변화를 보인다.

심리적인 그리고 신체적인 혹은 내장의 건강상 호소증상의 연관관계를 파악하려는 임상가에게 필수적인 개념이 평행분포처리 개념이다. 신체적 건강상 호소증상이 그 사람이 정상적 일상생활을 수행하는 능력에 영향을 줘서 기분과 행동의 변화를 초래할 뿐만 아니라, 체성·내장 들신경 그리고 둘레계통 혹은 시상하부와 뇌줄기의 상행 그물활성계 사이에 직접적 생리적 연결이 존재한다. 아래는 입쪽띠겉질 둘레운동반응 부위가 평행들신경정보에 대해 반응을 하고 또한 그 들신경정보를 감각겉질이 받아들이기도 하는, 평행분포처리의 한 가지 사례이다. 입쪽띠운동구역(24번 영역)이 담당하는 두려움, 회피 등 원시운동행동은 겉질척수로와 그물척수로를 거쳐 매개된다. 또한 이 부위 활성은 꼬리쪽 띠운동구역 (25번 영역)의 활성화 정도에 따라 달라지며, 공간 속에서 몸의 방향설정을 한다. 이러한 여러 띠운동구역 그리고 이쪽으로 투사되는 띠겉질·섬겉질의 수용부위는 감각정보를 전달하는 겉질밑신경세포와 척수신경세포의 연접이전 영향을 받을 뿐만 아니라 뇌줄기로부터 나오는 모노아민 신경세포의 강한 조정작용을 받기도 한다. 도파민, 노르아드레날린, 세로토닌은 감각조정, 각성, 방향감에 복합적 영향을 미치며 이에 대해 9장에서 더 자세히 논의했다.

만성 통증과 감정반응

Chronic pain and emotional responses

정량뇌파검사(qEEG)를 이용한 기능뇌영상에 따르면 환자들에서 활성화되는 여러 부위가 비슷해서 만성통증증후군과 기분장애의 기전이 비슷할 가능성을 시사한다. 부정적인 행동이나 정동을 보이는 환자들에서는 오른쪽 반구의 과활성화 혹은 왼쪽 반구의 활성화 저하 경향이 강하게 확인되었다(Davidson 1992). 만성통증증후군 환자에서 비슷한 소견이 관찰되는 경우가 많아 통증, 스트레스, 부정적 감정이 맥락처리에 관계된 겉질 여러 연합영역에 대한 영향상 공통점이 있을 가능성을 시사한다. 통증관련 뇌 회로, 특히 '오래된' 경로와 관련된 뇌회로는 어떤 행동이나 감정과 긴밀하게 연관될 때 형성변화를 일으키고 적응하는 경향을 보인다. 혐오조건화와 내장통증 예상 관련 신경그물을 확인하는 데에 뇌의 기능자기공명영상법이 활용되었다. 이렇게 해서 얻은 결과는 시각심상을 통한 운동 상상으로 새로운 운동순서 학습을 강화할 수 있다는 원리와 비슷하다. 신경활동 순서상 어떤 지점에서는 운동심상 때 운동수행이 억제되거나 제약된다. 하지만 이러한 제약지점에 이르기 전까지는 현실, 상상, 그리고 아마도 예상에 해당하는 운동이나 지각까지 모두 동일한 신경그물이 관련될 가능성이 있다. 따라서 기분장애나 정동장애와 관련해 질환, 손상, 사회적 혹은 환경적 자극 등과 연관된 부정적 결과를 예상하면 '실제' 질병이나 장애의 특징을 모두 갖춘 새로운 '가상현실' 이 유도될 수 있다.

편도는 혐오조건화와 두려움-강화 행동에 관계된 시상과

척수신경세포로부터 오는 연접연결을 받는다. 둘레 부위와 줄무늬체 부위 쪽으로 투사되는 신경세포의 대략 절반 정도가 시상하부에서 끝난다. 이 점을 보면 척수 쪽으로 향하는 체성 들길과 내장 들길이 고위 둘레중추에 내재적으로 결합되고, 또한 행동에 심대한 영향을 끼칠 수 있다고 보인다. 기분과 행동은 둘레중추와 고위겉질중추의 중심통합상태에 따라 불가분의 관계로 좌우되기 때문에 이러한 여러 영역에 대해 가해지는 연접이전 영향은 기분장애와 행동장애의 병리상 중심적 역할을 담당할 수 있다. 통증경로 특히 '오래된' 통증경로에 대해 활성화 수준이 상승한다는 점은 이미 지적했다. 하지만 시각, 청각, 안뜰, 후각, 미각 계통 등 다른 여러 감각계통도 둘레계통과 비슷한 관계를 형성한다. 청각계통과 기분 혹은 행동과의 관계 개요는 아래에서 더 자세히 다룬다.

뇌영상검사를 통해 만성 귀울림 환자와 만성 통증 환자로서 우울증도 앓는 사람들 사이에서 비슷한 활성화 양상이 관찰되었다. 이런 환자들의 해마에서는 뇌에서 유도되는 신경영양인자와 뉴로키닌 연관 수용체의 형성변화도 확인되었다.

기분과 행동상 문제는 뒤달팽이핵(DCN)과 체성 혹은 안뜰 처리경로와 같은 여러 겉질밑 회로로부터 오는 오름 입력에서의 변화와 연관될 수 있다. 귀울림의 원인은 어느 한 위치에서의 손상이라기보다는 다양한 경로에서 개별적인 혹은 동시적인 기능이상이 존재할 가능성을 지닌 일종의 분포현상(distributed phenomenon)일지 모른다는 가설이 제기된 바 있다. 즉 뇌 여러 부위 사이에서의 상호작용에 원인이 존재할지 모른다. 동일한 원리가 기분과 행동 문제에 적용되는 듯하다. 뒤달팽이핵 청각 부분과 안뜰핵은 둘레계통-그물핵에 대해 미치는 명백한 영향상 어느 정도 비슷한 점이 있으며 따라서 기분에 대해 미치는 영향에 대해서도 그러하다. 이러한 여러 핵으로부터 나오는 출력은 목척수 들신경과의 상호작용을 통해 강하게 영향을 받을 수 있다. Black과 Pesznecker(2002)가 안뜰 적응에 대한 재활운동의 효과를 다룬 문헌을 상세히 검토한 결과에 의하면 안뜰재활의 결과는 불안, 우울증, 인지 기능이상 등에 의해 부정적인 영향을 받으며, 이러한 사실은 기분, 정동, 인지 등에 의해 평형과 공간 처리기능이 조절될 가능성을 시사한다. 다음과 같이 평형제어와 불안의 연결기전 몇 가지가 발견되었다.

- 체성, 안뜰, 내장 들신경 사이의 상호작용을 매개하고 회피조건화와 불안조건화 두려움 반응에 영향을 끼치는 데에 팔결핵이 중요한 역할을 담당한다.
- 뇌줄기 노르아드레날린성 핵과 세로토닌성 핵으로부터 안뜰 부위와 둘레 부위 쪽을 향해 평행연결경로가 지난다. 노르아드레날린 투사연결이 안뜰계통의 민감도에 대해 각성과 경계 효과를 매개하는 듯하다.

이러한 상호작용에서 가장 가능성이 높은 기전은 팔결핵 표적의 수용체와 솔기핵에 의해 매개되는 세로토닌 경로에 의해 혐오동작에 대한 정동 반응의 민감도가 조정되는 것이다.

감정변화와 신경면역체계 변화의 관련성에 대해서는 여러 변수가 존재한다. 연구자들은 감정이라는 광범위한 개념을 더 쉽게 다룰 만한 여러 작은 부분으로, 주로 긍정적 감정상태와 부정적 감정상태로 나누어 이 문제를 검토했다. Knapp 등(1992)은 대상자들에게 자신의 삶에서 가장 불편했던 상황을 떠올리고 다시 체험하도록 요청하고 이것을 부정적 감정으로 분류했으며, 자신의 삶에서 가장 기분 좋았던 상황을 떠올리고 다시 체험하도록 요청하고 이것을 긍정적 감정으로 분류했다. 부정적 감정상태에 의해 분열촉진성 림프구 반응성의 유의한 감퇴가 촉진되다가 부정적 감정상태 이전 수치로 회복되는 것이 관찰되었다. 또한 부정적 감정자극으로 세포독성 T 세포의 기능감소도 비슷하게 관찰되었다. 이러한 연구에서의 면역체계 조절 효과는 신경계 기능을 통해 일어난 것으로 생각되었다. 정신분열병과 같은 정신병적 장애에서의 면역체계 기능변화가 반복적으로 확인되었으며, 일부 연구자들은 면역학적 기능이상이 양방향 평행회로 되먹임 계통을 통해 정신분열병의 다인자 병인에서 실제로 역할을 할 것으로 지적한 바 있다(Kirch 1993, Syvalahti 1994, Rothermundt 등 1998). 아래에서는 신경면역학적 관계에 대한 약간의 논의와 함께 몇몇 임상질환의 개요를 소개한다.

조 증

Mania

정동은 감정을 기술하는 또 다른 방법이며, 우리 주변 세상에 대한 경험에 풍부함과 의미를 더해 주고 많은 사람들이 정동은 인간성(humanism)에서 없어서는 안 될 측면이라고 생각할 것이다. 감정에 의해 만들어지는 느낌이나 행동이 부적절하거나 극단적일 경우 압도적인 심리적 고통을 초래하는 원천이 될 수 있다(Bootzin & Acocella 1984). 기분의 장애로 강렬한 느낌의 비현실적인 슬픔, 들뜸이 생겨 오랫동안 지속되면 각각 우울증과 조증을 초래한다.

정동장애 혹은 느낌장애는 대략 의학의 역사가 기록되기 시작한 때로부터 인식되어 왔다. 우울증을 일컫는 다른 명칭인 멜랑콜리아(melancholia)가 기원전 4세기 히포크라테스의 기록에 나오며 기원후 1세기의 이른 시기에도 참조된 바 있다. 링컨이나 처칠과 같은 일부 유명 인사들이 우울증을 앓았다. 이러한 질환에 대해 여러 세기에 걸쳐 연구해 왔으나 아직 상당한 비밀에 싸여 있다. 강렬한 혹은 만성적인 정신 스트레스에 대한 반응이 부적절함으로 인해 일부 정동장애가 초래될 수 있다.

사람들은 정신 스트레스에 대해 보통 어떻게 반응할까? 어떤 사람들은 열정적이고 적극적이며 정력적으로 됨으로써 스트레스의 효과로부터 주의를 다른 곳으로 돌리려 하고, 다른 사람들은 자신의 주변에 사람들을 두거나 계속 파티나 사교모임에 나감으로써 주의를 다른 곳으로 돌린다. 평소와 다른 양의 일을 하는 것도 한 가지 방법이다. 요약하면, 우리들 중 많은 사람들은 조증 행동과 비슷한 식으로 스트레스에 대해 반응한다. 이러한 행동이 병리적인 상태로 되는 것은 언제일까?

과다활동이 극단적이고 지속적이며 제어불가능하면 조증 상태가 된 것이다. 조증 상태의 사람들은 과다활동성이고 말이 많으며 무제한적으로 정력적이며 대개 이러한 행동을 보이며 연속적으로 활동하다가 결국 다 태워버려 탈진한 시기에 이른다. 이전에 전혀 흥미가 없었던 사람이나 일에 대해 피상적인 큰 쾌락을 느끼다가 더 흥미로운 다른 주제로 주의를 돌린다. 연속적으로 조증 행동을 보이는 과정에서 자기 이미지가 크게 팽창된다. 자신의 한계를 무시하는 경향을 보이고 자신이 무엇이든 할 수 있다고 믿는다. 자신에 대해 사랑하고 탄복해 하기에 주저함이 없지만 오히려 과민하고 불행하며 무모하게 활동하는 경우가 많다(Bootzin & Acocella 1984).

우울증

Depression

대부분의 사람들은 살아가면서 어느 한 시점에선가 우울한 시기나 극도로 낙담한 시기를 겪었다고 말한다. "자신을 딱하게 여겼다"고 인정하고, 다음과 같은 증상을 말하기도 한다.

- 수면장애
- 식욕상실
- 성욕 감소
- 슬픔, 죄책감, 부질없음 느낌
- 사고를 집중하기 어려움
- 죽음이나 자살에 대한 생각이 되풀이됨

대부분의 사람들이 겪는다고 이야기하는 이러한 여러 증상은 병리적 우울증에서의 증상과 비슷하다. 병리적 우울증을 비롯한 대부분의 심리적 기능이상은 증상표현의 정도에 따라 결정된다는 개념을 이해하는 것이 중요하다. 병리적 우울증 환자는 대부분의 사람들이 경험해 보지 못한 어느 정도의 철저한 절망과 희망상실을 보이는 경우가 많다(Bootzin & Acocella 1984).

우울증 환자들은 완전한 희망상실 상태에서 살며 기쁨의 원천이 없는 상태이고, 어떤 이들에게는 살아갈 이유가 없다. 어떤 우울증 환자들은 실제로 자살을 한다. 망상과 환각을 경험하기도 하며 이러한 증상은 우울증의 '정상' 시기에는 나타나지 않는다. 예를 들어 세상의 파멸이 임박했다고 두려워하고 혹은 자신이나 자신이 사랑하는 사람에게 끔찍한 비극이 기다린다고 두려워한다.

주요우울병 에피소드(major depressive episodes)를 한 번 이상 겪고 그 사이에 조병 에피소드가 없었던 사람들은 주요우울증 특성에 해당한다고 분류한다. 미국에서 주요우울증의 유병률은 대략 남성 3%, 여성 9%이며, 한 차례라도 주요우울병 에피소드를 겪을 가능성으로 정의되는 평생 위험도는 남성 12%, 여성 26%이다(Boyd & Weissman 1981). 정신병원 입원의 일차질환 중 우울증에 앞서는 것은 정신분열병 뿐이다(Woodruff 등 1975).

사회경제적으로 낮은 계층, 양성 모두, 중년과 노년층, 일반적 여성층 등 일부 인구집단에서 우울증 발병 감수성이 더 높다. 젊은 사람들에서 우울병 에피소드의 유병률이 증가하기 시작했다고 확인된 것은 고통스러운 일이다. 심지어 영아에서의 발병률도 증가하는 중이라고 보고되었다.

약 50% 정도의 증례에서는 첫 에피소드가 마지막 에피소드이기도 하다. 재발하지 않는다. 하지만 나머지 50%에서는 우울증이 여러 차례 찾아왔다가 떠나곤 한다(Bootzin & Acocella 1984). 우울병 에피소드는 여러 차례 무리지어 발병하기도 하고 혹은 몇 년 간의 정상생활이 지나 나타나기도 한다. 대부분의 경우 비교적 빠른 시간 안에 정상생활로 교정된다. 하지만 약 20% 정도의 사람에서는 주요우울병 에피소드 이후 질병 전 정상상태로 회복되지 못한다. 우울병 에피소드가 삶에 미치는 영향을 생각해 보면 이 사람들이 왜 정상상태, 즉 질병 전 상태로 돌아가지 못하는지에 대해 어느 정도 이해가 가능해진다. 주요우울병 에피소드는 자신감을 훼손시키고 가족관계와 결혼관계를 파괴시키며, 학교나 직장 일의 진행을 막고 다른 사람들이 우울증 환자에 대해 기대하는 내용을 바꿔놓는다. 즉 그 개인에게 남겨놓은 상태에 의해 이러한 경험 자체가 재발의 악순환을 만들어 놓는다.

분 류

Classification

우울증에 대한 몇 가지 분류법이 개발되었다. 다음은 환자에서 우울증이 생기는 연령이나 단계를 기초로 한 분류법이다.

영아 우울증 Infantile depression

영아에게서 과도한 수면으로부터 주위환경에의 무관심에 이르는 여러 증상이 표현된다. 어머니에 따르면 이러한 영아의 주요 증상은 음식에 대한 괴롭고 우려스러울 정도의 무관심이다.

소아기 우울증 Childhood depression

이 질환은 분리불안과 비활동성과 무감동으로 표현되며 분리불안과 연관될 수 있다. 어린이는 부모에게 필사적으로 달라붙으며, 부모를 떠나 학교에 가거나 기타 어린이 활동을 하기를 거부한다. 어린이는 부모가 자신만 남기고 죽을까 하는 두려움을 말하기도 한다.

청소년기 우울증 Adolescent depression

청소년기 우울증은 증상이 정상적 청소년기 행동의 과장된 형태이기 때문에 진단하기 극히 어려울 수 있다. 우울증 청소년이 그 원인이라고 말하는 여러 문제 역시 대부분의 청소년이 정상 상황에서 경험하는 여러 문제와 동일하거나 비슷하다. 가장 두드러지는 증상은 다음과 같다.

- 기분이 언짢음
- 거부증
- 회피
- 다른 사람들이 이해나 인정을 안 해주는 것을 호소함
- 반사회적 행동과 약물남용

노년 우울증 Depression in the elderly

다양한 질병, 기능이상 상태 혹은 다른 심리적 장애와 마찬가지로 우울증도 생애의 여러 단계에서 다른 모습으로 나타날 수 있다는 점을 기억하는 것이 중요하다. 노년기의 주요 증상은 다음과 같다.

- 무감동
- 집중하거나 생각하기 힘들어 함
- 기억상실
- 가벼운 방향감장애

양극성장애

Bipolar disorder

양극성장애에서는 조병 에피소드와 우울병 에피소드 모두가 나타난다. 여러 가지 다양한 양상이 알려지기는 했으나 양극성장애는 대개 조병 시기 후 정상 시기가 오고 이어서 우울병 시기가 나타난다. 드문 경우에서는 기분이 조병 상태와 우울병 상태 사이에서 교체될 뿐 정상 시기가 없으며, 이를 순환형 양극성장애라고 한다. 다른 드문 형태의 양극성장애에서는 조병 에피소드와 우울병 에피소드가 동시에 나타나며 이를 혼합형 양극성장애라고 한다. 예를 들어, 이런

사람은 조병 과다활동성을 보이면서 동시에 울고 자살하겠다고 위협할 수 있다.

양극성장애는 주요우울증보다 훨씬 드물며 인구집단의 약 0.4~1.2%에서 나타난다(Hirschfeld & Cross 1982). 양극성장애는 남녀 모두에서 동일한 빈도로 나타나지만 주요우울증과 달리 상위계층에서 더 흔하다(Bootzin & Acocella 1984). 양극성장애에서 질병 전 병력은 대개 정상적이며 별다른 주의 증상이 없고 대개 29세 이전에 발병한다. 양극성장애 에피소드는 주요우울증보다 대개 더 짧고 더 빈번하다. 또한 양극성장애는 주요우울증에 비해 가족간 연결관계가 있을 가능성이 더 높다.

우울증과 신경면역기능

Depression and neuroimmune function

우울증은 정신분열병(Crow 1984), 단순헤르페스 바이러스(Halonen 등 1974), 엡스타인-바 바이러스(Amsterdma 등 1986), 사람면역결핍 바이러스(HIV) 1형(Levy & Bredesen 1989), 몇몇 자가면역질환(Johnstone & Whaley 1975), 백혈병(Greene 1954), 여러 가지 암(Persky 등 1987) 등과 관련된다고 알려져 왔다. 이러한 관련성을 보면 어떤 식으로든 신경면역체계의 장애를 시사한다.

우울증에서 신경면역기능의 역할은 여러 해 동안 관심의 대상이었다(Calabrese 등 1987). 우울증 질환은 2~3%의 인구가 어느 시기에선가 입원치료를 받든가 혹은 심각하게 이환될 정도로 공중보건상 주요 문제에 해당한다. 이를 고려하면서 많은 연구자들이 신경면역학적 관점에서 우울증을 다루었다(Stein 등 1991). 여러 연구보고에 의하면 우울증 환자는 광범위하고 다양한 면역기능 측정치에 걸쳐 면역기능 저하를 보인다. Stein 등(1985)이 확인한 바에 의하면 우울증 입원환자에서는 비우울증 대조군에 비해 모세포화 반응(blastogenic response)이 좋지 못했다. 우울증 환자들은 비우울증 대조군에 비해 도움 T 림프구의 비율이 더 낮은 소견도 관찰되었다. Irwin 등(1990)의 결과에 의하면 정상 대조군에 비해 주요우울장애 남성은 T 세포 세포독성이 50% 감소한 것과 연관을 보였다. 모든 연구결과가 위의 소견을 지지하는 것은 아니다. Stein 등(1991)의 종합적 검토 보고에 의하면 연구자들이 조사한 8개 연구 중 1개 연구에서만 우울증 환자에서 림프구감소증이 유의하다는 결과였다. 같은 연구자들이 추가적으로 5개 연구를 조사한 중에서도 1개 연구만이 우울증 환자에서 중성구 수의 변화를 보고했다. 또한 우울증 환자의 면역기능 연구도 수행되었다. Irwin 등(1987b)은 대조군에 비해 우울증 환자에서는 자연살해세포의 세포독성이 감소된 것을 관찰했다. 자연살해세포의 세포독성에 대한 다른 연구에서는 대조군과 우울증 환자 사이의 유의한 차이가 확인되지 않았다(Mohl 등 1987, Schleifer 등 1989). 우울증은 여러 변수로 구성되는 진단기준으로부터 유도되는 진단명이라는 점을 염두에 두는 것이 중요하다(DSM IV). 또한 임상적 우울증이 진단된다고 해서 불안, 적개심을 비롯한 다른 불쾌한 기분 상태가 공존할 가능성을 배제하는 것은 아니라는 점을 인식할 필요도 있다. 여러 우울증 환자에서 서로 다른 증상조합을 보이면서도 우울증으로 진단될 수 있다. 예를 들어, 어떤 환자는 자책, 집중곤란, 흥미상실, 죽음이나 자살에 관한 생각 반복 등 주로 심리증상을 보일 수 있다. 반면 다른 환자는 식욕불량, 체중감소, 수면장애, 정력상실, 정신운동 초조 등 주로 자율신경증상을 보일 수 있다. 동일한 진단결과에 의한 신경면역학적 변화는 이러한 두 유형의 환자에서 서로 크게 다를 수 있다. 위에서 기술한 것과 같은 여러 변수를 모집단에서 통제하지 않고 얻은 결과가 일관되지 못한 이유를 인구집단의 이질성이 일부 설명할 수 있다.

면역억제 정도 역시 우울증 심각도와 관련될 수 있다(Stein 등 1985). Kemeny(1994)의 보고에 의하면 우울기분 정도가 심한 것은 세포독성 T 세포 수가 적은 것과 연관을 보였다. 기능적 측면과 수치적 측면의 두 종류의 연구 모두 어떤 세포유형이나 아형에 대해서든 일관된 결과가 보고되지는 못했다. 앞에서 언급한 것과 같은 불일치는 아마도 개념적 측면과 방법론적 측면에서 이러한 연구결과를 해석하고 일반화하는 데에 제약이 되는 점 때문일 것이다. 여러 연구 중 우울증의 알려진 여러 유형을 구별한 연구는 거의 없다. 앞서 지적한 것처럼, 우울증의 중증도가 세포학적 반응에서 어떤 역할을 할 수 있고 여러 유형을 구별해야만 더 일관된 결과를 얻을 수 있을 것이다. 표본의 크기가 작고 연령, 인종적 배경, 성별, 약물투여 상태 등에 대한 대조군이 없는 것 등 역시 위에서 언급한 여러 연구결과 보고가 일관되지 못한 원인이 되었을 수 있다.

외로움은 우울증과 관계가 가까운 틀이며 몇몇 연구를 통해 외로움 연구대상자 집단의 면역반응과 기능이 저하되었다는 비슷한 결과가 알려졌다. Kiecolt-Glaser를 중심으로 한 연구팀은 1984년에 별개의 여러 연구를 통해 외로움을 앓는 의대생(Kiecolt-Glaser 등 1984a), 정신과 환자(Kiecolt-Glaser 등 1984b) 등에서 모두 유사분열촉진제 자극에 대한 림프구 반응과 세포독성살해 활성의 저하를 확인했다. 우울증과 외로움이 신경면역체계 기능에 미치는 진정한 효과를 판단하려면 이 분야에 대해 더 연구해 볼 필요가 있다는 점은 분명하며, 특히 연구대상 집단의 증상유형과 중증도를 통제한 연구가 필요하다.

기능적 겉질비대칭이 우울증과 관련되는가?

Is depression related to cortical asymmetries in function?

여러 연구에 의하면 오른쪽 병소인 환자들에 비해 왼쪽 이마 부위 뇌가 손상된 환자들에서는 우울 기분의 유병률이 더 높다. 또한 병소 위치가 더 앞쪽일수록 환자가 우울증을 겪을 가능성이 더 높다(Davidson 1992). 왼쪽 뇌는 수행하고 활동하려는 의지에 해당하는 뇌기능을 맡는다고 생각된다. 오른손잡이 손 뻗기와 긍정적인 정동은 왼쪽 이마엽 부위 중심의 접근 계통이 집단적으로 표현된 것으로 본다. 왼쪽 이마 부위가 손상된 결과 생기는 행동과 경험에서는 접근 결손(deficit in approach)이 특징이라고 하면 적절할 것이다. 즉 왼쪽 반구의 손상이나 기능이상 환자는 사람이나 대상에 대한 흥미와 쾌락을 상실하고 수의적 활동을 개시하기 어려워할 수 있다. 두려움과 역겨움 등 회피 관련 감정상태 시기에는 오른쪽 앞 부위 뇌가 활성화된다. 공황취약환자에서는 편도 쪽을 향해 투사되는 오른쪽 반구에서 과다반응성 부위가 PET 뇌영상을 통해 여럿 확인되었다. 임상적으로 우울증이 나타나려면 단순히 왼쪽 겉질이 손상을 입는 것 이상의 것이 필요하다. 우울증이 개시되려면 그만한 정도의 여러 환경자극에 환자가 노출되기도 해야 한다. 왼쪽 앞쪽 겉질손상 환자라 해도 필수적인 환경 스트레스에 노출된 경우에만 우울증상이 나타날 것으로 예상된다. 왼쪽 앞쪽 뇌손상 자체로는 우울 증상을 나타내기에 충분치 않다. 따라서 왼쪽 이마엽에 손상을 입은 환자 모두가 우울 증상을 나타낼 것으로 예상하지는 않는다. 적당한 정도의 여러 환경 스트레스에 노출된 환자만이 가설적 최종상태를 나타낼 것으로 예상된다(Davidson 1992). 정량뇌파도 검사가 우울증과 연관된 겉질 활성 변화를 측정하는 데에 효과적인 방법이라고 확인되기도 했다. 왼쪽 이마엽 알파 파워의 상승은 이 부위 뇌의 활성화 감소와 일치되고 또한 양쪽 반구 사이의 이마엽 결집저하(hypocoherence), 즉 동시성(synchrony) 저하가 함께 나타난다.

자 살

Suicide

정동장애와 자살 사이의 연관성이 강하기 때문에 우울장애에 대한 모든 논의에서는 자살을 반드시 어느 정도 다루어야 한다. Alvarez는 『*자살의 연구(The Savage God)*』에서 "사람이 자신의 목숨을 거두도록 이끄는 과정은 사람이 계속해서 살아가는 과정 만큼이나 복합적이고 어렵다"고 했다. 하지만 우리가 알기로는 자신의 목숨을 거둘지 여부를 결정할 때의 주요 인자는 우울증에서 나타나는 절망감이다. 자살이 완료된 경우에 대한 연구에 따르면 그 중 94%는 심각한 우울증 에피소드를 겪었던 사람들이었다(Robins 등 1959).

자살을 한 사람들 중에는 보험보상이나 자살 때문에 보통 생기게 되는 불명예를 가족에게 덜어주려는 등 여러 이유 때문에 자살이 우연적으로 보이기를 원하는 경우가 있기 때문에 자살에 대한 통계는 얻기 어렵다. 일부 연구자들은 모든 교통사고 사망 중 15%에 달하는 많은 경우가 자살이라고 추정했다(Finch 등 1970). 자살은 미국에서 상위 10개 사망원인 중 하나이다. 인구집단의 약 1%의 사람들이 적어도 한 차례 자살을 시도했다(Epstein 1974).

뉴질랜드의 15~24세 사이 젊은이 중에서 자살은 둘째 사망원인으로 본다. 자살을 시도하는 사람은 남성보다 여성이 3배이지만 자살을 실제 완료하는 사람은 여성보다 남성이 3배이다. 자살을 하는 사람은 혼인 상태의 사람보다 독신인 사람이 2배이다. 자살을 하는 사람들의 가장 흔한 인물개요는 토박이 남성, 40대 이상으로서 우울증이나 질환 상태이며 자살 방법은 목매달기, 사격, 일산화탄소 중독 등이다(Shneidman & Farberow 1970).

다른 경우에 비해 자살 가능성이 높은 어떤 인격유형이 존재하는 것일까? 분명히 그렇지 않다! 프로이트조차 평생 내내 자살 사고를 했었다(Jones 1963). 하지만 사람들이 자살에 이르도록 할 수 있는 추론에는 몇 가지 유형이 존재한다(Shneidman & Mandelkorn 1970).

1. 분해논리 사고(catalogic thinking) — 이런 유형의 사람은 필사적이고 파괴적이며 외롭고 두려워하며 비관적이고 무력감을 느낀다.
2. 논리 사고(logical thinking) — 이런 유형의 사람은 분해논리적 유형과 반대쪽 극단에 위치한다. 사고과정이 합리적이다. 이런 사람들은 만성 투병으로 심한 신체 통증을 지각하는 것으로 보이고 혹은 최근에 배우자를 잃은 상태이다. 죽음에 의해 심리적인 혹은 신체적인 짐으로부터 해방된다.
3. 오염 사고(contaminated thinking) — 믿음을 통해 죽음이란 더 나은 삶으로의 이행이라든가 혹은 '체면을 지키는' 방법이라는 시각을 갖게 된다.
4. 구논리 사고(paleologic thinking) — 이런 사람들은 망상이나 환각의 안내를 받아 자신이 초자연적 존재로 탈바꿈할 것이라고 말해주는 목소리로 인해 자살을 한다.

자살에 관한 고정관념적 믿음

1. *자살 위협을 하는 사람들은 자살을 실행하지 않고, 조용한 유형의 사람들만이 실제 행동으로 옮긴다.* 이것은 전혀 사실이 아니다. 자살 위협을 하는 사람들의 약 70%가 실제로 시도한다(Stengel 1964). 다시 말하면, 누군가 자살 위협을 한다면 심각하게 여겨야 한다.
2. *자살을 시도했으나 실패한 사람들은 우선 자살 시도에 대해 심각하지 않았던 것이다.* 이 말 역시 사실이 아니다. 통계로 보면 자살이 완료된 모든 사례의 75%에 이전 시도가 있었다(Cohen 등 1966). 자살시도가 실패했던 사람들의 12%에 달하는 많은 사람들이 3개월 이내에 재차 시도해 완료한다(Shochet 1970).
3. *우울증을 앓는 사람들에게는 자살사고에 대해 묻지 말아야 한다.* 그렇게 물으면 자살 관념을 마음에 집어넣게 될까봐 혹은 자살관념이 조금이라도 존재하는 경우 그것을 더욱 강화할까봐 하는 두려움 때문에 우울증을 앓는 사람들에게 자살사고에 대해 묻지 말아야 한다고 보는 사람들이 많다. 오늘날의 개념으로는 우울증을 앓는 사람들에게 직접 물어보면 이 사람들이 자신의 느낌을 극복하는 데에 도움이 되고 그리고 최소한 치료방향을 설정하는 정보를 제공해 줄 수 있다고 본다.
4. *누군가 자살을 하면 가족과 친구가 충격을 받는다.* 이 말은 사실인 경우가 많다. 친구와 가족이 '그 사람은 기분이 좋았어요', '그 사람은 살아야 할 이유가 정말 많았어요' 와 같이 종종 말하곤 한다. 이런 말에는 자살에 대해 생각하는 사람들이 대부분 자살을 행동으로 옮기기 전에 내보이는 단서에 대해 친구와 인척이 무심한 경우가 많다는 점이 잘 나타나 있다.

자살경향을 암시할 수 있는 여러 행동

- 갑작스런 숨기는 행동
- 직접적인 언어표현
- 움츠러들어 관조적 상태로 변함
- 식품섭취 감소
- 자신의 귀한 물건을 나눠줌
- 다시 만나지 못할 것이라는 의미가 담긴 말
- 예전에 초조해 하던 사람이 갑자기 조용해짐
- 출생, 사망, 가족 모임 등의 사건과 연관되는 경우가 많음

아마도 자살을 시도하는 모든 사람들 중 약 75%는 실제로 죽고 싶어 하지 않는다. 자살 시도를 도움을 요청하는 외침으로 활용하는 것이다.

삶과 죽음에 대한 인본주의-실존주의 관점

실존주의자들은 죽음과의 개인적 대면을 크게 강조한다. 죽음은 사실 삶에 대해 절대적 의미나 가치를 부여한다(May 1958). 인본주의-실존주의적 관점을 명확하게 정의해 요약하면 다음과 같을 것이다. '나는 두 가지밖에 모른다. 첫째, 나는 죽을 것이고, 둘째, 나는 현재 죽지 않았다. 유일한 문제는 위의 두 시점 사이에 내가 무엇을 할 것인가이다.'

다시 말하면, 우리의 죽음이 불가피하다는 점을 안다면 우리는 삶을 진지하게 여기고 삶을 활용해 우리의 가장 큰 가능성을 추구할 수 있다. 이런 관점에서 보면 자살은 자신의 잠재력을 발휘할 가능성을 제거하는 것이기 때문에 일종

의 낭비적이고 패배적 행동이다. 이 관점에서 치료적 접근을 한다면 사람들이 자신의 인간적 경험과 현재 존재를 온전히 깨닫는 데에 집중하려 애쓰면서 사람들이 자신의 삶의 의미를 다시 발견하기를 희망할 것이다(Bootzin & Acocella 1984).

정신병과 신경증

Psychotic versus neurotic

심리학적 장애는 중증도에 따라 신경증과 정신병으로 구분할 수 있다. 이렇게 구별하는 기준은 전통적으로 현실접촉 문제였는데, 즉 자신의 환경 속에서 합리적으로 지각하고 상호작용하는 능력이다. 신경증 환자는 심각한 무능력상태이더라도 현실과 접촉하지 못하는 특징을 보이는 경우가 거의 없다. 반면 정신병 환자는 전체적으로 왜곡된 현실지각을 보여 준다. 정신병 환자 중에는 환각과 망상을 겪는 이들이 많고, 자신 속으로 움츠러들어 자신만의 사적 세상을 창조하는 이들도 있다(Bootzin & Acocella 1984). 정신병에서는 현실감이 심각하게 손상되어 아주 경계적 적응기능조차 획득하지 못한다. 이런 이유로 정신병 환자는 대부분 입원 수용된다.

신경증 경향 혹은 정신병 경향을 보이는지를 기준으로 우울증에 대해 두 가지 추가적인 분류법이 세워졌다. 신경증적 우울증의 경우 극도로 고통스럽기는 하지만 여전히 자신의 주변이 어떻게 되어가는지에 대해 안다. 정신병적 우울증의 경우 환각, 망상, 극도의 위축을 보이며 그로 인해 자신과 환경 사이의 연결이 끊어지고 적응기능을 상실할 수 있다. 일부 심리학자들은 신경증과 정신병이 두 개의 서로 다른 단위가 아니라 동일 장애 범위의 양쪽 끝이라는 견해를 제시하기도 했다(Beck 1967).

정신병

Psychosis

정신병은 대개 두 개의 큰 범주로 나뉜다.

1. 생체정신병(biogenic psychosis) — 어떤 신체 원인과 연관됨
2. 기능정신병(functional psychosis) — 신체적 원인이 없고 확률상 심인성임

기능정신병은 3가지 종류로 나뉜다.

1. 주요정동장애, 즉 우울증과 같은 기분장애
2. 정신분열장애, 즉 사고장애
3. 편집장애, 즉 망상사고

정신분열병 Schizophrenia

정신분열병의 특징적 여러 증상과 행동에는 기괴한 행동, 사회적 위축 그리고 사고, 지각, 정동의 심각한 왜곡 등이 있다. 정신분열병은 아마도 뇌의 어느 한 부위에 해당하는 하나의 단위가 아닐 것이다. 오히려 병인과 증상학이 크게 다른 여러 장애의 집단일 가능성이 높다. 약 100명 중 1명에서 정신분열병 에피소드가 나타났거나 나타나게 된다. 미국에는 활동성 정신분열병 환자가 약 1백만 명이다(Berger 1978). 정신병원 병상의 절반을 정신분열병 환자가 차지한다. 정신분열병 환자의 절반이 정신병원에서 퇴원한 후 2년 안에 돌아오곤 한다(Gunderson 등 1974).

정신분열병의 기본증상은 4A로 기억하면 된다.

1. 연상(Association) — 언어사용상 사고장애가 확인됨
2. 정동(Affect) — 감정반응이 무디거나 부적절함
3. 양가감정(Ambivalence) — 우유부단하고 정상적인 목표지향 활동을 수행하지 못함
4. 자폐증(Autism) — 위축되고 자신에 빠져 있음

다음은 정신분열병의 이차증상에 해당한다.

1. 환각
2. 편집사고
3. 과장
4. 적개심과 호전성
5. 망상
6. 유전적 관련성, 현재 잘 정립됨

정신분열병은 발달과정에서 다음 여러 단계를 보일 수 있다.

1. *전구기* — 청소년기나 초기 성인기에 대개 발병한다.

요점 16.1 Quick facts

용어의 뜻은?

망상(delusion): 그릇된 믿음
환각(hallucination): 그릇된 감각지각

요점 16.2 Quick facts

망상사고 예시(Examples of delusional thoughts)

1. '외부공간으로부터 오는 전파에 의해 나의 뇌 활동과 사고가 제어되고 있어요.'
2. '있잖아요, 난 의사인데 다만 학위증이 없을 뿐이에요, 그런데 예전에 텔레비전을 타고 뉴욕에 갔었고 지금은 사람이 된 만화영화 주인공 꼬마유령 캐스퍼에요. 지금 임신 1주일이고 이름은 잭 워든(영화배우 이름)이에요.'
3. '신의 아기를 임신해서 3개월째인데 믹 재거(가수 이름)가 나랑 결혼하자고 해요. 살면서 예수만 있으면 음식은 필요 없어요. 카버걸(화장품 상표) 크리미 내츄럴 메이크업을 써요. 카버걸 모델이기 때문에 화장품을 무료로 얻어요.'

요점 16.3 Quick facts

정신분열증 환자가 종종 표현하는, 현실 기초가 없는 흔하고 단단한 어떤 믿음

1. 피해(음모 모의, 감시당함)
2. 통제(다른 존재가 자신을 통제하고 있음)
3. 관계(뉴스 속 사건이 자신과 관계됨)
4. 죄악(자신이 큰 죄를 저질렀음)
5. 허무(세상의 끝나게 되었음)
6. 과대(나는 그리스도, 나는 나폴레옹)
7. 사고전파(내 생각이 전파되어 TV에 나옴)
8. 사고주입(다른 사람이 생각을 주입함)
9. 사고탈취(다른 사람이 생각을 훔침)

일부 경우에는 아주 갑작스럽게 발병해서 겨우 며칠 이내에 정상인으로부터 망상형 정신병환자로 된다. 잠행성으로 천천히 기능이 악화되어 몇 년까지 걸리기도 한다.

2. *활성기* — 환각, 망상, 붕괴된 언어, 심각한 위축과 같은 분명한 정신병 증상을 나타내기 시작한다.
3. *후유기* — 완화기이며 행동이 질병이전 수준으로 돌아간다. 정동이 단조롭고 둔한 증상이 이 단계에 흔하다. 후유기가 지나고 완전히 정상 기능을 회복하는 사람들도 있다. 불행하게도 이런 경우는 드물다.

임상에서 흔히 보게 되는 정신분열병에는 다섯 가지 유형이 있다.

1. 붕괴형(파과형) — 낄낄 웃음, 웃긴 표정짓기, 지리멸렬 언어 등 어린이같은 행동이 주로 나타난다.
2. 긴장형 — 운동활성 장애, 격렬한 과활성이나 고요한 비활동성이 단독으로 혹은 함께 나타난다.
3. 편집형 — 동일한 주제에 대한 피해망상이나 과대망상, 혹은 환각
4. 잔류형 — 후유기 환자
5. 미분류형 — 다른 범주로 분류되지 않거나 여러 아형의 증상을 보이는 환자들에 대한 기타 범주

도파민 가설 The dopamine hypothesis

정신분열병은 도파민 신경전달물질이 활용되는 뇌 여러 부위의 과다활성과 연관된다고 거론되어 왔다. 정신분열병 치료에 가장 효과적으로 활용되는 약물인 페노티아진(phenothiazine)과 부티로페논(butyrophenone)이 효과를 내는 기전은 뇌에서 도파민 수용체 부위를 차단하는 것이다. 그 결과 뇌에서 도파민을 이용하는 여러 영역의 활성이 저하된다.

정신분열병과 겉질 비대칭 활성화가 연관되는가?

편측성에 대한 여러 연구에서 초기 가쪽 눈운동을 사용해 이마 반구 활성 불균형을 측정했다. 몇몇 연구에서 관찰한 소견에 의하면 공간 혹은 감정 재료에 대해 생각할 때 정신분열병 환자는 정상인이나 우울증 환자에 비해 오른쪽을 10회 더 본다. 이렇게 오른쪽 주시반응이 증가한 것은 공간재료와 감정재료에 대한 좌반구 반응성 상승을 나타낸다고 생각되었다(Schweitzer 1982). 정신분열병 환자는 오른쪽 반구에 원발성 결손이 존재해 그 결과 시각공간처리에 영향이 미칠 수 있다. 왼쪽 반구의 겉보기 활성 상승은 정신분열병 환자의 오른쪽 반구가 정상적 주의력과 각성을 유지하지 못하는 일차 조건에 대한 보상기전일지 모른다고 생각된다(Schweitzer 1982).

신경증

Neurosis

신경증이라는 용어는 원래 신경계를 전반적으로 고통스럽게 해서 다양한 형태의 기괴한 신경행동이 생기도록 하는 기질적 장애에 해당한다고 생각되었다. 명백히 제정신임에도 불구하고 완고하고 자기파괴적인 행동을 하는 사람들은 19세기 내내 신경증이라는 병명이 붙었으며 어떤 확인된 신경학적 기능이상 때문이라고 생각되었다. 20세기로 접어들면서 신경증에 대한 이러한 생체기원 관점이 점차 프로이트식 정신성 관점으로 대체되었다(Freud 1894). 프로이트가 보기에 신경증은 기질적 원인 때문이 아니라 불안 때문이었다. 억압된 기억과 욕망이 무의식으로부터 의식적 마음 쪽으로 나오려고 위협하기 때문에 자아에 대한 위험신호로서 불안이 생겼던 것이다. 신경증 행동이 발달하는 것은 그 불안의 표현이거나 혹은 불안에 대한 방어작용이었다. 이 관점이 유지되어 오다가 지난 수십 년 시기에는 모든 신경증에서 불안이 직접 표현되는 것은 아니라는 사실 때문에 신경증 용어로 모든 불안장애를 기술하는 데에 대한 반대가 거셔 왔나.

불안 Anxiety

불안은 주관적 상태가 변화하는 다중상태 현상이며 생리적 각성상태와 인지장애상태에 해당한다. 이러한 이유로 불안은 정확하게 측정하기 어렵다. 불안을 측정할 신뢰할만한 척도가 없기 때문에 이렇게 서로 다른 불안의 여러 차원에 대한 여러 검사가 서로 불일치하는 경우가 많다. 신뢰할만한 척도가 없으면 불안을 활용해 진단적 차이를 두기 어렵다. 불안은 이른바 신경증 환자에게만 해당되지는 않으며 정상인들 역시 불안을 느끼고, 정신병 환자, 우울증 환자, 성편형자도 느낀다. 불안을 경험하는 기본 양상은 다음의 세 가지이다.

1. 범불안장애와 공황장애의 경우 불안에 초점이 없다. 계속 불안을 경험하거나 갑자기 생기며 어떤 특정 자극과 연결되지 않는다.
2. 한편 공포장애의 경우 하나의 특정 대상물이나 상황에 의해 두려움이 일어난다.
3. 강박장애의 경우 거기에는 다른 아무런 이유가 없고 사실 불쾌하고 당황스러울 수 있는 어떤 생각이나 행동을 하지 않으면 불안이 생긴다.

불안을 구성하는 3가지 기본 구성요소는 다음과 같다.

1. 임박한 위험에 대한 염려와 긴장감 그리고 대처능력에 대한 기대 등에 대한 주관적 호소
2. 행동반응, 예를 들면 회피 대상이 되는 눈앞의 상황 그리고 짝을 이루는 언어, 운동기능 그리고 짝을 이루는 인지과제 수행
3. 생리반응, 예를 들면 근육긴장, 심박수 상승, 혈압상승, 빠른 호흡, 건조한 입, 욕지기, 설사, 잦은 소변 등

불안장애의 두려움과 염려 상태는 여러 가지 다른 영역의 기능에 영향이 미친다. 불안장애에는 다음과 같은 것들이 해당된다.

1. 범불안장애
2. 공황장애
3. 공포장애
4. 강박장애
5. 외상후 스트레스장애

범불안장애(GAD) Generalised anxiety disorders (GAD)

범불안장애의 주요 특징은 광범위하고 초점없는 만성적 불안상태이다. 범불안장애 환자들은 불안의 원인이 무엇인지 말하지 못한다. 환자들은 누구나 자신이 지속적인 긴장감과 무서움을 느낀다는 사실을 안다(Bootzin & Acocella 1984). 범불안장애 환자들은 계속 초조하고 자신에게 혹은 자신이 사랑하는 사람들에게 뭔가 무서운 일이 생기길 기다린다. 마침내 생길 수 있는 이차성 불안은 자신의 불안에 대한 불안 상태이며, 자신의 상태로 인해 앞으로 건강상 문제가 생기고 직장을 잃고, 대출금 채무불이행 상태가 되고, 미치고 등등이 될까 두려워한다.

범불안장애 환자들에게 생긴 주관적 느낌이 흘러나와 인지활동이나 생리활동 속으로 들어오면 정상적 생활을 파괴시키는 식이 된다. 집중하거나 결정을 내리거나 약속을 기억하기 힘들어 한다(Bootzin & Acocella 1984). 이와 동시에 만성적인 근육긴장과 신경계의 각성상승으로 인해 다음

과 같은 여러 가지 생리적 호소증상이 생긴다.

- 근육통
- 신경 단일수축
- 두통
- 호흡곤란
- 냉습한 손
- 빠른 맥박
- 손발이 저린 느낌
- 불면증

범불안장애로 진단한다면 다음에 해당한다.

- 정상적인 경우 이렇게 고도의 불안상태를 일으키지 않을 만한 사건이나 행동에 대한 과도한 불안과 걱정의 지속기간이 적어도 6개월임
- 자신의 걱정을 제어하기에 연속적이고 지속적으로 곤란해 함

또한 다음 6개 증상 중 3개 이상이 존재해야 한다.

- 안절부절증 혹은 흥분되거나 초조한 느낌
- 쉽게 피로함
- 집중 곤란 혹은 마음이 텅 빔
- 피자극성
- 근육긴장
- 수면장애
- 사회적, 직업적, 기타 영역에서의 역할상 상당한 장애

요점 16.4 Quick facts

심리학 발달 역사에서 히스테리가 담당했던 흥미로운 역할

히포크라테스는 히스테리가 여성 특히 아이가 없는 여성에 국한되며 적절하게 활용되지 못하는 자궁의 과잉활동이 그 원인이라고 믿었다. 한가하고 욕구불만인 자궁이 몸속에서 돌아다니며 여러 기관계통에 혼란을 조성하게 된다. 히포크라테스가 처방했던 치료법은 결혼이었다. 히스테리에 대한 프로이트의 설명에서는 성적 갈등이 원인이라고 강조되었으며 이러한 기초 위에 세워진 무의식 이론이 발전해 정신역동이론이 되었다.

불안의 신경면역기능에 대한 영향

고도의 불안 상태에서는 T 세포 모세포화 반응이 둔해지고(Fawzy 1995) 림프구 반응이 억제되는(Linn 등 1981) 현상이 함께 일어난다고 확인되었다. Koh와 Lee(1998)의 보고에 따르면 정상 대조군에 비해 치료를 받지 않은 불안장애 환자에서는 림프구 증식반응이 유의하게 감소하고 인터루킨-2 반응이 감소했다. 하지만 같은 연구에서 T 세포 세포독성에는 여러 군 사이에 유의한 차이가 관찰되지 않았다. Surman 등(1986)의 다른 연구에 따르면 공황환자와 대조군 사이에 림프구 증식반응에 유의한 차이가 관찰되지 않았다.

대부분의 연구에서 불안 수준이 높을 때 면역기능 저하가 관찰되었으나 일부 연구에서는 반대로 불안 수준이 높은 것과 면역기능 상승이 연관될 수 있다는 소견이 관찰되었다(Koh 1997). Koh에 의하면 심하게 경쟁적인 시험 때문에 불안해하는 학생에서는 림프구 증식이 증강되어 있었다. 이러한 소견은 불안이 매우 복합적인 감정상태로 측정된다는 사실을 나타낼 수 있다. Izard(1972)는 감별감정척도(DES)를 이용한 결과 불안은 두려움, 죄책감, 슬픔, 수치심 등 다양한 감정으로서 경험된다고 보았다. 불안에 대한 면역반응과 관련한 여러 소견이 일관되지 않은 까닭은 불안의 여러 다른 특성을 측정했고 그 결과 면역체계에서 서로 다른 여러 반응이 초래되었기 때문일 수 있다.

위에서 소개한 여러 소견이 일관되지 못한 것에 대해 Koh(1993)는 다음과 같이 설명한다. 여러 연구자들이 측정한 불안의 중증도가 달랐으며 주로 급성 불안과 아급성 불안이었다. Koh의 견해로는 아급성 불안이 연관될 수 있는 면역기능 상승은 아급성 현상으로서 뒤이어 면역기능의 하향조절이 일어나며 임상적 불안 때 관찰되는 것은 이 하향조절이다.

불안이 비대칭 겉질 활성화와 관계있는가?

불안 환자의 주요 증상은 오른쪽 이마엽 부위의 활성화 상승이며 이것은 뇌 비대칭의 관점상 우울증의 경우와 비슷한 소견이지만 활성화 강도의 절대치는 다르다.

공황장애 Panic disorder

공황발작이 생기면 불안감이 거의 견딜 수 없는 수준으로 커진다. 땀이 나고 어지럼증을 느끼며 떨고 오한전율하며

숨을 헐떡인다. 맥박이 빨라지고 심장이 쿵쾅거린다. 무엇보다 불행한 운명을 피할 수 없다는 느낌이 들며, 자신이 죽을 것 같은, 미칠 것 같은, 혹은 뭔가 끔찍한 일을 저지를 것 같은 느낌이 들기도 한다(Bootzin & Acocella 1984). 이러한 공황발작이 대개 몇 분 지속되며 몇 시간까지 지속되기도 한다. 공황발작이 가라앉으면 마치 외상 경험을 한 것처럼 탈진하는 경우가 많다. 공황발작이 공포증으로 유발된 경우 공포발작이라고 한다. 반면 공포자극이 없이 이러한 발작이 일어나는 경우 공황발작이라 한다.

공황발작이 예측 불가능하기 때문에 환자는 아무 곳에도 가지 못한다. 다른 사람들 앞에서 또 다시 발작을 할까 두려워 극장, 상점, 식당 등이 모두 갈 수 없는 곳이다. 그 결과 공황장애 환자들은 어디도 가지 못하고 *광장공포증(agoraphobia)*이라는 장애가 생긴다. 광장공포증에서는 공황발작이 예상치 못하게 발생했을 때 도움을 받지 못할 수 있는 혹은 이탈하기 어려울 수 있는 상황이나 장소에 가기 불안해한다. 홀로 있는 것, 군중 속에 있는 것, 줄을 서 있는 것, 버스를 타는 것, 교실에 앉아 있는 것 등 여러 상황을 두려워하는 경우가 흔하다(Bootzin & Acocella 1984).

공황장애는 '학생들이 두려워하는 3C(Students Fear the 3C)' 로 기억하면 된다.

- S: 발한(sweating)
- T: 떨림(trembling)
- U: 불안정(unsteadiness)
- D: 이인증(depersonalization), 비현실감(derealization)
- E: 빠른 심박수(excess heart rate), 두근거림(palpitation)
- N: 역겨움(nausea)
- T: 팔다리 저림(tingling), 감각이상(paresthesia)
- S: 숨참(shortness of breath)
- Fear: 두려움(fear). 죽음, 통제력 상실, 제정신을 놓는 것 등에 대한 두려움
- 3C: 가슴통증(chest pain), 오한(chill), 목맴(choking)

공황장애의 진단 Diagnosis of panic disorder

미국정신의학회(American Psychiatric Association, APA)의 *진단 및 통계 편람*(DSM-IV) 분류에 따르면 공황장애는 두려움이나 불쾌함이 갑작스럽게 발병해 약 10분 후 최고조에 달하며, 다음 중 적어도 4가지에 해당한다.

- 두근거림, 심장 쿵쾅거림 혹은 빠른 심박수
- 발한
- 떨림
- 숨참 혹은 숨막히는 감각
- 목맴 느낌
- 가슴통증 혹은 불쾌함
- 역겨움 혹은 배가 고통스러움
- 어지럼증, 어찔어찔함, 기절
- 비현실감
- 통제력 상실 혹은 '제정신을 놓는 것' 에 대한 두려움
- 죽음에 대한 두려움
- 감각이상
- 안면홍조

또한 진단을 내리려면 공황발작이 2주 간격으로 재발되거나 단일발작 후 적어도 1개월간 앞으로의 발작에 대한 염려, 발작으로 인해 신체질환이나 정신질환이 유발될 것이라는 우려, 혹은 발작 관련 행동의 유의한 변화 등이 지속적으로 보여야 한다.

공황의 초기 출현에 대해서는 의견이 일치되지 않는다. 공황 환자의 흔한 표현으로는 공황발작이 '느닷없이' 일어난다. 공황이 어떻게 생기는지에 대한 전문적 견해가 두 가지이다. 첫째, 생물학적 관점에 따르면 공황 초기에 신체증상이 거의 완전히 성숙한 채로 출현한다. 하지만 공황 초기 증상 이후 인지적으로 유도되면서 다듬어지고 증폭될 수 있다고 인정한다. 둘째 관점에 따르면 신체적 교란에 온전히 의식적이든 그렇지 못하든 어떤 태도나 인지가 더해져 공황을 경험하게 된다.

억제 상실에 의해 감아조이기 상태에 놓인 둘레 회로의 민감성이 상승한 것과 공황발작의 선행기전이 관계될 수 있기 때문에 공황발작을 보이는 사람들에서 '인지' 는 방아쇠에 불과하다고 본다. 이 상태는 대사적 혹은 신경전달물질의 불균형, 말초로부터의 구심로 변화, 반구성에 의한 더 중추쪽 영향의 효과 감소, 진탕이나 채찍질손상 후 광범위축삭손상, 화학적 스트레스 인자나 감정적 스트레스 인자에 대해서와 같은 환경 노출 등의 이유로 생길 수 있다.

공포증 Phobias

공포증에는 대개 두 가지 측면이 있다.

1. 어떤 대상물이나 상황에 대한 강한 두려움, 하지만 그 대상물이 실제로는 그다지 큰 위협이 되지 못한다는 사실을 환자가 알고 있음
2. 공포자극에 대한 회피

예를 들면, 개, 벌레, 뱀, 높은 곳처럼 위험 정도가 비교적 낮은 자극인 경우가 많다. 이른바 '정상' 사람들도 건물 지붕 위로 올라가거나 야생동물을 만지기 좋아하지 않을 수 있으며 이른바 정상 반응이라는 것과 공포증 사이의 차이점은 중증도의 차이라는 점을 이해하는 것이 중요하다. 공포증은 중증인 경우 실제로 공황발작을 자극하기도 한다. 공포증 환자들은 '정상' 사람들과 달리 자신이 두려워하는 것들을 회피하는 방향으로 자신의 삶을 계획한다. 공포증을 보이는 사람은 상당히 흔해서 전체 인구의 8%에 이른다(Agras 등 1969).

공포증의 두 가지 유형은 일반공포증과 사회공포증이다. 일반공포증 유형으로서 비교적 흔하게 보이는 것들은 다음과 같다.

- 고소공포증 – 높은 곳에 대한 두려움
- 폐소공포증 – 닫힌 혹은 사람이 꽉 찬 공간에 대한 두려움
- 광장공포증 – 열린 공간 혹은 집을 떠나는 것에 대한 두려움

사회공포증은 예를 들어 사람들 앞에서 말하기, 사람들 앞에서 먹기, 공중화장실 이용하기 등과 같이 다른 사람들이 자신을 살피는 상황에 노출된 채 어떤 활동을 하는 것을 두려워 한다(Bootzin & Acocella 1984).

강박장애 Obsessive-compulsive disorder

강박사고는 마음에 계속해서 다시 떠오르고 되돌아가는 영상이나 사고이다. 사람이 그 생각이나 영상이 의미없다고 생각하기도 하고 심지어 다시 떠오르는 것이나 그 사고 자체에 대해 극히 불쾌하다고 느끼기도 한다. 강박행위는 자신 안에 계속 쌓이는 듯한 불안을 덜기 위해 강제로 다시 되풀이하게 된다고 느끼는 행동이다. 대개 그 행동을 하려는 의식적인 욕구는 없으나 결국 그 행동을 한다(Bootzin & Acocella 1984).

가벼운 강박행위가 때로 우리 중 여러 사람에게 나타난다. 우리는 어떤 노래가사를 되풀이해서 떠올리기도 하고 어떤 사고가 계속해서 우리 마음속을 지나기도 한다. 하지만 이러한 가벼운 강박행위는 우리를 지나쳐갈 뿐 그것 때문에 정상적인 삶에 지장을 초래하지는 않는다. 병리적 강박행위는 우리를 지나쳐가지 않는다. 매일 매일 계속 반복된다. 병리적 강박행위는 예를 들어, 어머니가 자신의 아기를 욕조에서 물에 빠뜨리는 관념에 대해 혹은 남성이 대중 앞에서 자위를 할 것이라는 두려움에 대해 강박행위를 보이는 것처럼 대개 과격하거나 신념을 손상시키는 형태를 띤다(Bootzin & Acocella 1984).

강박행위는 다음과 같은 두 범주에 해당하는 경향을 보인다(Rachman & Hodgson 1980).

1. 점검의식 – 예를 들어, 문을 잠그고 또 잠그는 것처럼 해야 하는 어떤 일을 했는지 가서 확인하기 위해 자신의 행동을 계속 중단해야만 하는 사람
2. 청소의식 – 강박적으로 손을 씻는 사람

강박적으로 노름을 하는 사람이나 강박적으로 먹는 사람 등의 상태와 진정한 강박장애를 구별하는 것이 중요하다. 진정한 강박장애에서는 그 사람에게 쾌락을 주지 않는다. 강박적으로 노름을 하거나 강박적으로 먹는 사람은 이렇게 지나친 행위가 가져올 결과에 대해 매우 고통스러워할 수는 있다. 하지만 먹고 도박을 하면서 쾌락을 느끼기 때문에 이 경우는 진정한 강박행위가 아니다(Bootzin & Acocella 1984).

외상후 스트레스 장애 Post-traumatic stress disorder

외상후 스트레스 장애는 강력한 외상성 사건을 겪은 데에 대한 급성 심리반응이다. 예를 들어, 공격, 자연재해, 항공기 사고, 참혹한 화재, 고문, 폭격 등을 당하거나 목격하게 될 수 있다. 이 질환은 다른 불안장애와 달리 스트레스의 원천이 압도적이고 고통스러운 외부 사건이며 그래서 어느 한도까지는 이런 식으로 느끼는 것이 정상적이거나 당연해 보이기도 한다. 외상후 스트레스 장애는 극도로 기능장애를 일으킬 수 있다. 예를 들어, 며칠, 몇 주, 몇 개월간 해당 외상성 사건을 마음 속에서 되풀이해 경험하기도 한다. 자신의

현재 주위환경에 대한 반응성이 저하되어 일종의 '감정적 마비상태(emotional anesthesia)'를 보이기도 한다. 애정에 대해 반응하기 힘들어하기도 한다. 불면증, 성욕감소, 소음에 대한 민감성 상승 등이 생기기도 한다. 우울증이 더 크게 나타나기도 한다.

다음 중 하나 혹은 그 이상의 방식으로 외상성 사건이 지속적으로 다시 체험된다.

- 영상과 사고를 반복해서 고통스럽게 회상함
- 고통스러운 꿈을 반복함
- 순간회상, 착각, 환각 등을 통해 마치 그 사건이 다시 일어나는 듯 행동하거나 느낀다.
- 그 사건과 비슷한 여러 신호를 접할 때 고통스러워함
- 여러 신호에 반응하는 심리반응성

외상후 스트레스 장애가 진단되려면 외상과 연관된 자극에 대한 지속적 회피, 그리고 다음과 같은 지속적 증상이 있어야 한다.

- 각성 상승
- 불면증
- 피자극성
- 집중 곤란
- 과다경계
- 과장된 놀람반응

외상후 스트레스 장애가 진단되려면 증상이 1개월 이상 나타나야 한다.

신체형장애

Somatoform disorders

신체형장애의 일차 특징은 심리갈등이 신체적, 물리적 형태를 띤다는 점이다. 일부 환자들은 신체 불편증상, 배 통증, 호흡문제 등등을 호소한다. 다른 일부 환자들에서는 어떤 정상적인 생리기능이 실제로 상실되거나 손상되는데, 예를 들면 갑자기 걷지 못하거나 삼키지 못한다(Bootzin & Acocella 1984). 어떤 경우이든 증상의 원인이 될 기질적 증거는 없고 반면 그 증상이 심리원인과 연관된다는 증거는 존재한다.

신체형장애에 여러 유형이 있다. 다음과 같은 3가지 형태를 살펴본다.

1. 건강염려증
2. 신체화장애
3. 전환장애

건강염려증

Hypochondriasis

건강염려증의 일차 특징은 질병에 대한 두려움이 지속적이고 이로부터 벗어날 수 없다는 점이다. 두려움이 지속되는 이유는 신체 징후와 감각을 어떤 질병과정의 임상적 징후나 증상표현이며 비정상이라고 계속 잘못 해석하기 때문이다. 건강염려증 환자에게는 임상적으로 그 존재를 입증할 만한 실제 신체장애나 질병과정이 없다.

평소에 의학서적을 탐독하기도 하고 이미 비슷한 증상을 일으키는 질병을 찾으려고 인터넷에서 자신의 증상을 찾아보는 데에 무수한 시간을 썼기 때문에, 건강염려증 환자는 진료실로 찾아올 때 이미 자신의 상태에 대해 진단을 내린 후인 경우가 많다. 전문 의료인으로부터 자신의 증상에 신체적 원인이 없으며 실제로 자신에게 아무런 문제가 없다는 말을 들으면 건강염려증 환자들은 실망하며 적어도 여러 검사를 더 해 보고 자신에게 실제로는 질병이나 질환이 있다는 점을 입증해 줄 만한 누군가를 찾을 때까지 담당 전문 의료인을 바꾸려는 경우가 많다. 건강염려증 환자들은 일년에도 여러 명의 전문 의료인을 찾아가는 경우가 많다.

건강염려증 환자들이 자신의 증상을 꾸며대는 것은 아니라는 점을 기억할 필요가 있다. 건강염려증 환자들은 자신이 호소하는 통증을 진짜로 느낀다. 자신이 비합리적으로 두려워한다는, 자신에게 제시된 의학적 증거를 보고 납득하지 못한다(Bootzin & Acocella 1984). 하지만 건강염려증 환자들이 두려워하는 내용이 자신의 두 발이 곧 떨어지거나 뇌가 오그라들고 있다고 호소하곤 하는 정신병 환자가 겪는 질병망상처럼 기괴하지는 않다. 오히려 건강염려증 환자들은 심장병이나 암처럼 비교적 평범한 증후군에 대해서만 불안해 하는 경향을 보인다. 건강염려증 환자들은 일반적으로 결국 한 가지 장애 쪽에 초점을 맞춘다.

신체화장애

Somatisation disorder

신체화장애는 Briquet 증후군이라고도 한다(Bootzin & Acocella 1984). 신체화장애의 특징은 다양하고 재발성인 신체적 호소증상이 여러 해 동안 지속되며 그로 인해 환자가 의학적 도움을 요청하게 되었지만 의학적 설명이나 과학적 설명을 할 수 없다는 점이다. 신체적 원인을 입증할 수 없다는 점에서 신체화장애는 건강염려증과 비슷하다. 하지만 신체화장애와 건강염려증은 환자가 고통스러워 하는 초점이 다르다. 건강염려증 환자의 동기는 질병, 대개 특정 질병에 대한 두려움이다. 증상이 괴로운 것은 오직 해당 질병이 있다는 의미이기 때문이다. 반면 신체화장애 환자가 염려하는 것은 실제 그 증상 자체이다.

신체화장애는 몇 가지 이유 때문에 진단하기 매우 복잡하며 실망하게 될 수 있다. 첫째, 환자가 대개 극적이고 과장되게 증상을 호소한다. 둘째, 건강염려증 환자의 경우 특정한 하나의 질병에 대해 두려워하고 따라서 호소증상이 상당히 제한적인 경우가 많다. 하지만 신체화장애의 경우 호소증상이 여러 가지이고 변화가 많다. 실제로 신체화장애 진단을 내리려면 12~14개의 서로 다른 호소증상이 필요하다. 남성보다 여성에서 더 많이 생기며 여성의 1%에게는 평생 동안 신체화장애의 어떤 유형이 생길 수 있다.

전환장애

Conversion disorder

건강염려증과 신체화장애의 경우 현실적 신체장애는 없고 다만 질환이나 장애에 대한 두려움 혹은 호소증상만 존재한다. 전환장애에서는 실제 장애가 존재한다. 대개 어떤 운동기능이나 감각기능의 상실 혹은 손상이 장애에 해당한다(Bootzin & Acocella 1984). 과거에 히스테리라고 알려졌던 전환장애는 심리학 역사에서 중심적 역할을 했다(요점 16.4 참조).

건강염려증과 신체화장애 증상과 마찬가지로 전환장애 증상을 뒷받침할 의학적 증거는 존재하지 않는다. 하지만 전환장애 환자 역시 꾸며대는 것은 아니다. 증상은 불수의적 반응이며, 환자로부터 의식적으로 제어를 받지 않는다. 동시에 생리적 사실과 모순된다. 예를 들어 진찰해 보면 눈에 아무런 결함이나 손상이 없는데도 환자는 볼 수 없다. 즉 정신신체장애에서는 의학적 기능이상이 관찰된다는 점에서 전환장애는 궤양과 같은 정신신체장애와 다르다.

전환장애 증상은 매우 다양하다. 다음은 가장 흔한 증상들에 해당한다.

- 시각상실
- 귀먹음
- 마비
- 무감각(부분적 혹은 전체적)

전환장애 환자들은 증상에 전혀 동요되지 않는 듯이 보이는 경우가 많다. 대부분의 사람들은 갑자기 시각을 상실하거나 걸을 수 없게 되면 공포스럽게 반응하겠지만 전환장애 환자들은 비교적 무관심하다. '만족스러운 무관심(La belle indifference)' 이라고 하는 현상이다. 사실 전형적인 전환장애 환자들은 자신의 증상에 대해 이야기하고자 하며 자신의 이야기를 들으려는 사람은 누구에게나 매우 풍부하고 생생한 언어로 설명하고자 한다. 또한 전환장애 환자들은 그리 증상을 내려놓으려고 하는 것 같지 않다.

전환장애 환자에서는 몸의 건강상태가 좋아 보인다. 생물학적으로 그리고 생리적으로 전환장애 환자들은 자신이 할 수 없다고 말하는 것이 무엇이든 할 수 있다. 게다가 속임수를 쓰거나 최면 혹은 약물의 효과를 통하면 전환장애 환자들은 자신이 할 수 없다고 하는 과제를 할 수 있다. 기질적 병리가 없다는 또 다른 증거는 증상이 선택적 특성인 경우가 많다는 점이다. 예를 들어, 전환장애 간질환자는 자신의 몸이 다치는 경우가 거의 없지만 진짜 간질환자처럼 발작 때 방광제어력을 상실해 실금을 한다. 이와 비슷하게 전환장애 시각상실 환자들은 사물에 부딪치는 경우가 드물다. 정의상 전환장애 환자들이 자신의 신체 일부분을 활용하는 것에 대해 의식적으로 거부하는 것이 아니라는 것을 여기에서 강조할 필요가 있다. 전환장애 환자들의 반응은 불수의적이다.

전환장애는 진단하기 어렵다. 첫째, 어떤 책임을 회피하려고 의식적으로 증상을 꾸며대는 꾀병을 배제해야 한다. 둘째 일이자 훨씬 어려운 일은 실제 기질적 장애를 배제하는 것이다. 특정 여러 징후는 전환장애를 암시하기도 한다.

다음과 같다.

1. 증상이 갑자기 출현함, 특히 심리적 외상 후
2. 만족스러운 무관심
3. 마비와 같은 선택적 증상. 예를 들어, 마비된 다리가 잘 때 움직인다면 그 마비는 기질적 마비가 아니라고 추정할 수 있다.

스트레스

Stress

1936년에 Selye는 한랭, 열, 방사선, 아드레날린, 인슐린, 근육운동 등 유해자극에 노출된 실험동물에서 공통적 반응이 나타난다고 보고했다. Selye는 이때의 특정한 생물학적 반응을 스트레스라고 불렀으며 이러한 반응을 유도하는 모든 것을 스트레스 인자라고 불렀다. Selye가 스트레스-스트레스 인자 이론을 처음 제시한 이래 이 이론은 신체적 스트레스 인자로만 이루어진 동물모형으로부터 신체 스트레스와 심리 스트레스의 차이가 있는 사람 모형으로 점진적으로 발전했다. Lazarus(1966)가 수행했던 연구가 위 개념의 발달에 도움이 되었던 것은 스트레스 인자에 대한 반응에서 심리적 인자의 역할, 또한 중추신경계의 기본 역할을 기술했다는 점이다. 스트레스 조건에 대한 면역체계의 역할을 처음으로 연구한 과학자는 1919년의 Ishigami로 생각된다. Ishigami는 만성 결핵의 영향을 연구하다가 심리적 스트레스가 가장 큰 시기에 백혈구 포식작용이 감소하는 현상을 관찰했다. 이때 이후 여러 연구를 통해 스트레스에 대한 반응에서 중추신경계와 면역체계의 상호연결관계가 보고되었다(Kiecolt-Glaser & Glaser 1991, Plotnikoff 등 1991, Seymour 1993, Madden & Felten 1995, Bondi & Zannino 1997). 오늘날 여러 연구자들은 숙주 면역능의 신경조절이 정신사회 인자의 발병 작용을 매개하는 주요 계통이라고 보며(Bondi & Zannino 1997), 한편 해부학적 미세기능 장벽에 대한 조절이나 감염원의 숙주 조절 역시 비교적 중요성이 떨어지는 역할을 하기도 한다(Cohen 1991, Evans & Edgerton 1991). 심리 스트레스에 관한 인체 연구는 주로 '신체적' 스트레스 인자가 초점이었는데, 수면박탈이나 소음(Palmbald 등 1976, 1979, Weisse 등 1990, Hall 등 1998), 그리고 흥미롭게도 우주비행(Fischer 등 1972, Kimzey 등 1976) 등이 그 예에 해당한다. 이들 연구에서 스트레스와 세포독성 T 세포 활성 손상 사이의 강한 연관성이 관찰되었다.

반면 순전히 심리적인 실험 스트레스 인자가 초점이었던 연구는 거의 없다. 어떤 연구에서는 대상자가 통제불가능한 대인관계 상황에 단기간 직면하게 하는 형식으로 심리 스트레스를 활용해서 억제 T 림프구 농도와 세포독성 T 세포 활성이 상승하는 결과를 관찰했다(Naliboff 등 1991, Brosschot 등 1991, 1992).

Esterling 등(1995)은 간병을 했던 사람의 경우 간병을 받던 사람이 사망하고 나서 3년이라는 긴 시간이 흐른 후에도 세포독성 T 세포 기능이 저하된 소견을 관찰했으며 이것은 환자간병이라는 만성 스트레스가 장기적으로 그리고 잠재적으로 중요하게 생리적 영향을 미칠 수 있다는 점을 시사한다. 연구자들은 예전에 간병을 담당했던 이들이 사회 속으로 다시 통합되지 못했으며, 그 결과 사회적 도움이 지속적으로 결핍되었고, 이로 인해 만성 간병을 받던 사람의 사망 이후에도 만성 스트레스가 지속되었다고 지적했다. 이런 연구결과는 단기적 심리 스트레스 상황과 만성적 스트레스 상황에 대한 면역체계의 반응은 세포독성 T 세포 활성과 기능의 측면에서 서로 차이가 있고 또 유의하다는 의미로 보인다.

세포독성 T 세포는 바이러스 감염에 대한 방어, 종양세포에 대한 감시, 그리고 가장 현저하게는 전이에 대한 통제 등 여러 면역기능에서 중요한 역할을 담당한다(Herberman 1992). 일부 연구에서는 사람들의 스트레스에 대한 반응을 다루면서 스트레스가 많은 생활 사건과 이러한 사건 스트레스가 사람들의 질병 이환 위험도에 미친 영향에 초점을 두었다. 역학연구에 의하면 사별을 겪지 않은 대조군에 비해 사별한 사람들은 암 사망률에서(Verbrugge 1979) 그리고 림프구 증식반응이나 분열촉진 활성에서(Schleifer 등 1983) 분명한 차이가 확인되었다. 여러 연구로부터 자료를 수렴한 연구에 따르면 사별이 위에서 언급된 것과 같은 면역체계 일부 구성요소의 억제와 연관될 수 있다는 소견이었다(Kiecolt-Glaser & Glaser 1991). Irwin 등(1987a)을 비롯한 여러 연구자들(Bartrop 등 1977, Schleifer 등 1983, Calabrese 등 1987)에 따르면 배우자와 사별한 사람들의 경우 T 림프구 증식반응이 손상되며 이것이 몇 개월동안 지속되기도 한다는 점이 확인되었다. 이러한 반응에 대한 정확한 자극과 반응기전은 아직 분명치 않다(Knapp 등 1992).

역학자료 연구 역시 이혼한 사람이 신체적 질환이나 정신적 질환 모두에 대해 위험할 수 있음을 시사한다(Verbrugge 1979). 연구결과를 보면 전 배우자에 대해 계속 몰두해 과다 애착을 보이면 고통관련 증상이 나타나게 된다(Weiss 1975). 이러한 연구결과와 마찬가지로 Kiecolt-Glaser 등(1988)에 의하면 이혼자 중 별거 기간이 더 짧았거나 애착이 더 강했던 경우에 면역기능 저하가 관찰되었다.

결혼생활의 중단과 면역체계의 하향조절 사이의 상관성을 의미하는 일관된 연구결과 자료가 나오는 듯하다. Herbert와 Cohen(1993)이 메타분석법을 이용해 31개의 서로 다른 연구를 분석한 결과 기능적 측정과 정량적 측정 모두에서 나온 상당량의 근거에 의해 스트레스와 면역기능이 연결된다고 했다. 세포수 측면으로는 스트레스가 순환 백혈구 수의 상승과 순환 B 세포, T 세포, 도움 T 세포, 억제 T 세포, 세포독성 T 세포 등의 수 감소와 신뢰성 있게 연관되는 것이 확인되었다. 또한 스트레스는 총혈청 IgM과 침 IgA 농도 감소와 신뢰성 있게 연관되는 것도 확인되었다. 연구에 몇 가지 제한점이 분명해서 분석한 31개 연구 중 11개가 동일한 연구자들에 의한 연구였지만 강한 상관성이 존재하는 것으로 보였다.

만성 스트레스의 효과를 Fiore 등(1983)과 Kiecolt-Glaser와 Glaser(1991) 등이 평가했다. 두 연구진 모두 알츠하이머 환자의 간병인을 만성 스트레스를 받는 대표적 경우로 활용했다. 동물연구에서 급성 스트레스가 면역 억제적이고 만성 스트레스가 면역 증강적인 듯 보였던 것과는 달리(Monjan & Collecter 1977), 사람에서는 만성 스트레스의 결과 면역체계가 만성적으로 하향조절되었다. 장기적 즉 만성 스트레스의 효과에 대한 연구에서 나왔던 결과와 달리 최근의 몇몇 연구에서는 평생 처음하는 텐덤 스카이다이빙(Schedlowski 등 1993), 사람면역결핍바이러스-1 검사결과 기다리기(Ironson 등 1990), 이스라엘 지역에 대한 미사일 공격 위협(Weiss 등 1996)과 같은 비교적 단기간의 스트레스가 강한 사건이 미치는 영향에 초점을 맞추었다. 이들 연구결과 스트레스가 강한 사건의 바로 전이나 후 모두 세포독성 T 세포 활성과 수치의 감소가 아니라 상승 소견이 관찰되었다.

행동 조건화

Behavioural conditioning

Ader와 Cohen(1975)의 논문에서 면역반응의 고전적 조건화가 보고되자 정신신경면역 연결이라는 개념에 대한 관심이 새롭게 일어났다. Ader와 Cohen의 연구에서는 쥐 모집단에 대해 맛이 명확히 구분되는 음료를 써서 면역억제 약물(시클로포스파미드) 주사와 짝지어 놓았다. 면역억제에 대해 조건화된 쥐가 시클로포스파미드 주사를 받기를 중지하고 동일한 향미의 음료만을 계속 섭취하자 여전히 면역억제된 상태를 유지했다. Ader와 Cohen은 일련의 추가 실험(Ader & Cohen 1993)을 거쳐 쥐의 면역체계가 심리적 조건화를 통해 반응하도록 조건화되었음을 보여 주었으며 이것은 다른 여러 연구를 통해 확인되었다(Lysle 등 1988).

이 발견의 생물학적 충격은 조직 이식편 거부 실험에 조건화 조작을 적용했을 때 분명해졌다. 생쥐에서 이전에 면역억제약물치료와 짝지었던 조건자극에 다시 노출되면 약물을 추가 투여하지 않고도 생쥐에서 이종 조직 이식편의 생존기간이 연장되었다(Gorczynski 1990).

사람에 대한 더 많은 임상적 의미는 앞으로 밝혀져야 한다. 하지만 적어도 하나의 증례에서는 루푸스를 앓는 어린이에 조건화를 적용해 Cytoxan(시클로포스파미드의 상품명) 요법의 투여량을 줄이는 효과를 거두었다고 전한다(Olness & Ader 1992). 다른 연구진에서는 다른 형태의 행동 조건화를 활용해 면역체계 기능에 대한 대처효과를 조사했다. Laudenslager 등(1983)은 사람 대상자들에게 쇼크를 가하는 방법을 이용한 결과 피할 수 없는 쇼크를 가한 경우는 림프구 증식이 억제되지만 피할 수 있는 쇼크를 가한 경우는 그렇지 않다는 소견을 관찰했다. 연구자들은 불쾌한 자극에 대해 대상자들이 행사하는 제어 정도에 따라 면역반응의 유형이 상당부분 결정되었다고 결론을 내렸다.

해학과 행복

Humour and happiness

해학(humour)과 건강이 서로 관련될 수 있다는 관념은 새로운 것이 아니다. 사실 심리학과 의학 분야의 전문가들과 일반인들 모두에게 오랫동안 널리 지지를 받아 왔다(Lefcourt & Martin 1986). 사회에서 그렇게 널리 받아들여 온 관련성이지만 연구한 사람은 극소수에 불과하다는 것은 놀라운 일이다. Cousins(1979)는 자서전적 글에서 자신이 극심한 통증질환으로부터 회복하는 과정에 대한 해학의 긍정적인 효과를 기술했다. Cousins는 유머, 즉 해학을 접한 후 통증지각이 감소하고 침강속도도 감소했다고 썼다. 몇몇 연구자들이 즐거운 웃음에 동반되는 광범위하고 다양한 정신생물학적 변화에 대해 보고했다. 호흡 변화, 얼굴근육 수축, 순환 변화, 교감신경 활성화(Lefcourt & Martin 1986, Fry 1980), 자발적 림프구 모세포화와 자연살해세포 활성 상승(Lefcourt & Thomas 1998) 등의 변화이다. Dillon 등(1985)은 해학적인 비디오테이프를 이용해 해학을 유도하고 설교식 비디오테이프와 비교한 결과, 해학적인 비디오테이프를 본 사람들에서 타액 IgA 농도 상승을 관찰했다. Dillon과 Totten(1989)은 Dillon의 원래 연구를 확장해 모유수유하는 어머니들을 대상으로 연구했다. 어머니와 모유수유를 받던 아기 모두에서 인지적 해학지수 점수와 호흡기 감염 발생률 사이에 양의 상관관계가 관찰되었다.

Futterman 등(1992)은 배우에서 긍정적인 마음 상태와 부정적인 마음 상태를 유도한 결과 중립 상태에 비해 실험적으로 유도한 모든 기분 상태에서 자연살해세포의 면역학적 변동이 더 커진 소견을 얻었고 그 효과는 행복처럼 더 많이 '각성된' 기분의 경우에 더 컸다. 사람에서 면역기능이 실험적으로 조건화된다면 긍정적인 감정 상태와 치유 사이의 관련성을 이해해 가는 여정 중 행복이 한 단계일 수 있다.

해학에 관한 대부분의 이론에서는 해학 유도의 필수 구성요소로서 심리학적 각성 개념을 다룬다. 하지만 해학을 감정개념의 하나로서 연구할 때에는 몇 가지 기본 문제가 해결되어야 한다. 첫째, 해학은 미, 재치, 무의미, 비꼼, 조롱, 풍자, 반어 등과 같이 사람을 웃게 만드는 것과 연관된 기타 미적 특성과 구별해야 한다. 사람을 웃게 하는 모든 현상에 대한 포괄적 용어로서 해학이라는 용어를 연구자가 사용하면 혼동이 생길 수 있다. 해학이라는 용어는 공격적 해학, 복사 해학, 모의 해학, 조롱 해학 그리고 단순 해학 등 다양한 여러 범주에 해당한다. 이렇게 다양한 형태의 해학이 여러 다양한 신경세포 기전을 통해 발생되고 그 결과 신체 여러 다른 계통에 각기 다른 효과를 미칠 수 있다는 점을 이해하는 것이 중요하다.

임상증례 풀이 Clinical case answers

증례 16.1

16.1.1

뇌종양, 간질, 정신분열병, 머리 외상, 망상 등이 뇌염이나 수막염과 같은 감염으로 생긴다.

16.1.2

진단기준상 주요 속성 1개와 이차 증상이 어느 것이든 존재해야 한다.

주요 속성은 다음과 같다.

1. 연상(Association) – 언어사용상 사고장애가 확인됨
2. 정동(Affect) – 감정반응이 무디거나 부적절함
3. 양가감정(Ambivalence) – 우유부단하고 정상적인 목표지향 활동을 수행하지 못함
4. 자폐증(Autism) – 위축되고 자신에 빠져 있음

다음은 정신분열병의 이차증상에 해당한다.

1. 환각
2. 편집사고
3. 과장
4. 적개심과 호전성
5. 망상
6. 유전적 관련성, 현재 잘 정립됨

증례 16.2

16.2.1

주요우울증(major depression)과 양극성우울증(bipolar depression). 이 여성은 양극성우울증에 해당될 가능성이 높으며, 조병 에피소드와 함께 우울병 에피소드가 나타난다. 여러 가지 다양한 양상이 알려지기는 했으나 양극성장애는 대개 조병 시기 후 정상 시기가 오고 이어서 우울병 시기가 나타난다.

16.2.2

여러 연구에 의하면 오른쪽 병소인 환자들에 비해 왼쪽 이마 부위 뇌가 손상된 환자들에서는 우울 기분의 유병률이 더 높다. 또한 병소 위치가 더 앞쪽일수록 환자가 우울증을 겪을 가능성이 더 높다. 임상적으로 우울증이 나타나려면 단순히 왼쪽 겉질이 손상을 입는 것 이상의 것이 필요하다. 우울증이 개시되려면 그만한 정도의 여러 환경자극에 환자가 노출되기도 해야 한다. 왼쪽 앞쪽 겉질손상 환자라 해도 필수적인 환경 스트레스에 노출된 경우에만 우울증상이 나타날 것으로 예상된다.

임상증례 풀이(계속) Clinical case answers

왼쪽 앞쪽 뇌손상 자체로는 우울 증상을 나타내기에 충분치 않다. 따라서 왼쪽 이마엽에 손상을 입은 환자 모두가 우울 증상을 나타낼 것으로 예상하지는 않는다. 적당한 정도의 여러 환경 스트레스에 노출된 환자만이 가설적 최종상태를 나타낼 것으로 예상된다. 정량뇌파도 검사가 우울증과 연관된 겉질 활성 변화를 측정하는 데에 효과적인 방법이라고 확인되기도 했다. 왼쪽 이마엽 알파 파워의 상승은 이 부위 뇌의 활성화 감소와 일치되고 또한 양쪽 반구 사이의 이마엽 결집저하(hypocoherence), 즉 동시성(synchrony) 저하가 함께 나타난다.

증례 16.3

16.3.1

1. *자살 위협을 하는 사람들은 자살을 실행하지 않고, 조용한 유형의 사람들만이 실제 행동으로 옮긴다.* 이것은 전혀 사실이 아니다. 자살 위협을 하는 사람들의 약 70%가 실제로 시도한다. 다시 말하면 누군가 자살 위협을 한다면 심각하게 여겨야 한다.
2. *자살을 시도했으나 실패한 사람들은 우선 자살 시도에 대해 심각하지 않았던 것이다.* 이 말 역시 사실이 아니다. 통계로 보면 자살이 완료된 모든 사례의 75%에 이전 시도가 있었다. 자살시도가 실패했던 사람들의 12%에 달하는 많은 사람들이 3개월 이내에 재차 시도해 완료한다.
3. *우울증을 앓는 사람들에게는 자살사고에 대해 묻지 말아야 한다.* 그렇게 물으면 자살 관념을 마음에 집어넣게 될까봐 혹은 자살관념이 조금이라도 존재하는 경우 그것을 더욱 강화할까봐 하는 두려움 때문에 우울증을 앓는 사람들에게 자살사고에 대해 묻지 말아야 한다고 보는 사람들이 많다. 오늘날의 개념으로는 우울증을 앓는 사람들에게 직접 물어보면 이 사람들이 자신의 느낌을 극복하는 데에 도움이 되고 그리고 최소한 치료방향을 설정하는 정보를 제공해 줄 수 있다고 본다.
4. *누군가 자살을 하면 가족과 친구가 충격을 받는다.* 이 말은 사실인 경우가 많다. 친구와 가족이 '그 사람은 기분이 좋았어요' '그 사람은 살아야 할 이유가 정말 많았어요' 와 같이 종종 말하곤 한다. 이런 말에는 자살에 대해 생각하는 사람들이 대부분 자살을 행동으로 옮기기 전에 내보이는 단서에 대해 친구와 인척이 무심한 경우가 많다는 점이 잘 나타나 있다.

16.3.2

본 증례에서는 모든 위험요인이 중요하다. 다음과 같다.

- 갑작스런 숨기는 행동
- 직접적인 언어표현
- 움츠러들어 관조적 상태로 변함
- 식품섭취 감소
- 자신의 귀한 물건을 나눠줌
- 다시 만나지 못할 것이라는 의미가 담긴 말
- 예전에 초조해 하던 사람이 갑자기 조용해짐
- 출생, 사망, 가족 모임 등의 사건과 연관되는 경우가 많음

아마도 자살을 시도하는 모든 사람들 중 약 75%는 실제로 죽고 싶어 하지 않는다. 자살 시도를 도움을 요청하는 외침으로 활용하는 것이다.

16.3.3

본 증례의 여성은 가까이에서 지켜 보아야 한다. 자신의 부인이 자해 시도를 할 가능성에 대해 남편에게 알려 주어야 한다. 이 여성에게 상담 약속을 잡아야 한다. 혹시 있을지 모를 겉질 비대칭 활성화에 대해서는 교정을 계속 시도해야 한다.

참고문헌

Ader, R., Cohen, N., 1975. Behaviourally conditioned immunosuppression. Psychosom. Med. 37, 333–340.

Ader, R., Cohen, N., 1993. Psychoneuroimmunology: conditioning and stress. Annu. Rev. Psychol. 44, 53–58.

Agras, S., Sylvester, D., Oliveau, D., 1969. The Epidemiology of Common Fears and Phobias. Unpublished manuscript.

Amsterdam, J.D., Henle, W., Winokur, A., et al. 1986. Sermin antibodies to Ebstein-Barr virus in patients with major depressive disorder. Am. J. Psychiatry 143, 1593–1596.

Apter, M.J., 1988. Reversal theory as a theory of the emotions. In: Apter, M.J., Kerr, J.H., Cowles, M.P. (Eds.), Progress in Reversal Theory. Elsevier, Amsterdam.

Bandura, A., 1986. Social Foundations of Thought and Action: A Social Cognitive Theory. Prentice-Hall, Englewood Cliffs, NJ.

Bandura, A., 1989. Social cognitive theory. In: Vasta, R. (Ed.), Annals of Child Development. JAI Press, Greenwich, CT, pp. 1–60.

Bandura, A., 1991. Social cognitive theory of moral thought and action. In: Kirtines, W.M., Gewitz, J.L., (Eds.), Handbook of Moral Behaviour and Development. Lawrence Elbaum, Hillsdale, NJ, pp. 45–103.

Bartrop, R.W., Lazarus, L., Lockhurst, E., Kiloch, L.G., Penny, R., 1977. Depressed lymphocyte function after bereavement. Lancet 1, 834–836.

Beck, A.T., 1967. Depression: Clinical, Experimental, and Theoretical Aspects. Harper & Row, New York.

Berger, P.A., 1978. Medical treatment of mental illness. Science 200, 974–981.

Berk, L., 1994. Child Development, third ed. Allyn and Bacon, Boston.

Black, F.O., Pesznecker, S.C., 2003. Vestibular adaptation and rehabilitation. Cur. Opin. Otolaryngol. Head Neck Surg. 11 (5), 355–360.

Blalock, J.E., 1984. The immune system as a sensory organ. J. Immunol. 132, 1067–1070.

Bondi, M., Zannino, L., 1997. Psychological stress, neuromodulation and susceptibility to infectious diseases in animals and man: A review. Psychother. Psychosom. 66, 3–26.

Bootzin, R.R., Acocella, J.R., 1984. Abnormal Psychology; Current Perspectives. Random House, New York.

Boyd, J.H., Weissman, M.M., 1981. Epidemiology of affective disorders: A reexamination and future directions. Arch. Gen. Psychiatry 38, 1039–1045.

Brosschot, J., Smelt, D., DeSmet, M., Heijnen, C.J., Olff, M., Ballieux, R.E. G.L. R., 1991. Effects of experimental psychological stress of T-lymphocytes and NK cells in man: an exploratory study. J. Psychophysiol. 5, 59–67.

Brosschot, J., Benschop, R., Godaert, G., deSmet M.B.M., Olff M., Heijnen C.J., Ballieux, R.E., 1992. Effects of experimental psychological stress on distribution and function of peripheral blood cells. Psychosom. Med. 54, 394–406.

Calabrese, J.R., Kling, M.A., Gold, P.W., 1987. Alterations in immunocompetence during stress, bereavement, and depression: focus on neuroendocrine regulation. Am. J. Psychiatry 144 (9), 1123–1134.

Campos, J.J., Mumme, D.L., Kermoian, R., et al. 1994. A functionalist perspective on the nature of emotion. In: Fox, N.A. (Ed.), The development of emotion regulation. monographs of the society for research in child development 59 (2 and 3), 284–303.

Cohen, E., Motto, J.A., Seiden, R.H., 1966. An instrument for evaluating suicide potential: A preliminary study. Am. J. Psychiatry 122, 886–891.

Cohen, S., Tyrrel, D.A.J., Smith, A.P., 1991. Psychological stress and susceptibility to the common cold. N. Engl. J. Med. 325, 606–612.

Cousins, N., 1979. Anatomy of an Illness. Norton, New York.

Crow, T.J., 1984. A re-evaluation of the viral hypothesis: Is psychosis the result of retroviral integration at a site close to the cerebral dominance gene? Br. J. Psychiatry 145, 243–253.

Davidson, R.J., 1992. Anterior cerebral asymmetry and the nature of emotion. Brain and Cogn. 20, 125–151.

Dillon, K.M., Minchoff, B., Baker, K., 1985. Positive emotional state enhancement of the immune system. Int. J. Psychiatr. Med. 15, 13–17.

Dillon, K.M., Totten, M.C, 1989. Psychological factors immunocompetence and health of breast feeding mothers and their infants. J. Genet. Psychol. 150, 155–162.

Epstein, H., September 8, 1974. A sin or a right? The New York Times Magazine, 91–94.

Epstein, S., 1993. Emotion and self theory. In: Lewis, M., Haviland, J.(Eds.), Handbook of Emotion. Gilford Press, New York.

Epstein, S., Lipson, A., Holstein, C., Huh, E., 1992. Irrational reactions to negative outcomes; Evidence for two conceptual systems. J. Pers. Soc. Psychol. 62, 328–338.

Etzel, B., Gewirtz, J., 1967. Experimental modification of caretaker- maintained high rate operant crying with reinforcement of eye contact and smiling. J. Exp. Child Psychol. 5, 303–317.

Evans, P.D., Edgerton, N., 1991. Life events and moods as predictors of the common cold. Br. J. Med. Psychol. 64, 35–44.

Fawzy, F.I., 1995. Behaviour and immunity. In: Kaplan, H.I. Socock, B.J., (Eds.), Comprehensive Textbook of Psychiatry. Williams & Wilkins, Baltimore, MD, pp. 1559–1570.

Finch, J.R., Smith, J.P., Pokoray, A.D. 1970. Vehicular Studies. Paper presented at meetings of the American Psychiatric Association.

Fiore, J., Becker, J., Coppel, D.B., 1983. Social network interactions: A buffer or a stress? Am. J. Community Psychol. 11, 423–429.

Fischer, C.L., Daniels, J.C., Levin, W.C., et al. 1972. Effects of the space flight environment on man's immune system. II. Lymphocyte counts and reactivity. Aerosp. Med. 43, 1122–1125.

Flor-Henry, P., 1986. Observations, reflections, and speculations on the cerebral determinants of mood and on the bilateral asymmetrical distribution of the major neurotransmitter systems. Acta Neurol. Scand. Suppl. 74, 75–89.

Frey, K.P., 1997. About reversal theory. In: Suebak, S., Apter, M. (Eds.), Stress and Health: The Reversal Theory Perspective. Taylor and Francis, London.

Fry Jr., W.F., 1980. Humour and Healing. University of California Press, San Francisco.

Futterman, A.D., Kemeny, M.E., Shapiro, D., Polonsky, W., Fahey, J.L., 1992. Immunological variability associated with experimentally induced positive and negative states. Psychol. Med. 22, 231–238.

Gaffan, E.A., Gaffan, D., Harrison, S., 1988. Disconnection of the amygdala from visual association cortex impairs visual reward-association learning in monkeys. J. Neurosci. 8 (9), 3144–3150.

Gorczynski, R.M., 1990. Conditioned enhancement of skin allographs in mice. Brain, Beha. Immun. 4, 85–92.

Greene, W.A., 1954. Psychology factors and retiuloendothelial disease. Psychosom. Med. 16, 220–230.

Gunderson, J.G., Autry, J.H., Mosher, L.R., Buchsbaum, S., 1974. Special report: schizophrenia, 1973. Schizophr. Bull. 2, 15–54.

Halgren, E., LeDoux, J.E., 1993. Emotional networks in the brain. In: Lewis, M. Haviland, J., (Eds.), Handbook of Emotion. Gilford Press, New York.

Hall, M., Baum, A., Buysse, D., et al. 1998. Sleep as a mediator of the stress-immune relationship. Psychosom. Med. 60, 48–51.

Halonen, P.E., Rimon, R., Arochouka, K., 1974. Antibody levels to herpes simplex type 1 measles and rubella viruses in psychiatric patients. Br. J. Psychiatry 125, 461–465.

Hebb, D.O., 1947. The effects of early experience on problem solving at maturity. Am. Psychol. 2, 306–307.

Hebb, D.O., 1949. The Organisation of Behaviour. Wiley, New York.

Herberman, R., 1992. Tumor immunology. JAMA 268, 2935–2939.

Herbert, T.B., Cohen, S., 1993. Stress and immunity in humans: a meta-analytic review. Psychosom. Med. 55, 364–379.

Hirschfeld, R.M.A., Cross, C.K., 1982. Epidemiology of affective disorders: psychosocial risk factors. Arch. Gen. Psychiatry 39, 35–46.

Ironson, G., LaPerriere, A.A., Antoni, M., O'Hearn, P., Schneiderman, N., Klimas, N., Fletcher, 1990. Changes in immune and psychological measures as a function of anticipation and reaction to news of HIV-1 antibody testing. Psychosom. Med. 52, 247–270.

Irwin, M., Daniels, M., Smith, T.L., Bloom, E., Weiner, H.,1987a. Impaired natural killer cell activity during bereavement. Brain Behav. Immun. 1, 98–104.

Irwin, M., Smith, T.L., Gillin, J.C., 1987b. Low natural killer cytotoxicity in major depression. Life Sci. 41, 2127–2133.

Irwin, M., Caldwell, C.L., Smith, T.L., Brown, S., Schuckit, M.A., Gillin, J.C., 1990. Major depressive disorder, alcoholism, reduced natural killer cell cytotoxicity. Arch. Gen. Psychiatry 47, 713–718.

Ishigami, T., 1919. The influence of psychic acts on the progress of pulmonary tuberculosis. Am. Rev.Tuberc. 2, 470–484.

Izard, C.E., 1972. Patterns of Emotions – A New Analysis of Anxiety and Depression. Academic Press, New York.

Johnstone, E.C., Whaley, K., 1975. Antinuclear antibodies in psychiatric illness: Their relationships to diagnosis and drug treatment. Br. Med. J. 2, 724–725.

Jones, E., 1963. Rationalization in everyday life. Papers on Psychoanalysis. Wood, New York.

Kagan, J., Kearsley, R.B., Zelazo, P.R., 1978. Infancy: Its Place in Human Development. Harvard University Press, Cambridge, MA.

Kemeny, M.E., 1994. Stressful events, psychological responses and progression of HIV infection. In: Glaser, R., Kieholt-Glaser, J.K., (Eds.), Handbook of Human Stress and Immunity. Academic Press, San Diego, CA, pp. 245–266.

Kiecolt-Glaser, J.K., Garner, W., Speicher, C., Penn, G.M., Holliday, J., Glaser, R., 1984a. Psychological modifiers of immunocompetence in medical students. Psychosom. Med. 46, 7–14.

Kiecolt-Glaser, J.K., Ricker, D., George, J., Messick, G., Speicher, C.E., Garner, W., Glaser, R., 1984b. Urinary cortisol levels, cellular immunocompetency and loneliness in psychiatric patients. Psychosom. Med. 46, 15–23.

Kiecolt-Glaser, J.K., Kennedy, S., Malkoff, S., Fisher, L., Speicher, C.E., Glaser, R., 1988. Marital discord and immunity in males. Psychosom. Med. 50, 213–229.

Kiecolt Glaser, J.K., Glaser, R., 1991. Stress and immune function in humans. In: Ader, R. Felten, D.L., Cohen, N., (Eds.), Psychoneuroimmunology second ed., Academic Press, San Diego, CA.

Kimzey, S.L., Johnson, P.C., Ritzman, S.E., Johnson, P.C., Ritzman, S.E., Mengel, C.E., 1976. Hematology and immunology studies the second manned Skylab mission. Aviat. Space Environ. Med. 47, 383–390.

Kirch, D.G., 1993. Infection and autoimmunity as etiological factors in schizophrenia: A review and reappraisal. Schizophr. Bull. 19, 355–370.

Knapp, P.H., Levy, E.M., Giorgi, R.G., Black, P.H., Fox, B.H., Heeren, T.C., 1992. Short term immunological effects of induced emotion. Psychosom. Med. 54, 133–148.

Koh, K.B., 1993. The relationship between stress and natural killer-cell activity in medical college students. Korean J. Psychosom. Med. 3, 3–10.

Koh, K.B., 1997. Exam Stress Enhances Lymphocyte Proliferation. 14th World Congress of Psychosomatic Medicine,

Koh, K.B., 1998. Emotion and immunity. J. Psychosom. Res. 45, 107–115.

Koh, K.B., Lee, B.K., 1998. Reduced lymphocyte proliferation and interleukin-2 production in anxiety disorders. Psychosom. Med. 60, 479–483.

Krueger, R.B., Levy, E.M., Cathcart, E.S., 1984. Lymphocyte subsets in patients with major depression: preliminary findings. Advances 1, 5–9.

Laudenslager, M.L., Ryan, S.M., Drugan, R.C., Hyson, R.L., Maier, S.F., 1983. Coping and immunosuppression: Inescapable but not escapable shock suppresses lymphocyte proliferation. Science 221, 568–570.

Lazarus, R.S., 1966. Psychological Stress and the Coping Process. McGraw-Hill, New York.

LeDoux, J.E., 1990. Information flow from sensation to emotion: Plasticity in the neural computation of stimulus value. In: Gabriel, M., Moore, J., (Eds.), Learning and Computational Neuroscience. MIT Press, Cambridge, MA.

Lefcourt, H.M., Martin, R.A., 1986. Humour and Life Stress: Antidote to Adversity. Springer-Verlag, New York.

Lefcourt, H.M., Thomas, S., 1998. Humour and stress revisited. In: Ruch, W. (Ed.), The Sense of Humour: Explorations of a Personality Characteristic. Mouton de Gruyter, Berlin.

Levy, R.M., Bredesen, D.E., 1989. Controversies in HIV-related central nervous system disease: Neuropsychological aspects of HIV-1 infections. In: Volberding, P., Jacobson, M., (Eds.), AIDS Clinical Review. Dekker, New York.

Linn, B.S., Linn, M.W., Jensen, J., 1981. Anxiety and immune responsiveness. Psychol. Rep. 49, 969–970.

Lyons, W., 1992. An introduction to the philosophy of emotions. In: Strongman, K.T. (Ed.), International Review of Studies on Emotion. Wiley, Chichester.

Lysle, D.T., Cunnick, J.E., Fowler, H., Rabin, B.S., 1988. Pavlovian conditioning of shock induced suppression of lymphocyte reactivity, acquisition, extinction, and pre-exposure effects. Life Sci. 42, 2185–2194.

McCall, R., McGhee, P., 1977. The discrepancy hypothesis of attention and affect. In: Weizmann, F. Uzgiris, I., (Eds.), The Structure of Experience. Plenum Press, New York.

Madden, K.S., Felton, D.L., 1995. Experimental basis for neural-immune interactions. Physiol. Rev. 75, 77–106.

May, R., 1958. Contributions of existential psychotherapy. In: May, R. Angel, E., Ellenberger, H.F., (Eds.), Existence: A New Dimension in Psychiatry and Psychology. Basic Books, New York.

Mohl, P.C., Huang, L., Bowden, C., Fishbach, M., Vogtberger, K., Tala, N., 1987. Natural killer cell activity in major depression. Am. J. Psychiatry 144, 1619.

Monjan, A.A., Collecter, M.I., 1977. Stress induced modulation of the immune response. Science 196, 307–308.

Murgatroyd, S., 1987. Reversal theory and psychotherapy: A review. Couns. Psychol. Q. 3, 371–381.

Naliboff, B.D., Benton, D., Solomon, G.F., Morley, J.E., Fahey, J.L., Bloom, E.T., 1991. Immunological changes in young and old adults during brief laboratory stress. Psychoneuroimmunology Psychosom. Med. 53, 121–132.

Olness, K., Ader, R., 1992. Conditioning as an adjunct in the pharmacotherapy of lupus erythemotosis. J. Dev.Behav. Pediatr. 13, 124–125.

Palmbald, J., Cantell, K., Strander, H., et al. 1976. Stressor exposure and immunological response in man: Interferon – producing capacity and phagocytosis. J. Psychosom. Res. 20, 193–199.

Palmbald, J., Bjorn, P., Wasserman, J., et al. 1979. Lymphocyte and granulocyte reaction during sleep deprivation. Psychosom. Med. 41, 273–278.

Persky, V.M., Kempthorne-Rawson, J., Shekelle, R.B., 1987. Personality and risk of cancer. 20 year follow up the Western Electric Study. Psychosom. Med. 49, 435–449.

Plotnikoff, N., Margo, A., Faith, R., et al. (Eds.), 1991. Stress and Immunity. CRC Press, Boca Raton, FL.

Powers, M., Dalgleish, T., 1997. Cognition and Emotion, from Order to Disorder. Psychology Press, Hove, UK.

Rachman, S.J., Hodgson, R.R., 1980. Obsessions and Compulsions. Prentice-Hall, Englewood Cliffs, NJ.

Robins, E., Gassner, J., Kayes, J., Wilkinson, R.H., Murphy, G.E., 1959. The communication of suicidal intent: A study of 134 successful (completed) suicides. Am. J. Psychiatry 1156, 724–733.

Robinson, R.G., Kubos, K.L., Starr, L., 1984. Mood disorders in stroke patients: importance of location of lesion. Brain 107, 81–93.

Rolls, E.T., 1992. Neurophysiology and functions of the primate amygdala. In: Aggleton, J.P. (Ed.), The Amygdala: Neurobiological Aspects of Emotion, Memory and Mental Dysfunction. Wiley–Liss, New York.

Rothermundt, M., Arolt, V., Weitzsch, C., Eckhoff, D., Kirchner, H., 1998. Immunological dysfunction in schizophrenia: a systematic approach. Neuropsychobiology 37, 186–193.

Sackeim, H., Greenberg, M.S., Weiman, A.L., 1982. Hemispheric asymmetry in the expression of positive and negative emotions: neurologic evidence. Arch. Neurol. 39, 210–218.

Schedlowski, M., Jacobs, R., Alkre, J., et al. 1993. Psychophysiological, neuroendocrine and cellular immune reactions under psychological stress. Neuropsychobiology 28, 87–90.

Schleifer, S.J., Keller, S.E., Camerino, M., et al. 1983. Suppression of lymphocyte stimulation following bereavement. JAMA 250, 374–377.

Schleifer, S.J., Keller, S.E., Bond, R.N., et al. 1989. Major depressive disorder: role of age, sex, severity and hospitalization. Arch. Gen. Psychiatry 46, 81–87.

Schweitzer, L., 1982. Evidence of right cerebral hemisphere dysfunction in schizophrenic patients with left hemisphere overactivation. Biol. Psychiatry 17 (6), 655–673.

Selye, H., 1936. A syndrome produced by diverse, nocuous agents. Nature 138, 132.

Seymour, R., 1993. Neuroendocrine-immune interactions. N. Engl. J. Med. 329, 1246–1253.

Shneidman, E.S., Mandelkorn, P., 1970. How to prevent suicide. In: Shneidman, E.S. Farberow, N.L., Litman, R.E., (Eds.), The Psychology of Suicide. Science House, New York.

Shochet, B.R., 1970. Recognizing the suicidal patient. Mod. Med. 38, 114–117.123.

Skinner, B.F., 1974. About Behaviourism. Alfred Knopf, New York.

Stein, M., Keller, S.E., Schleifer, S.I., 1985. Stress and immunomodulation: The role of depression and neuroendocrine function. J. Immunol. 135, 827–833.

Stein, M., Miller, A.H., Trestman, R.L., 1991. Depression and the immune system. In: Ader, R. Felten, D.L., Cohen, N., (Eds.), Psychoneuroimmunology, second ed. Academic Press, San Diego, CA.

Stengel, E., 1964. Suicide and Attempted Suicide. Penguin, Baltimore, MD.

Surman, O.S., Williams, J., Sheehan, D.V., et al. 1986. Immunological response to stress in agoraphobia and panic attacks. Biol. Psychiatry 21, 768–774.

Syvalahti, E., 1994. Biological factors in schizophrenia. Structural and functional aspects. Br. J. Psychiatry 164, 9–14.

Verbrugge, L.M., 1979. Marital status and health. J. Marriage Fam. 41, 267–285.

Watson, J.B., Raynor, R., 1920. Conditioned emotional reactions. J. Exp. Psychol. 3, 1–14.

Weiss, D.W., Hirt, R., Tarcic, N., Berzon, Y., Ben-Zur, H., Breznitz, S., Glaser, B., Grover, N., 1996. Studies in psychoneuroimmunology (PNI): psychological immunological and neuroendocrinological parameters in Israeli civilians during and after a period of SCUD missile attacks. Behav. Med. 22, 5–14.

Weiss, R.S., 1975. Marital Separation. Basic Books, New York.

Weisse, C.S., Pato, C.N., McAllister, C.G., et al. 1990. Differential effects of controllable and uncontrollable acute stress on lymphocyte proliferation and leukocyte percentages in humans. Brain Behav. Immun. 4, 339–351.

Woodruff, R.A., Clayton, P.J., Guze, S.B., 1975. Is everyone depressed? Am. J. Psychiatry 132, 627–628.

추가 정보

Alvarez, A., 1971. The Savage God: A Study of Suicide. Weidenfeld and Nicolson, London.

Esterling, B., Kiecolt-Glaser, J., Glaser, R., 1996. Psychosocial modulation of cytokine induced natural killer cell activity in older adults. Psychosom. Med. 58, 264–272.

Freud, S., 1953. The defense neuropsychoses (1894). In: Strachey, J. (Ed.), The Standard Edition of the Complete Psychological Works of Sigmund Freud. Hogarth Press, London.

Pribam, K., McGuinness, D., 1975. Arousal, activation and effort in control of attention. Psychol. Rev. 82, 116–149.

Ryle, G., 1949. The Concept of Mind. University of Chicago Press.

Shneidman, E.S., Farberow, N.L., 1970. Attempted and completed suicide. In: Shneidman, E.S. Farberow, N.L., Litman, R.E., (Eds.), The Psychology of Suicide. Science House, New York.

제 17 장
두 통

Headaches

17

생각해 볼 임상증례 Clinical cases for thought

증례 17.1

23세 여성이 한쪽, 대개 왼쪽에 나타나는 두통으로 내원하였다. 여성은 두통이 거의 지속적이고 하루에 몇 시간 정도만 통증이 없다고 한다. 통증점수는 10중 8이고(10중 10이면 가장 심각한 통증) 박동성이라고 한다. 여성은 왼쪽 두피에 접촉하면 항상 아프고 두통 때 더 심한 것 말고는 시각, 운동, 감각상 변화가 없다고 한다. 여성은 두통 때문에 가서 어둡고 조용한 곳에 눕고 싶다고 한다. 두통은 2년 전 뚜렷한 이유 없이 시작되었으며 점차 더 빈번하고 더 강해지는 중이다.

질문
- 17.1.1 본 증례에서 가장 확률이 높은 두통 유형을 진단하시오.
- 17.1.2 이 환자가 두피증상이라고 말한 내용은 무해자극통증(allodynia)인가 통각과민증(hyperalgesia)인가?
- 17.1.3 통각과민증과 무해자극통증 때 말초와 중추의 신경생리적 변화는 무엇이 일어나는가?

증례 17.2

7세 남자 어린이가 변비와 급경련통(colicky pain)으로 내원하였다. 소년의 어머니가 전하기로는 어린이에게 항상 이따금씩 복통이 있었는데 하지만 빈도나 지속시간 등 세부내용은 희미하다고 한다. 소년은 예리한 통증과 아픈 통증이 섞인 통증이라고 표현한다. 통증을 악화시키는 요인은 없는 듯하다. 발달상 소년은 '공간청각불량' 외에 정상적이었다. 후각감각이 뛰어나고 특히 장거리 승차 시 멀미를 하는 경향을 보였다. 기존 의학 평가법으로는 증상의 원인을 찾지 못했다.

진찰해 보니 오른쪽으로의 눈운동눈떨림 검사상 따라보기와 핵보기 눈운동이 저하되어 있었다. 오른쪽 동공반응이 왼쪽보다 먼저 피로해졌다. 오른쪽에 약간의 눈꺼풀처짐, 얼굴근육 긴장도 저하가 보였다. 국소인식불능(topagnosia)은 손가락 촉각인식 정확성이 왼손에서 덜 정확했다. 눈을 감은 상태에서의 일자걸음 수행능력이 불량했다. 입천장올림과 구역반사가 오른쪽에 비해 왼쪽에서 저하되어 있었다. 오른쪽에 비해 왼쪽 앞 반고리뼈관과 뒤 반고리뼈관이 촉진하는 운동평면, 즉 위-왼쪽과 아래-오른쪽 방향으로의 부드런따라보기에서 핵보기 침입이 관찰되었다. 변형되는 표면 위에서의 체위기록법 검사상 뒤쪽으로 넘어지는 경향이 보였다. 관절운동 이상이 목뼈, 등뼈, 허리뼈 부위에서 관찰되었다.

질문
- 17.2.1 이 소년이 앓고 있을지 모를 소아기 주기 증후군의 명칭을 기술하시오.
- 17.2.2 본 증례에 대한 기능신경학적 진단을 기술하시오(가능성이 높은 병소 수준을 기술하시오).
- 17.2.3 본 증례에 대한 관리방법의 세부내용을 기술하시오.

서 론

Introduction

두통은 여러 가지 원인으로 생길 수 있으나 일반적으로 원발두통과 속발두통으로 분류한다(글상자 17.1). 원발두통이 본 장의 주요 초점이며, 속발두통과 달리 다른 질병이나 질환으로 인해 초래되지 않은 두통이다. 국제두통학회(International Headache Society, IHS)에서는 속발성으로 두통 증상을 일으킬 수 있는 여러 질환의 목록을 제시한다(International Headache Society 2004). 이 목록은 광범위하며 두통 환자를 관리하는 임상의사는 이러한 여러 질환에 대해 익숙하고 또 적절하게 포함하거나 배제해야 한다. 머리속 종괴, 혈관병소, 전신질환 혹은 감염 등이 원인에 해당할 수

글상자 17.1 Box

원발두통과 속발두통(primary & secondary headaches)

원발두통	속발두통(원인)
· 편두통	· 머리-목 외상
· 긴장두통	· 머리-목 혈관질환
· 군발두통	· 비혈관성 머리속 질환
· 기타 삼차자율신경두통	· 물질투여 혹은 금단
· 기타 원발두통	· 감염
	· 항상성 질환
	· 머리, 목, 귀, 눈, 코, 굴, 치아, 입, 기타 머리나 얼굴 구조물의 질환
	· 정신질환

* IHS 2004

있다. 특히 임상의사는 공격적 조사의 필요성을 시사하는 다음과 같은 위험징후에 대해 인식하고 있어야 한다.

- 두통의 갑작스런 발병, 중증 속성, 몇 분에서 몇 시간 정도의 빠른 시간 내에 최고조에 이르며 진행성으로 악화됨. 예를 들어, 거미막밑출혈의 경우 갑작스런 발병을 보일 수 있으며 수막염 혹은 고름집과 같은 감염으로 인한 두통의 경우 몇 시간에서 며칠에 걸쳐 악화될 수 있다.
- '평생 가장 심한 두통' 을 호소하는 모든 환자
- 특히 두통이 처음 생길 때의 국소신경학적 징후로서 인격, 정신상태, 의식수준 변화 등
- 굽힘, 재채기, 기침, 운동 등으로 인해 촉발되거나 악화되는 두통. 이는 머리속압력 상승을 의미할 수 있다. 두통을 동반한 구토 역시 머리속압력 상승과 연관될 수 있다.
- 기존에 두통을 앓던 사람의 두통양상 변화
- 두통에 연관되어 나타나는 열, 발진, 목경축, 림프절병증, 특히 처음으로 나타나는 경우의 눈부심 등
- 4세 이하 혹은 51세 이상 연령층 환자에서 새로 나타난 두통

두통 환자를 관리하는 임상의사는 이러한 위험징후와 그 뒤에 필요한 관리에 대해 반드시 숙지하고 있어야 한다.

하지만 본 장의 본문에서 다루는 주요 초점은 국제통증학회의 정의에 따른 주요 원발두통이며, 기능신경학 관점에서의 병태생리와 관리법에 대해 논의할 것이다. 두통 환자에게 도움이 될 내용이 기능신경학 접근법에 많이 있으며, 두통은 많은 경우 구별되는 뇌 여러 영역의 생리적 기능이상으로 일어나기 때문이다. 이제 연접이전 신경세포 집단을 이용해서 혹은 발생학적 관계를 이용해서 이러한 여러 영역에 표적을 설정하고 해당 부위의 건강, 즉 중심통합상태를 향상시킬 수 있다. 또한 기능신경학 전문가는 인체의 전반적인 항상성 환경을 고려해 신경세포 건강에 도움이 되는 상황인지를 평가한 후 만일 그렇지 못하다면 이 상황을 개선시킬 조치를 취해야 한다.

편두통

Migraine

편두통은 세계보건기구에서 집계한, 장애를 초래하는 전세계의 질환 중 19위를 차지하는 흔한 장애유발 질환이다(IHS 2004). 전체 인구의 대략 15~20%가 편두통을 앓는다(Bolay 등 2002). 사회적 충격과 경제적 충격이 상당하기 때문에 효과적인 치료전략을 통해 환자에게 삶의 질을 상당히 개선시킬 뿐만 아니라 사회적으로 긍정적인 효과를 미칠 수 있다. 본 장에서는 조짐편두통과 무조짐편두통 등 가장 흔한 두 가지 유형의 편두통에 대해 논의하고 아울러 편두통의 전구증상이 되는 경우가 많은 소아기 증후군에 대해 논의한다.

무조짐편두통(MWOA)

Migraine without aura (MWOA)

무조짐편두통(migraine without aura)는 이전에 일반 편두통이라고 했었다.

국제통증학회(2004)에서는 무조짐편두통에 대해 '재발두통질환이며 4~72시간 지속되는 발작을 나타냄. 전형적인 특징은 두통이 한쪽에 위치하며 박동성이고 중등도 혹은 중증 강도이며, 일상적 신체활동에 의해 악화되고 욕지기, 눈부심, 소리공포증 등과 연관되는 것 등이다.' 라고 설명한다.

무조짐편두통으로 진단되려면 발작이 적어도 5회이고, 4~72시간 지속되며 다음 중 두 가지 이상의 특징이 있다. 즉 한쪽 위치, 박동성, 중등도 혹은 중증 강도의 통증, 일상적 신

글상자 17.2 Box

무조짐편두통(migraine without aura) 진단기준

설명

재발두통질환이며 4~72시간 지속되는 발작을 나타냄. 전형적인 특징은 두통이 한쪽에 위치하며 박동성이고 중등도 혹은 중증 강도이며 일상적 신체활동에 의해 악화되고 욕지기, 눈부심, 소리공포증 등과 연관되는 것 등이다.

진단기준

A. B~D 항목을 충족시키는 발작이 적어도 5회
B. 두통발작이 4~72시간 지속됨(치료를 하지 않거나 치료가 효과적이지 못한 경우)
C. 두통 특징이 다음 중 두 가지 이상에 해당됨
- 한쪽 위치
- 박동성
- 중등도 혹은 중증 강도의 통증
- 일상적 신체활동에 의해 악화되거나 이를 회피하게 됨. 예를 들어 걷기, 계단오르기 등

D. 두통 증상기에는 다음 중 적어도 한 가지에 해당됨
- 욕지기, 구토
- 눈부심, 소리공포증

E. 다른 원인질환이 없음

* IHS 2004

체활동에 의해 악화됨 등이다. 또한 욕지기, 구토, 눈부심과 소리공포증 중 하나가 반드시 동반된다(IHS 2004)(글상자 17.2).

편두통의 말초 민감화 Peripheral sensitisation in migraine

편두통은 다중 원인에 의한 것으로 보이는 복합적 현상이다. 하지만 편두통의 병태생리학에 대한 오늘날의 개념에 의하면 수막 통각수용체의 초기 활성화로 인해 통각수용 신경종말로부터 칼시토닌 유전자 관련 펩티드(CGRP)와 물질 P가 분비되고 이어서 이로 인해 혈관확장과 단백질 혈관바깥유출이 일어난다(Dalkara 등 2006). 이 과정은 신경성 염증 혹은 말초 민감화라고 한다. 말초 민감화에서는 통각수용체의 활성화에 대한 민감도가 상승해 중추 민감화와 함께 결합되면 감수성이 동맥 박동이나 머리 운동에 의해 활성화될 정도로까지 될 수 있다(Dalkara 등 2006). 이렇게 해서 정상적 생리활동이 통증의 원천이 될 수 있다. 초기 활성화의 원인은 아직 온전히 밝혀지지 않았으나 몇 가지 기전의 가능성을 아래에서 다룬다.

중추 민감화 Central sensitisation

말초 민감화와 함께 중추 민감화 현상이 동반된다. 삼차혈관 통각수용체 활성화로 인해 삼차신경 목 핵의 이차신경세포 활성이 상승한다(Bolay 등 2002). 또한 수막 들신경과 큰뒤통수신경으로부터의 들신경 자극(C2 뒤뿌리 가지)과 함께 삼차신경 목 핵이 활성화되며, 단 5분 동안의 자극으로도 다른 통각수용 자극에 대한 핵 속 반응이 한 시간 이상 상승할 수 있고, C2 신경지배 부위로부터 자극을 받았다 하더라도 이에 해당된다(Goadsby 2005). 목뼈에서 통증 발생원천을 제거하는 데에 초점을 두고 있는 수기요법 임상의사에게는 이 점이 특히 관련이 깊다. 항편두통약인 sumatriptan을 시험관내 투여하면 NMDA 수용체 활성화를 효과적으로 차단한다는 점을 보면 이러한 민감화에서는 핵 속 NMDA 수용체가 활성화될 가능성이 높다(Buzzi & Moskowitz 2005).

피부 무해자극통증이 편두통과 연관되는 경우가 많으며 삼차신경 목 핵의 중추 민감화 증상 중 하나라고 생각된다. 무해자극통증은 대개 두통과 같은쪽 이마에서 생기지만 같은쪽 손과 반대쪽 손에서도 일어난다고 보고되었다(Dalkara, Zervas 등 2006).

뇌줄기 기능이상과 탈억제 Brainstem dysfunction and disinhibition

뇌줄기 기능이상도 원발성 편두통 발생원천으로서 그리고 뇌줄기 통증억제기전의 기능상실을 통해 편두통과 관련된다. Goadsby(2005)의 보고에 따르면 무조짐편두통에서 청색반점과 수도관주위회색질(PAG)이 활성화되며 이것은 전기자극을 받은 환자에서 편두통과 유사한 증상을 발생시켰던 부위와 일치한다. 이와 비슷하게, Goadsby의 보고에 따르면 삽화적 편두통 환자와 만성 편두통 환자의 수도관주위회색질에서 철 함량이 과다한 소견이 관찰되었고 이 부위의 병소로 인해 편두통이 생긴다고 알려져 있다. 뇌줄기 기능이상이라는 개념이 더욱 지지를 받는 근거는 편두통 환자에서 관찰되는 측정상 평형결손, 안뜰기능 변화(Akdal 등 2007, Akdal 등 2009, Asai 등 2009), 무증상 소뇌결손 등이다(Sandor 등 2001).

수도관주위회색질은 청색반점 및 솔기핵과 함께 하행 통증억제기전에 관계된다. 2001년에 Knight과 Goadsby(2001)는 수도관주위회색질 기능이상에 의해 삼차신경 목 핵이 탈억제되고 그 결과 통증이 생긴다는 사실을 시사하는 연구를 발표했다.

뇌줄기 기능이상과 평형결손, 소뇌결손이 배합되면 기능신경학 전문가로서 개입할 만한 기회가 많다. 이것은 편두통 치료 시 소뇌와 안뜰 재활 프로그램이 유용하다는 사실을 경험한 임상의사가 내놓는 일화적 보고에 대한 이유를 설명해주기도 한다.

초기 삼차혈관 활성화에 이르는 기전

편두통 환자의 뇌에서는 정상인에 비해 신경생리학적으로 다른 행동이 보인다. 유발전위와 두개경유자기자극(transcranial magnetic stimulation, TMS) 검사상 편두통 환자의 대뇌겉질에서는 모든 감각양식에 걸쳐 감각자극에 대해 습관화하는 능력이 손상되었다는 사실이 확인되었다(Schoenen 2006, Brighina 등 2009). 이것은 겉질 억제그물의 기능손상 때문으로 생각되며, 이러한 기능이상은 감각 들길차단 때 일어나는 GABA 회로 하향조절과 비슷한 식으로 발생할 가능성이 제기된 바 있다(Brighina 등 2009). 흥미롭게도 Brighina 등(2009)의 보고에 의하면 연속적 두개경유자기자극을 반복해서 가하면 장기적 효과를 미칠 수 있는 억제그물 기능향상이 일어나는 것으로 확인되었다. 이 결과는 피로내성 범위 이내에서 반복적으로 자극을 통해 유전자 발현과 단백질 합성을 촉진하고 그 결과 형성력을 배양함으로써 신경세포 기능활동을 향상시키는 것이 가능하다는 기능신경학 패러다임과 일치한다.

논리적으로 추정해 보면 이렇게 감각자극에 대해 습관화하지 못함으로 인해 겉질이 흥분독성 소질로 될 수 있으며, 실제로 그렇다는 점을 시사하는 근거가 존재한다(Dalkara 등 2006). 이를 더욱 지지하는 근거에 따르면 편두통 환자는 에너지 대사가 손상된 상태이며(Lodi 등 2006) 이로 인해 무산소 대사 소질로 된다. 무산소 대사는 신경세포에 대해 독성을 나타내며 젖산을 비롯해 이와 연관된 대사 부산물에 의해 통각수용 섬유가 활성화될 수 있다. 임상의사는 유산소 대사를 촉진하고 무산소 대사로부터 방어하기 위해 기능신경학적 중재법을 고려해야 한다. 검토할 만한 중재법은 다음과 같다.

- 보조효소 Q_{10} 보충제 투여, 항산화제 특성과 산화인산화 관련성 때문(Lodi 등 2006)
- 기타 항산화제 보충
- 마그네슘 보충, 통각수용 섬유의 NMDA 수용체 활성화 가능성을 줄이기 위해(Lodi 등 2006)
- 순환 아드레날린 농도 저하, 아드레날린은 알파-1 수용체를 거치는 C 섬유 활성화 문턱값을 낮추기 때문임. 예를 들면, 스트레스 감소 혹은 카페인 섭취 감소 등
- 허리척주앞굽음과 갈비뼈 역학특성을 잘 유지함으로써 양호한 호흡기전을 확보함
- 자율신경 기능을 관리해 뇌에 대한 최적의 혈관공급을 확보함
- 생활습관 조언을 통해 환자가 자신의 신경계 자극을 피로내성 범위 이내로 유지하도록 함

또한 편두통 환자들에게 생긴 면역학적 변화로 인해 편두통 환자들은 염증 연쇄반응 활성화 소질로 되며 이제 이로 인해 편두통 발작에 이른다는 점이 생각된다. 감염, 식품, 기타 환경요인 등이 여기에서의 촉발인자가 될 수 있다(Longoni & Ferrarese 2006). 편두통 환자에 대한 관리계획을 세울 때는 촉발인자를 최대한 확인해 제거하는 내용을 포함해야 한다. 식생활과 환경노출 내용을 포함하는 두통일기가 촉발인자를 확인하는 데에 유용할 수 있다.

조짐편두통(MWA)

Migraine with aura (MWA)

조짐편두통(migraine with aura)은 이전에 고전 편두통이라 했었다.

국제두통학회(2004)에서 조짐편두통에 대해 '재발질환이며 발작 시 가역적 국소신경학적 증상이 대개 5~20분에 걸쳐 점차 심해져서 최대 60분 이하로 지속된다. 대개 조짐 증상 이후에 무조짐편두통에서의 특징적 두통이 나타난다. 비교적 흔하지 않지만 두통에 편두통적 특징이 없거나 혹은 두통이 전혀 없기도 하다.' 라고 설명한다(글상자 17.3).

조짐편두통 환자는 조짐이라고 하는 가역적 국소신경학

> **글상자 17.3** Box
>
> **조짐편두통(migraine with aura) 진단기준**
>
> **설명**
>
> 재발질환이며 발작 시 가역적 국소신경학적 증상이 대개 5~20분에 걸쳐 점차 심해져서 최대 60분 이하로 지속됨. 대개 조짐 증상 이후에 무조짐편두통에서의 특징적 두통이 나타난다. 비교적 흔하지 않지만 두통에 편두통적 특징이 없거나 혹은 두통이 전혀 없기도 하다.
>
> **진단기준**
>
> A. B 항목을 충족시키는 발작이 적어도 2회
>
> B. 편두통조짐이 기준 1과 2를 충족시켜 하나의 아형이 됨
>
> 1. 다음 중 적어도 1개 이상의 조짐, 다만 운동위약은 없음
>   - a. 완전히 가역적인 시각증상으로서 양성특징(예: 깜박이는 빛, 점, 선) 혹은 음성 특징(예: 시각상실) 등
>   - b. 완전히 가역적인 감각증상으로서 양성 특징(예: 따끔거림) 혹은 음성 특징(예: 무감각)
>   - c. 완전히 가역적인 언어장애증성 언어장애
> 2. 다음 중 적어도 2개 이상에 해당됨
>   - a. 같은쪽 시각증상 혹은 한쪽 감각증상
>   - b. 적어도 1개 이상의 조짐 증상이 5분 이상에 걸쳐 점차 생기거나 서로 다른 여러 조짐 증상이 5분 이상에 걸쳐 연속적으로 생김
>   - c. 각 증상이 5분 이상 60분 이하 동안 지속됨
>
> C. 다른 원인질환이 없음
>
> * IHS 2004

적 징후를 경험한다. 대부분의 증례에서는 그 이후에 무조짐편두통의 특징과 일치하는 두통이 생긴다.

조짐 징후와 증상은 관련 뇌 영역에 따라 다양하다. 거의 모든 환자들이 시각증상을 경험하며(99%), 다음으로 흔한 증상은 감각 증상(31%), 실어증 증상(18%), 운동 증상(6%) 등이다(Russell & Olesen 1996). 이것은 편두통 환자에서 뒤통수겉질 흥분성이 더 높다는 소견과 일치한다(Aurora 등 1999). 조짐은 겉질확산성억제라는 현상에 해당한다고 생각된다.

겉질확산성억제

Cortical spreading depression

조짐편두통에서의 조짐은 겉질확산성억제(cortical spreading depression, CSD)라는 현상 때문이라고 생각된다(Hadjikhani 등 2001). 겉질확산성억제에서는 겉질에 신경세포와 아교세포 탈분극파가 천천히 지나고 이어서 신경활성이 장기간 억제된다(Buzzi & Moskowitz 2005). 이에 수반해서 글루탐산염과 같은 신경전달물질, 세포바깥 이온의 상승, 그리고 겉질 혈류의 일시적 증가가 일어났다가 이어서 더 오랫동안 혈류가 감소한다. 또한 이와 연관해 겉질에서의 포도당 이용량이 상승한다(Shinohara 등 1979). 포도당 이용량이 상승하는 데도 신경세포 활성이 저하되는 이러한 모순적인 소견은 필자의 견해로는 문제된 신경세포에서 무산소 대사 쪽으로의 이동이 일어났기 때문으로 볼 수 있을 것이다.

혈류변화는 혈관 영역과 무관하게 여러 뇌 부위로 확산될 수 있다(Hoskins 등 2006). 이때의 혈류변화는 겉질확산성억제에 의한 삼차혈관계통(수막 통각수용 계통) 활성화 때문이며, 이것은 두통과 혈관확장을 유발하고(Bolay 등 2002) 위에서 설명한 민감화를 촉발하기에 충분한 변화이다.

그렇다면 겉질확산성억제가 일어나는 원인은 무엇인가? 고농도의 흥분성 아미노산과 K^+ 이온, 또한 에너지 기능상실 등이 원인에 해당한다(Somjen 2001). 위에서 논의했듯이 편두통 환자에서는 에너지 기능이 손상된 상태이며 스트레스를 받으면 기능상실 상태로 되어 겉질확산성억제를 촉발시킬 수 있다. 또한 앞서 지적한, 반복적 감각자극을 습관화하지 못하는 것 때문에 흥분성 아미노산과 K^+ 이온이 겉질확산성억제를 개시시키기 충분할 정도로 상승할 수 있다(Dalkara 등 2006). 이제 겉질확산성억제로 인해 삼차혈관계통이 활성화되어 편두통에서의 통증과 기타 여러 증상을 일으키게 된다(그림 17.1).

소아기 주기 증후군

Childhood periodic syndromes

국제두통학회의 분류에는 주기성 구토, 복부편두통, 소아기 양성발작현기 등 편두통의 전구현상이 되는 경우가 많은 3가지 형태의 소아기 주기 증후군이 나온다.

이들 질환은 생각보다 더 흔하며, 일차의료진이 이 질환이 편두통과 연관된다는 인식을 갖지 못하기 때문에 과소진단될 가능성이 높다(Al-Twaijri & Shevell 2002). 대개 양성이며 자기한정적 질환이기 때문에 이 진단을 확인하면 불필요한 검사를 하지 않을 수 있다(Al-Twaijri & Shevell 2002). 하지만 성인기 편두통의 흔한 전구질환이다(Cuvellier &

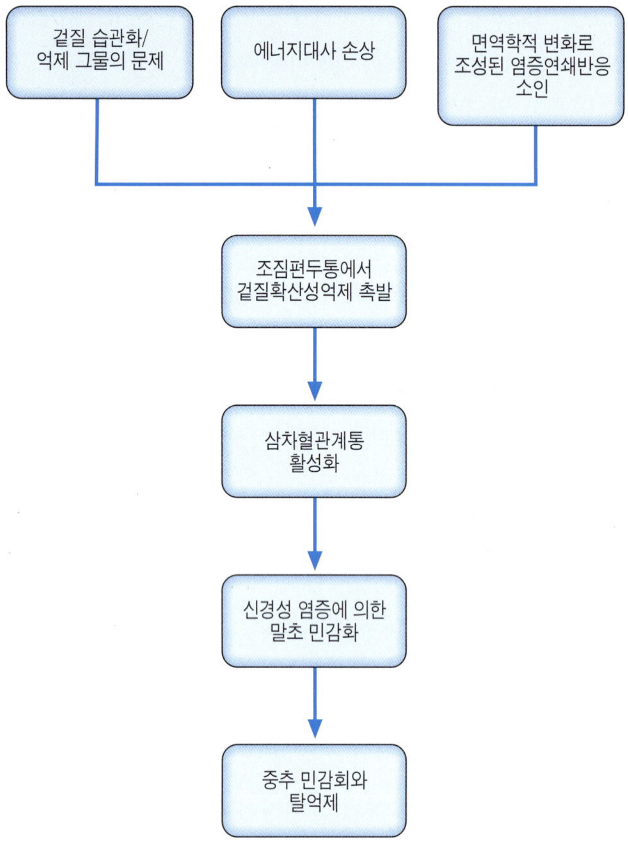

그림 17.1 편두통의 요인과 과정. 편두통은 병태생리학이 복합적이며 여러 원인요인에 의해 환자에게 삼차혈관계통 활성화와 두통증상 발현 소인이 조성된다. 조짐편두통(migraine with aura, MWA)에서는 이러한 여러 인자에 의해 겉질확산성 억제가 촉발되고 그 결과 삼차혈관계통이 활성화된다(Bolay 등 2002).

> **글상자 17.4** Box
>
> **주기성구토(cyclical vomiting) 진단기준**
>
> **설명**
>
> 재발성 에피소드 발작이며 대개 개별 환자에서 상동형으로 구토와 강한 욕지기를 보임. 발작과 창백, 졸음증 등이 연관된다. 발작과 발작 사이 시기에는 증상이 완전히 사라짐
>
> **진단기준**
>
> A. B와 C 기준을 충족시키는 발작이 적어도 5회
> B. 삽화성 발작이며, 개별 환자에서는 상동형으로 구토와 강한 욕지기가 1시간에서 5일까지 지속됨
> C. 발작 시기에 구토가 적어도 1시간 동안 적어도 시간당 4회 일어남
> D. 발작과 발작 사이 시기에는 증상이 없음
> E. 다른 원인질환이 없음[1)]
>
> [1)]특히 병력과 신체진찰상 위장관 질환의 징후가 보이지 않음
> * IHS 2004

Lepine 2010). 그러므로 원인이 되는 뇌 기능이상을 조기에 확인해 치료하면 성인 편두통으로 진행할 가능성을 줄일 것으로 예상된다.

비록 어린 소아에게는 이런 내용을 확인하기 어려울 수도 있겠으나 일반적으로 편두통 가족력이 쉽게 확인되며 더 고전적인 편두통 증상이 함께 존재할 수 있다(Al-Twaijri & Shevell 2002, Cuvellier & Lepine 2010). 이러한 발작의 중요한 임상적 특징은 삽화적, 가역적, 상동적이라는 점이다. 발작과 발작 사이 시기에 어린이는 건강한 모습이지만 발작 도중에는 매우 건강치 못한 모습이다. 많은 수의 감별진단 가능성을 배제하고 나서야 주기 증후군으로 진단할 수 있다(Cuvellier & Lepine 2010). 대부분의 질환에 대해서는 여러 가지 진단 가능성이 있으나 이 중 많은 부분은 기능신경학 전문가의 범위를 벗어나는 것들이고, 따라서 적절히 협진을 해야 한다.

주기성 구토

Cyclic vomiting

주기성 구토는 재발성이고 별개의 자기한정적 삽화, 즉 심한 욕지기와 구토 삽화가 나타나는 증후군이다(글상자 17.4). 증상 삽화 사이 시기에 환자는 증상을 보이지 않는다. 이 질환은 4단계를 보인다. 첫째는 삽화사이기이다. 전구증상 시기의 지속시간은 평균 1.5시간이며 욕지기 감각이 생기는 것을 처음 느끼는 때이다. 이 단계가 진행해 구토기가 되면 환자는 1시간당 평균 6회씩 구토기 평균 41시간 동안 구토를 한다. 이에 동반해서 분명한 자율신경 징후가 나타난다. 회복기는 약 6시간 정도 지속되며 욕지기가 멈추는 때로부터 정상 기능으로 돌아올 때까지이다. 여자 소아가 남자 소아보다 더 많이 이환된다. 평균 진단연령은 6세이지만, 모든 연령에서 나타날 수 있다(Cuvellier & Lepine 2010).

오늘날의 근거에 의하면 욕지기나 구토에 관계된 중추신경경로의 조절이상 때문인 것으로 생각된다. 근거가 알려진 다른 발병인자로 자율신경, 위장관, 미토콘드리아, 중추신경내분비질환 등이 있다(Cuvellier & Lepine 2010).

촉발인자를 피해야 한다. 즉 초콜릿과 치즈가 유발인자인

> **글상자 17.5** Box
>
> **복부편두통(abdominal migraine) 진단기준**
>
> **설명**
>
> 특발성 재발성 질환으로서 주로 소아기에 보이며 특징은 삽화적 중간선 복통이 발작 시 1~72시간 지속되며 각 삽화시기 사이에는 정상이다. 통증은 강도가 중등도에서 중증에 해당하며 혈관운동증상, 욕지기, 구토와 연관된다.
>
> **진단기준**
>
> A. 기준 B~D를 충족시키는 발작이 적어도 5회
> B. 복통발작이 1~72시간 지속됨(치료를 하지 않거나 치료가 효과적이지 못한 경우)
> C. 복통 특징이 다음 모든 항목에 해당됨
>   1. 중간선 위치, 배꼽주위 혹은 잘 국소화되지 않음
>   2. 둔한 통증 혹은 '그냥 괴롭게 아픈' 통증
>   3. 중등도 혹은 중증 강도
> D. 복통 증상기에는 다음 중 적어도 두 가지에 해당됨
>   1. 식욕부진
>   2. 욕지기
>   3. 구토
>   4. 창백
> E. 다른 원인질환이 없음[1]
>
> [1]특히 병력과 신체진찰상 위장관 질환이나 콩팥질환의 징후가 보이지 않거나 적절한 조사과정을 거쳐 배제됨.
> * IHS 2004

> **글상자 17.6** Box
>
> **소아기 양성발작현기(benign paroxysmal vertigo) 진단기준**
>
> **설명**
>
> 이 질환은 비균질성일 가능성이 높으며 특징은 다른 면으로 건강한 소아에서 재발성 단기 삽화성 현기 발작이 경계징후 없이 나타났다가 자발적으로 해소되는 것이다.
>
> **진단기준**
>
> A. 기준 B를 충족시키는 발작이 적어도 5회
> B. 여러 차례의 중증 현기 삽화가[1] 경계징후 없이 나타났다가 몇 분에서 몇 시간 후 자발적으로 해소됨
> C. 신경학적 검사 정상, 발작과 발작 사이의 청력검사와 안뜰기능 검사
> D. 뇌파도 정상
>
> [1]눈떨림 혹은 구토와 연관되는 경우가 많음. 발작 시 편측 박동성 두통이 나타나기도 함.
> * IHS 2004

경우가 많다. 기능신경학적 평가와 함께 미토콘드리아 기능을 지지하는 것이 도움이 될 수 있다.

복부편두통

Abdominal migraine

복부편두통의 소아기 유병률은 2.4~4.1%이며, 여자 소아에서 더 흔하다. 평균 발병연령은 7세이며 10세에 유병률이 최고조에 이른다. 대개 편두통 가족력이 있다. 복부편두통 환자는 발작과 발작 사이 시기에는 건강하지만 발작 도중에는 매우 건강하지 못하다. 발작과 발작 사이 기간이 몇 주나 몇 달이 될 수 있다(Cuvellier & Lepine 2010).

증상은 급성으로 발병하는 재발성 중간선 복통이며 대개 급경련복통이 아니지만 22%에서는 급경련복통이 나타날 수 있다. 증상발작 전에 조짐이 나타나기도 한다(글상자 17.5). 대개 몇 시간 동안 지속되며 홍조, 식욕부진, 창백, 눈 밑 검은 음영, 그리고 아마도 눈부심 등 증상이 함께 나타난다. 스트레스, 탈진, 일부 식품, 동작, 멀미 등이 촉발 사건이 될 수 있다(Cuvellier & Lepine 2010).

복부편두통의 병태생리는 아직 잘 연구되지 못했다. 자율신경 불안정, 시상하부-뇌하수체-부신 교란, 미토콘드리아와 이온통로 장애 등이 가설로서 제기되었다(Cuvellier & Lepine 2010).

비약물치료법은 가족들이 느끼기에 증상발작을 개시시킨다고 보이는 식품 등 유발요인을 회피하는 것이 있다(Cuvellier & Lepine 2010). 필자가 경험한 몇 증례에서는 특히 반고리뼈관에 의해 촉진되는 우동평면상 홱보기 눈운동이 증상발작을 감소시키는 데에 효과적이었다. 이것은 이마겉질과 뇌줄기 활성화가 상승해 그 결과 자율신경중추의 중심통합상태가 호전되었기 때문일 가능성이 있다.

소아기 양성발작현기

Benign paroxysmal vertigo of childhood

현기(vertigo)와 어지럼증(dizziness)이 소아에서는 비교적 드물며, 성인에서 원인이 되는 질환의 많은 수가 소아에서는 드물다. 뒤머리뼈우묵 종양은 소아에서 더 흔하며 현기증을 나타내는 경우가 많다. 소아기 양성발작현기는 소아기

현기의 흔한 원인으로 생각된다(글상자 17.6). 여성 소아에서 더 흔하며 평균 발병연령은 2~4세이다(Cuvellier & Lepine 2010). 43%는 편두통 가족력이 있고 13%에서 향후 편두통이 생긴다(Ralli 등 2009).

현기증은 몇 초에서 몇 분까지 지속되며 드문 경우 몇 시간 지속되기도 하고, 자세나 운동과 관련 없이 갑자기 발병한다. 발작 시 눈떨림이 나타날 수 있다. 청각학 검사와 뇌전도는 정상이다(Ralli 등 2009).

발병기전은 밝혀지지 않았다. 여러 연구자들이 말초 안뜰 기능이상과 중추 안뜰 기능이상 가능성을 제시했으나 안뜰 검사소견상 일관된 근거가 나오지 못했다(Cuvellier & Lepine 2010).

군발두통

Cluster headache

군발두통(cluster headache, CH)은 돌발반두통(paroxysmal hemicrania), 결막충혈과 눈물을 동반한 단기 한쪽성 신경통형 두통 발작(short-lasting unilateral neuralgiform headache attacks with conjunctival injection and tearing, SUNCT)과 함께 삼차자율신경두통(trigeminal autonomic cephalalgia)의 하나이다. 군발두통의 특징은 같은쪽 머리얼굴 자율신경 장애를 동반하는 한쪽성 두통발작이다(글상자 17.7)(Leone & Bussone 2009).

군발두통은 비교적 흔치 않으며 평생 발병률이 10만 명당 124명이다(Leone & Bussone 2009). 군발두통은 삽화적일 수도, 만성적일 수도 있다. 삽화형은 지속기간이 7일에서 1년 정도인 주기가 둘 이상이고 무통 주기는 적어도 1개월 이상이다. 만성형은 증상발작이 1년 이상 기간동안 나타나거나 혹은 무통 주기가 1개월 미만이다. 만성 군발두통은 원발두통의 하나로서 나타나기도 하고 혹은 삽화형으로부터 발전해 나타날 수도 있다(IHS 2004). 군발두통에는 유전적 요소가 있어서 일차친족과 이차친족에서 더욱 흔하다. 또한 미토콘드리아의 DNA 돌연변이가 원인으로 추정되기도 했다(Leone & Bussone 2009).

군발두통은 대개 군발두통 시기에 국한되기는 하지만 알코올이 유발요인이 될 수 있으며, 또한 유성페인트, 용매와 같은 휘발물질도 유발요인이 될 수 있다. 시간대를 넘어 여행하는 것과 수면 역시 군발두통을 유발할 수 있다(Cohen 등 2007).

글상자 17.7 Box

군발두통(cluster headache) 진단기준

설명

중증의 완전히 편측성 통증발작이 눈확, 눈확위, 관자 부위 중 하나 혹은 여러 곳에서 15~180분간 지속되며 2일 1회에서 1일 8회까지 나타난다. 결막충혈, 눈물분비, 코 울혈, 콧물, 이마와 얼굴 발한, 동공수축, 눈꺼풀처짐, 눈꺼풀 부종 중 하나 이상이 발작과 연관되며 모두 편측성이다. 대부분의 환자는 발작 시기에 안절부절못하고 초조해 한다.

진단기준

A. 기준 B~D를 충족시키는 발작이 적어도 5회
B. 치료되지 않으면 중증 혹은 아주 중증의 눈확, 눈확위, 관자 부위에서 15~180분간 지속됨
C. 다음 중 적어도 1개 항목 이상이 두통에 동반됨
 1. 같은쪽 결막충혈 혹은 눈물분비
 2. 같은쪽 코 울혈 혹은 콧물
 3. 같은쪽 눈꺼풀 부종
 4. 같은쪽 이마와 얼굴 발한
 5. 같은쪽 동공수축 혹은 눈꺼풀처짐
 6. 안절부절못하고 초조한 감각
D. 2일 1회에서 1일 9회의 발작빈도
E. 다른 원인질환이 없음

* IHS 2004

군발두통의 병태생리

Pathophysiology of cluster headache

군발두통의 원천이 말초인지 중추인지에 대해 논란이 있다. 군발두통의 몇 가지 특징을 보면 말초 기전이 의심되며 연구자들은 정맥 칼시토닌 유전자 관련 펩티드 농도의 상승을 관찰했는데 이것은 말초 염증을 시사한다. 하지만 군발두통에 고유한 소견은 아니다(Leone & Bussone 2009). 마찬가지로 군발두통에서 관찰되는 삼차혈관 활성화에 의한 혈류 변화는 통증의 원인이 아니라 통증에 의한 이차적 현상으로 확인되었다(Bussone 2008). 또한 군발두통 역시 머리속 병소로 인한 이차 현상일 수 있으며 병소를 제거함으로써 대개 두통이 없어지고, 이것은 말초 가설을 뒷받침하는 측면

이다(Leone & Bussone 2009).

군발두통 환자의 뇌영상 검사상 군발두통에서는 같은쪽 뒤 시상하부가 활성화되는 소견이 관찰되었다(Leone & Bussone 2009). 시상하부는 주로 항상성에 관계되며 호르몬 합성, 자율신경계 조절, 체온제어, 행동, 하루주기리듬, 각성 등과 관련있다(Bussone 2008). 군발두통의 하루주기 특성, 수면과의 관련성, 자율신경 증상 등은 모두 군발두통에서 시상하부의 관련성을 의미한다(Holland & Goadsby 2007). 직접적으로 삼차신경 목 핵과(Leone & Bussone 2009), 그리고 간접적으로 수도관주위회색질, 솔기핵, 청색반점을 거쳐(Holland & Goadsby 2007) 연결되는 경로를 통한 통각수용 조절에도 관계된다.

시상하부는 발작의 방아쇠가 아니라 발작이 생기도록 하는 여러 요인의 평형을 조절하는 곳이며, 이곳의 기능이상으로 인해 여러 요인의 평형이 깨질 수 있다는 견해가 제시되기도 했다(Holland & Goadsby 2007). 시상하부를 자극하면 군발두통 치료에 효과적인 것이 관찰되었다. 하지만 효과를 나타내려면 몇 주에서 몇 달 정도가 걸리며 급성기에는 효과가 없다. 작용기전은 시상하부 자체의 활성화를 통하는 것이 아니라 이곳에 연결된 여러 곳, 즉 통증 바탕질 영역을 활성화를 통한다는 견해가 제시되었다. 장기자극을 통해 아래에서 설명하는 시상하부 여러 영역의 대사수준이 상승할 수 있다(Leone & Bussone 2009). 이것은 기능신경학 모형과 일치한다.

또한 뇌영상을 통해 군발두통 시 앞띠, 반대쪽 뒤시상, 같은쪽 바닥핵, 양쪽 대뇌섬, 소뇌반구 등 통증 바탕질의 다른 여러 부분이 활성화되는 것이 확인되었다(Leone & Bussone 2009). 양전자방출단층촬영(PET) 검사상 포도당 이용 저하(대사저하증)가 이마앞, 눈확이마, 무릎주위 앞띠겉질 등에서 두통기와 비두통기 모두에서 관찰되었고 소뇌다리뇌 부위의 대사저하증이 두통기에 관찰되었다. 군발두통 환자에서는 통각수용 회로의 하향조정이 결핍되고 그 결과 촉발인자 기전을 적절히 제어하지 못해 그로 인해 두통 주기가 촉발된다는 견해가 제시되었다(Sprenger 등 2007).

즉 군발두통은 기능상실 상태인 겉질과 뇌줄기 통증제어와 시상하부 계통, 그리고 그로 인해 생긴 삼차혈관계통 조절 통각촉진, 통각억제 입력의 불균형에 해당하는 다인자 질환이다.

군발두통의 치료

Treatment of cluster headache

군발두통에 대한 약물치료법이 여러 가지 존재한다. Sumatriptan을 피하투여하면 빠르게 효과를 나타내며 발작 중 성공률이 높다(Cohen 등 2007).

기능신경학 전문가에게는 100% 산소를 분당 7~12L씩 비재호흡식 얼굴마스크를 통해 흡입시키면 급성 발작기 환자 대부분에게 빠르게 효과를 나타낸다(Cohen 등 2007). 산소는 뇌줄기로부터 중추 통증경로 쪽으로 향하는 억제성 투사 연결에 대해 직접 효과를 나타낸다고 확인되었다(Bussone 2008).

흥미롭게도 큰뒤통수신경차단술이 군발두통 주기를 중단시키는 효과가 확인되었다(Cohen 등 2007). 삼차신경 목 핵 속으로의 통각수용 충동이 감소했기 때문일 것으로 추정되며, 이것은 목뼈에 대한 도수치료 역시 효과를 나타낼 가능성을 시사한다.

긴장두통

Tension-type headache

긴장두통(tension-type headache, TTH)은 가장 흔한 두통 질환 중 하나이며 평균 평생 유병률이 46%이다. 소아도 이환될 수 있지만 40~49세에 최고 발병률을 보인다. 여성이 남성보다 조금 더 많이 이환되며 만성도가 심해질수록 더 그렇다(Loder & Rizzoli 2008).

긴장두통에서의 통증은 대개 경도 혹은 중등도의 압통 혹은 근육형 통증이 몇 시간에서 며칠동안 지속되고 신경학적 증상이나 전신증상은 없다. 대개 양쪽성이며 목 부위까지 뻗기도 한다(글상자 17.8). 환자들은 두통의 중증도와 빈도가 심해지고 나서야 치료법을 찾기 시작하는 경우가 많다.

긴장두통의 병태생리학

Pathophysiology of tension-type headache

긴장두통은 병태생리가 아직 완전히 규명되지 않았으며 말초기전과 중추기전이 관계된다는 사실이 알려졌다(Speciali

글상자 17.8 Box

긴장두통(tension-type headache, TTH)의 진단기준

설명

두통 삽화가 빈번하지 않고 몇 분에서 며칠까지 지속됨. 전형적인 통증은 양쪽성이고 눌리는, 조이는 느낌이고 강도는 가벼운 정도에서 중등도이며, 일상적 신체활동으로 악화되지 않는다. 욕지기는 없지만 눈부심, 소리공포증 등은 나타날 수 있다.

진단기준

A. 다음 중 하나의 항목에 해당하고 기준 B~D를 충족시킴
  1. 비빈발성 긴장두통. 두통 삽화가 적어도 10회이고 평균 1개월당 1일 미만(연간 12일 미만) 생김
  2. 빈발성 긴장두통. 두통 삽화가 적어도 10회이고 적어도 3개월간 1개월당 1일 이상 15일 미만(연간 12일 이상 180일 미만) 생김
  3. 만성 긴장두통. 두통이 4개월 이상동안 평균 1개월 당 15일 이상(연간 180일 이상) 생김[1)]

B. 두통 지속시간이 30분에서 7일까지임

C. 두통 특징이 적어도 다음 2가지 항목에 해당됨
  1. 양쪽 위치
  2. 눌리는, 조이는 느낌(비박동성)
  3. 가벼운 혹은 중등도 강도
  4. 걷기나 계단오르기와 같은 일상적 신체활동으로 악화되지 않음

D. 다음 2가지에 모두 해당됨
  1. 욕지기 혹은 구토가 없음(식욕부진이 나타날 수 있음)
  2. 눈부심 혹은 소리공포증 중 최대 1가지가 나타남

E. 다른 원인질환이 없음[1)]

[1)] 병력과 신체진찰, 신경학적 검진상 5~12번 종류의 속발두통군에 해당하는 질환이 의심되지 않거나, 혹은 병력이나 신체진찰, 신경학적 검진상 이들 질환이 의심되기는 하지만 적절한 조사를 통해 배제되었거나, 혹은 이들 질환이 존재하더라도 두통이 처음 나타난 시점이 해당 질환과 시간적으로 밀접한 관련성을 보이지 않음.

* IHS 2004

등 2008). 아마도 비빈발성 긴장두통은 주로 말초기전에 의해 생기고, 중추기전은 빈발성과 만성 긴장두통에 관계될 것으로 생각된다(Bendtsen & Jensen 2009).

말초근육의 압통점-유발점에 의해 통각수용기가 활성화되고 시간이 지나면 중추 민감화를 유발하게 된다는 것이 긴장두통의 주요 모형이다. 유발점(trigger point)은 과다흥분성 지점으로 그 속의 근육 긴장띠는 압박하면 통증이 느껴지고 그 지점으로부터 멀리 떨어진 곳에 연관통증을 일으킨다(Simons 등 1999). 유발점은 심리 스트레스와 생물역학적 기능이상 등 다양한 원인으로부터 생길 수 있으며 유발점에 의해 근육 통각수용체의 말초 민감화가 생길 수 있다고 확인되었다(Fernandez-de-las-Penas 등 2007). 또한 두통 환자에서는 유발점과 자세변화가 더욱 흔하게 관찰된다(Marcus 등 1999). 즉 적어도 비빈발성 긴장두통의 경우 근막 요인이 통증의 원인일 가능성이 있다.

만성형 긴장두통에서는 3개 측면이 작용한다. 삼차신경목 핵에서 이차 신경세포의 민감화, 분절위 신경세포의 민감화, 통각억제계통 활성감소 등이 모두 근막통증과 압통이 생기는 데에 역할을 할 것이다(Bendtsen 2000). 유발점에 의해 초래된 지속적 말초 민감화의 결과 중추 민감화가 일어날 가능성이 있으며(Fernandez-de-las-Penas 등 2007), 연구결과에서도 지속적 말초 통각입력은 삼차신경 목신경절에서의 입력을 초래한다고 나타났다(Goadsby 2005).

압력, 온도, 전기 등 자극에 대한 민감성 연구를 통해 만성 긴장두통 환자들의 경우 머리뼈와 말초 모두에서 문턱값이 낮다고 확인되었다. 이러한 변화의 전신성 특성을 보면 민감화가 말초성이 아니라 중추성이라는 뜻이다(Bendtsen 2000).

이차 통각 신경세포가 지속적으로 활성화되면 그 결과 NMDA 수용체가 활성화될 수 있다. 한번 활성화되면 마그네슘 마개가 수용체로부터 제거되고 세포 속으로 칼슘 유입이 일어난다. 이로 인해 일련의 세포내 여러 사건이 개시되어 그 결과 장기적 변화가 생기고 신경세포에서 활성화 문턱값이 낮아진다. 신경세포의 흥분성이 높아짐에 따라 단순한 통각 외에 기계적 자극에 대해 민감해지며 이것은 임상적 무해자극통증으로 나타난다(Bendtsen 2000).

하행 통증억제기전의 기능상실 역시 중추 민감화에서 역할을 할 것이다. 수도관주위회색질, 솔기핵, 청색반점 등과 같은 여러 구조물이 작용해 통각전달을 조절한다. 이러한 구조물로부터 나오는 출력이 감소하면 이제 하위 신경세포가 문턱값에 가까워지고 이후에는 흥분과 형성력이 더 쉽게 생긴다. 연구를 통해 긴장두통 환자에서 주관시각수직(SVV, 안뜰-귀돌 징후) 편위(Asai 등 2009), 평형검사상 동요 증가(Ishizaki 등 2002), 자세제어에서 안뜰입력에의 의존성 증가(So & Bent 2009) 등 소뇌-뇌줄기 기능이상과 변화가 확인되었다.

또한 긴장두통 환자에서는 여러 만성 통증질환에서 보이는 것과 동일한 뇌 용적변화가 보인다. 이러한 용적변화는 통증처리에 관계된다고 알려진 뇌 여러 부위, 즉 양쪽의 띠

걷질, 대뇌섬, 눈확이마겉질, 해마곁 부위 등에서 일어난다. 이러한 변화는 과민대장증후군, 만성 등통증, 섬유근육통과 같은 여러 질환에서도 관찰된다. 만성 통증의 지속시간에 대응해서 변화가 나타나기 때문에 만성 통증의 원인이 아니라 결과일 것으로 보인다(May 2009).

긴장두통의 치료

Treatment of tension-type headache

비빈발성 긴장두통을 치료할 때에는 말초의 통증 발생원천을 제거하고 심리 스트레스, 자세 이상 따위와 같은 모든 유발인자를 제거하는 데에 초점을 두어야 한다. 통증 발생원천에는 근막 압통과 유발점 등이 해당될 수 있다. 허혈 압박 유형의 유발점 치료가 유발점 치료에 효과적이라고 확인되었다(Simons 등 1999). 일부 연구에 따르면 목뼈 도수교정이 긴장두통 치료에 효과적이라고 관찰되었으나 이 결과는 앞으로 무작위대조시험을 통해 재확인되어야 한다. 침, 초음파, 스트레칭과 같은 다른 여러 치료법 역시 효과적일 수 있다.

빈발성 긴장두통과 만성 긴장두통에서는 말초 통증 발생원천이 중추 민감화를 악화시키는 중일지 모르므로 이들 발생원천을 제거하는 것이 분명 합리적이다. 마그네슘 보충을 통해 NMDA 수용체 활성화를 저하시키고 오메가 3 지방산을 통해 말초 염증을 최소화하는 것과 같은 영양요법 역시 고려해야 한다.

뇌줄기, 소뇌, 겉질에 대한 영향을 모두 평가해야 한다. 이들 부위의 모든 기능이상은 하행 통증억제기전에 영향을 미칠 수 있다. 필자의 개인적 경험에 따르면 안뜰소뇌 자극과 겉질 자극을 하면 C2와 삼차신경 분포 부위상 통각 감각을 정상화하는 효과를 거둘 수 있다. 이때의 자극은 본서에서 개요를 설명한 원리에 따라 시술할 수 있다.

결 론

Conclusion

원발두통에 대해 기능신경학 전문가와 환자들에게는 여러 가지 치료 기회가 주어진다. 병태생리학과 관련된 개별 뇌 부위에 대한 철저한 이해를 바탕으로 기능신경학 전문가는 치료법을 강구해 산소공급, 연료공급, 기능이상 부위의 활성화에 대해 효과를 미치고 그 결과 환자의 증상을 개선시킬 수 있다.

임상증례 풀이 Clinical case answers

증례 17.1

17.1.1
본 증례에서 가장 가능성이 높은 두통 유형은 무조짐편두통이다. 4시간 이상 지속되는 두통발작이 6회 이상이고, 한쪽 두통이며, 통증이 중증 강도이고, 일반적 활동을 회피하게 되었으며, 소리공포증과 눈부심 증상을 보이는 것 등이 국제통증학회(International Headache Society) 진단기준에 일치한다. 다른 원인을 배제하려면 임상진찰이 그리고 아마도 뇌영상 검사가 필요하다.

17.1.2
무해자극통증(allodynia)은 정상적인 경우 통증을 일으키지 않는 자극으로 생기는 통증감각이다. 통각과민증(hyperalgesia)은 정상적인 경우 통증을 일으키는 자극으로 생기는, 정상보다 더 큰 통증감각이다. 본 증례 환자에서 두피 접촉에 대한 압통 증상은 무해자극통증에 부합한다. 정상적인 경우 접촉 때문에 통증이 유발되지는 않고 그렇기 때문에 두피압통은 통각과민증에 해당하지 않는다.

17.1.3
통각과민증은 말초 민감화나 중추 민감화 단독으로 혹은 둘 모두에 의해 일어날 수 있다. 말초 민감화의 경우 신경성 염증 때문에 통각수용 신경섬유가 더 쉽게 활성화된다. 중추 민감화의 경우 삼차신경 목신경절 이차 신경세포가 더 쉽게 발화된다. 핵속 GABA 사이신경세포로부터의 억제 상실로 인해 혹은 수도관주위회색질, 솔기핵, 청색반점 등 더 고위 구조물로부터의 억제 감소 등으로 인해 이러한 현상이 일어날 수 있다. 또한 핵 속 이차, 일차 신경세포의 NMDA 수용체 활성화로 인해 신경세포에서 형성력이 그리고 그에 따른 효율 상승이 생길 수 있다. 끝으로, 이차 신경세포로의 수렴투사로 인해서도 형성력이 누적될 수 있는데, 즉 큰뒤통수신경(C2 신경뿌리) 자극으로 인해 삼차신경 통각수용 구심신호로부터의 자극에 대한 이차 신경세포 활성화의 문턱값이 낮아진다. 무해자극통증의 경우 이차 통증신경세포의 기계수용체 활성화에 대한 GABA 사이신경세포 억제가 저하되거나 없어진다. 이러한 상황에서는 정상적인 경우 통증을 일으키지 않는 기계적 자극 즉 접촉 자극으로 인해 이차 통각수용 신경세포가 활성화되어 통증이 생길 수 있다.

임상증례 풀이(계속) Clinical case answers

증례 17.2

17.2.1

복부편두통

17.2.2

이 소년은 왼쪽 소뇌-다리뇌숨뇌 그리고 오른쪽 겉질 기능이상을 앓는 것으로 보였다. 복부증상은 왼쪽 다리뇌숨뇌 기능이상 때문으로 생각되었다. 복부의 신경학적 조절중추가 이 부위에 위치한다.

17.2.3

다양하게 치료할 수 있겠으나 본 증례에 대한 치료는 왼쪽 앞, 뒤 반고리뼈관으로 촉진되는 평면에서의 핵보기 눈운동을 5회 시행하고 각 핵보기 운동 끝에서 주시하며 3초간 휴지시간을 갖는 식으로 하루 2회 시행했다. 핵보기 운동을 통해 양쪽 이마엽이 활용되지만 주시고정, 즉 초점집중을 하면 오른쪽 이마엽 활성이 더 상승한다. 왼쪽 반고리뼈관 평면을 활용하면 이들 운동을 촉진하는 뇌 여러 부위의 활성이 상승하게 된다. 몇 주 후 오른쪽 앞 반고리뼈관과 뒤 반고리뼈관으로 촉진되는 평면에서의 동일한 운동을 추가했다. 액티베이터™ 교정기를 이용해 허리뼈와 목뼈에 척추교정을 실시했다. 5회 치료 후 증상이 없어졌고 눈운동검사때 눈운동과 따라보기 눈운동이 크게 향상되었다.

참고문헌

Akdal, G., Dönmez, B., Öztürk, V., Angin, S., PhD. 2009. Is balance normal in migraineurs without history of vertigo? Headache 49 (3), 419–425.

Akdal, G., Dönmez, B., Öztürk, V., Angin, S., 2007. Balance in migraineurs. Neurology 68 (12 supp 1), sA89.

Al-Twaijri, W.A., Shevell, M.I., 2002. Pediatric migraine equivalents: occurrence and clinical features in practice. Pediatr. Neurol. 26 (5), 365–368.

Asai, M., Aoki, M., Hayashi, H., Yamada, N., Mizuta, K., Ito, Y., 2009. Subclinical deviation of the subjective visual vertical in patients affected by a primary headache. Acta Otolaryngol. 129 (1), 30–35.

Aurora, S.K., Cao, Y., Bowyer, S.M., Welch, K.M.A., 1999. The occipital cortex is hyperexcitable in migraine: experimental evidence. Headache 39 (7), 469–476.

Bendtsen, L., 2000. Central sensitization in tension-type headache–possible pathophysiological mechanisms. Cephalalgia 20 (5), 486–508.

Bendtsen, L., Jensen, R., 2009. Tension-type headache. Neurol. Clin. 27 (2), 525–535.

Bolay, H., Reuter, U., Dunn, A.K., Huang, Z., Boas, D.A., Moskowitz, M.A., 2002. Intrinsic brain activity triggers trigeminal meningeal afferents in a migraine model. Nat. Med. 8 (2), 136–142.

Brighina, F., Palermo, A., Fierro, B., 2009. Cortical inhibition and habituation to evoked potentials: relevance for pathophysiology of migraine. J. Headache Pain 10 (2), 77–84.

Bussone, G., 2008. Cluster headache: from treatment to pathophysiology. Neurol. Sci. 29 (Suppl 1), S1–S6.

Buzzi, M.G., Moskowitz, M.A., 2005. The pathophysiology of migraine: year 2005. J. Headache Pain 6 (3), 105–111.

Cohen, A.S., Matharu, M.S., Goadsby, P.J., 2007. Trigeminal autonomic cephalalgias: current and future treatments. Headache J. Head Face Pain 47 (6), 969–980.

Cuvellier, J.C., Lepine, A., 2010. Childhood periodic syndromes. Pediatr. Neurol. 42 (1), 1–11.

Dalkara, T., Zervas, N.T., Moskowitz, M.A., 2006. From spreading depression to the trigeminovascular system. Neurol. Sci. 27 (Suppl 2), S86–S90.

Fernández-de-las-Peñas, C., Cuadrado, M.L., Arendt-Nielsen, L., Simons, D.G., Pareja, J.A., 2007. Myofascial trigger points and sensitization: an updated pain model for tension-type headache. Cephalalgia 27 (5), 383–393.

Goadsby, P.J., 2005. Migraine pathophysiology. Headache 45 (Suppl 1), S14–S24.

Hadjikhani, N., Sanchez del Rio, M., Wu, O., Schwartz, D., Bakker, D., Fischl, B., Kwong, K.K., Cutrer, F.M., Rosen, B.R., Tootell, R.B.H., Sorensen, A.G., Moskowitz, M.A., 2001. Mechanisms of migraine aura revealed by functional MRI in human visual cortex. Proc. Natl. Acad. Sci. U.S.A. 98 (8), 4687–4692.

Holland, P., Goadsby, P.J., 2007. The hypothalamic orexinergic system: pain and primary headaches. Headache 47 (6), 951–962.

Hoskins, W.T., Pollard, H.P., Tuchin, P., 2006. The neurogenic pathogenesis of migraine: a commentary. Chiropr. J. Aust. 36 (2), 69–75.

International Headache Society, 2004. The international classification of headache disorders, second ed. Cephalalgia 24 (Suppl 1), 1–160.

Ishizaki, K., Mori, N., Takeshima, T., Fukuhara, Y., Ijiri, T., Kusumi, M., Yasui, K., Kowa, H., Nakashima, K., 2002. Static stabilometry in patients with migraine and tension-type headache during a headache-free period. Psychiatry Clin. Neurosci. 56 (1), 85–90.

Knight, Y.E., Goadsby, P.J., 2001. The periaqueductal grey matter modulates trigeminovascular input: a role in migraine? Neuroscience 106 (4), 793–800.

Leone, M., Bussone, G., 2009. Pathophysiology of trigeminal autonomic cephalalgias. Lancet Neurol. 8 (8), 755–764.

Loder, E., Rizzoli, P., 2008. Tension-type headache. BMJ 336 (7635), 88–92.

Lodi, R., Tonon, C., Testa, C., Manners, D., Barbiroli, B., 2006. Energy metabolism in migraine. Neurol. Sci. 27 (Suppl 2), S82–S85.

Longoni, M., Ferrarese, C., 2006. Inflammation and excitotoxicity: role in migraine pathogenesis. Neurol. Sci. 27 (Suppl 2), S107–S110.

Marcus, D.A., Scharff, L., Susan Mercer, M.A., Turk, D.C., 1999. Musculoskeletal abnormalities in chronic headache: a controlled comparison of headache diagnostic groups. Headache 39 (1), 21–27.

May, A., 2009. New insights into headache: an update on functional and structural imaging findings. Nat. Rev. Neurol. 5 (4), 199–209.

Rallia, G., Atturoa, F., de Filippisb, C., 2009. Idiopathic benign paroxysmal vertigo in children, a migraine precursor. Int. J. Pediatr. Otorhinolaryngol. 73 (Suppl 1), S16–S18.

Russell, M.B., Olesen, J., 1996. A nosographic analysis of the migraine aura in a general population. Brain 119 (Pt 2), 355–361.

Sándor, P.S., Mascia, A., Seidel, L., De Pasqua, V., Schoenen, J., 2001. Subclinical cerebellar impairment in the common types of migraine: a three-dimensional analysis of reaching movements. Ann. Neurol. 49 (5), 668–672.

Schoenen, J., 2006. Neurophysiological features of the migrainous brain. Neurol. Sci. 27 (Suppl 2), S77–S81.

Shinohara, M., Dollinger, B., Brown, G., Rapoport, S., Sokoloff, L., 1979. Cerebral glucose utilization: local changes during and after recovery from spreading cortical depression. Science 203 (4376), 188–190.

Simons, D.G., Travell, J., 1999. Travell and Simons' Myofascial Pain and Dysfunction: The Trigger Point Manual. Williams & Wilkins, Baltimore.

So, C.W., Bent, L.R., 2009. Increased vestibular contribution to posture control in individuals with chronic headache. J. Vestib. Res. 19 (1–2), 49–58.

Somjen, G.G., 2001. Mechanisms of

spreading depression and hypoxic spreading depression-like depolarization. Physiol. Rev. 81 (3), 1065–1096.
Speciali, J.G., Eckeli, A.L., Dach, F., 2008. Tension-type headache. Expert Rev. Neurother. 8 (5), 839–853.
Sprenger, T., Ruether, K.V., Boecker, H., Valet, M., Berthele, A., Pfaffenrath, V., Wöller, A., Tölle, T.R., 2007. Altered metabolism in frontal brain circuits in cluster headache. Cephalalgia 27 (9), 1033–1042.

제 18 장
기본적 근거

Fundamental evidence

18

서 론

Introduction

기능신경학의 임상적용 때 활용되는 여러 개념과 접근법의 타당성 확인에서 지난 수년간 많은 진전이 이루어졌다. 기능신경학의 임상적용에서는 신경축 전체의 활성을 조절하기 위해 겉질에서 활용하는 여러 투사계통의 중심통합상태를 조절하는 데에 초점을 둔다. 이러한 투사계통의 중심통합상태를 좌우하는 것은 신경형성력 과정이며 이를 기반으로 해서 신경계가 학습하고 기능적으로 변화한다. 신경형성력은 신경계가 새로운 상황에 맞게 기능적 능력을 조절하는 과정을 말한다(Nowak 등 2009). 구심로와 원심로 투사계통 모두의 운동활성이 변경되면 사람의 겉질, 바닥핵, 소뇌, 척수에서 구조적 그리고 기능적 형성력이 유도될 수 있다는 점에 대한 근거가 광범위하게 존재한다(Classen 등 1998, Kelly 등 2003, De Zeeuw & Yeo 2005, Graybiel 2005).

본 장에서는 여러 유형의 신경형성력에 대해 살펴보고 또한 임상에서 기능신경학 전문가가 활용하는 말초 자극의 대부분의 유형에 해당하는, 신체 말초 수용체로부터의 몸감각 입력을 기반으로 일어나는 신경형성 변화과정을 뒷받침하는 근거에 대해 살펴볼 것이다. 또한 겉질 비대칭 개념과 관련된 근거를 검토할 것이다.

기능신경학이란 무엇인가

What is functional neurology?

기능신경학을 구성하는 내용은 사람 신경축에서의 신경학적 기능이상에 대한 인식, 분석, 보존적 의료와 관련된 계속 발전하는 지식과 임상적 접근법이다. 기능신경학의 임상적용에서는 신경축 전체의 활성을 조절하기 위해 겉질에서 활용하는 여러 투사계통의 중심통합상태를 조절하는 데에 초점을 둔다. 이러한 투사계통의 중심통합상태를 좌우하는 것은 신경형성력 과정이며 이를 기반으로 해서 신경계가 학습하고 기능적으로 변화한다. 신경형성력은 신경계가 새로운 상황에 맞게 기능적 능력을 조절하는 과정을 말한다. 신경학적 기능이상을 관리하기 위한 기능신경학적 접근법에서는 신경형성력의 자연현상을 인식하고 활용해 신경축 기능부위 표적에 변화를 유도한다. 이렇게 하는 목적은 신경계의 기능을 최대한 정상화하기 위해서이다. 기능신경학에서 신경형성력을 유도하기 위해 활용하는 방법은 보존적, 비수술, 비제약 치료중재 경향을 보인다. 기능신경학 전문가는 환자에게 최대의 이익이 되는 경우에는 제약 치료법이나 수술 치료법을 활용하는 여타 임상의사와 종종 협력을 한다.

기능신경학의 작동방식

Understanding how functional neurology works

구심로 입력에 신경형성 변화를 통해 뇌 혹은 뇌기능 계통의 중심통합상태를 조절하는 능력이 있다는 개념은 기능신경학의 바닥뿌리에 자리한 초석의 기본개념이다. 기능신경학 기법을 어떻게 적용해 신경축의 기능을 향상시킬 수 있는지에 대한 이해를 넓히기 위해 신경형성력과 신경형성력 과정에 대한 구심로 조절, 반구 비대칭 개념을 지지하는 근거 등에 대해 개괄적으로 간략히 살펴보고자 한다.

신경형성력

Neuroplasticity

신경형성력의 기초

Basis for neural plasticity

신경형성력(neuroplasticity)은 신경계가 새로운 상황에 맞게 기능적 능력을 조절하는 과정을 말한다(Nowak 등 2009). 신경형성력 과정은 표상 형성력 혹은 지도 형성력에 해당하는, 신체 여러 부위의 겉질 운동표상 혹은 감각표상 수준 혹은 연접 형성력 혹은 신경세포 활성화 수준이나 형태상 변화에 관계될 수 있는 신경세포 수준 등 신경계 기능상 상호작용하는 두 수준에서 표현될 수 있다(Boroojerdi 등 2001). 몸감각겉질에서 일정 형태의 형성력이 몇 분에서 몇 시간 안에 매우 빠르게 일어날 수 있다(Ziemann 등 2001). 예를 들어, 말초신경 병소나 절단으로 인해 들길차단된 겉질 신경세포의 경우 인접 기능부위로부터의 감각입력에 반응하도록 빠르게 바뀐다(Merzenich 등 1983, Kolarik 등 1994, Borsook 등 1998). 운동겉질 신경세포 역시 신경 병소나 허혈성 신경차단에 대해 반응하여(Ziemann 등 1998) 혹은 운동연습 중에(Sadato 등 1996, Pascual-Leone 등 1993, Butefisch 등 2000) 각자의 표상지도를 빠르게 재구성할 수 있다. 몸겉질 활성화상 변화는 관절수용체와 근육방추 들신경 투사를 비롯한 말초 수용체로부터 들어오는 직접적인 몸감각 입력과 간접적인 몸감각 입력에 모두 직접적으로 연관될 수 있다는 사실이 이제는 잘 밝혀져 있다(Ridding 등 2001, Kaelin-Lang 등 2002, Tinazzi 등 2005). 겉질에서의 이러한 형성변화를 설명하기 위해 몇 가지 기전이 제시된 바 있다.

기능적 변화

Functional changes

연접효능 변화(Hebb 형성력) 혹은 조기발현유전자의 수용체 활성화를 통한 신경세포에서 단백질 합성과 단백분해효소 활성의 감소나 조절에 의한 변화가 여기에 해당한다. 이러한 여러 과정은 신경세포의 중심통합상태에 의해 조절되며 따라서 신경세포의 자극상태에 따라 강하게 영향을 받는다.

잠재 수평연결의 연접효능과 표출

Synaptic efficacy and unmasking of latent horizontal connections

신경세포에서 연접연결은 일차신경세포에서 연접연결이 활성 상태이고 활성, 즉 활동전위를 생산할 때 유지된다. 이러한 연결에 의해 신경세포의 출력이 조절되며 특정 시점에서의 시간가중과 공간가중 특성을 통해 이루어진다(Hebb 1949). 이러한 형성력이 일어나는 기전은 장기강화작용(long-term potentiation, LTP)과 장기억제작용(long-term de-pression, LTP)이다(Hess & Donoghue 1996). 이 과정의 흥미로운 사례 하나가 우리에게 수면과 꿈이 필요한 이유라는 의견이 제시된 바 있다. 활성화에 의한 연접 유지라는 Hebb 원리는 또한 연접 기능유지에 필요한 기질과 분자가 자발적으로 하향조절되기 때문에 비활동적 신경세포들 사이에 위치한 연접이나 연결은 지속적으로 붕괴되는 중이라는 점을 제시한다. 활성 수준이 높은 회로에서는 필요한 기질을 부호화하는 유전자가 지속적으로 활성화되고 발현됨으로써 위의 과정이 새롭게 된다. 자주 활용되지 않는 회로에서는 수면을 취하고 꿈을 꾸는 시간에 연접 강도가 새롭게 된다(Samvat & Osiecki 2009). 수면 시간동안 장기기억 회로와 깨어 있는 동안 자주 활용되지 않는 회로 속 연접은 자발적 느린 파형(델타) 진동에 의해 자극을 받으며 빠른 눈운동 수면(REM sleep) 시간 동안은 빠른 파형 자극을 받는다(Kavanau 2002). 빠른 눈운동 수면 시간동안 새로운 기억과 오래된 기억 회로가 활성화되기 때문에 그 결과를 우리가 꿈이라고 지각하는 것일 수 있다(Massimini 등 2007).

신경계에서 유지되는 여러 연접연결은 활동전위를 발생시킬 정도로 큰 변화를 신경세포 막전위에 개별적으로 유도하기에는 효능이 가볍고 낮다. 이처럼 이전부터 존재했지만 준 잠복 상태이던 일부 투사섬유를 수평섬유(horizontal fiber)라고 불러 왔다. 예를 들어 기능적 기능이상, 외상, 뇌졸중 등으로 인해 신경세포 쪽으로의 다른 일차발화 입력 특성이 변화하면, 이들 연접이 신경계에 미치는 효과가 '표출되고' 신경계에 대해 극적으로 다른 효과를 미칠 수 있다(Durian-Smith & Gilbert 1994). 그 효과는 뇌의 관련된 기능 영역, 신경계에 대한 억제성 영향의 상승 혹은 하강 등 복합적 일련의 상황에 따라 해당 개인에게 유익할 수도 해로울 수도 있다. 예를 들어, 뇌졸중 환자에서는 전형적인 경우 병소 주위 흥분성의 급성 상승이 나타나며 이것은 대부분 흥분성 신경전달물질의 상승 때문이고, 다음 단계의 만성 변화에 해당하는 겉질내 그리고 반구사이 억제 불균형에 의해 다양한 신체증상이 표현되며, 이러한 여러 증상은 관련 기능계통에 따라 회복을 촉진시키도 방해하기도 할 수 있다(Kreisel 2006).

조기발현유전자의 단백질 합성 활성화

Immediate early gene activation of protein synthesis

오늘날에는 일반적으로 뇌가 정신, 생리, 행동 과정을 제어하며 뇌기능을 제어하는 것은 유전자 활성화라는 점이 인정된다. 또한 사회적, 발달적, 환경적 인자에 의해 유전자 발현이 변할 수 있고, 이러한 유전자 발현상 변화에 의해 뇌기능 변화가 유도된다는 점도 인정된다(Kandel 1998). 이러한 과정을 수행하는 특별한 전달단백질인 조기발현유전자(immediate early gene, IEG)는 막 자극에 대해 반응하여 신경세포 속 여러 둘째전령물질 계통에 의해 활성화된다(Chen & Tonegawa 1997, Kaczmarek & Chaudhuri 1997). 두 가지 종류의 조기발현유전자 반응이 확인되었으며 1형 조기발현유전자 반응은 신경세포 핵 속 유전자 특이적이며 2형 조기발현유전자 반응은 미토콘드리아 유전자 특이적이다(Pleasure 1992). 이들 유전자는 수용체 자극과 신경세포의 생화학적 상태 등과 관련한 복합적 상호작용에 의해 활성화된다.

재생 Regeneration

재생이란 가지돌기나 축삭이 다시 싹틈, 즉 새롭게 형성되어 새로운 연접이 형성되는 것이다. 이러한 재성장은 대개 다양한 신경성장인자 분비와 연관된다. 재생 유형의 신경형성력은 뇌졸중과 같은 제거 병소에 의해 자극될 수 있다(Webster 2006).

신경전달의 방향변경, 재구성, 경로변경

Redirection, reorganisation or rerouting of nerve transmission

축삭과 가지돌기의 싹틈을 비롯한 새로운 해부학적 연결이 만들어지는 것 혹은 기존 연결의 제거, 연접의 형태학적 변화 등이 이 유형의 형성력에 해당한다(Sanes & Donoghue 1997). 이 유형 형성변화의 전형적 사례는 허혈뇌졸중 후 회복이다. 형성력 기전의 결과 신경계가 재구성되어 신경조직의 제거상실로 인해 손상을 받은 여러 기능 중 일부를 중추신경계의 다른 여러 부위가 넘겨받는다. 예를 들어, 겉질 여러 영역이 손상되면 유도되는 일련의 자기복구 기전의 일환으로서 다른 여러 겉질 영역 쪽으로 작업의 방향변경이 일어난다. 원래 손상받은 곳으로부터 제거된 기능회로가 재구성될 수 있다. 이처럼 손상으로 재구성이 유도되면 새로운 회로에 해당하는 겉질 여러 영역이 확장될 수 있고, 이를 통해 손상 후 운동행동 회복과 적응을 위한 신경 바탕질이 제공될 수 있다(Frost 등 2003). 이러한 식의 재구성은 손상에 대한 반응으로서 자발적으로 일어나는 것으로 보이며, 중추신경계의 손상된 여러 부분으로부터 상대적으로 기능적 무손상 상태인 여러 영역으로 처리가 이동되는 과정이 훈련을 통해 촉진될 수 있다. 신경 형성력의 발현을 촉진하는 초점 재활이 현재로서는 가장 효과적인 형태의 재구성 자극이지만 추가적인 여러 방법이 연구 중이고 그 중에는 두개경유직류자극(transcranial direct current stimulation, tDCS) 형태로 직류를 활용하고(Plautz 등 2003, Schlaug & Renga 2008) 또한 두개경유자기자극(transcranial magnetic stimulation, TMS) 형태로 자기를 활용해(Khedr 등 2005, Kim 등 2006) 대뇌겉질을 자극하는 방법이 있다.

세포자멸사 Apoptosis

세포자멸사 유형의 형성력에서는 사전 계획된 혹은 화학적으로 유도되는 세포사 과정을 통해 신경세포가 제거된다. 대부분의 신경계통은 발달과정 중 일정 단계에서 상당량의 신경세포가 사멸하는 단계를 거친다. 대부분의 신경계통에서는 초기에 형성되었던 신경세포의 약 50%에 세포사가 일어난다. 이 과정은 해당 신경계통의 축삭이 목적지 영역에 접촉을 형성하는 때와 시간적으로 같은 때에 일어난다. 아마도 일정량의 신경세포 사멸 자극이 일종의 되먹임 계통을 통해 축삭 목적지 부위로부터 실제로 생기든지 혹은 개시된다고 보인다(Hamburger & Oppenheim 1982). 목적지 부위 조직에서 생산되는 영양성장인자 형태의 되먹임 기전일 수 있다. 이때의 성장인자를 향한 여러 축삭 사이의 적극적 경쟁에 의해 어떤 축삭이, 따라서 어떤 신경세포가 생존할지 결정될 수 있다.

겉질기능의 구심조절

Afferent modulation of cortical function

신경축에서 기능투사계통의 발달과 유지를 좌우하는 것은 해당 계통의 투사섬유를 지지하는 신경세포의 중심통합상태이다. 이것은 해당 계통에 의해 전달되는 들신경 입력과 날신경 출력에 따라 많은 부분이 좌우된다. 말초로부터 혹은 겉질밑 구조물로부터 겉질로 오는 구심정보의 변화나 감쇠에 의해 겉질 활성화의 변화가 초래될 수 있다. 형태적으로 그리고 기능적으로 겉질에 표현되는 구심입력 감쇠의 결과 나타나는 변화는 관련 투사계통의 모든 수준에서도 일어나는 것으로 보인다(Merzenich 등 1984). 예를 들어, 신경가로절단 후에 나타나는 고양이의 겉질 몸영역 지도상 변화는 시상, 뒤기둥, 척수 모든 수준에서도 급성 변화와 만성 변화를 보인다(Dostrovsky 등 1976, Millar 등 1976). 비슷한 소견이 원숭이에서도 관찰되었다(Merzenich 등 1981, 1983, 1984).

사람에서 들신경 투사계통과 날신경 투사계통 모두에 관계된 운동활성이 변화하면 겉질, 바닥핵, 소뇌, 척수에서 구조적 형성력과 기능적 형성력이 유도될 수 있다고 하는 광범위한 근거가 존재한다(Classe 등 1998, Kelly 등 2003, De Zeeuw & Yeo 2005, Graybiel 2005). 새로운 운동 수행을 하면 운동 수행에 관계된 여러 신경조립체와 투사계통에서 겉질지도상 겉질 연접 수, 강도, 분포도에 변화가 유도된다(Montfils 등 2005). 말초감각 자극 역시 겉질 활성화와 겉질 운동출력이 장기적으로 조정되도록 유도한다고 확인되었다(Ridding 등 2001). 또한 뇌신경의 겉질 표상도 구심입력 변화에 따라 조절된다고 확인되었다. Hamdy 등(1998)은 인두에 대한 10분 간의 단기 자극 후에 인두의 겉질표상 지도에서 흥분수준이 상승하는 현상을 보고했다. 이때의 변화는 처음 자극을 중지한 후 30분 동안 지속되었다. Ridding 등(2000)의 비슷한 연구에 따르면 자신경(ulnar nerve, 척골신경)에 혼합 신경자극을 반복적으로 가한 결과 동일한 손의 여러 손 근육 쪽으로의 겉질 투사 흥분성이 상승해 자극시간보다 적어도 15분 이상 더 유지되었다. 이러한 형성변화가 급속히 생기는 것을 보면 이미 존재하던 약한 (수평) 투사연결의 표출 즉 탈억제와 관련된 기전일 것으로 추정된다(Boroojerdi 등 2001).

척추와 팔다리 도수교정은 광범위하고 다양한 해부학적, 역학적, 생리적 여러 매개변수를 통해 효과를 발휘하며 그 결과 몸감각 수용체, 고유감각, 통증 조절기전 등 기계수용 구심신호가 조절된다는 설이 제시된 바 있다. 이제 우리는 관절 도수교정이 신경축상 여러 측면에 대해 미치는 효과를 뒷받침하는 일부 근거를 살펴볼 것이며, 우선 국소효과로부터 시작하고 이어서 우리가 도수교정 후 발견할 수 있는 더욱 광범위한 여러 효과를 설명하는 데에 도움이 되는 분절적 조정작용과 분절위 조정작용 쪽으로 논의를 넓히려 한다.

Korr(1975)는 척추 도수교정이 척추옆 조직 수용체에 미치는 효과는 1군과 2군 고유감각 들신경이 매개한다는 견해를 제시했다. Korr에 따르면 척추 도수교정을 했을 때 관절 이동성이 향상되며, 그 기전은 근육방추 들신경과 가는 직경 들신경 속 연속신호 자극이 생기고 결국 촉진상태의 감마운동신경세포가 진정되는 것이다. 3군과 4군 들신경 역시 척추옆 구조물에 대한 도수교정의 효과에서 역할을 한다고 논의되어 왔다. 쥐, 토끼, 고양이 척추에 대한 연구를 보면 기계적 자극과 화학적 자극에 의해 척추옆 감각신경세포의 수용종말이 흥분될 수 있다는 점을 이해하는 데에 도움이 된다. 후관절낭 혹은 그 인근 수용야에 해당하는 구심로를 비롯해 구심로의 대부분은 관절에 가해진 비유해성 부하 쪽 방향으로 계단적 반응을 나타냈다(Pickar & McLain 1995). 또한 몇몇 연구에서도 도수교정이 척추사이구멍 구조물에 미치는 효과가 확인되었다. 뒤뿌리(DR)와 뒤뿌리 신경절(DRG)이 말초신경 축삭에 비해 기계적 압박의 효과에 대한 감수성이 더 크다는 사실이 상당량의 근거를 통해 확인되었다(Rydevik 1992). 뒤뿌리에 급속하게 10mg 정도의 작은 압박부하를 가해도 1군, 2군, 3군, 4군 들신경 방전이 약하게 상승한다(Howe 등 1977). 탈출된 추간판이 뒤뿌리 혹은 뒤뿌리신경절을 직접 압박할 수 있다는 개념은 분명히 현실적이고 그럴 듯한 각본이다. 탈출된 추간판에 의해 신경뿌리기능이 영향을 받는 것과 관련된 기전을 설명하는 둘째 각본에서는 분비된 신경활성 그리고 면역자극성 화학물질에 의해 간접적으로 매개되어 영향을 받는다고 본다(McCarron 등 1987). 이 기전은 압박이 존재하지 않는데도 추간판탈출에 신경학적, 면역학적(염증) 소견이 동반되는, 흔히 관찰되는 현상을 설명하는 데에 도움이 될 것이다.

중추 민감화라고도 하는 중추 촉진(central facilitation)은 구심입력에 대한 뒤뿔 신경세포의 반응성 증강 혹은 흥분성 상승을 일컫는 말이다. 중추 촉진은 자발 중추신경활성 상승, 구심입력에 대한 중추신경세포 방전 증강, 중추신경세포의 수용야 속성 변화 등으로 표현될 수 있다(Cook 등 1987). 오늘날 우리가 파악하기로는 중추 촉진 현상에 의해 중추신경세포의 수용야가 넓어지고 무해한 기계적 자극이 중추 통증경로에 접근하게 된다. 다시 말하면, 중추신경세포가 민감화되고 중추신경세포가 부적절한 자극에 대해 반응을 보이는 상태이기 때문에 문턱밑 기계적 자극에 의해 통증이 개시될 수 있다(Woolfe 1994).

척추 도수교정에 의해 척추옆 근육의 반사가 유발되고 운동신경세포 흥분성이 변화한다는 사실을 확인하는 상당량의 근거가 존재한다. 뒤에서 앞쪽으로의 척추 도수교정 치료를 목, 등, 허리, 엉치 부위에 시술하면 척추옆 근전도 활성이 도수교정을 시행한 척추 부위와 관련성을 보이는 양상으로 척추옆 근전도 활성이 상승한다. 근전도 반응 잠재기는 도수교정 추력을 개시하고 50~200ms 이내이다(Suter 등 1994, Herzog 등 1999). 척추 도수교정이 몸운동 활성에 미치는 영향은 매우 복합적일 수 있으며 흥분성 효과와 억제성 효과를 모두 나타낸다. 척추 도수교정에 의해 근육방추 입력이 변화하면 체성체성반사(somatosomatic reflex)를 억제하는 데에 역할을 할 수도 있다. Zhu 등(1993, 2000)은 자기 자극을 활용해 허리 척추옆 근육을 자극하고 대뇌 유발전위를 기록했다. 척추옆 근육방추에 진동자극을 가하자 대뇌 전위 크기가 감소했다. 이와 비슷하게, 환자에서의 근육연축에 의해 척추옆 근육으로부터 유발된 대뇌전위의 크기가 감소했다. 척추 도수교정을 시행하면 이러한 효과가 역전되어 근육연축이 개선되고 대뇌 유발전위 크기가 회복되었으며, 이것은 근육연축 때 척추옆 근육방추로부터의 감각입력이 상승된 것이 대뇌 유발전위 크기가 감소하는 데에 역할을 했을 가능성을 시사한다.

기능이상 관절에 대한 척추 도수교정을 통해 신경회로에서의 신호전달이 변형되는 결과는 위의 연구에서 지적한 척수 수준뿐만 아니라 겉질 수준, 그리고 아마도 바닥핵과 같은 뇌 깊은 구조물에서도 일어날 수 있다. 1997년에 Carrick은 시각 줄무늬겉질 쪽으로 투사되는 뇌줄기와 시상 영역의 다중양식 신경세포의 발화빈도를 상승시킨다고 알려진 상부경추 도수교정을 활용한 연구를 통해 시상 쪽으로 향하는 구심입력을 비대칭적으로 변경하면 그 결과 각 눈에서의 맹점 크기가 비대칭적으로 변하는 현상을 입증했다. 맹점은 구심자극이 상승한 쪽(교정치료 시행 쪽)에서 감소하는 것으로 관찰되었다. 이러한 현상은 시상에서의 다중양식 감각통합으로 인해 발생한 시상겉질 활성화 변화 때문에 반대쪽 뇌기능이 상승한 까닭이라고 분석되었다. Haavik-Taylor와 Murphy(2007)는 몸감각 유발반응을 활용해 목 도수교정 후 겉질에서의 변화를 연구했다. 기능이상 목 관절에 대한 척추 도수교정의 결과 겉질 몸감각 유발반응을 통해 확인되는 일과성 겉질 형성변화가 나타날 수 있음이 확인되었다. 연구자들은 목뼈 도수교정을 통해 겉질 몸감각 처리와 감각운동 통합을 변화시킬 수 있다는 결론을 얻었다. 필자 연구실에서의 미출판 연구자료에 의하면 목과 팔다리 도수교정 후 다양한 환자에서 정량뇌파도 소견의 정상화를 확인했으며 이는 겉질 조절효과를 시사한다.

도수교정 후 구심자극 변화의 결과 생기는 겉질조절작용의 기전으로서 몇 가지 이론이 제시된 바 있다(Holt 등 2006). 이들 여러 이론을 요약하면 다음의 10가지 가능성이 있다.

1. 목 도수교정을 하면 척수그물 경로 혹은 뒤기둥 결축삭과 척수소뇌 경로가 흥분한다. 척수그물섬유는 척수의 각 수준에서 기원하지만 특히 위목 분절에서 기원한다. 다리뇌숨뇌 그물체(PMRF)의 여러 영역에서 연접을 형성한다.
2. 목 도수교정의 결과 안뜰교감신경 경로가 조정된다. 여기에는 위의 경우와 동일한 경로가 관계될 수 있고 혹은 안뜰핵 수준에서 안뜰신경세포 조정의 반영일 수 있다.

3. 목 도수교정의 결과 고립로핵(NTS), 미주신경등쪽핵, 의문핵 등의 안뜰소뇌 활성화가 일어난다.
4. 도수교정의 결과 뇌반구에 효과가 미쳐 다리뇌숨뇌 그물체(PMRF)의 하행 홍분이 일어날 수 있다. 다리뇌숨뇌 그물체는 중간가쪽 세포기둥에 대해 긴장성 억제성 제어를 담당하게 된다.
5. 허리엉치 도수교정을 하면 그 결과 교감신경 조절효과가 나타날 수 있으며, 척수 앞가쪽섬유단을 타고 올라가는 척수그물섬유나 뒤기둥핵을 거쳐 입쪽배가쪽 숨뇌(RVLM)에 직접 신경지배를 하기 때문이다.
6. 척추 도수교정을 하면 가는 직경 들신경 입력을 감소시키고 굵은 직경 들신경 입력을 증강시킴으로써 분절 체성교감신경 반사의 표현이 변화될 수 있다. 이를 통해 면역체계의 일차기관과 이차기관에 대한 교감신경 신경지배에 영향이 미칠 수 있다.
7. 척추 도수교정을 하면 이차 상행 척수그물 신경세포에 대한 구심 입력을 감소시킴으로써 분절위 체성교감신경 반사의 표현이 변화될 수 있다. 이를 통해 더 전반적인 수준에서 면역체계 기관에 대한 교감신경 신경지배에 영향이 미칠 수 있다.
8. 척추 도수교정을 하면 체성교감신경 반사의 하행 조절에 관계된 뇌줄기 중추의 중심통합상태가 변화될 수 있다. 이는 척수그물 투사연결을 거쳐 혹은 그물체에서 안뜰입력과 체성입력 사이의 상호작용을 거쳐 일어날 수 있다. 체성 입력(높은 문턱값)과 안뜰 입력은 모두 입쪽배가쪽 숨뇌(RVLM)로부터의 출력을 상승시킨다고 확인되었으며, 이는 척수 중간가쪽(IML) 세포기둥에 대해 긴장성 홍분성 영향을 미친다. 목뼈로부터의 고유감각 입력(낮은 문턱값)은 입쪽배가쪽 숨뇌 쪽으로 향하는 안뜰입력에 대해 대항효과를 미친다고 확인되었다. 또한 뇌줄기 그물체 신경세포는 분절 체성교감신경 반사에 대해 긴장성 하행성 억제작용을 매개한다. 분절 체성교감신경 반사는 뇌줄기로부터의 하행 억제효과가 없을 때에 가장 영향력이 큰 것으로 보인다.
9. 척추 도수교정을 하면 척수그물 투사와 척수시상하부 투사를 통해 그리고 안뜰소뇌 및 중간선 소뇌 기능에 대한 척수 구심로의 영향을 통해 시상하부의 중심통합 상태가 변화될 수 있다. 안뜰핵과 소뇌핵 그리고 시상하부, 고립로핵, 팔결핵 사이에 직접 연결이 존재하는 것이 확인되었다. 후자의 두 핵은 시상하부로 투사되며 또한 겉질 안쪽 관자엽 및 대뇌섬 부위의 내장 및 둘레 영역으로 투사된다.
10. 척추 도수교정을 하면 중추신경계 다중양식 신경세포의 가중 증강, 뇌줄기나 바닥앞뇌 부위 모노아민 신경세포, 자율신경 효과를 통한 대뇌 혈류 효과, 시상하부 매개 이소프레노이드 경로에 대한 영향 등을 통해 뇌 비대칭에 대해 영향을 끼칠 수 있다.

겉질 반구비대칭 개념

The concept of cortical hemisphericity

겉질 반구비대칭(hemispheric asymmetry, hemisphericity) 혹은 겉질 편측화 개념에서는 뇌의 양쪽 반구가 다양한 여러 기능 중 서로 다른 비대칭적인 여러 측면을 제어하며 양쪽 반구가 활성화 수준이 서로 다른 상태로 기능할 수 있다고 가정한다. 각 반구가 기능을 발휘하는 수준은 각 반구의 중심통합상태에 따라 달라지며 이를 대부분 결정하는 요인은 각 반구가 말초로부터 받아들이는 구심 자극, 겉질주위 신경세포의 국소 통합, 반대쪽 반구로부터 오는 억제 정도, 영양공급과 산소공급 상태 등이다. 구심자극은 뇌줄기와 시상을 거치며 관문제어되고, 뇌줄기와 시상 모두 그 자체가 비대칭적 구조물이며 각각의 같은쪽 겉질로부터 간접적으로 조절을 받는다(Savic 등 1994). 한쪽 반구와 다른쪽 반구 사이의 불균형이 생길 수 있는 병인론적 경로는 여러 가지이며 활성화나 각성양상의 이상(Obrut 1994), 급성 혹은 만성 제거병소(Leipert 2000, Murase 2004, Kreisel 2006), 비대칭적 구심신호 과다 혹은 결핍(Merzenich 등 1983), 반구사이 혹은 반구내 전달 불균형(Brown 등 1994, Bastings 2002), 순환 결핍, 신경전달물질 농도 비대칭(Xu 등 2005, Hachinski 등 1992), 비대칭적 대사 기능이상 등이 있다. 양쪽 반구 사이의 비대칭 상태에 대해 이상의 여러 인자가 복합적으로 역할을 하는 경우가 많다. 비대칭적 기능이상의 일정 시점에 한쪽 반구 겉질과 다른쪽 반구 겉질 사이의, 임계수준에 달한 활성이나 각성 불균형으로 인해 기능적 분리 증후군(functional disconnect syndrome)이 된다(Stroka 등

1973, Leisman & Ashkenazi 1980). 이렇게 기능적 분리가 처음으로 증상을 나타내는 임계수준은 개인마다 차이를 보이는 듯하다. 위에서 설명한 것처럼 신경형성력 과정의 결과 형태학적, 기능적 변화가 생긴다. 만일 겉질 자극 수준이나 억제 수준의 비대칭으로 인해 편측화된 겉질계통의 만성적 불균형 상태가 초래된다면 부적응 신경형성 변화로 볼 수 있다. 예를 들어, 뇌졸중 환자에서 겉질 여러 영역의 제거 손상으로 인해 손상 부위와 관련된 여러 기능활동상 장애뿐만 아니라 반대쪽 반구 쪽으로의 억제성 투사가 없어지는 결과가 될 수 있다. 이로 인해 반대쪽 반구는 만성적 과잉흥분 상태로 가동되기 시작한다(Leipert 등 2000, Murase 등 2004). 병소 반대쪽 겉질 영역의 만성적 탈억제로 악순환이 만들어져서 병소 영역은 병소 반대쪽 부위의 과잉흥분으로 인해 만성적 과잉억제를 받고 이어서 병소 반대쪽 부위는 병소 부위를 훨씬 심하게 억제한다. 위에 열거한 모든 병인론적 경로에 의해 동일한 악순환이 자리잡을 수 있다.

주의력결핍 장애와 주의력결핍 과다활동 장애(Melillo & Leisman 2004), 자폐증(Leisman & Melillo 2009), 우울증(Henriques & Davidson 1991) 등 다양한 증상학과 질환에 대해 fMRI, BOLD, PET, qEEG 검사를 근거로 한 겉질 기능 비대칭이 확인되었다.

또한 정상생리 상태에서도 반구 비대칭이 존재한다고 확인되었으며, 예를 들면, 운동제어의 경우 운동제어의 역동적 우세 가설(dynamic dominance hypothesis)에서는 왼쪽 반구가 역동적 제어에서 더 많은 역할을 하고 오른쪽 반구는 팔다리 운동에 관계된 자세제어에서 더 큰 역할을 한다고 설명한다(Sainburg 2002, 2005). Blood(2008)가 제시한 내용에 따르면 운동제어와 자세제어는 반구 우세가 서로 반대이고 근육긴장이상증의 발생과 유지에 관계될 수 있다.

또한 반구 비대칭이 심장혈관 기능에 대한 겉질 제어의 측면에서도 존재한다고 확인되었다. 연구결과에 의하면 뇌기능 비대칭은 같은쪽 경로를 통해 심장에 영향을 미칠 수 있다. 이 분야의 문헌상 매우 분명하게 확인되듯이 오른쪽 신경축상 여러 수준에 대해 자극이나 억제를 가했을 때 심장박동수의 변화가 더 커지고, 반면 왼쪽 신경축에서 교감신경 긴장도가 상승하면 심실세동 문턱값이 낮아진다. 이것은 심방의 경우 부교감신경 기전이 우세인 반면 심실의 경우 교감신경 기전이 우세이기 때문이다(Lane 등 1992, 1995).

겉질에서의 신경전달물질 비대칭 또한 밝혀졌다. 여러 연구에서 매우 일관되게 보고되었던 결과에 따르면 각성의 생물학적 기질인 노르아드레날린 신경지배는 분명한 오른쪽 반구 비대칭을 보인다(Pearlson & Robinson 1981, Neveu 등 1991, Hachinski 등 1992). 또한 몇몇 연구에서는 세로토닌 신경전달물질이 오른쪽 반구 우세를 보인다는 점을 강력히 시사하는 결과를 보고했으며(Tekes 등 1988, Demeter 등 1989, Arato 등 1991), 이것은 출생 때부터 나타나는 겉질 기능의 선천적 특징일 수 있다(Frecska 등 1990).

겉질 비대칭은 호르몬 조절과 관련해서도 보고되었다(Wittling 1998). 코티솔 분비는 오른쪽 반구와 연관되어 논의되어 왔으며 감정적으로 관련된 상황에서 오른쪽 반구의 코티솔 제어 우세가 밝혀졌다(Wittling & Roschmann 1993, Wittling & Schweiger 1993). 여러 연구결과에 의하면 오른쪽 반구의 화학우세는 시상하부 매개 이소프레노이드(isoprenoid) 경로의 상향조절과 관련되며 신체질량지수 상승, 천식이나 만성 기관지염 등 여러 허파질환, 지질과산화 산물 수치 상승, 자유라디칼 제거효소 저하, 염증성 장질환, 전신홍반루푸스(SLE), 뼈관절염, 척추증 등과 같은 다양한 대사성 혹은 면역 장애를 보이는 사람들에 더욱 많이 분포했다. 왼쪽 반구의 화학우세는 이소프레노이드 경로의 하향조절과 관련되며 신체질량지수 저하, 골다공증, 폭식증 등을 보이는 사람들에 더욱 많이 분포했다.

여러 연구결과의 보고에 따르면 서로 다른 여러 감정상태가 활성화될 때 겉질 비대칭이 존재할 수 있다. 왼쪽 이마겉질은 긍정적 감정상태를 경험하거나 표현할 때 활성화되는 듯 보이고, 반면 오른쪽 이마 겉질은 부정적 감정상태를 경험하거나 표현할 때 활성화되는 듯 보인다(Davidson 1984, Davidson & Tomarken 1989, Leventhal & Tomarken 1986, Silberman & Weingartner 1986). 우울증에서 증상 중증도는 왼쪽 이마 겉질의 활성화 수준과 연관된다고 논의되었다(Robinson 등 1984). 오른쪽 이마 겉질이 보존된 왼쪽 이마 겉질 병소 환자에서 가장 중증의 우울 증상을 보였다.

또한 겉질 비대칭은 면역조절기능에서도 중요하다고 확인되었다. 극심한 오른쪽 이마겉질 활성화 상태의 여성에 비해 극심한 왼쪽 이마겉질 활성화 상태의 여성에서는 자연살해세포의 활성이 유의하게 높았다(Kang 등 1991). 이들 여러 여성에서 반구 활성화 수준은 뇌파검사상 국소 알파 파워 밀도로 결정했다. 측정결과 감정적 혹은 인지적 뇌 활성화 정도와 역의 상관관계가 관찰되었다(Davidson 1988). 여러 동물 연구에서도 대뇌 비대칭성과 면역체계 기능 사이의 관계에 대한 직접적 근거가 제시되었다(Barneoud 등 1987, Neveu 1988). 생쥐에서 왼쪽 이마마루 겉질을 부분적으로 제거해서 기능상 상대적 오른쪽 겉질 활성화 상태를 만들면 그 결과 면역반응이 저하되었고, 오른쪽 겉질을 부분적으로 제거해서 기능상 왼쪽 겉질 활성화 상태를 만들면 아무 변화가 없거나 면역반응이 상승했다(Renoux 등 1983, Neveu 등 1986). 다른 여러 연구를 통해 왼쪽 겉질 병소 때 지라와 가슴샘을 비롯한 림프기관이 발달하지만 오른쪽 겉질 병소 때에는 지라와 가슴샘 발달이 더욱 증가하며, T 세포 활성화는 왼쪽 겉질 병소 때 유의하게 저하되고 오른쪽 겉질 병소 때 상승한다고 밝혀졌다(Renoux 등 1983, Biziere 등 1985, Renoux & Biziere 1986, Barneoud 등 1988). 이러한 소견에 의하면 T 세포매개면역은 양쪽 반구가 비대칭적으로 조정하고 각 반구는 반대쪽 반구와 반대로 작용한다. 왼쪽 겉질 활성이 상승하면 여러 가지 T 세포매개면역 지표의 반응성이 증강되는 반면 오른쪽 겉질 활성의 상승은 면역억제성인 듯하다. B 세포 활성은 겉질 활성화 비대칭으로 영향을 받지 않는다고 관찰되었다(Neveu 등 1988, LaHoste 등 1989). 위의 여러 연구에 따르면 겉질영역 제거 혹은 생리적 활성화수준 조정 등의 방법으로 반구 활성화 정도가 변화하면 그 결과 면역학적 반응활성이 변화하는 것으로 보인다. 양쪽 반구는 면역반응을 활발하게 조절하며 왼쪽 반구가 세포면역반응을 증강시키고 오른쪽 반구가 세포면역반응을 억제시키는 것으로 보인다. 일부 증거에 의하면 오른쪽 반구의 관련성이 면역 요소에 직접적으로 작용하는 것이 아니라 왼쪽 반구 활성을 조절하고 왼쪽 반구가 면역기능을 직접 조절할 가능성이 있다(Renoux 등 1983).

많은 연구에서 뇌는 정보를 정확하고도 효율적으로 처리하고 통합하기 위해 비대칭적으로 작동하는 측면이 많다고 보고했다는 점은 분명해 보인다. 또한 만일 이러한 비대칭적 처리과정이 불균형 상태로 되면 그로 인해 원하지 않았던 사고, 활동, 행위라는 결과가 초래될 수 있다는 점도 분명해 보인다. 이러한 겉질 비대칭을 임상 실제에서 인식하고 교정한다면 이러한 기능이상 상태 때문에 인류가 겪는 고통의 경감이라는 큰 희망을 갖게 될 것이다.

참고문헌

Arato, M., Frecska, E., Tekes, K., MacCrimmon, D.J., 1991. Serotonergic interhemispheric asymmetry: Gender difference in the orbital cortex. Acta Psychiatr. Scand. 84, 110–111.

Barneoud, P., Neveu, P.J., Vitiello, S., et al. 1987. Functional heterogeneity of the right and left cerebral neocortex in the modulation of the immune system. Physiol. Behav. 41, 525–530.

Barneoud, P., Neveu, P.J., Vitiello, S., et al. 1988. Early effects of right or left cerebral cortex ablation on mitogen-induced speen lymphocyte DNA synthesis. Neurosci. Lett. 90, 302–307.

Bastings, E.P., Greenberg, J.P., Good, D.C., 2002. Hand motor recovery after stroke: a transcranial magnetic stimulation mapping study of motor output areas and their relation to functional status. Neurorehabil. Neural Repair 16, 275–282.

Biziere, K., Guillaumin, J.M., Degenne, D., et al. 1985. Lateralized reocortical modulation of the T-cell lineage. In: Guillermin, R. Cohn, M., . Melnechuk, T. (Eds.), Neural Modulation of Immunity. Raven Press, New York, 81–91.

Blood, A.J., 2008. New hypotheses about postural control support the notion that all dystonias are manifestations of excessive brain postural function. Biosci. Hypotheses 1, 14–25.

Boroojerdi, B., Ziemann, U., Chen, R., Butefisch, C., Cohen, L., 2001. Mechanisms underlying human motor plasticity. Muscle Nerve 24, 602–613.

Borsook, D., Becerra, L., Fishman, S., Edwards, A., Jennings, C.L., Stojanoviv, M, et al. 1998. Acute plasticity in the human somatosensory cortex following amputation. Neuroreport 9, 1013–1017.

Brown, W.S., Larson, E.B., Jeeves, M.A., 1994. Directional asymmetries in interhemispheric transmission time: evidence from visual evoked potentials. Neuropsychologia 32, 439–448.

Butefisch, C.M., Davis, B., Wise, S.P., Sawaki, l., Kopylev, L., Classen, J., et al. 2000. Mechanisms of use-dependent plasticity in the human motor cortex. Proc. Natl. Acad. Sci. USA 97, 3661–3665.

Carrick, F.R., 1997. Changes in brain function after manipulation of the cervical spine. J. Manip. Physiol. Theraptics 20 (8) Oct.

Chen, C., Tonegawa, S., 1997. Molecular genetic analysis of synaptic plasticity, activity-dependent neural development, learning, and memory in the mammalian brain. Annu. Rev. Neurosci. 29, 157–184.

Classen, J., Knorr, U., Werhahn, K., Schlaug, G., Kunesch, E., Cohen, L., et al. 1998. Multimodal mapping of human central motor representation on different spatial scales. J. Physiol. 512, 163–179.

Cook, A.J., Woolf, C.J., Wall, P.D., McMahon, S.B.., 1987. Dynamic receptive field plasticity in rat spinal cord dorsal horn following C-primary afferent input. Nature 325, 151–153.

Davidson, R.J., 1984. Affect, cognition, and hemispheric specialization. In: Izard, C.E. Kagan, J., Zajonc, R. (Eds.), Emotion, Cognition and Behaviour . Cambridge University Press, New York, pp. 320–365.

Davidson, R.J., 1988. EEG measures of cerebral asymmetry: conceptual and methodological issues. Int. J. neurosci. 39, 71–89.

Davidson, R.J., Tomarken, A.J., 1989. Laterality and emotion: and electrophysiological approach. In: Boller, F. Grafman, J. (Eds.), Handbook of Neuropsychology. Elsevier Science, New York, 419–441.

Demeter, E., Tekes, K., Majorossy, K., Palkovitis, M., Soos, M., Magyar, K., et al. 1989. The asymmetry of H-imipramine binding may predict psychiatric illness. Life Sci. 44, 1403–1410.

De Zeeuw, C., Yeo, C., 2005. Time and tide in cerebellar memory formation. Curr. Opin. Neurobiol. 15, 667–674.

Dostrovsky, J., Millar, J., Wall, P., 1976. The immediate shift of drive of dorsal column nucleus cells following deafferentation: A comparison of acute and chronic deafferentation in gracile nucleus and spinal cord. Exp. Neurol. 52, 480–495.

Durian-Smith, C., Gilbert, C.D., 1994. Axonal sprouting accompanies functional reorganisation in adult cat striate cortex. Nature 368, 737–740.

Frecska, E., Arato, M., Tekes, K., Powchik, P., 1990. Lateralization of H-IMI binding in human frontal cortex. Biol. Psychiatry 27 (9a), 72.

Frost, S.B., Barbay, S., Friel, K.M., Plautz, E.J., Nudo, R.J., 2003. Reorganization of Remote Cortical Regions after Ischemic Brain Injury: A Potential Substrate for Stroke Recovery. J. Neurophysiol. 89 (6), 3205–3214.

Graybiel, A., 2005. The basal ganglia: learning new tricks and loving it. Curr. Opin. Neurobiol. 15, 638–644.

Haavik-Taylor, H., Murphy, B., February, 2007. Cervical spine manipulation alters sensorimotor integration: A somatosensory evoked potential study. Clin. Neurophysiol. 118 (2), 391–402.

Hachinski, V.C., Oppenheimer, S.M., Wilson, J.X., Guiraudon, C., Cechetto, D.F., 1992. Asymmetry of sympathetic consequences of experimental stroke. Arch. Neurol. 49, 697–702.

Hamburger, V., Oppenheim, R.W., 1982. Naturally occurring neuronal death in vertebrates. Neurosci. Comment. 1, 39–55.

Hamdy, S., Rothwell, J.C., Aziz, Q., Singh, K.D., Thompson, D.G., 1998. Long-term reorganization of human motor cortex driven by short-term sensory stimulation. Nat. Neurosci. 1, 64–68.

Hebb, D.O., 1949. The Organization of Behavior; a Neuropsychological Theory. Wiley, New York, pp. 335.

Henriques, J.B., Davidson, R.J., 1991. Left frontal hypoactivation in depression. J. Abnorm. Psychol. 100, 535–545.

Herzog, W., Scheele, D., Conway, P.J., 1999. Electromyographic responses of back and limb muscles associated with spinal manipulative therapy. Spine 24, 146–153.

Hess, G., Donoghue, J.P., 1996. Long-term potentiation and long term depression of horizontal connections in rat motor cortex(Review). Acta. Neurobiol. Exp. (Warsz) 75, 1765–1778.

Holt, K., Beck, R.W., Sexton, S. Reflex effects of a spinal adjustment on blood pressure, Proc. Assoc. of Chiropractic Colleges: Research agenda conference, Washington, 2006.

Howe, J.F., Loeser, J., Calvin, W.H., 1977. Mechanosensitivity of dorsal root ganglia and chronically injured axons: a physiological basis for the radicular pain of nerve root compression. Pain 3, 27–41.

Kaczmarek, L., Chaudhuri, A., 1997. Sensory regulation of immediate early gene expression in mammalian visual cortex; implications for functional mapping and neural plasticity. Brain. Res. Brain. Res. Rev. 23, 237–256.

Kaelin-Lang, A., Luft, A.R., Sawaki, L., Burnstein, A.H., Sohn, Y.H., Cohen, L.G., 2002. Modulation of human corticomotor excitability by somatosensory input. J. Physiol. 540, 623–633.

Kandel, E.R., 1998. A new intellectual framework for psychiatry. Am. J. Psychiatry. 155, 457–469.

Kang, D.H., Davidson, R.J., Coe, C.L., et al. 1991. Frontal brain asymmetry and immune function. Behav. Neurosci. 105 (6), 860–869.

Kavanau, J.L., 2002. Dream contents and failing memories. Arch. Ital. Biol. 140, 109–127.

Kelley, A., Andrzejewski, M., Baldwin, A., Hernandez, P., Pratt, W.E., 2003. Glutamate mediated plasticity in cortico-striatal networks: role in adaptive motor learning. Ann. NY Acad. Sci. 1003, 155–168.

Khedr, E.M., Ahmed, M.A., Fathy, N., Rothwell, J.C., 2005. Therapeutic trial of repetitive transcranial magnetic stimulation after acute ischemic stroke. Neurology 65, 466–468.

Kim, Y.H., You, S.H., Ko, M.H., et al. 2006. Repetitive transcranial magnetic stimulation induced corticomotor excitability and associated motor skill acquisition in chronic stroke. Stroke 37, 1471–1476.

Kolarik, R.C., Rasey, S.K., Wall, J.T., 1994. The consistency, extent and locations of early onset changes in cortical nerve dominance aggregates following injury of nerves to primate hands. J. Neurosci. 14, 4269–4288.

Korr, I.M., 1975. Proprioceptors and somatic dysfunction. J. Am. Osteopath. Assoc. 74, 638–650.

Kreisel, S.H., Bazner, H., Hennerici, M.G., 2006. Pathophysiology of stroke rehabilitation: temporal aspects of neurofunctional recovery. Cerebrovasc. Dis. 21, 6–17.

Kropotov, J., Chutko, L.S., Yakovenko, E.A., Grin-Yatsenko, V.A., 2002. Application of transcranial micro-polarization for treatment of ADHD children. J. Neurol. Psychiatry. 5, 26–28 (Russian).

LaHoste, G.J., Neveu, P.J., Mormede, P., et al. 1989. Hemispheric asymmetry in the effects of cerebral cortical ablations on mitogen-induced lymphoproliferation and plasma prolactin levels in female rats. Brain. Res. 483, 123–129.

Lane, R.D., Jennings, J.R., 1995. Hemispheric asymmetry, autonomic asymmetry, and the problem of sudden cardiac death. In: Davidson, R.J., Hugdahl, K. (Eds.), Brain Asymmetry. MIT Press, Cambridge, MA, 271–304

Lane, R.D., Wallace, J.D., Petrosky, P., et al. 1992. Supraventricular tachycardia in patients with right hemisphere strokes. Stroke 23, 362–366.

Leipert, J., Hamzei, F., Weiller, C., 2000. Motor cortex disinhibition of the unaffected hemisphere after acute stroke. Muscle Nerve 23, 1761–1763.

Leisman, G., Melillo, R., 2009. EEG coherence measures functional disconnectivities in autism. Acta Paediatr. 98, 14–15.

Leisman, G., Ashkenazi, M., 1980. Aetiological factors in dyslexia; IV. Cerebral hemispheres are functionally equivalent. Int. J. Neurosci. 11, 157–164.

Leventhal, H., Tomarken, A.J., 1986. Emotion: today's problems. Annu. Rev. Psychol. 37, 565–610.

Massimini, M., Ferrarelli, F., Esser, S.K., Riedner, B.A., Huber, R., Murphy, M., et al. 2007. Triggering sleep slow waves by transcranial magnetic stimulation. Proc. Natl. Acad. Sci. USA 104 (20), 8496–8501.

McCarron, R., Wimpee, M., Hudkins, P., Laros, G., 1987. The inflammatory effect of nucleus pulposus. A possible element in the pathogenesis of low-back pain. Spine 12, 760–764.

Melillo, R., Leisman, G., 2004. Neurobehavioral Disorders of Childhood: An Evolutionary Approach. Kluwer, New York.

Merzenich, M., Sur, M., Nelson, R., Kaas, J., 1981. Organization of the S1 cortex: Multiple cutaneous representations in Areas 3b and 1 of the owl monkey. In: Woolsey, C.N. (Ed.), Cortical Sensory Organization, Vol. 1. Multiple Somatic Areas. Human Press, Clifton, NJ, 36–48.

Merzenich, M., Kaas, J., Wall, J., Sur, R., Fellemena, D., 1983. Topographic reorganization of somatosensory cortical areas 3b and 1 in adult monkeys following restricted deafferentation. Neuroscience 8, 33–55.

Merzenich, M., Nelson, R., Stryker, M., Schoppmann, A., Zook, J., 1984. Somatosensory cortical map changes following digit amputation in adult monkeys. J. Comp. Neurol. 224, 591–605.

Millar, J., Basbaum, A., Wall, P., 1976. Restructuring of the somatotopic map and appearance of abnormal neurological activity in the gracile nucleus after partial deafferentation. Exp. Neurol. 50, 658–672.

Montfils, M., Plautz, E., Kleim, J., 2005. In search of the motor engram: motor map plasticity as a mechanism for encoding motor experience. Neuroscientist 11, 471–483.

Murase, N., Duque, J., Mazzocchio, R., Cohen, L.G., 2004. Influence of interhemispheric interactions on motor function in chroic stroke. Ann. Neurol. 55 (3), 400–409.

Neveu, P.J., Betancur, C., Barneoud, P., Vitiello, S., Le Moal, M., 1991. Functional brain asymmetry and lymphocyte proliferation in female mice: effects of left and right cortical ablation. Brain Res. 550, 125–128.

Neveu, P.J., 1988. Minireview: Cerebral neocortex modulation of immune functions. Life Sci. 42, 1917–1923.

Neveu, P.J., Barneoud, P., Vitiello, S., et al. 1988. Brain modulation of the immune system: Association between lymphocyte responsiveness and paw preference in mice. Brain Res. 457, 392–394.

Neveu, P.J., Taghzouti, K., Dantzer, R., et al. 1986. Modulation of mitogen-induced lymphoproliferation by cerebral neocortex. Life Sci. 38, 1907–1913.

Nowak, D.A., Grefkes, C., Ameli, M., Fink, G.R., 2009. Interhemispheric competition after stroke: brain stimulation to enhance recovery of function of the affected hand. Neurorehabil. Neural Repair doi:10.1177/1545968309336661, <http://www.nnr.sagepub.com>.

Obrut, J.E., 1994. The geschwind-Behan-Galaburda theory of cerebral lateralization: Thesis, anti-thesis and synthesis? Brain Cogn. 26 (2), 267–274.

Pascual-Leone, A., Cammarota, A., Wasserman, E.M., Brasil-Neto, J.P., Cohen, L.G., Hallett, M., 1993. Modulation of motor cortical outputs to the reading hand of Braille readers. Ann. Neurol. 34, 33–37.

Pearlson, G.D., Robinson, R.G., 1981. Suction lesions of the frontal cortex in the rat induce asymmetrical behavioral and catecholaminergic responses. Brain Res. 218, 233–242.

Pickar, J., McLain, R.F., 1995. Responses of mechanosensitive afferents to manipulation of the lumbar facet in the cat. Spine 20, 2379–2385.

Pleasure, D., 1992. Third messengers that regulate neural gene transcription. In: Asbury, A.K. McKhann, G.M., . McDonald, W.I. (Eds.), Diseases of the Nervous System. W.B. Saunders Co., Philadelphia, pp. 56–62.

Plautz, E.J., Barbay, S., Frost, S.B., Friel, K.M., Dancause, N., Zoubina, E.V., et al. 2003. Post-infarct cortical plasticity and behavioral recovery using concurrent cortical stimulation and rehabilitative training: a feasibility study in primates. Neurol. Res. 25, 801–810.

Renoux, G., Biziere, K., 1986. Brain neocortex lateralized control of immune recognition. Integr. Psychiatry 4, 32–40.

Renoux, G., Biziere, K., Renoux, M., et al. 1983. A balanced brain asymmetry modulates T cell-mediated events. J. Neuroimmunol. 5, 227–238.

Ridding, M.C., Brouwer, B., Miles, T.C., Pitcher, J.B., Thompson, P.D., 2000. Changes in muscle responses to stimulation of the motor cortex induced by peripheral nerve stimulation in human subjects. Exp. Brain Res. 131, 135–143.

Ridding, M.C., McKay, D.R., Thompson, P.D., Miles, T.S., 2001. Changes in corticomotor representations induced by prolonged peripheral nerve stimulation in humans. Clin. Neurophysiol. 112, 1461–1469.

Robinson, R.G., Kubos, K.L., Starr, L.B., et al. 1984. Mood disorders in stroke patients: importance of location of lesion. Brain 107, 81–93.

Roschmann, R., Wittling, W., 1992. Topographic brain mapping of emotion related hemisphere asymmetries. Int. J. Neurosci. 63, 5–16.

Rydevik, B., 1992. The effects of compression on the physiology of nerve roots. J. Manipulative Physiol. Ther. 15, 62–66.

Sadato, N., Pascual-Leone, A., Grafman, J., Ibanez, V., Deiber, M.P., Dold, G., et al. 1996. Activation of the primary visual cortex by Braille reading in blind subjects. Nature 380, 526–528.

Sainburg, R.L., 2002. Evidence for a dynamic-dominance hypothesis for handedness. Exp. Brain Res. 142, 241–258.

Sainburg, R.L., 2005. Handedness: differential specializations for control of trajectory and position. Exerc. Sport Sci. Rev. 33, 206–213.

Samvat, R., Osiecki, H., 2009. Sleep Health and Consciousness. Bio Concepts Pub, Australia, pp. 58–59.

Sanes, J.N., Donoghue, J.P., 1997. Static and dynamic organization of motor cortex (Review). Adv. Neurol. 73, 277–296.

Savic, I., Pauli, S., Thorell, J.O., et al. 1994. In vivo demonstration of altered benzodiazepine receptor density in patients with generalized epilepsy. J. Neurol. Neurosurg. Psychiatry 57, 784–797.

Schlaug, G., Renga, V., 2008. Transcranial direct current stimulation a noninvasive tool to facilitate stroke recovery. Expert Rev. Med. Devices 5 (6), 759–768.

Silberman, E.K., Weingartner, H., 1986. Hemispheric lateralization of functions related to emotion. Brain Cogn. 5, 322–353.

Stroka, H., Solsi, P., Bornstein, B., 1973. Alexia without agraphia with complete recovery. Functional disconnection syndrome. Confin. Neurol. 35 (3), 167–176.

Suter, E., Herzog, W., Conway, P.J., Zhang, Y., 1994. Reflex response associated with manipulative treatment of the thoracic spine. J. Neuromusculoskel Sys. 2, 124–130.

Tekes, K., Tothfalusi, L., Arato, M., Palkovits, M., Demeter, E., 1988. Magyar K. Is there a correlation between serotonin metabolism and H-imipramine binding in the human brain? Hemispheric lateralization of imipramine binding sites. Pharmacol. Res. Commun. 20 (Suppl. 1), 41–42.

Tinazzi, M., Zarattini, S., Valeriani, M., Romito, S., Farina, S., Moretto, G., et al. 2005. Long lasting modulation of human motor cortex following prolonged transcutaneous electrical nerve stimulation (TENS) of forearm muscles: evidence of reciprocal inhibition and facilitation. Exp. Brain Res. 161, 457–464.

Webster, B.R., Celnik, P.A., Cohen, L.G., 2006. Noninvasive brain stimulation in stroke rehabilitation. NeuroRx 3 (4), 474–481.

Wittling, W., Schweiger, E., 1993. Neuroendrocrine brain asymmetry and physical complaints. Neuropsychologia 31, 591–608.

Wittling, W., Roschmann, R., 1993. Emotion related hemisphere asymmetry: subjective emotional responses to laterally presented films. Cortex 29, 431–448.

Wittling, W., 1998. Brain asymmetry in the control of autonomic-physiologic activity. In: Davidson, R., Hugdahl, K. (Eds.), Brain Asymmetry. MIT Press, Cambridge, MA.

Woolf, C.J., 1994. The dorsal horn: state-dependent sensory processing and the generation of pain. In: Wall, P.D., Melzack, R. (Eds.), Textbook of Pain, third ed. Churchill Livingstone, Edinburgh, 101–112.

Xu, Z.C., Ling, G., Sahr, R.N., Neal-Beliveau, B.S., 2005. Asymmetrical changes of dopamine receptors in the striatum after unilateral dopamine depletion. Brain Res. 1038 (2), 163–170.

Ziemann, U., Muellbacher, W., Hallett, M., Cohen, L., 2001. Modulation of practice-dependent plasticity in the human motor cortex. Brain 124, 1171–1181.

Ziemann, U., Hallett, M., Cohen, L., 1998. Mechanisms of deafferentation induced plasticity in human motor cortex. J. Neurosci. 18, 7000–7007.

Zhu, Y., Haldeman, S., Starr, A., Seffinger, M.A., Su, S., 1993. Paraspinal muscle evoked cerebral potentials in patients with unilateral low back pain. Spine 18, 1096–1102.

Zhu, Y., Haldeman, S., Hsieh, C., Wu, P., Starr, A., 2000. Do cerebral potentials to magnetic stimulation of paraspinal muscles reflect changes in palpable muscle spasm, low back pain, and activity scores? J. Manipulative Physiol. Ther. 23, 458–464.

제 19 장
환자관리

Approaches to patient management

19

서 론

Introduction

임상 기능신경학 분야에서 아마도 가장 해볼만 한 도전적인 과제는 바로 의사가 이미 갖추고 있는 이론적 지식과 실제 검사를 통해 얻어진 결과들을 통합하여 서로 결합된 접근법의 모습을 갖추어 현재 환자의 증상들에 적용하는 것이라 할 수 있다. 이 작업이 매우 까다롭고 도전적인 이유는 우리 일상의 삶에서 벌어지는 모든 것들이 어떤 경우는 임상적으로 매우 중요하고, 또 어떤 경우에서는 전혀 중요하지 않기 때문이라 할 수 있다. 매일매일 일어나는 일들은 감각 자극, 감각 박탈, 그리고 학습과정들을 동원하는데 이런 일들은 일부 경우에서 신경연접을 약화하고, 또 다른 경우에서 신경연접을 강화하는 효과를 발휘할 수 있다. 초기 검사상 구조적인 혹은 기능적인 변화가 탐지되지 않았다고 해서, 임상검사를 수행하고 난 후 중요한 생물학적 변화가 전혀 발생되고 있지 않다는 가능성을 배제하지는 못한다. 그런 변화들은 우리가 사용 가능한 검사기법들의 한계성으로 인해 단지 감지수준 아래에 있을 수도 있다.

이번 장에서 본인은 그런 접근법들을 강조하고자 하는데, 이 증례들은 본인은 물론 동료 신경학자들이 임상에서 실제 진료했던 수많은 다양한 환자들 중 가려낸 것들로 고맙게도 동료들은 이 장의 구성을 위해 자세한 임상증례 세부내용을 제공하여 주었다. 여기의 모든 임상증례들의 경우 왜 그런 치료법을 적용했고 파악 가능한 치료 결과가 어떠하였는지에 대한 토론내용을 제시하고자 노력했다. 일부 증례의 경우 이학적 검사소견 중 일부는 본인이 그렇게 의도한 만큼 완벽히 보고되지 못했는데, 실제 임상에서 임상의사는 완벽한 그림을 가지는 일이 항상 있지는 않지만, 그런 점에 신경쓰지 않고 계속해서 진행할 것으로 기대된다. 이러한 관점에서 본인은 임상증례를 제시하고자 노력했는데, 임상자료는 진료한 내용 그대로 혹은 진료기록지에 기록된 그대로 제출되었다. 이와 같은 형식은 독자들에게 임상적 적용이 어떻게 이루어지는지에 대한 생생한 느낌을 더 쉽게 전달할 수 있을 것이다.

증례 19.1

Case 19.1

환자의 현재 증상

Presenting complaint

TWB는 17세 남성으로 학습장애와 주의력 집중장애를 호소했다.

과거력

Past history

TWB의 어머니가 임신했을 당시, 어머니가 폐색전증을 앓

왔고, 그 결과 태반에서 혈액공급이 부족하게 되었다. 어머니는 이어서 나머지 임신기간 동안 헤파린을 복용하였다. TWB는 4주 일찍 미성숙 상태로 태어났고, 몸무게는 1,645g였는데, 응급 제왕절개로 출산한 이유는 심장정지가 발생했기 때문이었으나, 다행히 폐는 완전히 발달된 상태였다. TWB의 말에 의하면, 과거 머리부분에 외상을 겪은 적이 없었고, 기타 항생제나 정통 서양의학 치료를 받아본 적이 없다고 했다. 소아 청소년기 시절에 특이할 만한 바이러스 질환을 앓은 적도 없었다. TWB는 4세 때 어떤 동종요법 전문의에게 ADHD라고 평가를 받았고, 나이에 걸맞는 정상범위에는 해당하는 것으로 파악되었다.

현병력

Present history

TWB는 가까운 물체를 볼 때 모호하고 흐릿한 시력을 호소하고 있다. 그의 말에 의하면, 과거에 안과검사를 받은 적이 없었다고 한다. 균형감각에 문제는 없다. 본인의 집중력 상태는 몇 분간만 지속될 뿐이다. 신체 조정능력은 표준 정상범위에는 미치지 못하고 매우 미흡하다. 인스턴트 식품을 먹으면 소화불량을 호소한다. 본인의 말에 따르면 두통은 없다고 한다. 어지러운 느낌은 주로 낮 시간 동안 가끔씩 발생한다고 한다. 어깨와 늑골의 통증은 가끔씩 양측성으로 나타난다. 최근에는 뼈가 아프다고 호소하고 있고, 이와 아울러 강박-충동적인 경향을 가지고 있을지 모른다고 보고한 바 있다. TWB는 부모가 이혼했을 때 큰 충격을 받았으며, 아버지를 다시는 보지 못할까봐 걱정이 많았다고 한다. 아버지는 TWB가 이혼 때문에 여성에 대한 존경심을 잃어버렸다고 믿었다. TWB의 계부는 어머니에게 언어폭력을 행사했지만 TWB에게만은 그러지 않았다. 어머니와 계부가 결혼한 사실이 TWB를 괴롭혔다.

이학적 검사소견

Physical examination

- 오른쪽 동공반사는 TND(신경경유 변성)을 보여준다.
- 시각추적검사(visual tracking)상 운동이상이 보이며 초점유지 능력이 소실되었다.
- Romberg 검사상 환자는 왼쪽으로 넘어진다.
- 빠른교대운동(rapid alternating movement, RAM) 검사상 왼쪽 손이 오른쪽에 비해 좀 더 조정능력이 떨어지는 것으로 보인다.
- 일자걸음걸이 검사상 정상범위를 보인다.
- 손가락-코 검사상 환자는 반복해서 양측성으로 목표물을 벗어나지만, 왼쪽 손이 그 정도가 더 심하다.
- 외발서기 검사상 왼쪽 발이 균형감각이 더 나쁜 것이 관찰된다.
- 반사검사상 오른쪽 C5, C6, L4, S1 수준에서 과항진반응이 보인다.
- 근력검사상 양측 상 · 하지 모두에서 양측으로 정상범위를 보인다.
- 청력검사상 양측으로 모두 정상범위를 보인다.
- 심장박동수는 72회, 정상 심방 리듬을 보인다.
- 호흡수는 분당 28회이다.
- 복부 검사상 음성이다.
- 이마 피부온도 검사상 왼쪽이 35.5℃, 오른쪽이 34.8℃를 보인다.

진 단

Diagnosis

진단은 오른쪽 대뇌반구 기능저하에 2차적인 주의력 결핍과 다활동장애(ADHD)로 내려졌다. 진단을 확인하기 위해, qEEG 분석 추적검사가 시행되었는데, 검사상 세타파가 크게 증가되어 나왔던 반면, 절대치 베타파는 감소된 가운데 베타파 파워비(power ratio)는 유지되었고, 이마엽과 중앙부, 특히 마루점(Cz)에서 높은 베타파 파워비가 확인되었다. 하지만, 절대치 세타파의 파워가 뚜렷하게 증가된 소견은 없었다. 전형적인 ADHD는 이들 징후뿐만 아니라, 현재 나타나는 절대치 세타파의 증가소견을 가지고 있다. 따라서 이번 qEEG 검사결과는 이전에 진단받았던 ADHD와 연관성 학습장애 소견과 일치성을 보이고 있다. 이들 결론이 도출된 것은 귀 기준전극 연결 분석과 라플라시안 연산(Laplacian, 파워비 결정을 가능케 하는 디폴트 보고 수치를 관찰하는 방법)을 통해서였다.

치 료

Treatment

- 영양보충제 요법: 오메가 3 생선기름, 오메가 3 보조효소, 비타민 B군 복합체, CoQ_{10}
- 호흡운동을 시행하여 호흡패턴을 천천히 낮추었고 혈중 pH 농도를 증가시켰다.
- 수기교정법이 1주당 2회 시행되어 운동이상을 동반하여 관절움직임이 저하되었던 좌반신의 척추 운동분절과 말초 사지관절을 대상으로 적용되었다.
- 소리치료를 동원하여 양쪽 귀로 하루에 10분간 모차르트 음악을 듣도록 했다.
- 공간 재배열 훈련을 동원하여 하루에 10분간 왼쪽 손으로만 그림조각 맞추기 퍼즐을 완성하도록 했다.

12주 경과 후 임상결과

Clinical outcome after 12 weeks

- 주의집중력이 크게 향상되었다.
- 독서 읽기능력이 크게 향상되었다.
- 시각추적검사상 정상소견을 보였다.
- Romberg 검사와 Fukuda 검사상 정상소견을 보였다.
- 생애 처음으로 모든 학기말 시험과목에서 합격점수를 받았다.

예 후

Prognosis

치료가 시작된 이래 어떤 변화라도 문서화하기 위해 추적용 qEEG 검사의 시행이 예정되었다. TWB가 계속해서 관련된 모든 영역에서 호전될 것이며, 이런 현상은 완전한 기능회복 단계에 도달될 때까지 지속될 것이라고 예상된다.

토 론

Discussion

TWB에 대한 기능신경학적인 치료를 의뢰받아서 수행하는 동안 드러난 징후들과 증상들의 패턴을 관찰하는 것은 신경계가 가진 수직면과 수평면상에서 기능장애 가능 수준을 통찰할 수 있는 눈을 제공해 준다. 병변의 위치확인은 신경계통 전반에 걸쳐 산재한 구심성 및 원심성 신경연결 회로를 이해한 후 획득한 지식과 각각 서로 다른 부위와 계통들을 대상으로 자극발화빈도와 연료공급 상황을 확인하는 능력에 도움을 받아 진행되었다. 병력청취와 이학적 검사가 지향하는 목표는 신경계의 특정 수준을 대상으로 증상들의 위치를 배속시켜 확인하는 일인데, 여기에는 다음과 같이 잘 규명된 기능적인 수준을 따라가는 것이 필요하다.

- 말초기관
- 수용체
- 말초신경
- 척수
- 뇌줄기
- 소뇌
- 시상
- 대뇌

신경계통을 이루는 이들 구성요소 각각의 비대칭성 혹은 기능장애는 직접·간접적으로 다양한 운동성, 감각성, 내장성 및 정신 기능상태에 좋지 않은 영향을 주거나 이들이 갖춘 모습들(modalities) 중 기능장애가 있음을 알려 준다.

기능신경학적 관점에서 가장 중요하게 보며, 신경계통에서 가장 영향력이 큰 비대칭성이나 기능장애를 보이는 곳이라고 생각되는 곳은 다음과 같다.

1. 안뜰소뇌 시스템
2. 자율신경 시스템
3. 대뇌의 신경활동

TWB의 증례에서 TWB는 왼쪽 소뇌와 오른쪽 대뇌의 기능장애가 가진 징후들과 증상들이 보였다. 이것은 이학적 검사상 왼쪽의 운동조정능력이 상대적으로 부족하고, 오른쪽 동공의 신경경유변성, Romberg 검사상 왼쪽으로 넘어지는 것, 주의집중력의 부족, 오른쪽 반신 부위의 반사검사상 과항진 반응성 등으로 표출되었고, 반사검사 소견은 같은쪽 PMRF의 활성도가 저하된 원인으로 긴장도가 증가된 상태를 가리킨다.

ADHD는 주어진 일차 수행과제에 주의력을 유지하지 못하는 능력의 결과로서 나타난다고 생각되고 있는데, 그 이유가 신경계통으로 들어오는 감각적 자극원에 대응하는 운동반응을 억제하거나 눌러버리는 능력이 없기 때문이라고 한다(Berkley 1997). 일부 일치된 소견들이 오른쪽 대뇌의 기능장애를 가진 사람들에서 발견되었는데, 이들은 들어오는 감각적 자극원들에 대한 운동반응을 억누르는 데 큰 어려움을 보인다고 한다(Sergeant 2000). 오른쪽 이마엽의 기능은 일부 경우로 설명하자면, 정상 기능을 하는 뇌라면 부적절한 운동반응을 억제하게 된다. 오른쪽 이마엽의 활동은 치아핵-다리뇌-대뇌겉질 및 치아핵-적핵-시상-대뇌겉질 신경경로들의 활동에 크게 의존하고 있다. 소뇌로 들어가는 구심성 정보의 비대칭적인 감소현상이 말초 구심성 신경로의 비대칭성에 그 원인을 둘 경우, 이것은 소뇌 다음부터 내려가는 기능적인 신경회로상에서 기능해리(diaschisis)를 촉발시킬 수도 있는데, 이 증례의 경우 반대쪽 대뇌겉질일 수 있다. 소뇌에서 받아주는 구심성 신경자극을 증가시키는 수기교정을 시행하고 오른쪽 대뇌 겉질의 활동도를 높여주는 목적으로 시행한 기타 치료법들이 환자의 증상을 성공적으로 감소시켜 주었고, 궁극적으로는 환자가 가진 기능장애 상태를 개선하는 데 성공했다.

증례 19.2

Case 19.2

과거력

Past history

RS는 처음에는 요통을 주증상으로 다른 임상의사에게 치료를 받았다. 또 다른 임상의사는 RS의 목에 수기교정을 시술했는데, RS는 그 즉시 순간적인 가벼운 두통을 느꼈고, 이후 목부위에서 왼쪽으로 척추옆 근육들의 경련이 생겨났다. RS는 그 의사의 진료실을 떠났지만, 걸어가는 동안 불안정한 느낌을 받았고 진료실 밖으로 나간 이후 수분 이내에 욕지기 증상이 생겨나게 되었다. 수기교정을 받고서 한두 시간 지나자 욕지기가 증가하고 왼쪽 안구에서 빛나는 물체를 보는 느낌을 받았다고 했다. 아울러 RS는 마치 높은 곳에 올라가 있는 듯한 혼란된 느낌을 이야기했다. 목의 통증과 경련은 밤이 될수록 점점 더 강렬해져서 통증으로 잠을 이루지 못하는 지경에까지 이르게 되었다. RS는 바로 이때 그 밖에도 두통이 생겼고, 몸이 차게 느껴졌다고 특히 강조해서 말했다.

RS의 말에 의하면 그 다음 날 지속적인 두통, 욕지기, 혼동 및 왼쪽 안구의 시각장애 증상을 보였다고 했다. 아울러 왼쪽 손에 떨림증상이 생겨났다고 말했다. RS는 다시 첫번째 진료를 받은 의사에게 돌아가서 자신의 증상들을 설명해주었다. 의사는 RS를 촉진하더니 진행하여 뒤통수 영역을 교정했다. RS의 말에 의하면 그 교정 후 증상이 변화된 것은 없었다.

RS는 그 다음 날 의사에게 다시 한번 가서 진료를 받았는데 그 의사는 1번 경추를 왼쪽, 오른쪽 모두 교정했다. RS가 강조한 것은 그 즉시 증상이 악화되었고, 서 있거나 걸을 때 불안정성이 계속 심해졌다고 한다. RS는 본인 병원에 상태를 평가받기 위해 의뢰되었다.

환자의 현재 증상

Presenting symptoms

왼쪽 뒤통수 두통이 때때로 왼쪽 오른쪽으로 바뀌는 양상을 보였고, 이 두통은 최초 교정 이후 계속되었다. RS는 여전히 가벼운 욕지기를 호소하였는데 걸으면 더 악화되었다. RS는 왼눈의 건조한 느낌과 오른쪽 눈보다 왼쪽 눈이 더 커졌다는 사실을 보고했다. 왼쪽 눈의 시야는 모호한 채로 남아서 가끔씩 검은 점으로 눈이 캄캄해지는 경우가 있었다. RS는 여전히 주의력을 집중하는데 어려움을 보였다. 문장 하나 구성하는데도 혼동스러워 하고 어려워 하는 자신을 발견하였다. RS는 왼쪽 손에 떨림증상을 가지고 있었고 점차 악화되었다. RS에 의하면, 자기가 밟고 있는 두발이 불안정한 느낌과 보폭이 넓어진 보행패턴을 보인다고 했다. 여전히 목 왼쪽의 통증을 호소하고 있었다.

이학적 검사소견

Examination findings

생체징후 Vital signs

- 혈압: 110/70 오른쪽, 110/90 왼쪽
- 심장박동수: 66회 정상 심방리듬

- 체온: 정상범위
- 잡음 청진: 목동맥과 척추동맥 영역에서 모두 양측으로 음성

신경학적 검사 Neurological testing

- 안구 움직임은 왼쪽 끝범위에서 눈떨림이 나타났고, 느린 따라보기 운동은 일정치 않고 중간중간 끊어짐
- 조절반사는 중심선으로 잘 모아지고, 양측성이고, 동공수축을 보였다.
- 망막안저검사상 정맥동맥비(VA ratio)가 1.5 : 1.0이었고, 정상 안저소견을 보였다.
- 시야확인검사상 양쪽 눈 모두에서 서로 같고 중심부 시야도 정상
- 두 눈은 가쪽굽힘검사 시 모두 정상적인 내회선과 외회선소견을 보였다.
- 각막검사상 반사가 있었고 양측이 같았다.
- 동공반사상 왼쪽이 활성화 소요시간이 늘고, 피로 소요시간은 줄어 있었다.
- 눈운동검사상 왼쪽에서 오른쪽으로 갈 때, 겨냥이상소견이 드러났다.
- 청각은 양쪽 귀에서 정상이었고, 진동감각은 중심부로 잘 위치가 잡혔고, 양쪽 귀에서 기도는 골도보다 더 크게 들렸다.
- 환자는 가벼운 왼쪽 피라미드 불완전마비를 보였고, 관찰상 육안으로 보이고, 정상리듬을 보이는 왼쪽 손의 떨림도 나타났다.
- Romberg 검사에 부하를 걸어보면 왼쪽으로 넘어졌다.
- 환자는 상반운동반복장애를 왼쪽에서 보였는데 빠르게 손을 변경하도록 부하를 걸어주면 나타났고, 손가락-코 검사상 왼쪽 손에서 지나침(overshoot, 거리측정초과) 증상이 나타났다.
- 환자는 양팔, 양다리 그리고 양손에서 양쪽 모두 접촉에 대한 좌우 동일한 감각을 가리켰고, 경쟁감각소실(소거) 검사는 음성이었다.
- 진동검사상 C5~T1 피부분절에서 양측이 모두 같게 느껴졌다.
- 근력검사상 왼쪽 위팔두갈래근이 3인 것을 제외하면, 모든 근육이 5였다.
- 반사는 모두 강하고 좌우 동일하였으며, 피로도는 보이지 않았다.
- 발바닥반사상 발가락이 좌우 모두 아래로 내려가는 모습을 나타냈다.
- 삼차신경검사상 왼쪽 내측 상악영역을 꼬집으면 감각저하를 나타내는 영역이 드러났다.
- 구강검사상 혀의 오른쪽에 굳은 흉터조직이 관찰되었고, 오른쪽 물렁입천장 불완전마비 소견이 보였다. 혀의 근력과 돌출되는 상태는 양쪽 모두 정상이었다.
- 척추운동 분절 기능장애가 다음 수준에서 발견되었다.
  - ▶ 오른쪽 엉치엉덩관절
  - ▶ L5
  - ▶ T5~T7
  - ▶ T1~T3
  - ▶ C4
  - ▶ C2
  - ▶ 왼쪽 뒤통수

척추옆 근육의 경련과 유발점들은 C1 T1에 걸쳐 왼쪽에 존재했다.

진 단

Diagnosis

RS는 안뜰소뇌 기능장애를 보이는 임상징후를 왼쪽에 보였고, 오른쪽 대뇌기능 저하소견을 보였다. 기능장애의 원인은 혈관성이나 생리적일 수 있다.

치 료

Treatment

숨뇌-다리뇌와 소뇌 영역에 대한 CT 스캔을 시행하여 혈관성 손상을 배제하였다. 이들 검사들의 결과로도 결론을 내릴 수 없었다. 연조직과 유발점 치료가 가장 먼저 시작되어 연조직 유발점들의 증상을 완화했다. 좌반신에 대한 수기교정 치료가 시행되어 점차 강도와 범위가 증가되는 형태로 진행되었는데 척추운동분절과 말초관절의 정상적인 운동역학적

구조를 회복시켰다. 치료 도중 수주간 수기교정에서 목뼈 치료는 제외되었다.

환자는 호흡운동 훈련법을 배워 산소농도 수준을 향상시켰다. RS는 아울러 오메가 3 생선기름과 CoQ_{10} 및 비타민 B군 복합체 영양제를 투여받아 신경세포 회복과정에 도움을 받았다.

12주 경과 후 임상결과

Clinical outcome after 12 weeks

RS는 치료개시 첫주 동안에 걸쳐 증상이 빠르게 회복되는 것을 경험하였다. 이러한 현상은 점차적으로 나아져서 8~10주에 호전도를 보였다. RS의 보행은 정상으로 돌아왔고, 눈운동검사 결과도 정상이었고, 두통은 사라진 상태였다. RS는 여전히 일정 주기로 혼동을 경험하곤 하지만 빈도나 강도가 모두 약해지고 있다.

예 후

Prognosis

본인의 희망은 RS가 계속 좋아져서 발병 이전상태로 돌아가는 것이다. 본인의 경험상 이러한 경우의 70% 정도는 치료를 꾸준히 받으면 거의 정상수준으로 회복된다. 하지만 약 30%는 추가적인 치료를 하더라도 발병이전 상태로는 회복하지 못한다.

토 론

Discussion

본인은 이 증례를 여러 가지 이유로 해서 이 장에 포함시켰다. 첫째로는, 수기교정을 하는 임상의사에게 수기교정법이 환자들에게 가장 도움을 주는 부분이라는 점을 이해하는 것이다. 그러나 이와 아울러 만일 부적절하게(Carrick 1997) 시행되면 환자를 해칠 수도 있음을 이해하는 것이다. 둘째로는, 기능신경학자가 이런 형태의 증례를 조절할 수 있는 방법을 알고 있는 것이 중요한데, 우리에게 치료와 관련된 의견을 듣기 위해 이러한 증례와 유사한 사례가 의뢰되는 경우가 종종 있기 때문이다.

증례 19.3

Case 19.3

CH는 RH의 어머니로 본 진단을 받기 위해 RH를 데리고 왔고 과거력에 관련된 내용을 증언해주었다.

과거력

Previous History

RH가 프랑스에서 머무를 때 그곳에서 다른 화학물이 가미된 소량의 마리화나를 먹어보라고 누군가가 권했는데, 그것으로 인해 일종의 뇌염을 앓게 되었다. 그녀는 결과적으로 우울증이 심해진 상태가 되어 스스로 자신의 목을 매는 행위를 통해 자살시도를 하게 되었다. 그녀는 저산소증에 빠져 대략 4~6분 정도 후에 바로 발견되어 구조되었다. 그 이후 다양한 약물치료를 받게 되고 결국은 다양한 형태의 뇌손상으로 귀결되었는데 이런 일로 그녀에게는 어느 정도의 긴장성 상태(catatonic state)가 남게 되었다. 그녀의 어머니는 그녀가 기본적으로 발병 전처럼 성격과 인격이 같아졌지만, 지금은 부정적인 감정 부분이 좀 더 많이 드러나고 있다고 증언해 주었다.

환자의 현재 증상

Presenting complaint

우울증과 긴장성 상태

이학적 검사소견

Examination findings

RH는 대부분의 질문들에 대해 단음절어(예, 아니오, 좋아)로 퉁명스럽게 응답했다. 그녀는 좌우 시야 양측에서 3~5초 이상 시각적 주의집중력을 유지하는 능력이 부족해 보였다. 시각추적검사상 왼쪽으로 갈 때 운동이상이 보였다. 동공반사는 왼쪽에서 빠르게 그리고 피로도가 보였다. 오른쪽 동공이 확장된 동공부등 증상을 가지고 있었다. 양측성으로 시행된 손바닥 부위의 피부표기증에 대한 반응은 좋고 정확했다. C5~8 피부분절 구간상 경쟁감각소실의 징후들은 보이지 않았으나 왼쪽으로 자꾸 소리를 들으려 했다. 반사검사상(C5, C7, L4, S1) 반사반응은 줄고 피로도가 나타난 쪽이 왼쪽이었다. 심장박동수는 증가되어 있었고 위장복부청진상 소리는 감소되어 있었다. 배근육 경축의 증상은 주목할 만한 것이 없었다. 양측 손과 발은 만져보면 차가웠다. RH는 손이 항상 차갑다고 했다. 근력검사는 양손이 모두 좋은 상태였다. 7가지 숫자 중 즉시 5개를 기억할 수 있었는데, 2~3분 경과하면 숫자 모두를 기억하지 못했다. 빠른교대운동상 양쪽 손들의 조정능력이 일반적으로 저하된 것으로 드러났는데 왼쪽이 더 심했다. Romberg 검사상 RH는 눈을 감은 채 반복적으로 왼쪽으로 넘어졌다.

MRI와 EEG 검사상 저산소증과 일치되는 소견들이 보고되었다. qEEG 결과 오른쪽 대뇌, 특히 중앙부와 뒤통수 영역에서 베타와 높은 베타파가 뚜렷하게 증가된 소견을 보였다. 이와 아울러 오른쪽 대뇌반구 기능장애가 특히 중앙부에서 중간 관자 영역에 이르기까지 주요 소견을 보이지만 여기에 상당히 국한되어 자리잡고 있었다. EEG 원래 자료를 보아도 비대칭적인 '방추파 혼수상태(spindle coma)' 패턴이 드러났는데, 이 패턴은 오른쪽 대뇌에 걸쳐 베타/높은 베타파가 뚜렷하게 증가된 사실을 대부분 설명할 수 있었다. 이들 소견은 저산소증성 손상 혹은 기능장애와 지속적으로 일치된 소견을 보였으며, 특히 신경안정제 바르비투르산염(barbiturate) 고용량 투여에 의해서 촉발된 경우면 더욱 그러했다.

진 단

Diagnosis

일반적인 대뇌기능 이상으로, 주로 오른쪽 대뇌반구에 문제가 있었고, 1차적인 원인은 급성 저산소증 발생사건이었다.

치 료

Treatment

이 경우 소리치료가 활용되었다. RH는 하루에 10분씩 왼쪽 귀로 모차르트나 그와 유사한 음악을 듣도록 권유받았다. 호흡운동 훈련법이 추가되어 그녀 자신의 산소농도 수준을 올려주었고, 처음에는 하루 2번 2분간 시행하다가 2주 경과 후부터는 하루 4번으로 증가하였다. 수기교정법이 시행되어 좌반신에 위치한 척추운동분절과 말초관절의 정상적인 움직임을 회복시켜주었다. 오메가 3 생선기름, CoQ_{10}, 비타민 B군 복합체 및 아미노산들의 영양보충제도 추가되었다. 4주 치료가 경과하자 RH는 오래된 사진첩들을 보면서 그 그림들과 관련된 이야기를 만들어 보도록 지시받았는데, 그때 하루에 걸쳐 다양한 시간대에 관련된 이야기들을 회상하도록 노력해 보았다. 치료가 6주 경과한 후, RH는 왼쪽 손만으로 퍼즐 그림 맞추기를 완수하는 임무를 받았다.

12주 경과 후 임상결과

Clinical outcome after 12 weeks

RH는 그녀가 처음에 보여준 상태와 비교하여 상당히 뚜렷한 진전을 보여주었다. RH는 이제 한 단어로 대답하는 것 대신에 단순한 문장들로 대답한다. 어머니 말에 의하면, '그녀의 얼굴표정이 좀 더 인간적으로 변했다' 고 한다. RH는 현재 매일 하는 집안일을 할 때면 의욕을 보이고 있다고 한다. 그녀는 Romberg 검사상 넘어지지 않는 것으로 확인되었다. qEEG 추적검사상 뚜렷한 변화를 보였고, 이마엽에 걸쳐 좀 더 정상회된 알파파 패턴이 나타났다.

예 후

Prognosis

RH는 신체기능이 좀 더 회복되리라는 희망을 갖고 계속해서 참신하고 새로운 자극을 제공하는 치료, 수기교정요법, 영양보충제를 통해 치료받을 것이다.

토 론

Discussion

본인 생각으로는 이 증례를 통해 적절한 조건만 주어진다면 신경계는 기능을 회복하는 놀라운 능력을 보여준다고 말할 수 있다. 이 젊은 여성은 이전에는 Rhodes 장학금 수혜자였으나, 대뇌에 발생한 일련의 외상성 사건들을 경험하면서, 뇌가 아주 심한 화학적인 그리고 신체적인 스트레스에 노출되었지만, 현재에도 그녀의 뇌는 신경형성력과 회복력을 유지하는 매우 뛰어난 능력을 간직하고 있다.

증례 19.4

Case 19.4

환자의 현재 증상

Presenting complaint

47세 남성인 JS는 왼쪽 발처짐과 L5영역을 중심으로 몰린 요통을 주증상으로 내원하였다.

과거력

History

JS는 2년 전 심각한 스키 사고에 휘말려 수일간 허리 아래가 마비된 상태로 있었다. 결국에는 회복되어 아무 문제가 없이 지내다가 지난 주 JS가 자신의 차 트렁크에서 물건상자 몇 개를 들어올리면서 허리가 찢어지는 고통을 느꼈고, 그 즉시 L5영역에 걸쳐 요통을 느끼게 되었다. 지난 2일 동안에 걸쳐 왼쪽 발이 무감각하고 제대로 기능하지 못하는 것을 알게 되었다. 아울러 그는 주의집중력이 감소되었고, 단기 기억능력이 영향을 받았다는 사실도 알게 되었다.

이학적 검사소견

Examination findings

생체징후 Vital signs

- 혈압: 110/70 오른쪽, 110/70 왼쪽
- 심박동수: 72회 정상 심방리듬
- 체온: 정상범위
- 잡음 청진상 양측 속목동맥과 척추동맥에서 양쪽 모두 음성이었다.

신경학적 검사 Neurological testing

- 안구 움직임상 왼쪽 끝에서 눈떨림이 나타나고, 느린 따라보기검사상 일정치 않고 중간중간 끊어졌다.
- 조절반사 검사상 정상이었고, 중심부로 잘 모였다. 양측 모두 일정했고, 동공수축이 잘 이루어졌다.
- 망막안저검사상 정맥동맥비(VA ratio)가 1.5 : 1.0 이었고, 안저상태는 정상이었다.
- 시야부하검사상 두 눈 모두 좌우가 같았고 중심부 시야로 잘 모였다.
- 두눈을 관찰한 결과 가쪽굽힘검사 시 내회선과 외회선이 정상이었다.
- 동공반사 검사상 왼쪽에서 활성화 소요시간이 증가했고 피로 소요시간은 감소했다.
- 눈운동검사상 정상기능으로 나타났다.
- 청각능력은 양쪽 귀에서 모두 진동감각이 중심으로 잘 모여서 좋은 상태였고, 양측 모두 기도가 골도보다 더 크게 들렸다.
- 환자는 오른쪽에 미약한 피라미드 불완전마비 증세를 표현했다.
- Romberg 부하검사상 환자는 왼쪽으로 쓰러졌다.
- 환자는 왼쪽에서 상반운동반복장애를 보였는데 부하된 내용은 동시에 빠르게 변경되는 손들의 움직임들이었고 손가락-코 검사 시 왼쪽 손에 지나침증상(overshoot)이 나타났다.
- 환자는 양팔, 양다리 그리고 양손에서 양쪽 모두 접촉에 대한 좌우 동일한 감각을 가리켰으나 예외적인 부위는 왼쪽 발등과 가쪽 영역(L5, S1 피부분절 분포부위)이었으며 접촉에 대한 감각저하가 나타났고, 경쟁감각소실은 음성이었다.
- 진동검사상 모든 피부분절에서 양측이 모두 같게 느껴졌으나 예외적인 부위는 왼쪽 L5, S1 피부분절이었다.
- 근력검사상 왼쪽 종아리근이 3인 것을 제외하면, 모든 근육이 5였다.
- 반사는 모두 강하고 좌우 동일하였으며, 피로도는 보이지 않았으나, 예외적으로 왼쪽 S1 반사상 그러한 반응이 없었다.
- 발바닥반사상 발가락이 좌우 모두 아래로 내려가는 모습을 나타냈다.
- 척추운동 분절 기능장애가 발견된 곳은 다음 수준들이었다.
  - ▶ 왼쪽 엉치엉덩관절
  - ▶ L5 양측
  - ▶ T1~T3

▶ C2
▶ 왼쪽 뒤통수

척추옆 근육의 경련과 유발점들은 L1~L5의 왼쪽에 존재하였고, 왼쪽 궁둥구멍근의 유발점들도 아울러 발견되었다.

영상검사

Imaging

허리골반 전후, 측면, 경사영상 방사선검사상 L5/S1 수준의 가벼운 골관절염성 퇴행성 변화가 관찰된 것을 제외하면 이렇다 할만한 특이사항은 없었다. MRI상 L5/S1 디스크에서 작은 디스크 돌출 소견이 관찰되었다.

진 단

Diagnosis

L5/S1 신경근 압박에 의한 2차적인 가벼운 오른쪽 대뇌기능의 저하

치 료

Treatment

JS는 검사상 드러난 변경된 움직임을 보이는 척추운동분절과 기능장애를 보이는 말초관절 운동단위들을 대상으로 수기교정치료를 받았다. 그는 천연 항염증 보충영양제와 복합비타민 제제의 투여도 받았다. 갈비뼈 교정도 받았고, 호흡운동 훈련을 시행하여 혈중산소농도를 높였다.

12주 경과 후 임상결과

Clinical outcome after 12 weeks

JS는 현재 통증이 없는 상태이다. 왼쪽 발의 무감각 증상은 여전히 때에 따라 재발되고 있으나, 현재까지의 임상결과에 대해 매우 만족하고 기뻐하고 있다. 그는 원래는 척추 융합수술을 하도록 예약까지 잡아놓았으나, 현재는 취소한 상태이다.

토 론

Discussion

본 증례가 포함된 이유는 단순한 근골격계 문제 역시 기능신경학적인 적용법에 반응한다는 사실을 보여주기 때문이다. 또 다른 이유는 종축병소수준(the longitudinal level of the lesion) 개념에 맞추어 문제의 위치를 잡는다는 개념을 자세히 그림처럼 보여주는 좋은 증례이기 때문이다. 본 증례에서 각 개별 종축수준에 따라 본인이 진단상 참고한 사항은 다음과 같다.

- 엉덩관절에서의 온종아리신경 병변
- 무릎관절에서의 온종아리신경 병변
- 척수압박
- HMSN(후천성 운동감각성 신경병증)
- 뇌병변
- 신경조직부전증 – 관의 협착
- L4/5 신경근 병변
- 디스크 돌출
- 신경섬유종
- 선이암
- 양성 종양
- 당뇨병성 말초 신경병증

이들 참고사항들은 계통적으로 포함 혹은 배제되었는데, 그 기준은 이학적 검사소견 혹은 추가적인 영상검사로서 예를 들어 MRI 같은 것이다.

증례 19.5

Case 19.5

환자의 현재 증상

Presenting complaint

편두통과 균형감각 문제들로 본인이 넘어질 정도

과거력

History

DC는 57세 여성으로 내원 2주 전부터 어지러움과 왼쪽 안면마비를 호소하였다. 안면마비는 현재 2~3년간 계속 앓아오던 편두통이 발생하는 시간에만 나타났다. 현재 그녀는 지난 3주간 계속해서 두통을 앓아오고 있다. 그녀는 직업상 높은 수준의 스트레스를 경험했고 지난 6주간 극심한 스트레스를 받아왔다. 또한 6~7년 전 넘어져 목을 심하게 다쳤다고 한다. 그녀는 지난 3주에 걸쳐 3번 일반 담당의를 찾아가보았지만 증상상 별다른 호전도가 없었다.

이학적 검사소견

Examination findings

생체징후 Vital signs

- 혈압: 118/70 오른쪽, 120/70 왼쪽
- 심박동수: 77회 정상 심방리듬
- 체온: 정상범위
- 잡음 청진상 양측 속목동맥과 척추동맥에서 양쪽 모두 음성이었다.

신경학적 검사 Neurological testing

- 안구 움직임상 오른쪽 끝에서 눈떨림이 나타나고, 느린 따라보기검사상 일정치 않고 중간중간 끊어졌다.
- 조절반사 검사상 정상이었고, 중심부로 잘 모였다. 양측 모두 일정했고, 동공수축이 잘 이루어졌다.
- 망막안저검사상 정맥동맥비(VA ratio)가 1.5 : 1.0 이었고, 안저모습은 정상이었다.
- 시야부하검사상 두 눈 모두 좌우가 같았고 중심부 시야로 잘 모였다.
- 두눈을 관찰한 결과 가쪽굽힘검사 시 내회선과 외회선이 정상이었다.
- 동공반사 검사상 왼쪽에서 활성화 소요시간이 증가했고 피로 소요시간은 감소했다.
- 눈운동검사상 운동이상 움직임과 귀환기의 측정과대증(hypermetria)이 나타났다.
- 청각능력은 양쪽 귀에서 모두 진동감각이 중심으로 잘 모여서 좋은 상태였고, 양측 모두 기도가 골도보다 더 크게 들렸다.
- 환자는 오른쪽에 미약한 피라미드 불완전마비 증세를 표현했다.
- Romberg 부하검사상 환자는 눈을 감은 채 왼쪽으로 쓰러졌다.
- 환자는 왼쪽에서 상반운동반복장애를 보였는데 부하된 내용은 동시에 빠르게 변경되는 손들의 움직임들이었고 손가락-코 검사 시 왼쪽 손에 지나침증상(overshoot)이 나타났다.
- 환자는 양팔, 양다리, 그리고 양손에서 양쪽 모두 접촉에 대한 좌우 동일한 감각을 나타냈으나 예외적인 부위는 왼쪽 손과 팔 영역으로 접촉에 대한 무감각이 있었고, 경쟁감각소실은 음성이었다.
- 진동검사상 모든 피부분절에서 양측이 모두 같게 느껴졌으나 예외적인 부위는 왼쪽 C6 피부분절이었다.
- 근력검사상 상지 및 하지의 모든 근육이 5였다.
- 반사는 모두 강하고 좌우 동일하였으며, 피로도는 보이지 않았으나, 예외적으로 왼쪽 C5 반사 검사 초기에 왼쪽 팔쪽에 저린 감각이 시작되었다.
- 발바닥반사상 발가락이 좌우 모두 아래로 내려가는 모습을 나타냈다.
- 척추운동 분절 기능장애가 발견된 곳은 다음 수준들이었다.
    - ▶ L5 양측
    - ▶ T1~T3
    - ▶ C2
    - ▶ 왼쪽 뒤통수

척추옆 근육의 경련과 유발점들은 T1~T5의 양측으로 존재했다.

영상검사

Imaging

- 목뼈 앞뒤방향영상, 측면영상, 경사영상 방사선 촬영

사진상 특이사항이 없었다. 두부 MRI 역시 특이사항이 없었다.

- qEEG는 오른쪽 이마엽에 걸쳐 알파파의 활동이 감소된 소견을 보여주었다.

감별진단

Differential diagnosis

이 증례에서 수많은 진단적 가능성들이 고려되었다.

- Menière 병
- 앞-목-귀-눈 증후군(pre-cervico-oto-ocular syndrome)
- 목-귀-눈 증후군(cervico-oto-ocular syndrome)
- 양성돌발체위현기증(BPPV)
- 안뜰신경염
- 미로염
- 빈혈
- 목동맥팽대 과민성
- 혈관미주신경 실신

최종 진단명은 오른쪽 대뇌기능저하에 따른 2차성 편두통 증후군으로 내려졌으며, 이 부위를 기반으로 치료법들이 구성되었다.

치 료 Treatment

수기교정치료가 좌반신에 시행되어 기능장애를 보이는 척추운동분절을 모두 제거하였다. DC는 아울러 시각운동 훈련법을 지도받아서 팔을 펴고 엄지에 눈의 초점을 정해 왼쪽으로 몸을 돌리는 운동을 하여 안뜰 시스템을 경유해서 겉질경로를 자극했다. DC는 비록 자신이 고단백 식단을 해야 한다고 정해졌지만 약에 대한 혐오감 때문에 영양보충제를 복용할 수 없었다. 호흡운동 훈련법과 늑골 교정치료가 아울러 시술되어 체내 산소농도를 증가시켰다.

12주 경과 후 임상결과 Clinical outcom after 12 weeks

2주간의 치료 후에, DC는 2종류의 경미한 두통을 겪었을 뿐이었다. 그녀가 보인 현훈과 어지러움은 해결되었고, 팔의 감각저하나 저린 느낌도 사라졌다. qEEG 추적검사상 알파파의 기능이 균형을 갖춘 것으로 나타났다.

토 론 Discussion

그녀에게 수년 전 발생했던 사고로 인해 천천히 왼쪽 대뇌반구의 우세성이 올라갔을 가능성이 있다. 이런 불균형은 그녀가 겪은 편두통과 현훈이 어떻게 시작되었는지를 설명할 수 있다. 대뇌반구 사이의 기능적 비대칭이 본 증례에서 생겨났던 것처럼 발생하면, 특정 뇌줄기 영역을 흥분시키던 대뇌겉질이 비대칭적인 감소를 보이는 현상은 매우 흔한 일로, 이 뇌줄기영역에 포함되는 곳은 중간뇌와 기타 영역, 다른 말로 다리뇌숨뇌 그물체(PMRF)가 뒤따라 나온다. 이것은 현훈이나 어지러움의 느낌 형태로 안뜰기관이 동원되는 것으로 귀결될 수 있다. 그녀가 경험하고 있던 높은 수준의 스트레스는 꾸준하게 지속적이었는데, 지속유발인자가 그녀 증상이 만들어지는 데 동원되지 않는 걸로 보인다.

증례 19.6

Case 19.6

환자의 현재 증상

Presenting complaint

AV는 8세 여아로서, 참을 수 없는 왼쪽 하지와 발의 통증으로 내원하였고, 진촉이나 입력에 대한 감각은 전혀 없는 상태였으며, 우울증이 잇따라 동반되었다.

과거력

Past history

AV는 내원 9개월 전에 귀 장식고리의 제거를 위한 수술을 받았다. 마취제를 투여하기 전 간호사가 AV의 팔과 목에 붉은 발진이 생긴 사실을 언급했다. 마취과 전문의도 그 발진에 주목하였지만, 특별히 중요한 고려사항은 아니라고 생각했다. 수술이 끝난 후 AV는 양쪽 다리에 통증이 생기고 운동조절 능력이 사라졌다. 그녀는 응급실로 이송되었고, 바이러스성 근육통으로 진단받았다. AV는 그 이후 수주 간에 걸쳐 여러 차례 응급실로 이송되었고 광범위한 검사를 받았으나 바이러스성 근육통이라는 진단 이외에는 그녀의 통증을 설명할 수 있는 것은 없었다. 그녀는 퇴원하여 어머니가 간병하기로 하고 집으로 보내졌다.

현병력

Present history

AV는 여전히 운동조절능력이 소실된 상태를 경험하고 있고, 양측 다리의 만성통증을 경험 중인데, 특히 내원당시 왼쪽 다리가 심했다. 그녀의 어머니께서 여러 병원에서 딸을 진찰받게 하셨는데 오늘 본인 병원으로 딸을 데리고 오신 것이었다.

이학적 검사소견

Examination findings

생체징후 Vital signs

- 혈압: 118/70 오른쪽, 128/70 왼쪽
- 심박동수: 72회 정상 심방리듬
- 체온: 정상범위
- 잡음 청진상 양측 속목동맥과 척추동맥에서 양쪽 모두 음성이었다.

신경학적 검사 Neurological testing

- 안구 움직임상 오른쪽 끝에서 눈떨림이 나타나고, 느린 따라보기검사상 일정치 않고 중간중간 끊어졌다.
- 조절반사 검사상 정상이었고, 중심부로 잘 모였다. 양측 모두 일정했고, 동공수축이 잘 이루어졌다.
- 망막안저검사상 왼눈에서 정맥동맥비(VA ratio)가 2.0 : 1.0 이었고, 안저모습은 정상이었다.
- 시야부하검사상 두 눈 모두 좌우가 같았고 중심부 시야로 잘 모였다.
- 두 눈을 관찰한 결과 가쪽굽힘검사 시 내회선과 외회선이 정상이었다.
- 동공반사 검사상 왼쪽에서 활성화 소요시간이 증가했고 피로 소요시간은 감소했다.
- 눈운동검사상 운동이상 움직임과 귀환기의 측정과대증(hypermetria)이 나타났다.
- 청각능력은 양쪽 귀에서 모두 진동감각이 중심으로 잘 모여서 좋은 상태였고, 양측 모두 기도가 골도보다 더 크게 들렸다.
- 환자는 오른쪽에 미약한 피라미드 불완전마비 증세를 표현했다.
- Romberg 부하검사는 시행되지 못하였는데 그 이유는 환자가 서 있을 수 없었기 때문이다.
- 환자는 왼쪽에서 상반운동반복장애를 보였는데 부하된 내용은 동시에 빠르게 변경되는 손들의 움직임들이었고 손가락-코 검사 시 왼쪽 손에 지나침증상(overshoot)이 나타났다.
- 환자는 양팔, 양다리 그리고 양손에서 양쪽 모두 접촉에 대한 좌우 동일한 감각을 나타냈으나 예외적인 부위는 왼쪽 하지였으며 접촉에 대한 감각저하가 있었고, 경쟁감각소실은 음성이었다.
- 진동검사상 모든 피부분절에서 양측이 모두 같게 느껴졌다.
- 근력검사상 좌우 상 · 하지의 모든 근육이 4였는데, 예외적으로 왼쪽 하지근육은 통증 때문에 검사하지 못했다.
- 반사는 모두 강하고 좌우 동일하였으며, 피로도는 보이지 않았다.
- 피부표기증은 하지 양측으로 모두 존재하였고, 왼쪽 하지에서는 전체적으로 퍼지는 반응이 동반되었다.
- 발바닥반사상 발가락이 좌우 모두 아래로 내려가는 모습을 나타냈다.
- 척추 운동 분절 기능장애가 발견된 곳은 다음 수준들이었다.
  - L5 양측
  - T1~T3
  - C2
  - 왼쪽 뒤통수

척추옆 근육의 경련과 유발점들은 T1~T5의 양측으로 존재했다.

영상검사

Imaging

목뼈 앞뒤방향영상, 측면영상, 경사영상 방사선 촬영사진상 특이사항이 없었다. 두부 MRI 역시 특이사항이 없었다.

진 단

Diagnosis

이미 앞서 검사받은 결과 감별진단 대상이었던 뇌수막염과 종양이 배제되었다. 진단명은 비대칭적 대뇌반구에 2차적인 복합부위통증증후군으로 판정되었다.

치 료

Treatment

수기교정치료가 초기에는 양 하지에만 시행되었다. 결국에는 전체 척추에 대한 수기교정이 시행되어졌다. 영양보충제에는 오메가 3 생선기름, 아미노산, 표준적인 복합비타민들로 구성되었다. 보조기가 맞추어져 발에 지지역할을 제공하였고, 그녀의 발은 사용하지 않은 관계로 심하게 회내되어 있던 상태였다. 호흡운동 훈련법이 소개되었다. 통증이 경련성 형태로 나타날 때면, 그녀는 배운대로 100에서 거꾸로 7단위로 빼기를 시작하여 대뇌겉질 수준의 활성화 상태를 증가시키면서 통증을 어느 정도 억제하도록 했다. 이 방법은 매우 성공적인 것으로 나타났다. 온냉 압박찜질이 다리 양쪽에 매일 적용되었다.

12주 경과 후 임상결과

Clinical outcome after 12 weeks

AV는 3주간의 치료 후에 다리를 완전히 움직일 수 있고, 완전히 설 수 있는 놀랄만한 회복상태를 보여주었다. 그녀는 아직도 2~3시간 지속되는 통증구간을 경험하지만, 결국은 정상생활로 복귀하였고, 학교도 다니고 축구도 하고 있다.

토 론

Discussion

대뇌반구 사이의 기능적 비대칭이 본 증례와 같이 나타나면, 특정 뇌줄기 영역을 흥분시키던 대뇌겉질이 비대칭적인 감소를 보이는 현상은 매우 흔한 일로, 이 뇌줄기영역에 포함되는 곳은 중간뇌와 기타 영역, 다른 말로 다리뇌숨뇌 그물체(PMRF)가 뒤따라 나온다. PMRF의 흥분도가 감소하면 IML 세포기둥의 억제가 감소하는 것으로 귀결될 수 있으며, 이것은 결과적으로 교감신경활동이 증가하는 것으로 귀결된다. 이렇게 되면 자율신경기능이상증으로 진행할 수 있고 다소 이해하기 힘든 증상군들로 귀결되는데, 여기에는 복합부위 통증증후군이 포함된다.

결 론

Conclusion

본 장에서 본인은 몇 가지 증례들을 서술하고 토론하였고, 이 증례들은 본인이 지난 1년간 혹은 그 이전에 의뢰를 받아 치료한 것들이다. 수많은 다른 증례들이 많이 있었는데, 증상만 보더라도 우울증, 불안장애, 강박충동장애, 귀울림, 다양한 근육긴장이상증들, 파킨슨병, 구강 형성이상, 자율신경기능이상증, 뇌진탕후 증후군 및 기질적인 뇌중풍 등이었고, 이들 모두 기능신경학의 원리들이 적용될 때 호전되는 놀랄만한 공통점을 보여주었다.

참고문헌

Barkley, R.A., 1997. Behavioral inhibition, sustained attention and executive functions: constructing a unifying theory of ADHD. Psychol. Bull. 121, 65–69.

Carrick, F.R., 1997. Changes in brain function after manipulation of the cervical spine. J. Manipulative Physiol. Ther. 20 (8), 529–545.

Sergeant, J., 2000. The cognitive energetic model: an empirical approach to attention deficit hyperactivity disorder. Neurosci. Biobehav. Rev. 24, 7–12.

제 20 장
치 료

Approaches to treatment

20

생각해 볼 임상증례 Clinical cases for thought

증례 20.1

42세 여성이 2년간 복용해도 정신과 약물에 반응하지 않는 우울증을 가지고 내원하였다. 이학적 검사를 시행한 후 당신이 내린 결론은 환자가 좌뇌의 활성도가 떨어져 있다(좌뇌기능저하)는 사실이다.

질문 • 20.1.1 이 여성 환자의 좌뇌기능저하를 치료할 수 있는 접근방법은 개관해 부시오.

증례 20.2

14세 소년이 어지럼증으로 내원하였다. 소년이 묘사하기를 마치 계속해서 오른쪽으로 돌고 있는 느낌이라고 했다. 이학적 검사 후에 당신이 내린 결정은 소년의 왼쪽 소뇌 활성도가 감소되었을 가능성이 있다는 사실이다.

질문 • 20.2.1 소년의 왼쪽 소뇌의 기능이상을 치료할 수 있는 접근방법을 개괄해 보시오.

서 론

Introduction

임상의사로서 신경계통을 이해하는 일은 중요하다. 그러나 명심해야 할 점은 각 개인의 신경계통은 서로 다른 자극방식에 뿌리를 두고 있고, 이 자극방식은 해당 개인의 인생 전반에 걸쳐 노출되어 지속되어져 왔다는 점이다. 해부학적인 신경로는 생리학적으로 혹은 임상의학적으로 예상되는 결과들과 서로 다를 수 있다. 이것이 바로 기능신경학의 핵심개념이다. 우리 모두는 임상의사로서 기능에 관심과 주안점을 두고 있다. 일단 어떤 기능장애가 발생하면, 그것의 원인은 생리학적이거나 병리학적이거나 아니면 두 가지 모두 해당할 수 있으며, 수용체에서 대뇌겉질에 이르는 신경로 중 어느 곳이라도 발생할 수 있다. 이런 개인차가 존재하는 요소 때문에, 흔하게 볼 수 있는 일이 바로, 어떤 치료적용을 해나갈 때 시험적으로 치료를 행하고 난 후 환자의 반응을 살피지 않고 어떤 예측을 하기는 불가능하다는 것이다. 다양한 신경회로에 대한 기능적인 자극을 위해 동원해서 쓸 수 있는 치료방식들은 오늘날 굉장히 폭넓게 존재하고 있다. 본인이 수기교정법을 주요한 치료 테크닉으로서 여기에 포함시킨 이유는 광범위하게 사용할 수 있고, 그리고 적용이 비교적 안전하기 때문이다. 이 외에도 다른 수많은 자극기법들을 차트 형식으로 수록하였는데, 이 목적은 바쁘게 돌아가는 임상의사들의 일과상 쉽게 해당 기법들을 찾을 수 있도록 하기 위함이다.

치료 적용에 있어 일반적인 개념들

General concepts in treatment application

기능신경학에서 서로 다른 치료법들을 적용하는 데 있어 일반적인 접근법은 다음과 같이 3가지 단계로서 요약될 수 있다.

1. *교육* — 환자는 자신들의 상태, 예상 치료기간 및 예상 가능한 부작용들에 관해 교육받아야 한다.

2. *점진적인 치료 적용* — 모든 치료형태들은 점진적인 방식으로 적용되어야 하는데, 강도가 낮은 곳에서부터 치료효과를 목적으로 하는 특정 강도까지 진행하게 된다.
3. *신경계통에 미치는 치료법의 영향력 모니터링* — 각 치료법을 모니터링하는 것은 치료 직후 가능한 빨리 시행되어야 하며, 그 다음 매 시간, 매일, 매주 단위 등 적절한 주기의 반복이 필요한데, 구사한 치료법의 강도에 따라 좌우된다. 치료적인 개입에 따른 영향력을 모니터링하는 것은 치료 전후로 신경계에서 발생한 자극에 의한 활성화 시간, 자극에 대한 지구력의 변화를 모니터링함으로써 이루어질 수 있다.

신경세포가 가진 자극에 의한 *활성화 소요시간*(TTA)이라 함은 신경세포가 자극을 받은 시간에서 활성화 반응이 감지된 시간 사이를 측정한 수치이다. 분명한 점은, 임상 실제에서 각각의 개별 신경세포들의 반응은 측정하기 불가능하지만, 동공반사와 같은 신경계통의 반응은 측정할 수 있다. 일반적인 규율대로 말하자면, 신경계통이 높은 수준의 통합성과 활성도를 유지하고 있었던 경우의 반응시간은 좀 더 짧게 나올 것이고, 그런 수준을 유지하지 못했거나 혹은 신경경유 변성과정의 마지막 단계에 있는 경우라면 반응시간이 좀 더 길게 나올 것이다. 이 규칙의 예외를 다시 한번 강조하면, 신경경유 변성과정의 초기단계의 경우 발생할 수 있으며, 자극에 매우 예민하며 빨리 반응하게 된다. 이런 반응은 짧은 기간이란 속성을 가질 것이고, 일정한 짧은 기간 이상으로는 유지될 수 없을 것이다.

신경세포가 가진 자극에 대한 *피로 소요시간*(TTF)이라 함은 지속적인 자극이 신경세포에 가해지고 있는 동안 반응이 지속될 수 있는 시간의 길이를 말한다. TTF는 신경세포가 지속적인 자극하에서 활성도를 유지하는 능력을 효과적으로 측정하는데, 신경세포에 담겨 있는 삼인산아데노신(adenosine triphosphate, ATP)과 단백질의 저장량을 알려주는 좋은 지표가 될 수 있다. 이것은 차례로 신경세포의 건강수준을 알려주는 좋은 지표가 된다. TTF는 높은 수준의 통합성과 자극원을 유지해 왔던 신경세포의 경우 좀 더 길게 나타날 것이고, 높은 수준의 통합성을 유지하지 못해왔던 신경세포의 경우 좀 더 짧게 나타날 것이다. TTF는 자극에 대한 *반응 소요시간*(TTR)이 빠른 경우 이것이 높은 수준으로 통합된 신경세포 때문인지 아니면 신경경유 변성과정의 초기단계에 있는 신경세포 시스템 때문인지 구분하여 결정할 때 매우 유용하게 쓰일 수 있다.

예를 들어, 임상실제에서 한쪽 동공이 가진 빛에 의한 반사반응은 다른 쪽 동공의 반응과 비교될 수 있다. 만약 양쪽 동공들이 매우 빠르게 빛 자극에 반응하고(fast TTR), 동공수축 상태를 3~4초간 유지한다면(long TTF), 이것은 양쪽 신경회로들이 건강상태에 있음을 알려주는 좋은 지표가 된다. 그러나 만약 양쪽 동공이 빠르게 반응하지만(fast TTR), 오른쪽 동공이 빛 자극을 계속 주고 있는데도 불구하고 즉시 확장되어 버린다면, 이것은 동공수축에 관여하는 오른쪽 신경 시스템이 아마도 신경경유 변성과정의 초기단계에 있을 수 있고, 좀더 상세한 추가검사가 필요하다는 정보를 알려주는 지표가 될 수 있다.

치료법은 3가지 갈래의 접근법으로 구성되어야 한다.

1. 어느 한 시스템이 가진 중심통합상태(CIS)의 조절인데, 이 목적은 기능장애를 보이는 시스템 내부의 아직 살아있는 신경세포의 기능을 최대화하며, 재생과정을 촉진하고 의사의 실수로 인한 신경세포의 개체 손실을 줄이고, 손상받은 신경세포의 회복과정을 자극시켜 주는 것이다.
2. 해당 시스템으로 산소공급을 도와주는 것이다.
3. 적절한 연료와 기타 생리 필수물질이 해당 시스템으로 공급되는 것을 확보하는 것이다.

어느 한 시스템의 중심통합상태가 너무 좋지 않아서 어떤 자극이라도 손상을 유발하게 된다면, 해당 시스템에 대한 직접적인 흥분성 활성방법을 피하는 것이 필요할 수도 있다. 이러한 경우 길항적인 관계에 놓인 신경세포군들을 흥분시킴으로써 해당 신경세포군의 억제가 요구될 수도 있다.

치료 접근법

Treatment approaches

수기교정법

Manipulation

척추관절의 수기교정법을 통한 중추신경계에 대한 구심성 조절

척추관절의 수기교정법은 중추신경계 기능과 관련된 수많은 징후들과 증상들에 영향을 미치는 것으로 보고되어 왔는데, 여기에는 시각기능이상(Carrick 1997, Stephens 등 1999), 귀울림 또는 청각손상, 편두통, 수면 이갈이(Knutson 2001), 양극성 및 수면장애 그리고 목 근육긴장이상증 등이 포함되고 있다. 이와 아울러 기타 비(非) 근육골격계 증상군에 추가하여 척추관절 수기교정이 중이염과 천식의 개선에 도움을 줄 수 있다는 보고가 있다. 충분한 근거들이 존재하여 척추조직에 대한 유해성 자극이 자율신경계가 매개된 반사반응을 이끌어낼 수 있고, 이러한 사실은 어떻게 척추관절 수기교정이 이런 비 근육골격계 증상군 일부를 완화시켜줄 수 있는지 설명할 수 있다.

관절수기 교정의 결과로서 만들어진 척수 구심성 신경의 변화가 교감신경계의 활동에 미치는 영향이 수차례에 걸쳐 연구 조사되었다(Korr 1979, Sato 1992, Chiu & Wright 1996). 분절위 변화, 특히 뇌기능의 변화는 중추신경계에 대한 영향력을 보여주었는데, 척수분절 수준의 구심성 신경이 변성되는 사실을 확인시켜주었다(Thomas & Wood 1992, Carrick 1997, Kelly 등 2000). 면역계 기능이 척수 구심성 기전을 통해 매개될 수 있는데 이 기전은 교감신경계의 활동을 조절함으로써 분절위 혹은 분절수준을 경유하여 작동할 수 있다(Beck 2003).

척추관절 수기교정에 관한 상기 사실에 근거하면, 관절과 근육의 수용체로부터 들어오는 구심성 입력의 변화를 통해 다양한 신경세포군의 CIS에 영향력을 가질 수 있다는 사실의 개연성이 높아진다. 일부 연구들의 보고에 의하면, 상부경추 척추관절 수기교정은 중추신경계 기능을 측정한 결과 비대칭적인 영향력을 가진다고 알려진 바 있다(Carrick 1997). 이런 사실은 척추관절 수기교정을 받은 후 편두통으로 고생하던 환자의 증상이 감소하는 현상을 일부 설명할 수 있는데, 머리로 가는 혈류의 비대칭성이 편두통과 기타 두통 형태들의 핵심 양상이라고 생각되어지기 때문이다(Drummond 등 1984, Drummond 1988, 1993). 척수 구심성 신경들은 이와 함께 아울러 청색반점으로부터 나오는 출력량에 영향을 미칠 수 있는데, 청색반점은 겉질과 겉질밑 신경세포 활동에 영향을 미치게 되며, 여기에는 동물실험 연구에서 보여진 바와 같이 삼차신경과 안뜰신경의 문턱값이 포함된다. 청색반점은 중추신경계의 모든 수준에 대하여 광범위한 신경투사를 가지는데, 여기에는 시상하부와 기타 모노아민 신경핵들로 향하는 것들이 포함된다.

수많은 잠재적인 신경로가 존재하여 왜 척추관절 수기교정이 입쪽배가쪽 숨뇌(RVLM)를 흥분시키는 힘을 가지는지 그리고 그에 따라 중추신경계에 조절성 영향력을 발휘하는 걸로 귀결되는지 그 이유를 설명해 줄 수 있다(Holt 등 2006). 이에 가장 많은 영향을 끼치는 신경로들과 기전들은 다음과 같다.

1. 목뼈관절 수기교정은 척수그물 신경로 혹은 척수뒤기둥의 곁가지와 척수소뇌 신경로를 흥분시킨다. 척수그물로의 신경발화는 척수의 모든 수준, 그 중에서도 상부경추 분절에서 시작된다. 이들 신경로는 다리뇌숨뇌그물체(PMRF)의 많은 영역에서 신경연접을 하게 된다.
2. 목뼈관절 수기교정은 안뜰교감신경로의 조절을 만들어낼 수 있다. 이것은 상기한 동일한 신경로를 관여시키기도 하고 안뜰신경핵 수준의 안뜰신경세포들의 조질을 반영할 수 있다.
3. 목뼈관절 수기교정은 고립로핵(NTS), 미주신경 등쪽핵, 의문핵이 가지고 있는 안뜰소뇌 신경활동을 촉발한다.
4. 수기교정은 대뇌 양측반구에 대한 영향력으로 귀결될 수 있는데, 이 영향력은 다리뇌숨뇌그물체의 하향성 흥분활동을 촉발하며, 이는 중간가쪽 세포기둥의 긴장성 억제조절을 유발한다.
5. 허리엉치관절 수기교정은 교감신경에 대한 조절력으로 귀결될 수 있는데, 그 이유는 입쪽배가쪽 숨뇌의 직접적인 신경지배가 척수뒤기둥 신경핵이나 척수그물 신경로의 섬유들을 통해서 이루어지기 때문이며, 이 섬유들은 척수의 배쪽가쪽 섬유단 내에서 위로 올라가고 있다.
6. 척추관절 수기교정은 척수분절의 체성-교감신경 반사의 표현 정도를 변경시킬 수 있는데 가는 직경의 구심성신경 입력을 줄이고 굵은 직경의 구심성 신경 입력을 증가시키기 때문이다. 이런 방식으로 면역계의 1차 및 2차 기관들로 가서 신경지배하는 교감신경들에 영향을 미칠 수 있다.

7. 척추관절 수기교정은 분절위 체성-교감신경 반사의 표현정도를 변경시킬 수 있는데 2차성 상행 척수그물 신경로의 신경세포들에 대한 구심성 입력을 감소시키기 때문이다. 이런 방식으로 좀더 전체적인 수준에서 면역계 기관들로 가서 신경지배하는 교감신경에 영향을 미칠 수 있다.
8. 척추관절 수기교정은 체성-교감신경 반사가 가진 하행성 조절경로에 관여되는 뇌줄기 중추들의 중심통합상태를 변경할 수 있다. 이런 과정은 척수그물로 신경로의 투사 혹은 뇌줄기 그물체에서 이루어지는 체성성분과 안뜰성분 입력 사이의 상호작용을 거쳐서 발생할 수 있다. 체성성분(고역치)과 안뜰성분 입력정보 모두는 입쪽배가쪽숨뇌의 출력량을 증가시켜주는 것으로 나타났는데, 입쪽배가쪽숨뇌는 척수 중간가쪽 세포기둥에 지속적인 흥분성 영향력을 제공한다. 목뼈관절의 고유감각(저역치) 성분의 정보입력은 입쪽배가쪽숨뇌로 들어가는 안뜰성분의 입력에 대하여 길항적인 효과를 가지는 것으로 드러났다. 뇌줄기 그물체의 신경세포들 역시 척수분절의 체성-교감신경 반사가 가진 지속적인 하행성 억제기전에 중간매개한다. 척수분절의 체성-교감신경 반사의 영향력이 가장 클 때는 뇌줄기부에서 나오는 하행성 억제기전의 영향이 없을 때이다.
9. 척추관절 수기교정은 척수그물로 신경로와 척수시상신경로의 투사와, 안뜰기능과 중심부 소뇌기능에 영향을 주는 척수 구심성 신경을 통해 시상하부의 중심통합상태를 변경할 수 있다. 안뜰기관과 소뇌핵 시상하부, 고립로핵, 팔결핵 사이에 직접적인 연결성이 존재하는 것이 발견되었다. 후자의 2개의 핵은 시상하부로 신경투사를 하는데, 대뇌겉질중 안쪽 관자엽과 섬(insular) 부위의 내장계통과 둘레계통 담당영역에 투사하는 것에 추가적으로 이루어진 것이다.
10. 척추관절 수기교정은 대뇌의 비대칭성에 영향을 미칠 수 있는데, 중추신경계의 다양성-신경세포들, 뇌줄기부나 바닥앞뇌의 모노아민 신경세포들의 가중치를 올려줌으로써 가능한 것이고, 이외에 자율신경계의 영향력이나 시상하부가 중간매개된 이소프레노이드 경로를 통해 대뇌혈류에도 영향을 미칠 수 있다.

구심성 신경 시스템을 자극하기 위해 다양한 수기교정법들의 시술이 가능하다.

궁극적으로 인체 모든 관절들을 대상으로 수기교정 시술법에 관한 수많은 훌륭한 교과서들과 비디오 프로그램들이 제작되어 왔다(Carrick 1991, 1994). 본인은 여기서 비교적 흔히 시술되는 수기교정법들 중 일부를 전체적으로 개괄하고자 하는데, 이 수기법들은 본인 스스로 임상 유효성을 확인한 바 있다.

1 요추와 골반 수기교정을 위한 환자 자세잡기

요추와 골반 수기교정을 위한 자세잡기 중 표준적인 자세로 측면굴곡위(가쪽누운자세, lateral recumbent position)라고 일컬어진다. 환자는 편안하게 한쪽 측면으로 누운 채 위로 올라간 다리를 무릎관절과 엉덩관절을 이용해 약간 구부려 준다(그림 20.1A). 환자의 양팔은 느슨하게 깍지낀 채 가슴 위에 올려둔다. 환자는 이 자세로 안정감과 균형감을 느껴야 하며 테이블에서 굴러떨어질 것 같은 느낌을 받아서는 안 된다(그림 20.1B).

2 요추 유두돌기 밀기 수기교정법

적응증 Indication

본 수기교정법은 1번 요추에서 5번 요추에 이르기까지 후방변위되어 있거나 회전되지 않는 요추골을 가진 어느 분절을 대상으로도 사용할 수 있다. 본 교정법은 아울러 접촉 위치와 관련되어 같은쪽 소뇌나 반대쪽 대뇌에 자극을 줄 때도 사용 가능하다.

접촉 Contact

교정수는 반쯤 구부려서 'L' 자 모양이 되도록 하고 손가락들은 서로를 지지강화하도록 만들어 준다. 검지와 중지의 손가락끝은 선택된 추골의 유두돌기에 접촉하도록 하는 방법이 이 교정을 하기 위해 가장 효율적인 접촉이다(그림 20.2A).

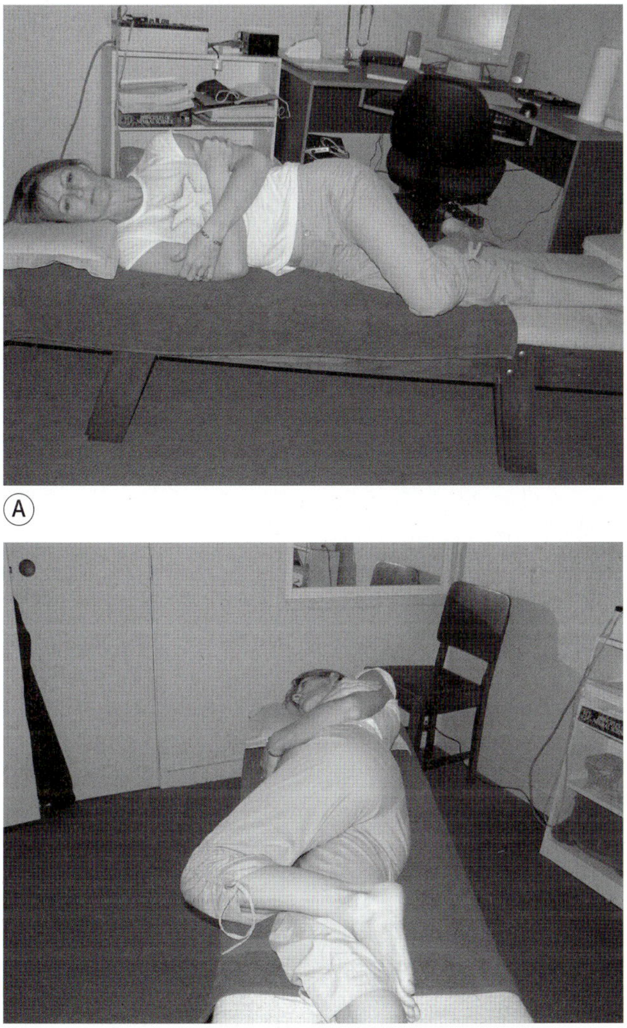

Ⓐ

Ⓑ

그림 20.1 요추와 골반 수기교정을 시행하기 위한 환자의 자세잡기. (A) 환자는 편안하게 한쪽 측면으로 누운 채 위로 올라간 다리를 무릎관절과 엉덩관절을 이용해 약간 구부려 준다. 환자의 양팔은 느슨하게 깍지낀 채 가슴 위에 올려둔다. (B) 환자는 이 자세로 안정감과 균형감을 느껴야 하며 테이블에서 굴러떨어질 것 같은 느낌을 받아서는 안 된다.

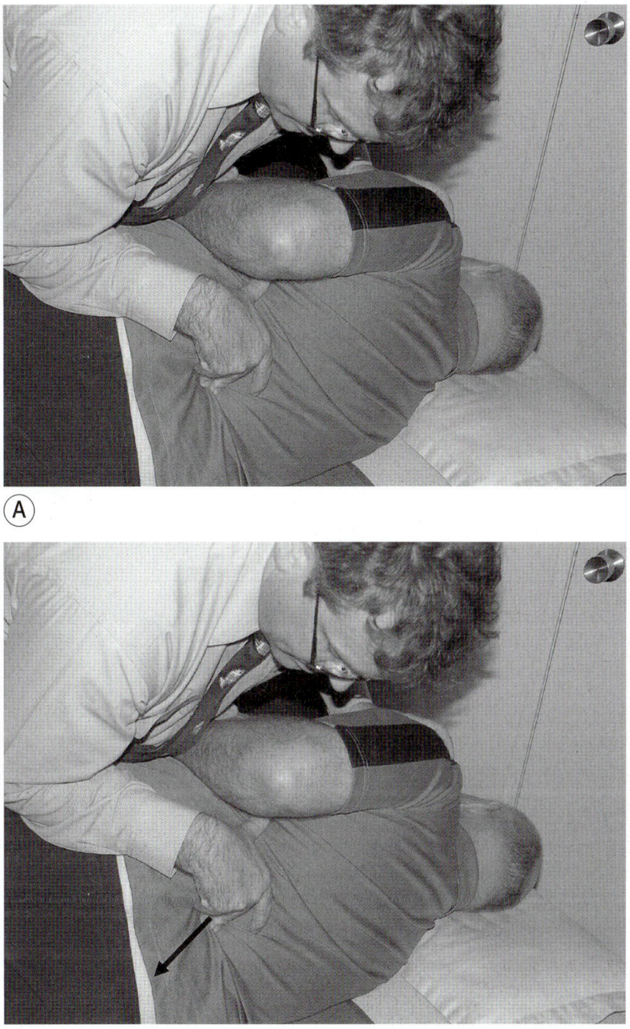

Ⓐ

Ⓑ

그림 20.2 요추 유두돌기 밀기 수기교정법. (A) 환자를 의사 쪽으로 돌려서 요추 유두돌기에 접촉을 하되 정확한 위치를 탐지하며 검지와 중지를 서로 겹쳐 접촉을 강화시킨다. 교정수의 주관절을 환자의 엉덩관절에 위치시켜 추가적인 지지력을 확보한다. (B) 유두돌기 밀기 요추 수기교정을 하는 교정시 힘의 방향.

환자 자세 Patient position

환자는 편안하게 한쪽으로 누워서 교정측을 위로 올라오게 한다. 환자의 양팔은 교차시켜 깍지낀 채로 가슴 위에 놓는다. 기능신경학 전문의는 그 다음 단계로서 환자를 자신쪽으로 구르도록 돌려 탐지하는 추골의 유두돌기에 접촉을 한다. 기능신경학 전문의는 이 접촉이 완성되면, 환자를 자신쪽으로 좀더 구르도록 돌려주어 연조직이 밀리는 현상을 제거한다. 환자는 그 다음 이완되도록 깊은 들이쉬는 숨과 내쉬는 숨을 쉬고 자신의 몸이 이완되도록 허용한다.

시술자 자세 Adjuster's position

기능신경학 전문의는 기립자세로 자세를 취하지만, 환자의 옆에 기대어 구부린 자세로 된다. 접촉하는 상지는 구부려져 주관절이 환자의 엉덩관절에 접촉되어 추가적인 지지력과 조절력을 만들어낸다. 보조수는 환자의 어깨에 가벼운 지지압력을 계속 유지하고 있다. 교정수는 접촉지점에 가벼운 압력을 유지한다(그림 20.2B). 기능신경학 전문의는 그 다음 접촉지점 위에 자신의 복장뼈 부위를 올려놓아 중심을 잡고 환자의 어깨와 엉덩관절을 서로 반대방향으로 밀어서 부드러운 압력이 생길 때까지 만들어 놓는다.

교정 Thrust

교정은 몸무게 낙하 충격이 탐지하는 요추골의 후관절면을 따라가는 것으로, 일반적으로 45° 하방에서 상방으로, 그리고 전방에서 후방으로 향하는데, 이런 방식으로 교정력이 요추골에 가해지면 추골이 회전을 일으켜 접촉지점에서 멀어지는 방향으로 돈다(그림 20.2B).

임상 비고 Clinical comments

본 수기교정법은 반드시 환자가 이완된 상태에서 시행되어야만 한다. 보조수는 환자의 몸에 교정력이나 잡아트는 회전력을 발생시키지 않고 단지 고정만 하게 된다. 기능신경학 전문의는 접촉지점을 관통하는 교정력의 방향에 집중해야만 한다. 교정시술자의 손목과 환자 사이의 공간이 유지되면, 접촉은 좀 더 집중될 수 있고, 교정시술은 좀 더 시행하기 편해진다. 교정 직전에 환자에게 숨을 내쉬도록 하면 이 역시 도움이 될 수 있다.

3 엉치엉덩관절 수기교정법 Sacroiliac manipulation

적응증 Indication

본 수기교정법은 완전한 가동범위를 가지지 못하는 엉치엉덩관절을 대상으로 사용할 수 있다. 이와 아울러 접촉과 관련되어 같은쪽 소뇌나 반대쪽 대뇌를 자극하기 위해서도 사용할 수 있다.

접촉 Contact

교정수의 두상골(콩알뼈)은 두 번째 천골결절 위에 있는 천골각(sacral angle) 바로 위에 접촉이 되어 같은쪽 혹은 '위쪽' 엉치엉덩관절을 수기교정하게 된다. 두 번째 천골결절 아래에 있는 엉치고리에 접촉하면 반대쪽 혹은 '아래쪽' 엉치엉덩관절을 수기교정하는 데 사용된다(그림 20.3A).

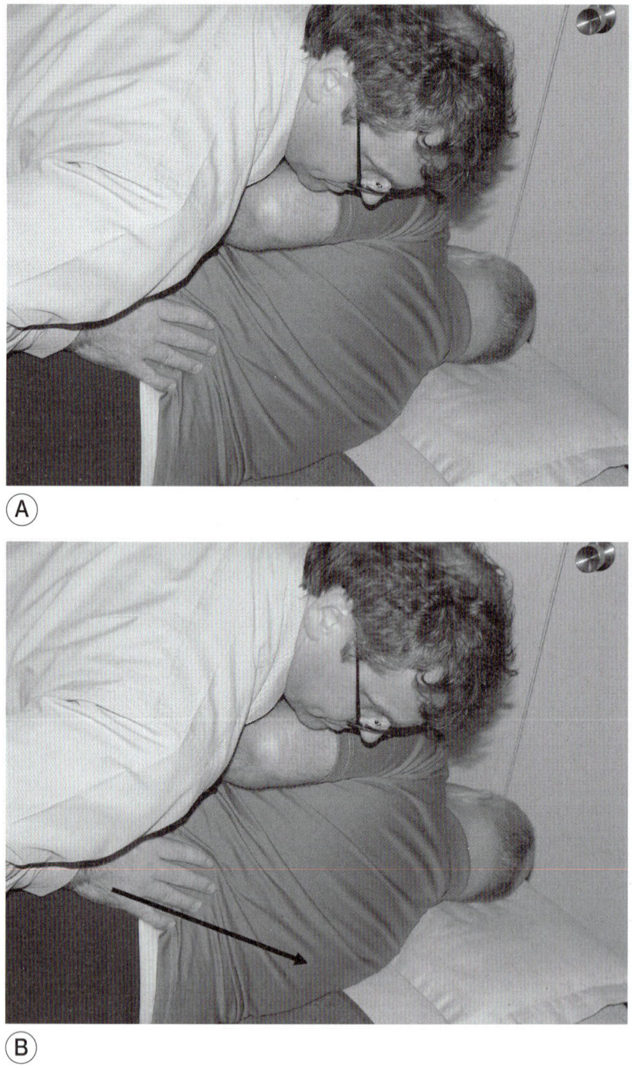

그림 20.3 엉치엉덩관절 수기교정법. **(A)** 측면굴곡 위에서 시작하여, 의사 쪽으로 환자를 굴려 두 번째 천골결절 위에 있는 엉치고리(sacral arch)에 접촉하여 같은쪽 관절을 수기교정하거나, 두 번째 천골결절 아래에 접촉하여 반대쪽 관절을 수기교정한다. **(B)** 엉치엉덩관절의 같은쪽 '위쪽' 수기교정을 위한 교정력의 방향.

환자 자세 Patient position

환자는 편안하게 옆으로 누워 위쪽 다리를 무릎관절과 엉덩관절에서 구부려 45° 각도를 만들어내고, 이와 동시에 환자의 양팔은 깍지낀 채로 가슴 위에 놓는다. 기능신경학 전문의는 그 다음 환자를 자신방향으로 굴려서 천골각에 접촉을 완성한다. 접촉이 완성되면, 환자에게 이완하도록 시키는데, 깊게 숨을 들이쉬고 내쉰 다음 몸이 이완되어 교정을 허용하도록 한다.

시술자 자세 Adjuster's position

기능신경학 전문의는 기립자세로 자세를 잡지만, 환자의 옆에 기대어 구부린 자세에 있게 된다. 전문의는 환자에 가장 가까운 손으로 천골각에 접촉하고 다른 손으로 환자의 위쪽 어깨를 고정하도록 한다. 가볍게 압력을 접촉지점에 유지해서 환자가 전문의와 테이블 사이에 위치시켜 움직이지 못하도록 한다(그림 20.3A). 전문의는 접촉지점 위로 자신의 복장뼈 부위를 이동시켜 중심을 잡고, 자신의 어깨가 자신의 몸에 가능한 밀접하게 붙었는지 확인한다.

교정 Thrust

교정은 몸무게 낙하 충격이 엉치엉덩관절을 따라가는 것으로, 일반적으로 45° 하방에서 상방으로 그리고 후방에서 전방으로 향한다(그림 20.3B).

임상 비고 Clinical comments

본 수기교정법은 반드시 환자가 이완된 상태에서 시행되어야만 한다. 보조수는 환자의 몸에 교정력이나 잡아트는 회전력을 발생시키지 않고 단지 고정만 하게 된다. 기능신경학 전문의는 접촉지점을 관통하는 교정력의 방향에 집중해야만 한다. 교정직전에 숨을 내쉬도록 환자에게 시키면 이 역시 도움이 될 수 있다. 이 교정시술을 시행할 때 가장 흔한 2가지 실수가 다음과 같다.

1. 교정력의 방향이 너무 후방에서 전방면으로 있어서, 교정시술이 이 때문에 하방에서 상방으로 되는 경우
2. 접촉하는 상지의 팔꿉관절이 의사 몸에서 너무 떨어지게 되는 경우(날개펴지듯). 이 위치는 어깨관절이 큰 긴장손상을 당할 수 있는 경우에 놓이게 되고 교정력을 따라 어깨가 내려갈 때 문제를 야기할 수 있다.

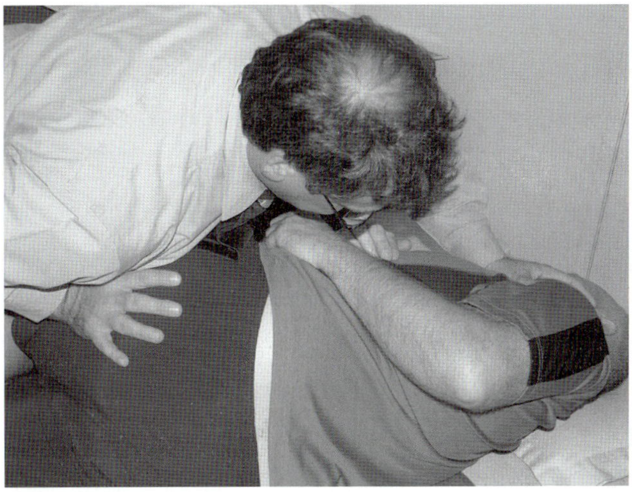

Ⓐ

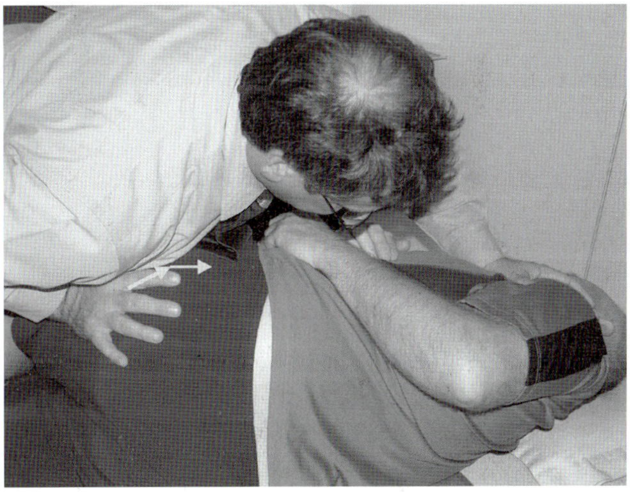

Ⓑ

그림 20.4 장골 굴곡형 밀기 수기교정법. (A) 환자를 의사 쪽으로 굴려서 교정수의 수근부로 탐지된 장골의 좌골 부위에 접촉한다. (B) 왼쪽 굴곡형 장골 수기교정을 위한 교정력의 방향.

4 장골 굴곡형 밀기 수기교정법 Ilium flexion push manipulation

적응증 Indication

본 수기교정법은 신전 위치로 전위되어 있거나 굴곡 위치로 움직여지지 않은 장골을 대상으로 사용할 수 있다. 이와 아울러 접촉과 관련되어 같은쪽 소뇌나 반대쪽 대뇌를 자극하기 위해서도 사용할 수 있다.

접촉 Contact

단단한 교정을 만드는 교정수의 수근부로 장골의 좌골을 컵 모양으로 감싸안는다(그림 20.4A).

환자 자세 Patient position

환자는 편안하게 옆으로 누워 교정하려는 쪽이 위로 오도록 하고, 환자의 양팔은 깍지낀 채로 가슴 위에 놓는다. 위쪽 다리는 약간 구부린 상태로 있다. 기능신경학 전문의는 그 다음 환자를 자신방향으로 위치시켜 탐지된 장골의 좌골에 접촉을 완성한다. 접촉이 완성되면, 환자를 자신 쪽으로 좀더 구르도록 돌려주어 연조직이 밀리는 현상을 제거한다. 환자는 그 다음 이완되도록 깊은 들이쉬는 숨과 내쉬는 숨을 쉬고 자신의 몸이 이완되도록 허용한다.

시술자 자세 Adjuster's position

기능신경학 전문의는 환자의 옆에 기대어 서서 구부린 자세를 취한다. 접촉하는 상지는 구부려져 어깨가 접촉지점 뒤에 단단히 있도록 한다. 보조수는 환자의 어깨에 가벼운 지지압력을 계속 유지하고 있다. 교정수는 접촉지점에 가벼운 압력을 유지한다(그림 20.4B). 기능신경학 전문의는 그 다음 접촉지점 뒤에 자신의 복장뼈 부위를 올려 놓아 중심을 잡고 환자의 좌골에 힘을 가하여 부드러운 압력이 생길 때까지 만들어 놓는다.

교정 Thrust

교정은 몸무게 낙하 충격이 탐지된 장골의 후관절면을 따라서 퍼담는 모습으로 가는 것이며, 이런 식으로 해서 장골에 가해진 교정력이 장골을 굴곡 위치로 만들어 준다(그림 20.4B).

임상 비고 Clinical comments

본 수기교정법은 반드시 환자가 이완된 상태에서 시행되어야만 한다. 보조수는 환자의 몸에 교정력이나 잡아트는 회전력을 발생시키지 않고 단지 고정만 하게 된다. 기능신경학 전문의는 접촉지점을 관통하는 교정력의 방향에 집중해야만 한다. 만약 최대 교정력을 발휘하기 위해 교정시술자가 접촉지점 바로 뒤에 자신의 어깨를 위치시키게 되면, 접촉이 좀 더 집중되고 교정시술이 시행하기 좀 더 편해진다. 다른 수기교정법과 비교하면, 본 수기교정법은 적절히 이루어지기 위해서는 상당한 힘을 필요로 한다. 교정 직전에 환자에게 숨을 내쉬도록 하면 이 역시 도움이 될 수 있다.

5 전방 미골 수기교정법 Anterior coccyx manipulation

적응증 Indication

본 수기교정법은 전방 위치로 전위되어 있거나 신전 위치로 움직이지 않는 미골을 대상으로 사용할 수 있다. 본 수기교정법을 시행하여 결과적으로 꼬리신경얼기에서 나오는 부교감신경 출력량을 자극할 확률이 가장 높다.

접촉 Contact

미골의 후하방부위에 단단하게 접촉하고 있는 엄지의 중수골에 교정수의 두상골을 덧대어 접촉하는 방법이 본 교정시술을 위해 가장 효율적인 접촉이 된다(그림 20.5A~C).

환자 자세 Patient position

환자는 편안하게 복와위로 누워 자신의 양팔을 양옆으로 나란히 둔다. 교정시술자가 접촉이 완성되면, 환자는 그 다음 이완하도록 지시받고, 깊은 숨을 들이마시고 내쉰다.

시술자 자세 Adjuster's position

교정시술자는 환자의 뒤에 서서 중심을 잡아 접촉지점에 부드러운 압력이 만들어지게 한다(그림 20.5D).

교정 Thrust

교정은 충격이 접선을 따라 작용하여 미골에 도달하는 것이며, 이런 식으로 해서 엄지손가락에 가해진 당겨지는 교정력이 미골을 후방 위치로 움직이게 만들어 준다.

임상 비고 Clinical comments

본 교정시술은 반드시 피부 대 피부 접촉으로 시행되어야 하는데, 우리가 전방된 미골을 실제로 당기려면 피부긴장도에 의존하기 때문이다. 본 교정시술이 환자의(그리고 시술자의) 과민한 당황스런 상황을 만들어 낼 수도 있는데 접촉의 위치 때문에 그렇다. 교정이 시행될 때 같은 방에 치료보조인력이 함께 있는 것이 추천할 만하고, 아울러 시술 준비를 시작하기 전 환자에게 이 교정법을 수행하는 방법과 이유를 설명하고 이해시켜 확인하는 것도 추천한다. 본 교정시술은 출산 후 혹은 둔부로 넘어져 낙상이 발생한 후 시술할 필요가 가끔씩 있다.

6 양측 엄지두덩 흉추 수기교정법

적응증 Indication

본 수기교정은 후방으로 고착되어 있거나 회전이 일어나지 않는 흉추골을 대상으로 사용할 수 있다. 본 교정법은 아울러 접촉 위치와 관련되어 같은쪽 소뇌나 반대쪽 대뇌에 자극을 줄 때도 사용 가능하다.

접촉 Contact

기능신경학 전문의는 교정수의 두상골을 탐지된 흉추골

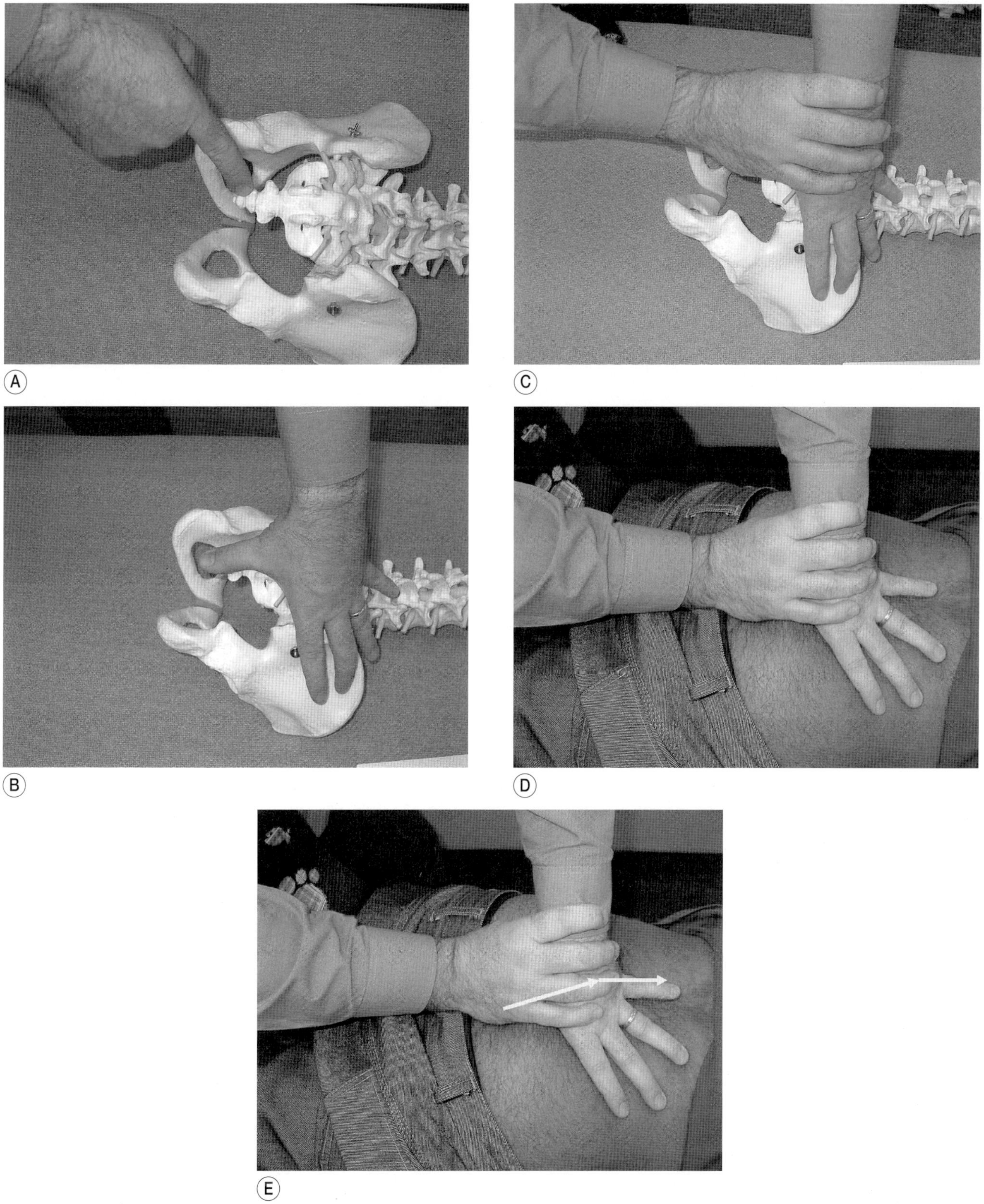

그림 20.5 전방 미골 수기교정법. (A) 전방 미골을 위한 엄지접촉. (B) 접촉된 엄지의 위치. (C) 교정수는 두상골을 엄지 중수골과 함께 겹쳐서 접촉한다. (D) 전방 미골을 위한 교정시술자의 위치. 교정수의 상지가 위쪽을 향하는 것을 주목할 것. (E) 전방 미골을 위한 교정. 분홍색의 두꺼운 화살표는 결과적인 교정력 방향을 보여준다.

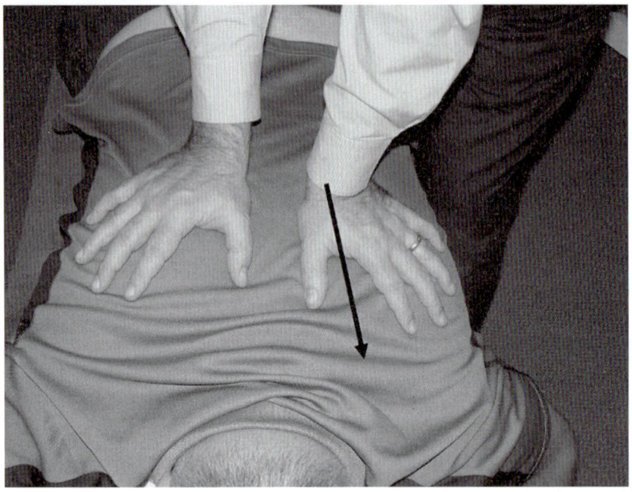

Ⓐ

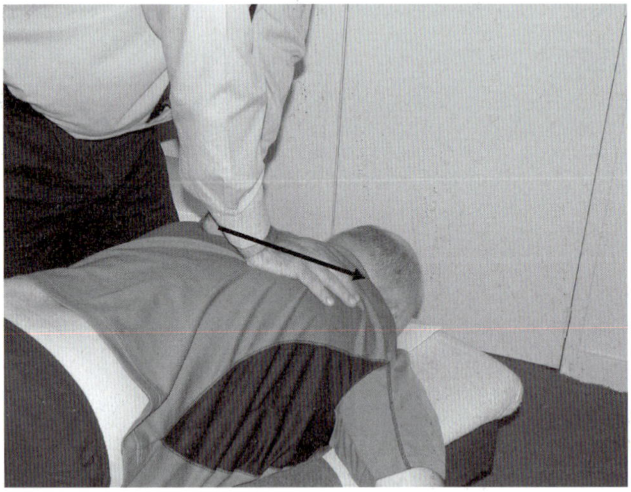

Ⓑ

그림 20.6 양측 엄지두덩 흉추 수기교정법. (A) 치료할 분절의 같은 쪽에 자리를 잡는다. 의사의 교정수 두상골을 탐지된 흉추골의 횡돌기에 접촉한다. 보조수는 반대쪽 횡돌기에 접촉하여 안정된 지지력으로 보조한다. (B) 교정은 하방에서 상방으로, 후방에서 전방으로 향하며 교정수(검은색 화살표)로 탐지된 흉추골의 후관절면을 따르는 교정력의 방향을 따라간다. 보조수는 안정화를 위해 반대쪽 횡돌기를 지지해준다.

의 횡돌기에 접촉한다. 보조수는 안정화에 도움이 되도록 반대쪽 횡돌기에 접촉한다(그림 20.6A).

환자 자세 Patient position

환자는 편안하게 복와위로 눕고, 양팔을 옆에 가지런히 둔다. 환자는 그 다음 이완하도록 지시받고, 깊은 숨을 들이마시고 내쉬고, 이완되도록 자신의 몸을 허용한다.

시술자 자세 Adjuster's position

기능신경학 전문의는 환자의 옆에 선 자세로 자리를 잡는데, 교정수는 탐지된 흉추골의 횡돌기에 접촉한다(그림 20.6A).

교정 Thrust

교정은 하방에서 상방으로, 후방에서 전방으로 향하며, 교정수로 탐지된 흉추골의 후관절면을 타고 교정력의 방향을 따라간다. 보조수는 안정화를 위해 반대쪽 횡돌기를 지지한다(그림 20.6A, B).

임상 비고 Clinical comments

본 수기교정법은 반드시 환자가 이완된 상태에서 시행되어야만 한다. 기능신경학 전문의는 접촉지점을 관통하는 교정력의 방향에 집중해야만 한다. 교정 직전에 환자에게 숨을 내쉬도록 하면 이 역시 도움이 될 수 있다.

7 전방 흉추 수기교정법 Anterior thoracic manipulation

적응증 Indication

본 수기교정법은 2~12번 흉추의 후방으로 전위되어 있거나 회전하지 않은 흉추골이면 어느 분절이라도 대상이 되어 적용 가능하다. 아울러 접촉과 관련해서 같은쪽 소뇌나 반대쪽 대뇌에 자극을 줄 때 사용할 수 있다.

접촉 Contact

교정수는 주먹쥔 형태를 만들고, 선택된 흉추골의 횡돌기에 접촉하는 손의 엄지두덩을 따라 접촉을 완성하는데, 이 방법이 본 수기교정법을 시행하기 위해 가장 효율적인 접촉이 된다(그림 20.7A).

환자 자세 Patient position

환자는 편안하게 앙와위로 눕고 양팔을 교차시켜 깍지낀 상태로 가슴 위에 올려둔다. 기능신경학 전문의는 그 다음 환자를 자신의 방향으로 위치시켜 탐지된 추골의 횡돌기에 접촉을 완성한다. 접촉이 완성되면, 그 다음 환자를 등쪽에서 좀 더 굽히고 이완하도록 하고, 깊은 숨을 들이쉬고 내쉰 후 이완되도록 허용한다.

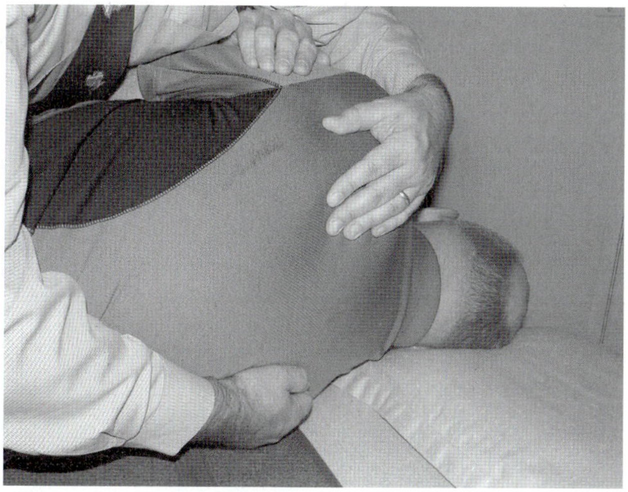

Ⓐ

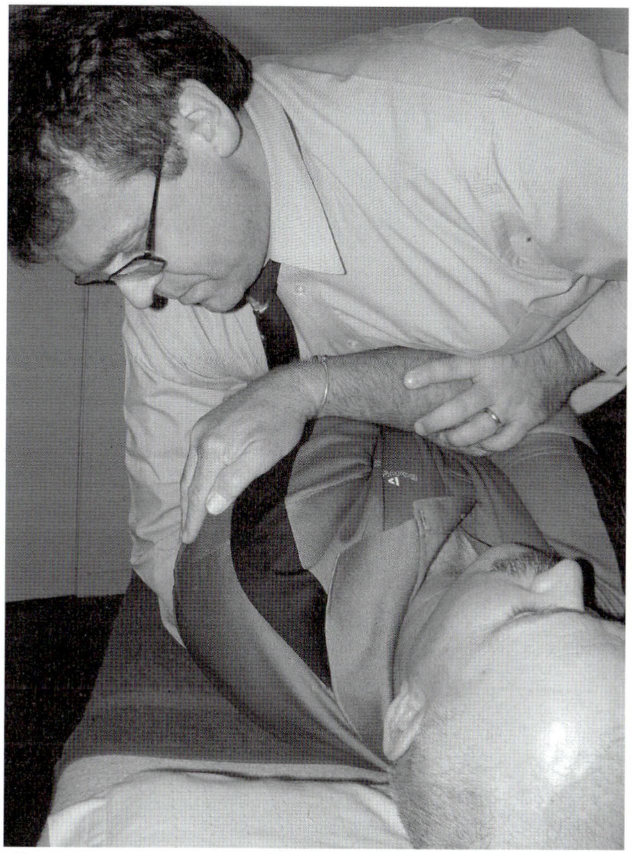

Ⓑ

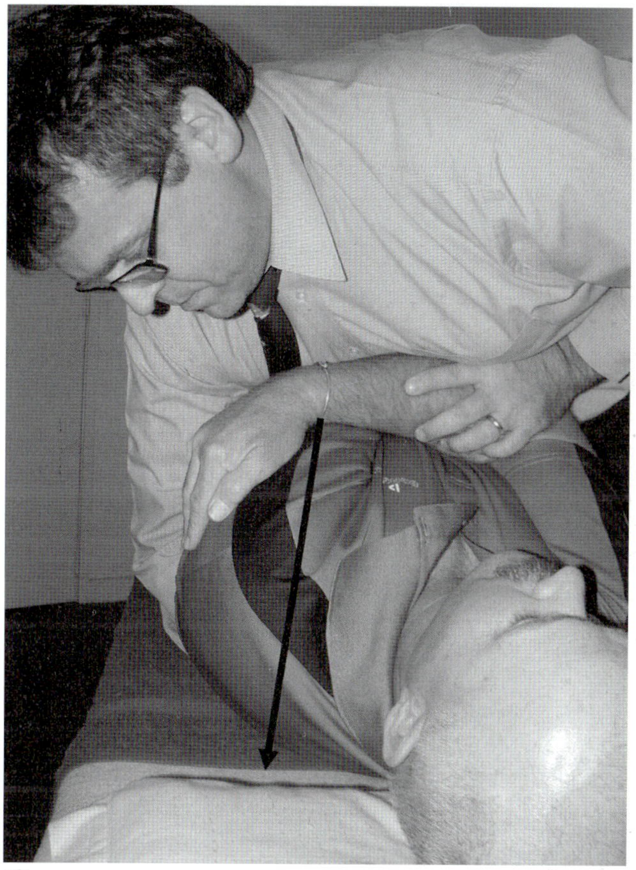

Ⓒ

그림 20.7 전방 흉추 수기교정법. (A) 환자를 의사 쪽으로 위치시켜 전방 흉추 수기교정을 위해 주먹쥔 손의 엄지두덩을 탐지된 흉추골의 횡돌기에 접촉시킨다. (B) 전방 흉추 수기교정을 위한 교정력의 방향. (C) 전방 흉추 수기교정을 위한 교정력 방향. 교정력은 교정수 위에 집중되도록 하고, 기능신경학 전문의의 몸에서 생기는 몸무게 낙하 충격으로부터 발생한다.

시술자 자세 Adjuster's position

기능신경학 전문의는 환자의 옆에 기대어 서서 구부린 자세로 환자를 감싸안아서 접촉지점에 부드러운 압력이 지속되도록 한다(그림 20.7B). 전문의는 접촉지점 위로 자신의 복장뼈 부위를 이동시켜 중심을 잡고, 자신의 몸을 낮추어 환자의 가슴으로 가도록 해서 부드러운 압력이 이루어지게 한다.

교정 Thrust

교정은 몸무게 낙하 충격이 탐지된 흉추골의 후관절면을 따라가는 것으로, 일반적으로 흉추 6번 위의 분절에서 45° 하방에서 상방으로, 그리고 전방에서 후방으로 향하고 흉추 6번 아래는 상방에서 하방으로, 전방에서 후방으로 향하게 되는데, 이런 방식으로 교정력이 흉추골에 가해지면 추골이 회전을 일으켜 접촉지점에서 멀어지는 방향으로 돌게 된다(그림 20.7C).

임상 비고 Clinical comments

본 수기교정법은 반드시 환자가 이완된 상태에서 시행되어야만 한다. 보조수는 환자의 몸에 교정력이나 잡아트는 회전력을 발생시키지 않고 단지 고정만 하게 된다. 기능신경학 전문의는 접촉지점을 관통하는 교정력의 방향에 집중해야만 한다. 교정 직전에 환자에게 숨을 내쉬도록 하면 이 역시 도움이 될 수 있다.

8 교차성 양측 흉추 수기교정법

적응증 Indication

본 수기교정은 후방으로 고착되어 있거나 회전하지 않는 흉추골을 대상으로 사용할 수 있다. 아울러 접촉과 관련해서 같은쪽 소뇌나 반대쪽 대뇌를 자극할 때도 사용할 수 있다.

접촉 Contact

기능신경학 전문의는 자신의 교정수 두상골을 탐지된 흉추골의 횡돌기에 접촉한다. 보조수는 반대쪽 횡돌기에 접촉하여 본 수기교정술의 회전력 성분의 힘이 전달될 때 도움을 주게 된다(그림 20.8A).

환자 자세 Patient position

환자는 편안하게 복와위로 엎드리고, 양팔은 옆에 나란히 둔다. 그 다음 깊은 숨을 들이마시고 내쉬고, 자신의 몸을 이완시킨다.

시술자 자세 Adjuster's position

기능신경학 전문의는 환자의 옆에 서있는 자세를 취해야만 하는데, 탐지된 흉추골의 횡돌기에 교정수를 접촉하고 있다(그림 20.8A).

교정 Thrust

교정은 하방에서 상방으로, 후방에서 전방으로 향하는데, 교정수와 함께 탐지된 흉추골의 후관절면을 따라가는 교정력과 함께 간다. 보조수는 반대방향으로 교정이 시행되어, 관절을 중심으로 회전력이 발생되도록 해준다(그림 20.8B).

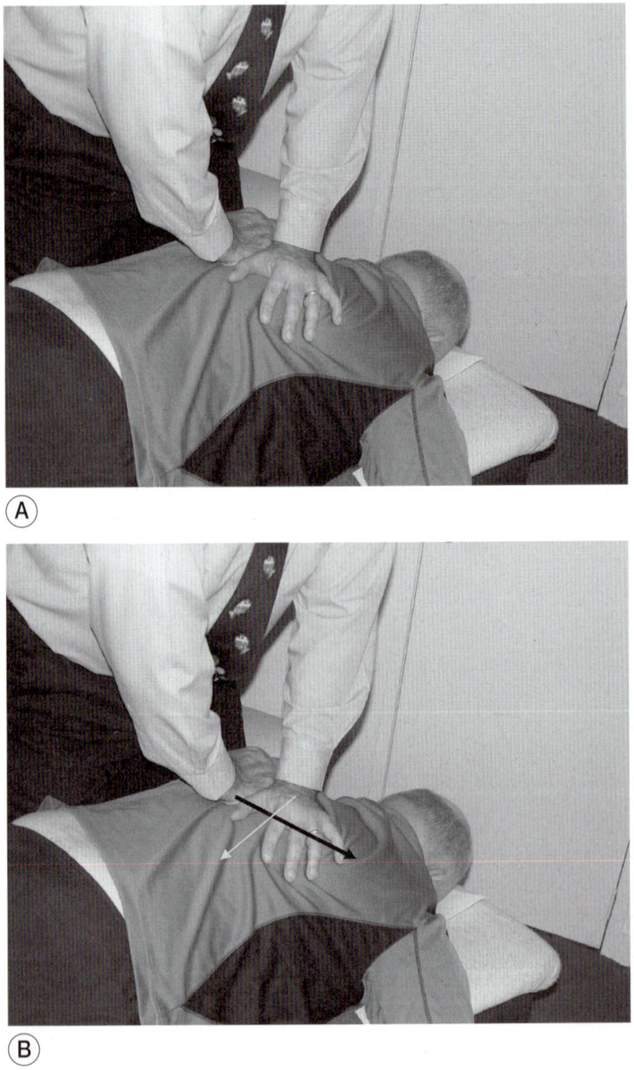

그림 20.8 교차성 양측 흉추 수기교정법. (A) 교정할 분절의 같은쪽에서 자세를 취하는 것으로 시작하며, 접촉수의 두상골을 탐지된 흉추골의 횡돌기에 접촉한다. 보조수는 본 수기교정법의 회전력 성분(torque component)을 돕기 위해 반대쪽 횡돌기에 접촉한다. (B) 교정은 하방에서 상방으로, 그리고 후방에서 전방을 향하여 교정수(검은색 화살표)로 탐지된 흉추골의 후관절면을 따라가는 교정력의 방향과 함께 간다. 보조수는 반대방향으로 교정을 시행하여 관절(초록색 화살표)을 중심으로 회전력이 발생하게 해준다.

임상 비고 Clinical comments

본 수기교정법은 반드시 환자가 이완된 상태에서 시행되어야만 한다. 기능신경학 전문의는 접촉지점을 관통하는 교정력의 방향에 집중해야만 한다. 수기교정술의 회전력 성분은 힘이 전달되는 속도를 좀더 빠르게 허용하여 수기교정이 좀더 쉽도록 만들어 준다. 교정 직전에 환자에게 숨을 내쉬도록 하면 이 역시 도움이 될 수 있다.

9 기립위 흉추 장축 수기교정법

적응증 Indication

본 수기교정법은 일반적인 흉추와 늑골 고정현상을 대상으로 사용할 수 있다. 아울러 소뇌와 대뇌에 대한 양측성 자극을 할 때도 사용할 수 있다.

접촉 Contact

기능신경학 전문의는 자신의 복장뼈를 가지고 환자의 흉추에 접촉한다(그림 20.9A).

환자 자세 Patient position

환자는 편안하게 서서, 시술자로부터 멀어지는 방향을 바라보고, 양팔은 교차시켜 깍지낀 채로 가슴 위에 놓이도록 한다. 환자는 기능신경학 전문의을 향하여 뒤로 기대도록 이야기를 해주고, 의사는 환자를 깍지껴서 컵 모양으로 강화된 손바닥 부위로 환자의 팔꿈치를 감싸쥔다. 그 다음 환자는 깊은 숨을 들이마시고 내쉬고, 자신의 몸을 이완시킨다.

시술자 자세 Adjuster's position

기능신경학 전문의는 환자 뒤에 서서 자신의 양팔을 둥글게 하여 환자의 양팔꿈치를 감싸준다(그림 20.9B). 기능신경학 전문의는 자신의 복장뼈 부위를 접촉지점 뒤에 놓이게 하여 중심을 잡아준다. 환자의 팔꿈치에 가해지는 부드럽게 당기는 힘과 환자의 등에 저항이 걸리는 미는 힘을 이용하여, 약한 압력을 가하여 환자와 시술자 사이의 연조직이 밀리는 현상을 제거한다.

교정 Thrust

교정은 양측 위팔두갈래근의 빠른 수축에 의해 발생하는 충격이다. 교정력의 방향은 하방에서 상방으로, 전방에서 후방으로 향하는 속성이 있다(그림 20.9A, B).

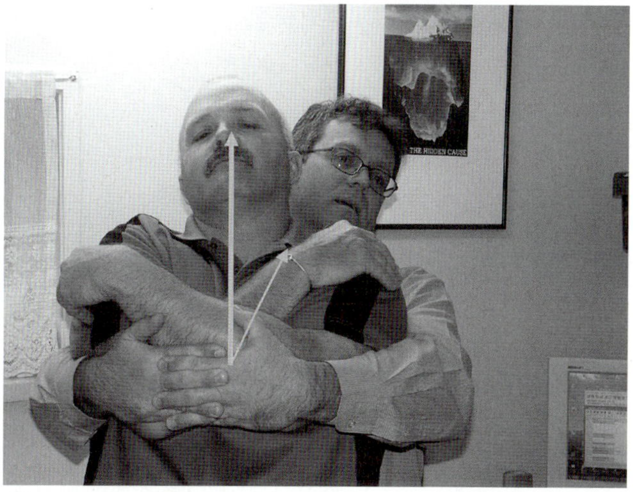

Ⓐ

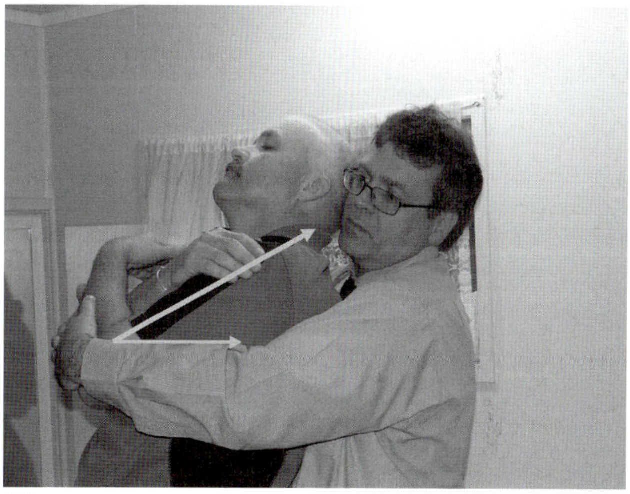

Ⓑ

그림 20.9 기립위 흉추 장축 수기교정법. (A) 환자의 뒤에 서서 의사의 흉골을 환자의 흉추에 접촉하는 것으로부터 시작한다. 환자를 의사 쪽으로 단단하게 잡아 당겨주는 데 강화된 손바닥 부위로 깍지낀 모습을 하여 양쪽 팔꿈치에 접촉함으로써 단단한 접촉을 완성한다. (B) 기립위 흉추 장축 수기교정을 시연하기 위해 환자와 기능신경학 전문의가 함께 취한 자세.

임상 비고 Clinical comments

본 수기교정법은 환자가 이완된 상태에서 시행되어야만 한다. 기능신경학 전문의는 접촉지점을 관통하는 교정력의 방향에 집중해야만 한다. 다른 수기교정법과 비교하면, 본 수기교정법은 적절히 이루어지기 위해서 상당한 힘을 필요로 한다. 교정 직전에 환자에게 숨을 내쉬도록 하면 이 역시 도움이 될 수 있다.

10 좌위 환추 측방굴곡형 수기교정법

적응증 Indication

본 수기교정법은 측방으로 전위되어 있거나 가쪽굽힘제한이 있는 환추(C1)를 대상으로 사용할 수 있다. 아울러 접촉과 관련해서 같은쪽 소뇌나 반대쪽 대뇌에 자극을 줄 때 사용할 수 있다.

접촉 Contact

환추 후궁의 가장 가쪽부에 교정수 엄지의 안쪽면을 따라 접촉이 이루어지도록 하는 방법이 본 수기교정법을 하기 위해 가장 효과적인 접촉방법이다(그림 20.10A).

환자 자세 Patient position

환자는 편안하게 앉아서 양팔을 양옆에 가지런히 놓는다. 기능신경학 전문의가 접촉이 완성되면, 환자는 그 다음 이완하도록 지시받고, 깊은 숨을 들이쉬고 내쉬고, 머리를 천천히 가쪽굽힘되도록 허용한다. 목의 신전은 피해야 한다.

시술자 자세 Adjuster' s position

기능신경학 전문의는 뒤에 서서 그리고 약간 환자의 옆쪽으로 자리를 잡아야만 한다. 환자의 머리는 시술자의 복장뼈중간부분 높이에 오도록 맞춘다. 보조수는 부드럽게 반대쪽 귀를 감싸쥐고 머리를 지지해준다. 접촉한 엄지는 접촉지점에 부드러운 압력을 만들어 내야 한다(그림 20.10A). 머리는 접촉한 지점으로 가쪽굽힘이 되어 단단한 끝느낌이 완성되어야 한다. 목의 신전은 피해야 한다.

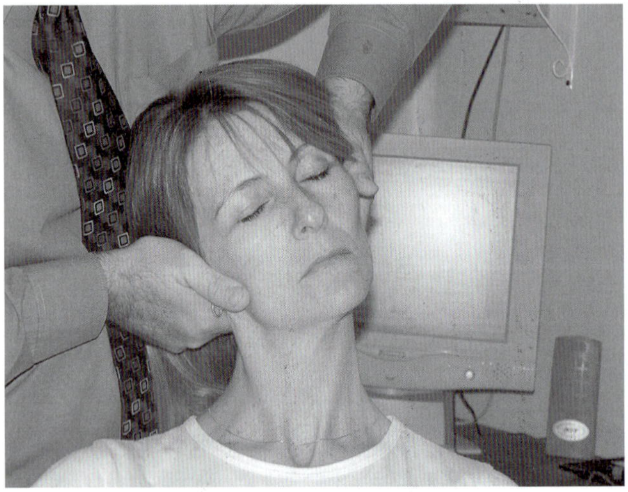

Ⓐ

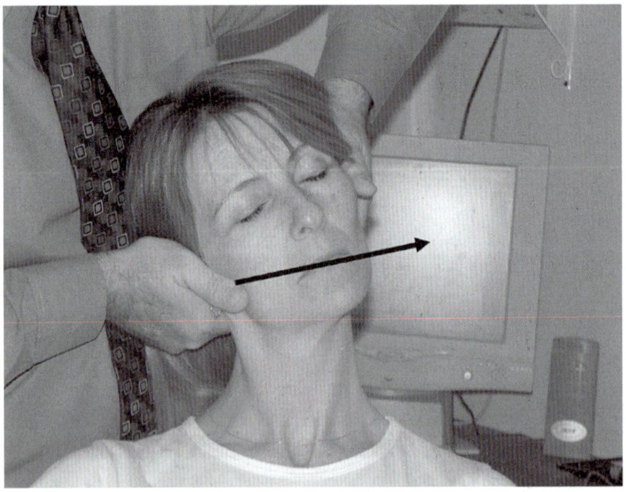

Ⓑ

그림 20.10 좌위 환추 측방굴곡형 수기교정법. (A) 환추 후궁의 가장 가쪽부에 접촉한 모습. 머리는 접촉지점으로 약간 가쪽굽힘되어 있다. 보조수는 반대쪽 귀를 감싸안아주고 머리를 안정화시켜 준다. (B) 좌위 환추 측방굴곡형 수기교정법의 교정력 방향.

교정 Thrust

교정은 수평면상에서 환추의 후관절면을 따라가는 충격이다(그림 20.10B).

임상 비고 Clinical comments

본 수기교정법은 환자가 이완된 상태에서 시행되어야만 한다. 본 교정은 양손의 손가락들이 딱소리가 갑자기 나는 것처럼 빠르게 연속적으로 두 번 딸깍하는 소리가 들리도록 하는 것이 일반적이다. 보조수는 머리에 교정력이나 회전력을 가하지 않으며 단지 목과 머리를 안정시켜 준다. 기능신경학 전문의가 자신의 보조수로 환자의 눈에 가까이 가거나 접촉하지 않도록 하는 것이 중요하다.

11 좌위 '목뼈 당기기' 수기교정법

적응증 Indication

본 수기교정법은 2~7번 목뼈 중 어느 목뼈분절이라도 후방전위되어 있거나 회전제한이 있는 환자를 대상으로 사용할 수 있다. 아울러 접촉과 관련해서 같은쪽 소뇌나 반대쪽 대뇌에 자극을 줄 때 사용할 수 있다.

접촉 Contact

선택된 목뼈의 후궁에 접촉하는 교정수의 중지의 손바닥면을 따라 접촉이 이루어지도록 하는 방법이 본 수기교정을 시행하기 위해 가장 효율적인 접촉방법이다(그림 20.11A).

환자 자세 Patient position

환자는 편안하게 앉아서 양팔을 양옆으로 나란히 가지런하게 둔다. 기능신경학 전문의가 접촉이 완성되면, 환자는 그 다음 이완하도록 지시받고, 깊은 숨을 들이쉬고 내쉬고, 머리를 천천히 회전시키고 가쪽굽힘 자세가 되도록 허용한다.

시술자 자세 Adjuster's position

기능신경학 전문의는 접촉지점의 반대편에 자리를 잡아야만 하고, 접촉지점에 부드러운 압력을 가하도록 한다(그림 20.11A). 머리는 접촉지점으로 혹은 접촉지점에서 멀어지는 형태로 가쪽굽힘될 수 있다. 접촉지점에서 멀어지는 가쪽굽힘을 할 때는 목뼈의 운동단위가 가진 짝운동의 이점을 살릴 수 있고 보다 큰 자극을 만들어 낸다.

교정 Thrust

본 교정시술은 탐지된 목뼈의 후관절면을 따라가는 충격으로, 일반적으로 약 45° 하방에서 상방으로, 후방에서 전방으로 향하여, 이런 식으로 해서 목뼈를 당기게 되면 추골은 기능신경학 전문의을 향하여 회전하게 된다(그림 20.11B).

임상 비고 Clinical comments

본 수기교정법은 환자가 이완된 상태에서 시행되어야만 한다. 보조수는 머리에 교정력이나 회전력을 가하지 않으며 단지 목과 머리를 안정시켜 준다.

12 좌위 환추 회전형 수기교정법

적응증 Indication

본 수기교정은 후방전위되어 있거나 회전제한이 있는 환추(C1)를 대상으로 사용할 수 있다. 아울러 접촉과 관련해서 같은쪽 소뇌나 반대쪽 대뇌에 자극을 줄 때 사용할 수 있다.

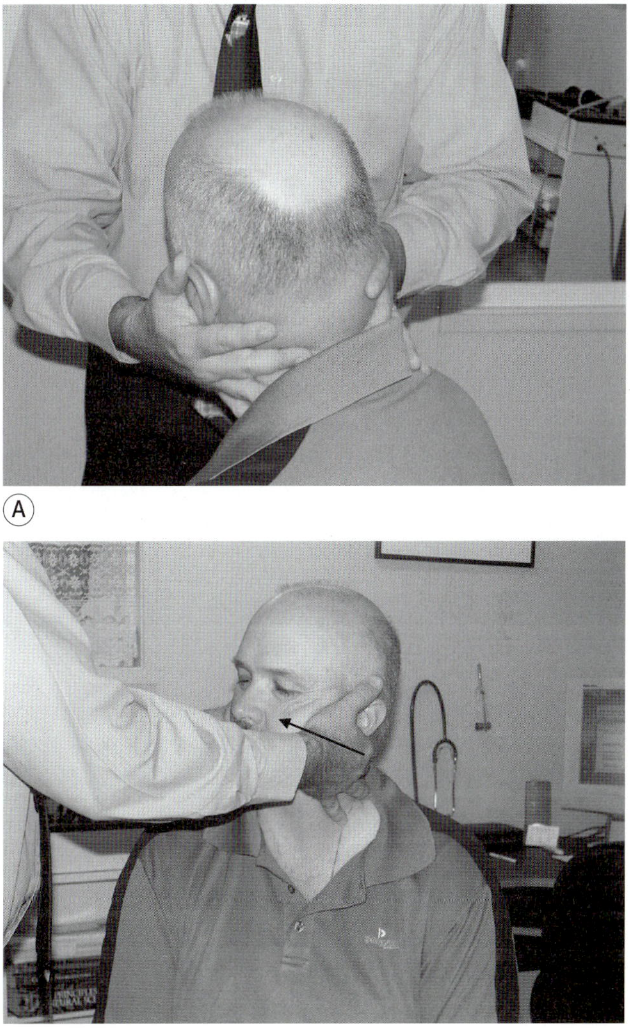

Ⓐ Ⓑ

그림 20.11 좌위 '목뼈 당기기' 수기교정법. **(A)** 좌위 목뼈 당기기 수기교정을 위해 중지의 손바닥면을 탐지된 목뼈의 뒤고리(posterior arch)에 접촉한 모습. **(B)** 좌위 목뼈 당기기 수기교정을 위한 교정력 방향.

접촉 Contact

환추의 후궁에 접촉하는 교정수의 첫 번째 손가락의 내측면을 따라 접촉이 이루어지도록 하는 방법이 본 수기교정 시술을 위해 가장 효율적인 접촉이다(그림 20.12A).

환자 자세 Patient position

환자는 편안하게 앉아서 양팔을 양옆으로 나란히 가지런히 놓는다. 기능신경학 전문의가 접촉이 완성되면, 환자는 그 다음 이완하도록 지시받고, 깊은 숨을 들이쉬고 내쉬고, 머리를 천천히 가쪽굽힘시킨 자세가 되도록 허용한다. 목의 신전은 피해야 한다.

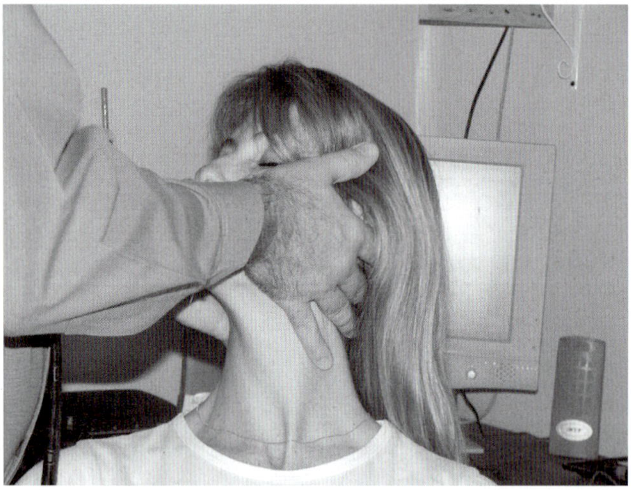

Ⓐ

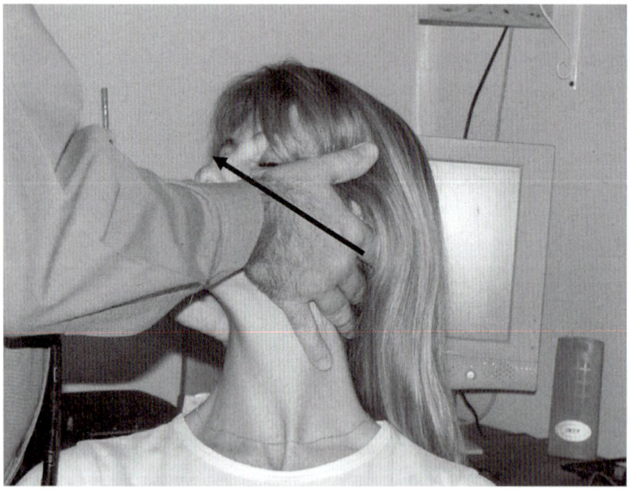

Ⓑ

그림 20.12 좌위 환추 회전형 수기교정법. (A) 환추의 후궁에 접촉한 모습. 머리는 접촉지점으로 약간 가쪽굽힘되어 있다. 보조수는 반대쪽 귀를 감싸쥐고 머리를 안정화시킨다. (B) 좌우 환추 회전형 수기교정을 시행하기 위한 교정력의 방향.

시술자 자세 Adjuster' s position

기능신경학 전문의는 환자의 앞쪽 대각선 방향에 선다. 환자의 머리는 시술자의 복장뼈 중간부분 높이에 오도록 맞춘다. 보조수는 부드럽게 반대쪽 귀를 감싸쥐고 머리를 지지해 준다. 접촉한 엄지는 접촉지점에 부드러운 압력을 가한다(그림 20.12A). 머리는 접촉한 지점으로 가쪽굽힘이 되어 단단한 끝느낌이 완성되어야 한다. 목의 신전은 피해야 한다.

교정 Thrust

교정은 환추의 후관절면을 따라가는 충격으로, 하방에서 상방으로 향하는 평면에 있다(그림 20.12B).

임상 비고 Clinical comments

본 수기교정법은 환자가 이완된 상태에서 시행되어야만 한다. 보조수는 머리에 교정력이나 회전력을 가하지 않으며 단지 목과 머리를 안정시켜 준다. 기능신경학 전문의가 자신의 보조수로 환자의 눈에 가까이 가거나 접촉하지 않도록 하는 것이 중요하다.

13 앙와위 목뼈 수기교정법

적응증 Indication

본 수기교정법은 2~7번 목뼈 중 어느 목뼈분절이라도 후방전위되어 있거나 회전제한이 있는 환자를 대상으로 사용할 수 있다. 아울러 접촉과 관련해서 같은쪽 소뇌나 반대쪽 대뇌에 자극을 줄 때 사용할 수 있다.

접촉 Contact

선택된 목뼈의 후궁에 접촉하는 교정수의 첫 번째 손가락의 손바닥면을 따라 접촉이 이루어지도록 하는 방법이 본 수기교정을 시행하기 위해 가장 효율적인 접촉방법이다(그림 20.13A).

환자 자세 Patient position

환자는 편안하게 등으로 누워서 양팔을 양옆으로 나란히 가지런히 놓는다. 기능신경학 전문의가 접촉이 완성되면, 환자는 몸을 이완시키고, 깊은 숨을 들이쉬고 내쉰다. 또한 머리를 천천히 회전시키고 가쪽굽힘 자세가 되도록 한다.

시술자 자세 Adjuster' s position

기능신경학 전문의는 환자의 머리쪽으로 기대어 서서 구부린 자세로 접촉지점에 부드러운 압력을 가한다(그림 20.13A). 머리는 접촉한 지점으로 가쪽굽힘이 되어 단단한 끝느낌이 완성되어야 한다.

교정 Thrust

교정은 탐지된 목뼈의 후관절면을 따라가는 충격으로, 일반적으로 약 45° 하방에서 상방으로, 후방에서 전방으로 향

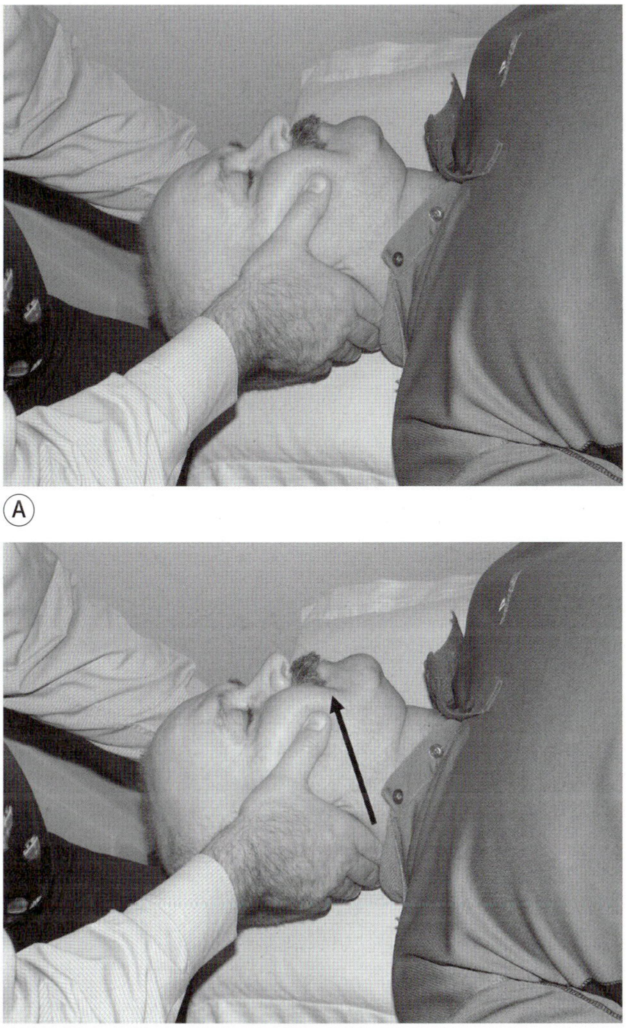

Ⓐ

Ⓑ

그림 20.13 앙와위 목뼈 수기교정법. (A) 앙와위 목뼈 수기교정을 위해 첫 번째 손가락의 손바닥면을 탐지된 목뼈의 후궁에 접촉한 모습. (B) 앙와위 목뼈 수기교정을 위한 교정력의 방향.

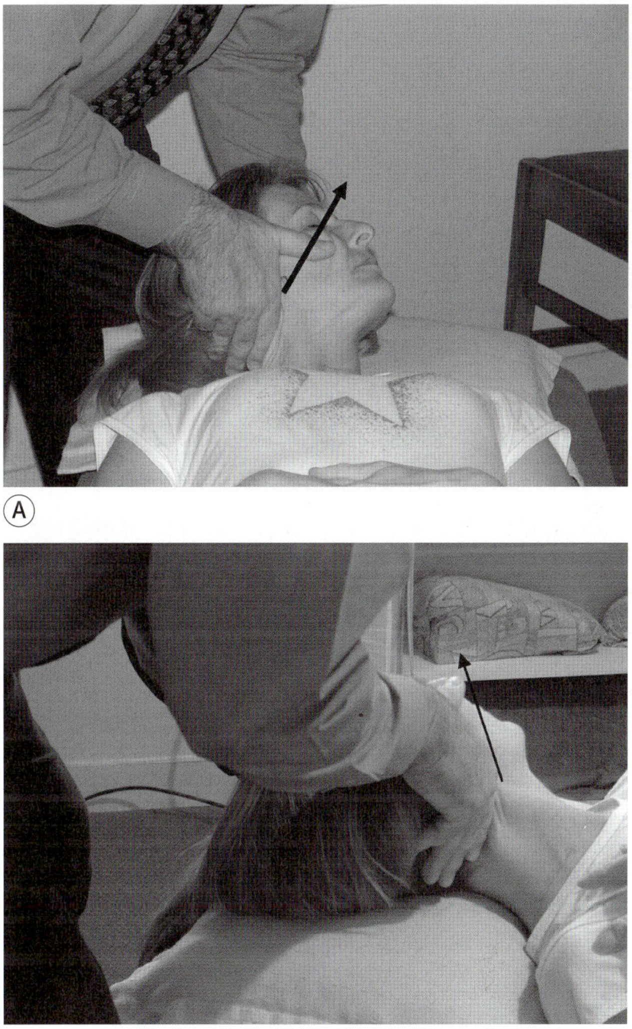

Ⓐ

Ⓑ

그림 20.14 앙와위 환추 회전형 수기교정법. (A) 환추 후궁에 접촉한 모습. 검지와 중지는 첫 번째 손가락의 접촉을 강화시킨다. (B) 앙와위 환추 회전형 수기교정을 시행하기 위한 교정력 방향.

하여, 이런 식으로 해서 목뼈에 가해진 교정력은 추골이 교정방향으로 회전하게 한다(그림 20.13B).

임상 비고 Clinical comments

본 수기교정법은 환자가 이완된 상태에서 시행되어야만 한다. 보조수는 머리에 교정력이나 회전력을 가하지 않으며 단지 목과 머리를 안정시켜 준다. 기능신경학 전문의가 자신의 보조수로 환자의 눈에 가까이 가거나 접촉하지 않도록 하는 것이 중요하다.

14 앙와위 환추 회전형 수기교정법

적응증 Indication

본 수기교정은 후방전위되어 있거나 회전제한이 있는 환추(C1)를 대상으로 사용할 수 있다. 아울러 접촉과 관련해서 같은쪽 소뇌나 반대쪽 대뇌에 자극을 줄 때 사용할 수 있다.

접촉 Contact

환추의 후궁에 접촉하는 교정수의 첫 번째 손가락의 가쪽면을 따라 접촉이 이루어지도록 하는 방법이 본 수기교정 시술을 위해 가장 효율적인 접촉이다(그림 20.14A).

환자 자세 Patient position

환자는 편안하게 등으로 누워서 양팔을 양옆으로 나란히 가지런히 놓는다. 기능신경학 전문의가 접촉이 완성되면, 환자는 몸을 이완시키고, 깊은 숨을 들이쉬고 내쉰다. 또한 머리를 천천히 회전시키고 가쪽굽힘 자세가 되도록 한다.

시술자 자세 Adjuster' s position

기능신경학 전문의는 환자의 머리쪽으로 기대어 서서 구부린 자세로 접촉지점에 부드러운 압력을 가한다(그림 20.14A). 머리는 접촉한 지점으로 가쪽굽힘이 되고 접촉지점에서 멀어지는 모습이 되도록 하여 그 끝에 단단한 끝느낌이 완성되어야 한다.

교정 Thrust

교정은 탐지된 환추의 후관절면을 따라가는 충격으로, 일반적으로 약 45° 하방에서 상방으로, 후방에서 전방으로 향하여, 이런 식으로 해서 환추에 가해진 교정력은 추골이 교정방향으로 회전하게 한다(그림 20.14A, B).

임상 비고 Clinical comments

본 수기교정법은 환자가 이완된 상태에서 시행되어야만 한다. 보조수는 머리에 교정력이나 회전력을 가하지 않으며 단지 목과 머리를 안정시켜 준다. 기능신경학 전문의가 자신의 보조수로 환자의 눈에 가까이 가거나 접촉하지 않도록 하는 것이 중요하다.

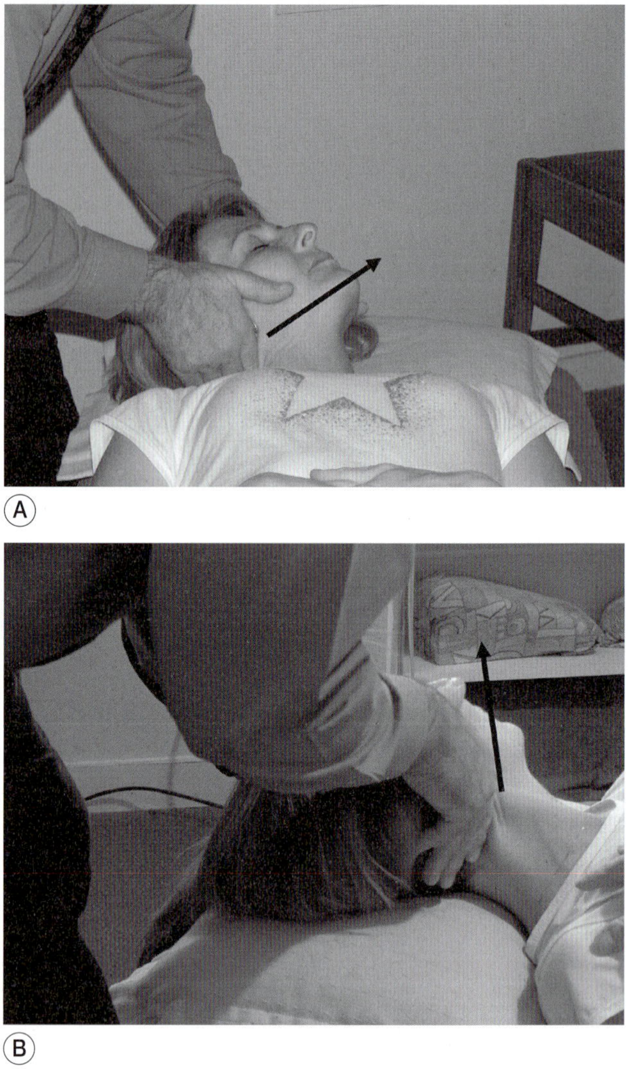

그림 20.15 앙와위 환추 측방굴곡형 수기교정법. (A) 환추 후궁에 접촉한 모습. 검지와 중지는 첫 번째 손가락의 접촉을 강화시킨다. 머리는 먼저 회전되고 그 다음 가쪽굽힘된다. (B) 앙와위 환추 측방굴곡형 수기교정을 시행하기 위한 교정력 방향.

15 앙와위 환추 측방굴곡형 수기교정법

적응증 Indication

본 수기교정은 측방전위되어 있거나 가쪽굽힘제한이 있는 환추(C1)를 대상으로 사용할 수 있다. 아울러 접촉과 관련해서 같은쪽 소뇌나 반대쪽 대뇌에 자극을 줄 때 사용할 수 있다.

접촉 Contact

환추의 후궁에 접촉하는 교정수의 첫 번째 손가락의 가쪽면을 따라 접촉이 이루어지도록 하는 방법이 본 수기교정 시술을 위해 가장 효율적인 접촉이다(그림 20.15A).

환자 자세 Patient position

환자는 편안하게 등으로 누워서 양팔을 양옆으로 나란히 가지런히 놓는다. 기능신경학 전문의가 접촉이 완성되면, 환자는 몸을 이완시키고, 깊은 숨을 들이쉬고 내쉰다. 또한 머리를 천천히 회전시키고 가쪽굽힘 자세가 되도록 한다. 목의 신전은 피해야 한다.

시술자 자세 Adjuster's position

기능신경학 전문의는 환자의 머리쪽으로 기대어 서서 구부린 자세로 접촉지점에 부드러운 압력을 가한다(그림 20.15A). 머리는 접촉지점에서 멀어지고 그 다음 접촉지점으로 가쪽굽힘되는 모습이 되도록 하여 그 끝에 단단한 끝느낌이 완성되어야 한다. 목의 신전은 피해야 한다.

교정 Thrust

교정은 탐지된 환추의 후관절면을 따라가는 충격으로 가쪽면상에 위치한다(그림 20.15A, B).

임상 비고 Clinical comments

본 수기교정법은 환자가 이완된 상태에서 시행되어야만 한다. 본 교정은 양손의 손가락들이 딱소리가 갑자기 나는 것처럼 빠르게 연속적으로 두 번 딸깍하는 소리가 들리도록 하는 것이 일반적이다. 보조수는 머리에 교정력이나 회전력을 가하지 않으며 단지 목과 머리를 안정시켜 준다. 기능신경학 전문의가 자신의 보조수로 환자의 눈에 가까이 가거나 접촉하지 않도록 하는 것이 중요하다.

16 앙와위 뒤통수 수기교정법

적응증 Indication

본 수기교정은 굴곡위로 고착(후방)되어 있거나 신전제한이 있는 뒤통수를 대상으로 사용할 수 있다. 아울러 접촉과 관련해서 같은쪽 소뇌나 반대쪽 대뇌에 자극을 줄 때 사용할 수 있다.

접촉 Contact

기능신경학 전문의는 교정수의 두상골을 탐지된 환자 뒤통수에 접촉한다(그림 20.16A).

환자 자세 Patient position

환자는 편안하게 앙와위로 누워서 양팔을 교차시켜 가슴위에 놓이게 한다. 환자의 머리를 완전히 회전시켜 교정할 뒤통수가 위로 올라오게 만든다. 환자는 깊은 숨을 들이쉬고 내쉬어 몸을 이완시킨다.

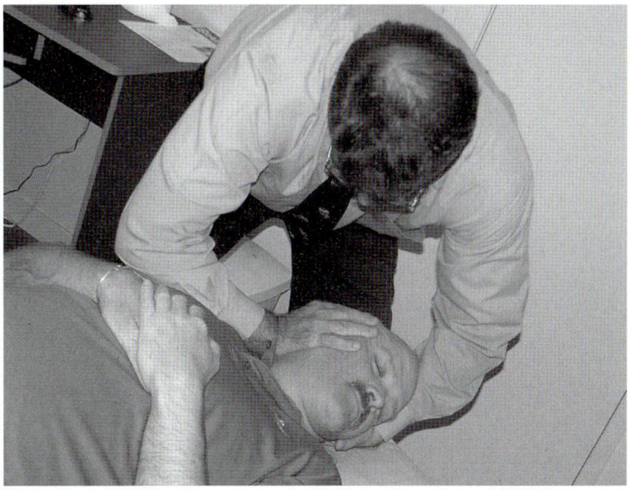

Ⓐ

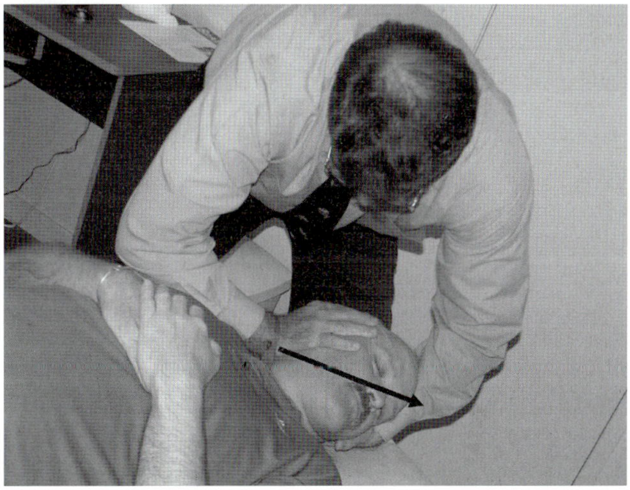

Ⓑ

그림 20.16 앙와위 뒤통수 수기교정법. (A) 환자의 위에 위치하여 환자의 머리를 완전히 다 회전시키고, 보조수로 환자의 머리를 감싸쥐고, 교정수의 두상골을 뒤통수 상부에 접촉한다. (B) 환자와 기능신경학 전문의가 앙와위 뒤통수 수기교정을 위한 자세를 보여주고 있다. 교정은 하방에서 상방으로, 후방에서 전방으로 향하며, 환자의 뒤통수에서 환자의 코를 향하는 경로를 따라 교정력의 방향을 함께 따라간다.

시술자 자세 Adjuster's position

기능신경학 전문의는 환자의 앞쪽 대각선 방향에 선다.

교정 Thrust

교정은 환자의 뒤통수에서 코로 이어지는 경로를 따라 교정력의 방향과 함께 따라가는 충격이다. 교정력의 방향은 하방에서 상방으로, 그리고 후방에서 전방으로 향하는 속성이 있다(그림 20.16B).

임상 비고 Clinical comments

본 수기교정법은 반드시 환자가 이완된 상태에서 시행되어야만 한다. 기능신경학 전문의는 접촉지점을 관통하는 교정력의 방향에 집중해야만 한다. 교정 직전에 환자에게 숨을 내쉬도록 하면 이 역시 도움이 될 수 있다. 이것은 매우 강력한 수기교정법이며 환자는 교정 직후 바로 일어나 앉으려고 하지 말고, 잠시 얼마간 조용히 누워 있는 상태로 있도록 권고하는 것이 좋다.

17 경/흉추 동시조합 수기교정법

적응증 Indication

본 수기교정은 후방으로 고착되어 있거나 회전제한이 있는 흉추골을 대상으로 사용할 수 있다. 아울러 접촉과 관련해서 같은쪽 소뇌나 반대쪽 대뇌에 자극을 줄 때 사용할 수 있다.

접촉 Contact

기능신경학 전문의는 보조수의 손바닥으로 환자의 같은쪽 뒤통수에 접촉한다. 두상골이 탐지된 흉추골의 횡돌기에 접촉을 완성한다(그림 20.17A).

환자 자세 Patient position

환자는 편안하게 복와위로 눕고, 양팔은 양옆에 가지런히 놓는다. 환자의 머리를 회전시켜 보조수의 손바닥으로 약간 상방 그리고 가쪽에서 안쪽으로 환자 뒤통수에 힘을 가한다. 환자는 깊은 숨을 들이쉬고 내쉬어 몸을 이완시킨다.

시술자 자세 Adjuster's position

기능신경학 전문의는 환자의 앞쪽 대각선 방향에 선다. 위쪽 손은 환자의 머리를 감싸고, 아래쪽 손은 탐지된 흉추골을 접촉한다(그림 20.17A, B).

교정 Thrust

교정은 탐지된 흉추골의 후관절면을 따라 교정력의 방향을 함께 따라가며 교정수의 상지를 타고 아래로 내려가는 몸무게 낙하 충격이다. 교정력의 방향은 상방에서 하방으로, 후방에서 전방으로 가는 속성이 있다. 보조수는 상방으로 그리고 외측에서 내측으로 지속적인 압력을 가하여 교정이 이루어지는 동안 머리를 안정시켜 준다(그림 20.17A, B).

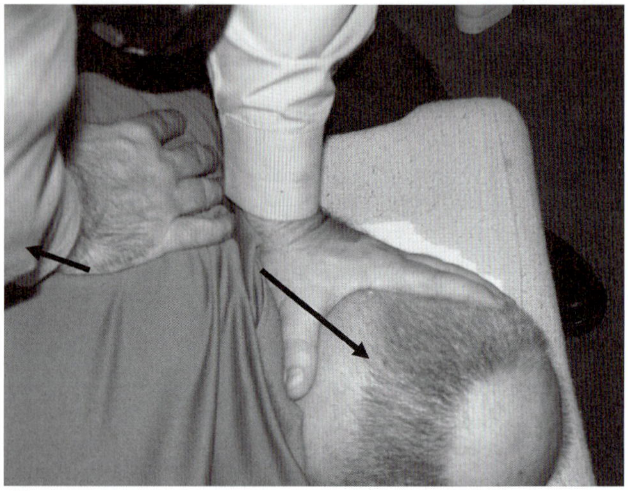

Ⓐ

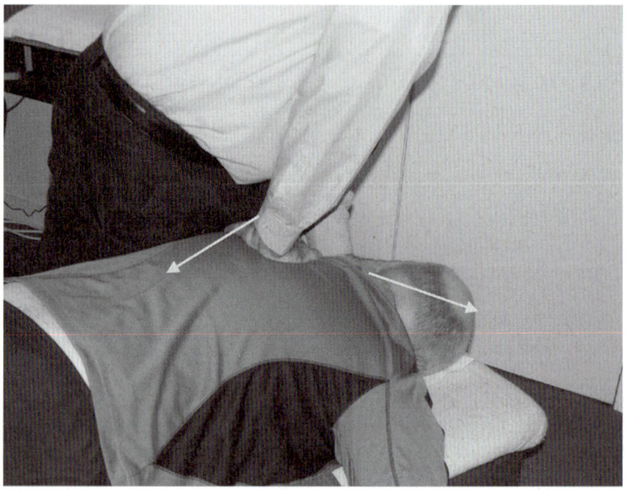

Ⓑ

그림 20.17 경/흉추 동시조합 수기교정법. (A) 교정할 분절의 같은쪽에 자세를 잡는 것으로 시작하여 보조수로 환자의 같은쪽 뒤통수를 감싸쥐고, 교정수의 두상골을 흉추골의 횡돌기에 접촉한다. (B) 경/흉추 동시조합 수기교정법을 시연하기 위해 환자와 기능신경학 전문의가 자세를 취한 모습. 교정은 상방에서 하방으로, 후방에서 전방으로 향하는데, 탐지된 흉추골의 후관절면을 따라 교정력의 방향을 함께 따라간다.

임상 비고 Clinical comments

본 수기교정법은 반드시 환자가 이완된 상태에서 시행되어야만 한다. 기능신경학 전문의는 접촉지점을 관통하는 교정력의 방향에 집중해야만 한다. 만약 시술자가 교정을 하는 순간 팔을 직선으로 어느 정도 잘 펴고 있다면, 수기교정의 몸무게 낙하력의 성분이 완전히 모두 사용될 수 있고, 그래서 수기교정이 좀 더 용이하게 시행될 수 있다. 교정 직전에 환자에게 숨을 내쉬도록 하면 이 역시 도움이 될 수 있다.

18 턱관절의 분석

분석 기법 Analysis technique

턱관절(TMJ)을 양측으로 촉지하는 것은 관절이 어떤 식으로 움직이는지 잘 알려줄 수 있다. 손가락들은 턱관절의 영역에 접촉해야만 하는데, 턱관절 기능중 회전 성분(rotational component)과 평행이동 성분(translational component, 전위 성분) 모두 평가하기 위해서이다. 그 다음 환자는 입을 천천히 벌리고 닫도록 이야기를 듣고 이 과정을 반복하여 교정시술자가 턱관절의 움직임을 평가하는 기회를 갖도록 해준다. 턱관절이 가진 회전 성분과 평행이동 성분은 양측성으로 비교되어 지연이나 기능이상이 있는지 유무를 찾게 되는데, 왼쪽이나 오른쪽으로 아래턱이 편위되는 현상을 포함한다. 기법은 환자의 뒤(그림 20.18A, B)에서 시행될 수 있고 앞(그림 20.18C)에서 시행될 수도 있다.

19 턱관절에 대한 좌위 측방전위형 교정법

적응증 Indication

본 교정법은 개구동작 동안 전위성 움직임이 없는 턱관절을 대상으로 사용할 수 있다.

접촉 Contact

탐지된 턱관절 위로 두상골 접촉을 하는 방법이 이 교정시술을 하기 위해 가장 효율적인 접촉이다. 새끼손가락과 손의 외측면이 아래턱 위에 가볍게 놓여져야 하고 손가락들은 턱선을 따라 아래를 가리키도록 한다. 연조직이 밀리는 현상을 없애기 위해 상방에서 하방으로, 외측에서 내측으로 밀어 준다. 접촉은 단단해야 하지만 환자의 불편을 야기해서는 안 된다(그림 20.19A, B).

환자 자세 Patient position

환자는 편안하게 시술자의 앞에 앉도록 하고, 머리를 회전시켜 교정하려는 턱관절이 시술자로부터 멀어지게 한다.

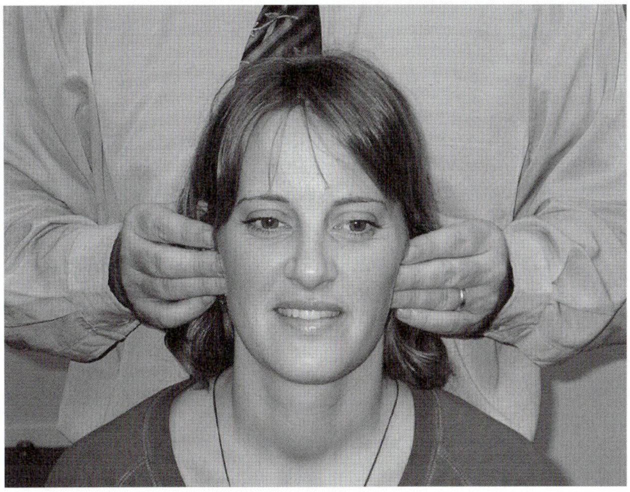

Ⓐ

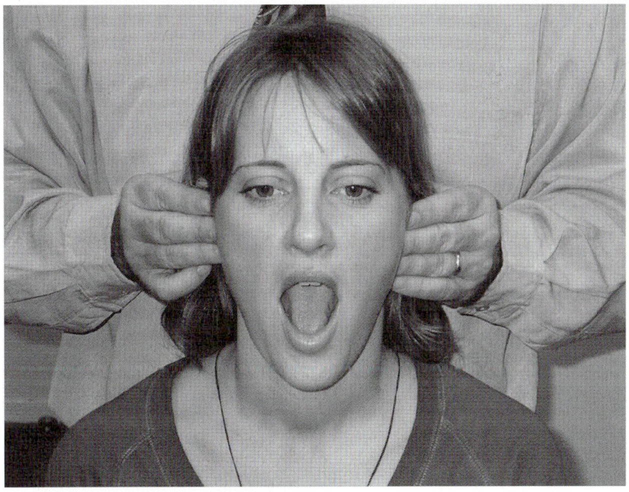

Ⓑ

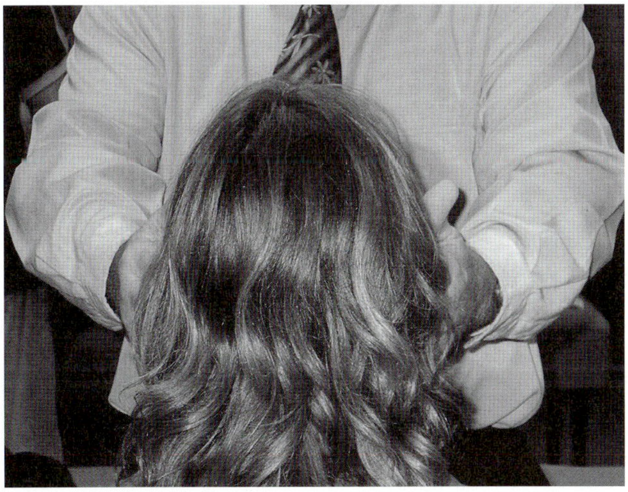

Ⓒ

그림 20.18 측두하악관절의 분석. (A, B) 환자의 뒤에 서서 평가하는 모습. (C) 환자의 앞에 서서 평가하는 모습.

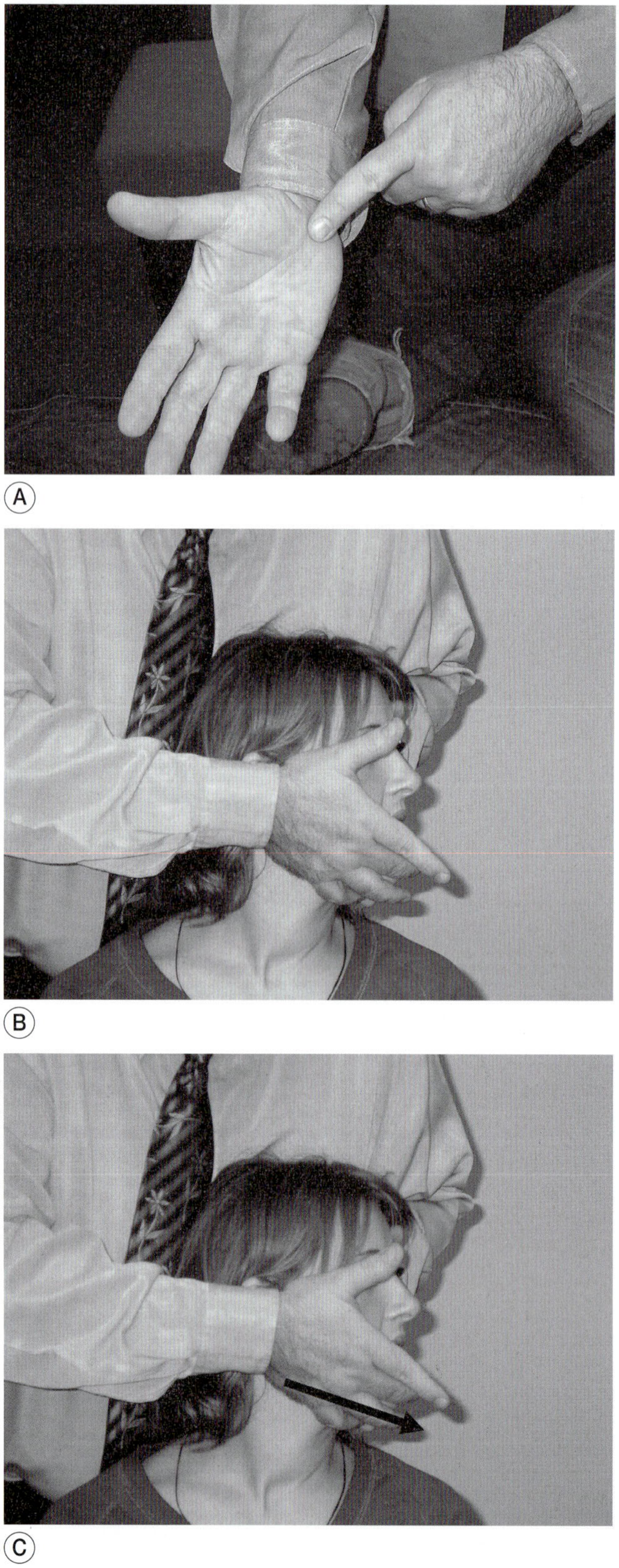

그림 20.19 **측두하악관절에 대한 좌위 측방전위형 교정법.** (A) 좌위 턱관절 전위성 교정시술을 위해 제시된 접촉부위. (B) 좌위 턱관절 전위성 교정시술을 위한 접촉. (C) 좌위 턱관절 전위성 교정을 위한 교정시술자의 위치. 접촉지점 뒤로 복장패임이 위치하는 것에 주목할 것.

시술자 자세 Adjuster's position

교정시술자는 발을 어깨너비보다 넓게 벌려 서서 무릎을 굽히고 환자의 머리기준으로 75~80° 각도에 서서 접촉한 쪽과 동일한 방향에 서도록 한다(그림 20.19B). 복장패임이 접촉지점보다 뒤에 있어야 한다.

교정 Thrust

교정은 아래턱의 선을 따라 함께 가는 충격이다(그림 20.19C). 보조수는 머리와 목을 안정시키고 지나친 회전을 피해야 한다.

임상 비고 Clinical comments

턱관절 교정은 환자에게 매우 불안한 느낌을 촉발할 수 있는데, 교정의사에게도 마찬가지이다. 이것은 딱딱하며 굳어있는 손들이 환자를 '이를 악물도록 과긴장' 하게 만드는 상황으로 귀결된다. 잠시나마 의사 자신의 손을 이완하도록 다시 한번 마음에 떠올려보는 방법은 매우 유용하다. 의사 스스로 교정시술을 하려고 집중할 때 환자의 눈 쪽으로 엄지가 삐져나와 침범되지 않는지 잘 살펴보아야만 한다. 학생들은 턱관절 교정 시 사용하는 교정력의 크기에 걱정을 하는 경우가 자주 있다. 이런 걱정은 처음에 가벼운 1차성 교정으로 시작하여 점차 2차, 3차 교정으로 진행하는 방식으로 극복될 수 있는데, 교정력이 매번 조금씩 증가하도록 허용하여 마지막에는 의사가 사용하는 교정력이 커져서 상당한 크기의 느낌이 되도록 한다.

20 턱관절에 대한 좌위 관절회전형 교정법

적응증 Indication

본 교정법은 개구동작 동안 회전제한이 있는 턱관절을 대상으로 사용할 수 있다.

접촉 Contact

두 손을 서로 깍지낀 상태로 아래턱을 감싸쥐듯이 접촉하는 방법이 본 교정법의 가장 효과적인 접촉이다. 손의 손바닥면이 아래턱에 가볍게 올려져야 하고 손가락들은 턱선을 따라 아래로 가리키도록 한다. 연조직이 밀리는 현상을 없애기 위해 상방에서 하방으로, 외측에서 내측으로 밀어 준다.

접촉은 단단하게 해야 하지만 환자의 불편을 유발해서는 안 된다(그림 20.20A).

환자 자세 Patient position

환자는 편안하게 시술자의 바로 앞에 앉도록 하고, 눈은 정면을 바라본다. 그 다음 입을 천천히 반복해서 열고 닫도록 이야기 듣는다.

시술자 자세 Adjuster' s position

교정시술자는 환자의 뒤에 서서 발을 어깨너비보다 넓게 벌린다(그림 20.20A). 복장패임은 접촉지점보다 후방에 있도록 한다.

교정 Thrust

교정은 아래턱뼈의 선을 따라가는 충격인데, 이때 턱관절이 움직임상 회전력 성분이 시작될 때이다. 교정은 양측성이고 좌우가 같을 수 있고, 한쪽으로 교정력의 양을 변경함으로써 한쪽에 가도록 강조할 수도 있다(그림 20.20B, C).

임상 비고 Clinical comments

턱관절 교정은 환자에게 매우 불안한 느낌을 촉발할 수 있는데, 교정의사에게도 마찬가지이다. 이것은 딱딱하며 굳어있는 손들이 환자를 '이를 악물도록 과긴장' 하게 만드는 상황으로 귀결된다. 잠시나마 의사 자신의 손을 이완하도록 다시 한번 마음에 떠올려보는 방법은 매우 유용하다. 의사 스스로 교정시술을 하려고 집중할 때 환자의 눈 쪽으로 엄지가 삐져나와 침범되지 않는지 잘 살펴보아야만 한다. 학생들은 턱관절 교정 시 사용하는 교정력의 크기에 걱정을 하는 경우가 자주 있다. 이런 걱정은 처음에 가벼운 1차성 교정으로 시작하여 점차 2차, 3차 교정으로 진행하는 방식으로 극복될 수 있는데, 교정력이 매번 조금씩 증가하도록 허용하여 마지막에는 의사가 사용하는 교정력이 커져서 상당한 크기의 느낌이 되도록 한다. 환자에게 혀를 입천장 뒤쪽으로 잡아당기도록 재삼 강조해 주어야 하는데, 이는 교정이 순간적으로 발생하는 동안 환자의 치아 사이로 혀가 걸리는 것을 방지하기 위함이다.

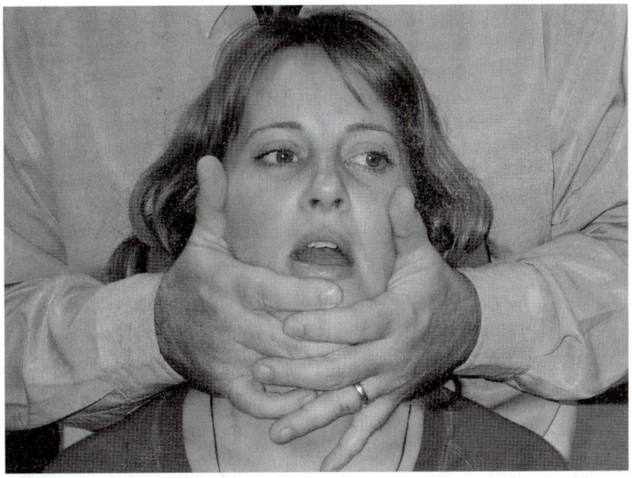

Ⓐ

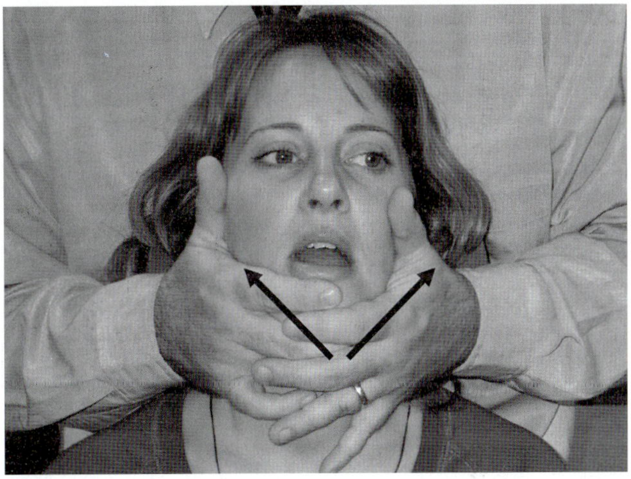

Ⓑ

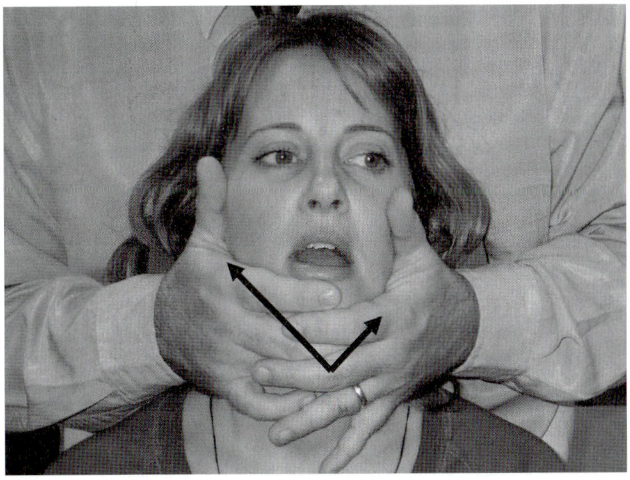

Ⓒ

그림 20.20 측두하악관절에 대한 좌위 관절회전형 교정법. (A) 측두하악관절에 대한 좌위 관절회전형 교정을 위해 제안된 접촉모습. (B) 측두하악관절에 대한 좌위 관절회전형 교정을 위한 교정시술자의 위치. 이 경우 교정력의 방향은 양측성이며 좌우가 동일하다. 접촉지점보다 후방에 위치한 복장패임의 위치에 주목할 것. (C) 이 도해에서 교정은 환자의 오른쪽 턱관절에 우세하도록 시행된다.

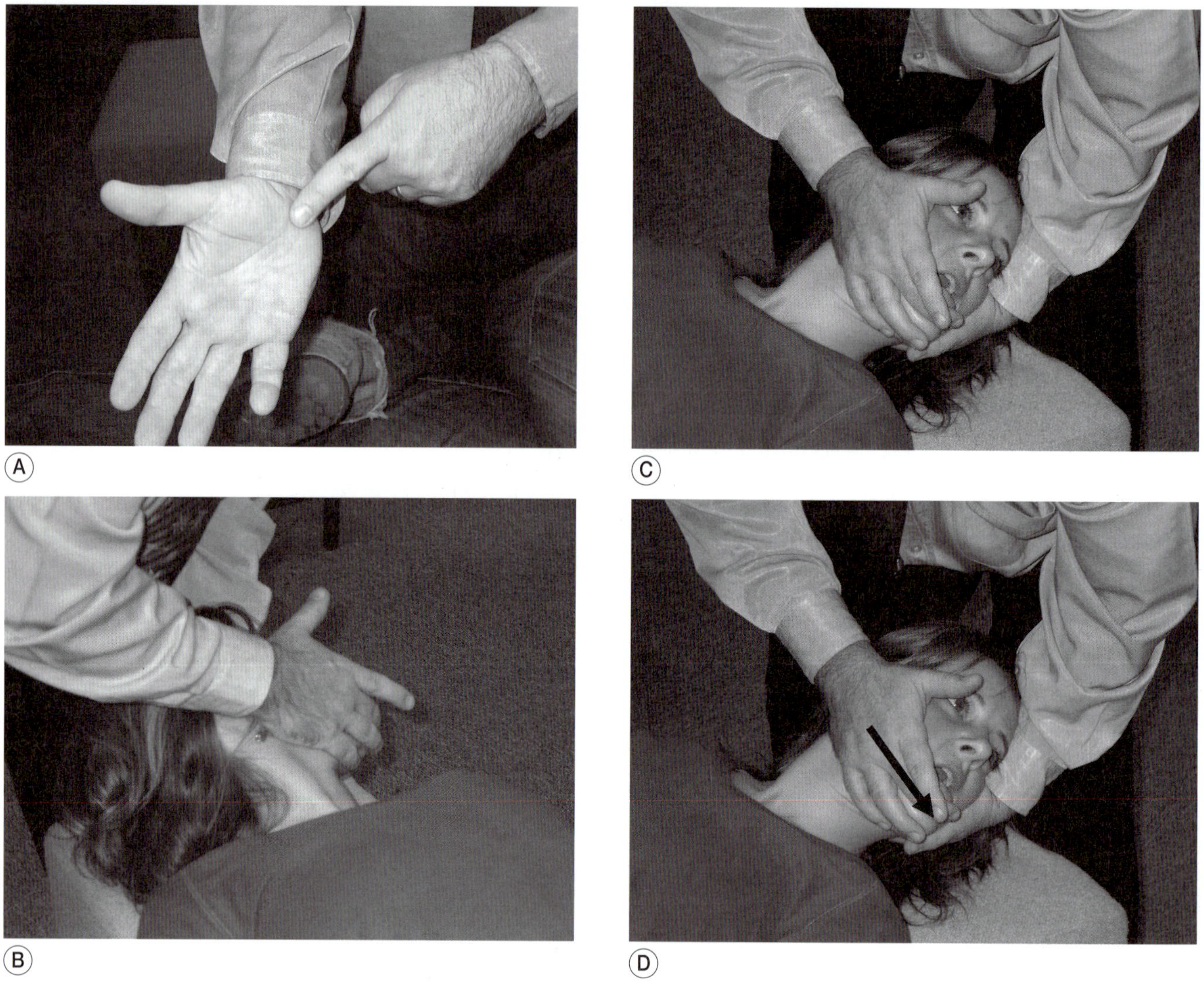

그림 20.21 측두하악관절에 대한 앙와위 측방전위형 교정법. (A) 턱관절 전위 교정을 위한 제안된 접촉지점. (B) 턱관절 전위 교정을 위한 접촉모습. (C) 앙와위 턱관절 전위 교정을 위한 교정시술자의 위치. 접촉지점 바로 위에 복장패임이 위치한 것에 주목할 것. (D) 앙와위 턱관절 전위 교정을 위한 교정력의 방향. 최종결과는 화살표로 표시되었다.

21 턱관절에 대한 앙와위 측방전위형 교정법

적응증 *Indication*

본 교정법은 개구동작 동안 전위제한이 있는 턱관절을 대상으로 사용할 수 있다.

접촉 *Contact*

탐지된 턱관절 위에 두상골을 접촉하는 방법이 본 교정을 시행하기 위해 가장 효율적인 방법이다. 새끼손가락과 손의 외측면은 아래턱 위에 가볍게 놓여져야 하고, 손가락들은 턱선을 따라 아래를 가리키도록 한다. 연조직이 밀리는 현상을 없애기 위해 상방에서 하방으로, 외측에서 내측으로 밀어 준다. 접촉은 단단해야 하지만 환자의 불편을 야기해서는 안 된다(그림 20.21A, B).

환자 자세 *Patient position*

환자는 편안하게 앙와위로 눕고, 교정하려는 턱관절을 위로 올라오도록 고개를 돌려 준다.

시술자 자세 *Adjuster's position*

교정시술자는 발을 어깨너비보다 넓게 벌려 서서 무릎을 굽히고, 환자의 머리기준으로 75~80° 각도에 서서 접촉한쪽과 동일한 방향에 서도록 한다(그림 20.21C). 복장패임은 접촉지점 위나 뒤에 있도록 한다.

교정 Thrust

교정은 아래턱선을 따라가는 충격이다(그림 20.21D).

임상 비고 Clinical comments

턱관절 교정은 환자에게 매우 불안한 느낌을 촉발할 수 있는데, 교정의사에게도 마찬가지이다. 이것은 딱딱하며 굳어있는 손들이 환자를 '이를 악물도록 과긴장' 하게 만드는 상황으로 귀결된다. 잠시나마 의사 자신의 손을 이완하도록 다시 한번 마음에 떠올려보는 방법은 매우 유용하다. 의사 스스로 교정시술을 하려고 집중할 때 환자의 눈 쪽으로 엄지가 삐져나와 침범되지 않는지 잘 살펴보아야만 한다. 학생들은 턱관절 교정 시 사용하는 교정력의 크기에 걱정을 하는 경우가 자주 있다. 이런 걱정은 처음에 가벼운 1차성 교정으로 시작하여 점차 2차, 3차 교정으로 진행하는 방식으로 극복될 수 있는데, 교정력이 매번 조금씩 증가하도록 허용하여 마지막에는 의사가 사용하는 교정력이 커져서 상당한 크기의 느낌이 되도록 한다.

22 흉골-쇄골 관절의 하방활주 교정법

적응증 Indication

본 교정법은 동작촉진상 하방활주가 제한되어 고착된 흉골-쇄골관절을 대상으로 사용할 수 있다.

접촉 Contact

교정수의 두상골 접촉은 복장뼈의 머리부분에 이루어지며, 보조수는 교정수를 강화하여 하방압력을 지속적으로 유지하는 데 교정순간 접촉이 미끄러지지 않게 주의한다(그림 20.22A).

환자 자세 Patient position

환자는 편안히 앉아서 양팔을 양옆에 가지런히 둔다. 교정시술자가 접촉을 완성하면, 환자는 깊은 숨을 들이쉬고 내쉬어 몸을 이완시킨다.

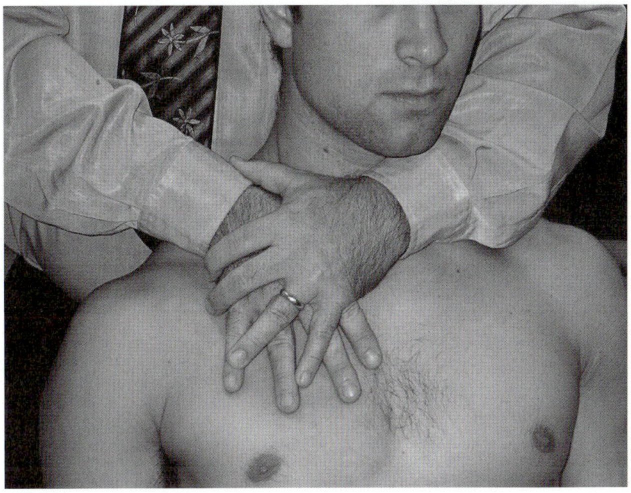

Ⓐ

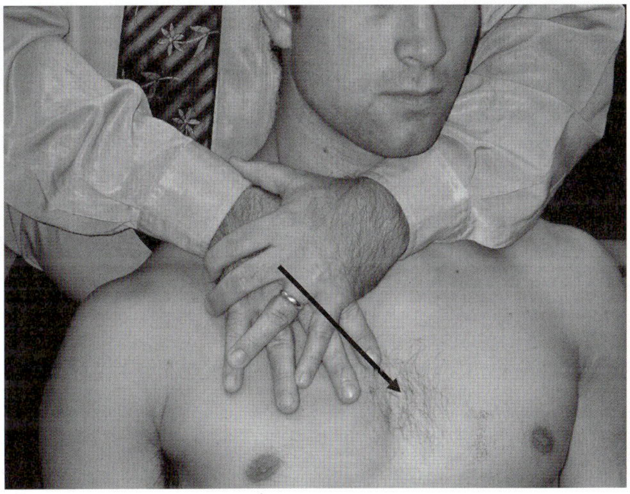

Ⓑ

그림 20.22 흉골-쇄골 하방활주 교정법. (A) 하방활주 움직임이 고착된 흉골-쇄골 관절을 위한 두상골 접촉. (B) 흉골-쇄골 하방활주 교정을 위한 접촉, 교정력방향 그리고 시술자의 위치.

시술자 자세 Adjuster's position

교정시술자는 환자의 뒤에 서서 중심을 잡고 접촉지점에 부드러운 압력을 가한다(그림 20.22B).

교정 Thrust

교정은 관절면을 따라 아랫방향을 타고 내려가는 충격이다.

23 흉골-쇄골 관절의 상방활주 교정법

적응증 Indication

본 교정법은 동작촉진상 상방활주가 제한되어 고착된

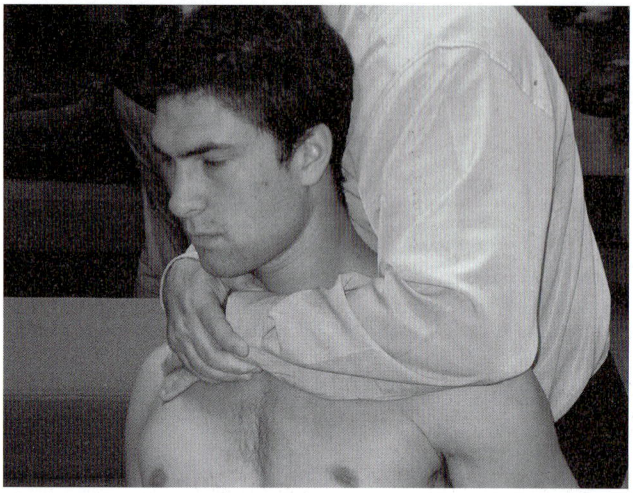

Ⓐ

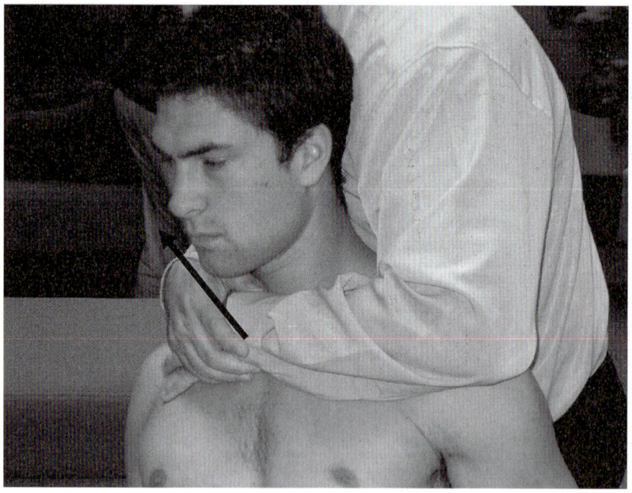

Ⓑ

그림 20.23 흉골-쇄골 관절의 상방활주 교정법. (A) 흉골-쇄골 관절의 상방활주 교정을 위한 두상골 접촉. (B) 흉골-쇄골 관절의 상방활주 교정을 위한 접촉, 교정력방향, 그리고 시술자의 위치.

흉골-쇄골 관절을 대상으로 사용할 수 있다.

접촉 *Contact*

교정수의 두상골 접촉은 쇄골의 머리부분에 이루어지며, 보조수는 교정수를 강화하여 상방압력을 지속적으로 유지하는데 교정순간 접촉이 미끄러지지 않게 주의한다(그림 20.23A).

환자 자세 *Patient position*

환자는 편안히 앉아서 양팔을 양옆에 가지런히 둔다. 교정시술자가 접촉을 완성하면, 환자는 깊은 숨을 들이쉬고 내쉬어 몸을 이완시킨다.

시술자 자세 *Adjuster's position*

교정시술자는 환자의 뒤에 서서 중심을 잡고 접촉지점에 부드러운 압력을 가한다(그림 20.23B).

교정 *Thrust*

교정은 관절면을 따라 위쪽 방향을 타고 올라가는 충격이다.

24 좌위 후방관절낭 견관절 교정법

적응증 *Indication*

본 교정법은 후방관절낭 유착이 있거나 후방활주 제한이 있는 어깨위팔관절을 대상으로 사용할 수 있다.

접촉 *Contact*

두 손을 겹쳐 손가락을 깍지낀 상태에서 환자의 팔꿈치를 감싸쥐는 접촉은 본 교정법을 시행하기 위한 가장 효율적인 방법이다. 손의 손바닥면을 팔꿈치에 가볍게 올려 놓고, 힘을 강화하기 위해 손가락들을 깍지끼거나 서로 겹쳐준다. 연조직이 밀리는 현상을 없애기 위해 하방에서 상방으로, 전방에 후방으로 밀어 준다. 접촉은 단단해야 하지만 환자의 불편을 유발해서는 안 된다(그림 20.24A).

환자 자세 *Patient position*

환자는 교정시술자의 앞에 편안하게 앉도록 하고, 눈은 정면을 향하도록 한다.

시술자 자세 *Adjuster's position*

교정시술자는 환자 뒤에서 발을 어깨너비보다 넓게 벌려 선다(그림 20.24A). 복장패임은 접촉지점 기준으로 후방에 위치하도록 한다.

교정 *Thrust*

상완골이 약 90° 정도까지 올라오게 된다. 교정은 위팔뼈의 직선을 따라가는 충격이다(그림 20.24B).

임상 비고 *Clinical comments*

어깨관절 교정은 환자에게 매우 불안한 느낌을 촉발시킬

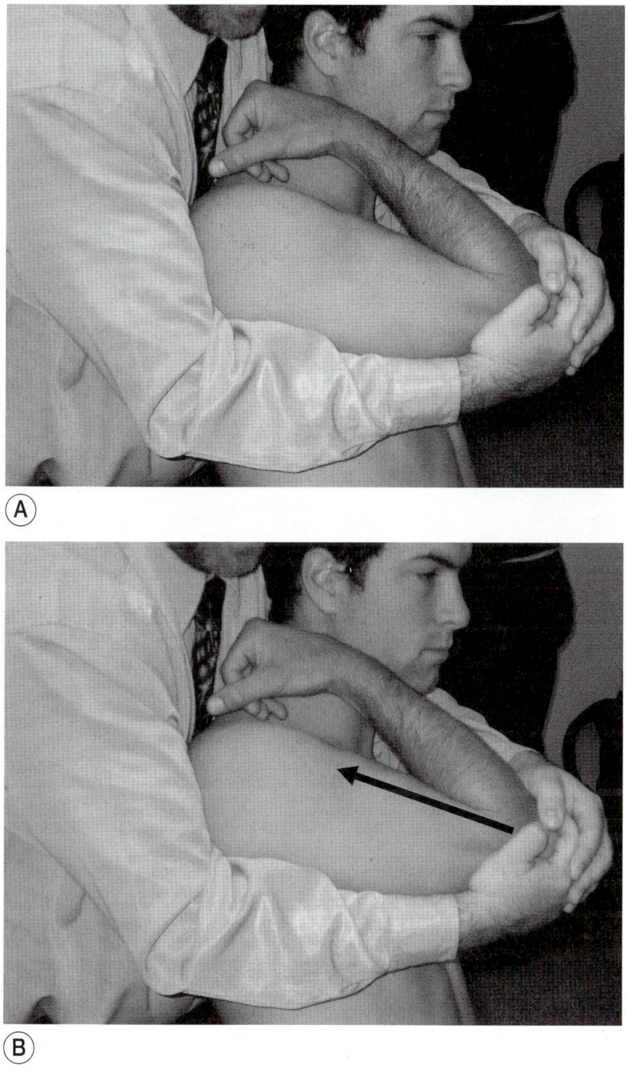

그림 20.24 **좌위 후방관절낭 견관절 교정법.** (A) 좌위 후방 관절낭 유착을 대상으로한 제안된 접촉. (B) 교정은 상완골의 직선을 따라 전달되는 충격이다.

수 있으며, 이는 카이로프랙틱 의사에게도 마찬가지인데, 이유는 사전준비 자세에서 환자가 흔히 느끼는 불편감 때문에 그렇다. 환자에게 대부분의 경우 통증은 교정 후 몇 분 이내에 곧 사라질 것이라고 알려주면 환자들은 편안한 느낌을 받을 수 있다.

25 좌위 상부관절낭 및 견봉쇄골관절 교정법

적응증 *Indication*

본 교정법은 상부관절낭의 유착이나 상방활주가 제한된 견갑상완관절 혹은 견봉쇄골관절을 대상으로 사용할 수 있다.

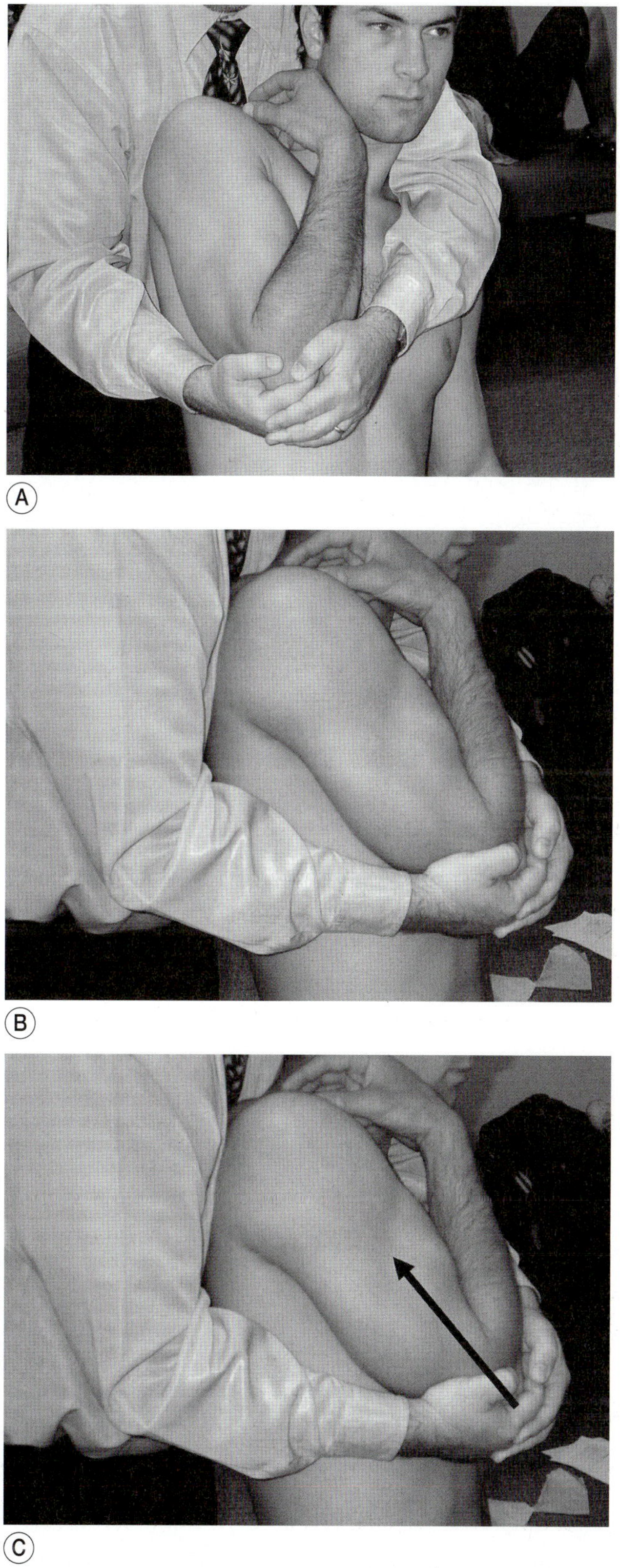

그림 20.25 **좌위 상부관절낭 및 견봉쇄골관절 교정법.** (A) 좌위 상부관절낭 및 견봉쇄골관절 교정을 위해 제안된 접촉모습. (B, C) 좌위 상부관절낭 및 견봉쇄골관절 교정을 위한 교정시술자의 위치. 이 경우 교정력의 방향은 상완골을 타고 곧장 올라간다. 복장패임이 교정지점 기준으로 후방에 위치하는 것을 주목할 것.

접촉 Contact

두 손을 겹쳐 손가락을 깍지낀 상태에서 환자의 팔꿈치를 감싸쥐는 접촉은 본 교정법을 시행하기 위한 가장 효율적인 방법이다. 손의 손바닥면을 팔꿈치에 가볍게 올려 놓고, 힘을 강화하기 위해 손가락들을 깍지끼거나 서로 겹쳐 준다. 연조직이 밀리는 현상을 없애기 위해 하방에서 상방으로 밀어 준다. 접촉은 단단해야 하지만 환자의 불편을 유발해서는 안 된다(그림 20.25A).

환자 자세 Patient position

환자는 교정시술자의 앞에 편안하게 앉도록 하고, 눈은 정면을 향하도록 한다.

시술자 자세 Adjuster' s position

교정시술자는 환자 뒤에서 발을 어깨너비보다 넓게 벌려 선다(그림 20.25A). 복장패임은 접촉지점 기준으로 후방에 위치하도록 한다.

교정 Thrust

교정은 상완골의 직선을 따라가는 충격이다.

임상 비고 Clinical comments

어깨관절 교정은 환자에게 매우 불안한 느낌을 촉발시킬 수 있으며, 이는 카이로프랙틱 의사에게도 마찬가지인데, 이유는 사전준비 자세에서 환자가 흔히 느끼는 불편감 때문에 그렇다. 환자에게 대부분의 경우 통증은 교정 후 몇 분 이내에 곧 사라질 것이라고 알려주면 환자들은 편안한 느낌을 받을 수 있다.

26 좌위 제1늑골 교정법

적응증 Indication

본 교정법은 동작촉진상 하방활주 제한이 있거나 정적촉진상 상방으로 고착된 제1늑골을 대상으로 사용할 수 있다.

접촉 Contact

제1늑골은 교정수의 제1 중수지관절을 가지고 접촉할 수 있다. 보조수는 반대쪽 뒤통수를 감싸쥐고 접촉지점으로 밀어주는데, 환자의 머리가 접촉지점을 향하여 가쪽굽힘되고, 접촉지점에 멀어지는 회전이 생기도록 상방으로 그리고 외측에서 내측으로 향하는 지속적인 힘을 가한다(그림 20.26A).

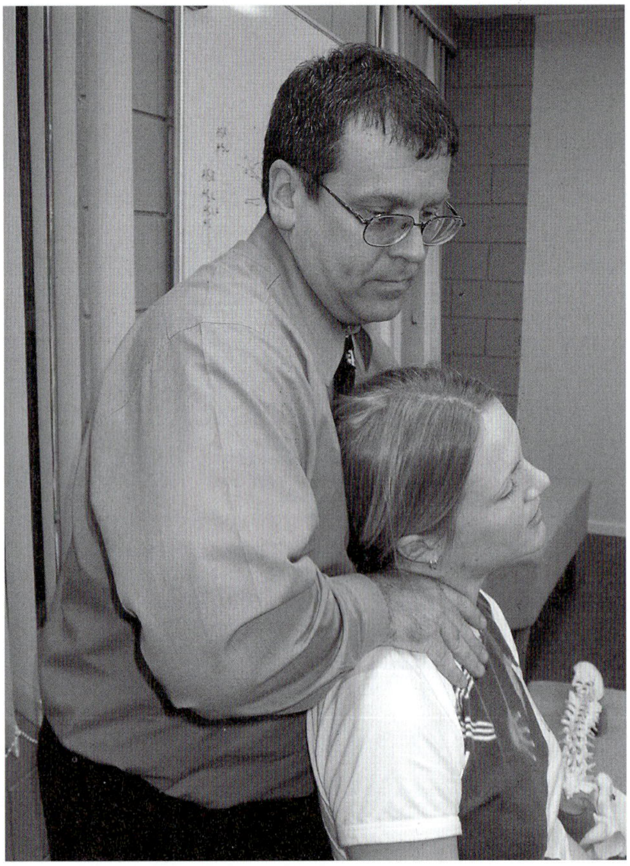

Ⓐ

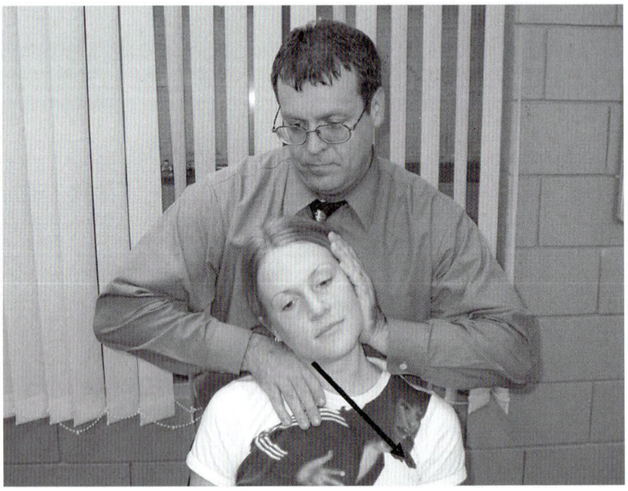

Ⓑ

그림 20.26 좌위 제1늑골 교정법. (A) 오른쪽 제1늑골이 하방으로 움직이지 않을 경우를 위한 접촉. (B) 환자와 교정시술자의 위치 및 화살표로 표시한 교정력의 방향.

환자 자세 *Patient position*

환자는 교정시술자로부터 얼굴이 멀어지는 방향을 잡아서 편안하게 앉도록 하고, 양팔은 양옆에 나란히 늘어뜨리도록 놓는다. 교정시술자가 접촉을 완성하면, 그 다음 환자는 이완하도록 지시받고 지지하고 있는 교정시술자에게 몸을 내맡기도록 한다.

시술자 자세 *Adjuster's position*

교정시술자는 환자의 뒤에 서서 접촉을 하는데, 접촉은 복장패임 약간 아래에 있는 자신 몸의 중심에 맞추도록 해야만 교정수가 바닥과 거의 평행하게 나란히 놓일 수 있다.

교정 *Thrust*

교정은 제1늑골에 가해지는 충격으로 관절면을 관통하는 방향을 가진다. 보조수는 교정이 시행되는 내내 머리에 가해진 초기 압력을 유지하되, 반대방향 짝힘 교정력은 발휘하지 않는다.

임상 비고 *Clinical comments*

제1늑골 교정은 굉장히 불편한 느낌을 환자에게 줄 수 있는데, 특히 교정시도가 성공적이지 못할 경우 그렇다. 어떠한 경우라도 1회 방문 시 3번 이상의 교정시도는 하지 않도록 한다.

27 후방 늑골두 교정법(전방 위치에서)

적응증 *Indication*

본 교정법은 양동이 손잡이(bucket handle)식으로 움직이지 않거나 정적촉진상 후방으로 고착된 늑골두를 대상으로 한다.

접촉 *Contact*

수많은 손 모양들이 사용될 수 있지만 주먹쥔 채로 손가락은 위를 향하는 접촉방법이 본 교정을 위한 가장 좋은 접촉방법일 것이다(그림 20.27A). 접촉은 교정할 늑골두위에 마련된다. 교정시술자는 환자를 둥그렇게 자신의 팔로 감싸안고 탐지된 늑골두에 접촉한다(그림 20.27B).

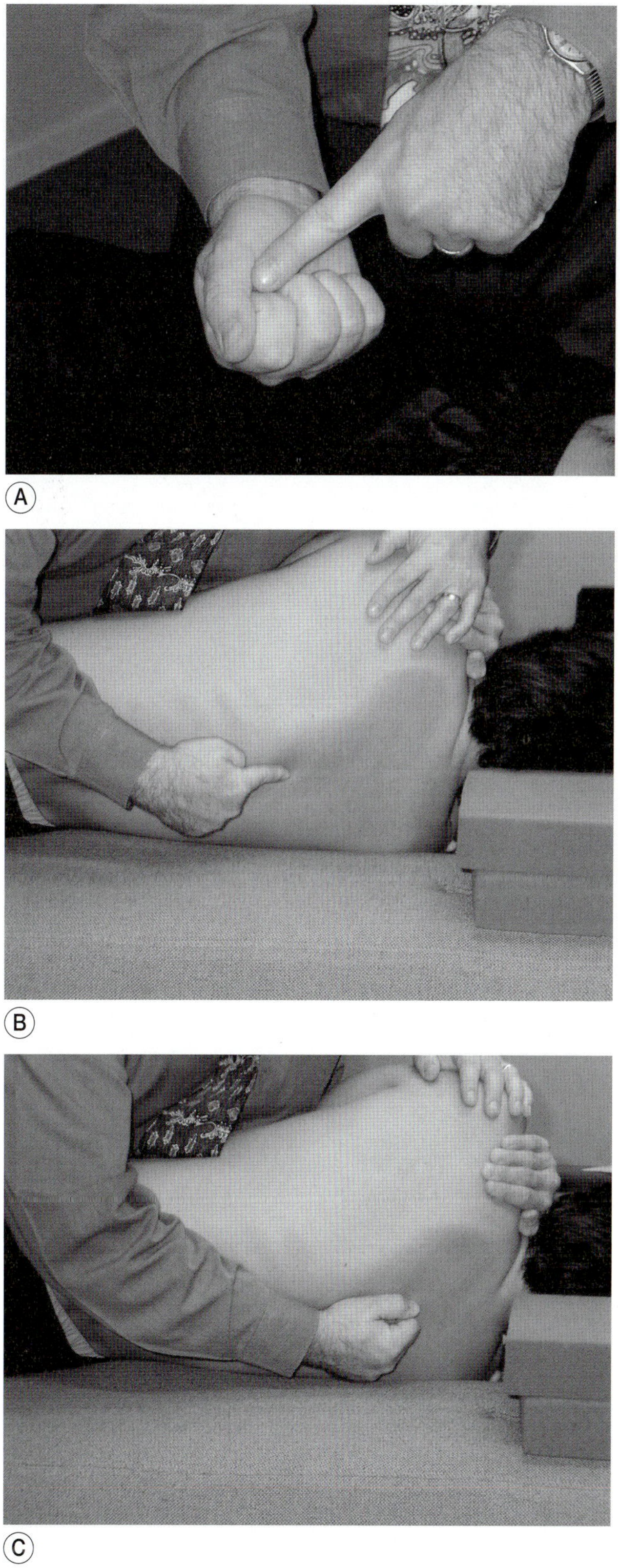

그림 20.27 후방 늑골두(전방에서 접근) 교정법. (A) 흉추늑골 교정을 위해 사용된 주먹쥔 접촉방법. (B) 접촉지점이 확인되고, 환자가 둥그랗게 구르게 되면 교정할 늑골두위에 접촉이 완성된다. (C) 접촉은 전방 늑골 교정법을 위해 마련된다.

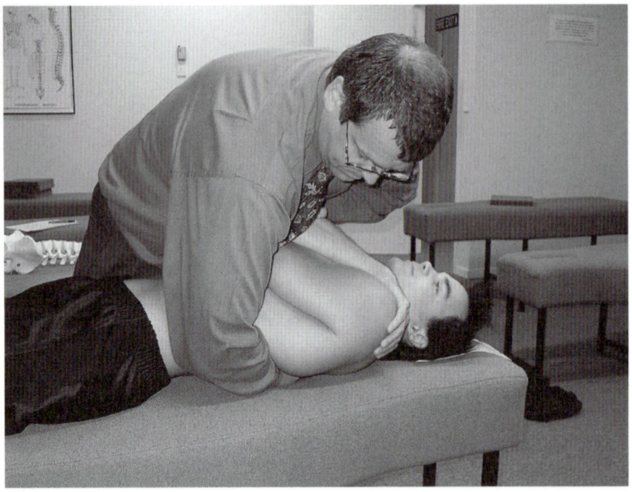

Ⓓ

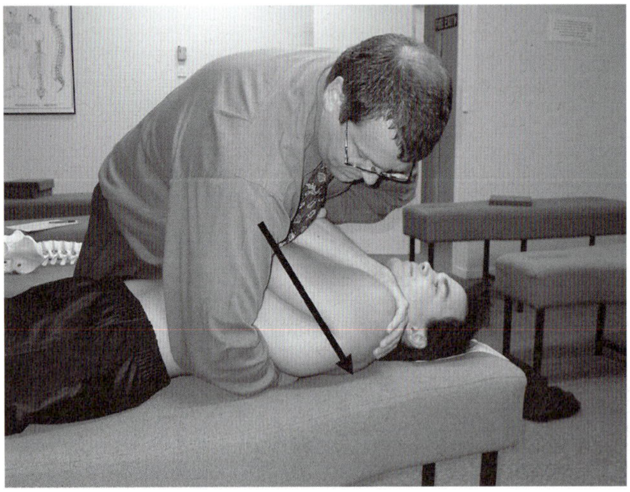

Ⓔ

그림 20.27 후방 늑골두(전방에서 접근) 교정법. **(D)** 환자는 늑골두에 접촉을 한 상태로 몸을 낮추어서 앙와위가 된다. **(E)** 화살표는 교정의 최종적인 벡터를 가리킨다.

환자 자세 Patient position

환자는 편안하게 앙와위로 눕는데, 양팔은 깍지를 껴서 가슴 위를 가로지르고, 양다리는 가볍게 굽힌다.

시술자 자세 Adjuster's position

교정시술자는 펜싱선수 자세를 취하며 골반이 전방을 마주보게 자세잡는다. 이 자세는 몸무게 낙하 교정력이 최대 효율을 가지고 적절한 결과 벡터를 따라 함께 전달되도록 허용해 줄 것이다. 복장패임(기능적인 무게중심)은 척추에 접촉한 지점기준으로 바로 위나 후방에 위치를 잡아야만 한다. 교정시술자는 위에서 설명한 것처럼, 그리고 아래의 그림 20.27C, D와 같이 접촉위치를 잡는다.

교정 Thrust

교정은 몸무게 낙하로서 충격은 교정수를 관통하여 방향이 진행하는데, 이런 식으로 해서 접촉된 늑골두가 전방으로 그리고 상방으로 움직이게 한다(그림 20.27E).

임상 비고 Clinical comments

가장 흔한 실수는 본 교정이 시도되는 처음 때 만들어지는데 그것은 바로 몸무게 낙하가 환자 직하방으로 떨어져서 교정시술자의 힘이 적절한 벡터를 관통하여 정렬되지 못하는 경우이다. 교정시술자는 환자에게 숨을 들이쉬고 내쉬도록 지시할 수 있으며, 환자가 숨을 내쉴 때 순간 교정을 적용한다.

28 좌위 요골두 교정법 Sitting radial head adjustment

적응증 Indication

본 교정법은 내회전제한이 있거나 후방으로 아탈구된 요골두를 대상으로 사용할 수 있다.

접촉 Contact

단일 손 엄지접촉을 탐지된 요골두에 하는데 관절경계선 바로 아래에 접촉이 이루어지고, 이 방법이 본 교정법을 시행하기에 가장 효율적인 접촉방법이다. 연조직이 밀리는 현상을 없애기 위해 교정방향으로 밀어 준다. 접촉은 단단해야 하지만, 환자의 불편을 야기해서는 안 된다(그림 20.28A).

환자 자세 Patient position

환자는 교정시술자 앞에서 편안히 앉도록 하고, 교정할 팔을 쭉 펴준다.

시술자 자세 Adjuster's position

교정시술자는 환자 옆에서 발을 어깨너비보다 넓게 벌려 선다(그림 20.28A).

교정 Thrust

교정은 주관절이 완전 신전 위치로 돌아간 그 순간 시작

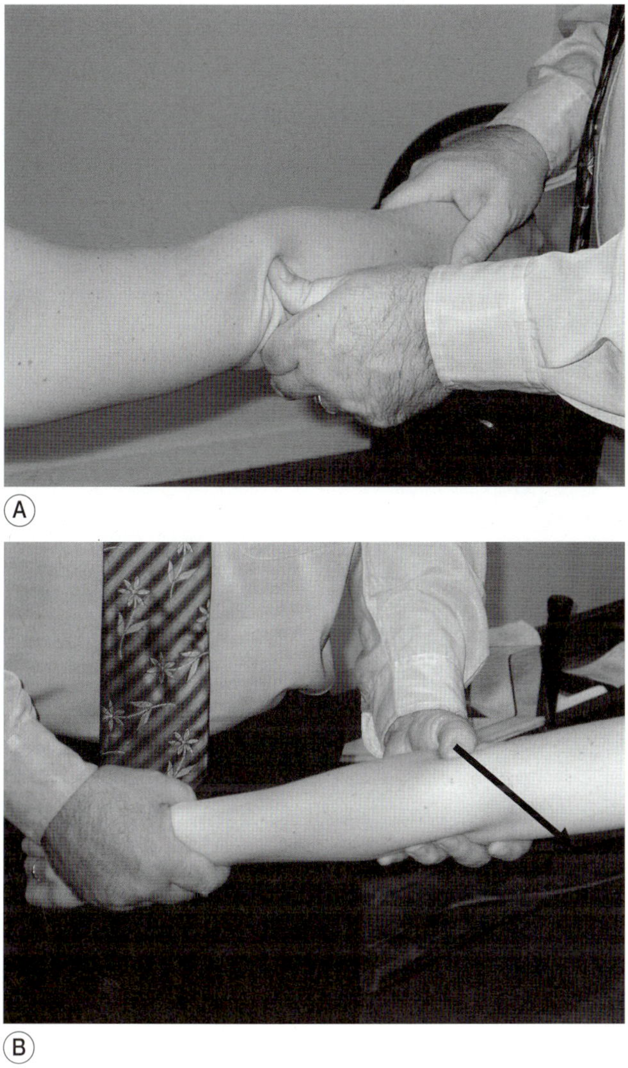

그림 20.28 **좌위 요골두 수기교정법.** (A) 좌위 요골두 관절 교정을 위한 제안된 접촉. (B) 요골두 가동술을 위한 순간교정.

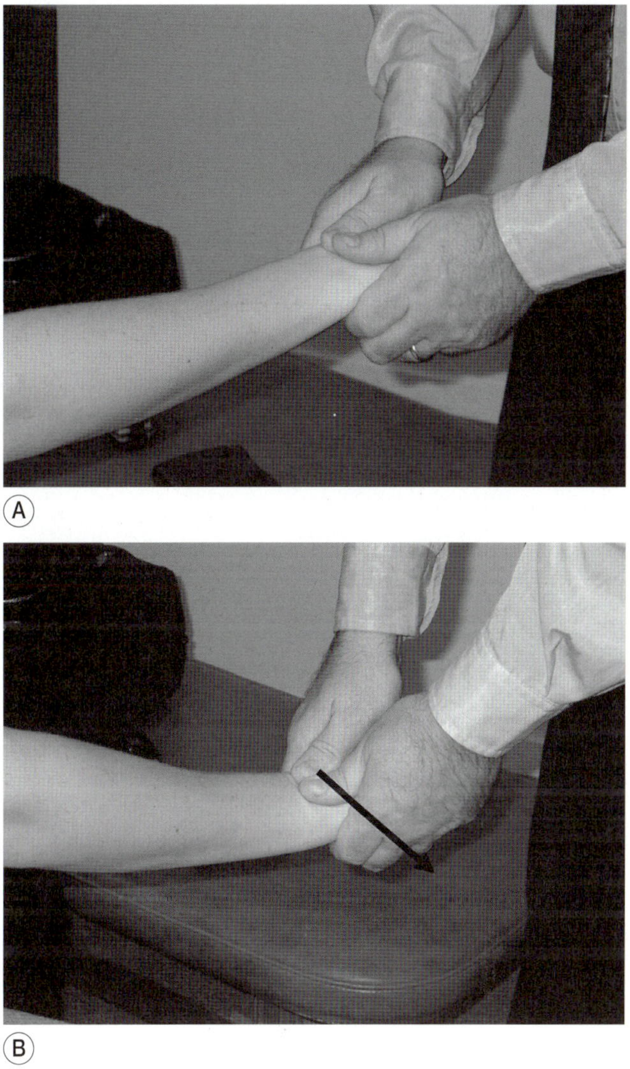

그림 20.29 **좌위 수근관절 가동술 기법.** (A) 좌위 수근관절 교정을 위한 제안된 접촉방법. (B) 좌위 수근관절 가동술 기법을 위한 순간교정.

되는 충격이다(그림 20.28B).

29 좌위 수근관절 교정법 Sitting carpal joint adjustment

적응증 *Indication*

본 교정법은 전방 혹은 후방 활주가 제한된 수근관절을 대상으로 사용할 수 있다.

접촉 *Contact*

두 손을 서로 겹쳐서 강화된 엄지접촉이 탐지된 수근골을 걸어붙잡고 있는데, 접촉은 특정 뼈의 관절경계선 바로 아래에 위치하며, 이 방법이 본 교정법을 시행하기에 가장 효율적인 접촉방법이다. 연조직이 밀리는 현상을 없애기 위해 교정방향으로 밀어 준다. 접촉은 단단해야 하지만 환자의 불편을 야기해서는 안 된다(그림 20.29A).

환자 자세 *Patient position*

환자는 교정시술자 앞에서 편안히 앉도록 하고, 교정할 팔을 쭉 펴준다.

시술자 자세 *Adjuster's position*

교정시술자는 환자 앞에서 발을 어깨너비보다 넓게 벌려

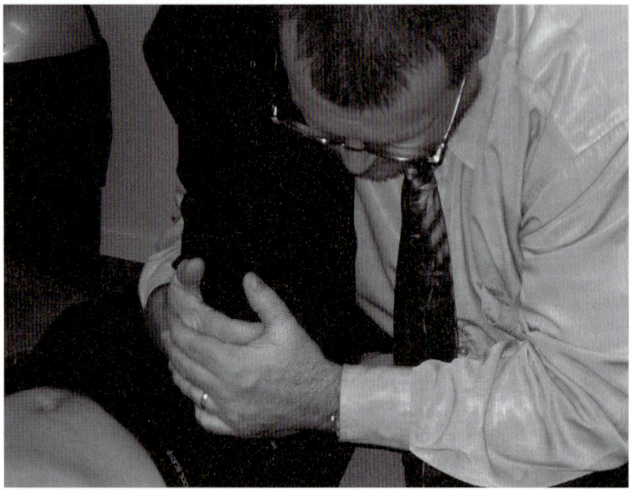

Ⓐ

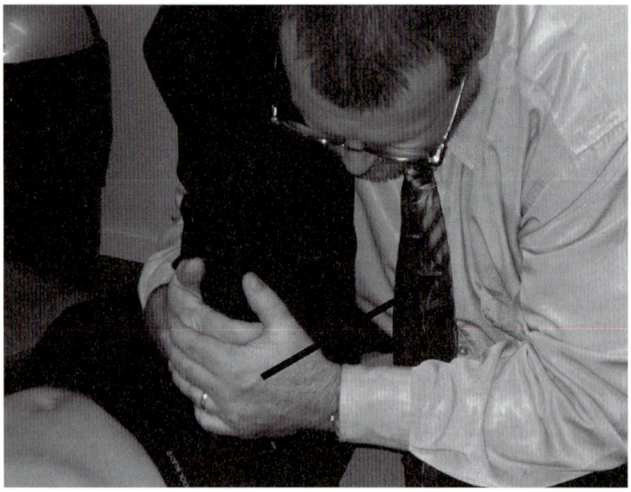

Ⓑ

그림 20.30 엉덩관절에 대한 앙와위 일반 가동술 수기교정법. (A) 앙와위 일반 가동술을 통한 엉덩관절 교정을 하기 위해 제안된 접촉모습. (B) 엉덩관절에 대한 일반 가동술 시행을 위한 순간교정.

선다(그림 20.29A).

교정 Thrust

교정은 손목관절이 완전 신전 위치로 돌아간 그 순간 시작되는 충격이다(그림 20.29B).

30 앙와위 일반 가동술을 통한 엉덩관절 교정법

적응증 Indication

본 교정법은 내회전제한, 외회전제한 혹은 장축견인에서 간격이 늘어나지 않는 엉덩관절을 대상으로 사용할 수 있다.

접촉 Contact

두 손을 겹쳐 깍지낀 손가락 접촉이 다리를 걸어붙잡고 있는데, 접촉은 굴곡된 엉덩관절 바로 위에 위치하며, 이 방법이 본 교정법을 시행하기에 가장 효율적인 접촉방법이 된다. 연조직이 밀리는 현상을 없애기 위해, 교정방향으로 밀어 주는데, 상방에서 하방으로 향한다. 접촉은 단단해야 하지만 환자의 불편을 야기해서는 안 된다(그림 20.30A).

환자 자세 Patient position

환자는 교정시술자의 앞에 편안하게 눕도록 하고, 환자의 다리는 굴곡하여 90°가 되도록 하고, 교정시술자의 어깨 위에 내려 놓는다.

시술자 자세 Adjuster's position

교정시술자는 발을 어깨너비보다 넓게 벌려 서서 무릎을 굽힌다(그림 20.30A).

교정 Thrust

교정은 상방에서 하방으로 향하는 충격인데, 이런 방법을 통해 엉덩관절의 간격을 순간적으로 벌려주게 될 것이다(그림 20.30B).

31 앙와위 장축견인/내회전/외회전을 통한 엉덩관절 교정법

적응증 Indication

본 교정법은 내회전제한, 외회전제한 혹은 장축견인에서 간격이 늘어나지 않는 엉덩관절을 대상으로 사용할 수 있다.

접촉 Contact

두 손을 겹쳐 깍지낀 손가락 접촉이 다리를 걸어붙잡고 있는데, 접촉은 발목 바로 위에 위치하며, 이 방법이 본 교정법을 시행하기에 가장 효율적인 접촉방법이 된다. 연조직이 밀리는 현상을 없애기 위해 교정방향으로 밀어 주는데, 내회전이나 외회전으로 혹은 장축견인 방향으로 향한다. 접촉은 단단해야 하지만 환자의 불편을 야기해서는 안 된다(그림 20.31A).

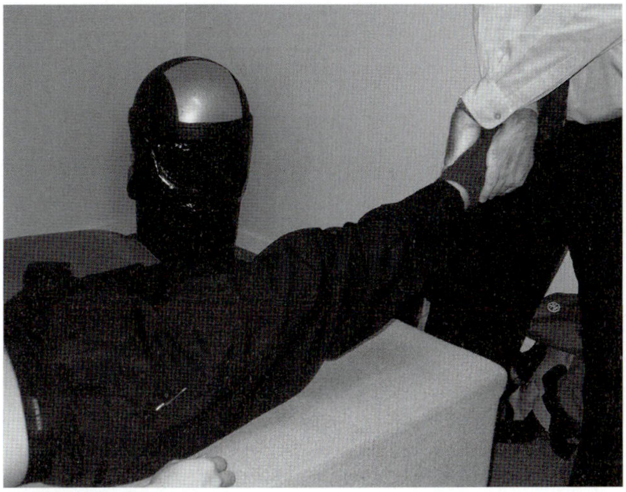

Ⓐ

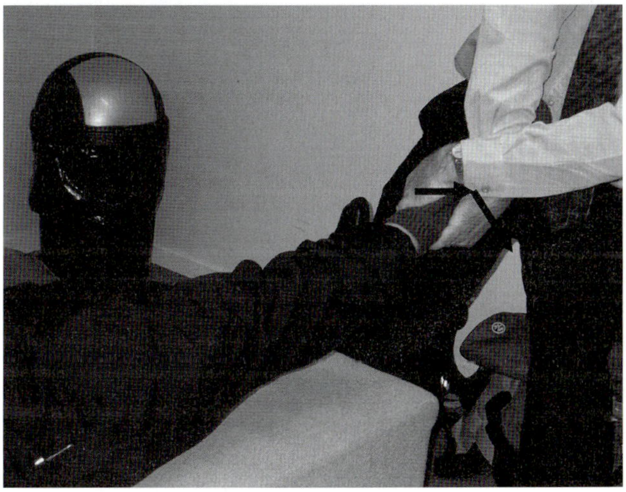

Ⓑ

그림 20.31 앙와위 장축견인/내회전/외회전을 통한 엉덩관절 수기 교정법. (A) 앙와위 장축견인/내회전/외회전을 통한 엉덩관절 교정법에 쓰이는 제안된 접촉방법. (B) 엉덩관절의 외회전 고착에 시행하는 순간교정.

환자 자세 Patient position

환자는 교정시술자 앞에서 편안히 누워 있도록 하고, 교정할 다리를 쭉 펴준다.

시술자 자세 Adjuster's position

교정시술자는 환자 앞에서 발을 어깨너비보다 넓게 벌려 선다(그림 20.31A).

교정 Thrust

교정은 엉덩관절을 내회전 혹은 외회전 혹은 직접적인 장축견인이 되도록 만들어내는 회전성 형식을 갖춘 후 직접 충격을 전달하는 것이며, 원하는 교정이 어느 것인지 상관없이 적용된다(그림 20.31B).

32 앙와위 내회전을 통한 무릎관절 교정법

적응증 Indication

본 교정법은 전방 관절낭의 유착이나 내회전제한이 있는 무릎관절을 대상으로 사용할 수 있다.

접촉 Contact

단일 손 손바닥면 접촉을 통해 경골후방의 외측면을 감싸쥐는 방식이 본 교정법을 시행하기에 가장 효율적인 접촉방법이다. 손의 손바닥면은 경골 후방영역에 가볍게 올려 놓아준다. 연조직이 밀리는 느낌을 없애기 위해 후방에서 전방으로, 외측에서 내측으로 밀어 준다. 접촉은 단단해야 하지만, 환자의 불편을 야기해서는 안 된다. 보조수는 환자의 하퇴부위를 발목 위에서 잡고 있어야만 한다(그림 20.32A).

환자 자세 Patient position

환자는 교정시술자의 앞에서 편안하게 누워 있도록 하고, 무릎은 가능한 완전히 굴곡시켜준다.

시술자 자세 Adjuster's position

교정시술자는 환자 앞에서 발을 어깨너비보다 넓게 벌려 선다(그림 20.32A). 복장패임은 접촉지점의 높이 정도에 있어야 한다.

교정 Thrust

교정은 경골을 내회전 상태에 놓이도록 만들어주는 회전성 형식을 갖춘 후 직접 전달되는 충격이다. 무릎은 순간교정이 적용될 때 양동이 손잡이 형식으로 굴곡되어 있다(그림 20.32B).

33 앙와위 내회전/외회전을 통한 무릎관절 교정법

적응증 Indication

본 교정법은 전방 관절낭의 유착이나 내회전제한 혹은

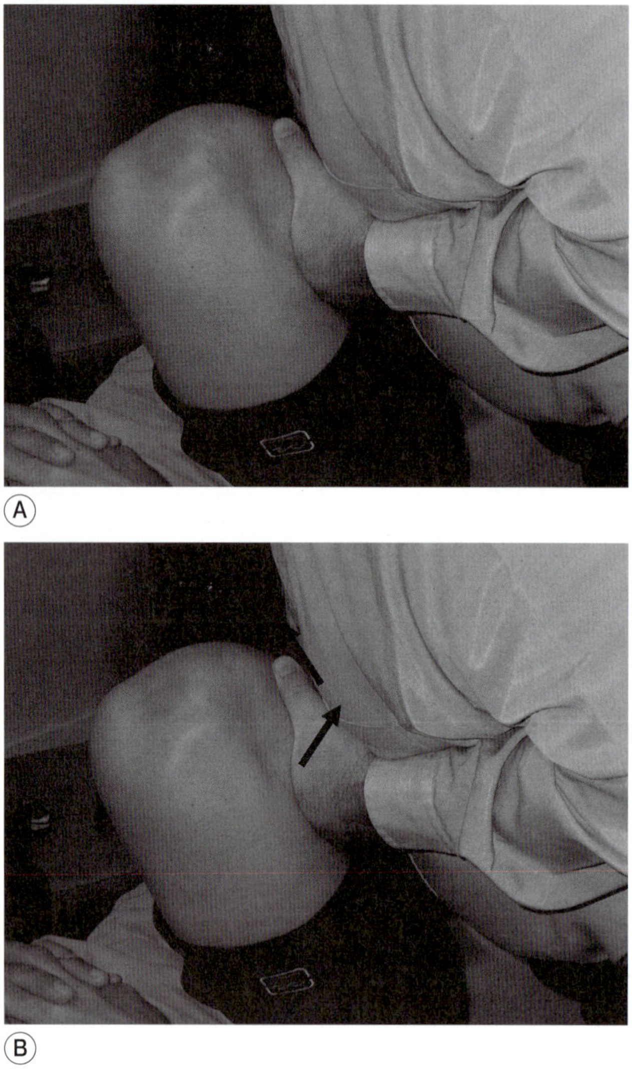

그림 20.32 앙와위 내회전을 통한 무릎관절 수기교정법. (A) 앙와위 내회전을 통한 무릎관절 교정법을 위해 제시된 접촉모습. (B) 내회전 고착을 위한 순간교정.

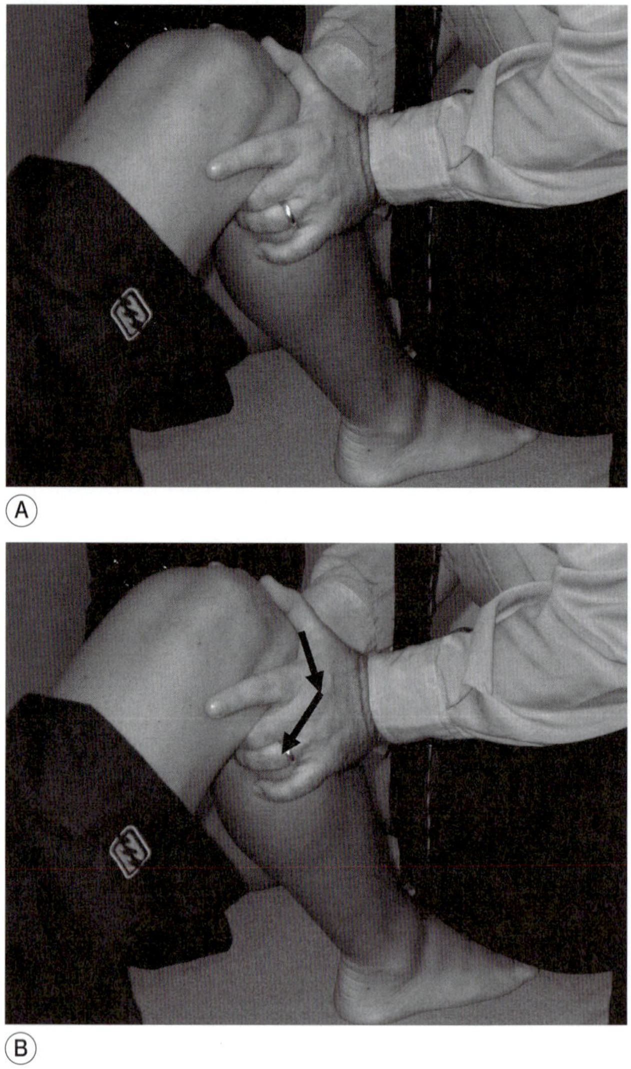

그림 20.33 앙와위 외회전 무릎관절 수기교정법. (A) 앙와위 외회전 무릎관절 교정을 위해 제안된 접촉모습. (B) 외회전 고착에 대한 순간교정.

외회전제한이 있는 무릎관절을 대상으로 사용할 수 있다.

접촉 Contact

두 손을 겹쳐 손바닥면 '질식시키기(choke)' 접촉이 경골을 걸어붙잡고 있는데, 접촉은 관절경계선 바로 아래에 위치하며, 이 방법이 본 교정법을 시행하기에 가장 효율적인 접촉방법이 된다. 교정수의 손바닥면은 경골 전방부위에 가볍게 올려 놓이도록 한다. 연조직이 밀리는 현상을 없애기 위해 교정방향으로 밀어 주는데, 전방에서 후방으로, 내회전 혹은 외회전되도록 그 방향을 정하여 미리 밀어 준다. 접촉은 단단해야 하지만 환자의 불편을 야기해서는 안 된다(그림 20.33A).

환자 자세 Patient position

환자는 교정시술자 앞에서 편안히 누워 있도록 하고, 무릎은 편안하게 구부린 상태가 되도록 한다.

시술자 자세 Adjuster's position

교정시술자는 환자 앞에서 발을 어깨너비보다 넓게 벌려 선다(그림 20.33A). 복장패임은 접촉지점의 높이 정도에 있어야 한다. 교정시술자는 무릎으로 환자의 발을 가볍게 눌러주어야 한다.

교정 Thrust

교정은 엉덩관절을 내회전 혹은 외회전이 되도록 만들어내는 회전성 형식을 갖춘 후 직접 충격을 전달하는 것이며, 원하는 교정이 어느 것인지 상관없이 적용된다(그림 20.33B).

34 앙와위 거골/주상골의 내회전/외회전을 통한 교정법

적응증 Indication

본 교정법은 내회전제한 혹은 외회전제한이 있는 거골이나 주상골을 대상으로 사용할 수 있다.

접촉 Contact

두 손을 겹쳐 강화시킨 손가락 접촉이 주상골이나 거골을 걸어붙잡고 있는데, 접촉은 각 해당 관절경계선 바로 아래에 위치하며, 이 방식이 본 교정법을 시행하기에 가장 효율적인 접촉방법이나. 교정수의 손바닥면은 내측궁(medial arch) 부위에 가볍게 올려 놓는다. 연조직이 밀리는 현상을 제거하기 위해, 교정방향으로 미리 밀어 주는데, 전방에서 후방으로, 내회전 혹은 외회전되도록 그 방향을 정하여 미리 밀어 준다. 접촉은 단단해야 하지만 환자의 불편을 야기해서는 안 된다(그림 20.34A).

환자 자세 Patient position

환자는 교정시술자의 앞에서 편안하게 누워 있도록 하고, 다리는 죽 펴준다.

시술자 자세 Adjuster's position

교정시술자는 환자 앞에서 발을 어깨너비보다 넓게 벌려 선다(그림 20.34A). 복장패임은 접촉지점의 높이 정도에 있어야 한다.

교정 Thrust

교정은 엉덩관절을 내회전 혹은 외회전이 되도록 만들어내는 회전성 형식을 갖춘 후 직접 충격을 전달하는 것이며, 원하는 교정이 어느 것인지 상관없이 적용된다(그림 20.34B).

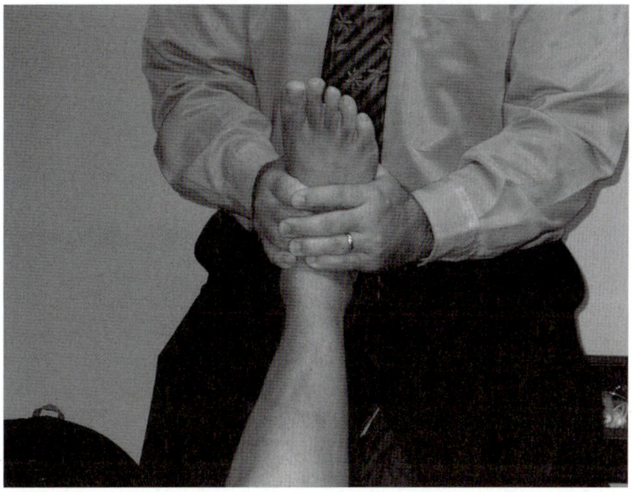

Ⓐ

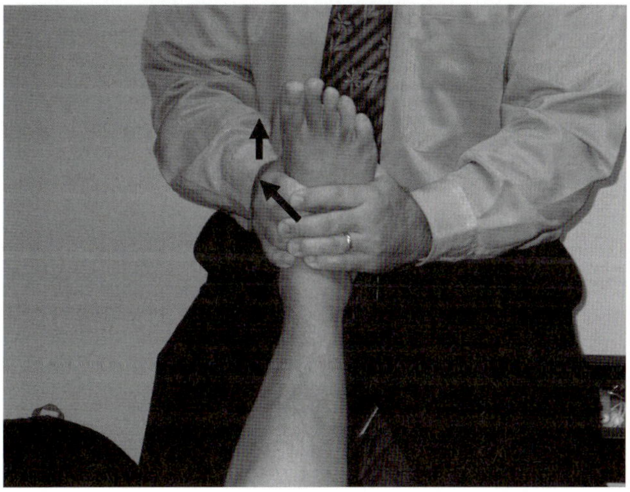

Ⓑ

그림 20.34 앙와위 내회전/외회전 주상골 거골 수기교정법. (A) 앙와위 내회전/외회전 거골 혹은 주상골 교정법을 위한 제안된 접촉모습. (B) 주상골의 내회전 고착에 대한 순간교정.

수기교정의 금기증 Contraindications for manipulation

수기교정이 적절한 경우에 적용된다면 안전하고 효과적으로 관절 생체역학을 회복할 수 있으며 구심성 신경 자극의 형태로서 작용한다. 본인이 여기서 개괄했던 여러 가지 흔히 접하는 의학적 조건들은 일부의 경우 수기교정 금기증에 설정될 수 있다. 좀 더 많은 설명과 이해를 위해 Beck 등(2004) 자료를 참고할 수 있다. 중추신경계에 대한 자극의

요점 20.1 Quick facts

골절이 있음을 알려주는 임상적인 지표들

- 즉각적인 근성방어
- 혈종 발생이 가능함
- 관절외형이 변형
- 움직이려고 하지 않음
- 소리굽쇠와 방사선 검사가 필요할 수 있음
- 성장기 아이들의 경우 성장판을 가로지르거나 관련되는 골절이 있다면 반드시 정형외과로 진료의뢰를 할 것

형태로서 일부 형태의 수기교정법이 적용된다면, 적용되지 못할 상황이나 의학적 조건들은 매우 드물다고 볼 수 있다.

골절/탈구 Fractures/dislocation

기본적인 3개 유형의 골절들이 존재하는데, 환자 과거력에 의해 대부분 감별 진단될 수 있다. 직접적인 외상(direct trauma)에 의한 골절의 경우 항상 손상(injury)이 동반된다. 스트레스 골절이 의심되는 경우 반복적인 미세외상의 과거력이 강력한 표지자가 되어 뼈스캔 같은 추가 영상검사가 필요하다. 손상이 발생했는데 손상의 고려사항들과 합치되지 않는 경우라면 **병리적인 골절**의 가능성을 의심해 보아야 한다. 이러한 경우 뼈의 병리적 상태가 존재하여 약화된 뼈 구조로 귀결되는데 정상적인 뼈라면 견딜 수 있는 상황에서 골절이 발생하게 된다.

골절의 존재를 알려주는 흔한 임상적 지표들의 일부에 포함되는 것은 즉각적인 근육 부목고정(muscle splinting)으로서, 특히 척추추골 골절의 경우 근육 부목고정의 양측성과 즉각적인 혈종이 나타난다. 또한 정상적인 관절이나 주변 모습의 변형이 오고, 환자 스스로 움직이려고 하지 않거나 타인이 해당 관절을 움직이지 못하게 하는 모습들이다. 소리굽쇠를 적용하면 골절의 통증을 일반적으로 만들어 내게 되는데 염좌의 경우 그렇지 않다. 방사선 촬영이 필요하지만, 즉시 방사선에 뚜렷하게 나타나지 않는 골절들이 많이 있다. 골절이 의심되는 아이들의 경우 최종적인 임상적 표시를 해주는 것이 필요하다. 아이들의 경우 골절이 성장판을 가로지르거나 관여되게 될 때 정형외과 의뢰를 가능한 빨리 해주어야 하는데, 그 이유는 성장판의 파괴된 형태가 뼈성장 과정상 변형이나 위축으로 귀결될 수 있기 때문이다.

혈관절증 Haemarthrosis

혈관절증은 특정 관절의 관절낭이나 관절 내부 공간에 출혈이 생기는 것으로, 해당 관절의 관절면에 극심한 손상을 가져올 수 있다. 혈액내의 효소성 내용물과 염증성 반응은 활액막 조직과 연골에 매우 파괴적인 존재로서 작용한다. 이들 형태의 손상들은 대부분 관절낭내 인대조직들의 파열로부터 유발되는데, 예를 들면, 무릎관절의 십자인대, 반월판의 혈관분포영역, 활액막의 파열 혹은 골연골 접합부를 가로지르는 골절 등이다. 본인 경험에 의하면, 혈관절증이 2일 이상 보였다면, 모든 급성 병증의 3분의 1은 정형외과적인 수술재건술이 필요하다.

혈관절증을 알려주는 임상적 지표는 관절낭 내부의 압력 일부를 완화시켜주는 특정 관절각도로 해당 관절이 고정유지되는 특정 지점까지 해당 관절의 즉각적이고 심각한 부종의 발생을 포함한다. 부종은 이와 아울러 박동성을 가질 수 있다.

불안정성 Instability

불안정성 혹은 인대파열은 급성적이고, 만성적이거나, 재발되는 특성이 있으며, 일반적으로 서로 다른 정도의 불안정성으로 귀결되는 바 해당 관절의 사소한 움직임으로부터 뚜렷하게 드러나게 된다. 그 이유는 부종과 더불어 관절탈구에서 기인한 운동역학적 기능장애 때문이다. 일반적으로 원인유발적인 힘의 방향이 관절 불안정성 방향과 관련을 가지며 환자들은 불안정성 방향으로 벌어지는 어떤 움직임이라도 매우 걱정스러워 한다. 인대 불안정성이 이와 아울러 감염, 염증성 반응들 혹은 자가면역 질환들에 의해 유발될 수 있다는 사실을 명심하는 것이 중요하다.

근건 파열 Muscular tendon tears

근건 파열이 과사용, 노년층, 혹은 허혈성 조건에서 기인한 건의 퇴행성 변화와 관련이 있는 것을 자주 보게 된다. 환자들은 근육 강도의 손실이 발생하기 전에 '뚝' 소리를 듣는다고 설명하는 경우가 자주 있다. 완전 혹은 심각한 파열이 '테니스 공' 형태로 귀결되는 경우가 자주 있는데, 이것은 관련된 관절을 가로지르는 근육이 힘을 잃어버리는 현상과 동시에 파열지점의 몸쪽으로 생겨난 근육의 덩어리이다. 재활치료는 상당한 회복을 가져오는데 효과적인 경우도 가끔

씩 있지만, 수술적인 재접합이 필요한 경우가 자주 있다.

급성 구획 증후군 Acute compartment syndrome

급성 구획 증후군(acute compartment syndrome, ACS)은 근육 근막 내부의 부종이나 붕대압박에 의한 협착이 원인이 되어 특정 근육군에 공급되는 혈류의 경색이나 방해로 인해 일어나게 되는 경우가 가장 흔하다. 아래팔의 굽힘근들, 종아리의 장딴지근/가자미근 그리고 넙다리네갈래근이 가장 흔하게 관여된다. 급성 구획 증후군은 신경손상과 흉터조직 형성으로 진행되고, 말초 손발가락끝 구축으로 귀결되는 경우가 종종 있다. 임상적 지표에 포함되는 것으로 염좌나 좌상의 경우에서 예상되는 것보다 급격히 통증강도가 올라가고, 침범받은 사지의 맥박, 색깔 및 체온 변화가 발생한다. 통증이 지속되거나 혈류가 정상수준으로 돌아오지 않을 경우, 수술적인 감압술이 필요할 수도 있다.

감염 Infection

감염은 광범위한 다양한 병리적인 원인체들과 의학적 조건 질환들에 의해 유발가능하다. 가장 흔한 2가지 원인들은 바로 원격지점에서 생긴 혈액기원성 감염과 외상에 연이은 직접적인 이식성 전이가 된다. 당뇨병은 흔한 전신성 질환으로 말초감염이 발생한다. 일반적으로 관절은 뚜렷한 국소 관절부종, 체온 상승, 발적 증상을 보인다. 환자는 해당 관절의 점액낭 공간을 최대로 확보하는 자세로 관절을 고정유지하게 되는데, 혈관절증에서도 이미 설명하였듯이 굽힘 70° 정도의 자세가 일반적이다. 관절 징후들 이외에, 발열과 무기력을 포함한 전신적인 징후들이 존재한다. 움직임이나 휴식은 증상을 바꿀 수 없는 경우가 대부분이고, 야간통이 흔하다. 가장 흔하게는 결핵, 매독, 임균성 감염, 포도알균 감염 등이 관절침범을 표적으로 삼는다. 해당 환자는 즉각적인 약물 치료를 하는 것이 중요한데 치료되지 않은 채 방치될 경우 패혈증성 관절염과 관절 파괴가 진행될 수 있기 때문이다.

종양 Tumours

다양한 종류의 종양들이 뼈와 관절들을 침범할 수 있다. 간략한 개괄을 통하여 좀 더 흔하게 접하는 고려사항 중 일부를 아래에 적어두었다.

1. *전이성 종양(metastatic tumors)* — 전이성 종양이 관련된 경우 1차 지점은 반드시 확인되고 위치가 파악되어야 한다.
2. *다발골수종(multiple myeloma)* — 이 질환은 인체의 긴뼈과 골수를 생산하는 뼈조직들을 침범하는 경우가 가장 흔한데 여기에는 척추의 추골이 포함된다.
3. *유잉육종(Ewing's sarcoma)* — 이 질환은 긴뼈들을 선호하는데 위팔뼈, 노뼈, 자뼈가 포함된다.
4. *그물세포 암종(reticular cell carcinoma)* — 이 질환은 드문 형태이나, 발생하면 위팔뼈 침범을 선호한다.
5. *뼈연골종(osteochondroma)* — 이 질환은 무릎주변 조직을 가장 흔하게 침범하고, 그 두 번째로는 팔꿈치주변 조직이다.
6. *파제트병(Paget's disease)* — 이 질환은 뼈바탕질(bone matrix)의 변형과 뼈 축적물의 변화로 귀결된다. 모든 뼈들을 침범할 수 있지만 가장 흔하게는 머리, 턱, 그리고 골반들이 관여된다.

종양이 관련된 것을 알려주는 임상적인 지표에는 야간통, 완화되지 않는 혹은 계속 악화되는 통증 그리고 발병시기를 설명할 수 없는 통증 등이 포함된다. 공간점유성 종양의 통증은 기계적인 방법으로는 재현되지 않는 경우가 흔하다.

관절염 Arthritides

일부 관절염은 수기교정법의 금기증 상황으로 귀결될 수 있는데, 특히 반응성 혹은 염증성 단계에 있는 관절염의 경우 특히 그렇다. 일부 임상에서 흔히 접할 수 있는 관절염들은 다음과 같다.

1. *골관절염(osteoarthritis)* — 많은 경우 골관절염은 수기교정법의 금기증이 아니다. 하지만 아주 심한 경우 금기시 될 수 있다.
2. *류마티스관절염(rheumatoid arthritis, RA)* — 통증 외에도 류마티스관절염은 인대 파괴로 진행될 수 있고, 환축추 복합체의 날개인대가 포함된다. 이런 이유로 해서, 류마티스관절염 과거력를 가진 환자를 수기교정할 때 특별히 조심하고 살펴볼 필요가 있다.
3. *샤르코관절(Charcot's [neuropathic] joint)* — 특정 관절로 가는 고유감각성 신경 파괴로 시작되어 해당 관절의 신경지배를 하지 못하기 때문에 관절의 대단위 파괴

로 귀결된다. 해당 관절들은 환자에게 상대적으로 통증을 만들어내지 않으면서 극심한 변형이 일어나게 된다.

4. *건선관절염(psoriatic arthritis)* — 이 질환은 피부의 건선과 관련이 있으며 아울러 심각한 관절 파괴로 귀결되는 경우가 일부 있다.
5. *통풍(gout)* — 이 질환은 손과 발의 관절들을 침범하는 경우가 일반적이고 염증성 단계에 있을 때는 통증이 너무 심하여 수기교정을 하지 못할 수도 있다.

대사질환 Metabolic disorders

여러 가지의 대사질환들이 수기교정법을 치료도구 중의 하나로서 고려할 때 걱정하고 조심해야 할 원인을 지닐 수 있다. 여기에는 다음과 같은 내용들이 포함된다.

1. *골다공증(osteoporosis)* — 이 질환의 발생은 원인불명, 외상 후 상태, 고정 후 상태 혹은 호르몬 대치치료 및 스테로이드 같은 약을 투여한 약물치료의 결과로서 생겨날 수 있다.
2. *골화석증(osteopetrosis)* — 이 질환들로 뼈들이 매우 연약하게 되어 수기교정을 시도할 경우 골절을 유발시킬 수 있다.

선천기형 Congenital anomalies

다양한 선천기형이 수기교정의 금기증으로 고려될 수 있으며, 그렇지 않으면 최소한 적용되는 수기교정 접근법 변경으로 귀결될 수 있다. 정상이상의 추가적인 뼈조직들, 예를 들어 장딴지근머리종자뼈나 분절화된 무릎뼈같은 경우, 표준적인 수기교정 접근법을 방해할 수도 있다. 가성 관절(pseudo-joints), 골화조직(ossifications) 그리고 흉터조직(scar tissue)은 외상이나 수술적인 중재방법 후에 연이어 발생할 수 있는데, 이들은 모두 아울러 수기교정을 고려할 때 어려운 증례로 귀결될 수도 있다. 여러 가지 구조적인 변형들, 예를 들어, 휜발(club foot), 편평발(pes planus) 그리고 오목발(pes cavus) 같은 경우, 역시 수기교정법 적용에 있어 도전해서 풀어야 할 과제를 제시할 수 있다.

수기교정은 합병증을 만들어 낼 수 있다

비록 수기교정이 가장 안전한 치료적 중재방법들 가운데 하나이지만, 일부 합병증들이 발생가능하다. 가장 흔한 합병증들은 수기교정을 받은 후 한두 시간 정도 생기는 사소한 불편감이나 강직감이다. 일부 심각한 합병증이 보고된 적이 있는데, 가장 심각한 경우로 목뼈관절 수기교정 후에 연이어 발생한 척추뇌바닥동맥성 혹은 기타 형태의 중풍뇌졸중이었다.

척추뇌바닥동맥 중풍뇌졸중 Vertebrobasilar Strokes (VBS)

가장 먼저 해야 할 일은 바로 목뼈관절 수기교정 후 척추뇌바닥뇌졸중이 발생할 수 있으며 그리고 정말로 발생한다는 사실을 받아들이고 이해하는 일이다. 이전엔 분명히 골성 혹은 혈관성 질환이 없었던 젊고 건강한 환자들이 수기교정을 받은 시점과 그런 다음 이런 드문 형태의 중풍뇌졸중으로 고생한 시점 사이의 시간적 관련성을 연구한 논문이 문서화되어 있다(Terret 2001).

아주 많은 대다수의 임상사례들이 고속-저폭 형태의 수기교정법을 사용했을 때 연루된다. 앞서 제안한 손상 기전은 혈관벽에 가해지는 외상을 포함하는데 혈관벽에는 이미 선행하는 손상이 존재하고 있을 수도 있다. 바꿔 말하자면, 활동성인 병리학적 진행과정들이 이미 존재해왔던 상태에서 수기교정의 힘이 가해져 악화되어 증폭되었을 수가 있다. 기전이 어떤 것인지에 상관없이 수기교정의 마지막 결과들은 다음과 같다.

- 혈관 내벽의 열상
- 혈관 내벽 표면하부의 출혈
- 혈관벽의 박리
- 동맥류

요점 20.2 Quick facts

척추뇌바닥동맥 중풍뇌졸중(Vertebrobasilar strokes, VBS)

- 그들은 젊고 건강한 성인이다.
- 그들은 어떤 의학적이거나 건강에 관련된 과거력 중 급격한 사건이 없다.
- 그들은 중풍뇌졸중의 '위험요소' 중에 해당되는 것이 없거나 거의 한두 개가 있을 뿐이다.
- 그들은 임상검사나 방사선검사상 어떤 선행 질환들을 찾을 수 없다.
- 여성의 경우라고 좀더 위험성이 증가해 보이지는 않는다.
- 척추동맥에 대한 손상들은 전체 혈관 경로를 따라 어디에서든지 발생할 수 있다.

- 혈전 형성
- 색전 형성

상기한 발생사건들 중 어느 것이라도 급성적이고 잔존하는 신경학적 결손, 즉 여러 형태의 마비 혹은 사망으로 귀결될 수 있다.

다양한 연구들이 광범위한 발병률 측정에 관해 보고해왔는데, 30만 회 수기교정당 1건에서부터, 1천4백만 회 수기교정당 1건까지 범위를 보여왔다(Maigne 1972, Cyriax 1978, Hosek 등 1981, Gutmann 1983, Carey 1993). Terret(2001)은 척추관절 수기교정 후의 척추뇌바닥혈류부전(VBI) 증례 255건을 검사한 바 있다. 이 연구조사를 통해 밝혀진 사실은 특정 연령범위에 대한 위험성이 증가하는 경우는 없다는 것인데, 비록 가장 많은 발생건수가 30~45세의 범위였지만 그렇다고 하며, 특정 성별에 대한 위험성이 더 크지 않다는 것으로, 비록 여성이 가장 많은 발생건수를 차지하였지만 그렇다고 결론을 내리고 있다.

환자들 중 척추뇌바닥뇌졸중이나 척추뇌바닥뇌졸중 유사 증상들을 앓고 있는 경우 다음과 같은 특징이 있다.

- 그들은 젊고 건강한 성인이다.
- 그들은 어떤 의학적이거나 건강에 관련된 과거력 중 급격한 사건이 없다.
- 그들은 중풍뇌졸중의 '위험요소' 중에 해당되는 것이 없거나 거의 한두 개가 있을 뿐이다.
- 그들은 임상검사나 방사선검사상 어떤 선행질환들을 찾을 수 없다.
- 여성의 경우라고 좀더 위험성이 증가해 보이지는 않는다.
- 척추동맥에 대한 손상들은 전체 혈관 경로를 따라 어디에서든지 발생할 수 있다.

가장 흔하게 발견되는 척추뇌바닥혈류부전의 증상은 다음과 같다.

1. 어지러움/현훈/현기증/어지럼증
2. 쓰러짐발작(drop attack)/의식상실
3. 복시(일과성 흑암시, amaurosis fugax)
4. 조음장애
5. 삼킴곤란
6. 보행실조증/한쪽으로 쓰러짐
7. 욕지기
8. 얼굴이나 신체의 한쪽에만 나타나는 마비감
9. 눈떨림

가장 흔한 5가지의 주요 증상들이 있어 이후 연이어 척추뇌바닥혈류부전이 발생되는 환자들에게 출현하는데 다음과 같은 것을 포함한다.

1. 목의 통증/강직감(42%)
2. 목의 통증과 두통(18%)
3. 두통(14%)
4. 사경증(6%)
5. 요통(3%)

만약 환자가 척추뇌바닥혈류부전 증상들로 고생하고 있는 경우라면 교정을 진행하지 않는다. 환자를 혼자 있도록 하고 자연치유가 되도록 경과를 관찰한다.

왈렌버그(Wallenberg)와 감금(locked in) 증후군

목뼈관절 수기교정으로도 야기될 수 있는 2가지 증후군들이 파악되었다. Wallenberg 증후군과 감금(locked in) 증후군이다. Wallenberg 증후군(뒤가쪽 숨뇌 증후군)은 뒤가쪽 숨뇌에 손상이나 기능장애가 생겨서 발생되는 증상들이 합쳐진 증후군으로, 일반적으로 척추동맥이 막혀서 혈류흐름에 경색이 생긴 결과이지만, 뒤아래소뇌동맥(PICA)이 막혀서 발생할 수도 있다. 가장 흔한 증상은 다음과 같다.

- 보행실조증, 병소쪽과 같은쪽으로 근육긴장저하증(hypotonia)
- 같은쪽 얼굴의 통증 및 온도감각 소실, 같은쪽 각막반사

요점 20.3 Quick facts

왈렌버그 증후군(Wallenberg syndrome)

- 보행실조증, 병변측의 동측으로 근긴장저하증(hypotonia)
- 동측 안면부의 통각 및 온도감각 소실, 동측 각막반사(corneal reflex) 소실
- 반대측 신체부위의 통각 및 온도각 소실
- 호너 증후군(Horner's syndrome)
- 안구진탕, 현훈, 오심 및 구토
- 목쉬는 현상, 언어장애 및 멈출 수 없는 딸꾹질

(corneal reflex) 소실
- 반대쪽 신체부의 통각 및 온도감각 소실
- 호너 증후군(Horner's syndrome)
- 눈떨림, 현훈, 욕지기 및 구토
- 쉰소리 현상, 언어장애 및 멈출 수 없는 딸꾹질

*감금(locked in) 증후군*은 중심부 뇌바닥동맥이 막혀서 생길 수 있는데, 양쪽 배쪽 다리뇌(ventral pontine) 경색에서 발생한다. 해당 환자는 감각이 동반되거나 동반되지 않는 의식이 완전한 상태를 경험하게 되며, 안구의 수직적인 움직임을 제외한 자발적인 움직임은 없게 된다.

대뇌 자극

Cortical stimulation

재활치료 분야에서 같은쪽 대뇌 자극/활성화

- 복잡하면서도 정기적으로 하는 집안일은 어느 것이라도 뇌의 양측에 관여한다.
- 반대쪽 소뇌 활성화, 참신한 손과 발의 움직임, 진동
- 반대쪽 시야에서 주는 빛자극
- 같은쪽 냄새 자극
- 같은쪽에서 움직이는 수직운동을 바라보기
- 치료법으로 눈운동검사띠검사를 같은쪽으로 적용하기
- 반대쪽 목에 TENS 적용하기(Ghatan 등 1998)

재활치료 분야에서 대뇌 자극억제

- 모든 유발전위를 감소된 진폭으로 조정하기, 피로도를 모니터하기
- 귀마개
- 블라인더
- 어두운 색안경
- 실제 행동을 하기보다는 의식으로 시각화 하기

재활치료 분야에서 우뇌 자극/활성화

- 블록쌓기는 우뇌의 움직임이 활발한 활동이다.
- 특별히 이미지를 떠올리면서 동시에 이야기를 듣고 글을 읽는 것
- 이중적인 의미를 지닌 이야기, 동음이의어를 이용한 익살, 농담 등을 듣는 것
- 마음속에 많은 가능성을 담은 의미들을 간직하고 있기
- 최종결정자 역할을 더 맡아서, 해당 문맥에 따라 적절한 의미를 고르는 일
- 어떤 대상의 요점을 간략하게 정리하기, '좀더 큰 그림' 을 만들어 내는 일
- 형체, 선, 대각선, 입방체, 점들로 된 표현물들을 바라보기
- 이름모를 생소한 사람들의 얼굴을 바라보거나 새로운 사람들을 만나기
- 자존감, 붙임성, 유대감에 관한 평가
- 크고 전반적인 활동과 작고 상세한 세부항목에 대한 대조관찰
- 희미한 사진 속에서 혹은 일반적인 테두리를 기준으로 대상 물체들이 무엇이고, 어디에 위치하는지 아는 것
- 동일 시간에 서로 다른 장소에 있는 사물들 사이의 연결성을 알아내는 것
- '그래야만' 된다는 식이 아니고, 사물을 있는 그대로 바라보는 것으로, 해석보다는 액면 그대로 파악하기
- 시간의 경과를 측정하기
- 공간을 상상하기
- 번쩍이는 불빛들에 맞춰 두드리기, 기억을 떠올리는 동시에 목표물을 맞추기
- 미로들을 눈과 손을 이용하여 따라가기, 어떤 그림이나 미로 속의 대상을 찾아내기
- 지도 읽기
- 음악의 선율(melody)과 음조(tone)를 경청하는데, 특히 왼쪽 귀를 이용하고, 심장박동음과 소화되는 소리를 포함한 저음부 소리에 집중하는 일
- 마음 상태를 묘사하는데 사용되는 단어들을 집중해서 듣는 일: '생각하기' '상상하기'
- 공간 주의능력, 예를 들어 부분들을 바라보면서 그 전체 대상들을 머릿속으로 회전시키는 일(mental rotation) 등
- 단어들을 완성하는 일

- 좀 더 큰 근육들을 움직이는 일(팔과 다리의 탈출, 달리기와 권투훈련)
- 시간을 판단하기, 비교하기
- 의미화된 기준점 없이 글자들과 단어들을 회상하기 (Bugund & Marsolek 1997, Epstein 등 1997, Fink 등 1997b, Henry 1997, Lechevalier 1997, Tranel 등 1997)

재활치료분야에서 좌뇌 자극/활성화

- 글쓰기는 좌뇌의 움직임이 활발한 활동이다.
- 말을 유창하게 하는 것은 우뇌보다 좌뇌적이다.
- 음악의 리듬, 높낮이, 친밀한 느낌에 집중해서 듣기, 구별해서 파악하기
- 특히 고음부의 소리를 오른쪽 귀로 듣기
- 이미지 없이 기술적인 자료, 이미지 없는 개념들을 글로 읽기
- 핵심적인 의미를 가지고 문장을 읽어내려가는 일은 좀 더 많은 기억을 요한다.
- 상세한 새로운 도식들이나 그림들을 그리기
- 언이를 조직화히고, 헤석히는 능력
- 순차적으로 제시된 사항들 사이의 연관성을 보면서 아는 것
- 짝지워진 목록들에 등장한 단어들 사이의 유사성을 보면서 아는 것
- 단어들, 그림들의 분류를 해서, 범주화시키는 일
- 단어게임들인데, 좀 더 큰 단어들 가운데서 작은 단어들을 추출하는 일, 어떤 목록 속에서 한 단어를 찾아내는 일
- 수치를 조직화하고, 해석하는 능력
- 숫자세는 훈련법으로 예를 들어 100에서 7을 연속해서 빼기
- 어떤 대상의 세부사항들에 주의를 집중하는 일
- 친숙한 얼굴들, 물체들, 모양들을 구별해서 파악하는 일
- 미완성의 그림들을 해석하는 일
- 세부적인 사항들이 미완성인 상태에서 이야기들을 완성하는 일, 진위여부를 판별하는 일
- '의무감'에 근거해서, 과거 경험에 비추어 사안을 해석하는 일
- 단일 의미를 빠르게 골라내는 일
- 해당 대상물체를 전체로 보기보다 세부적인 사항들에 주의집중하는 일
- 주의력-전환 훈련법
- 자기보존이냐 종족보존이냐의 문제
- 좀더 작은 근육들의 움직임
- 의미 있는 정보들을 회상기억하거나, 복잡한 이야기를 묘사하도록 잘 훈련된 능력
- '예'라는 대답이 나오도록 이끌어내는 인지과정들과 조용한 동사생성 활동(Andreasen 등 1995, Herholtz 등 1996, Schmacher 등 1996, Carlsson 1997, Fallgatter 등 1997, Fink 등 1997a, b, Henriques & Davidson 1997, Jennings 등 1997, Lechevalier 1997, Pashek 1997, Wang 1997, Gabrieli 등 1998)

왼쪽 보조운동 영역(supplemental motor area)의 활성화

- 명사형을 큰 소리로 읽어내려가기
- 타이밍 능력을 동원하는 주의력 훈련법, 예를 들어 빛이 깜빡일 때 버튼 누르기(Harrington 등 1998, Ojemann 등 1998)

왼쪽 전운동영역(premotor area) 활성화

- 도구들을 바라보고, 이름을 붙이고, 그것들을 사용하는 모습을 그림그리기
- 오른쪽 손으로 가리키기
- 특별하지 않은 일반적인 도구들
- 정해진 표준적인 시간단위를 기준으로 시간을 판단하고 비교하는 일, 예를 들어 미리 결정된 시간주기가 끝나도 빛이 들어오지 않으면 매번 그때마다 버튼을 누르는 일 (Maquet 등 1996, Grafton 등 1997, Inoue 등 1998)

청각겉질 활성화

어떤 단일 주파수의 소리라도 청각겉질의 가장 가쪽면을 활성화시키고 다중복합 주파수는 청각겉질 전체를 자극한다 (Ottaviani 등 1997).

재활치료 분야에서 이마엽 자극/활성화

Frontal lobe stimulation/activation in rehabilitation

- 동사형에서 명사형으로 가는 목록 만들기
- 잘 훈련된 자료를 회상기억하기
- 의미있는 손의 활동
- 리듬에 주의집중하기(브로카 영역)
- 언어 훈련법으로서 작업기억공간에 큰 부담을 지우면서 시행하는 방법
- 소뇌 활성화방법, 특히 손들과 손가락들의 활동으로, 소뇌 치아핵에 특별히 맞춘 운동
- 반대쪽을 향하는 의식적인 안구 운동이나 단속성 움직임 운동
- 시각적인 자극을 해석하는 일
- 복잡한 개념들을 귀기울이면서 듣는 일
- 새로나온 신곡들 배우는 일(Decety 등 1997, Paradiso 등 1997)

재활치료 분야에서 관자엽 자극/활성화

Temporal lobe stimulation/activation in rehabilitation

- 새로운 얼굴들이나 참신한 경험들을 담고 있는 사진들에 이름붙이고 보기
- 같은쪽 손으로 가리키기
- '예' 라는 대답이 나오도록 이끌어내는 인지과정들
- 명사형을 큰 소리로 읽기
- 동사형에서 명사형으로 가는 목록 만들기
- 동물들과 함께 하거나 바라보는 일은 왼쪽 안쪽 관자엽(medial temporal lobe)을 자극한다.
- 동사형들/실제동작들은 왼쪽 중간 관자이랑(middle temporal gyrus)을 자극한다.
- 시간과 장소(장기적인 사건기억) – 왼쪽 이마앞겉질(prefrontal cortex)
- 이미 기억하고 있는 장소들에 대한 공간 방향성 능력은 오른쪽 해마와 관자엽 영역들을 자극한다.
- 들으면서 숫자세기, 한 문장에서 특정 단어가 몇 번 말해지는지 주의하며 듣기 등
- 친숙한 자극과 함께 업무들을 수행하는 일
- 시각적인 주요 지형지물을 회상기억하여 공간 기억 중추를 활성화하는 일
- 반대쪽 위쪽 사분역 시야에서 1/4 시야 자극주기
- 반대쪽 귀로 음악 듣기
- 같은쪽으로 냄새 자극하기
- 알지 못하는 사람들, 얼굴들을 바라보기
- 물체들이 둘러싼 환경가운데 어디에 위치하는지 기억하기
- 서술묘사적인 회상기억과 목록 배우기(Berthoz 1997, Grady 등 1997, Henriques & Davidson 1997)

재활치료 분야에서 마루엽 자극/활성화

Parietal lobe stimulation/activation in rehabilitation

- 시간 판단하기, 구별하기
- 미로 빠져나오기, 초기의 익숙하지 않은 시도
- 반대쪽 아래쪽 사분역에서 1/4 시야 자극주기
- 진짜 단어들과 가짜 단어들을 기억하기
- 의미없는 손의 움직임
- 타이밍능력을 동원하는 주의력 훈련법, 예를 들어, 빛이 깜빡일 때 버튼 누르기(Decety 등 1997, Pashek 1997, Harrington 등 1998, Schiffer 1998)

재활치료 분야에서 뒤통수엽 자극/활성화

Occipital lobe stimulation in rehabilitation

- 공간 방향성 능력
- 각각의 시야에서 수직적인 움직임은 같은쪽 뒤통수엽을 자극한다(Tootell 등 1998).

재활치료 분야에서 소뇌 자극/활성화

Cerebellar stimulation/activation in rehabilitation

일반적인 소뇌자극 기법

- 귀길(auditory canal)을 따뜻하게 해주면 같은쪽 소뇌를 자극하게 된다.
- 오른쪽으로 의자를 회전시키면 오른쪽 소뇌를 자극하

게 되고, 반대의 경우도 마찬가지인데, 이때 아울러 안뜰계통도 자극하게 된다.

- 수동적인 근육 스트레칭은 같은쪽 소뇌를 자극하게 된다.
- 테니스 공을 쥐어 짜내는 동작은 같은쪽 소뇌를 자극하게 된다.
- 반대쪽은 능동적인 스트레칭을 하고 같은쪽은 수동적인 스트레칭하는 것을 교대로 하기
- 같은쪽은 위로 올라가고, 반대쪽은 아래로 내려가는 안구의 움직임은 각각의 소뇌를 자극하게 되지만, 안뜰계통을 자극하지 않는다.
- 같은쪽의 손을 가지고 물체를 가리키는 일(Inoue 등 1998)

원심복사(날복사)와 피드백(안쪽 소뇌)

- 짐볼(gym ball) 운동법(저항을 거는 사지 운동법 등 포함)
- 동요판, 동요 샌들, 밸런스 매트 등
- 자이로스콥(gyroscope)
- 지면에 공을 튕기는 일
- 초점을 계속 유지하고 바라보면서 머리회전을 동원하는 시각 고정 훈련법
- 피드백과 함께 하는 Fukuda 제자리행진 방법

피드포워드와 원심복사(가쪽 소뇌)

- '예' 라는 내납이 나오도록 이끌어내는 인시과정들
- 악기 연주를 배우는 일
- 미로찾기, 특히 가장 처음 시도하는 몇 번의 과정
- 벽에다 공던지고 잡기 놀이
- 메트로놈이나 음악의 비트에 맞춰 두드리기
- 자발적인 운동 활동
- 두눈을 모두 감은 채 글을 써보기(우세 손이나 비우세 손을 이용하여)
- 전략 능력과 사전계획 능력을 동원하는 보드게임
- 동사형은 조용하게 동작을 만들어내고, 명사형은 큰 소리로 읽는 방법(Herholtz 등 1996, Jennings 등 1997, Pashek 1997, Ojemann 등 1998)

재활치료 분야에서 중간뇌 자극/활성화

Mesencephalic stimulation/activation in rehabilitation

- 근거리 다음 원거리 물체들에 계속 초점맞추기를 바꿔 가는 안구 운동법들
- IML 활성화수준이 높은 경우 음악과 소리들을 집중해서 듣는 것이 특히 중요하다.
- IML 활성화수준이 낮은 경우 빛과 시각자극은 특히 중요하다.
- 소뇌활동을 증가시키는데, 특히 반대쪽 손의 참신한 활동들을 동원한다.

재활치료 분야에서 중간뇌 억제

- 이마엽 활동을 증가시켜 기저핵 회로들을 통하여 중간뇌활동을 억제한다.
- 반대쪽 중간뇌 활동을 증가시킨다.
- 같은쪽 안구를 가리고, 반대쪽 안구를 사용하여 같은쪽 시야를 바라보게 한다.
- 적색/핑크 색을 입힌 안경들을 착용한다.

재활치료 분야에서 뇌줄기 자극/활성화

Brainstem stimulation/activation in rehabilitation

- 냄새, 음식의 맛
- 말하기, 발성, '아' 발음, 노래부르기
- 얼굴 움직임, 윙크하기
- 각막에 공기 자극하기
- 입천장 부위 자극하기, 잇몸주변 혀돌리기
- 턱 운동법들
- 조임근 이완은 미주신경 피드백을 증가시킨다.

재활치료 분야에서 안뜰계통 자극/활성화

Vestibular system stimulation/activation in rehabilitation

다음 내용은 Cawthorne-Cooksey 훈련법이며 안뜰기관 기능저하 환자들을 대상으로 한다.

A. 침대에서

1. 안구 움직임들 — 처음에는 천천히, 나중에는 빠르게
   a. 위로 아래로
   b. 좌우 옆으로
   c. 얼굴로부터 90cm와 30cm 사이의 거리 사이를 움직이는 손가락에 계속 집중하기
2. 머리 움직임들 — 처음에는 천천히, 나중에는 빠르게, 후반부는 눈을 모두 감고
   a. 고개를 앞으로 뒤로 구부리기
   b. 고개를 좌우로 돌리기

B. 앉아서(교실에서)

1. 안구 움직임들(상동)
2. 머리 움직임들(상동)
3. 어깨를 움츠렸다가 펴기를 하고 원을 그리듯 회전하기
4. 몸을 앞으로 구부려서 땅에서 물체들을 주워 올리기

C. 서서(교실에서)

1. 안구 움직임들(상동)
2. 머리 움직임들(상동)
3. 어깨를 움츠렸다가 펴기(어깨올리기)를 하고 원을 그리듯 회전하기
4. 눈을 뜬 채로 앉았다 일어나기와 그 다음 눈을 감은 채로 하기
5. 좌우 손사이에서 왔다갔다 하면서 작은 공 던지면 놀기(눈높이 이상에서)
6. 무릎아래로 좌우 손사이에서 공 던지며 놀기
7. 앉았다 일어나기로 자세를 변경하되 몸의 회전을 추가하기

D. 주변에서 움직이면서(교실에서)

1. 가운데 사람 주변을 둥글게 도는데 그 사람이 큰 공을 던져주면 다시 던져주기
2. 눈을 뜬 채로 방을 가로질러 걸어가기와 그 다음 눈을 감은 채로 하기
3. 눈을 뜬 채로 경사면을 올라가고 내려가기와 그 다음 눈을 감은 채로 하기
4. 눈을 뜬 채로 계단을 올라가고 내려가기와 그 다음 눈을 감은 채로 하기
5. 상체를 구부렸다 펴기를 하고 목표물을 맞히는 일체의 놀이들, 예를 들어 스키틀, 볼링, 농구 등

근면 성실과 인내심이 요구되지만, 좀더 일찍 시작할수록, 좀더 정기적으로 운동처방이 시행될수록, 더 빨리 그리고 더 완전하게 정상활동에 복귀할 수 있다(Dix 1979).

자세 안정성을 개선시키는 훈련법

수많은 서로 다른 균형감각 훈련법들이 존재하여 사용가능하다. 이들 훈련법들은 고안되어 머리의 움직임(안뜰기관 자극)을 동원하거나 균형감각을 위해 서로 다른 감각적인 단서를 사용하도록 촉진시켜 준다(Herdman 등 1994).

1. 환자는 가능한 자신의 발을 모은 채 서서, 필요에 따라 한손 혹은 두손으로 벽면을 만지면서 균형을 잡는데 도움을 받도록 한다. 그 다음 1분간 휴식없이 벽면을 고정해서 바라보면서 자신의 머리를 좌우로 수평으로 회전시키면서 움직인다. 환자는 벽면에서 자신의 손을 떼어낸 채 좀더 긴 시간동안 균형유지를 할 수 있도록 한다. 그 다음 환자는 좀더 발을 모은 자세로 시행할 수 있도록 노력한다.
2. 가능한(급성 질환) 환자는 필요에 따라 누군가의 도움을 받아서라도 걷는다.
3. 환자가 걸으면서 자신의 머리를 회전시키는 훈련을 연마하기 시작한다. 이 경우 환자가 좀더 불안정해지기 때문에, 환자는 늘 걷기를 할 때 벽 근처에 있도록 한다.
4. 환자는 눈을 뜬 채, 어깨너비로 발을 벌려서 서서, 벽면위에 놓인 목표물을 정면으로 바라본다. 환자는 점차 발이 벌려있던 것을 붙여나가서 거의 반 뒤꿈치발가락 자세(semi-heel-to-toe position)를 취하게 된다. 훈련은 가장 처음 양팔을 펼쳐진 상태에서 시행하고, 그런 다음 양팔을 몸통에 붙여서 하고, 그 다음 양팔을 가슴을 가로질러 깍지를 낀 상태가 되도록 하고 시행한다. 각 자세는 15초간 유지하고 그런 후 환자는 다음에 나올 최고 난이도 훈련을 하도록 한다. 환자의 훈련시간은 전체적으로 5~15분이 걸린다.
5. 환자는 눈을 감은 채, 어깨너비로 발을 벌려서 서서, 벽면위에 놓인 목표물을 정면으로 바라본다. 환자는 점차 발이 벌려있던 것을 붙여나가서 거의 반 뒤꿈치발가락 자세(semi-heel-to-toe position)를 취하게 된다. 훈련은 가장 처음 양팔을 펼쳐진 상태에서 시행하고,

그런 다음 양팔을 몸통에 붙여서하고, 그 다음 양팔을 가슴을 가로질러 깍지를 낀 상태가 되도록 하고 시행한다. 각 자세는 15초간 유지하고 그런 후 환자는 다음에 나올 최고 난이도 훈련을 하도록 한다. 환자의 훈련시간은 전체적으로 5~15분이 걸린다.

6. 헤드램프를 환자의 허리나 어깨에 부착할 수 있으며, 환자는 벽면에 표시된 목표물을 향하여 빛을 비추도록 몸무게를 이동시키는 훈련을 할 수 있다. 이런 가정용 '생체되먹임' 훈련법은 양쪽 발을 서로 다르게 위치하여 사용될 수 있으며, 환자가 서로 다른 재질의 훈련판 위에 서서 할 때도 적용될 수 있다.
7. 환자는 완충재를 넣은 표면 위에서 서있는 훈련을 하도록 한다. 점차로 난이도를 올려나가는데, 딱딱한 바닥(마루깔개, 목재), 얇은 카펫, 두꺼운 카펫, 얇은 베개, 소파 쿠션 등이 된다. 여러 밀도의 재질이 단계적으로 들어가있는 완충재도 역시 구입하여 사용할 수 있다.
8. 환자는 걸을 때 지지면을 좀더 좁혀서 걷도록 훈련한다. 환자가 이것을 맨 처음 시도할 때, 벽면을 만지면서 하는데, 지지역할 혹은 감촉을 느껴 정보를 얻는 목적으로 하고, 그 다음 점차적으로 벽면접촉을 줄여나가 가끔씩 간헐적으로 하고, 그 다음 전혀 접촉을 하지 않도록 한다.
9. 환자는 걸으면서 주변을 회전하는 훈련을 한다. 가장 먼저 큰 원을 그리며 돌도록 하고, 점차적으로 원 크기가 작아지면서 돌게 된다. 환자는 반드시 양방향으로 회전이 이루어지도록 확인한다.
10. 환자는 경사로에서 서 있기를 훈련할 수 있어야 되고, 그 다음 경사로 걷기를 할 수 있어야 되는데, 단단한 표면이나 좀더 쿠션이 들어간 표면에서 훈련해야 한다.
11. 환자는 스웨디쉬 볼(Swedish ball) 위에서 앉아 있거나 반복해서 튕기는 동작 혹은 트램펄린(trampoline)위에서 반복해서 튕기는 동작을 하는 동안 균형감각을 유지하는 훈련을 할 수 있다. 이 훈련은 시선고정 혹은 정지 목표물을 정해놓고 이걸 계속 유지하려는 노력을 함께 하는 훈련과 결합될 수 있으며, 이렇게 함으로써 귀돌-안구반사(otolith-ocular reflexes)의 적응을 촉진하게 된다.
12. 환자가 사는 동네에서 외출한 경우 환자는 시내상점가가 문을 열기 전인, 그래서 조용한 환경에서 걷는 연습과 훈련을 할 수 있는데, 나중에 시간이 지나 사람들이 모여서 군중들이 움직이는 방향과 같은 방향으로 걷기훈련을 할 수 있고, 군중의 반대방향으로 걷기훈련을 할 수도 있다(Herdman 등 1994).

안구주시 안정성을 개선시키는 훈련법

급성기(아울러 만성적이고, 보상되지 않는 환자들에게도 사용된다)

1. 명함이나 기타 단어가 쓰인 표적물을 정해서(중심망막의 표적이 되도록 하고) 벽면에 테이프로 고정시켜서 환자 정면에 위치시켜서 환자가 그것을 읽을 수 있게 한다. 환자는 단어들에 초점을 맞추어 보는 동안 1분간 수평으로 앞으로 뒤로 부드럽게 머리를 움직이도록 한다.
2. 동일한 훈련을 반복하되 이번에는 머리를 수직으로 움직이면서 한다.
3. 만약 이 훈련법으로 욕지기가 유발되는 경우, 바둑판방법(checkerboard)같은 큰 패턴(시야 전체를 자극하는 자극원)을 사용하여 반복 시행되어지는데, 머리를 수평적으로 움직인다.
4. 바둑판방법 훈련을 시행하되, 이번에는 머리를 수직적으로 움직인다.

환자는 하루에 적어도 3번 각각의 훈련을 반복해야 한다. 각 훈련법의 운동시간은 점차 길어져서 1~2분까지 연장된다. 환자는 이 훈련법들로 어지러움을 겪거나 욕지기 증세가 나타날 수 있으며, 훈련하는 1~2분 동안 견디도록 노력해야 하고, 훈련 중간에는 휴식을 취하도록 하는 내용을 주의깊게 안내받아야 한다.

아급성기 Subacute stage

1. 환자는 자신의 정면에 명함을 들고 잡고 있어서 읽을 수 있어야 한다. 환자는 명함과 자신의 머리를 수평적으로 앞뒤로 서로 반대방향으로 움직이는데, 동시에 정지없이 1분간 단어들에 초점을 맞춘다.
2. 이 훈련은 이제 수직적인 머리 움직임과 더불어 반복되며, 그리고 큰, 시야 전체를 자극하는 자극원을 가지고 시행한다.

운동시간은 점차로 늘려서 1~2분까지 되도록 한다. 환자는 각각의 훈련과정을 매일 적어도 3회 이상 반복해야 한다(Herdman 등 1994).

안뜰기관 기능저하의 치료 Treatment of vestibular hypofunction

1. 훈련 속도를 증가시키고 교대로 변경해 준다.
2. 훈련과정을 다양한 자세와 동작들에서 이루어지도록 해준다(예를 들어, 머리의 움직임을 앉은 자세에서 시행하다가, 그 다음 서서 그리고 마지막으로 걸으면서 하는 것).
3. 훈련과정을 시각이나 체성감각 자극입력이 감소된 상황에서 시행하도록 한다(예를 들어, 눈을 뜨고 있다가 눈을 감는 것).
4. 환자를 다양한 임무상황과 환경상황 그리고 전체적인 흐름 속에 노출시켜 준다(예를 들어, 집안에서 걷기를 하다가 시내 상점가를 걷는 일).
5. 자신의 발을 가지고 알파벳을 그리는 일
6. 앞으로 걸었다가 뒤로 걸었다가, 그리고 제자리 뜀박질하듯 앞으로 넘기(Dix 1979, Herdman 등 1994)

특수영역 부위의 활성화

Activation of special areas

재활치료 분야에서 중간뇌변연계 자극/활성화

- 왼쪽 꼬리핵(caudate) — 행복하고 즐거운 장면을 바라보기
- 왼쪽 편도체, 해마 — 행복하지 않고 불쾌한 장면을 바라보기

편측 청각장애에 대한 치료적 접근방법

- 메트로놈
- 단일 주파수나 좁은 대역의 소리들을 분별하기
- 척추관절 교정과 안정화 치료
- 귀를 대상으로 가동술 기법 시행
- 뒤통수근, 뒤통수밑근육 혹은 목/어깨의 척수시상로 자극
- 안뜰기관 자극
- 마그네슘, 은행잎 추출물(gingko biloba)
- 피드백 혹은 귀울림 재훈련 치료
- 귀마개

재활치료 분야에서 교감신경 긴장도의 억제

- 적색 자극원
- 타월이나 옷을 이용하여 국소부위를 따뜻하게 해주기
- TENS

호흡과정의 이상이나 기능장애 교정

- 호흡 훈련법, 밴드에 저항을 걸고 숨쉬기
- 산소 코삽입관, 마스크
- 산소/이산화탄소 혼합투여
- 호흡 양상에 대한 주의집중이나 자각(Naveen 등 1997)

말초신경의 기능장애

- TENS나 미세전류 같은 전기적인 자극원
- 교차 척수 반사
- 상동기둥(homologus columns)
- 동형이위성(homonymous) 근육 동작, 수동적
- 말초신경에 대한 감압
- 의원성 질환(iatrogenesis)의 가능성을 줄이고, 각 개인별 상세한 교육

귀울림

- 같은쪽의 빛, 소리, 진동 자극원
- 반대쪽의 냄새

근육경련을 감소시키기

- 길항근을 천천히 느리게 스트레칭 함으로써 걷질효과를 줄여서 근육경련을 감소시킨다.

편도체와 해마에 대한 자극

- 유쾌하지 않는 자극원들을 시각적으로 상상하기
- 서술묘사적인 회상과 목록 배우기(Sass 등 1995, Leask & Crow 1997)

꼬리핵에 대한 자극

- 유쾌한 자극원들을 시각적으로 상상하기(Leask & Crow 1997)

임상증례 풀이 Clinical case answers

증례 20.1

20.1.1

다음 중 어떤 조합이라도 적절한 자극량을 유지한다면 이 여성에게 도움이 될 것이다.

- 글쓰기는 매우 좌뇌적인 기능이다.
- 말을 유창하게 하는 것은 우뇌보다 좌뇌적이다.
- 음악의 리듬, 높낮이, 친밀한 느낌에 집중해서 듣기, 구별해서 파악하기
- 특히 고음부의 소리를 오른쪽 귀로 듣기
- 이미지 없이 기술적인 자료, 이미지 없는 개념들을 글로 읽기
- 핵심적인 의미를 가지고 문장을 읽어내려가는 일은 좀더 많은 기억을 요한다.
- 상세한 새로운 도식들이나 그림들을 그리기
- 언어를 조직화하고, 해석하는 능력
- 순차적으로 제시된 사항들 사이의 연관성을 보면서 아는 것
- 짝지워진 목록들에 등장한 단어들 사이의 유사성을 보면서 아는 것
- 단어들, 그림들의 분류를 해서, 범주화시키는 일
- 단어 게임들인데, 좀더 긴 단어들 가운데서 짧은 단어들을 추출하는 일, 어떤 목록속에서 한 단어를 찾아내는 일
- 수치를 조직화하고, 해석하는 능력
- 숫자 세는 훈련법으로 예를 들어 100에서 7을 연속해서 빼기
- 어떤 대상의 세부사항들에 주의를 집중하는 일
- 친숙한 얼굴들, 물체들, 모양들을 구별해서 파악하는 일
- 미완성의 그림들을 해석하는 일
- 세부적인 사항들이 미완성인 상태에서 이야기들을 완성하는 일, 진위여부를 판별하는 일
- '의무감'에 근거해서, 과거 경험에 비추어 사안을 해석하는 일
- 단일 의미를 빠르게 골라내는 일
- 해당 대상물체를 전체로 보기보다 세부적인 사항들에 주의 집중하는 일
- 주의력-전환 훈련법
- 자기보존이냐 종족보존이냐의 문제
- 좀더 작은 근육들의 움직임
- 의미있는 정보들을 회상기억하거나, 아니면 복잡한 이야기를 묘사하도록 잘 훈련된 능력
- '예'라는 대답이 나오도록 이끌어내는 인지과정들과 조용한 동사생성 활동
- 오른쪽 신체에 대한 수기교정 시행

증례 20.2

20.2.1

다음 중 어떤 조합이라도 적절한 자극량을 유지한다면 이 젊은 남성에게 도움이 될 것이다.

일반적인 소뇌자극 기법들

- 귀길(auditory canal)을 따뜻하게 해주면 같은쪽 소뇌를 자극하게 된다.
- 오른쪽으로 의자를 회전시키면 오른쪽 소뇌를 자극하게 되고, 반대의 경우도 마찬가지인데, 이때 아울러 안뜰계통도 자극하게 된다.
- 수동적인 근육 스트레칭은 같은쪽 소뇌를 자극하게 된다.
- 테니스공을 쥐어 짜내는 동작은 같은쪽 소뇌를 자극하게 된다.
- 반대쪽은 능동적인 스트레칭을 하고 같은쪽은 수동적인 스트레칭하는 것을 교대로 하기
- 같은쪽은 위로 올라가고, 반대쪽은 아래로 내려가는 안구의 움직임은 각각의 소뇌를 자극하게 되지만, 안뜰계통을 자극하지 않는다.
- 같은쪽의 손을 가지고 물체를 가리키는 일

원심복사와 피드백(안쪽 소뇌)

- 짐볼(gym ball) 운동법(저항을 거는 사지 운동법 등 포함)
- 동요판, 동요 샌들, 밸런스 매트 등
- 자이로스콥(gyroscope)
- 시선에 공을 튕기는 일
- 초점을 계속 유지하고 바라보면서 머리회전을 동원하는 시각고정 훈련법
- 피드백과 함께하는 Fukuda 제자리행진 방법

피드포워드와 원심복사(가쪽 소뇌)

- '예'라는 대답이 나오도록 이끌어내는 인지과정들
- 악기 연주를 배우는 일
- 미로찾기, 특히 가장 처음 시도하는 몇 번의 과정
- 벽에다 공던지고 잡기 놀이
- 메트로놈이나 음악의 비트에 맞춰 두드리기
- 자발적인 운동 활동
- 두 눈을 모두 감은 채 글을 써보기(우세 손이나 비우세 손을 이용하여)
- 전략 능력과 사전계획 능력을 동원하는 보드게임

임상증례 풀이(계속) Clinical case answers

- 동사형은 조용하게 동작을 만들어내고, 명사형은 큰 소리로 읽는 방법
- 귀길을 따뜻하게 해주면 같은쪽 소뇌를 자극하게 된다.
- 오른쪽으로 의자를 회전시키면 오른쪽 소뇌를 자극하게 되고, 반대의 경우도 마찬가지인데, 이때 아울러 안뜰계통도 자극하게 된다.
- 수동적인 근육 스트레칭은 같은쪽 소뇌를 자극하게 된다.
- 테니스공을 쥐어 짜내는 동작은 같은쪽 소뇌를 자극하게 된다.
- 반대쪽은 능동적인 스트레칭을 하고 같은쪽은 수동적인 스트레칭하는 것을 교대로 하기
- 같은쪽은 위로 올라가고, 반대쪽은 아래로 내려가는 안구의 움직임은 각각의 소뇌를 자극하게 되지만, 안뜰계통을 자극하지 않는다.
- 같은쪽의 손을 가지고 물체를 가리키는 일

참고문헌

Andreasen, N.C., O'Leary, D.S., Cizadlo, T., et al. 1995. II. PET studies of memory: novel versus practiced free recall of word lists. Neuroimaging 2 (4), 296–305.

Beck, R.W., 2003. Psychoneuroimmunology. In: Beirman, R. (Ed.), Handbook of Clinical Diagnosis, Sydney, 27–35.

Beck, R.W., Holt, K.R., Fox, M.A., Hurtgen-Grace, K.L., 2004. Radiographic anomalies that may alter chiropractic intervention strategies found in a New Zealand population. J. Manipulative Physiol. Ther. 27 (9), 554–559.

Berthoz, A., 1997. Parietal and hippocampal contribution to topokinetic and topographic memory. Philos. Trans. R. Soc. Lond., B, Biol. Sci. 352 (1360), 1437–1448.

Burgund, E.D., Marsolek, C.J., 1997. Letter-case-specific priming in the right cerebral hemisphere with a form-specific perceptual identification task. Brain Cogn. 35 (2), 239–258.

Carey, P.F., 1993. A report on the occurrence of cerebrovascular accidents in chiropractic practice. J. Can. Chiropr. Assoc. 37 (2), 104–106.

Carlsson, G., 1997. Memory for words and drawings in children with hemiplegic cerebral palsy. Scand. J. Psychol. 38 (4), 265–273.

Carrick, F.R., 1991. Advanced Manipulative Techniques and Neurological Video Series. Logan College, St Louis MO.

Carrick, F.R., 1994. Advanced Manipulative Techniques and Neurological Video Series. Logan College, St Louis MO.

Carrick, F.R., 1997. Changes in brain function after manipulation of the cervical spine. J. Manipulative Physiol. Ther. 20 (8), 529–545.

Chiu, T., Wright, A., 1996. To compare the effects of different rates of application of a cervical mobilisation technique on sympathetic outflow to the upper limb in normal subjects. Man. Ther. 1 (4), 198–203.

Cyriax, J., 1978. Textbook of Orthopaedic Medicine, vol. 1 Diagnosis of soft tissue lesions, seventh ed. Bailliere Tindall, London. 165

Decety, J., Grezes, J., Costes, N., Perani, D., Jeannerod, M., Procyk, E., 1997. Brain activity during observation of actions. Influence of action content and subject's strategy. Brain 120 (Pt 10), 1763–1777.

Dix, M.R., 1979. The rational and technique of head exercises in the treatment of vertigo. Acta Otorhinolaryngol. Belg. 33, 370–384.

Drummond, P., 1988. Autonomic disturbances in cluster headache. Brain 111, 1199–1209.

Drummond, P.D., 1993. The effect of sympathetic blockade on facial sweating and cutaneous vascular responses to painful stimulation of the eye. Brain 116, 233–241.

Drummond, P.D., Lance, J.W., 1984. Facial temperature in migraine, tension-vascular and tension headache. Cephalalgia 4, 149–158.

Epstein, J.N., Conners, C.K., Erhardt, D., March, J.S., Swanson, J.M., 1997. Asymmetrical hemispheric control of visual-spatial attention in adults with attention deficit hyperactivity disorder. Neuropsychology 11 (40), 467–473.

Fallgatter, A.J., Roesler, M., Sitzmann, L., Heidrich, A., Mueller, T.J., Strik, W.K., 1997. Loss of functional hemispheric asymmetry in Alzheimer's dementia assessed with near-infrared spectroscopy. Brain Research. Cogn. Brain Res. 6 (1), 67–72.

Fink, G.R., Halligan, P.W., Marshall, J.C., Frith, C.D., Frackowiak, R.S., Dolan, R.J., 1997a. Neural mechanisms involved in the processing of global and local aspects of hierarchically organized visual stimuli. Brain 120 (Pt 10), 1779–1791.

Fink, G.R., Dolan, R.J., Halligan, P.W., Marshall, J.C., Frith, C.D., 1997b. Space-based and object-based visual attention: shared and specific neural domains. Brain 120 (Pt 11), 2013–2028.

Gabrieli, J.D., Poldrack, R.A., Desmond, J.E., 1998. The role of the left prefrontal cortex in language and memory. Proc. Natl. Acad. Sci. U.S.A. 95 (3), 906–913.

Ghatan, P.H., Hsieh, J.C., Pettersson, K.M., Stone-Elander, S., Ingvar, M.,1998. Coexistence of attention-based facilitation and inhibition in the human cortex. Neuroimage 7 (1), 23–29.

Grady, C.L., Van Meter, J.W., Maisog, J.M., et al. 1997. Attention-related modulation of activity in primary and secondary auditory cortex. Neuroreport 8 (11), 2511–2516.

Grafton, S.T., Fadiga, L., Arbib, M.A., Rizzolatti, G., 1997. Premotor cortex activation during observation and naming of familiar tools. Neuroimage 6 (4), 231–236.

Gutmann, B., 1983. Verletzungen der arteria vertebralis durch manuelle therapie. Manuelle Medizin 21, 2–14.

Harrington, D.L., Haaland, K.Y., Knight, R.T., 1998. Cortical networks underlying mechanisms of time perception. J. Neurosci. 18 (3), 1085–1095.

Henriques, J.B., Davidson, R.J., 1997. Brain electrical asymmetries during cognitive task performance in depressed and nondepressed subjects. Biol. Psychiatry 42 (11), 1039–1050.

Henry, J.P., 1997. Psychological and physiological responses to stress: the right hemisphere and the hypothalamo-pituitary-adrenal axis, and inquiry into problems of human bonding. Acta-Physiol. Scand. Suppl. 640, 10–25.

Herdman, S.J., Borello-France, D.F., Whitney, S.L., 1994. Treatment of vestibular hypofunction. In: Herdman, S. (Ed.), Vestibular Rehabilitation. FH Davis, Philadelphia

Herholz, K., Thiel, A., Wienhard, K., Pietrzyk, U., Vonsockhausen, H.M., Karbe, H., Kessler, J., Bruckbauer, T., Halber, M., Heiss, W.D., 1996. Individual functional anatomy of verb generation. Neuroimage 3 (3 pt 1), 185–194.

K. Holt, R.W. Beck, S. Sexton, 2006. Reflex Effects of a Spinal Adjustment on Blood Pressure.

Hosek, R.S., Schram, S.B., Silverman, H., Myers, J.B., Williams, S.E.,1981. Cervical manipulation. J. Am. Med. Assoc. 245, 922.

Inoue, K., Kawashima, R., Satoh, K., Kinomura, S., Goto, R., Koyama, M., Sugiura, M., Ito, M.,1998. PET study of pointing with visual feedback of moving hands. J. Neurophysiol.

January 1, 79 (1), 117–125.

Jennings, J.M., McIntosh, A.R., Kapur, S., Tulving, E., Houle, S., 1997. Cognitive subtractions may not add up: the interaction between semantic processing and response mode. Neuroimage Apr 5 (3), 229–239.

Kelly, D.D., Murphy, B.A., Backhouse, D.C., 2000. The use of a mental rotation reaction-time paradigm to measure the effects of upper cervical adjustments on Cortical processing: A pilot study. J. Manipulative Physiol. Ther. 23 (4), 246–251.

Kelly, D.D., Murphy, B.A., Backhouse, D.C., The use of a mental rotation reaction-time paradigm to measure the effects of upper cervical adjustments on cortical processing. J Manipulative Physiol Ther. 2002 Jan; 25 (1), 1–9.

Knutsen, G.A., 2001. Significant changes in systolic blood pressure post vectored upper cervical adjustment vs resting control groups: A possible effect of the cervicosympathetic and/or pressor reflex. J. Manipulative Physiol. Ther. 24 (2), 101–109.

Korr, I.M., 1979. The spinal cord as organiser of disease processes: III. Hyperactivity of sympathetic innervation as a common factor in disease. J. Am. Osteopath. Assoc. 79 (4), 232–237.

Leask, S.J., Crow, T.J., 1997. How far does the brain lateralize?: an unbiased method for determining the optimum degree of hemispheric specialization. Neuropsychologia 35 (10), 1381–1387.

Lechevalier, B., 1997. (Perception of musical sounds: contributions of position emission tomography). La perception des sons musicaux: apports de la camera a positions. Bull. Acad. Natl. Med. 181 (6), 1191–1199. discussion 1199–1200

Maigne, R., 1972. Orthopedic Medicine: a New Approach to Vertebral Manipulations. Thomas CC, Springfield, IL. 155–169

Maquet, P., Lejeune, H., Pouthas, V., et al. 1996. Brain activation induced by estimation of duration: a PET study. Neuroimage 3 (2), 119–126.

Naveen, K.V., Nagarathna, R., Nagendra, H.R., et al. 1997. Yoga breathing through a particular nostril increases spatial memory scores without lateralized effects. Psychol. Rep. 81 (2), 555–561.

Ojemann, J.G., Neil, J.M., MacLeod, A.M., et al. 1998. Increased functional vascular response in the region of a glioma. J. Cereb. Blood Flow Metab. 18 (2), 148–153.

Ottaviani, F., DiGirolamo, S., Briglia, G., et al. 1997. Tonotopic organization of human auditory cortex and analyzed by SPET. Audiology 36 (5), 241–248.

Paradiso, S., Crespo Facorro, B., Andreasen, N.C., et al. 1997. Brain activity assessed with PET during recall of work lists and narratives. Neuroreport 8 (14), 3091–3096.

Pashek, G.V., 1997. A case study of gesturally cued naming in aphasia: dominant versus nondominant hand training. J. Commun. Disord. 30 (5), 349–365. quiz 365–366

Sass, K.J., Silberfein, C.M., Platis, I, et al. 1995. Right hemisphere mediation of verbal learning and memory in acquired right hemisphere speech dominant patients. J. Int. Neuropsychol. Soc. 1 (6), 554–560.

Sato, A., 1992. The reflex effects of spinal somatic nerve stimulation on visceral function. J. Manipulative Physiol. Ther. 15 (1), 57–61.

Schiffer, F., 1998. Cognitive activity of the right hemisphere: possible contributions to psychological function. Harv. Rev. Psychiatry 4 (3), 126–138.

Schumacher, E.H., Lauber, E., Awh, E., et al. 1996. PET evidence for an amodal verbal working memory system. Neuroimage 3 (2), 79–88.

Stephens, D., Pollard, H., Bilton, D., et al. 1999. Bilateral simultaneous optic nerve dysfunction after periorbital trauma: recovery of vision in association with chiropractic spinal manipulation therapy. J. Manipulative Physiol. Ther. 22 (9), 615–621.

Terrett, A.G., 2001. Current Concepts in Vertebral Basilar Complications Following Spinal Manipulation. NCIMC Chiropractic Solutions.

Thomas, M.D., Wood, J., 1992. Upper cervical adjustments may improve mental function. J. Man. Med. 6, 215–216.

Tootell, R.B., Mendola, J.D., Hadjikhani, N.K., et al. 1998. The representation of the ipsilateral visual field in human cerebral cortex. Proc. Natl. Acad. Sci. U.S.A. 95 (3), 818–824.

Tranel, D., Damasio, H., Damasio, A.R., 1997. A neural basis for the retrieval of conceptual knowledge. Neuropsychologia 35 (10), 1319–1327.

Wang, S., 1997. Traumatic stress and attachment. Acta Physiol. Scand. Suppl. 640, 164–169.

찾아보기

INDEX

한글 찾아보기

ㄱ

ㅅ

ㅇ

기타

영문 찾아보기

역자와의
협의하에
인지생략

통합의학과 수기의학을 위한 **기능신경학**

Functional Neurology for Practitioners of Manual Medicine

발행일 2013년 1월 15일 초판 인쇄
2013년 1월 25일 초판 발행

저 자 Randy W Beck
역 자 인창식 · 우영민

발행인 김 재 민
발행처 J M K
서울특별시 마포구 백범로 104, 봉화빌딩 401호
(지번주소 : 서울특별시 마포구 대흥동 210-1 봉화빌딩 4층)

출판등록 2011년 1월 19일 제313-2011-35호
전 화 02) 713-0421~3
팩 스 02) 704-6265
전자우편 jungmunk@unitel.co.kr
홈페이지 www.jungmunkag.co.kr

정 가 **65,000원** (DVD 포함)

ISBN 978-89-967231-5-8 93510